简明神经内科学

JIANMING SHENJING NEIKEXUE

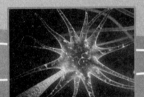 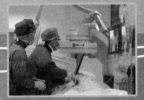

丁娟 等/编著

吉林科学技术出版社

图书在版编目（CIP）数据

简明神经内科学 / 丁娟等编著. -- 长春：吉林科学技术出版社，2018.4
ISBN 978-7-5578-3867-6

Ⅰ.①简… Ⅱ.①丁… Ⅲ.①神经系统疾病—诊疗 Ⅳ.①R741

中国版本图书馆CIP数据核字(2018)第075519号

简明神经内科学

出 版 人	李　梁
责任编辑	孟　波　孙　默
装帧设计	孙　梅
开　　本	889mm×1194mm　1/16
字　　数	1144千字
印　　张	35.75
印　　数	1-3000册
版　　次	2019年5月第1版
印　　次	2019年5月第1次印刷

出　　版	吉林出版集团 吉林科学技术出版社
发　　行	吉林科学技术出版社
地　　址	长春市人民大街4646号
邮　　编	130021
发行部电话/传真	0431-85635177　85651759　85651628 85677817　85600611　85670016
储运部电话	0431-84612872
编辑部电话	0431-85635186
网　　址	www.jlstp.net
印　　刷	三河市天润建兴印务有限公司

书　　号　ISBN 978-7-5578-3867-6
定　　价　198.00元
如有印装质量问题　可寄出版社调换
版权所有　翻印必究　举报电话：0431-85659498

前言

神经内科是内科学的一个分支,近年来由于科学技术的迅速发展,新的诊疗技术不断涌现,大大促进了神经内科学的发展。这对于神经内科医生提出了更高的要求,其不仅需要了解现代化的辅助诊断检测技术,还需要全面掌握神经内科的基础知识和临床技能,只有这样才能及时、准确的诊断疾病,给予患者及时合理的治疗。鉴于此,我们组织相关专业的专家、学者编写了这本《简明神经内科学》。

本书包括绪论、神经内科疾病常见症状与体征、脑血管疾病、神经系统变性疾病、周围神经疾病、神经系统感染性疾病、头痛、头晕与眩晕、睡眠障碍疾病、癫痫、神经-肌肉接头和肌肉疾病、内科疾病神经系统并发症、神经内科危重症疾病的监护及治疗、脑血管疾病的中医治疗、神经内科疾病中西医结合治疗以及精神障碍性疾病等内容。本书在编写过程中尽可能多的收集目前神经系统的常见病、多发病的资料,希望对神经内科的临床工作者提供帮助。

由于各位编者的临床经验及编书风格有所差异,加之时间仓促,疏漏或不足之处在所难免,希望诸位同道不吝指正和批评,以期再版时予以改进、提高,使之逐步完善。

目 录

第一章 绪论 … (1)
第二章 神经内科疾病常见症状与体征 … (4)
第一节 头痛 … (4)
第二节 眩晕 … (7)
第三节 晕厥 … (8)
第四节 意识障碍 … (11)
第五节 瘫痪 … (14)
第六节 耳鸣 … (15)
第七节 失语症、失用症、失认症 … (17)
第八节 躯体感觉障碍 … (22)
第九节 不自主运动 … (23)
第十节 共济失调 … (26)
第十一节 尿便障碍 … (28)

第三章 脑血管疾病 … (30)
第一节 概述 … (30)
第二节 脑出血 … (39)
第三节 脑梗死 … (44)
第四节 短暂性脑缺血发作 … (52)
第五节 蛛网膜下腔出血 … (57)
第六节 高血压脑病 … (67)
第七节 脑血管畸形 … (70)
第八节 颅内动脉瘤 … (75)
第九节 颅内静脉和静脉窦血栓形成的治疗 … (85)
第十节 血管性痴呆 … (90)

第四章 神经系统变性疾病 … (93)
第一节 阿尔茨海默病 … (93)
第二节 非阿尔兹海默病性痴呆 … (100)
第三节 路易体痴呆 … (112)
第四节 额颞叶痴呆 … (116)
第五节 血管性痴呆 … (119)

第六节　帕金森病 ……………………………………………………………（124）
　　第七节　舞蹈病 ………………………………………………………………（139）
　　第八节　运动神经元病 ………………………………………………………（145）
　　第九节　多系统萎缩 …………………………………………………………（151）
　　第十节　亨廷顿病 ……………………………………………………………（155）

第五章　周围神经疾病 ………………………………………………………………（158）
　　第一节　三叉神经痛 …………………………………………………………（158）
　　第二节　特发性面神经麻痹 …………………………………………………（162）
　　第三节　多发脑神经损害 ……………………………………………………（164）
　　第四节　脊神经疾病 …………………………………………………………（166）
　　第五节　吉兰-巴雷综合征 …………………………………………………（174）
　　第六节　慢性炎症性脱髓鞘性多发性神经病 ………………………………（182）

第六章　神经系统感染性疾病 ………………………………………………………（189）
　　第一节　概述 …………………………………………………………………（189）
　　第二节　单纯疱疹病毒性脑炎 ………………………………………………（190）
　　第三节　细菌性脑膜炎 ………………………………………………………（196）
　　第四节　脑寄生虫感染 ………………………………………………………（201）
　　第五节　神经系统结核病 ……………………………………………………（214）
　　第六节　脑脓肿 ………………………………………………………………（216）
　　第七节　艾滋病的神经系统损害 ……………………………………………（221）
　　第八节　神经系统螺旋体感染 ………………………………………………（227）

第七章　头痛 …………………………………………………………………………（233）
　　第一节　概述 …………………………………………………………………（233）
　　第二节　偏头疼 ………………………………………………………………（235）
　　第三节　丛集性头痛 …………………………………………………………（245）
　　第四节　紧张性头痛 …………………………………………………………（246）
　　第五节　慢性每日头痛 ………………………………………………………（248）
　　第六节　其他原发性头痛 ……………………………………………………（252）

第八章　头晕与眩晕 …………………………………………………………………（256）

第九章　睡眠障碍疾病 ………………………………………………………………（279）
　　第一节　睡眠障碍的分类 ……………………………………………………（279）
　　第二节　失眠症 ………………………………………………………………（282）
　　第三节　阻塞性睡眠呼吸暂停低通气综合征 ………………………………（295）
　　第四节　中枢性睡眠呼吸暂停综合征 ………………………………………（304）
　　第五节　发作性睡眠 …………………………………………………………（306）
　　第六节　异态睡眠障碍 ………………………………………………………（312）
　　第七节　昼夜节律睡眠障碍 …………………………………………………（318）
　　第八节　不宁腿综合征 ………………………………………………………（320）

第九节　脑出血与睡眠障碍 …………………………………………………………………（330）
　　第十节　脑梗死与睡眠障碍 …………………………………………………………………（334）
第十章　癫痫 ……………………………………………………………………………………（344）
　　第一节　概述 …………………………………………………………………………………（344）
　　第二节　癫痫的流行病学 ……………………………………………………………………（346）
　　第三节　癫痫的病因 …………………………………………………………………………（349）
　　第四节　癫痫的发病机制 ……………………………………………………………………（354）
　　第五节　癫痫发作 ……………………………………………………………………………（355）
　　第六节　癫痫综合征 …………………………………………………………………………（362）
　　第七节　癫痫的诊断与鉴别诊断 ……………………………………………………………（369）
　　第八节　癫痫的治疗 …………………………………………………………………………（374）
　　第九节　预后 …………………………………………………………………………………（382）
第十一章　神经-肌肉接头和肌肉疾病 …………………………………………………………（384）
　　第一节　概述 …………………………………………………………………………………（384）
　　第二节　炎性肌肉病 …………………………………………………………………………（389）
　　第三节　重症肌无力 …………………………………………………………………………（396）
　　第四节　重症肌无力危象 ……………………………………………………………………（404）
　　第五节　Lambert-Eaton肌无力综合征 ……………………………………………………（409）
　　第六节　先天性肌无力综合征 ………………………………………………………………（410）
　　第七节　代谢性肌肉病 ………………………………………………………………………（413）
　　第八节　肌营养不良 …………………………………………………………………………（420）
第十二章　内科疾病神经系统并发症 …………………………………………………………（429）
　　第一节　酒精中毒的神经系统疾病和综合征 ………………………………………………（429）
　　第二节　Wernicke脑病 ………………………………………………………………………（433）
　　第三节　一氧化碳中毒后迟发性脑病 ………………………………………………………（434）
第十三章　神经内科危重症疾病的监护及治疗 ………………………………………………（435）
　　第一节　神经重症监护病房的发热和感染 …………………………………………………（435）
　　第二节　重症脑血管疾病 ……………………………………………………………………（442）
　　第三节　颅内高压综合征 ……………………………………………………………………（461）
　　第四节　神经系统危重病的并发症 …………………………………………………………（464）
第十四章　脑血管疾病的中医治疗 ……………………………………………………………（470）
　　第一节　短暂性脑缺血发作 …………………………………………………………………（470）
　　第二节　蛛网膜下腔出血 ……………………………………………………………………（474）
　　第三节　高血压脑病 …………………………………………………………………………（477）
　　第四节　脑梗死 ………………………………………………………………………………（479）
　　第五节　脑栓塞 ………………………………………………………………………………（487）
　　第六节　脑出血 ………………………………………………………………………………（488）

第十五章 神经内科疾病中西医结合治疗 ……………………………………………………（497）
  第一节 癫痫 ………………………………………………………………………………（497）
  第二节 急性脑血管病 ……………………………………………………………………（506）
  第三节 重症肌无力 ………………………………………………………………………（516）
  第四节 帕金森病 …………………………………………………………………………（523）
  第五节 多发性硬化 ………………………………………………………………………（525）
  第六节 周围神经疾病 ……………………………………………………………………（527）

第十六章 精神障碍性疾病 ………………………………………………………………（533）
  第一节 精神分裂症 ………………………………………………………………………（533）
  第二节 癔症 ………………………………………………………………………………（537）
  第三节 焦虑症 ……………………………………………………………………………（539）
  第四节 恐惧症 ……………………………………………………………………………（542）
  第五节 神经衰弱 …………………………………………………………………………（544）
  第六节 常用的个体心理治疗方法 ………………………………………………………（549）
  第七节 支持性心理治疗 …………………………………………………………………（560）

参 考 文 献 …………………………………………………………………………………（561）

第一章 绪论

神经内科学是专门研究人类神经系统疾病与骨骼肌疾病的一门临床医学学科。作为临床医学，它主要以求诊患者为对象，探讨疾病的诊断、治疗和预防问题。Medical neurology 由内科学派生。它与神经外科的不同仅在于治疗方式上，即后者主要为手术治疗。它与精神科共同研究和治疗器质性脑病所致的精神障碍与痴呆病。Medical neurology 坚实地建立在神经科学的理论基础上，作为神经科学的一部分，它的发展与神经生物学、神经解剖学、神经生理学、神经化学、神经病理学、神经药理学、神经免疫学、神经外科学、神经放射学、神经眼科学、神经耳科学、神经心理学、神经肿瘤学等神经科学其他组成学科的发展起着互相推动、互相渗透的作用。

神经系统疾病指脑、脊髓、周围神经和骨骼肌的疾病。在多数情况下，这些疾病都有相应的组织病理学改变。少数疾病，如特发性癫痫、偏头痛、三叉神经痛，虽无组织病理改变，但从其恒定的临床综合征及病理生理变化，可以推断它们的存在。目前临床可以诊断的神经系统疾病至少有几百种。按病变的性质，神经系统疾病可分为遗传性疾病、感染性疾病、血管性疾病、营养缺乏病、肿瘤、外伤、中毒、代谢障碍和先天发育异常等类型。但有不少神经系统疾病原因不明。习惯上将一些原因不明的神经系统慢性进行性疾病，如运动神经元病、老年痴呆症、脊髓空洞症等，归类到变性疾病这一含义不清的范围内。

神经系统疾病的症状，按其发生机制可分为缺损症状、释放症状、刺激症状和休克症状：

1. 缺损症状

神经系统受到破坏性损害后，丧失了正常功能，其所产生的症状往往是瘫痪、痛觉消失、视力或听力丧失等。这类症状多指示神经结构的完全性损害。

2. 释放症状

当高级中枢神经系统受到损害后，从而解除了它对低级中枢神经系统的抑制作用，例如锥体束损害后瘫痪肢的肌张力增高与腱反射亢进。

3. 刺激症状

神经系统的局部病灶引起神经组织的不全性损害，或对病灶附近区域的影响，促使神经系统有关感觉或运动等结构受到刺激或尚未达到完全损害的程度所带来的症状。如脑缺氧引起的惊厥，脊神经后根早期受压所致的根性疼痛等皆为刺激症状。

4. 休克症状

中枢神经系统遭受急性损害时，往往出现广泛的一时性神经功能抑制状态，亦即暂时性功能障碍，从而失去了原来的生理作用，即产生休克症状。如壳核——内囊出血后初期的弛缓性偏瘫就是大脑休克现象；又如急性脊髓炎或急性横贯性脊髓损伤后，暂时或永久丧失的反射活动，进入无反应状态，表现弛缓性截瘫称为脊髓休克等，均属休克症状。后者主要是由于丧失了中枢神经系统高级部分经常对脊髓发放的冲动。一般休克症状过后即逐渐出现受损组织的缺损症状及释放症状，如痉挛性瘫痪、腱反射亢进，并出现病理反射。

神经系统病变,按部位可分为肌肉、肌神经接点、周围神经、神经根、脊髓、脑干、丘脑、小脑或大脑半球等类型;按部位的分布又分为:

1. 局限性病变

病变仅是侵及某一局限的部位。如正中神经、脊髓上胸段、小脑蚓部、额叶等。

2. 系统性病变

病变仅侵及某一功能系统,如运动系统、前庭小脑系统等。系统性病变部位的确定常可指示在一定程度上特定性质的病变,如运动神经元病是运动系统上、下运动神经元的变性疾病,syringomyelia 则着重损害浅感觉(痛、温度觉)系统等。

3. 弥漫性病变

病变范围广泛,呈散在多发性损害,其所产生的临床症状表现多样化。弥漫性病变损害的部位多无规律,如多发性硬化、脑脊髓蛛网膜炎等。

神经系统病变的部位主要依靠神经系统的症状和体征来确定。神经系统的解剖部位和生理功能密切相关。感觉系统、运动系统、反射系统、颅神经、大脑等特定结构或部位的病变都有其特定的一些临床表现,而这些临床表现通常也能够反过来说明存在相对应的神经系统结构或部位的病变。因此,掌握不同结构和部位神经病变的临床特点,对神经系统疾病的诊断十分重要。神经系统病变首先要区别是反映原发于神经系统的疾病、还是其他系统疾病的并发症。人体各个系统和器官无不受神经系统的影响与支配,大多数疾病迟早都会出现神经系统的症状,正因如此,有时使得 medical neurology 变得复杂化。在日常医疗实践中,头痛、头晕、感觉缺失、无力、意识障碍等神经系统症状相当常见。头痛可能是高血压、青光眼、鼻窦炎等疾病的主诉。头晕也可能是贫血、心脏病等疾病的首发症状。因此,在诊断神经系统疾病时,应强调全身整体观念。

神经系统疾病的诊断神经系统疾病的诊断依靠对神经系统疾病的认识,及对有关症状和体征的方法病理生理的了解。临床医师必须仔细了解病史和进行详尽体格检查与神经系统检查,并全面掌握病情的发展过程,然后再结合必要的辅助检查做出正确的临床诊断。神经系统疾病诊断的一个基本方法是,首先进行定位诊断或称解剖学诊断,然后再进行定性诊断。这是因为许多神经系统疾病只是选择性地损害神经系统某些特定的结构或部位,而神经系统其他结构或部位不受损害。因此,如果确定了神经系统疾病的病变部位,就可将诊断缩小在较小的范围内。病史往往对神经系统疾病的诊断起着最重要的作用。病史、体格检查(包括神经系统检查)和辅助检查对确定神经系统病变的部位均有帮助。电子计算机中轴 X 射线断层扫描、磁共振成像(MRI)等现代先进检查手段,已能很清晰地显示脑和脊髓的结构,从而大大地改进了神经系统疾病的定位诊断。但辅助检查无法取代病史和体格检查(包括神经系统检查)的作用。应该全面、综合和妥善地应用临床检查方法、避免滥用和盲目依赖辅助检查。一般情况下,应该将患者的所有症状与体征归结于用一个病来进行解释。但是,同一个患者偶尔可以存在 2 个并不相关的神经系统疾病。

神经系统疾病的治疗是临床医学中最有挑战性的领域之一。目前,在治疗和预防神经系统疾病方面已有一些引人注目的进步,如超早期溶栓疗法治疗急性脑梗死可以避免一些患者终身瘫痪甚至死亡;采用遗传工程方法进行多巴胺基因转移和脑内移植,已被证明是一种治疗帕金森病的有效措施,将有可能从根本上治疗帕金森病。然而,在防治神经系统疾病方面尚有许多问题有待解决,至今仍有许多神经系统疾病无法治疗。从治疗的角度看,神经系统疾病可区分为 3 类:

1. 可治愈或根治的疾病,如大多数炎症性疾病、营养缺乏病、良性肿瘤等。

2.不能根治但症状或病情能够完全得到控制或缓解的疾病,如三叉神经痛、癫痫、重症肌无力和周期性瘫痪等。

3.尚无有效治疗的疾病,如老年痴呆症、运动神经元病、遗传性共济失调、朊蛋白病、艾滋病所致神经系统损害、晚期恶性肿瘤等。

Medical neurology 医务工作者的一个重要职责就是,要区别出可治愈性和不可治愈性神经系统疾病,且千万不可耽误可治愈性疾病的治疗。在临床医疗实践中,很多都是以保护脑功能为目的的,有时甚至不得不因此而暂时牺牲其他脏器。因为脑组织如受损害,生命也就失去意义,而且脑组织还不能承受代谢"亏空",如果不能通过有效循环源源不断地提供大量氧和葡萄糖,以满足代谢需要,脑组织就很容易造成不可修复的损害。因此,在紧急情况出现时,不论相继采取什么措施,首先要保护脑。

神经系统疾病患者也许比其他疾病患者更需要这样的临床医生:他不只是看到某一症状或疾病,更要透过这些,看到具体的患者:得病的是什么人?为什么会得这样的病?许多神经系统疾病患者就诊,并不是因为存在器质性疾病,而是出于一种恐惧心理:怕瘫痪、怕失去记忆和理智、怕孤独、怕疼痛、怕死。因此,Medical neurology 医务工作者特别要注意心理因素对患者的影响,尤其是对那些尚缺乏特效治疗的患者,通常更需要医生的帮助而非药物或手术,医生在诊疗过程中的每一步都应注意给患者自信和希望。

急性自限性疾病,如多数急性炎症性神经炎,多在发病后几天就可预测其可能的后果。一些预后中等的疾病,如多发性硬化,能否完全恢复尚不肯定,还有复发和慢性致残的危险。严重的疾病,如重型脑卒中,可能永远也不能恢复生活自理,常需要医生评估患者生活的所有方面,并指导家属来调整其未来的社会和经济计划。医生如何解决这类复杂的问题和尽早确定正确的预后,取决于其作为医生的实际能力。

除临床工作外,Medical neurology 医务工作者有责任应用神经科学的方法来开展神经系统疾病的研究。研究人类神经系统疾病为医务工作者提供了一个了解人脑的极好机会,例如,正确地观察和描述各种脑血管病损害,已是诸如了解语言、言语、知觉和思维等脑功能的一个主要来源,许多这种观察曾促进和提出了科学的一些新方向。近年来,人类对神经系统疾病的病因和发病机制的认识已有了很大的进步,如已明确100多种神经系统遗传病与染色体上的特定位点有关,并描述了其中的50多种异常基因产物;随着人类基因组序列图的完成及进入后基因组时代,可以预见人们对神经系统遗传病本质的认识将会更加迅速。目前,神经科学的发展正处在一个关键的时期,人类已有可能对脑和神经系统疾病的认识产生突破。20世纪的最后10年已被作为"脑的十年"载入史册,21世纪作为"神经科学的世纪"必将掀开更加光辉灿烂的一页。

(丁 娟)

第二章 神经内科疾病常见症状与体征

第一节 头痛

头痛是指各种伤害性刺激所产生的致痛因子作用于头颅内外对疼痛敏感的组织的疼痛感受器,经痛觉传导系统的神经结构传入到中枢部分进行分析、整合后所产生的痛觉。

一、病因及发病机制

(一)血管性头痛
为颅内外血管舒缩障碍所致。
1.偏头痛。
2.非偏头痛型血管性头痛:为全身感染、发热、缺氧、中毒及循环障碍等所致。
(1)发热性头痛。
(2)高血压性头痛。
(3)中毒性头痛常见于应用扩血管药,饮酒或咖啡,吸入CO_2等。
(4)脑血管病性头痛各种出血或缺血性脑血管病、动脉瘤、动静脉畸形。

(二)紧张性头痛
由头部肌肉急、慢性发作性收缩而引起。

(三)头部神经痛
头部感觉神经病变所致,如三叉神经痛、舌咽神经痛、枕大神经痛等。

(四)牵引性头痛
因疼痛敏感组织受压迫、牵引而致。

1.颅内高压性头痛

因各种原因所致的脑水肿,如脑囊肿、脑脓肿、脑血肿、脑肉芽肿及脑肿瘤。

2.颅内低压性头痛

因休克、脱水、外伤、腰穿、脑脊液漏等而致。

(五)脑膜刺激性头痛
脑膜因生物源(细菌、病毒、寄生虫)毒素、代谢产物、空气、细胞、血液、异物等刺激而引起疼痛。

(六)牵涉性头痛

为头部邻近组织病损所致。

1.颈源性头痛

颈椎外伤、骨折、肿瘤、脓肿、颈椎病及颈部皮肤或肌肉炎症、外伤。

2.眼源性头痛

青光眼、屈光不正、斜视、眼部各种炎症、肿瘤、外伤。

3.鼻源性头痛

鼻、鼻窦的炎症、外伤、肿瘤。

4.耳源性头痛

各种中耳炎症及乳突炎,外伤、肿瘤等。

5.齿源性头痛

牙周炎、下颌骨炎症、外伤、肿瘤、颞颌关节病等。

6.咽源性头痛

扁桃体炎、脓肿、肿瘤、鼻咽癌等。

7.其他头痛

颅骨、头皮、皮下组织、肌肉的外伤、炎症、肿瘤等。

(七)功能性头痛

为高级神经功能失调、痛阈降低所致。

二、临床表现

(一)头痛病史

1.头痛部位

整个头部还是局部头痛,如为局限性,可具体询问是在一侧、前额、头顶、枕后还是部位变幻不定。如发作性一侧头痛则可能为偏头痛。

2.头痛发生时间及持续时间

①是早晨还是晚上,如脑瘤患者头痛常发生在早晨,丛集性头痛易在夜间入睡后发生。②神经痛持续时间为数秒钟;血管性头痛持续数小时到1~2d;牵涉性头痛可持续数日;功能性头痛可持续数月;持续而又进展性头痛多见于占位性病变。

3.头痛性质

是胀痛、钝痛、隐痛还是跳痛、裂开痛、箍紧痛、钻痛、割痛等。如血管性头痛常为跳痛,脑瘤常为钝痛,蛛网膜下腔出血常为裂开痛等。

4.头痛类型

是波动性、持续性还是周期性。在询问病史时,如头痛有阵发性加重,须注意头痛与时间、体位、情绪及疲劳的关系。如有周期性发作,则应注意与季节、气候、饮食及睡眠的关系。

5.头痛加重因素

有无在用力、低头、咳嗽、喷嚏等使颅内压增高的情况下头痛加重,有无在月经周期头痛程度发生变化等。

6.头痛程度

是否达到了影响工作和睡眠的程度。①轻度:指患者可忍受、不影响日常生活及工作,功能性头痛、紧张性头痛多属此。②中度:尚可忍受但常影响日常生活和工作,部分血管性头痛、紧张性头痛、轻度神经痛属此。③重度:不能忍受,不能坚持日常生活和工作,见于占位病变后期、急性脑血管病、颅高低压性头痛、脑膜刺激性头痛、血管性头痛持续发作、重症神经痛。

7.头痛伴发症状

有无恶心、呕吐、视物不清、耳鸣、失语、瘫痪等。①恶心、呕吐:颅高压性头痛、血管性头痛常见,前者持续,后者短暂。②眩晕:多见于颅后窝病变。③体位改变:脑室系统病损、颅后窝病变常有强迫头位,低颅压头痛常于卧位时头痛消失,坐或立位时加重。④视力障碍:颅高压性头痛呈视力模糊,血管性头痛呈先兆光点、暗点,眼源性头痛亦可有视力减退。⑤自主神经症状:恶心、呕吐、多汗、面色改变、心率改变常见于血管性头痛。⑥癫痫样发作:见于头痛性癫痫、脑占位性病变、脑寄生虫病、脑血管畸形。⑦精神症状:紧张性及功能性头痛常伴失眠、焦虑、紧张;额叶肿瘤可伴记忆力、定向、计算、判断力明显减退及情感淡漠。

8.头痛先兆症状

有无暗点、亮光、异彩、幻觉等视觉先兆。

(二)体征

1.一般检查:注意精神、意识、瞳孔的改变,以及呼吸、脉搏、体温、心率等生命体征的变化。

2.全面的神经系统检查有助于颅内外神经系统疾病的发现及定位。

3.头、颈部检查有助于发现颅外病损及颈部病损的阳性体征。

4.相关检查可提供有关眼、耳、鼻、咽、喉、口腔等科疾病的阳性发现及病损诊断。

三、实验室检查及辅助检查

(一)实验室检查

1.血、尿、便常规

血常规:感染性疾病可见白细胞总数及中性粒细胞分数增多,嗜酸粒细胞增多见于寄生虫及变态过敏性疾病。尿常规有助于糖尿病和肾病的诊断。脑囊虫病便常规可发现寄生虫卵或节片。

2.血液生化及血清学检查

肝肾功能、血糖、血脂、免疫球蛋白、补体及有关抗原、抗体的检测,对病原学及某些特异性疾病可提供帮助。

3.脑脊液检查

常规、生化及特异性免疫、病原学检查,可发现颅压高低、有无炎性改变及其性质。

(二)辅助检查

1.脑电图、脑地形图

可提供脑部疾患异常变化的依据。

2.TCD

有助于发现颈内外血管病变和血流的改变情况。

3.影像学检查

(1)颅骨平片:可发现先天性畸形、垂体肿瘤、病理性钙化及局部骨质破坏与增生;鼻颏及鼻额位片可发现各鼻窦的炎症、肿瘤、颅底片可发现骨折、肿瘤。

(2)颈椎四位片:正侧位及双斜位有助于骨折、肿瘤、退行病变及关节紊乱症的诊断。

(3)CT及MRI:对脑及颈段脊髓的炎症、肿瘤、血肿、囊肿及出血、梗死、寄生虫等病变有重要诊断意义。

(4)脑血管造影或MRA、CTA:对血管病变、血管畸形、血管瘤可提供定位性诊断,对占位病变亦可发现间接征象。

(丁 娟)

第二节 眩晕

眩晕是身体空间定位障碍的感觉,有称为对自身或外物的一种运动性幻觉;也有称是对空间位向感觉的一种自我体验错误,是患者的一种主观感觉。患者常常有天旋地转、视物晃动、周围景物转动、房屋倾倒等运动感觉及自身升降沉浮、倾斜转动不稳定等异样感觉,常伴眼球震颤、恶心、呕吐及面色苍白、出汗等自主神经症状或视觉、听觉障碍。

一、病因及发病机制

(一)前庭源性疾病

1.周围前庭系统疾病

(1)耳源性:梅尼埃病、良性发作性位置性眩晕、突发性耳聋、迷路炎、晕动病。

(2)第Ⅷ对脑神经病变:脑桥小脑角部肿瘤、听神经炎、听神经损伤、中毒性损害。

2.中枢性前庭系统疾病

(1)脑干病变:脑干血管病、脑干肿瘤、脑干脑炎、多发性硬化。

(2)小脑病变:小脑血管病、小脑肿瘤、小脑外伤。

(3)大脑病变:颞叶肿瘤或血管病变、颞叶癫痫。

(4)颈性眩晕。

(5)鞭击综合征。

(二)非前庭源性疾病

1.眼源性疾病

急性眼外肌麻痹、屈光不正、青光眼及Cogan综合征。

2.本体感觉系统病损

常见有多发性神经炎、慢性酒精中毒、遗传性共济失调脊髓型及其他脊髓背束病损性疾病。

3.心血管疾病

高血压、直立性低血压、心律不齐、心力衰竭所致眩晕。

4.心理性眩晕。

5.其他

躯体源性疾病亦称非典型性眩晕。

二、临床表现

(一)症状

1.真性眩晕

是由于视觉、本体感觉、前庭系统病变引起,多为自身或外物的旋转、翻滚、晃动等运动感,且常伴恶心、呕吐、倾斜、眼震、平衡障碍等症状,又称为系统性眩晕。

2.非真性眩晕

又称为假性眩晕或非系统性眩晕,症状比较含糊,如头晕、头昏、迷糊、不稳感、头部充胀感;很少伴有恶心、呕吐。可由于高血压、直立性低血压、肺气肿、发热、贫血、心理因素引起。

(二)实验室检查及辅助检查

1.眼科检查

视力、视野、复相分析、瞳孔、眼底检查等。必要时查眼震图、视网膜电图、视觉诱发电位等检查,以明确或排除眼疾及视神经疾患。

2.耳科检查

耳镜检查可观察耳道、鼓膜病变;听力测定可行耳语、音叉试验及电听力测定、耳蜗电图或听觉诱发电位等。

3.前庭功能检测

①平衡障碍可行 Romberg 或 Mann 试验及步态观察有无倾斜或倾倒。②眼球震颤诱发试验可行位置性诱发、变温试验(冷热水交替)、旋转椅试验等以观察眼球震颤与自主神经反应出现的潜伏期、持续时间、方向、类型,惊醒双侧对比以及更加客观、敏感、可靠的眼震颤与自主神经反应出现的潜伏期、持续时间、方向、类型,进行双侧对比以及更加客观、敏感、可靠的眼震电图测定。

4.血流动力学检查

TCD、脑循环动力(CVA)有助于脑部血管狭窄、闭塞及血流速度、血流量等项目的测定,对脑血管病的诊断有重要意义。

5.影像学检查

脑血管造影可发现血管畸形、动脉瘤、血管狭窄及阻塞部位;CT 及 MRI 可发现骨折、出血、梗死、占位病变或炎症病灶。

(陈陶艺)

第三节 晕厥

晕厥是指突发性、短暂性、一过性意识丧失,是由一些疾病导致的一过性脑供血不足,致使脑组织由正常供氧状态迅即陷入缺氧状态,可自然迅速恢复,不留任何后遗症的良性过程。正常脑组织的血流值为 50~65ml(100g 脑组织·min),而引起晕厥的血流阈值为 25~30ml(100g 脑组织·min),而与意识维持有关的脑干网状结构激活系统出现较轻的血流低下即可造成晕厥。

一、病因及发病机制

(一) 心源性疾病

如心律失常、先天性心脏病、冠心病、心肌梗死、主动脉瓣狭窄、心房黏液瘤、二尖瓣脱垂、各种心肌病、反射性心搏骤停等,为心排出量减少而造成脑供血不足所致。

(二) 血液源性疾病

严重贫血、低血糖症、低血氧症、过度换气综合征(低碳酸血症)、低钠综合征、药物毒血症等,因血流量、血含能量(氧、糖)不足及药毒作用导致晕厥。

(三) 血管源(脑源)性疾病

脑动脉硬化症、高血压脑病、无脉病、锁骨下动脉盗血综合征、血管性头痛、低血压、颈动脉狭窄、椎基底动脉供血不足、中暑、过度的剧烈运动等,造成脑供血不足而引发晕厥。

(四) 反射性疾病

常见与血管迷走发作、颈动脉窦综合征、各种原发或继发性直立性低血压症、下腔静脉综合征以及因咳嗽、屏气、吞咽、排尿等导致脑供血不足而引发的晕厥。

二、临床表现

(一) 症状

1. 发作前症状(先兆)

头部、腹部及全身不适、头昏、眼花、耳鸣、心慌、面色苍白、出冷汗、打哈欠、流唾液等,如能及时低头平卧可以防止发作。

2. 发作时症状

①第一阶段:意识模糊伴眩晕、呕吐、面色发白、肢体无力、摇摇欲坠、头向前垂下。②第二阶段:意识丧失,肌张力低下,患者跌倒在地,背伸直,眼球上转。③第三阶段:可出现强直痉挛,历时1~2s,较少见。

3. 发作后症状

清醒后感乏力、恶心、头部不适、嗜睡、出汗、面色苍白等。

(二) 体征

1. 血压变化

低血压休克、高血压脑病及各种直立性低血压可有血压变化。

2. 颈动脉窦过敏

心律降低或停跳、血压下降或休克。

3. 心血管体征

心律失常、脉搏减弱或消失,心界扩大。

4. 呼吸道症状

过度换气型呼吸障碍,连续剧烈咳嗽。

5.神经系统体征

伴阳痿、多汗等自主神经症状，偏瘫、复视、震颤、共济失调多为脑源性晕厥。

6.其他

屏气、用力、吞咽、排尿等动作可诱发晕厥，发作期观察，可见面色苍白、瞳孔扩大。眼底可呈高血压、动脉硬化性眼底。

三、实验室及辅助检查

（一）实验室检查

血液检查：可示贫血、低血压、低血糖、高血糖；血气分析可示低氧、低碳酸血症，血液毒物检测等有助于血源性晕厥的诊断。

（二）辅助检查

1.心电图

示心律失常、心肌缺血或梗死等有助于心源性晕厥的诊断。

2.脑电图

广泛同步慢波化（发作期）。

3.TCD、CVA、SPECT、PET 等项检测

可提示脑血管狭窄，血流不畅，脑供血不足。

4.脑血管造影

可提示血管狭窄及偷漏情况。结合二三项检查有助于脑源性晕厥的诊断。

5.CT、MRI

有助于引起脑源性晕厥病变的发现。

6.X 线检查

可发现有颈椎病及颅脊部畸形改变等。

7.诱发试验

(1)立倾斜试验：血管迷走神经反射性晕厥多呈阳性。

(2)眼球压迫法：迷走神经兴奋者多呈阳性。

(3)屏气法：屏气晕厥常示阳性。

(4)深呼吸法：呼吸过度所致血源性晕厥常呈阳性。

(5)吹张法：心源性及反射性晕厥常呈阳性。

四、鉴别诊断

晕厥与其他病症鉴别。

（一）晕厥与昏迷

晕厥为短暂、突发一过性意识丧失，而昏迷则多渐起而进行性加重，持续时间长，恢复慢。

（二）晕厥与眩晕

眩晕为自身或周围景物旋转感，无意识障碍。

(三)晕厥与癫痫小发作

癫痫小发作为时更短,终止时间亦快,常不伴跌倒、抽搐,脑电图示典型3周/s棘慢波。

(四)晕厥与发作性睡病

发作性睡病为不择场合和时间的发作性睡眠,为时较长,可唤醒而无意识障碍。

(五)晕厥与癔症

癔症无意识丧失而具有意识范围狭窄,常无阳性体征发现,既往多有类似发作,与精神因素有关,暗示可以加强或终止发作。

(申志远)

第四节 意识障碍

意识障碍包括意识水平(觉醒或清醒)受损,如昏迷和急性意识模糊状态;意识内容(认知功能)改变,如痴呆和遗忘等。但通常指意识水平下降,是本节讨论的内容。昏迷是最严重的意识障碍,表现为意识完全丧失,对外界的刺激无意识反应并引起运动、感觉和反射功能障碍、大小便失禁等。昏迷是临床上常见的危急症状,死亡率很高,临床工作者在接诊昏迷患者时,必须尽快判断意识障碍的有无与程度,寻找产生昏迷的病因,推测其预后,采取恰当的治疗,避免因延误抢救的机会而造成大脑不可逆性损害,导致死亡。

一、病因

昏迷是不同的病因影响了脑干网状结构上行激活系统,阻断了它的投射功能,不能维持大脑皮质的兴奋状态,或者是大脑皮质遭到广泛的损害以及上述两者均遭到损害所致,按引起昏迷的病因和病变部位的不同分为两类。

(一)颅内病变

如颅内出血、炎症、肿瘤、外伤和大面积脑梗死等。

(二)影响脑代谢的全身性疾病

脑以外各种躯体疾病所引起的脑缺氧、低血糖、高血糖、尿毒症、肝昏迷、水与电解质代谢的紊乱和酸碱平衡失调等。

二、临床表现

(一)昏迷和意识障碍的类型

1. 嗜睡

是意识障碍的早期表现,意识清晰度水平降低较轻微,在安静环境下患者呈嗜睡状态,轻微刺激可唤醒,当刺激消失患者又入睡。

2. 昏睡

患者环境意识和自我意识消失,强烈刺激可以唤醒,但患者意识仍模糊,反应迟钝,且反应维持时间很短,很快又进入昏睡状态。

3.昏迷

对外界的刺激不能引起有意识的反应并引起运动、感觉和反射功能障碍,大小便失禁,根据昏迷程度的深浅,分为浅昏迷、中度昏迷、深昏迷和过深昏迷。

(二)不严重的意识下降可导致急性意识模糊状态和谵妄

1.急性意识模糊状态

称反应迟钝状态,患者对外界反应迟钝,思维缓慢,注意、记忆、理解都有困难,对时间、地点、人物有定向障碍。

2.谵妄状态

在意识模糊的基础上伴有知觉障碍,出现恐怖性错觉和幻觉,不协调性精神运动性兴奋是突出的症状,患者烦躁不安、活动增多、对所有的刺激反应增强,且很多是不正确的,有定向障碍。急性谵妄状态常见于高热或药物中毒,慢性谵妄状态见于慢性酒精中毒。

三、诊断

(一)仔细收集病史

1.起病形式

(1)急性起病者要考虑脑血管意外、颅脑外伤、心肌梗死和药物中毒等。

(2)亚急性起病者则应考虑病毒性脑炎、肝昏迷和尿毒症等。

(3)逐渐发生者应考虑颅内占位病变和慢性硬膜下血肿等。

(4)阵发性昏迷应考虑肝昏迷和间脑部位肿瘤等。

(5)一过性昏迷可能为一过性脑供血不足和Adams-Stokes综合征等。

2.昏迷患者当时所处的环境

(1)附近有高压线者要考虑电击伤。

(2)炎热夏季应考虑中暑。

(3)室内有煤气味则可能为一氧化碳中毒。

3.过去史

(1)有高血压史者,可能为高血压脑病、脑出血和大面积脑梗死等。

(2)有脑外伤史、外伤后立即出现昏迷者为脑震荡或脑挫裂伤,外伤后昏迷有中间清醒期为硬膜外血肿,数日或数月后出现昏迷为硬膜下血肿。

(3)糖尿病史,可能为糖尿病昏迷,如注射胰岛素或服抗糖尿病药过多则可能为低血糖昏迷。

(4)肾病史可能为尿毒症昏迷。

(5)有心脏病史,可能为脑栓塞、心脑综合征和心肌梗死等。

(6)有肝病史,可能为肝昏迷、门脉侧支循环性脑病。

(7)有慢性肺部疾病史,可能为肺性脑病。

(8)癌症病史,首先考虑脑转移瘤。

(9)有中耳炎病史,可能为耳源性颅内并发症,如脑膜炎和脑脓肿。

(10)有内分泌病史,可能为肾上腺功能不全危象(阿狄森危象)、甲状腺危象、垂体危象等。

（二）首发症状

以剧烈头痛起病者要考虑蛛网膜下腔出血、脑出血、颅内感染和颅内压增高等；以发热抽搐起病者，结合季节要考虑乙型脑炎和癫痫持续状态等；早期表现为精神症状者，有单纯疱疹病者脑炎的可能；以眩晕或头晕为首发症状者，应考虑急性椎基底动脉系统血液循环障碍，第四脑室部位的脑囊虫。

（三）体征

1. 呼吸

呼吸时的气味，有一定的诊断意义，糖尿病酸中毒可有酮味（烂苹果味），尿毒症者可有尿臭，肝昏迷者可有肝臭，酒精中毒者可有酒味。呼吸频率、深浅及节律是否规则，如潮氏呼吸，其表现为呼吸逐渐加深加快，达到最高峰后，呼吸又变浅变慢，既而呼吸停止数秒，有时可停30～40s，这种过度换气与无呼吸期交替出现，形成潮氏呼吸，昏迷患者出现潮氏呼吸提示间脑受损，在天幕上占位性病变的患者，潮氏呼吸常发生在天幕疝的早期。当延髓有病变时，可出现深浅及节律完全不规则的呼吸，称为共济失调呼吸，也提示病情危重。

2. 脉搏和心率

有感染时脉搏和心率可增快，中毒性休克时脉搏缓慢、微弱或不规则，急性颅内压增高时脉搏缓而强，亚急性心内膜炎或二尖瓣狭窄伴心房纤颤，可能为脑栓塞。

3. 血压

血压显著升高常见于脑出血和高血压脑病，血压过低（收缩压低于100mmHg以下）可能有心肌梗死、胃肠道出血等。

4. 体温

昏迷前即有高热，提示有感染性疾病，如脑膜炎、脑炎等。急性昏迷初不发热，但数小时后发热，常提示有脑干出血或脑室出血，昏迷后2～5d逐渐有高热，提示伴有肺部感染。

5. 皮肤、黏膜的改变

一氧化碳中毒皮肤呈樱桃色，皮肤有瘀点、瘀斑见于脑膜炎双球菌感染，皮肤潮红见于感染性疾病及酒精中毒，皮肤苍白见于休克，皮肤黄染见于肝胆疾病，头面部有外伤，可能为脑外伤，有唇舌咬伤见于癫痫发作。另外，要对心、肺、腹各脏器进行仔细的检查。

四、实验室检查

1. 尿常规发现有红、白细胞，蛋白质和管型，血清尿素氮和肌酐明显增高，提示为尿毒症昏迷。
2. 血糖增高加之尿酮阳性，提示糖尿病昏迷。
3. 血糖明显降低，为低血糖昏迷。
4. 血氨明显升高，肝功能不正常，为肝昏迷。
5. 腰穿检查为血性脑脊液，为蛛网膜下腔出血。
6. 脑脊液混浊或清亮，白细胞增多，以多核细胞为主，压力增高，蛋白质增高，糖低或正常，为化脓性脑膜炎。
7. 脑脊液白细胞增多，以淋巴细胞为主，蛋白质含量增高，糖和氯化物含量减低，结核抗体阳性，为结核性脑膜炎。如查到隐球菌，为隐球菌性脑膜炎。

（丁　娟）

第五节 瘫痪

瘫痪是随意运动的减低或丧失,是神经系统常见的症状。随意运动的解剖生理基础包括向心部分(运动分析器的感受与传入部)、中枢部分(皮质中央前回及其相联系结构)及离心部分(上、下运动神经元与效应器-骨骼肌)。其病理生理基础为上述结构中特别是中枢及传出部分的组织结构受损。

一、病因

(一)神经系统感染

如各种急、慢性脑炎、脑膜炎、脊髓炎、脊膜炎、神经根炎、神经炎、肌炎及神经系统及寄生虫病、脓肿、肉芽肿等及其联合病损,艾滋病及朊蛋白病亦属此。

(二)血液循环障碍

各种脑及脊髓原发或继发性血管病变,如出血、栓塞、血栓形成、血管炎、静脉炎、动脉瘤、动静脉畸形、血管瘤、血管畸形等。

(三)神经系统外伤

脑挫裂伤、脑血肿、脑积气、脊髓外伤、神经丛、周围神经外伤、产伤、弹伤、冲击伤及放射性损伤。

(四)神经系统肿瘤

如颅内原发或继发性转移性肿瘤,脊髓原发或继发、转移性肿瘤,中枢神经系统白血病,周围神经肿瘤,多发性神经纤维瘤病等。

(五)神经系统中毒

如药毒(医用药品、化学药品、农药)、工业毒物、生物毒、细菌毒、食物毒、重金属毒等均可致脑、脊髓、周围神经受损。

(六)营养及代谢障碍

B族维生素缺乏所致的脚气病、维生素 B_{12} 缺乏所致脊髓亚急性联合变性;糖尿病及肝、肾、内分泌疾病所致的脑、脊髓、神经病损等。

(七)神经系统脱髓鞘及变态反应性疾病

各型脑白质营养不良症、髓鞘溶解、视神经脊髓炎、多发性硬化症、弥漫性硬化及继发于出疹性疾病或疫苗接种后所致的急性播散性脑脊髓炎、多发性脱髓鞘性周围神经病等。

(八)先天性疾病

脑型瘫痪、脑穿通畸形、扁平颅底、脑脊髓脊膜膨出、脑-脊髓空洞症、结节性硬化等。

(九)变性病

运动神经元病。

(十)肌病

肌营养不良症、周期性瘫痪、重症肌无力、肌炎。

二、临床表现

(一)症状

1.自觉病肌无力、易疲劳,难以完成日常生活或职业性活动、动作。
2.自觉肌容积变小,肌萎缩,肌肉跳动,肌活动范围受限或过度。
3.引起瘫痪疾病的相关病史及症状:如外伤、产伤、感染、中毒、肿瘤、变性、代谢营养障碍等病史及相应症状。

(二)体征

1.肌力检查:各种器械、轻瘫试验或全瘫征均呈阳性,示其力量减弱或消失。
2.观察肌群,关节肢体随意运动之幅度、范围变小或消失。
3.随意运动的速度减慢或消失。
4.肌张力检查:中枢性瘫痪肌张力增高,周围性瘫痪肌张力减退,脑脊髓或神经休克期肌张力亦减退。
5.肌容积检查:周围性瘫痪、肌营养不良常示肌萎缩,肌营养不良尚可有假肥大,长期中枢性瘫痪可致失用性萎缩。
6.反射检查:浅反射减退,腱反射亢进,见于中枢性瘫痪;腱反射减退见于周围性瘫痪,中枢性瘫痪尚可出现病理征。
7.相应疾病的有关阳性体征:如肌炎的肌痛、压痛,重症肌无力的阳性肌疲劳试验;脑病的颅高压征;脊髓肿瘤的脊髓压迫征;脊膜神经根病损的脑膜刺激征;脑干病变的交叉瘫痪征;神经根牵引征等。

(三)实验室及辅助检查

1.腰穿及脑脊液检查:可反映出炎症、高颅压、椎管受阻性病损。
2.血液:对感染、血液病、糖尿病及肝、肾疾病可有相应改变,肌酶谱升高常示肌炎、肌营养不良症。
3.电诊断:周围性瘫痪常示电变性反应、神经传导速度异常及相应肌电图改变;脊髓病损常示有脊髓诱发电位、运动诱发电位异常;脑部病损常出现脑电图、脑干诱发电位、事件相关电位异常,重症肌无力患者肌疲劳试验阳性。
4.TCD、DSA等检查有助于血管病的动力学及形态学检测判断。
5.颅、脊部平片及脑脊髓CT、MRI检测对外伤、肿瘤、卒中、感染的诊断有帮助,对某些先天性畸形亦有诊断价值。
6.活检病:变组织活检有助于疾病的诊断及鉴别。

(申志远)

第六节 耳鸣

一、概述

耳鸣是神经科和耳科临床上常见的症状之一,是指外界并无任何音响刺激而患者却有持续音响感觉而言。造成耳鸣的病因很多,发病机制尚不清楚,耳鸣多属主观症状,客观检查较为困难。耳鸣与幻听不同,幻听虽在早期也有以耳鸣为首发症状的,但经历一定时间后就可以有具体的声响出现,如谈话声、流水声、钟表声等等。在听觉传导通路上任何部位的刺激性病变均可出现耳鸣。耳鸣可分为低音性和高音性两类。低音性耳鸣表现为嗡嗡之声,与神经系统疾患关系不大,多为外耳道、中耳部病变所致;而高音性耳鸣表现为吹口哨音或蝉鸣,多见于神经系统疾病的早期。神经系统疾病中以小脑脑桥角病变最为常见,如肿瘤(特别是听神经瘤)、蛛网膜炎等。当颅内压增高时,尤其是颅后窝病变,常有耳鸣,多为双侧性,严重程度与颅内压增高的症状平行,当颅内压缓解时,耳鸣也可消失。在面神经麻痹的恢复期,由于镫骨肌发生异常收缩,也可出现耳鸣,为低音调。此外,神经症和精神病也常有耳鸣症状。耳部疾患,特别是内耳眩晕症,耵聍栓塞、中耳炎、鼓膜凹陷等常可伴耳鸣症状,同时常伴耳聋。奎宁、水杨酸和链霉素等药物中毒时所致的耳鸣多为双侧性,高音调,常伴耳聋,且进行性加重。颈部疾病,如颈动脉瘤、颈动脉受压或狭窄、颈静脉球体瘤、颈椎病等所致的耳鸣称为颈性耳鸣,常位于同侧,多为低音调,可与心脏搏动一致,又称搏动性耳鸣,有时在颈部可听到血管性杂音,这种杂音可由于压迫颈动脉而暂时消失。椎基底动脉供血不足,特别是影响到内听动脉时常可引起耳鸣,常伴有眩晕、耳聋等。此外,噪音也是耳鸣的常见诱因。

二、治疗

(一)手术治疗

对颅后窝占位性病变,特别是小脑脑桥角肿瘤所致的耳鸣,进行手术治疗,切除肿瘤。对颈部的动脉瘤或静脉瘤所致的搏动性耳鸣,也应手术治疗,对用药物治疗无效的严重的内耳眩晕症所致的顽固性耳鸣、眩晕也可采用内淋巴囊减压术或前庭神经切断术等予以治疗。

(二)药物治疗

1.氢化麦角碱

又称海特琴。日本报道用氢化麦角碱治疗各种原因所致的内耳性耳鸣获得良好效果。氢化麦角碱能改善或增加内耳血流而使症状改善,每次给予氢化麦角碱2mg,每日3次,饭后服用,连用2~8周,无明显不良反应。

2.利多卡因

能改善内耳的微循环而使症状缓解或消失。1~3mg/kg稀释于25%葡萄糖20~40ml,以每分钟≤20mg的速度静脉注射。注完后卧床,每日1次,5d为一疗程,2个疗程之间隔2d。Schmidt报道用利多卡因4mg/kg静脉点滴,每日1次,连用5d,共治疗108例耳鸣患者,其中持续耳鸣超过3个月的慢性耳鸣78例,急性耳鸣30例,结果84例耳鸣减轻,痛苦感严重的耳鸣患者从60例减少到32例。

3.乙酰胆碱

除具有扩张末梢血管外,尚有抑制内耳毛细胞的作用,从橄榄核发出的橄榄耳蜗束的大部分末梢终止于毛细胞,毛细胞能分辨最微细的声波频率差异,因此它对耳鸣很敏感。乙酰胆碱能抑制由橄榄核传出的异常冲动,故用于治疗耳鸣。剂量为1~2ml,皮下注射,每日1次。

4.卡马西平

该药对中枢神经和周围神经均有阻滞作用,可用来降低中枢神经系统兴奋性因而能治疗耳鸣。有学者报道用卡马西平治疗耳鸣50例(其中链霉素中毒4例、庆大霉素中毒6例)。剂量为每次100mg,每日2次。用于60岁以下的患者;或者每次100mg,每日1次,用于60岁以上的患者。若耳鸣较重,可于当晚睡前加服50mg,1个月为一疗程。总有效率为80%。在治疗过程中可出现轻微的头晕、恶心、呕吐、上腹部不适、手麻、白细胞减少、嗜睡等不良反应。1~2d可消失,若3~5d后仍不消失,即应减量或停药。

5. 弥可保

该药为维生素B_{12}的一种新制剂,含有甲基B_{12},日本左藤报道用弥可保治疗25例耳鸣患者,发现与精神安定剂并用疗效较好。

6. 胞二磷胆碱(CDP-胆碱)

所谓神经性耳聋包括老年性耳聋、暴发性耳聋、听神经损伤、头部外伤后耳聋、药物中毒以及内耳眩晕症等所致的耳聋。神经性耳聋常伴有耳鸣、眩晕等症状。Makishima等报道用CDP-胆碱治疗41例神经性耳聋患者,剂量为CDP-胆碱300mg加入25%葡萄糖20ml,静脉注射,每日1次,连用12d为一疗程。总有效率达67.6%,好转率耳聋占27%,耳鸣占71.7%,眩晕占100%。可见CDP-胆碱对耳鸣和眩晕的效果更好些。

7. 其他药物

据文献报道用来治疗耳鸣的药物还有血管扩张剂,如尼莫地平每次30mg,每日3次;盐酸培他啶每次4~8mg,每日3次;桂利嗪每次25mg,每日3次;镇静剂,如丙氯拉嗪每次5~10mg,每日3次;地西泮每次2.5~5mg,每日3次;止吐剂可用甲氧氯普胺每次10mg,每日3次;也可用三环抗抑郁剂,如阿米替林每次25mg,每日3次或盐酸米帕明每次25mg,每日3次。

(刘万根)

第七节 失语症、失用症、失认症

大脑器质性病变引起高级神经活动障碍如失语症、失用症和失认症。这些症状单独或相伴出现,如Broca失语可伴面—口失用。

一、失语症

(一)失语症的理解

1. 语言交流的基本形式

听、说(口语理解及表达)、读、写(文字理解及表达)。口语表达包括自发谈话、复述和命名。

2. 失语症的概念

意识清晰,受损或丧失了后天获得性的对各种语言符号(口语、文字、手语等)的表达及认识能力,即脑损害导致语言交流能力障碍。

患者无精神障碍或严重智能障碍,视觉及听觉正常。无发音器官肌肉瘫痪,共济运动正常,不能听懂别人或自己的讲话,不能说出要表达的意思,不理解亦写不出病前会读、会写的字句等。

3. 构音障碍

(1)构音障碍:因发音器官神经肌肉病变引起发音器官肌无力及运动不协调导致发声困难、发音不清、声音、音调及语速异常等。但能正常理解言语,保留文字理解(阅读)和表达(书写)能力,通过文字能进行交流。

构音障碍是纯言语障碍,不属于失语症,患者具有语言形成及接受的能力,仅在言语形成阶段不能形成清晰的言语。

(2)常见疾病:如肌营养不良症、重症肌无力等;球麻痹和面、舌瘫,小脑病变及帕金森病。

(二)失语症的分类

参照 Benson 近代失语症分类法,依据失语症的临床特点及病灶部位,结合我国的实际情况,制定国内常用的失语症分类。

1.外侧裂周围失语综合征

病灶在外侧裂周围区,共同特点是均有复述障碍

(1)Broca 失语(BA)。

(2)Wernicke 失语(WA)。

(3)传导性失语(CA)。

2.经皮质性失语,又称分水岭区失语综合征

病灶在分水岭区,共同特点是复述相对保留

(1)经皮质运动性失语(TCMA)。

(2)经皮质感觉性失语(TCSA)。

(3)经皮质混合性失语(MTA)。

3.完全性失语(GA)

4.命名性失语(AA)

5.皮层下失语综合征

(1)丘脑性失语(TA)。

(2)底节性失语(BGA)。

(三)失语症的临床特点

大脑病变引起的失语症有 6 个方面的障碍:听理解、自发谈话、阅读、书写、复述、命名。因病因及病变部位不同,失语症类型多以一种语言障碍为主,伴有不同程度的其他语言功能障碍,或表现为全部语言功能受损,可伴有失用、失认或肢瘫等。

1.Broca 失语(运动性失语)

临床特征:口语表达障碍非常严重。

(1)相对较好的理解口语。

(2)特征性的电报式语言:语量少,仅限于实质词且缺乏语法结构。

(3)非流利型口语:即讲话费力,发音、语调障碍,找词困难。

(4)复述、命名、阅读及书写的不同程度障碍。

(5)较难理解有语法词及秩序词的句子:如分不清"猫比狗大和狗比猫大"。

(6)病位:优势半球 Broca 区(额下回后部),还可累及相应皮层下白质及脑室周围白质甚至顶叶及岛叶。

2.Wernicke 失语(感觉性失语)

临床特征:口语理解障碍十分明显。

(1)口语理解障碍:不能理解别人和自己讲的话,或仅理解个别词。

(2)答非所问。

(3)错语:患者不断地说,但因错语较多,不易被人理解。
(4)流利型口语:发音清晰,语法结构缺乏实质词,语量多,讲话不费力,正常语调。
(5)命名、朗读及文字理解障碍。
(6)复述及听写障碍:与理解障碍同时出现。
(7)病位:优势半球 Wernicke 区(颞上回后部)。

3.传导性失语

临床特征:明显的复述不成比例受损。
(1)听理解正常。
(2)伴不同程度的书写障碍。
(3)自发讲出正常的句子:患者口语清晰,语法结构、语义完整。
(4)错语复述:多为语音错语(如将"铅笔"说成"先北")。
(5)病位:优势半球缘上回皮质或深部白质内的弓状纤维。

4.经皮质性失语

临床特征:复述较其他语言功能好。根据病变部位和临床表现分为经皮质运动性失语、经皮质感觉性失语、经皮质混合性失语,如表2-1所示。

表2-1 经皮质运动性失语(TCMA)、经皮质感觉性失语(TCSA)、经皮质混合性失语(MTA)的鉴别要点

	TCMA	TCSA	MTA
口语表达	成为非流利型,语言启动及扩展明显障碍	流利型,有错误及模仿型言语	非流利型,可有模仿型言语
口语理解	相对好	严重障碍	严重障碍
复述	好	好	相对好
命名	不正常(表达性命名障碍)	严重障碍(有完成现象)	严重障碍
阅读	不正常	严重障碍	严重障碍
书写	不正常	不正常	严重障碍
病变部位	优势侧 Broca 区的前、上部	优势侧颞、顶叶分水岭区	优势侧分水岭区大病灶

5.命名性失语

临床特征:不能命名的失语。
(1)选择性命名障碍:口语找词困难、缺实质词,多以描述物品功能代替说不出的词,表现出赘语和空话较多,在所给的供选择名称中能选出正确的名词。
(2)理解及复述正常或近于正常:与 Wernicke 失语不同。
(3)病位:多在优势半球颞中回后部的颞枕交界区。

6.完全性失语(混合性失语)

临床特征:所有语言功能均有明显障碍。
(1)刻板性语言:口语表达障碍明显,只能发出"吗"、"吧"、"哒"等声音。
(2)理解、复述、命名、阅读和书写均严重障碍:预后差。
(3)通过学会非语言形式交流:如结合语境、表情、手势、姿势、语调变化等进行。
(4)病位:较大范围的优势侧大脑半球病变,如大脑中动脉分布区的大片病灶。

7.皮质下失语(尚存争议)

皮质下结构参与语言的过程,其病变影响了皮质语言中枢的血供及代谢从而产生失语。

CT和MRI证实,局限于优势侧皮质下结构(如丘脑及基底节)病变引起的失语,但较皮质病变少见,症状不典型。

(1)基底节性失语:自发性言语受限,且音量小,语调低。

(2)丘脑性失语:音量小、语调低、表情淡漠、不主动讲话,且有找词困难,可伴错语。

二、失用症

(一)失用症的理解

1.概念

指脑部疾患时,患者无意识及智能障碍,无运动麻痹、共济失调、肌张力障碍和感觉障碍,但在企图做出有目的或细巧的动作时不能准确执行其所了解的随意性动作。

患者不能正确地使用肢体功能完成已经形成习惯的动作,如不能按要求做洗脸、伸舌、吞咽、划火柴等简单动作,但在不经意的情况下却能自发地完成此类动作。

2.左侧缘上回

是运用功能的皮质代表区,该处发出的纤维至同侧中央前回,再经胼胝体到达右侧中央前回。因此左侧顶叶缘上回病变产生双侧失用症,从左缘上回至同侧中央前回间的病变引起右侧肢体失用,胼胝体前部或右侧皮质下白质受损时引起左侧肢体失用。

在运动的意念指导下,一个复杂的随意运动,通过上、下运动神经元和锥体外系及小脑系统的整合而完成。

(二)临床类型及表现

1.观念运动性失用症

(1)日常生活不受影响:最常见的失用症,可自动地、反射地做有关运动。

(2)复杂的随意动作或模仿动作:不能按照指令完成。患者知道和说出如何做,但不能按指令做伸舌、刷牙等动作;进食时,可无意地自动伸舌舔留在唇边的米粒。

(3)病位:多在左侧缘上回,或运动区及运动前区病变,可能与动作观念的形成区(缘上回)和执行动作的中枢间的纤维通路中断相关。

2.观念性失用症

(1)弄错动作的前后程序:失去做复杂精巧动作的正确观念,只能做复杂动作中的单一行为或一些分解动作,日常活动显得不正常。

(2)无模仿动作障碍:与其他失用症可同时发生。

(3)综合感觉缺失。

(4)病因:多为脑部弥漫性病变,如中毒、动脉硬化性脑病、帕金森综合征或神经症。

(5)病位:左侧顶叶后部、缘上回及胼胝体病损,或双侧病变所致。

3.结构性失用症

(1)空间关系的结构性运用障碍:患者能认识和理解建筑、排列和绘画的各个构成部分及位置关系,但构成整体的空间分析和综合能力出现障碍。

(2)与视觉性失认症可能有关。

(3)病位:非优势半球枕叶与角回间联合纤维中断所致。

4.肢体运动性失用症

(1)表现:多限于上肢远端,简单动作笨拙;失去执行精巧、熟练动作的能力,患者被动执行口令,模仿及主动自发动作障碍,如不能书写、扣衣和弹琴等。

(2)病位:双侧或对侧运动区(4区及6区)及该区发出的神经纤维或胼胝体前部病变所致。

5.面—口失用症

(1)表现:不能按指令或模仿检查者完成面部动作,如眨眼、舔唇、伸舌、吹灭火柴等;但不经意时能自发地完成上述动作,运用实物的功能较好。

(2)病位:局限于左运动皮层的面部区域,则失用仅限于面部肌肉,可伴言语失用或Broca失语;位于左缘上回底面或左联合运动皮层区,可伴有肢体失用。

6.穿衣失用症

(1)表现:不能正确的穿脱衣裤,可合并结构性失用、偏侧忽视或失语等。

(2)病位:多由右侧顶叶病变产生,与视觉性空间定向障碍有关。

三、失认症

(一)失认症的概念

指脑损害时,患者在无视觉、触觉、听觉、智能及意识障碍等情况下,不能通过感觉辨认熟悉的物体,但能通过其他感觉通道认识该物。如看到手表,虽不知为何物,经过触摸表的外形或听到表走动的声音,而知其为手表。

(二)临床类型及表现

1.视觉失认

(1)表现:初级视觉无丧失,但对视觉对象本身与其概念间的联系中断,不能正确认识、描述和命名眼前看到的熟悉物品;包括物品失认、面孔失认、颜色失认、纯失读、同时性失认。

(2)病位:后枕叶、纹状体周围区和角回病变。

2.听觉失认

(1)表现:听力正常,不能辨别原来熟悉的声音。

(2)病位:双侧听觉联络皮质(如精神聋)、双侧颞上回中部皮质、左侧颞叶皮质下白质(如纯词聋)。

3.触觉性失认

(1)表现:患者触觉、本体感觉和温度觉正常,但不能单纯通过用手触摸来认识手中感觉到的熟悉的物体。

(2)病位:双侧顶叶角回、缘上回。

4.体象障碍

(1)表现:视觉、痛温觉和本体性感觉完好,但不能认识躯体各个部位的存在、空间位置及各组成部分之间的关系。表现为自体部位失认、偏侧肢体忽视、病觉缺失、幻肢症及半侧肢体失存症等。

(2)病位:非优势半球(右侧)顶叶病变。

5.Gerstmann综合征

(1)表现:双侧手指失认、肢体左右失定向、失写和失算。

(2)病位:优势半球顶叶角回病变。

(刘 清)

第八节 躯体感觉障碍

躯体感觉指作用于躯体感受器的各种刺激在人脑中的反映。一般躯体感觉包括浅感觉、深感觉和复合感觉。感觉障碍可以分为抑制性症状和刺激性症状两大类。

一、抑制性症状

感觉径路破坏时功能受到抑制，出现感觉（痛觉、温度觉、触觉和深感觉）减退或缺失。一个部位各种感觉缺失，称完全性感觉缺失。在意识清醒的情况下，某部位出现某种感觉障碍而该部位其他感觉保存者称分离性感觉障碍。患者深浅感觉正常，但无视觉参加的情况下，对刺激部位、物体形状、重量等不能辨别者，称皮质感觉缺失。当一神经分布区有自发痛，同时又存在痛觉减退者，称痛性痛觉减退或痛性麻痹。

二、刺激性或激惹性症状

感觉传导径路受到刺激或兴奋性增高时出现刺激性症状，可分为以下几种。

（一）感觉过敏

感觉过敏指一般情况下对正常人不会引起不适感觉或只能引起轻微感觉的刺激，患者却感觉非常强烈，甚至难以忍受。常见于浅感觉障碍。

（二）感觉过度

感觉过度一般发生在感觉障碍的基础上，具有以下特点。

1. 潜伏期长

刺激开始后不能立即感知，必须经历一段时间才出现。

2. 感受性降低，兴奋阈增高

刺激必须达到一定的强度才能感觉到。

3. 不愉快的感觉

患者所感到的刺激具有暴发性，呈现一种剧烈的、定位不明确的、难以形容的不愉快感。

4. 扩散性

刺激有扩散的趋势，单点的刺激患者可感到是多点刺激并向四周扩散。

5. 延时性

当刺激停止后在一定时间内患者仍有刺激存在的感觉，即出现"后作用"，一般为强烈难受的感觉，常见于烧灼性神经痛、带状疱疹疼痛、丘脑的血管性病变。

（三）感觉倒错

感觉倒错指对刺激产生的错误感觉，如冷的刺激产生热的感觉，触觉刺激或其他刺激误认为痛觉等。常见于顶叶病变或癔症。

（四）感觉异常

感觉异常指在没有任何外界刺激的情况下，患者感到某些部位有蚁行感、麻木、瘙痒、重压、针刺、冷热、肿胀,而客观检查无感觉障碍。常见于周围神经或自主神经病变。

(五)疼痛

是感觉纤维受刺激时的躯体感受,是机体的防御机制。临床上常见的疼痛可有以下几种。

1. 局部疼痛

是局部病变的局限性疼痛,如三叉神经痛引起的局部疼痛。

2. 放射性疼痛

中枢神经、神经根或神经干刺激病变时,疼痛不仅发生在局部,而且扩散到受累神经的支配区。如神经根受到肿瘤或椎间盘的压迫,脊髓空洞症的痛性麻痹。

3. 扩散性疼痛

是刺激由一个神经分支扩散到另一个神经分支而产生的疼痛,如牙疼时,疼痛扩散到其他三叉神经的分支区域。

4. 牵涉性疼痛

内脏病变时出现在相应体表区的疼痛,如心绞痛可引起左胸及左上肢内侧痛,胆囊病变可引起右肩痛。

5. 幻肢痛

是截肢后,感到被切断的肢体仍然存在,且出现疼痛,这种现象称幻肢痛,与下行抑制系统的脱失有关。

6. 灼烧性神经痛

剧烈的烧灼样疼痛,多见于正中神经或坐骨神经损伤后,可能是由于沿损伤轴突表面产生的异位性冲动,或损伤部位的无髓鞘轴突之间发生了神经纤维间接触。

(白金娟)

第九节 不自主运动

一、概念

意识清醒的状态下,出现不能自行控制的骨骼肌异常运动称不自主运动。睡眠时停止,情绪激动时增强。

二、病变部位

在锥体外系。锥体系以外与协调运动相关的结构和下行通路,包括基底节、小脑及脑干中诸多核团均为锥体外系。

三、解剖与生理

(一)联系环路

基底节中纹状体与运动功能相关密切,其组成及病变综合征如图2-1。

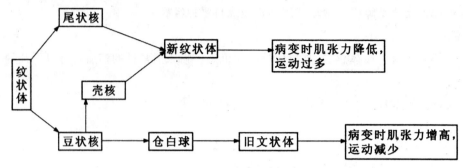

图 2-1 纹状体的结构与功能

基底节调节运动功能的主要结构基础是纹状体与运动皮质之间的联系环路。包括：

(1)皮质-新纹状体-苍白球(内)-丘脑-皮质回路。

(2)皮质-新纹状体-苍白球-丘脑底核-苍白球(内)-丘脑-皮质回路。

(3)皮质-新纹状体-黑质-丘脑-皮质回路。

(二)神经递质

各种神经递质如谷氨酸、多巴胺和 γ-氨基丁酸等实现其间的联系与功能平衡。

四、临床症状

(一)静止性震颤

1. 概念

指静止时主动肌与拮抗肌交替收缩引起的节律性颤动，多见于帕金森病。

2. 颤动频率

4～6次/s。

3. 特征性体征

静止时出现，紧张时加重，随意运动时减轻，睡眠时消失，手指震颤如搓丸状；部位：手指、四肢、下颌、唇、颈部等。

(二)肌强直

或称强直性肌张力增高。帕金森患者的伸肌和屈肌张力均增高，出现铅管样强直，即向各方向被动运动遇到的阻力相同；齿轮样强直震颤时，被动运动遇到的阻力断续相间。

(三)舞蹈症

1. 概念

肢体及头面部迅速、无节律、不规则、粗大的不能随意控制的动作称为舞蹈症。

2. 临床表现

转颈、耸肩、挤牛奶样抓握(手指间断性屈伸)、摆手和伸臂等舞蹈样动作。可有扮鬼脸动作，上肢较重；肢体张力低，步态不稳且不规则。重者舞蹈样步态即从一侧向另一侧快速粗大的跳动。

3. 加重或缓解因素

随意运动或情绪激动时加重，安静时减轻，睡眠时消失。

4. 常见疾病

小舞蹈病、Huntington 舞蹈病、药物诱发的舞蹈症如神经安定剂(酚噻嗪类、氟哌啶醇)。偏侧舞蹈症是局限于身体一侧的舞蹈症,中风、肿瘤等常见。

(四) 手足徐动症

1. 概念

指肢体远端游走性的肌张力增高或减低的手足徐动动作。

2. 临床表现

手足缓慢如蚯蚓爬行的扭转样蠕动,手指缓慢逐个相继屈曲;伴有肢体远端过度伸张如腕过屈、手指过伸,奇怪的姿势和动作;可伴有异常舌运动的怪相、发音不清等。

3. 常见疾病

神经系统变性疾病最常见,如 Huntington 舞蹈病、Wilson 病、苍白球-黑质色素变性病等,慢性中毒如酚噻嗪类、氟哌啶醇及肝性脑病等;偏侧手足徐动症多见于中风疾病。

(五) 偏身投掷运动

1. 临床特征

粗大的无规律的跨越和投掷样运动。

2. 病变部位

对侧丘脑底核及与其联系的苍白球外侧部急性损害,如梗死或小量出血。

(六) 肌张力障碍

1. 概念

由于异常肌收缩引起缓慢扭转样不自主运动或姿势异常。

2. 常见疾病

Huntington 舞蹈病、Wilson 病、帕金森综合征、苍白球-黑质色素变性病、酚噻嗪等药物中毒。

(七) 扭转痉挛又称扭转性肌张力障碍

1. 概念

因身体同时收缩某一部位主动肌和拮抗肌,产生姿势固定,特点为躯干和肢体近端扭曲。

2. 临床表现

手过伸或过屈、头侧屈或后伸、足内翻、躯干屈曲扭转、眼睛紧闭及固定的怪异表情,依靠支撑站立和行走。

3. 常见疾病

原发性遗传性疾病如早期 Huntington 舞蹈病、Wilson 病、Hallervorden-Spatz 病等,或继发于产伤、脑炎、核黄疸等。

(八) 遗传性变形性肌张力障碍

少见的最严重的一种类型。

(九) 痉挛性斜颈

或称局限性肌张力障碍,是扭转性肌张力障碍变异型。由于颈部肌肉痉挛性收缩,头部不自主的缓慢转动和弯曲。

(十) 抽动秽语综合征

1. 发病年龄

儿童多见。

2.临床表现

初起多以面部肌肉突发性快速无目的重复性抽动,逐渐耸肩、扭颈等。伴有不自主发声(发音肌抽搐),或伴有秽语,频繁者一日十几次至数百次抽动,症状的程度呈波动性变化。

(白金娟)

第十节 共济失调

一、概念

因小脑、本体感觉和前庭功能障碍引起的运动不协调和笨拙称共济失调。

特点:患者肌力正常,但四肢、躯干及咽喉肌运动不协调,引起姿势、步态和语言障碍。

共济运动:依靠小脑、深感觉、前庭和锥体外系统的参与完成。损害小脑、深感觉、前庭和锥体外系可出现共济失调。

小脑主要参与完成精巧动作。当大脑皮质每发出一次随意运动的指令时,小脑同时发出制动性冲动,协调大脑完成准确的运动或动作。临床上共济失调分为小脑性、深感觉性、大脑性和前庭性。

二、共济失调的分类和表现

(一)小脑性共济失调

1.小脑的发生、结构联系及功能定位

小脑是皮质下重要的运动调节中枢。与大脑皮质、前庭、脊髓联系密切,古小脑(绒球小结→前庭神经核→前庭小脑)维持躯体平衡及眼球运动;旧小脑(蚓部→脊髓→脊髓小脑)维持躯体平衡;新小脑(半球→大脑皮质→皮质小脑)维持肢体协调运动。小脑不能直接产生运动性冲动,起到调节下行运动系统的作用。

2.小脑性共济失调

随意运动的不规则(协调运动障碍)如速度、节律、幅度和力量,伴有肌张力减低、言语障碍及眼球运动障碍。

3.临床表现

(1)姿势和步态的异常:①躯干性共济失调(姿势性共济失调):小脑蚓部病变。即站立不稳、步态蹒跚、两足远离叉开、左右摇晃不定,并举起上肢以维持平衡。②病位:损害上蚓部易向前倾倒,损害下蚓部易向后倾倒,损害小脑半球时行走向患侧倾斜。严重躯干共济失调者难以坐稳。

(2)协调运动障碍:①临床特征:随意运动的协调性障碍,上肢较下肢重,远端比近端重,完成精细动作较粗大动作困难。在动作的初始和终止时明显表现出运动的速度、节律、幅度和力量不平稳。②辨距不良:两点间的距离辨别不清。③意向性震颤:手或手指运动指向目标时震颤明显。④协同不能:不能协调地完成复杂的精细动作。⑤轮替运动:异常。⑥书写障碍:笔画不匀,字愈写愈大。以上运动异常组成典型的小脑笨拙综合征。

(3)言语障碍:①临床特征:因发音器官的唇、舌、喉肌共济失调所致。②吟诗样语言:说话缓慢,含糊不清,声音断续、顿挫。③爆发性语言:声音呈爆发性。

(4)眼运动障碍:①临床特征:眼球运动肌的共济运动失调引起粗大的共济失调性眼球震颤。损害与前庭的联系时,可产生双眼来回摆动。②下跳性眼震:偶见。③反弹性眼震:偶见。

(5)肌张力减低:①临床特征:不能维持姿势或体位,较小的力量可使肢体移动,运动幅度增大,行走时上肢摆动的幅度增大,腱反射呈钟摆样。②常见疾病:急性小脑病变。③回弹现象:患者前臂在抵抗外力收缩时,如果外力突然撤去,患者前臂不能立即放松,出现不能控制的打击动作。

(二)大脑性共济失调

额桥束和颞枕桥束联系大脑的额、颞、枕叶和小脑半球,损害时出现共济失调,但大脑性共济失调不如小脑性共济失调症状明显,较少出现眼球震颤。

1. 额叶性共济失调

(1)病变部位:额叶或额桥小脑束。

(2)临床表现:同小脑性共济失调,如步态不稳、向后或向一侧倾倒、体位性平衡障碍;对侧肢体共济失调,腱反射亢进、肌张力增高、病理反射阳性,或额叶损害的精神症状、强握反射和强直性跖反射等。

2. 顶叶性共济失调

(1)病变部位:顶叶。

(2)临床表现:对侧患肢共济失调,闭眼时症状明显,深感觉障碍呈一过性或不严重;损害两侧旁中央小叶后部时双下肢感觉性共济失调及大小便障碍。

3. 颞叶性共济失调

较轻,早期不易发现,可一过性平衡障碍。

(三)感觉性共济失调

1. 临床特征

脊髓后索损害引起深感觉障碍,不能辨别肢体的位置及运动方向,重要的反射冲动丧失。

2. 临床表现

(1)站立不稳。

(2)迈步不知远近,落脚不知深浅。常目视地面,黑暗处步行更加不稳。

(3)特点:通过视觉辅助症状可减轻,睁眼时共济失调不明显,闭眼时明显。闭目难立征阳性,当闭眼时身体立即向前后左右各方向摇晃,幅度较大,甚至倾倒;检查音叉震动觉及关节位置觉缺失。

(四)前庭性共济失调

1. 病变部位

损害前庭引起身体空间定向功能丧失所致。

2. 临床表现

(1)平衡障碍为主,当站立或步行时躯体易向病侧倾斜,摇晃不稳,沿直线行走时更为明显,头位改变则加重症状。

(2)四肢共济运动:多正常。

(3)特点:眩晕、呕吐、眼球震颤明显,双上肢自发性指误。

(4)前庭功能检查:内耳变温(冷热水)试验或旋转试验反应减退或消失。

(5)病变越接近内耳迷路,共济失调症状越明显。

(秦 艳)

第十一节 尿便障碍

尿便障碍包括排尿障碍和排便障碍，主要由自主神经功能紊乱所致，病变部位在皮质、下丘脑、脑干和脊髓。

一、排尿障碍

排尿障碍是自主神经系统病变的常见症状之一，主要表现为排尿困难、尿频、尿潴留、尿失禁及自动性排尿等，由排尿中枢或周围神经病变所致，也可由膀胱或尿路病变引起。由神经系统病变导致的排尿障碍可称为神经源性膀胱，主要有以下类型。

（一）无张力性膀胱

1. 感觉障碍性膀胱

是由脊髓排尿反射弧的传入神经病变引起，病变多位于骶髓后索或后根。此时膀胱感觉丧失，毫无尿意。早期表现为排尿困难，膀胱不能完全排空；晚期表现为尿潴留或充盈性尿失禁，即尿液充盈至一定程度出现尿失禁或尿滴沥，有大量的残余尿。多见于脊髓休克期、多发性硬化、亚急性联合变性及脊髓痨等。

2. 运动障碍性膀胱

是由脊髓排尿反射弧的传出神经病变引起，病变多位于骶髓前角或前根。此时膀胱感觉正常，尿意存在。早期表现为排尿困难，膀胱不能完全排空，伴膨胀感，膨胀严重时有疼痛感；晚期表现为尿潴留或充盈性尿失禁。多见于急性脊髓灰质炎、格林-巴利综合征等。

（二）自主性膀胱

又称为"失神经性膀胱"。是由排尿反射弧中断引起，为脊髓排尿反射中枢、马尾或盆腔内脏神经损害所致。早期表现为不能排尿、膀胱膨胀，晚期为充盈性尿失禁。如不及时处理，膀胱可进行性萎缩。患者常诉马鞍区麻木，查体发现感觉消失。多见于腰骶段的损伤、肿瘤或感染。

（三）反射性膀胱

又称为"自动膀胱"，为骶段以上脊髓横贯性损害所致，排尿完全由脊髓反射控制。由于从排尿高级中枢发出至骶部的传出纤维紧靠锥体束，故当两侧锥体束损害时，不仅丧失了控制外括约肌的能力，而且引起排尿动作所需的牵张反射亢进，导致尿频、尿急以及间歇性尿失禁。多见于横贯性脊髓炎、脊髓高位完全性损伤或肿瘤。

（四）无抑制性膀胱

为脊髓以上的较高级排尿中枢受损所致，病变部位可能位于旁中央小叶、内囊、脑干或弥漫性病变。由于高级排尿中枢对排尿反射的抑制作用减弱，在未达到正常膀胱容量的时候即排尿，表现为尿频尿急，常不能抑制，每次尿量少，膀胱膨胀感存在。多见于脑肿瘤特别是旁中央小叶附近的中线肿瘤、脑血管病、多发性硬化、颅脑手术后及脊髓高位损伤恢复期。

二、排便障碍

排便障碍也是自主神经系统障碍的常见症状之一，主要表现为便秘和大便失禁，排便急迫和自动性排便有时也可见到。可以由神经系统病变引起,也可为消化系统或全身性疾病所致。本节主要叙述由神经系统病变引起的排便障碍。

(一)便秘

便秘是指粪便干结、排便困难或排便不尽感和排便次数减少。主要由于大脑皮质对排便反射的抑制增强所致,多见于脑血管病、颅脑损伤、脑肿瘤等;$S_2 \sim S_4$ 以上的脊髓病变也可出现,多见于脊髓横贯性脊髓炎、多发性硬化、多系统变性等。此外,正常人也可出现便秘,其中精神因素及心理障碍是其高危因子;而老年人由于肠蠕动缓慢、肛肠肌肉过度收缩、精神体质欠佳、饮食因素、运动减少等原因,也易出现便秘。

(二)大便失禁

大便失禁是指粪便在直肠肛门时,肛门内、外括约肌处于弛缓状态,大便不能自控,粪便不时地流出。常见于深昏迷或癫痫发作时。此外,老年性痴呆、脑外伤、马尾神经损伤、肛门直肠及会阴部神经损伤等也可出现。部分老年人由于括约肌功能减弱,也可出现大便失禁现象。

(三)自动性排便

$S_2 \sim S_4$ 以上的脊髓病变中断了高级中枢对脊髓排便反射的抑制,使脊髓排便反射增强,而引起的不受意识控制的排便。患者表现每日自动排便 4~5 次,较自动排尿少见。主要见于各种脊髓病变,如脊髓外伤、横贯性脊髓炎等。

(四)排便急迫

多由躯体疾病引起。神经系统病变出现排便急迫极罕见,有时可见于腰骶部神经刺激性病变如炎症、肿瘤等,此时常伴有鞍区痛觉过敏。

(丁 娟)

第三章 脑血管疾病

第一节 概述

脑血管病(CVD)是指各种原因导致脑血管损害从而引起的脑组织病变。急性发病并迅速出现脑功能障碍的脑血管疾病称为急性脑血管病,也称脑卒中或脑血管意外,多表现为突然发生的脑部受损征象,如意识障碍、局灶症状和体征。

一、脑部血液供应及其特征

脑的血管系统大体可分为动脉系统和静脉系统。动脉系统又可分为颈动脉系统和椎-基底动脉系统,颅脑的血液供应主要来自颈前的两根颈总动脉和颈后的两根椎动脉。脑血管的最大特点是颅内动脉与静脉不伴行。

(一)颈动脉系统(前循环)

颈动脉系统包括颈总动脉、颈外动脉和颈内动脉及其分支。

颈总动脉,左右各一根,分别提供一侧颅脑的供血。右侧的颈总动脉起自头臂干动脉,左侧的颈总动脉直接起自主动脉弓。双侧颈总动脉在气管两侧向上走行,在甲状软骨略上水平分为颈内动脉和颈外动脉,在颈部可以触摸到颈总动脉及其分叉部。

颈外动脉在其经过途中发出9个分支。向前3支:甲状腺上动脉、舌动脉和面动脉。向后3支:胸锁乳突肌动脉、枕动脉和耳后动脉。向内1支:咽升动脉;向上2支:上颌动脉与颞浅动脉。颈外动脉分支供应头皮、颅骨、硬膜及颌面部器官,颈内动脉则向上走行穿颅骨进入颅内,分支供应垂体、眼球及大脑等。

颈内动脉的主要延续性分支为大脑前动脉和大脑中动脉,此外还有眼动脉、脉络膜前动脉等。颈动脉系统主要供应大脑半球前3/5的血液,故又称为前循环。颈内动脉包括颈内动脉颅外段和颈内动脉颅外段,颈内动脉颅外段没有分支,但通常不是笔直的,而是有一定的弧度。在颅外段的起始处有梭形膨大,为颈动脉窦,是压力感受器,可调节血压。在颈总动脉分叉处后壁上,有一扁椭圆形小体借结缔组织附于壁上,是颈动脉体,可感受血液中的O_2和CO_2,调节呼吸。

大脑前动脉于视交叉外侧、嗅三角后方,以近乎直角的方向自颈内动脉发出,向中线走行,直至大脑纵裂,后在胼胝体上方折向后走行。左右大脑前动脉由前交通动脉相连。大脑前动脉皮质支供应大脑半球内侧面、额叶底面的一部分和额、顶叶上外侧面的上部,中央支供应内囊前肢、部分膝部、尾状核、豆状核前部等。

大脑中动脉是颈内动脉的直接延续,在颈内动脉的分支中最为粗大。大脑中动脉在视交叉外下方向横过前穿质进入大脑外侧沟,再向后外,在岛阈附近分支。大脑中动脉皮质支供应大脑半球上外侧面的大部分和岛叶,中央支供应尾状核、豆状核、内囊膝和后肢的前部。

脉络膜前动脉从颈内动脉或大脑中动脉主干向下发出,沿视束下面向后行,经大脑脚与海马旁回沟之间进入侧脑室下角,终止于脉络丛。供应外侧膝状体、内囊后肢的后下部、大脑脚底的中1/4及苍白球等。

(二)椎-基底动脉系统(后循环)

椎基底动脉系统的主要来源血管为椎动脉,左右各一。

右侧椎动脉发自头臂干动脉,左侧椎动脉发自左锁骨下动脉。椎动脉逐节穿过颈椎横突孔向上走行,至颅骨和第一颈椎之间进入颅内。两侧的椎动脉入颅后汇合形成基底动脉。椎动脉主要分支有脊髓前、后动脉和小脑后下动脉。小脑后下动脉供应小脑下面后部。

基底动脉在脑干的前方向上走行,至大脑半球的底部分叉为双侧的大脑后动脉。主要分支有:①小脑下前动脉,供应小脑下部的前部。②内听动脉,供应内耳迷路。③脑桥动脉,供应脑桥基底部。④小脑上动脉,供应小脑上部。

大脑后动脉在脑桥上缘,由基底动脉发出,绕大脑脚向后,沿海马旁回的沟转至颞叶和枕叶内侧面。皮质支供应颞叶的内侧面、底面和枕叶。中央支供应背侧丘脑、内侧膝状体、下丘脑和底丘脑等。

(三)脑动脉的侧支循环

1.脑底动脉环

(1)Willis环(大脑动脉环):位于脑底面下方、蝶鞍上方,下视丘及第三脑室下方,灰结节、垂体柄和乳头体周围,由前交通动脉、两侧大脑前动脉始段、两侧颈内动脉末段、两侧后交通动脉和两侧大脑后动脉始段吻合而成。将颈内动脉和椎-基底动脉相互联系,继而将前后循环以及左右两侧大脑半球的血液供应相互联系,对调节、平衡这两大系统和大脑两半球的血液供应起着重要作用。当某一动脉血流减少或被阻断时,血液借此得以重新分配和平衡。

(2)延髓动脉环:延髓动脉环为左右椎动脉与脊髓前动脉共同构成。因脊髓前动脉细小,代偿潜能不大。

2.软脑膜内吻合

在大脑半球软膜内,大脑前动脉、大脑中动脉、大脑后动脉皮质支末梢存在着丰富的侧支吻合。吻合网呈带状分布,位于3条大脑动脉供血的交错区。

在小脑表现,一侧小脑上动脉、小脑下前动脉和小脑下后动脉分支之间存在着广泛吻合。两侧对应的小脑动脉之间也存在着丰富的吻合。

此外,大脑前动脉胼胝体动脉和大脑后动脉的胼胝体背侧动脉于胼胝体背侧也有侧支血管吻合,称胼周吻合。

3.脑内动脉吻合

大脑各动脉的中央支从脑底进入脑的深部,供应基底节、后脑、内囊等部位,各中央支之间存在侧支血管吻合,但这些吻合血管属于微动脉吻合和前毛细血管吻合,不足以建立有效的侧支循环,临床上某中央支突然闭塞常表现出相应的功能障碍。若闭塞形成缓慢,可发展侧支循环起到一定的代偿功能。

4.颈内动脉和颈外动脉分支间的吻合

头皮、颅骨、硬膜和脑的动脉系统既相对分隔,又存在着广泛的吻合。在正常情况下,这些吻合血管的血流量很小。当某些血管狭窄或闭塞时,这些吻合血管则起到一定的代偿作用,是调节脑部血液分配的另一重要途径。如颈内动脉分出的眼动脉与颈外动脉分出的颞浅动脉相吻合,大脑前、中、后动脉的皮质支与脑膜中动脉相吻合。

5.颈内动脉与基底动脉间的胚胎遗留血管

在人类胚胎早期,颈内动脉系和椎-基底动脉系之间有原始三叉动脉、原始耳动脉和原始舌下动脉等,这些动脉有的可保留到生后。

(四)静脉系统

脑静脉多不与动脉伴行,其管壁较薄,且无瓣膜。大脑的静脉分为浅深两组,浅组收集脑浅层的血液;深组收集脑深部实质内的血液。两组静脉经硬脑膜静脉窦最终回流至颈内静脉。

浅组分为3组:大脑上静脉有6~12条,引流大脑半球上外侧面和上内侧面的血液,入上矢状窦,其中以中央沟静脉(Golando静脉)和上吻合静脉(Trolard静脉)较为粗大;大脑中静脉有浅、深之分,大脑中浅静脉引流外侧裂附近的静脉血注入海绵窦,大脑中深静脉引流脑岛的血液注入基底静脉,大脑中浅静脉还借上吻合静脉(Trolard静脉)注入上矢状窦,借一些吻合支与大脑下静脉相连;大脑下静脉有1~7条,引流半球上外侧面、内侧面和下面的血液,注入海绵窦、横窦、岩上窦和基底静脉。

深组主要有3个大干:大脑大静脉(Galen静脉)由两侧大脑内静脉合成一条粗短的深静脉干,最后注入直窦;大脑内静脉由透明隔静脉和丘脑纹状体静脉汇合而成,位于第三脑室顶部两侧的脉络丛内,左右各一,收集胼胝体、透明隔、尾状核、豆状核、丘脑、侧脑室和第三脑室脉络丛的血液;基底静脉又称Rosenthal静脉,由大脑前静脉和大脑中深静脉汇合而成,最后注入大脑大静脉。

人的硬脑膜静脉窦可分为后上群与前下群。后上群包括上矢状窦、下矢状窦、左右横窦、左右乙状窦、直窦、窦汇及枕窦等;前下群包括海绵窦、海绵间窦、左右岩上、岩下窦、左右蝶顶窦及基底窦等。

二、脑血管病的分类

临床常见的急性脑血管病,主要是动脉血管的病变,分为两大类:缺血性脑血管病和出血性脑血管病。前者依据发作形式和病变程度分为脑梗死和短暂性脑缺血发作;后者根据出血部位不同,主要分为脑出血和蛛网膜下腔出血。静脉血管的病变以静脉窦血栓形成较常见。

三、脑血管病的危险因素

与脑血管病发生有密切因果关系的因素称为危险因素,其可以是一种疾病或生理状态。脑血管病的危险因素又可分为可干预与不可干预两种,其中可干预的危险因素根据证据强度的不同,又分为证据充分的可干预危险因素、证据不充分或潜在的可干预危险因素。

不可干预的危险因素系指不能控制和治疗的危险因素,包括①年龄:是最重要的独立危险因素。如55岁以后,每增加10岁,脑血管疾病发病率增加1倍以上。②性别:男性脑血管疾病的危险度较女性高。③低出生体重。④人种/种族:如黑种人脑血管疾病的发生率明显高于白种人。亚洲人群脑血管病发病率也相对较高。⑤遗传:家族中有脑血管疾病的子女发生脑血管疾病的可能性明显升高。

证据充分的可干预的危险因素包括①高血压:血压和心血管病的风险呈线性相关,且独立于其他危险因素。②吸烟:吸烟导致脑血管疾病的危险性与吸烟的量成正比,最高可达不吸烟人群的6倍。戒烟可以降低脑血管病的危险性。③糖尿病:系脑血管病常见的独立危险因素。糖尿病患者发生缺血性脑血管病的危险性是普通人群的2～3倍。④心房颤动:心房颤动可以单独增加卒中的风险3～4倍。⑤其他心脏事件:其他类型心脏病也可能增加血栓性卒中的危险,包括扩张型心肌病、瓣膜性心脏病(例如二尖瓣脱垂、心内膜炎、瓣膜修复),以及先天性心脏缺陷(如卵圆孔未闭、房间隔缺损、房间隔动脉瘤)。⑥血脂异常:系脑血管病的重要危险因素。⑦无症状颈动脉狭窄:当狭窄程度加重或发生血流动力学改变时,则可发生缺血性脑血管病。⑧镰状细胞病:20岁镰状细胞病患者卒中的发生率至少为11%,其中相当一部分是通过大脑磁共振发现的"静息"卒中。幼童时期卒中的发生率最高。⑨绝经后激素疗法:绝经后如大量使用激素治疗,卒中危险性升高约40%。⑩饮食和营养:钠的摄入量多伴随卒中危险性增高。同时钾摄入量的增多伴随卒中危险性降低。增加水果和蔬菜的摄入量与降低卒中的危险性之间存在着剂量效应方式。⑪缺乏锻炼:体育锻炼被证实对卒中能够起到有益的作用,体育活动的部分保护效应可能是通过降低血压,控制心血管疾病其他危险因素,控制糖尿病等机制发挥作用。

证据不充分或潜在可干预的危险因素包括:①代谢综合征:代谢综合征能够预测冠心病,心血管疾病(包括冠心病和卒中)以及因此产生的死亡率。然而,并没有关于卒中特异性危险方面的充分证据。②酗酒:长期、轻中度地饮用葡萄酒可以降低卒中的危险度,而重度饮酒增加其危险度。③药物滥用:包括可卡因、苯丙胺、二醋吗啡,与卒中的危险性增加有关。④口服避孕药:与卒中危险性的相关性不高,一些女性特别是既往有血栓病史,可能表现出高危险性。⑤睡眠呼吸紊乱:和一系列其他卒中危险因素相关,对心血管事件不利并且独立作用于卒中危险性。有效地治疗呼吸睡眠暂停综合征可以降低血压,有可能预防卒中。⑥偏头痛:在年轻女性中偏头痛和卒中之间存在关联。⑦高同型半胱氨酸血症:流行病学和前瞻性研究表明血浆同型半胱氨酸水平和卒中之间存在正相关。⑧高脂蛋白a.脂蛋白a类似低密度脂蛋白微粒,可以促进动脉粥样硬化的形成。⑨脂蛋白相关性磷脂酶A2升高:脂蛋白相关性磷脂酶A2是一种与人血浆中的低密度蛋白相关的钙依赖性血清脂肪酶。脂蛋白相关性磷脂酶A2在血浆中水平升高会导致心血管意外的增加,也可能是卒中的危险因素。⑩高凝状态:缺血性卒中的年轻女性患者血中抗磷脂抗体浓度容易较高。大量的病例对照研究并没有发现其他遗传性血液高凝状态和卒中的关系。⑪炎症:在动脉粥样硬化性心血管疾病病理生理学机制中,炎症反应所起的作用正在研究中。⑫感染:尽管在冠状动脉及颈动脉的斑块中发现了多种细菌,但使用抗生素治疗并未被证实可以降低卒中的风险。

四、脑血管病的诊断

脑血管病的诊断依赖于准确的病史采集、临床及辅助检查。但脑血管病的诊断与其他疾病存在一些差异。

(一)病史采集

根据临床是否需要对脑血管病患者紧急处理,可以采取有针对性的病史采集策略(表3-1)。

1.系统化的病史采集

系统的病史采集对于判断脑血管病的病因、发病机制以及采取个体化的诊断和治疗是必不可少的。在脑血管病的病史采集中,应着重下列几点。

(1)要问清首次发作的起病情况:确切的起病时间;起病时病人是在安静的状态还是在活动或紧张状态;是急性起病,还是逐渐起病;有无脑血管病的先兆发作——短暂脑缺血发作;病人有多少次发作,如为多次发作,应问清首次发作的详细情况,以及最近和最严重的发作情况,每次发作后有无意识障碍、智力和记忆力改变、说话及阅读或书写困难、运动及感觉障碍、视觉症状、听力障碍、平衡障碍以及头痛、恶心、呕吐等症状。

(2)询问前驱症状及近期事件:在脑血管病的形成过程中,常有脑血液循环从代偿阶段到失代偿阶段的变化过程,代偿阶段的改变表现在临床上就是本病的前驱症状。如能仔细询问这些前驱症状,找到症状的诱发因素以及病因线索,给予合理治疗,有时可避免或延缓完全性卒中的发生,或可减少病情进展。

(3)伴随疾病:患者有无高血压病、糖尿病、心脏病、高脂血症、吸烟和饮酒情况、贫血等。

(4)用药情况:对有脑血管病病史的患者询问服用药物情况,有些药物可诱发低血压和短暂脑缺血发作,如降压药物、吩噻嗪类衍生物;有的药物可并发脑内出血,如抗凝剂;有时可并发高血压危象和脑血管病。还有一些药物如酒精、降血糖药物、黄体酮类避孕药等也可引起脑血管病,故在询问脑血管病患者时,要仔细询问服用药物情况。

表 3-1 病史的主要组成

症状发生
近期事件
脑卒中
心肌梗死
外伤
手术
出血
伴随疾病
高血压症
糖尿病
药物使用
抗凝剂
胰岛素
降压药

2.快速判断卒中方法

急诊处理时,由于时间紧迫,难以进行详细的病史采集,当患者或家属主诉以下情况时,常提示卒中的可能,应及时采取有效的处理措施,待病情平稳后,再进行详细的病史采集。

提示患者卒中发作的病史:

(1)症状突然发生。

(2)一侧肢体(伴或不伴面部)无力、笨拙、沉重或麻木。

(3)一侧面部麻木或口角歪斜,说话不清或理解语言困难,双眼向一侧凝视。

(4)一侧或双眼视力丧失或视物模糊。

(5)视物旋转或平衡障碍。

(6)既往少见的严重头痛、呕吐。

(7)上述症状伴意识障碍或抽搐。

(二)脑血管病的特殊检查

脑血管病除了进行内科系统及神经科查体外,还有特殊的检查:

1.神经血管检查

神经血管学检查是临床脑血管病检查的最基本内容,是血管检查的开始。标准的临床神经血管检查包括:①供血动脉相关的触诊,主要是颈动脉和桡动脉的触诊,获得动脉搏动强度和对称性的信息。②双上肢血压的同时测量,了解双上肢血压的一致性。③脑血管的听诊,选择钟形听诊器对脑动脉主要体表标志进行听诊,主要听诊区包括颈动脉听诊区、椎动脉听诊区、锁骨下动脉听诊区和眼动脉听诊区,了解血管搏动的声音对称性以及有无杂音。听诊时要注意找到准确的体表标志,杂音的最强部位,通过适当加压可以判断。

2.临床严重程度的评估

准确记录患者的病情严重程度,是有效观察患者病情变化的前提。临床上,常采取一些量表来记录患者的病情。如 NIHSS(美国国立卫生研究院卒中量表)是一个省时方便、可信有效且内容较全面的综合性脑卒中量表(表3-2),它所评定的神经功能缺损范围大,在脑血管病的病情判断中被广泛采用。

表3-2 美国国立卫生研究院卒中量表(简表)

检查项目	名称	反应和评分
1A	意识水平	0—清醒
		1—嗜睡
		2—昏睡
		3—昏迷/无反应
1B	定向力提问(2个问题)	0—回答都正确
		1—1个问题回答正确
		2—2个问题回答都不正确
1C	指令反应(2个指令)	0—2个任务执行正确
		1—1个任务执行正确
		2—2个任务都不执行
2	凝视	0—水平运动正常
		1—部分凝视麻痹
		2—完全凝视麻痹
3	视野	0—无视野缺损
		1—部分偏盲
		2—完全偏盲
		3—双侧偏盲
4	面部运动	0—正常
		1—轻微面肌无力
		2—部分面肌无力
		3—完全单侧面瘫
5	运动功能(臂)	0—无漂移
	a.左	1—不到5s即漂移
	b.右	2—不到10s即落下

检查项目	名称	反应和评分
		3—不能对抗重力
		4—不能活动
6	运动功能(腿)	0—无漂移
	a.左	1—不到5s即漂移
	b.右	2—不到5s即落下
		3—不能对抗重力
		4—不能活动
7	肢体共济失调	0—无共济失调
		1—1个肢体共济失调
		2—2个肢体共济失调
8	感觉	0—无感觉缺失
		1—轻度感觉缺失
		2—重度感觉缺失
9	语言	0—正常
		1—轻度失语
		2—重度失语
		3—缄默或完全失语
10	发声	0—正常
		1—轻度构音障碍
		2—重度构音障碍
11	感觉消退或忽视	0—无
		1—轻度(丧失1种感觉模态)
		2—重度(丧失2种感觉模态)

3.影像学检查

脑血管病的影像学检查最近几年来,得到了长足的进步。尤其在急性期,早期、快速的影像学检查对急性脑血管病患者的诊治至关重要。脑血管病的影像学检查需要注意,不仅需要进行结构影像学的评估,还应进行血管影像学与灌注影像学的评估,主要的检查方法有以下4种。

(1)头颅CT:平扫CT由于应用广泛、检查时间短、检查费用较低,以及可准确检出蛛网膜下腔出血和脑实质出血等优点,仍是评估急性脑血管病最常用的影像学方法。平扫CT还有助于提示由于动脉再灌注损伤而出现的出血转化。在大多数情况下,CT能为急诊治疗的决策提供重要信息。

多模式CT可以提供更多信息,细化脑血管病的诊断。多模式CT通常包括CT平扫(NCCT)、CT灌注成像(CTP)和CT血管成像(CTA)。CTP有助于显示梗死区和缺血半暗带。CTA有助于显示颈内动脉、大脑中动脉、大脑前动脉、基底动脉和大脑后动脉的血管狭窄或闭塞状况,显示颅内动脉瘤和其他血管畸形。

(2)磁共振:在急性脑血管病中,MR平扫用于排除脑内出血以及其他病变,明确有无新梗死灶。磁共振因为限制因素较多，一般不作为检查脑内出血的首选检查。

在急性脑血管病，尤其是缺血性脑血管病中，多模式 MRI 可以提供更多信息，改善脑血管病的诊断。多模式 MRI 通常包括 T_1 加权成像（T_1WI）、T_2 加权成像（T_2WI）、T_2^* WI、FLAIR、MR 血管成像（MRA）、弥散加权成像（DWI）和灌注加权成像（PWI）。MRA 能显示潜在的脑动脉形态异常。PWI 有助于显示梗死区和缺血半暗带。

CEMRA 用以显示主动脉弓至颅内动脉的形态异常。

MRV 用于显示上矢状窦、直窦、横窦、乙状窦及大脑大静脉的狭窄或闭塞的部位和程度。

（3）超声检查：颈动脉彩色超声检查和经颅多普勒超声检查用于筛查动脉血管内病变。

（4）数字减影血管造影（DSA）：DSA 能动态全面地观察主动脉弓至颅内的血管形态，包括动脉和静脉，是脑血管检查的金标准。

目前，随着影像学技术的快速发展，影像学资料可以为急性脑血管病，尤其是缺血性脑卒中患者的个体化治疗方案提供越来越多的依据。

五、治疗原则

急性脑血管病起病急、变化快、异质性强，其预后与医疗服务是否得当有关，在急性脑血管病的处理时，应注意：①遵循"循证医学（EBM）与个体化分层相结合"的原则；②按照"正确的时间顺序"提供及时的评价与救治措施；③系统性，即应整合多学科的资源，如建立组织化的卒中中心或卒中单元系统模式。

1. 临床指南

循证医学是通过正确识别、评价和使用最多的相关信息进行临床决策的科学。循证医学与传统医学相比，最大特点是以科学研究所获得的最新和最有力的证据为基础，开展临床医学实践活动。以循证医学为指导，能够保证临床决策的规范化。但再好的证据也不一定适合所有病人。临床决策的最高原则仍然是个体化。循证医学时代衡量临床医生专业技能的标准是能否将个人的经验与所获取的最新证据有机地结合起来，为病人的诊治做出最佳决策。合格的临床医生应该对研究对象、研究方案、研究结果进行辩证的分析和评价，结合具体病例采用有效、合理、实用和经济可承受的证据。必须真心诚意地服务于病人，临床决策时理应充分考虑病人的要求和价值取向。

2. 急诊通道

急性脑血管病是急症，及时的治疗对于病情的发展变化影响明显。

缺血性卒中溶栓治疗的时间窗非常短暂。脑卒中发病后能否及时送到医院进行救治，是能否达到最好救治效果的关键。发现可疑患者应尽快直接平稳送往急诊室或拨打急救电话由救护车运送至有急救条件的医院。在急诊，应尽快采集病史、完成必要的检查、做出正确判断，及时进行抢救或收住院治疗。通过急诊绿色通道可以减少院内延误。

因为紧急医疗服务能提供最及时的治疗，所有发生急性卒中的患者应启用这一服务，如拨打 120 或 999 电话。患者应被快速转运到能提供急诊卒中治疗的最近的机构以便评估和治疗。对于疑似卒中的患者，紧急医疗服务（EMS）应当绕过没有治疗卒中资源的医院，赶往最近的能治疗急性卒中的机构。但据调查，急性卒中患者接受 EMS 的比例较低仅约 29%。

初步评价中最重要的一点，是患者的症状出现时间。

不能为了完成多模式影像检查而延误卒中的急诊治疗。

3. 卒中单元

卒中单元是一种多学科合作的组织化病房管理系统,旨在改善住院卒中患者管理,提高疗效和满意度。卒中单元的核心工作人员包括临床医生、专业护士、物理治疗师、职业治疗师、语言训练师和社会工作者。它为卒中病人提供药物治疗、肢体康复、语言训练、心理康复和健康教育。

卒中单元被认为是治疗脑卒中最有效的办法。哥本哈根一项权威性的临床对照研究试验证实:卒中单元和普通病房比较,住院期死亡的危险性降低了40%,尤其严重卒中病人可降低86%,丧失生活能力的危险性降低50%,严重患者达83%,并且缩短了病人的平均住院时间2周。卒中单元对任何卒中患者都有好处,治疗和康复的有效性明显,这与溶栓、抗凝及神经保护剂等受治疗时间窗限制明显不同。Meta分析发现在目前所有缺血性脑卒中的治疗中,最为有效的方法是卒中单元(OR值为0.71),其次是溶栓(OR值为0.83)、抗血小板(OR值为0.95)和抗凝(OR值为0.99)。另外,卒中单元有利于二期预防的宣教。

按照收治的患者对象和工作方式,卒中单元可分为以下4种基本类型。

(1)急性卒中单元:收治急性期的患者,通常是发病1周内的患者。强调监护和急救,患者住院天数一般不超过1周。

(2)康复卒中单元:收治发病1周后的患者。由于病情稳定,康复卒中单元更强调康复,患者可在此住院数周,甚至数月。

(3)联合卒中单元:也称综合卒中单元,联合急性和康复的共同功能。收治急性期患者,但住院数周,如果需要,可延长至数月。

(4)移动卒中单元:也称移动卒中小组,此种模式没有固定的病房。患者收到不同病房,由一个多学科医疗小组去查房和制订医疗方案,因此没有固定的护理队伍。也有学者认为,此种形式不属于卒中单元,只是卒中小组。

六、预防

与卒中的治疗相比,脑血管病的预防对人类健康的影响更大。Sacco在2006年的Feoberg论坛上,提出了新的脑血管病的预防策略,应进行全面的血管危险评估。完善如下几个方面的评价:

(1)心脑血管疾病传统的危险因素(例如吸烟、缺乏锻炼、高血压病和糖尿病等)。

(2)亚临床事件的评估,包括亚临床脑损害(例如无症状梗死、白质高信号和微出血等)和亚临床血管疾病(例如颈动脉斑块、动脉内-中膜增厚等),这些亚临床的表现可能是从无症状性血管事件至症状性血管事件的中间环节,有利于准确评估疾病的进展情况。

(3)与血管疾病相关的生物标记物和基因指标(例如纤维蛋白原、C-反应蛋白、同型半胱氨酸等),也有利于对血管危险因素的全面评估。

根据全面的血管评估结果,建议一个准确预测卒中发生的测量方法,有益于识别哪些人群是卒中的高危人群,并对所有可干预的危险因素进行适当的干预。

脑血管病的预防包括一级预防和二级预防。

脑血管病的一级预防系指发病前的预防,即通过早期改变不健康的生活方式,积极主动地控制各种危险因素,从而达到使脑血管病不发生或推迟发病年龄的目的。我国是一个人口大国,脑血管病的发病率高。为了降低发病率,必须加强一级预防。

脑卒中的复发相当普遍,卒中复发导致患者已有的神经功能障碍加重,并使死亡率明显增加。首次卒中后 6 个月内是卒中复发危险性最高的阶段,所以在卒中首次发病后有必要尽早开展二级预防工作。

二级预防的主要目的是为了预防或降低再次发生卒中的危险,减轻残疾程度,提高生活质量。针对发生过一次或多次脑血管意外的患者,通过寻找脑卒中发生的原因,治疗可逆性病因,纠正所有可预防的危险因素,这在相对年轻的患者中显得尤为重要。

此外,要通过健康教育和随访,提高患者对二级预防措施的依从性。

(刘 清)

第二节 脑 出 血

一、概述

脑出血,多指非外伤性脑实质内的出血。在我国其发病率占急性脑血管病的 30%,急性期病死率占 30%～40%。绝大多数是高血压伴发的脑小动脉病变在血压骤升时破裂所致,称为高血压性脑出血。老年人是脑出血发生的主要人群,以 40～70 岁为最主要的发病年龄。

脑出血的主要病因是高血压合并小动脉硬化。血管的病变与高血脂、糖尿病、高血压、吸烟等密切相关。通常所说的脑出血是指自发性原发性脑出血。患者往往由于情绪激动、费劲用力时突然发病。

脑出血发病主要原因是长期高血压、动脉硬化。绝大多数患者发病当时血压明显升高,导致血管破裂,引起脑出血。其次是脑血管畸形、脑淀粉样血管病、溶栓抗凝治疗所致脑出血等。

二、临床表现

多数有高血压病史,中老年人多见,寒冷季节发病较多。大多在活动状态时发病,突发剧烈头痛伴呕吐,多有意识障碍,发病时血压骤高,神经系统局灶征候与出血的部位和出血量有关。脑出血中大脑半球出血占 80%,脑干和小脑出血占 20%。

(一)基底核出血

基底核出血是最常见的出血部位。典型临床表现为对侧"三偏征"(偏瘫、偏身感觉障碍、偏盲)。内囊出血病变范围较大,神经损害症状较重。但若出血偏于内囊外侧,主要损害外囊部位,则临床症状多较轻,多无意识障碍,偏瘫也轻,预后较好。

(二)丘脑出血

如属一侧丘脑出血,且出血量较少时,表现对侧轻偏瘫,对侧偏身感觉障碍,特别是本体感觉障碍明显。如果出血量大,受损部位波及对侧丘脑及丘脑下部,则呕吐频繁呈喷射状,呕吐咖啡样物,且有多尿、尿糖、四肢瘫痪、双眼向鼻尖注视等症状。病情往往危重,预后不好。

(三)脑叶出血

脑叶出血也称为皮质下白质出血,可发生于任何脑叶。除表现头痛、呕吐外,不同脑叶的出血,临床表现亦有不同。如额叶出血可出现精神症状,如烦躁不安、记忆和智能障碍、疑虑、痫性发作,对侧偏瘫、运动性失语等;顶叶出血则出现对侧感觉障碍;颞叶出血可出现感觉性失语、精神症状、癫痫、幻嗅、幻听等;枕叶出血则以偏盲最为常见。脑叶出血一般症状均略轻些,预后相对较好。

(四)脑干出血

脑桥是脑干出血的好发部位,偶见中脑出血,延髓出血极少见。

1. 中脑出血

①突然出现复视、眼睑下垂;②一侧或两侧瞳孔扩大、眼球不同轴、水平或垂直眼震、同侧肢体共济失调,也可表现 Weber 或 Benedikt 综合征;③严重者很快出现意识障碍、去大脑强直。

2. 脑桥出血

突然头痛、呕吐、眩晕、复视、注视麻痹、交叉性瘫痪或偏瘫、四肢瘫痪等。出血量较大时,患者很快进入意识障碍、针尖样瞳孔、去大脑强直、呼吸障碍,并可伴有高热、大汗、应激性溃疡等;出血量较少时可表现为一些典型的综合征,如 Foville、Millard-Gubler 和闭锁综合征等。

3. 延髓出血

①突然意识障碍,血压下降,呼吸节律不规则,心律失常,继而死亡;②轻者可表现为不典型的 Wallenberg 综合征。

(五)小脑出血

好发于小脑上动脉供血区,即半球深部齿状核附近,多数表现为突然眩晕、呕吐、枕部疼痛,定位征为:①病灶侧肢体共济失调。②眼球向病灶侧注视时有粗大震颤。③说话含糊不清、缓慢或呈爆发性言语。④枕骨大孔疝,仅见于重症大量出血者。

(六)脑室出血

一般分为原发性和继发性。原发性脑室出血为脑室内脉络丛动脉或室管膜下动脉破裂出血,较为少见,占脑出血3%~5%。继发性脑室出血是由于脑内出血量大,穿破脑实质流入脑室,常伴有脑实质出血的定位症状和体征。Pia 根据脑室内血肿大小将脑室出血分为三型:Ⅰ型为全脑室积血;Ⅱ型为部分性脑室出血;Ⅲ型为新鲜血液流入脑室内,但不形成血凝块者。Ⅰ型因影响脑脊液循环而急剧出现颅内压增高、昏迷、高热、四肢弛缓性瘫痪或呈去皮质状态,呼吸不规则。Ⅱ型及Ⅲ型仅有头痛、恶心、呕吐、脑膜刺激征阳性,无局灶性神经体征。出血量大病情严重者迅速出现昏迷或昏迷加深,早期出现去大脑强直,脑膜刺激征阳性。常出现丘脑下部受损的症状及体征,如上消化道出血、中枢性高热、大汗、应激性溃疡、急性肺水肿、血糖增高、尿崩症等,病情多严重,预后不良。

三、辅助检查

(一)头颅 CT 检查

发病后 CT 即可显示新鲜血肿,为圆形或卵圆形均匀高密度病灶,边界清楚。可显示血肿部位、大小、形态,是否破入脑室,血肿周围有无低密度水肿带及占位效应,有无脑组织移位和梗阻性脑水肿等,有助于确诊和指导治疗。脑干出血灶一般较小,较大者可使第四脑室移位及两侧侧脑室扩大。小脑出血可使第四脑室前移及侧移位,并可破入第四脑室。CT 对大脑内 5mm 以上的血肿一般都能检出。CTA 可显示脑动脉瘤、血管畸形及血肿内或周围斑点征,提示血肿有扩大的危险。

(二)MRI 检查

急性期对幕上及小脑出血的价值不如 CT,对脑干出血优于 CT。病程 4~5 周后 CT 不能辨认脑出血时,MRI 仍可明确分辨,故可区别陈旧性出血和脑梗死,可显示血管畸形的流空现象。MRA 较 CT 更易发现脑血管畸形、动脉瘤及肿瘤等出血原因。

脑出血后不同时期血肿根据含铁血红蛋白（HbO_2）、脱氧血红蛋白（DHB）、正铁血红蛋白（MHB）、含铁血黄素的含量变化在MRI上出现不同的信号改变。超急性期（<24h）血肿的主要成分为HbO_2，含少量DHB，T_1呈等信号，T_2呈稍低信号；急性期（1~7d），主要成分为DHB，含少量HbO_2，T_1呈等信号，T_2呈低信号，血肿中心更低信号；亚急性期（1~4周），主要成分为MHB，血肿中心有少量DHB，示高信号，中心稍低信号；慢性期（>1个月），血肿周边主要为含铁血黄素，T_1示低信号，T_2示血肿中心高信号，周边低信号。

四、诊断和鉴别诊断

（一）诊断

(1) 多为中老年患者。
(2) 多数患者有高血压病史，因某种因素血压急骤升高而发病。
(3) 起病急骤，多在兴奋状态下发病。
(4) 有头痛、呕吐、偏瘫，多数患者有意识障碍，严重者昏迷和脑疝形成。
(5) 脑膜刺激征阳性。
(6) 多数患者为血性脑脊液。
(7) 头颅CT和MRI可见出血病灶。

（二）血量的估算

临床可采用简便易行的多田公式，根据CT影像估算出血量。方法如下：出血量=0.5×最大面积长轴(cm)×最大面积短轴(cm)×层面数×层厚。

（三）鉴别诊断

1. 血栓形成性脑梗死

血栓形成性脑梗死具有以下特点：①常见病因为动脉粥样硬化。②多在安静时发病。③起病较缓慢。④多无头痛及呕吐。⑤意识清楚。⑥血压正常或偏高。⑦无脑膜刺激征。

典型病例根据上述特点可与脑出血鉴别，但大面积脑梗死因有明显头痛、呕吐、昏迷，临床表现与壳核-内囊出血相似，而小量出血因无头痛、呕吐、脑膜刺激征及意识障碍难与一般脑梗死鉴别，需靠颅脑CT扫描才能确定，脑梗死CT表现为脑内低密度灶。

2. 高血压脑病

高血压脑病为一过性头痛、呕吐、抽搐或意识障碍，无明确神经系统局灶体征，以血压明显增高和眼底变化为主要表现，脑脊液正常。一旦血压降下来，症状可以缓解。头颅CT无出血灶可以鉴别。

3. 蛛网膜下腔出血

两病均为急性起病的头痛呕吐，脑膜刺激征阳性。但蛛网膜下腔出血一般无偏瘫，头颅CT表现为不同部位的出血灶，可以鉴别。

本病还需要注意与糖尿病性昏迷、肝性昏迷、尿毒症、急性酒精中毒、低血糖、药物中毒、一氧化碳中毒等鉴别。

五、治疗

对脑出血的急性期以挽救患者生命,降低颅内压,控制脑水肿,维持生命,防治并发症为基本原则。考虑是否采取手术清除血肿和清除血肿的有利时机。

(一)一般治疗

保持安静,尽量减少不必要的搬动,保持呼吸道通畅,避免情绪波动和血压升高,预防感染,观察生命体征,必要时采取头部亚低温疗法。

(二)控制脑水肿,降低颅内压

高血压脑出血急性期患者的死亡原因,主要是脑水肿引起脑疝所致。因此,及时应用脱水药物控制脑水肿是抢救患者的关键。也有人反对脑出血急性期应用脱水药物,认为脑组织大量脱水后,减少了水肿对出血灶的机械性压迫,可加重出血。

(1)常用的脱水药物有20%甘露醇,每次125～250ml静脉注射或静脉滴注,每日4次。为防止心脏负荷过重,可给呋塞米40mg静脉注射,每日2～4次,但呋塞米对清除脑水肿作用不够直接,且易引起电解质紊乱。对血压偏低的患者,继续应用脱水药,会引起循环血液的进一步减少,血压更不好维持,加重脑缺血,使脑水肿进一步加重。

(2)甘油果糖和复方甘油注射液,是一种高渗性降低颅内压、治疗脑水肿的药物。甘露醇治疗脑水肿疗效快、效果好,但剂量大、用药时间长、可能引起心功能和肾功能损害及电解质紊乱,另一缺点是可能出现反跳现象。甘油果糖和复方甘油注射液可以弥补甘露醇的以上缺点。但甘油果糖静脉注射或静脉滴注过快都会引起血尿。因此,对严重的急性脑水肿,特别是脑疝患者,甘油果糖不能取得立即效果。我们认为,脑出血急性期颅内高压症状明显时,应甘露醇与甘油果糖同时或交替用药,20%甘露醇125～250ml静脉注射或静脉滴注,每日4次,甘油果糖500ml静脉滴注,每日2次。这样可以维持恒定降颅压的作用和减少甘露醇的用量。心肾功能障碍和血压偏低的患者不能用甘露醇,那就只能应用甘油果糖和复方甘油注射液。

(3)10%血清白蛋白,每次50ml静脉滴注,每日1次。

(4)七叶皂苷钠有抗渗出、消水肿、增加静脉张力、改善微循环和促进脑功能恢复的作用,有报道对脑出血和颅内血肿有治疗效果。

(三)适当降低血压,防止进一步出血

高血压脑出血,血压很高且有波动,对止血是不利的,有促使发生再出血和血肿破入脑室的危险,因此适当降低血压是非常重要的。

(1)脑出血患者不要急于降血压,因为脑出血后的血压升高是对颅内压升高的一种反射性自我调节,应先降低颅内压后,再根据血压情况决定是否进行降血压治疗。

(2)血压≥200/110mmHg时,在降颅压的同时可慎重平稳降血压治疗,使血压维持在略高于发病前水平或180/105mmHg左右;收缩压在170～200mmHg或舒张压100～110mmHg时,暂时不必使用降压药,先脱水降颅内压,并严密观察血压情况,必要时再用降压药。血压降低幅度不宜过大,否则可能造成脑低灌注。收缩压<165mmHg或舒张压<95mmHg,不需降血压治疗。

(3)血压过低者应升压治疗,以保持脑灌注压。

(四)止血及防治血肿扩大

应用促凝剂防治 ICH 后活动性出血及血肿扩大,应用重组因子Ⅶ(rFⅦa)以及Ⅲ期随机对照试验,证明在 ICH 后早期应用 rFⅦa 减低血肿生长,3 个月死亡率为 38%,相对减低血栓栓塞性并发症,或临床后果与对照组并无差异。对于抗凝剂相关 ICH,应尽快应用维生素 K、钴胺、新鲜冰冻血浆(FFP)或凝血酶原复合物浓缩剂(PCC)及 rFⅦa,纠正 INR,达到止血及防治血肿扩大。

(五)预防及治疗并发症

重症患者应特别加强基础护理,定时轻轻更换体位,注意皮肤的干燥清洁,预防压疮和肺部感染。瘫痪肢应注意保持在功能位置,按摩及被动运动,以防关节挛缩。病情稳定后尽早康复治疗。

1. 感染

此病早期或病情较轻时通常不使用抗生素,老年患者合并意识障碍易并发肺部感染,尿潴留或导尿易合并尿路感染,可根据痰和尿培养、药物敏感试验等选用抗生素治疗;保持气道通畅,加强口腔和呼吸道护理,痰多不易咳出应及时气管切开,尿潴留可留置尿管并定时膀胱冲洗。

2. 应激性溃疡

可引起消化道出血,可用 H_2 受体阻滞剂预防,如西咪替丁 0.2～0.4g/d,静脉滴注;雷尼替丁 150mg 口服,2 次/d;奥美拉唑 20mg/d;若发生上消化道出血可用去甲肾上腺素 4～8mg 加冰盐水 80～100ml 口服,4～6 次/d;云南白药 0.5g 口服,4 次/d;内科治疗无效时可在胃镜直视下止血,须注意呕血可引起窒息,补液或输血维持血容量。

3. 稀释性低钠血症

10%的脑出血患者可发生,每天可补钠 9～12g;宜缓慢纠正,以免导致脑桥中央髓鞘溶解症。

4. 痫性发作

常见全面性强直、阵挛性发作或局灶性发作,可用地西泮 10～20mg 静脉缓慢推注。

5. 中枢性高热

宜物理降温。

(六)外科手术治疗

1. 手术适应证

(1)脑叶出血血肿超过 30ml,有中线移位,颅内高压症状明显者,可尽早手术清除。

(2)小脑半球出血大于 10ml,蚓部血肿大于 6ml,血肿破入第四脑室出现脑干受压症状或急性梗死性脑积水征象者,应手术治疗。

(3)脑室出血致梗阻性脑积水者,应采用脑室引流术。

(4)DSA 证实有动静脉畸形、动脉瘤或海绵状血管瘤,应采用相应的手术治疗。

(5)内囊出血时,如无意识障碍或昏迷不深,瞳孔等大,可先行内科治疗。经内科治疗后病情还进一步恶化,颅内压继续升高或出现病灶侧瞳孔散大,出血内囊外侧型向中线扩展,有脑疝形成的趋势或已形成,但生命体征稳定,心脏功能无明显障碍者,可采取手术清除血肿,制止活动性出血。但血肿清除术后可能发生再出血,应有高度警惕性。

脑出血手术治疗的患者,最好是内外科医师共同监护,特别要注意手术后的血压、心肾功能和水电解质的平衡问题。如果内外科医师合作得当,脑出血后的死亡率会明显降低。

2. 手术方法

(1)开颅血肿清除术。

（2）钻孔扩大骨窗血肿清除术。

（3）钻孔穿刺血肿清除术。

（4）立体定向血肿引流术。

（5）脑室引流术。

（七）康复治疗

当生命体征稳定,病情停止进展,应尽早进行康复治疗,对恢复患者的神经功能和提高生活质量都有好处。如肢体的被动运动,功能训练和按摩等。情绪抑郁者进行心理疏导,必要时口服抗抑郁药物。

（丁 娟）

第三节 脑梗死

因脑动脉急性闭塞所致的脑组织坏死称为脑梗死。脑梗死不是一类同质性的疾病,因为导致脑梗死的疾病可以完全不相同,譬如心脏疾病、脑动脉自身疾病以及血液系统疾病都可以导致脑梗死。因此,在脑梗死发生之前心脏、脑动脉或血液系统已经有异常改变,尽早发现这些异常改变可更有效地采取预防卒中的措施。在急性脑梗死发生后,也要尽快采取相应检查进行病因学诊断,才能更好地进行急性期治疗和采取更适宜的二级预防措施。

【病理生理机制】

1.造成脑组织缺血损伤的血管壁及血管内病理

造成脑组织缺血损伤的血管壁及血管内病理改变包括动脉粥样硬化、小动脉玻璃样变(也称小动脉硬化)、其他原因的血管壁改变以及血栓形成。颅外颈部动脉的粥样硬化好发于主动脉弓、颈内动脉起始处、椎动脉起始和锁骨下动脉起始处。颅内动脉粥样硬化好发生于大脑中动脉、颈内动脉虹吸、椎动脉颅内段、基底动脉和大脑后动脉起始处。发出穿支的载体动脉的粥样斑块可堵塞穿支动脉。穿支动脉口也可发生微小粥样斑块并会堵塞穿支动脉。高血压引起的脂质玻璃样变或纤维玻璃样变主要累及穿支动脉,造成中膜增生和纤维样物质沉积,致使原本很小的管腔更加狭窄。还可以有其他原因导致的血管壁改变,如外伤性或自发性血管壁撕裂引起的动脉夹层、动脉炎、肌纤维营养不良(内膜与中膜过度增生)、烟雾病(内膜层状增厚中层变薄)、感染等。

血栓形成发生在血管壁和血管内,损伤血管的表面可继发血栓形成,如上述提到的动脉粥样硬化性、动脉夹层、动脉炎、肌纤维营养不良、烟雾病、感染等所致的动脉病变处都可继发血栓形成;血管明显狭窄或收缩会继发血栓形成(极度狭窄处血流紊乱,可引起血流缓慢,尤其在系统性低灌注时,局部血流更加缓慢,更易导致血栓形成);血管局部扩张也会导致血栓形成(局部扩张处血流缓慢);凝血系统改变可继发血管内血栓形成(红细胞增多症、血小板增多症或全身高凝状态)。

动脉粥样硬化性血管损害是最常见的血管壁损害类型,其基本损害是大中型动脉内膜局部呈斑块状增厚,由于动脉内膜积聚的脂质外观呈黄色粥样,因此称为动脉粥样硬化。脑动脉粥样硬化的进展是一个动态的病理过程,从内中膜增厚、粥样斑块形成、血管重塑、斑块破裂、斑块表面或腔内血栓形成、斑块体积间断增加至最终形成重度狭窄。动脉粥样硬化斑块有稳定和易损斑块两种类型,易损斑块指的是将会变成"罪犯斑块"的斑块。颈动脉易损斑块的病理特点主要包括薄纤维冒大脂核、斑块表面溃疡、破裂、血栓形成、斑块内出血、炎症浸润等。管腔狭窄、大脂核以及斑块内新生血管床形成可能是颅内动脉粥样易损斑块的病理特点。

2.导致脑组织损伤的心脏病理

心脏的很多疾病都有导致脑栓塞的风险,临床上称作心源性栓塞或心源性卒中。心源性栓塞是来源于心脏的栓子或经过心脏异常分流的栓子随血流进入脑循环阻塞脑动脉而导致梗死。这些可能已经存在的心脏疾病包括:①心律失常,特别是心房颤动和病态窦房结综合征;②心脏瓣膜疾病,特别是二尖瓣狭窄、人工心脏瓣膜、感染性心内膜炎和非细菌性心内膜炎;③心肌疾病或心内膜病,特别是心肌梗死、心内膜炎和扩张性心肌病;④心内病变如黏液瘤、左心室室壁瘤、左心室附壁血栓;⑤右向左分流,特别是房间隔缺损和卵圆孔未闭,来源于深静脉的栓子可经此通道进入体循环引起反常栓塞。

3.导致脑组织缺血损伤的机制

导致脑组织缺血损伤的机制有栓塞及低灌注。栓塞可来源于心脏(心源性)和动脉(动脉源性)。心脏的栓子脱落后随血循环进入到脑动脉,栓塞了脑部的某一条或多条动脉导致脑组织损伤。起源于大动脉的栓子,譬如主动脉弓、颅外颈部动脉、颅内大动脉的栓子,顺血流脱落到远端堵塞脑部的一条或多条动脉导致脑组织损伤。栓塞还可来源于静脉系统,但静脉系统的血凝块常在心脏有右向左分流,譬如房间隔缺损或卵圆孔未闭时才有可能入脑。由于栓塞而堵塞的脑动脉本身可以没有病变,如心源性栓塞堵塞了右侧大脑中动脉导致大面积梗死,被栓塞的大脑中动脉本身没有病变。如由于颈内动脉或大脑中动脉粥样硬化斑块表面形成的血栓、斑块碎片、胆固醇结晶等脱落堵塞了同侧大脑中动脉分支导致该分支供血区梗死,被堵塞的这条大脑中动脉分支本身没有病变。还有一些比较少见的栓子,譬如空气、脂肪、肿瘤细胞等进入心脏然后栓塞到脑动脉。不同大小、性质和来源的栓子可堵塞不同动脉。来源于心脏的大栓子可栓塞颅外大动脉,来源于心脏或外周血管中形成的较小栓子,以及来自于主动脉弓和颈动脉的较小栓子常栓塞颅内主干动脉和(或)其分支,如大脑中动脉、大脑前动脉、大脑后动脉、椎动脉和基底动脉。最常栓塞的动脉是大脑中动脉及其分支。来源于颅内主干动脉如大脑中动脉、椎动脉和基底动脉的较小栓子可栓塞其远端的分支动脉。更微小的栓子可栓塞小穿支动脉、眼动脉及视网膜动脉。

低灌注性脑缺血包括两种,一种是系统性低灌注,即全身灌注压下降导致脑组织的血流减少,常见的原因为心脏泵衰竭(心肌梗死或严重心律失常)和低血压。另一种是颈部或颅内大动脉严重狭窄或闭塞后低灌注导致的脑缺血。动脉支配的交界区低灌注更明显,因此,低灌注梗死常发生在上述区域,称为分水岭梗死。

在动脉粥样硬化性狭窄导致脑梗死的发病机制中,斑块不稳定导致的动脉到动脉栓塞较单纯低灌注导致的梗死更常见。在一些发生在分水岭区的梗死灶还有可能是微小栓子栓塞与低灌注协同作用所致。

对于颈内动脉起始和椎动脉颅外段病变而言,斑块表面的血栓形成会加重狭窄程度,继而可能导致完全闭塞。颈动脉粥样硬化血栓形成性狭窄或闭塞有以下几个特点:①如果斑块碎片或血栓形成不脱落,而且Willis环侧支代偿良好的话,则不出现梗死灶;②如果斑块碎片或血栓形成不脱落,但Willis环侧支代偿不好,在血压下降等诱发血流灌注不足因素存在的情况下,可能会导致分水岭梗死;③如果斑块碎片或血栓形成脱落至远端,则可能导致该动脉供血区域内各种梗死类型的发生,包括皮质、区域性梗死、分水岭区梗死或多发梗死。椎动脉病变梗死的发病机制类似颈内动脉颅外段。

对于颅内大动脉而言,譬如大脑中动脉,斑块表面形成的血栓会加重狭窄程度,继而可能导致完全闭塞。大脑中动脉粥样硬化血栓形成性狭窄或闭塞有以下几个特点:①如果斑块碎片或血栓不脱落,也没有堵塞穿支动脉,而且皮质软脑膜侧支代偿良好,供应穿支动脉区的新生侧支血管丰富,整个大脑中动脉供血区经历了长时间缺血耐受,因此,即使完全闭塞,在其供血区可以不出现梗死灶;②如果斑块碎片或血栓不脱落,也没有堵塞穿支动脉,但侧支代偿不够丰富,在血压下降等诱发血流灌注降低因素存在的情况下,可能会导致分水岭区梗死;③如果血栓形成堵塞穿支动脉口,则造成穿支动脉区梗死灶;④如果斑块碎片或血栓脱落到远端,则可能导致该动脉供血区域内各种梗死类型的发生,包括皮质、区域性梗死、分水岭区梗死或多发梗死。基底动脉病变梗死的发病机制类似大脑中动脉。

4.脑组织缺血损伤的组织病理

(1)梗死灶病理改变:当局部脑组织血流下降时,受累脑组织能否存活取决于缺血的程度、持续时间和侧支循环的代偿能力。动物实验提供了以下脑缺血阈值:CBF降至20ml/(100g·min)脑组织时脑电活动开始受到影响,降至10ml/(100g·mln)脑组织以下时,细胞膜与细胞正常功能受到严重影响,降至5ml/(100g·min)脑组织以下时,神经元会在短时间内死亡。脑组织缺血后会发生一系列代谢改变,钾离子到细胞外,钙离子进入细胞内并导致线粒体功能衰竭,缺氧导致的氧自由基生成可使细胞内或细胞膜中的脂肪酸发生过氧化。缺氧还会使葡萄糖发生无氧代谢,从而导致乳酸堆积而引起酸中毒,进一步损伤细胞的代谢功能。此外,缺血脑组织中兴奋性神经递质活性增高加大细胞死亡风险。上述代谢改变引发恶性循环,最终使神经元损伤程度不断加重甚至死亡。当达到某一个阈值时,即使缺血脑组织得到富含氧气和葡萄糖的血液再灌注,缺血脑组织损伤也是不可逆的了。在某些情况下,缺血程度不足以引起神经元坏死,但有可能引起细胞凋亡。

某一动脉供血区血流量下降发生脑缺血后,在供血区域内的不同部位缺血程度不同。血流量最低部位缺血损伤最严重,成为梗死核心。而在梗死核心的周围,由于侧支循环的存在和建立,血流量尽管已经降低到可能导致脑细胞膜电衰竭,但未达到神经元死亡的阈值,此区域称为"缺血半暗带"。

(2)影响缺血事件严重程度有以下因素:血管堵塞的速度、侧支代偿能力、责任动脉或被栓塞动脉内局部变化、血糖、血氧含量、全身灌注情况等。①如果血管闭塞(无论颅外还是颅内动脉)是逐渐缓慢形成的,则往往已建立丰富的侧支循环,接受其供血的脑组织可能不发生严重缺血。如果血管堵塞是突然的,尤其是颅内动脉突然堵塞,往往导致其供血区严重缺血。②Willis环侧支代偿不足(先天发育不良或参与代偿的动脉有病变)、皮质软脑膜侧支建立不好以及穿支小动脉代偿不足(侧支不足或小动脉玻璃样变)会影响缺血程度。③无论责任动脉壁(如动脉粥样硬化或动脉夹层)的血栓形成还是来自于近心端(心源性或动脉源性)的血栓栓塞都可能沿管腔向近端或远端进一步生长,尤其是血栓栓塞不会一直黏附于血管壁,血栓会溶解,如果顺血流继续脱落到远端则造成更多血管床的缺血,进一步生长的血栓还有可能堵塞了潜在的侧支都加重缺血程度。管腔突然被堵塞还可能引起反应性血管痉挛进一步加重狭窄程度。④高血糖会对缺血脑组织造成损伤,但低血糖也会增加脑细胞死亡的风险。⑤低氧血症可使脑损害加重。⑥全身灌注不足,如心力衰竭、低血容量以及血黏度增高均可能降低脑血流量。

【临床表现】

从症候学角度出发,急性脑梗死可以导致运动障碍(如偏瘫)、语言功能障碍(包括各种类型的失语以及构音障碍)、感觉异常、共济失调、头痛、眼动障碍、视物异常、眩晕、不自主运动、癫痫和意识障碍等。急性起病的上述症状需要警惕脑梗死的可能性。反复脑梗死或者慢性期患者可以出现痴呆,精神行为异常及步态异常等症状。

与其他非血管性疾病不同的是,脑梗死的临床表现多数符合血管分布区特点。以下分别从不同供血动脉梗死角度出发,以血管解剖综合征形式描述脑梗死的症状。

1.大脑中动脉供血区梗死

(1)皮质支梗死:完全的皮质支闭塞典型表现为突发起病的偏侧面瘫及肢体瘫痪(上肢重、远端重)、偏身感觉障碍,优势半球可出现失语(混合型失语或者运动型失语)、Gerstmannr's syndrome(左右失认、手指失认、失算和书写困难),非优势半球可出现视空间障碍。此外可以出现对侧偏盲、象限盲或者凝视障碍等。根据受累分支不同,上述症状可以单独或者合并出现。

(2)豆纹动脉梗死:也称深穿支动脉梗死,豆纹动脉主要的供血区域包括内囊前肢的上半部、整个内囊和放射冠的上半部、外囊、豆状核以及尾状核头和体的上半部分。因此相应的穿支闭塞可以导致以下腔隙综合征的表现,如纯运动偏瘫、偏身感觉运动障碍、构音障碍——手笨拙综合征、构音障碍——面瘫综合征,少见的还有失语、偏侧忽视以及结构性失用等,后者有时与皮质支梗死不好鉴别,一般来说出现这些症状往往提示病灶范围较大。如果病变位于尾状核,还可以出现舞蹈症等不自主运动。

2.大脑前动脉供血区梗死

肢体瘫痪是 ACA 梗死最常见的症状,下肢突出,上肢症状相对轻,一般不出现面瘫。如果 ACA 的分支 Heubner 动脉梗死累及尾状核头、壳核以及内囊前部时,临床症状也可以面瘫和上肢瘫痪突出,不同于常见的 ACA 梗死。亦可出现偏身感觉异常,此外皮质分支受累尚可以表现额叶的部分症状,如无动性缄默症、精神行为异常、遗忘、病理性抓握现象以及言语障碍等,后者临床上因为无肢体瘫痪等症状,急性起病时常需要与脑炎等其他疾病鉴别。此外 ACA 梗死可以累及旁中央小叶从而导致尿失禁或尿潴留。

3.脉络膜前动脉梗死

起源及解剖走行和供血区域变异较大,常见供血区域包括视束、视放射、外侧膝状体、内囊后肢的后 2/3、苍白球以及大脑脚的中 1/3 部分。另外也供应侧脑室后角旁的放射冠区域。经典的临床症状三联征包括偏瘫、偏身感觉障碍和同向偏盲,但是多数患者仅表现为上述症状的一部分,临床并无特异性,以不伴失语、意识改变等与 MCA 梗死鉴别。尽管不多见,有时还可以表现皮质受累的症状。多数脉络膜前动脉梗死临床仅表现单一的腔隙综合征。少见的症状包括偏瘫对侧的上睑下垂,眼球上下视障碍等(累及中脑)。

4.大脑后动脉及分支梗死

临床症状依赖于 PCA 闭塞部位。PCA 起始部闭塞可以累及中脑、颞顶枕叶及丘脑,临床表现为不同程度的意识改变、不自主运动、动眼神经麻痹,对侧偏瘫、偏身感觉障碍和偏盲,后者如果单独出现似 MCA 梗死,临床需要鉴别。PCA 后交通动脉发出以远闭塞时,临床常无偏瘫出现(因中脑未受累),以此与近端病变鉴别。大脑后动脉远端闭塞累及皮质时最常见的症状是对侧视野缺损,多为同向偏盲,亦可为象限盲,症状轻重取决于梗死范围,黄斑区保留,因此视力常不受累。双侧 PCA 梗死临床少见,表现为双侧颞枕叶症状如皮质盲、言语障碍或者认知行为异常等。

丘脑梗死临床常见,血供主要来源于 PCA。外侧丘脑梗死最常见(丘脑膝状体动脉梗死),临床常表现 3 组征:单纯对侧偏身感觉障碍,症状较轻;偏身感觉(包括深感觉)及运动障碍;症状广泛时可以同时出现异常运动如舞蹈——手足徐动症及共济失调(累及锥体外系及小脑束),但是认知和行为能力相对保留。丘脑旁中央梗死(丘脑穿动脉供血)临床表现急性起病的意识障碍、精神异常及眼球垂直凝视障碍。脉络膜后动脉梗死常见的症状是累及外侧膝状体所致的视野缺损。

5.椎-基底动脉及其分支梗死

后循环梗死特征性的临床症状包括眼球垂直运动障碍、复视、脑神经症状及交叉瘫等。急性椎-基底动脉闭塞可表现意识障碍、四肢瘫痪、共济失调、高热及眩晕呕吐等,临床出现上述症状时要高度警惕危及生命的后循环梗死可能。

(1)基底动脉穿支闭塞可以出现中脑或脑桥梗死,中脑旁中央动脉梗死临床常出现动眼神经麻痹或者眼球垂直运动障碍,可表现以下综合征:①Weber 综合征表现为同侧动眼神经麻痹和对侧肢体的偏瘫。

②Claude综合征表现为同侧动眼神经麻痹和对侧小脑症状。③Benedikt综合征表现为同侧动眼神经麻痹和对侧不自主运动（震颤或者舞蹈症）。脑桥旁中央梗死，常累及皮质脊髓束，皮质——桥——小脑束以及皮质——核束，临床表现包括构音障碍——手笨拙综合征、纯运动偏瘫、共济失调性偏瘫、凝视障碍（双眼凝视向偏瘫侧）等。脑桥梗死可出现以下综合征：①Millard-Gubler综合征表现为同侧外展和面神经瘫痪，对侧偏瘫；②Foville综合征表现为同侧凝视麻痹、周围性面瘫和对侧偏瘫。针尖样瞳孔是脑桥病变特征性的体征。

(2) 基底动脉尖端综合征，1980年Caplan首次报道，基底动脉末端分出双侧小脑上动脉和大脑后动脉。基底动脉尖端综合征临床症状与累及部位（包括中脑、小脑上部、丘脑、颞叶内侧及枕叶）有关，可表现为眼球垂直运动障碍及瞳孔异常，动眼神经麻痹，核间性眼肌麻痹，意识水平下降，病变对侧偏盲或者皮质盲以及严重的记忆障碍。临床上急性出现上述部分症状时需要高度警惕基底动脉尖端综合征的可能性，及时的诊断有利于及时的治疗。

(3) 小脑及其供血动脉梗死。小脑上动脉梗死，常同时合并脑干受累，常见症状包括同侧辨距不良、同侧Horner征、对侧偏身痛温觉减退及对侧滑车神经麻痹；小脑前下动脉供应脑桥背侧、小脑和小脑中脚等，可表现眩晕、呕吐、耳鸣和构音障碍，查体可发现同侧面瘫、听力减退、三叉神经感觉障碍、Horner征、辨距不良和对侧躯干肢体痛温觉减退。小脑后下动脉闭塞综合征，也称延髓背外侧综合征，临床最常见表现眩晕、呕吐和眼球震颤（前庭神经核）、交叉性感觉障碍（三叉神经脊束核及交叉过来的脊髓丘脑束）、同侧Horner征（下行的交感神经纤维受累）、饮水呛咳、吞咽困难和声音嘶哑（疑核）、同侧小脑性共济失调。但是临床常见的多为不全延髓背外侧综合征，因为小脑后下动脉解剖变异很多。

【诊断和鉴别诊断】

脑梗死的诊断主要依据临床表现和影像检查两方面。急性起病，迅速达高峰的局灶性神经功能缺损，后者符合血管分布特征，头颅CT或MRI（特别是DWI）未见出血改变，或者出现典型的低密度责任病灶，除外其他疾病，基本可以诊断。头颅磁共振+弥散加权成像（DWI）对于早期脑梗死的诊断具有特异性，即DWI显示病灶处高信号，相应的表观弥散系数（ADC）值减低的影像特征。因此临床表现不典型，或疑诊后循环脑梗死时，及时的DWI成像检查非常必要。

需要分析梗死灶类型及关注受累血管分布，并最终作出脑梗死的病因诊断。梗死灶类型：皮质梗死或区域性梗死、分水岭梗死和穿支动脉区梗死。梗死灶还应区分为单一或多发梗死。头颅CT对皮质微小梗死灶以及某些内分水岭区梗死灶不敏感，因此，头颅CT仅发现穿支动脉区梗死灶，未必表示其他部位没有梗死灶，因为梗死灶类型和分布对于造成梗死灶的源头及最终的病因诊断很重要。受累血管分布是否仅限于前循环、仅限于后循环或前后循环均累及。受累血管分布不同也往往有提示病变源头的价值。

脑梗死不是一种病，而是由多种疾病导致的综合征，因此，对于每一个脑梗死患者，都应尽可能找到导致卒中的病因。病因学分型中应用最广的依然是TOAST分型以及在此基础上的改良分型。脑梗死病因区分为：大动脉粥样硬化性、心源性栓塞、小动脉闭塞、其他病因和病因不明。以下从不同病因学角度出发，分析不同病因导致脑梗死的临床特点、梗死灶分布特点、诊断依据、注意要点等。

1.大动脉粥样硬化性脑梗死

因主动脉弓和颅内外大动脉粥样硬化性狭窄或粥样硬化斑块不稳定而导致的脑梗死，是缺血性卒中最常见的亚型。以下分别阐述主动脉弓、颈内动脉、大脑中动脉和椎-基底动脉粥样硬化性脑梗死的诊断。

(1) 主动脉弓粥样硬化性：主动脉弓相关脑梗死有时容易忽视，临床表现无特异性，有时表现同颈部或颅内动脉粥样硬化性梗死，症状出现在一侧颈内动脉供血区或仅限于后循环，有时表现同心源性栓塞，可同时出现前后循环受累的临床表现。如果影像学检查病灶仅累及单一系统动脉的分布区,譬如仅累及一侧颈内动脉分布区或仅累及后循环分布区,梗死灶为皮质、流域性或多发梗死,但其近端相应颅内外大动脉未发现能解释病灶的严重狭窄性病变,且已排除心房颤动等心源性栓塞的潜在原因,此时应高度怀疑主动脉弓病变。或者病灶同时累及双侧前循环或前后循环均累及,而且已排除心房颤动等心源性栓塞的潜在原因,此时也应高度怀疑主动脉弓病变。经食管超声、高分辨磁共振及多排CT发现主动脉弓粥样硬化易损斑块(斑块≥4mm,或有血栓形成)可以帮助诊断。研究发现隐源性卒中患者主动脉弓发现溃疡斑块的概率明显高于已知病因的卒中及对照组,提示临床上隐源性卒中患者需要注意主动脉弓的筛查。

(2)颈内动脉粥样硬化性狭窄导致脑梗死:临床可表现为累及该动脉供血区的TIA或脑梗死,临床表现多样,症状与被堵塞的颅内动脉有关,最常见的是累及大脑中动脉供血区的某个或数个分支供血区所导致的症状。影像学上梗死病灶的分布可以是大脑中或大脑前动脉的皮质或流域性梗死、分水岭区梗死(内分水岭、前分水岭或后分水岭)、或包括穿支动脉区梗死在内的多发梗死灶。在基底节区(深穿支动脉区)出现孤立梗死灶也有,但相对较少。当同侧PCA属于胚胎型时,即PCA起源于颈内动脉,病灶尚可位于同侧PCA分布区,此时就可能表现为前后循环都有梗死病灶,临床需要注意与心源性栓塞鉴别。此外如果病史中存在偏瘫肢体对侧单眼发作性黑矇时,需要高度警惕ICA狭窄可能,及时的血管评估非常必要。颈动脉超声、CTA、MRA或DSA等检查发现病灶同侧的ICA狭窄或有明确的易损斑块,结合上述症状及梗死灶分布基本可以诊断。当病灶仅分布于MCA供血区且合并存在同侧MCA狭窄时则需要鉴别责任动脉是ICA还是MCA。如果梗死灶仅位于深穿支动脉区,则MCA为责任动脉的可能性比较大,如果梗死灶为其他类型,ICA与MCA斑块部位的高分辨磁共振及TCD多深度微栓子监测(如果MCA狭窄前和狭窄后都有微栓子信号则提示ICA是责任动脉,如果仅在狭窄后监测到微栓子信号而狭窄前没有微栓子信号,则MCA是责任动脉的可能性更大)可能有助于鉴别,但有时鉴别还是非常困难。

(3)大脑中动脉粥样硬化狭窄导致脑梗死:临床主要表现为该供血区某一分支或某几个分支受累的症状。病灶分布有以下多种可能:基底节区或侧脑室旁的单发梗死灶(穿支动脉区梗死)、半卵圆中心或放射冠的内分水岭梗死、还可以出现前分水岭和后分水岭梗死,也可以出现上述类型混合的多发梗死灶,但一般不会出现包括整个大脑中动脉供血区的大面积脑梗死,以区别于近端栓塞源如颈内动脉、主动脉弓或心源性所致的大脑中动脉主干栓塞。血管影像检查证实梗死病灶同侧MCA粥样硬化性狭窄,结合以上特征可以考虑MCA狭窄所致脑梗死。在大脑中动脉粥样硬化性病变所致脑梗死中,穿支动脉孤立梗死灶是一常见类型,未做血管影像检查之前根据梗死病灶的大小是无法与穿支动脉自身病变所导致的梗死(也称作小动脉闭塞或腔梗)鉴别的,因此,即使梗死灶仅发生在穿支动脉区,即使头颅CT或MRI或DWI报告"腔梗",也不能因此而不做血管检查,因为这样的梗死灶完全有可能是这条深穿支动脉的载体动脉(大脑中动脉)粥样病变所致。另外需要注意的是当病灶位于内囊后肢外侧时,需要与脉络膜前动脉梗死鉴别。

(4)椎和基底动脉:临床表现为椎或基底动脉的某一分支或数个分支或主干闭塞的症状和体征。影像学病灶符合以下情况:双侧中脑、丘脑、枕叶及颞叶内侧多发梗死;单侧枕叶皮质大面积梗死;单侧或双侧丘脑梗死;单侧或双侧小脑半球梗死、脑桥梗死等。血管检查发现相应的BA或VA动脉粥样硬化性狭窄可以诊断。但如果仅为一侧椎动脉闭塞,对侧椎动脉和基底动脉都正常,而梗死灶发生在基底动脉供血区,则需要考虑是否为其他源头所致,譬如主动脉弓或心源性栓塞。与大脑中动脉粥样硬化性狭窄相似,基底动脉粥样硬化性狭窄也可导致穿支动脉孤立梗死灶(脑桥梗死),未做血管影像检查之前根据梗死病灶的大小是无法与穿支动脉自身病变所导致的梗死鉴别的,因此,即使梗死灶仅发生在脑桥,即使头颅CT或MRI或DWI报告"腔梗",也不能因此而不做血管检查,因为这样的梗死灶完全有可能是这条深穿动脉的载体动脉(基底动脉)粥样病变所致。锁骨下动脉狭窄及椎锁骨下动脉盗血现象的存在有可能会导致后循环TIA,但不容易导致后循环梗死,当患者发生后循环梗死,但后循环动脉检查如果仅仅发现一侧锁骨下动脉狭窄而椎及基底动脉均正常时,该狭窄动脉未必是导致梗死灶的原因,尚需要进一步查其他源头,譬如主动脉弓或心源性。

2.心源性栓塞

因心脏的各种疾病而导致的脑梗死。起病急骤,病情相对重。临床表现为累及一侧前循环、累及一侧后循环或前后循环均累及的相应症状和体征。影像学病灶分布:多为MCA供血区流域性梗死,易出现梗死后出血;皮质多发小梗死灶亦可见到;如果出现整个大脑中动脉区域的大面积梗死或双侧半球/前后循环同时出现多发病灶时要高度怀疑心源性栓塞。如果同时伴随其他部位的栓塞,则心源性栓塞的可能性更大。患者既往有心房颤动病史或病后心电图发现心房颤动,根据临床表现及上述梗死灶影像学检查基本可以诊断为心房颤动所致心源性栓塞。心源性栓塞的梗死灶也可仅累及一侧颈内动脉或仅限于后循环分布区,此时需要与颈内动脉系统或后循环系统大动脉病变所致脑梗死鉴别。如果梗死灶的供血动脉无明确狭窄性病变,则倾向于心源性栓塞。由于心源性栓塞除最常见的心房颤动之外还有其他原因,以及心源性栓塞还要与主动脉弓栓塞鉴别,因为两者在梗死灶分布上并无区别,因此当疑诊心源性栓塞,常规心电图又未发现有心房颤动,此时进行以下检查有助于检出更多潜在的心源性栓塞疾病或主动脉弓病变:心电监测、延长心电监测时间、经胸超声心动图、经食管超声心动图等。

3.小动脉闭塞

因为小动脉或深穿支动脉自身病变导致的梗死。临床多表现各种类型的腔隙综合征,如偏瘫、偏身感觉障碍、构音障碍——手笨拙综合征及共济失调性轻偏瘫等,影像学病灶单发,常位于MCA、ACA、PCA及BA穿支动脉供血区,如基底节、脑桥和丘脑等,血管检查显示发出该穿支动脉的载体动脉无狭窄或无动脉粥样硬化斑块,可以考虑小动脉闭塞的诊断。颈内动脉狭窄有可能导致同侧基底节孤立梗死灶,椎动脉狭窄也有可能导致脑桥孤立梗死灶,或心源性栓塞也有可能导致上述孤立梗死灶,但这样的机会不大。当临床上反复刻板发作的一侧肢体无力且大血管检查完全正常时,需要警惕内囊或脑桥预警综合征的可能,因为进一步内囊单发梗死的概率高。

4.其他病因

这类疾病的特点是种类繁多,发病率低,治疗上缺少循证医学证据,但却是儿童和青年人卒中的重要原因。由于种类繁多,各种疾病又都有其特殊性,难以一一描述。以下仅对动脉夹层和烟雾病的特点进行简单描述。动脉夹层:急性起病,近期有外伤史,伴头痛或颈痛的局灶性神经功能缺损,尤其无高危因素的青年患者,需要高度警惕夹层所致梗死的可能。颈内动脉夹层常见大脑中动脉分布区梗死,椎动脉夹层常见延髓梗死,多表现延髓背外侧综合征,急性期CTA和DSA可以辅助诊断。烟雾病:儿童、青年和成年人都可发病,血管造影显示双侧颈内动脉末端/大脑中/前动脉狭窄或闭塞,伴颅底烟雾血管形成,临床可表现为缺血也可表现为出血,诊断主要依据特征性的血管影像改变,DSA、MRA和CTA均有助于诊断。

尽管经过了详细的心脏、血管、血液化验等一系列检查,仍然有一部分脑梗死的病因得不到诊断,属于病因不明的脑梗死。

脑梗死急性期需要与其他急性起病,表现类似的疾病进行鉴别,如脑出血、脑肿瘤、脑炎、代谢性脑病等,尤其当临床症状以皮质受累为主时需要注意,如脑梗死以癫痫发作、精神症状或者头痛起病时,有时临床很难与脑炎等疾病鉴别,需要详细询问病史,包括既往史及进一步的影像检查来鉴别。另外心脏疾病如阿-斯综合征,严重心律失常如室上性心动过速、室性心动过速、多源性室性期前收缩、病态窦房结综合征等,可以因为阵发性全脑供血不足,出现意识丧失有时需要与急性后循环梗死鉴别,后者常常伴有神经系统局灶性症状和体征,进一步行心电图和超声心动图检查有助于鉴别。

5.治疗

(1)急性期的治疗:

①一般治疗:卒中一般支持治疗的主要目的是尽量维持患者的内环境稳定,为卒中的特异性治疗和卒中康复创造条件。卒中的所有早期治疗可以在卒中单元中进行。目前认为,它是组织化卒中管理较好的形式。常规的一般治疗包括:纠正低氧血症、及时处理心脏病变、积极控制感染和体温升高(>38℃给予降温)、重视营养支持等。

卒中早期的高血压处理仍没有定论,普遍认为急骤降压有可能加重卒中。作为溶栓前准备,应使收缩压<180mmHg、舒张压<100mmHg。血压持续升高,收缩压≥200mmHg 或舒张压≥110mmHg,或伴有严重心功能不全、主动脉夹层、高血压脑病,可予以谨慎降压治疗,并严密观察血压变化,必要时可静脉使用短效药物(如拉贝洛尔、尼卡地平等)。

约40%的患者存在脑卒中后高血糖,预后不良。在血糖超过11.1mmol/L 时给予胰岛素治疗。低血糖可直接导致脑缺血损伤和水肿加重,同样对预后不利。因此,血糖低于2.8mmol/L 时给予10%~20%葡萄糖口服或注射治疗。

②溶栓治疗:从1995年 NINDS 实验开始,到2008年 ECASSⅢ研究,国际上多项随机、双盲、对照研究证实了超早期 t-PA 静脉溶栓治疗(0.9mg/kg,最大剂量90mg,其中10%在最初1min 内静脉推注,其余持续滴注1h)的有效性,时间窗由3h 延长到了4.5h。我国"九五"攻关课题"急性缺血性脑卒中6h 内的尿激酶静脉溶栓治疗"证实了尿激酶(100~150WU,溶于生理盐水100~200ml,持续静脉滴注30min)的治疗作用,并已在国内广泛应用。在有条件的医院,介入动脉溶栓可以将 t-PA 的溶栓时间延长到6h,尽管这还需要更大规模的临床研究来验证。溶栓治疗的主要风险是颅内出血,约占6%。溶栓适应证的严格把握有助于减少这一并发症。

③抗血小板治疗:多项大样本研究证实了脑卒中后48h 内口服阿司匹林(150~300mg/d)的疗效。阿司匹林能显著降低随访期末的病死率或残疾率,减少复发,但会轻度增加症状性颅内出血的风险。对不能耐受阿司匹林者,可考虑选用氯吡格雷等抗血小板治疗。

④恶性大面积脑梗死的减压治疗:严重脑水肿和颅内压增高是急性重症脑梗死的常见并发症。对于发病48h 内,60岁以下的恶性大脑中动脉梗死伴严重颅内压增高、外科减压术可以降低死亡率和致残程度。对压迫脑干的大面积小脑梗死患者也可考虑积极外科干预。

⑤其他治疗:多项抗凝治疗的研究发现,它不能降低卒中病死率和致残率,但对于严重偏瘫的患者,抗凝治疗可以用于防治下肢静脉血栓形成和肺栓塞。有关降纤、扩容、神经保护、中医药的卒中治疗研究正在进行,但目前还没有足够的证据广泛应用于临床。

(2)卒中的二级预防:即卒中复发的预防,应该从急性期就开始实施。卒中二级预防的关键在于对卒中病因的诊断及危险因素的认识,针对不同病因,对不同复发风险的患者进行分层,制订出具有针对性的个体化的治疗方案。

①危险因素控制:主要包括:a.对于高血压患者,在参考高龄、基础血压、平时用药、可耐受性的情况下,降压目标一般应该达到≤140/90mmHg,理想应达到≤130/80mmHg。b.糖尿病血糖控制的靶目标为 HbA1c<6.5%,但对于高危2型糖尿病患者要注意血糖不能降得过低,以免增加死亡率。c.胆固醇水平升高或动脉粥样硬化性患者,应使用他汀类药物,目标 LDL-C 水平降至2.07mmol/L(80mg/dl)以下或使

LDL-C下降幅度达到30%～40%。d.戒烟限酒、增加体育活动、改良生活方式。

②大动脉粥样硬化患者的非药物治疗：这种卒中是复发率最高的分型。尽管高危因素的药物控制可以降低该类卒中的复发，但是部分内科治疗无效的患者需要考虑介入或者外科干预治疗。主要包括：a.症状性颈动脉狭窄70%～99%的患者，可考虑颈动脉内膜剥脱术(CEA)，术后继续抗血小板治疗。b.对于无条件做CEA时、有CEA禁忌或手术不能到达、CEA后早期再狭窄、放疗后狭窄可考虑行颈动脉支架置入术(CAS)。支架置入术前给予氯吡格雷和阿司匹林联用，持续至术后至少1个月。

③心源性栓塞的抗栓治疗：心源性栓塞所致卒中的二级预防基础是抗凝，从传统的口服华法林到凝血酶抑制药，依从性好的患者可以将卒中复发的概率降低2/3。华法林的目标剂量是维持INR在2.0～3.0，而凝血酶抑制药则可以不必检查INR。对于不能接受抗凝治疗的患者，可以使用抗血小板治疗。

④非心源性卒中的抗栓治疗：大多数情况均给予抗血小板药物进行二级预防。药物的选择以单药治疗为主，氯吡格雷(75mg/d)、阿司匹林(50～325mg/d)都可以作为首选药物；有证据表明氯吡格雷优于阿司匹林，尤其对于高危患者获益更显著，但是会大幅度增加治疗花费。长期应用双重抗血小板药物(>3个月)，可能会增加出血风险，但对于有急性冠状动脉疾病(例如不稳定型心绞痛、无Q波心肌梗死)或近期有支架成形术的患者，可以联合应用氯吡格雷和阿司匹林。

⑤其他特殊情况：一些卒中具有非常见的病因，此类患者需要根据具体病因学进行处理。动脉夹层患者发生缺血性卒中后，可以选择抗凝治疗血小板或抗血小板治疗。常用抗凝治疗的方法为：静脉肝素，维持APTT 50～70s或低分子肝素治疗；随后改为口服华法林抗凝治疗(INR 2.0～3.0)，通常使用3～6个月。药物规范治疗后仍有复发的患者可以考虑血管内治疗或者外科手术治疗。

不明原因的缺血性卒中/TIA合并卵圆孔未闭的患者，多使用抗血小板治疗。如果合并存在下肢静脉血栓形成、房间隔瘤或者存在抗凝治疗的其他指征，如心房颤动、高凝状态，可以华法林治疗(目标INR 2.0～3.0)。

伴有高同型半胱氨酸血症(空腹血浆水平≥16μmol/L)的卒中患者，每日给予维生素B_6、维生素B_{12}和叶酸口服可以降低同型半胱氨酸水平。尽管降低同型半胱氨酸水平在卒中一级预防中的证据较充分，其是否可以降低卒中复发证据仍需进一步研究。

(3)康复：原则上在卒中稳定后48h就可以由专业康复医生进行。有条件的医院可以在脑卒中早期阶段应用运动再学习方案来促进脑卒中运动功能恢复。亚急性期或者慢性期的卒中患者可以使用强制性运动疗法(CIMT)。减重步行训练可以用于脑卒中后3个月后轻到中度步行障碍的患者。卒中后进行有效的康复能够减轻功能上的残疾，是脑卒中组织化管理中不可或缺的关键环节。

(丁 娟)

第四节 短暂性脑缺血发作

随着影像学的进展，对短暂性脑缺血发作(TIA)的认识已由关注其临床症状持续时间转变到关注其引起组织学损害过程。2009年的定义为：脑、脊髓或视网膜局灶性缺血所致的、未伴发急性梗死的短暂性神经功能障碍。TIA的诊断均是回忆性诊断。支持TIA诊断的临床特点有：症状突然出现、发病时即出现最大神经功能缺损、符合血管分布的局灶性症状、发作时表现为神经功能缺损、可快速缓解。神经影像学检查有助于排除其他发作性疾病，而且神经影像学的发展，特别是弥散、灌注加权的MRI，已经从基本上改变了对于 TIA 病理生理学的理解。治疗上，目前常依据 ABCD² 评分，来对 TIA 患者进行分层治疗。

传统"基于时间"的 TIA 概念起源于 20 世纪 50 年代，1956 年 Fisher 在第二次普林斯顿脑血管病会议上，认为 TIA 可以持续几小时，一般为 5～10min；1964 年，Acheson 和 Hutchinson 支持使用 1h 的时间界限；Marshel 建议使用 24h 概念；1965 年，美国第四届脑血管病普林斯顿会议将 TIA 定义为"突然出现的局灶性或全脑神经功能障碍，持续时间不超过 24h，且排除非血管源性原因"。美国国立卫生研究院(NIH)脑血管病分类于 1975 年采用了此定义。然而，随着现代影像学的进展，基于"时间和临床"的传统定义受到了诸多质疑。研究表明，大部分 TIA 患者的症状持续时间不超过 1h。超过 1h 的患者在 24h 内可以恢复的概率很小，而且一些临床症状完全恢复的患者的影像学检查提示已经存在梗死。美国 TIA 工作组在 2002 年提出了新的 TIA 概念："由于局部脑或视网膜缺血引起的短暂性神经功能缺损发作，典型临床症状持续不超过 th，且在影像学上无急性脑梗死的证据。"2009 年 6 月美国心脏病协会(AHA)/美国卒中协会(ASA)在《Stroke》杂志上发表指南，提出新的 TIA 定义：脑、脊髓或视网膜局灶性缺血所致的、未伴发急性梗死的短暂性神经功能障碍。在此定义下，症状持续的时间不再是关键，是否存在梗死才是 TIA 与脑卒中的区别所在。

纵观前后三次概念的修改，对 TIA 的认识已由关注其临床症状持续时间转变到关注其引起组织学损害过程。与 1965 年 TIA 的定义比较，2002 年的定义强调了症状持续时间多数在 1h 内，并且增加了影像学是否有脑梗死的证据。2009 年最新的 TIA 定义则完全取消了对症状持续时间的限制，是否存在脑组织的梗死是 TIA 和脑卒中的唯一区别，同时提示不论 TIA 的临床缺血过程持续多久，都有可能存在生物学终点。从 3 次定义的变化中不难看出，症状持续时间在诊断中的比重不断下降，从 24h 到 1h，直到现在笼统地描述为"短暂性神经功能缺损"；另一方面，积极提倡对 TIA 患者进行影像学检查以确认有无脑梗死并探讨其病因的重要性不断得到强化。

【病因与发病机制】

目前短暂性脑缺血的病因与发病机制尚未完全明确。一般认为，TIA 病因与发病机制常分为 3 种类型：血流动力学型、微栓塞型和梗死型。

血流动力学型 TIA 是在动脉严重狭窄基础上血压波动导致的远端一过性脑供血不足引起的，血压低的时候发生 TIA，血压高的时候症状缓解，这种类型的 TIA 占很大一部分。

微栓塞型又分为心源性栓塞和动脉-动脉源性栓塞。动脉-动脉源性栓塞是由大动脉源性粥样硬化斑块破裂所致，斑块破裂后脱落的栓子会随血流移动，栓塞远端小动脉，如果栓塞后栓子很快发生自溶，即会出现一过性缺血发作。心源性栓塞型 TIA 的发病机制与心源性脑梗死相同，其发病基础主要是心脏来源的栓子进入脑动脉系统引起血管阻塞，如栓子自溶则形成心源性 TIA。

此外随着神经影像技术的进展，国外有学者提出了梗死型 TIA 的概念，即临床表现为 TIA，但影像学上有脑梗死的证据。据此，将 TIA 分为 MRI 阳性 TIA 和 MRI 阴性 TIA，早期的磁共振弥散加权成像(DWI)检查发现，20%～40%临床上表现为 TIA 的患者存在梗死灶。对于这种情况到底应该怎样临床诊断，是脑梗死还是 TIA，目前概念还不是十分清楚，多数人接受了梗死型 TIA 这一概念。但根据 TIA 的新概念，只要出现梗死灶就不能诊断 TIA。

血管痉挛学说认为，在传统的观念中，血管痉挛学说是 TIA 的病因之一。但是目前没有资料支持血管痉挛学说。

【病理】

有关 TIA 病理的研究较少，通常认为 TIA 不引起明显的病理损害。

【临床表现】

因为TIA是血管事件,因此其临床表现也符合血管分布区。前循环包括颈内动脉、大脑中动脉,大脑前动脉,以及血管分支,前循环TIA临床表现。黑矇提示颈内动脉的分支眼动脉功能异常。感觉或运动功能障碍,伴有失语或失认,提示皮质受累。计算困难、左右混乱、书写困难,也提示皮质受累。相反,只有感觉或运动障碍,没有失语和失认时,提示皮质下小血管病。肢体抖动TIA是前循环TIA不常见的一种形式,是颈动脉闭塞性疾病和腔隙性梗死的先兆,被认为是前循环缺血的表现,表现为简单、不自主、粗大不规则的肢体摇摆动作或颤抖,可以只累及手臂,也可以累及手臂及腿,有时被误认为是抽搐。

后循环包括椎动脉,基底动脉,大脑后动脉,以及上述血管的分支。大约20%患者的大脑后动脉血流来自于前循环。后循环TIA的临床表现。脑神经症状、共济失调、头晕,以及交叉性症状(如一侧面部受累,对侧上肢和下肢受累)提示椎-基底动脉疾病。

既往所称的椎-基底动脉供血不足(VBI)指后循环血流减少引起椎-基底系统缺血或TIA引起的症状。通常,晕厥或眩晕症状不能归于VBI。椎-基底动脉供血不足很少仅出现1个症状或体征。VBI也用于描述锁骨下盗血综合征,由于在发出椎动脉前锁骨下动脉狭窄,导致椎动脉血流反流,引起缺血。椎-基底动脉缺血和梗死最常见的原因是栓塞、动脉粥样硬化(尤其是起始部位)、小血管病(由于高血压)、椎动脉夹层,尤其是颅外段。椎动脉在解剖上变异较大,可以只有1个,或者以1个为主。头部旋转引起的1个椎动脉闭塞的缺血症状,称为弓猎人综合征。

临床上,易被误认为是TIA的症状如下。

(1)晕厥在美国急诊医师医师协会的临床策略中,被定义为一种临床综合征,表现为短暂的意识丧失和无法保持姿势紧张.无需通过药物治疗即可自发完全恢复。此定义与欧洲心脏病协会的定义类似,后者的定义为:一个短暂的自限性的意识丧失,通常导致跌倒。发病相对快速,随后的复苏是自发、完整和相对快速的。其基本机制是一个全脑的短暂性缺血。TIA与之不同,其表现为脑或视网膜的缺血症状。一般来说,晕厥是短暂意识丧失,而无局灶性神经体征或症状,而TIA有短暂局灶性神经系统体征和症状,但通常没有意识丧失。需要指出的是,短暂脑缺血发作与晕厥不是100%互相排斥,在一项242例晕厥患者的研究中,有5例(2%)最后被诊断为TIA。准确病史询问是必要的,缺少前驱症状(如轻度头昏、全身无力、意识丧失前有预判)以及出现脑干功能障碍,有助于TIA的诊断。

(2)头昏眼花、眩晕、平衡功能障碍(称为"头晕综合征"),在急诊中是常见的表现。头昏可以是脑干功能障碍的表现,但是不常见。有研究发现,头晕是唯一症状的患者中,只有0.7%的患者最终诊断为卒中或TIA。因此对于头晕患者,全面的神经科评估是必要的,包括步态的观察,确定有无共济失调。

(3)"跌倒发作"是旧名词,是一个突发事件,无预警的跌倒,可以伴有短暂的意识丧失。多数病人年龄较大,向前跌倒,膝盖和鼻子跌伤。"跌倒发作"原因不详,约1/4的患者是脑血管病或心脏的原因。

(4)短暂性全面遗忘症(TGA)偶尔会与TIA或卒中混淆。患者通常表现为在一段时间内的。顺行性失忆,没有意识障碍或个性的改变。病人除了一再盘问周边的环境,在发作期间的其他行为是正常的。通常持续不到24h,但即使在发作后,对发作期间的记忆无法恢复。发病机制包括颞叶癫痫、偏头痛、下丘脑缺血。最有力的证据似乎是为单侧或双侧海马回的低灌注。

【诊断】

TIA的诊断多是回忆性诊断。症状持续时间越长,最后诊断是TIA的可能性越小。如症状持续几分钟时,在24h内完全恢复从而诊断为TIA的可能性近50%,但是当症状持续2h后,可能性只有10%。

1.支持 TIA 诊断的临床特点

(1)症状突然出现。通常患者或旁观者可以描述症状出现时他们在做什么,因为 TIA 发生时很少有患者会不确定症状何时开始。

(2)发病时即出现最大神经功能缺损。若患者症状为进展性或由身体的一部分扩散至其他部分,则更支持癫痫(若症状出现急骤,从几秒钟到 1~2min)或偏头痛(若症状出现较缓慢,数分钟以上)的诊断。

(3)符合血管分布的局灶性症状。脑循环的部分血供异常可以导致局灶性症状,而全面性神经功能障碍,例如意识模糊(排除失语所致表达错误)、晕厥、全身麻木、双眼视物模糊及单纯的眩晕等症状很少见于 TIA 患者,除非伴有其他局灶性症状。

(4)发作时为神经功能缺损症状。典型的 TIA 常为"缺损"症状,即局灶性神经功能缺损,例如单侧运动功能或感觉障碍,语言障碍或视野缺损。TIA 很少引起"阳性"症状,例如刺痛感、肢体抽搐或视野中闪光感等。

(5)可快速缓解。大多数 TIA 症状在 60min 内缓解,若症状超过 1h 仍不缓解则更可能为卒中。

TIA 是一个临床诊断,而脑影像学检查主要是用于排除卒中类似疾病。多种脑部疾病可以引起一过性神经系统症状,而这些疾病很难与 TIA 相区别。头 CT 可以有效地排除其中一些疾病,如硬膜下血肿和某些肿瘤等,而另外一些疾病(如多发性硬化、脑炎、缺氧性脑损伤)应用 MRI 可以更好地诊断。也有一些卒中类似疾病(如癫痫、代谢性脑病等)无法通过脑影像学检查发现,需要通过病史与其他检查鉴别。

影像学技术的快速发展还对于理解 TIA 的病理生理过程贡献很大。现代 TIA 的神经影像评估的目的是:①得到症状的血管起源的直接(灌注不足或急性梗死)或间接(大血管狭窄)证据;②排除其他非血管起源;③确定基本血管机制(大血管粥样硬化、心源性栓塞、小血管腔隙),然后选择最佳治疗;④预后结果分类。

神经影像学的研究,特别是弥散灌注加权的 MRI,已经从基本上改变了对于 TIA 病理生理学的理解。在常规的临床实践中,MRI 可以明确病灶缺血而非其他导致患者缺陷的疾病过程,提高血管狭窄和 TIA 的诊断准确率,并且评估先前存在脑血管损伤的程度。因此,MRI 包括弥散序列,应该被考虑作为一种排查潜在 TIA 患者的优先诊断性检查。包括血管成像、心脏评估和实验室检查在内的其他检查方法应该参照急性卒中。

2.鉴别诊断

TIA 主要与一些发作性的疾病相鉴别。

(1)部分性癫痫:特别是单纯部分发作,常表现为持续数秒至数分钟的肢体抽搐,从躯体的一处开始,并向周围扩展,多有脑电图异常,CT/MRI 检查可发现脑内局灶性病变。

(2)梅尼埃病:发作性眩晕、恶心、呕吐与椎-基底动脉 TIA 相似,但每次发作持续时间往往超过 24h,伴有耳鸣、耳阻塞感、听力减退等症状,除眼球震颤外,无其他神经系统定位体征。发病年龄多在 50 岁以下。

(3)心脏疾病:阿-斯综合征,严重心律失常如室上性心动过速、室性心动过速、心房扑动、多源性室性早搏、病态窦房结综合征等,可因阵发性全脑供血不足,出现头晕、晕倒和意识丧失,但常无神经系统局灶性症状和体征,心电图、超声心动图和 X 线检查常有异常发现。

(4)其他:颅内肿瘤、脓肿、慢性硬膜下血肿、脑内寄生虫等亦可出现类 TIA 发作症状,原发或继发性自主神经功能不全亦可因血压或心律的急剧变化出现短暂性全脑供血不足,出现发作性意识障碍,应注意排除。

【治疗】

1. TIA 的早期治疗

在 TIA 发作后,应当从最基本的治疗开始,恢复脑的供血不足,包括患者平卧位,不降压治疗,静脉补液等。在一项 69 例患者的试验中,利用 MRI 灌注影像学发现,1/3 存在灌注异常。改变头位的方法简单,但临床上常被忽视,利用 TCD 发现,头位从 30°降到 0°时,大脑中动脉血流速度可以增加 20%。在 TIA 急性期,应慎重降压,因为此时脑的自动调节功能受损,脑的灌注,尤其是靠侧支循环代偿供血区域,直接依赖于全身血压。等渗液体的输入保持足够的血容量。静脉补液时,需要注意患者的心脏功能,在没有已知的或可疑的心力衰竭时,可以先给予 500ml 的生理盐水,之后再以 100~150ml/L 静脉滴注。

一旦确诊 TIA 后,应及时给予抗栓治疗。到目前为止,虽然缺乏随机对照试验,证明在 TIA 的 24~48h 给予抗栓治疗能够改善患者的预后;但是由于缺血性卒中的研究较多,而二者的发病机制类似,因此把这些治疗方法外推至 TIA 是合理的。但是二者存在着 2 个大的区别。首先,由于大的梗死发生脑出血的概率高,因此推测 TIA 患者的出血风险较少。其次,在早期,TIA 发生缺血性卒中的风险,较完全性卒中复发的风险要高,因此行介入治疗的效果可能更好。

不同的 TIA 患者,发生卒中的风险不同,虽然缺乏足够的证据,但是考虑到资料有限,目前常依据不同评分系统,来对 TIA 患者进行分层治疗。

"中国短暂性脑缺血发作专家共识"建议:

(1) 积极评价危险分层、高危患者尽早收入院:有关预后的研究结果提示,TIA 患者的处理应越早越好。对于初发或频发的患者,症状持续时间＞1h,症状性颈内动脉狭窄＞50%,明确有心脏来源的栓子(如心房颤动),已知的高凝状态,加利福尼亚评分或 ABCD 评分的高危患者,应尽早(48h 内)收入院进一步评价、治疗。

(2) 新发 TIA 应按"急症"处理:新近发生(48h 内)的 TIA 预示短期内具有发生卒中的高度危险,应作为重要的急症处理。

(3) 尽早完善各项相关检查:对于怀疑 TIA 患者首先应尽可能行磁共振弥散成像检查,明确是否为 TIA。TIA 患者应该通过快速急救通道(12h 内)进行紧急评估和检查。如果头颅 CT、心电图或颈动脉多普勒超声未在急诊完成,那么初始的评估应在 48h 内完成。如果在急诊完成,且结果阴性,可将全面评估的时间适当延长,以明确缺血发生的机制及随后的预防治疗。

"英国急性卒中和短暂性脑缺血发作的诊断与初始治疗指南"建议:

(1) 对疑似 TIA 的患者(如 24h 内就诊时无神经系统症状),应尽快采用已证实的评分系统,如 ABCD² 评分系统,确定再发卒中的风险。

(2) 具有卒中高危风险的疑似 TIA(ABCD² 评分为 4 分或更高)患者应:立即每天服用阿司匹林 300mg;症状出现后 24h 内行专科诊断和检查;一旦诊断明确,即行二级预防,包括寻找个体危险因素。

(3) 尽管 ABCD² 评分为 3 分或更低,频发 TIA(1 周内发作 2 次或更多)患者应按卒中高危险处理。

(4) 具有卒中低危风险的疑似 TIA(ABCD² 为 3 分或更低)患者应:立即每天服用阿司匹林 300mg;尽快行专科诊断和检查,但应在症状发生后 1 周内;一旦诊断明确,即行二级预防,包括探讨个体风险因素。

(5) TIA 患者就诊来迟仍应该治疗(症状消失后 1 周以上),即使卒中风险很低。

AHA/ASA 指南建议,如果患者在卒中发作 72h 内并且有任何如下症状的患者下列情况建议入院:

① ABCD² 得分≥3;

② ABCD² 得分 0~2,但不能确定诊断检查工作是否能在 2d 之内完成的门诊患者;

③ABCD² 得分 0~2 并且有其他证据提示患者卒中发作是由于局部病灶缺血造成的。

2.二级预防(参见缺血性卒中)

有关 TIA 后的治疗。

【预后】

TIA 是缺血性脑卒中的重要危险因素。如何预测 TIA 后发生脑卒中的危险一直以来是学界关注的焦点。风险评估预测模型对于临床工作至关重要,常用的有下列几种。

1.加利福尼亚评分

加利福尼亚评分观察了性别、种族、高血压、心脏病、卒中病史、用药史等 7 大项共 40 小项。追踪随访 TIA 后 90d 内再发脑卒中的风险。最终提出 5 个因素:年龄＞60 岁、糖尿病、症状持续 10min 以上、虚弱和言语功能障碍。

2.ABCD 评分

GeorgiosTsivgoulis 等提出的一项评估系统,包括年龄、血压、临床体征和发作持续时间。用来检验该评分系统能否作为临床判断 TIA 后早期高危发生卒中的实用工具。

在调整了 TIA 既往史、患 TIA 前用药史和二级预防等卒中危险因素后,ABCD 评分在 5~6 时,30d 内发生卒中的危险比为 8.01(95% CI 为 3.21~19.98),是独立的危险因素(P<0.001)。

3.ABCD² 评分

2007 年 Johnston 等结合加利福尼亚评分及 ABCD 评分提出了 ABCD² 评分,目前 ABCD² 评分得到了临床广泛应用。

ABCD² 评分可显著提高对卒中危险的预测价值。依照这种模型,高危、中危和低危的患者在 TIA 后 2d 内发生卒中的比率分别为 8.1%(95% CI 为 6~7),4.1%(95% CI 为 4~5)和 1.0%(95% CI 为 0~3)。

4.ABCD³ 评分(ABCD³ Scores)和 ABCD³-Ⅰ评分(ABCD³-Ⅰ Scores)

2010 年 Aine Merwick 等在 ABCD² 评分基础上增加发作频率(ABCD³)或影像学检查(ABCD³-Ⅰ),TIA 发作频率是指在 7d 之内,在本次 TIA 之外还有至少一次 TIA 发作,增加 2 分。而影像学检查是指,如果同侧颈动脉狭窄≥50%,增加 2 分;如果 DWI 检查发现高信号,再增加 2 分。与 ABCD² 评分相比,ABCD³ 和 ABCD³-1 评分可更准备预测 TIA 患者 7d、28d 及 90d 时早期卒中风险。

(胡翠平)

第五节 蛛网膜下腔出血

一、概述

蛛网膜下腔出血(SAH)是指脑底部或脑表面血管破裂后,血液流入蛛网膜下腔引起相应临床症状的一种卒中,又称为原发性蛛网膜下腔出血。继发性蛛网膜下腔出血指脑实质内出血、脑室出血、硬膜外或硬膜下血管破裂流入蛛网膜下腔者。本文仅论述原发性蛛网膜下腔出血。

该病症状严重程度与出血的速度、持续时间以及出血量有关。动脉瘤的破裂引起动脉内的血液在压力作用下进入蛛网膜下腔。颅内压的突然增高可暂时抑制活动性出血,并引起严重头痛及呕吐。血液的缓慢渗出引起颅内压缓慢增高。蛛网膜下腔中的血液会刺激脑膜，导致头痛、畏光以及颈强。由于颅内压增高和脑膜受刺激，SAH 患者会出现意识混乱、躁动以及一过性或持续的意识水平下降。

蛛网膜下腔出血虽然只占脑卒中的 5%，但该病的发病年龄较轻，在所有卒中造成的减寿中，它占了 1/4 以上。动脉瘤性蛛网膜下腔出血的死亡率约为 50%。有 10%～15% 的蛛网膜下腔出血患者死在家中或转运途中。大部分患者死于再出血，所以治疗首要的目的是闭塞动脉瘤。患者入院时一般情况较差，可能由多种原因造成，包括最初的出血、再出血形成血肿、急性脑积水或大面积的脑缺血。

二、病因与发病机制

1. 颅内动脉瘤

大约 85% 的蛛网膜下腔出血是由脑基底部囊状动脉瘤引起的。这类动脉瘤不是先天就有的，而是后天形成的。在某些病例身上，动脉瘤有其特殊的病因，例如创伤、感染或结缔组织病。囊状动脉瘤多发生在动脉分叉处，通常在位于脑底面，所以动脉瘤不是在 Wills 环本身，就是位于 Wills 环附近的分叉部位。大多数颅内动脉瘤不会破裂。随着动脉瘤的增大，破裂的风险也增加，但临床上常见的绝大多数破裂的动脉瘤较小，尤其是 <1cm；对此的解释是 90% 的动脉瘤较小，在这么多动脉瘤中，只要有一小部分发生破裂，其数量就会远远超过体积大的动脉瘤。对于蛛网膜下腔出血来说，可改变的危险因素包括高血压、吸烟、酗酒。目前不能完全解释囊状动脉瘤的起源、增大以及破裂的过程。正常的颅内动脉是由胶原组成的外膜、中间的肌层以及含有内皮细胞的内膜组成的。颅内动脉没有外弹力层，并且位于蛛网膜下腔中，周围缺乏支撑组织。关于动脉壁破坏的理论主要有以下几种：先天及基因的异常会导致动脉中层的缺陷；高血压及动脉粥样硬化引起的退行性变会改变血管壁的结构；动脉炎性增生；局部内弹力层的退化。一些学者强调动脉中层的先天缺陷导致动脉瘤产生。中层缺失肌性物质是导致缺陷的最常见原因。这种情况在动脉分叉处更容易发生。一些有颅内动脉瘤的患者 III 型胶原产生量降低。同时人们还发现远离动脉瘤的动脉壁出现细胞外基质的结构蛋白异常。上述危险因素可使发病风险增加 1 倍。2/3 患者有这些可改变的危险因素，而基因因素只占 1/10。在有阳性蛛网膜下腔出血家族史的患者，患病的平均年龄要比散发病例早。然而，由于家族性蛛网膜下腔出血只占 10%，所以体积大的、多发的动脉瘤更多地出现在散发病例中。在家族性蛛网膜下腔出血的患者之中，基因是很重要的因素。虽然对候选基因的认识还很不够，但可以确定的是，这其中包括了编码细胞外基质的基因。在常染色体显性多囊肾病的患者中，颅内动脉瘤出现的机会大约为 10%，但是这一部分患者只占所有蛛网膜下腔出血患者总数的 1%。虽然突然增加的动脉跨壁压突然增大是动脉瘤破裂的重要原因，但引起动脉瘤破裂的因素是很复杂的。据报道在膜下出血之前有 20% 的患者存在过度用力（如剧烈体力活动、性交等），但没有证据表明它们是必要条件。

动脉瘤多位于动脉分叉处。动脉分支处形成的发育不全的小分支及动脉主干锐角发出的分支处特别容易形成动脉瘤。大约 90% 的动脉瘤位于前循环。常见的前循环好发部位包括：①两侧前交通动脉（AComA）连接处及与大脑前动脉（ACA）连接处；②大脑中动脉（MCA）分叉处；③颈内动脉（ICA）与眼动脉、后交通动脉（PComA）、脉络膜前动脉（AChA）及 MCA 连接处。基底动脉尖及椎动脉颅内段（特别是小脑后下动脉起始处）为后循环中最常见的部位。

2. 非动脉瘤性中脑周围出血

临床常见的蛛网膜下腔出血病因，约占 10%。这种蛛网膜下腔出血的危害性相对于动脉瘤性来说要小，目前出血原因尚不十分清楚，据推测是中脑周围的小静脉破裂所致出血。出血一般集中于中脑周围的脑池中。通常情况下，出血的中心位于中脑或脑桥的前面，但是有些患者的血局限于四叠体池。该类出血不会扩展到外侧裂，也不会扩展到纵裂的前部。某些情况下，血液会沉积在脑室系统，但是仅有脑室内出血或出血扩展到脑实质提示存在其他原因。确定该病因一是根据CT显示血液在蛛网膜下腔中的分布情况，二是血管造影（DSA）没有发现动脉瘤。值得我们注意的是：中脑周围出血并非全都是非动脉瘤性中脑周围出血。每20~40个此类患者中就有一个是基底动脉或椎动脉的动脉瘤破裂。高质量的CT血管造影就可有助于排除这种情况。CT对诊断有较重要的意义，当血管造影没有发现动脉瘤，而CT显示的出血范围超过了上述范围，就要高度警惕动脉瘤的存在，可以加做CTA，或在患者病情稳定后再次复查DSA。一般会建议患者3个月后再次复查造影，若还没有发现动脉瘤，就可以基本排除存在动脉瘤的可能。有研究表明，第2次造影的阳性率比第3次的要高，也就是说，第2次没有发现动脉瘤，再进行血管造影的意义也不大了。

与动脉瘤性蛛网膜下腔出血相比，这类出血"突然"发生的头痛往往是逐渐加重的（在数分钟之内而非数秒内），并且患者在入院时一般是清醒的；少数患者有轻微的失定向。目前，尚无肯定证据表明该类出血会引起迟发性脑缺血。只有脑积水是早期并发症。引起出血的原因尚不明确。由于患者预后良好，所以很少能获得尸检结果进行病因学研究。临床症状轻微、头CT上发现血液沉积较局限，脑血管造影正常都不支持存在动脉瘤，事实上，这种出血不支持所有的动脉源性的出血。相反，脑桥前或脚间池的静脉破裂可能是出血来源。另一个支持该理论的间接证据是这部分患者的中脑周围静脉经常直接注入硬脑膜窦，而不是Galen静脉，这也可以起到病因提示作用。

3.动脉夹层

动脉夹层虽然不是蛛网膜下腔出血的主要病因，但在临床工作中还是要考虑到的，后循环动脉瘤夹层动脉瘤再出血的死亡率也非常高。一般来说在颈动脉系统发生夹层的机会大于椎-基底动脉系统，但是由动脉夹层所引起的蛛网膜下腔出血绝大多数发生于椎动脉。目前尚无关于动脉夹层在所有蛛网膜下腔出血病因中所占比例的数据。椎动脉夹层造成的蛛网膜下腔出血伴随的神经功能缺损主要是舌咽神经及迷走神经的麻痹（外膜下夹层）或Wallenberg综合征。有30%~70%的患者会出现再出血。再出血的时间短则数小时，长则数周。大约50%的此类再出血会导致死亡。与椎动脉夹层相比，颈内动脉颅内段或其分支的夹层引起的蛛网膜下腔出血要少见得多。主要累及颈内动脉末端、大脑中动脉及大脑前动脉。

4.脑内动静脉畸形（AVM）

脑凸面的蛛网膜下腔出血可能是由脑表面的AVM引起的，但是只有不到5% AVM破裂的积血仅局限在蛛网膜下腔之中。由于AVM内的血流量大，对动脉壁产生较大的张力，所以10%~20%的AVM供血动脉会出现囊状动脉瘤。这部分患者一旦发生出血，往往是由于动脉瘤破裂，只有少数情况是由血管畸形本身所引起。所以破裂动脉瘤所在的位置不是典型的囊状动脉的位置（位于Willis环），并且出血更多破入脑实质，而不是蛛网膜下腔。

5.脓毒性动脉瘤

感染组织碎片通过血流可以进入脑内动脉壁，引起动脉瘤性扩张。过去所说的"真菌性动脉瘤"仅指真菌感染后引起的动脉瘤，但这一概念应该停止使用；细菌性心内膜炎造成的脓毒性动脉瘤较曲霉菌性动脉瘤更加常见。大多数感染性心内膜炎造成的卒中是出血性脑梗死或脑实质出血，而不是蛛网膜下腔出血。感染性心内膜炎引起的动脉瘤大多位于大脑中动脉分支的远端，但是仍有10%位于动脉近端。大多数情况下脓毒性动脉瘤引起脑内血肿，但是还可在CT上表现为脑基底部出血，非常类似于囊状动脉瘤破裂。此类动脉瘤也会发生再出血。一般情况下，患者先出现感染性心瓣膜炎的临床症状及体征，再出现蛛网膜下腔出血,但也有以脓毒性动脉瘤破裂为最初表现的感染性心内膜炎。可以使用外科手术夹闭或介入方法处理脓毒性动脉瘤,也有通过足量的抗生素进行治疗的报道。

6.垂体卒中

垂体肿瘤引起组织坏死时累及垂体动脉,会引起动脉性出血。有一些因素参与垂体肿瘤的出血性梗死,如妊娠、颅内压增高、抗凝治疗、血管造影以及应用促性腺激素释放激素。垂体卒中的最初表现是突发的严重头痛,伴或不伴恶心、呕吐、颈强直或意识水平下降。垂体卒中的特征性表现是突发的视力下降。由于出血会压迫海绵窦内的动眼、滑车及展神经,所以大多数患者还会出现眼球运动障碍。头 CT 或 MRI 可以发现出血来自垂体窝,并且还可发现大部分垂体腺瘤。

7.其他

其他少见病因还有:可卡因滥用、使用抗凝药物、链状细胞病、CNS 表面铁沉着症,以及无法确定病因的蛛网膜下腔出血。

三、临床表现

1.头痛

颅内囊状动脉瘤常常有危险性渗漏或称"前哨出血"——动脉瘤出现微小裂痕,血压增高时出血进入蛛网膜下腔,但出血只持续数秒。患者突然出现严重头痛,往往是枕部或颈部持续性疼痛。头痛往往持续48h 甚至更长时间。与偏头痛最大不同是患者出现突发头痛,且持续时间更长。在头痛强度达到最大之前只有短短几秒钟时间。头痛发生的同时往往伴有呕吐和活动的停止以及意识水平的降低。另一方面,偏头痛常常是搏动性的,疼痛在数分钟到数小时达到高峰。偏头痛伴随的恶心、呕吐通常只持续一段时间。前哨头痛往往持续数天至 1 周,在这期间,患者很少能从事正常活动。前哨出血经常被误诊为偏头痛、流感、高血压脑病、无菌性脑膜炎、颈部劳损,甚至胃肠炎。头痛、疲劳及呕吐很容易被误诊为食物中毒或急性胃肠功能紊乱。

2.神经系统症状及体征

动脉瘤可以表现为邻近脑组织或脑神经受压。巨大动脉瘤尤其容易出现局部占位效应导致的症状及体征。巨大大脑中动脉瘤可引起癫痫、偏瘫或失语。颈内动脉颅内段(ICA)与后交通动脉(PCA)连接处的动脉瘤[通常称为后交通动脉瘤(PComA)]或小脑上动脉(SCA)的动脉瘤可压迫第Ⅲ对脑神经。巨大的 SCA 动脉瘤可压迫中脑的锥体束产生引起对侧偏瘫(Weber 综合征)。动脉瘤的占位效应可引起展神经麻痹。在海绵窦内,动脉瘤可压迫第Ⅵ、Ⅳ或第Ⅲ对脑神经,产生眼肌麻痹。基底动脉分叉处向前生长的动脉瘤可类似垂体肿瘤,引起视野缺损及垂体功能减退。基底动脉分叉处垂直生长的动脉瘤可产生遗忘综合征,合并第Ⅲ对脑神经麻痹、球部症状及四肢轻瘫。前交通动脉瘤患者出现下肢无力、谵妄以及双侧 Babinski 征阳性。大脑中动脉瘤出现失语、轻偏瘫以及病感缺失。大脑后动脉瘤出现同向性偏盲。眼动脉动脉瘤出现单眼视力障碍。

动脉瘤内可以形成栓子、脱离并栓塞远端动脉,引起卒中。Fisher 及同事报道了 7 例由局部脑缺血造成的一过性神经功能缺损。这些患者都有囊状动脉瘤,可以解释症状,并且没有发现其他栓子来源。这些动脉瘤内的栓子脱落后堵塞了远端动脉。Sutherland 等发现巨大动脉瘤内存积有血小板,进一步肯定了这种栓塞的假说。

短暂性意识丧失是由动脉血突然进入蛛网膜下腔导致颅内压(ICP)迅速增高所致。ICP 增高,出血进入视神经鞘中以及视网膜中心静脉压力增高会引起视网膜出血,通常出血位于玻璃体下。这种出血表现为从视盘向视网膜扩散的大面积出血。视盘水肿出现的比较晚。同侧或双侧的展神经麻痹同样很常见,反映了 ICP 增高。

四、诊断

1. 临床症状

突发头痛是蛛网膜下腔出血最有特征的临床症状,常被患者描述为一生中最为严重的头痛。此外,还可有颈强直、颈部疼痛、畏光、恶心、呕吐、意识丧失及痫性发作。虽然动脉瘤破裂多发生在运动或用力时,但实际上蛛网膜下腔出血可在任何情况下发生,包括睡眠。蛛网膜下腔出血的最初误诊率高达 15%,所以那些症状轻微的患者风险最大。迅速识别和诊断蛛网膜下腔出血是非常重要的。蛛网膜下腔出血患者需要着重询问年龄、起病形式、发作的时间、发病时的症状及其他危险因素。

2. 体格检查

(1) 脑膜刺激征:可以为诊断提供依据,但不能提示疾病的严重程度,也不提示预后。

(2) 神经系统检查:患者的意识水平、神经功能缺损的评价是临床评定的重点,直接影响治疗方式的选择。

3. 辅助检查

(1) CT:怀疑蛛网膜下腔时首先做头 CT 检查,基底池中会出现广泛的高密度影。是否能发现出血依赖于蛛网膜下腔中的血量、检查距离发病的时间、仪器的分辨率及影像科医师的技术。发病第 1 天,CT 可以发现 95% 以上蛛网膜下腔出血患者蛛网膜下腔中有血液沉积,但是在接下来的几天中,随着脑脊液循环,血液被清除,阳性率逐渐降低。颅内动脉瘤破裂造成的出血可能不仅仅局限在蛛网膜池中,它们还可能在脑实质中、脑室中破裂,有时还会出现在硬膜下隙。出血的模式通常提示动脉瘤的位置,但有时并不准确。前交通动脉瘤破裂往往出现脑底部额叶下区域的出血,出血可扩散至前纵裂及胼胝体周池,通常会伴有额叶血肿或从终板到透明隔的中线部位血肿。出血还容易进入侧脑室。一侧颞叶血肿或聚集在外侧裂中的血压通常提示 MCA 动脉瘤。同是颅内血肿,其位置也可提示裂破动脉瘤的位置,这比单纯依赖出血位于蛛网膜池中的位置来判断更加准确。有时 CT 也会得出假阳性结果,尤其是弥漫性脑水肿的患者。这是因为脑水肿时蛛网膜下腔中的血管充血可造成蛛网膜下腔高密度影。由于少量的蛛网膜下腔中的血液很易被忽视,所以应该仔细阅读 CT 片。即使仔细阅片后仍然没有发现血液,也不能排除动脉瘤性蛛网膜下腔出血。就算在出血后 12h 之内进行检查,使用先进的 CT 设备,仍有 2% 的假阴性。CT 显示正常不能排除 SAH;如果出血量少,CT 往往发现不了出血,尤其是 CT 在 24~72h 以后才进行。

(2) MR:由于 CT 对于疑似蛛网膜下腔出血诊断的实用性及可操作性较高,所以很少有关于急性期使用 MRI 的研究。MRI 的操作不如 CT 方便,并且躁动的患者,如果不接受麻醉,不能接受 MRI 检查,这都限制了 MRI 应用于蛛网膜下腔出血。MR 在显示急性期蛛网膜下腔出血时没有 CT 敏感,但是血管畸形,尤其是海绵状血管瘤通常在 MRI 上显示清晰,为边界清晰的混杂信号。然而,这些有限的数据表明在发病最初的数小时及数天内,质子像及 FLAIR 像与 CT 一样敏感。并且,在蛛网膜下腔出血发病数天到 40d 时,MRI 发现血液的阳性率要优于 CT,此时,FLAIR 像及 T_2^* 像成为最敏感的检查技术。

(3) 腰穿:仍然是对那些有明确病史,但脑影像学检查阴性时必不可少的排除性检查。不能匆忙决定进行腰穿,也不能在不了解病情的情况下进行。一小部分患者(约 3%)出现突然头痛,但是 12h 之内的头

CT扫描正常,这部分患者脑脊液中可检出血红蛋白,随后的脑血管造影可明确诊断。因此,对任何突然出现头痛,而CT扫描正常的患者,应进行腰穿查脑脊液及测压。一旦决定进行腰穿,第1条规则就是至少要等到发病后6h(最好12h)进行。这是因为,如果过早采集脑脊液,就会得到血性脑脊液,很难区分这些血是真正由蛛网膜下腔出血引起的,还是由穿刺损伤造成的。如果是蛛网膜下腔出血,在这段时间内脑脊液中的红细胞会降解生成胆红素。脑脊液阳性结果可持续至少两周。三管试验(连续留取的脑脊液中红细胞的数量逐渐下降)是不可靠的。血性脑脊液留取后要立即离心,否则在试管中氧合血红蛋白会继续形成。蛛网膜下腔出血后脑脊液主要变化特点是:①大量红细胞,第1管和最后1管中细胞数基本没有变化;②出血4~5h上清液呈浅粉红色;③由于含铁血红素降解,离心后上清液深黄色(黄变);④蛋白含量增加;⑤测压力增高;⑥脑脊液糖正常。

如果脑脊液清澈透明,就应该测定压力,这是因为突发头痛可能是颅内静脉血栓形成造成的。相反,脑脊液压力低说明存在自发性低颅压。因为脑膜炎(尤其是肺炎球菌脑膜炎)也可以表为急性发病即使脑脊液清澈,所以应该进行细菌培养。如果上清液是黄色的,蛛网膜下腔出血的诊断基本可以成立了。分光光度计法对CT阴性的可疑蛛网膜下腔出血的敏感性及特异性并不是很高,不足以作为确诊性诊断方法,但它仍旧是目前可用的方法。

(4)数字剪影血管造影(DSA):DSA不仅可以发现蛛网膜下腔出血患者颅内一个或多个动脉瘤,还可以帮助确定动脉瘤与邻近动脉之间的解剖位置关系,有助于选择最佳治疗方案(填塞或夹闭)。对蛛网膜下腔出血的患者中,应当进行选择性脑血管造影,以明确动脉瘤的存在和解剖特点。

发现动脉瘤的金标准是传统的血管造影(DSA),但是这项检查耗时长且有创。研究发现蛛网膜下腔出血患者接受导管造影后的近期或远期并发症发生率为1.8%,术中动脉瘤再破裂的风险为1%~2%。动脉造影后6h内的破裂发生率为5%。

由于血管痉挛是蛛网膜下腔出血的严重并发症之一,且出血后3~5d开始出现,6~8d达到高峰,持续2~3周,所以我们提倡3d之内进行血管造影检查,尽早发现并及时处理动脉瘤。这样做的好处不仅是为了早期处理动脉瘤,防止再出血的发生,同时在成功闭塞动脉瘤后,可以给予患者适度的扩容治疗,更为重要的是,严重血管痉挛可能使载瘤动脉显影不清,造影假阴性结果。

(5)MRA及CTA:MR血管造影(MRA)及CT血管造影(CTA)也用于蛛网膜下腔出血的临床评价。MRA比较安全,但由于急性期的患者通常比较躁动或需要重症监护,所以急性期并不合适。研究表明,MRA发现患者至少1个动脉瘤的敏感性为69%~100%。

CT血管造影(CTA)是以螺旋CT技术为基础的。普通平扫CT确立蛛网膜下腔出血诊断后,就可立即获得CTA。由于不需要使用动脉内导管技术,检查的创伤是很小的。与MRA相比,CTA检查具有放射性,需要注射碘造影剂进行增强,但对那些病情危重的患者来说,该检查更易进行。数据在1min之内即可获得,经过后处理技术,可以产生类似血管造影的图像。最实用的技术是电影轴位显像加兴趣区的MIP(最大强度投射)。另外,由CTA获得的MIP可以在计算机屏幕上,在不同角度进行转动,这一点较传统血管造影有很大优势。CTA的敏感性(与导管造影相比)为85%~98%。另一方面,由于成像原理不同,CTA还可发现传统血管造影所不能发现的动脉瘤。CTA越来越多地用于发现破裂的动脉瘤,它已成为一项成熟的检查技术。毫无疑问,导管造影术仍然是术前评价脑动脉瘤的方法,CTA及MRA仍然在不断改进。此外,对于CT上提示为后循环动脉瘤出血的患者,必须对两侧椎动脉造影后才能排除非动脉瘤,这是因为仅仅进行单侧椎动脉造影可能会漏掉小脑前下动脉或其他椎动脉分支上的动脉瘤。对可疑动脉瘤处进行三维成像(3D)可以发现常规方法不能发现的动脉瘤。当传统的血管造影不能及时进行时,可以考虑

MRA 和 CTA。

(6) TCD（经颅多普勒超声）：监测脑血流动力学的一项良好的检查手段。TCD 可发现颅内血管起始段血流速度增快。这些血管包括颈内动脉、大脑中动脉、大脑前动脉、大脑后动脉、椎动脉以及基底动脉。动脉管腔的减小可引起血流速度的增快。事实上，几乎所有 SAH 病人在发病后，脑底部的血管都会出现血流速度的增快，并且增快的程度和水平与血管痉挛所致临床表现的恶化及迟发型缺血有关。血流速度＞120cm/s 与造影显示的轻中度血管痉挛有关，＞200cm/s 时，提示严重血管痉挛。但是，有些病人的血流速度超过 200cm/s，都没有出现血管痉挛症状。所以，假阳性率还是较高的。Vora 等认为，只有在 MCA 血流速度较低（＜120cm/s）或极高（＞200cm/s）时，阴性预测值为 94%，阳性预测值为 87%（相对于血管造影或症状性血管痉挛来说）。他们认为中等程度的血流速度增高预测价值较小，不易区分。另外，该研究表明三高治疗在不引起血管痉挛的情况下也会使血流速度增快。一项回顾性研究比较了 TCD 的血流速度与氙 CT 测得的 CBF 之间的关系，以 31ml/(mg·min) 作为 CBF 下降的界点。研究发现局部 CBF 增大时，TCD 记录到的血流速度较大。这些数据表明，近端血管的血流速度增加与血管反应性减小的血管血流速度增加有关。因此，血流速度的增加可能表示血流量代偿性增大，不一定意味着严重失代偿。不论是近端血管，还是远端血管的痉挛，没有发现血流速度代偿性增快。由此，产生了假阴性结果。Okada 等比较了 TCD 与血管造影及脑循环时间。结果发现，TCD 在 MCA 与血管造影相比，诊断血管痉挛的敏感性为 84%，特异性为 89%。虽然 TCD 可能提示血管痉挛的发生，但 TCD 本身并不准确，这项技术的准确与否非常依赖于操作者的技术水平。

(7) 其他影像学技术：单光子发射计算机扫描（SPECT）可以显示局部脑血流量的降低，也是一种有效的监测血管痉挛的方法。局部低灌注与 SAH 患者血管痉挛及迟发型脑梗死相关性良好。氙-CT 也可以定量显示局部脑血流。MR 弥散及灌注显像可以显示梗死区域和低灌注区域。以上这些技术及 CT 灌注扫描可能是监测 SAH 患者的有效方法。

五、鉴别诊断

主要是病因鉴别，非动脉瘤性蛛网膜下腔出血，参考"病因与发病机制"。当血管造影没有发现动脉瘤，需要考虑以下疾病及情况：

继发于隐匿颅脑创伤的蛛网膜下腔出血

血液系统疾病及镰状细胞病

未显影的动静脉畸形或太小的动脉瘤

破裂动脉瘤内血栓形成

脑表面非动脉瘤性动脉出血

硬脑膜动静脉畸形

脊髓动静脉畸形

脑静脉及硬脑膜窦血栓形成

颅内动脉夹层

脑淀粉样血管病

可卡因滥用

垂体卒中

血管炎(尤其是结节性多动脉炎及 Wegener 肉芽肿)

六、动脉瘤性蛛网膜下腔出血治疗

1.蛛网膜下腔出血的治疗总原则

包括一般内科治疗及特殊治疗。

(1)护理:连续观察(格拉斯哥昏迷评分 GCS、体温、ECG 监测、瞳孔、局灶性神经功能缺损)。

(2)血压:除非血压极高,否则不要处理高血压。极高血压的界定要根据患者的个体情况来界定,考虑患者年龄、蛛网膜下腔出血发生之前的血压水平及心脏情况。

(3)液体及电解质:建立静脉通道,输液量从 3L/d 开始(等张生理盐水,0.9%);放置导尿管;发热时适当补充液体,维持正常血容量;每天至少查 1 次电解质、血糖及白细胞计数。

(4)充分镇痛:对乙酰氨基酚(扑热息痛)500mg 每 3~4 小时 1 次;在动脉瘤处理之前避免使用阿司匹林,对于严重疼痛,可使用可待因等药物。

(5)预防深静脉血栓形成及肺栓塞:弹性袜或气囊间歇压迫装置,或两者联合使用。

2.一般内科治疗

(1)血压的管理:在出血发生的最初几天,血压通常是升高的,这种情况在临床状况较差的患者尤为常见。目前对此的解释为暂时克服增高的颅内压、保持脑血流量的调节机制。人们依然缺乏针对蛛网膜下腔出血后血压增高最佳治疗方案的证据。过于积极的降低血压可能会造成失去自动调节血流能力脑组织的缺血损伤。但是,如果动脉瘤未得到处理,血压持续增高,又使再出血的风险增高。目前人们采取的治疗策略是避免使用降压药物,增加液体入量以降低缺血性卒中的风险。

因此,除非血压极高,应避免治疗高血压。由于每个患者的个体因素不同(年龄、先前血压及心脏情况),对"极"高血压没有既定的定义。平均动脉压得到适度降低(如降低 25%)的做法是比较合理的。在降低血压之前,要看看患者的疼痛是否已得到处理:许多患者的血压可在适度镇痛后出现下降。

(2)液体管理:为了避免发生脑缺血,蛛网膜下腔出血后的液体管理应避免血浆容量的减少。虽然目前证据并不充分,但除非有心力衰竭等禁忌证,每天给予等渗生理盐水 2.5~3.5L 比较合适。若患者通过胃肠获得营养液,通过静脉入液量就该相应减少。发热的患者液体量应适度增加。可留置导尿管通常准确计算液体平衡情况。

(3)低钠血症:蛛网膜下腔出血后可出现高钠血症或低钠血症,低钠血症更为常见。大多数情况下低钠血症是由尿钠排出过多或脑耗盐综合征导致的,低钠血症往往会导致血容量减低,从而增加继发性脑缺血的风险。纠正蛛网膜下腔出血后的低钠血症实际上是纠正血容量不足。急性症状性低钠血症很少见,通常是要紧急使用高张盐水(1.8%或甚至 3%)。虽然对于慢性低钠及酒精、营养不良、肾衰竭或肝衰竭、器官移植引起的低钠,快速纠正低钠血症可能导致脑桥中央髓鞘溶解症,但是高张盐水治疗蛛网膜下腔出血后低钠血症还是比较安全的。生理盐水(0.9%;钠浓度为 150mmol/L)会引起负液平衡或尿钠过多的患者出现低血钠。由于肾上腺皮质激素的作用(作用于远端小管,导致钠重吸收),所以理论上,氟氢化可的松可以防止负钠平衡、低血容量,进而预防缺血并发症,但目前研究不足支持对蛛网膜下腔出血患者常规使用氟氢化可的松或氢化可的松。

(4)血糖的管理:高血糖的定义是血糖浓度>11.1mmol/L,有 1/3 的患者会出现高血糖。血糖增高与患者入院时临床情况较差有关。高血糖是预后较差独立的危险因素,但纠正高血糖能否改善患者结局仍不明确。

(5)镇痛药:通常可使用对乙酰氨基酚(扑热息痛)之类效果缓和的镇痛药物处理头痛;对于出血性疾病引起的头痛尽量避免使用水杨酸类药物,这类患者可能要接受神经外科开颅夹闭术或脑室内引流术。如果疼痛严重,需要加用可待因,甚至还需要使用合成阿片制剂(如曲马朵)缓解疼痛。

(6)发热:患者在发病最初的几个小时通常会有轻度发热(不超过38.5℃),这可能是由于蛛网膜下腔内炎症反应所致,患者的心率基本是正常的。入院时临床状况较差的患者及脑室内积血的患者更容易出现发热。发热是结局较差独立的危险因素。若体温超过38.5℃或脉搏相应增高,应考虑感染。白细胞数增高不能区分感染或非感染性发热。

(7)深静脉血栓的预防:大约4%的动脉瘤性蛛网膜下腔出血的患者会发生深静脉血栓形成(DVT)。皮下注射低分子肝素或肝素类似物可预防DVT。由于低分子肝素类似物可增加颅内出血风险,使用弹力袜是预防蛛网膜下腔出血患者DVT不错的方法,但该方法缺乏随机临床试验支持。然而,加压弹力袜必须根据患者实际情况应用才有效。可以使用气囊对腿部静脉进行间歇加压预防DVT,患者能够较好地耐受该类装置,同时也便于护理人员操作。联合使用气囊间歇加压装置和弹力袜可能对于治疗蛛网膜下腔出血患者也更加有优势。

(8)抗癫痫药物:是否预防性应用抗癫痫药物尚存争议。大约有7%的患者在发病初发生癫性发作,但是癫性发作对患者预后的影响还不明确。另有10%的患者在疾病最初的几周发生癫痫,以抽动为主的癫痫发作的发生率为0.2%。有8%的昏迷患者会发生无肢体抽动的癫痫发作,但是选择EEG作为指标本身过高估计了癫痫发生率。是否对所有患者或昏迷患者进行连续EEG监测尚未得出确切结论。连续记录的EEG花费很高,工作量大,也很容易出现误判。开颅术增加了癫性发作的风险,但目前的研究没能证实抗癫痫药能降低癫痫发生率或死亡率。由于缺乏预防性抗癫痫药物的证据,以及该类药物可能造成的不良反应,目前不支持将抗癫痫药物作为预防治疗。

(9)心肺功能不全:即使入院时情况较好,患者还是有可能在出血发生的几个小时内发生肺水肿和心功能不全。心功能不全也可加重肺水肿。患者在急诊室或入院后很短时间内可出现低氧血症及低血压,导致意识水平的迅速下降。若患者在普通病房出现肺水肿及心室功能不全,应立即将其转入重症监护病房,进行机械通气,使用心脏正性肌力药物。是否进行呼气末正压通气尚存争议。

3.预防再出血

未处理的破裂动脉瘤中,最初24h内至少有3%~4%的再出血风险——这一风险有可能更高——有很高的比例在初次发病后立即发生(2~12h);此后再出血风险第一个月是每日1%~2%,3个月后的长期风险是每年3%。因此,在怀疑蛛网膜下腔出血时,建议给予紧急评定和治疗预防再出血的根本方法是尽早闭塞责任动脉瘤(神外开颅夹闭术或介入动脉瘤填塞术)。针对中国国情,其他还有一些方法指南也是有推荐的。

(1)抗纤溶药物:氨甲环酸及6-氨基乙酸是最常使用的两种抗纤溶药物。研究表明抗纤溶药物的确降低了再出血的风险(OR=0.59,95% CI:0.42~0.81),但不能影响总体死亡率(OR=0.99,95% CI:0.79~1.24),也不能降低不良结局发生率(死亡、植物状态或严重残疾,OR=1.12,95% CI:0.88~1.43)。对此的解释是虽然抗纤溶药物可降低再出血率,但缺血事件的风险增加了。尽管较早的研究认为,抗纤溶药的总效应是阴性的,但新近的证据提示,发病后短时间内进行抗纤溶治疗,在早期处理动脉瘤后,停用抗纤溶药,预防低血容量和血管痉挛。但这种方法的正确性需要进一步探讨。此外,在某些特殊情况下也可以考虑用抗纤溶药预防再出血,如患者的血管痉挛的风险低和(或)不得不推迟手术。

(2)重组Ⅶa因子:理论上说,激活的凝血因子有防止再出血的作用。但目前的证据不支持使用该药。

4.预防继发性脑缺血

与颅外或颅内动脉闭塞导致的缺血性卒中不同,蛛网膜下腔出血后的脑缺血或脑梗死往往不局限于单一动脉或其分支的分布区。由于脑血管痉挛的高峰是从发病第5~14天,与继发性脑缺血的时间相一致,脑血管痉挛导致弥漫性脑缺血,会产生局灶或弥散性临床症状,并且CT及实践也会发现多发性缺血灶,所以目前认为脑血管痉挛是继发性脑缺血的主要原因。

(1)钙拮抗药:目前的证据表明钙拮抗药可降低继发性脑缺血的发生率,并且有改善病死率的趋势。临床试验中主要使用的尼莫地平用法(60mg 口服 q4h,连用3周)成为目前动脉瘤性蛛网膜下腔出血患者的标准治疗。若患者不能吞咽,就应将尼莫地平药片碾碎后使用生理盐水通过鼻饲管冲入胃中。药品制造商更加支持使用静脉尼莫地平,但这种方法较贵,且目前没有证据支持这种用法。除此之外,静脉应用尼卡地平不能改善患者预后。在神外开颅夹闭术的同时,可将钙拮抗药注入蛛网膜下腔,但是这种用法的有效性还有待证实。

(2)硫酸镁:超过50%的蛛网膜下腔出血患者有低镁血症,这与继发性脑缺血及不良结局有关。镁离子同时是电压依赖性钙通道的非竞争性拮抗药,并且对脑动脉有扩张作用。目前仅有一个试验对静脉使用尼莫地平及硫酸镁进行了比较,没有发现两者在预防继发性脑缺血方面有差异,但是该试验的样本量太小(104名患者),没能得出有意义的结论。

(3)阿司匹林及其他抗栓药物:几个研究发现血小板在蛛网膜下腔出血后3d被激活。得出该结论的依据是血栓烷B_2水平增高,它是血栓烷A_2稳定的代谢产物,而血栓烷A_2可促进血小板激活及血管收缩。但目前的数据表明抗栓药物不能显著降低继发出血性卒中的发生率及不良预后,且有增加颅内出血的风险,故不推荐使用抗血小板药物。

(4)他汀类药物:HMG-CoA还原酶抑制药(他汀类药物)目前主要应用于降低LDL-C水平,但是它们同时有抗炎、免疫调节、抗血栓作用,并可作用于血管。目前他汀类药物用于蛛网膜下腔出血的证据还非常有限,但一个大样本的随机临床试验正在英国进行。

(5)腰穿置管外引流术及纤维溶解药物注射:这些治疗措施验证了脑血管痉挛增加继发性脑缺血以及外渗血液造成血管痉挛的假说。由于目前没有随机临床试验,不推荐将该治疗作为临床推荐。在脑池内注射纤维溶解药物来去除蛛网膜下腔内血液是一种积极的方法。使用微导管通过腰穿口置入,将尿激酶注入小脑延髓池。该方法可显著降低临床血管痉挛(首要结局,临床症状的恶化包括血管造影证实的血管痉挛)。患者的临床结局较好,但病死率没有下降。在这种治疗方法作为临床常规之前,需要样本量更大的研究将总体临床结局作为首要结局进行衡量。

5.治疗继发性脑缺血

(1)诱导高血压及扩容:三高治疗,即高血容量(增加循环血浆量)、诱导产生动脉高血压、血液稀释。基本原理是通过增加血容量来增加心排血量,这样可以提高动脉血压,从而增加缺血区域的脑血流量(CBF)。增加局部血量流量的方法是提高脑组织血液灌注量或降低血液黏滞度。如果进行积极的输液治疗时出现并发症,就应该使用肺动脉导管进行监测。有时仅通过扩容就可以达到提高血压的目的,但为了达到目标血压,还需要使用血管活性药物(如多巴胺或去氧肾上腺素)。血液稀释是指将血细胞比容控制到30%~35%。从35年以前第一个观察性研究发表以来,有关诱导性高血压的随机临床试验仍然很少,但是根据病例报告及非对照研究的数据,许多内科医师对患者进行诱导性高血压及扩容,并且发现患者的病情出现好转。

对蛛网膜下腔出血患者可早期进行静脉内液体治疗,预防血容量不足及脑耗盐综合征。临床实践中,可联合使用晶体液及胶体液。在动脉瘤夹闭之前,血容量的扩充、血液的稀释以及血压的升高要谨慎,要避免血压过度增高,降低再出血的风险。动脉瘤夹闭后就可以积极进行三高治疗了。一般情况下,最先使用生理盐水(0.9% NaCl;140ml/h),根据患者的尿量调节滴数。如果患者入院时血细胞比容在40%以下,就应该使用5%的白蛋白500ml,注射时间不少于4h。

对于目标血压值仍存在争议,其确定必须充分考虑患者的基础血压值。既往没有高血压的患者,收缩压要控制在110mmHg以下;对于基础血压就高的患者,收缩压最高值应比基础水平低20%。这种血压要一直维持到动脉瘤被处理之后。对血压的严格控制可预防再出血。

当然,"三高治疗"有其并发症。①颅内并发症:加重脑水肿、增加颅内压、动脉瘤再次出血。②颅外并发症:肺水肿的发生率为17%,尤其是使用较多晶体液进行扩容;稀释性低钠血症(CNa<135mmol/L)发生率为3%;心肌梗死的发生率为2%。

(2)经皮腔内血管成形术及血管扩张药物:即便是已经闭塞动脉瘤,经皮腔内血管成形术中血管破裂的发生率约为1%,其他并发症(如高灌注损伤)的发生率约为4%。综合考虑上述风险、高花费以及缺乏对照组这些问题,目前经皮腔内血管成形术应该作为一种严格控制的试验性治疗措施。对于不设对照组的动脉内超选择动脉内注射药物可以改善患者预后的结果也应采取同样的谨慎态度。罂粟碱的使用已成为一种常用的治疗该病的药物,但不是所有研究结果都支持使用该药。动脉内注射米力农、维拉帕米或尼卡地平也可用于扩张血管,但目前尚不肯定这些药物是否能改善患者的临床预后。

6.防治脑积水

对于SAH后慢性脑积水患者推荐进行临时或永久的CSF分流;对于出现意识下降的急性SAH患者,脑室底造口可能使患者获益。

七、预后

动脉瘤性蛛网膜下腔再出血的病死率非常高,患者第1次出血病死率约为30%,若发生第2次出血,则迅速增加到70%。发病第1个月内每天的再出血风险为1%~2%,之后降至每年3%~4%。即使成功处理动脉瘤,还是有相当多的患者存在生活质量的下降,这逐渐引起人们的关注。

(鹿跟涛)

第六节 高血压脑病

高血压脑病是指血压骤然急剧升高引起的一过性急性全脑功能障碍综合征。

一、病因及发病机制

(一)病因

任何原因引起的血压急剧过度升高均可导致本病。

1.高血压

急进型恶性高血压最常见;其次为急性或慢性肾小球肾炎、肾盂肾炎、子痫、原发性高血压及嗜铬细胞瘤等,少见原发性醛固酮增多症及主动脉缩窄。

2.抑郁症

个别用单胺氧化酶抑制剂时可发生高血压脑病;食用含酪胺食物(干酪、扁豆、腌鱼、红葡萄酒、啤酒等)可诱发。

3.急性或慢性脊髓损伤

因膀胱充盈或胃肠潴留等过度刺激自主神经诱发。

(二)发病机制

发病机制尚不十分清楚,可能与下列因素有关:

1.脑血流自动调节崩溃

当平均动脉压迅速升高到180mmHg(24.0kPa)以上时,脑血流自动调节机制崩溃,血管被动扩张,脑血流量增加,血管内压超过脑间质压,使脑血管床液体外流,迅速出现脑水肿及颅内压增高。

2.小动脉痉挛

血压迅速升高,自动调节过强而致小动脉痉挛,血流量减少,血管壁缺血坏死,通透性增高,血管内液体外渗,也可使病情加重。

二、病理

高血压脑病的主要病理表现是:

1.脑水肿

脑重量增加,外观苍白,脑回变平、脑沟变浅、脑室变小。

2.脑小动脉玻璃样变性

血管内皮增厚,外膜增生,血管腔变小或阻塞,导致纤维蛋白性血栓和脑实质微梗死。

三、临床表现

1.年龄和性别

发病年龄与病因有关,恶性高血压30~50岁多见,急性肾小球肾炎多见于儿童或青年,慢性肾小球肾炎青少年及成年多见,子痫常见于年轻妇女。

2.病势特点

起病急骤,病情发展迅速,发病历经12~48h,短则数分钟。主要表现为呕吐、头痛、烦躁、嗜睡、意识模糊、黑矇、视物模糊和癫痫发作等。及时降血压治疗后症状在数分钟至数日内完全消失,不留后遗症。

3.血压

舒张压在140mmHg(18.7kPa)以上,儿童、孕妇或产后妇女血压突升至180/120mmHg(24.0/16.0kPa)即可发病。眼底检查呈Ⅳ级高血压眼底改变,视乳头水肿,视网膜出血。

4.CT、MRI和脑电图

CT可见脑水肿所致弥漫性白质密度降低,脑室变小。MRI显示脑水肿敏感,呈长T_1与长T_2信号。

顶枕叶水肿是高血压脑病的特征。脑电图常见双侧同步的慢波活动。

四、诊断及鉴别诊断

（一）诊断

(1) 原发或继发性高血压病史。
(2) 血压骤升（舒张压＞18.7kPa）。
(3) 颅内压增高症状，或有短暂的神经系统局灶体征。
(4) 眼底高血压视网膜病变。
(5) CT或MRI显示特征性顶、枕叶水肿。
(6) 降压治疗后症状和体征在数小时内消失。

（二）鉴别诊断

本病应与高血压性脑出血、脑梗死、蛛网膜下腔出血鉴别，脑卒中有低密度或高密度病灶；高血压脑病与高血压危象均表现血压急剧升高，鉴别点如表3-3。

表3-3 高血压脑病与高血压危象的鉴别点

鉴别点	高血压脑病	高血压危象
发病机制	脑血流自动调节机制崩溃	全身小动脉短暂性强烈痉挛
血压升高	以舒张压为主	以收缩压为主
心率	多缓慢	多增快
脑水肿及颅内压增高	为主要症状	不明显，除非伴高血压脑病
心绞痛、心衰、肾衰	少见	多见
抽搐失语及暂时性偏瘫	较多见	少见

五、治疗

治疗原则：尽快降低血压、减轻水肿、降低颅内压和控制抽搐。

（一）降低血压

高血压脑病发作时应在数分钟至1h内使血压下降。舒张压应降至110mmHg（14.7kPa）以下（原有高血压）、80mmHg（10.7kPa）或以下（原血压正常），并维持1～2周，使脑血管自动调节恢复适应性；但降压不要过快、过低，以防诱发心肌梗死和脑梗死。常用药物：

1. 硝普钠

降压迅速稳定，无不良反应；50mg加入5%葡萄糖500ml静脉滴注，滴速为1ml/min，每2～3min测一次血压，根据血压值调整滴速和用量，以维持适宜水平；本药理化性质不稳定，配制后须在2h内使用。

2. 硝苯地平（心痛定）

为钙通道阻滞剂，10～20mg口含，3次/d，20～30min起效，1.5～2h降压明显。

3. 硝酸甘油

作用迅速且监护较硝普钠简单，副作用少，适宜合并冠心病、心肌供血不足和心功能不全者。20mg加于5%葡萄糖500ml静脉滴注,根据血压调节滴速。

(二)减轻脑水肿,降低颅内压

(1)20%甘露醇250ml快速静脉滴注,1次/6~8h,心肾功能不全者慎用。
(2)地塞米松10~20mg静脉滴注,1~2次/d,与甘露醇联合使用疗效更好。
(3)呋塞米40mg,静脉注射。
(4)10%人体清蛋白50ml静脉滴注。

(三)控制抽搐

(1)严重抽搐者首选安定10~20mg缓慢静脉注射。
(2)苯巴比妥0.2~0.3g肌注,以后每6~8h重复注射0.1g。
(3)10%水合氯醛成人可用30~40ml灌肠。
(4)控制发作1~2d后可改用苯妥英钠或卡马西平口服,维持2~3个月以防复发。

六、预后

预后与病因和是否得到及时治疗有关。若能紧急处理,多预后良好。意识障碍加重以至昏迷或频发抽搐,提示预后不良。

(李淑娟)

第七节 脑血管畸形

脑血管畸形是指脑血管发育障碍引起的脑局部血管数量和结构异常,并对正常脑血流产生影响的一类疾病,共分为4个类型:①脑动静脉畸形。②海绵状血管瘤。③毛细血管扩张症。④静脉畸形。其中最常见的是脑动静脉畸形,约占脑血管畸形总数的90%以上。下面将重点介绍脑动静脉畸形。

脑动静脉畸形(AVM)是一种先天性局部脑血管变异,在病变部位扩张的脑供血动脉和引流静脉之间缺乏毛细血管,致使动脉直接与静脉相接,形成脑动脉、脑静脉之间的短路,产生一系列脑血流动力学上的紊乱。临床上可表现为反复的颅内出血、局灶性或全身性癫痫发作、短暂脑缺血发作及进行性神经功能障碍等。发病年龄多为20~40岁,男性多见,是自发性蛛网膜下腔出血的另一常见原因,仅次于颅内动脉瘤。90%以上的AVM位于幕上,位于幕下者不到10%。病变多发生于大脑中动脉供应区,其次为大脑前动脉供应区。最多见于顶叶,其次为额叶、颞叶及枕叶,亦可见于胼胝体、基底核等部位。AVM的典型病变呈锥形,基底位于皮质,尖端指向白质深部。有一支至多支增粗的供血动脉供血,引流静脉多扩张、扭曲,内含有鲜红的动脉血。在畸形血管之间有变性的脑组织,是区别于血管性新生物的重要病理特征。

一、病理生理

AVM由一团发育不正常的血管组成,主要缺陷是病变区的动静脉之间缺乏毛细血管,动脉血直接流入静脉,血流阻力减小,产生一系列血流动力学上的改变,主要为局部脑动脉压的降低、脑静脉压的增高及其他脑血供方面的紊乱。

（一）动脉压降低

当 AVM 的供血动脉压力降低时，大量本应供给正常脑区的血流转向畸形血管团中灌注，导致正常脑区缺血，称为"盗血现象"。通常供血动脉中压力愈低，盗血现象愈严重。由于盗血累及的脑缺血范围比畸形血管团的范围大，故患者的症状体征常较由病变区损害所导致的症状体征广泛。

另外，AVM 的供血动脉的流量大，可导致动脉扩张扭曲，甚至形成动脉瘤。邻近区的脑小动脉虽未参与组成畸形血管，但因其内压降低亦都处于扩张状态，以便能争取到多一些的血供。原来已经闭合的动脉管道可因而开放或保留不闭。周围血管的扩大使 AVM 供应动脉的血流量增多，因此 AVM 虽不是新生物，但却可随着时间的推移逐渐扩大。

由于病变及其周围区脑动脉长期处于扩张状态，管壁上的平滑肌装置失去舒缩反应，脑血管自动调节功能失调。因此，有明显"盗血"症状的高血流量巨大 AVM，手术切除后易发生"正常灌注压突破综合征"。这是由于切除 AVM 后，脑"盗血现象"得到纠正，脑灌注压随着动脉压的突然上升而大量增高，高流量的短路分流由低灌注压迅速恢复到正常灌注压，但这些动脉分支因长期处于低灌注压而丧失其自动调节功能，不能随灌注压升高而自动收缩。这些无收缩能力的动脉将压力直接传达到毛细血管，引起急性血管源性脑水肿和广泛的出血。这一理论可解释某些病例术后数小时或数天内发生的颅内血肿和脑水肿。

（二）脑静脉压升高

动脉血直接进入静脉大大提高了脑的静脉压，导致正常区域的脑静脉回流受阻，脑组织因长期淤血而产生脑水肿，最终可导致颅内压增高。若非脑缺血可导致不同程度的脑萎缩形成一定的颅内代偿空间，发生颅内压增高的可能性较大。AVM 的分流越大，这种血循环紊乱亦越显著。在颅内高压及脑静脉压增高的同时，脑脊液的吸收减少、分泌增加，可导致不同程度的交通性脑积水。

（三）颅内出血

颅内出血是 AVM 的最大危害，均由血管破裂引起。在大量血流的长期冲击下，畸形血管团中的管壁较薄弱的静脉部分容易破裂出血。如破裂的是脑浅表静脉，往往引起蛛网膜下腔出血；如发生深静脉破裂，则为脑内出血或脑室内出血。出血也可因邻近脑组织内的扩张小血管破裂所致，造成蛛网膜下腔、脑实质内或脑室内出血。另外，供应动脉上的动脉瘤也可发生破裂出血。一般而言，小的 AVM 出血的可能性更大。

（四）脑缺血

脑"盗血"所致脑缺血程度严重者可产生癫痫。巨大型 AVM 的"盗血"量大，脑缺血程度重，癫痫发作及短暂性脑缺血发作的概率大。小型 AVM"盗血"量小，不伴随脑缺血或者脑缺血程度轻，癫痫的发生概率小。

二、诊断

突然的自发性颅内出血，癫痫发作特别是局限性发作，或有进行性轻偏瘫而无颅内压增高，年龄在 40 岁以下者，应首先考虑本病的可能性。但确诊须依靠 CT、CTA、MRI、MRA 和脑血管造影等检查。

（一）脑血管造影

脑血管造影，即 DSA 是诊断 AVM 公认的"金标准"，且对 AVM 的治疗有决定性指导作用。AVM 通常有以下典型表现：①粗细相近、相互纠缠的迂曲扩张血管形成的畸形血管团。②一支或多支异常粗大的供血动脉和引流静脉。③因动静脉之间形成短路，在动脉期静脉即可显影。④因造影剂随血流经动静脉短路大量流入静脉,AVM 因血流量增加而清楚显影。⑤可动态显示供血动脉和引流静脉的血流动力学改变,三维血管重建图像可从任意角度显示病变的部位、与供血动脉和引流静脉及周围解剖结构之间的三维立体关系,增加对病变的更深入理解,直接指导手术方案的设计。另外,由于 AVM 常由多条动脉供血,故对于位于中线部位、小脑幕附近、病变较大或脑深部的 AVM 需特别强调全脑血管造影,深入了解供血动脉和引流静脉情况。但 DSA 为有创性、侵袭性操作检查,对患者及操作者均有辐射危害,且检查时间长、并发症较多、费用高,不适宜部分急性期的危急重症患者。

(二)MRI 及 MRA

MRI 对 AVM 的供血动脉、病灶(血管团)、引流静脉、出血、占位效应、病灶与功能区的关系均能作出判断,MRA 可进一步显示异常血管影。较 DSA 而言,因其无创性,MRI 和 MRA 是诊断 AVM 的首选影像学检查手段。其典型表现如下:①AVM 的血管成分表现为成团状、网状分布的无信号流空血管影。其中供血动脉,在 T_1 和 T_2 加权像上因流空现象而表现为低信号或无信号影。引流静脉则因血流缓慢,T_1 加权像呈低信号,T_2 加权像为高信号像。血管的钙化表现为低信号或无信号暗区。AVM 中的血栓,在 T_1 和 T_2 加权像均表现为低信号夹杂等信号或高信号和低信号内夹杂高信号影。②AVM 出血形成血肿,其 T_1 和 T_2 加权像变化和其他原因所致的血肿相似。亚急性期血肿,在 T_1 和 T_2 加权像上均为高信号,随时间延长,血肿在 T_1 加权像上信号逐渐变为等信号或低信号,T_2 加权像上仍为高信号。三维平面图像有助于准确定位。③MRA 可显示异常的血管影,如供血动脉、畸形血管团、引流静脉等。但 MRI 和 MRA 检查时间长,部分伴有意识障碍的患者不能耐受。

(三)头颅 CT 及 CTA

常表现为边缘不整齐的斑点、团块或条索状高低或低等混杂密度影,部分病例甚至可显示出粗大曲张的引流静脉。病灶周围可有局限脑萎缩,常无明显占位效应,无明显脑水肿。部分病例平扫不能显示病灶,注射造影剂后,病灶呈团块状强化,甚至可见迂曲血管影、供血动脉和引流静脉。出血后则表现为脑内血肿、蛛网膜下腔及脑室系统出血。根据出血时间长短可见高密度影、混杂密度影及低密度影,血肿周围可有脑水肿。伴脑室受压变形及中线移位等占位效应。注射造影剂后,部分血肿边缘可出现畸形血管迂曲强化影,同时混杂密影血肿常有环状强化。与 DSA、MRI 和 MRA 相比,头颅 CT 和 CTA 最大的优势在于其方便快捷的成像特点,对部分出血急性期伴有意识障碍、不能配合 DSA 或 MRI 及 MRA 检查的病例,CT 和 CTA 可尽快大致明确 AVM 的大小、部位、供血动脉、引流静脉以及血肿量的大小,为快速制订治疗方案提供诊疗依据。

(四)其他辅助检查

脑电图异常是 AVM 患者的常见表现,多为局限性异常,少数为弥漫性改变,异常发生在病变同侧者占 70%~80%。脑电图异常与患者年龄和病期无关。脑血管畸形范围的直径在 2~3cm 以上或呈血肿者,脑电图改变较显著,有癫痫发作者更为多见。另外,TCD 检查可见供血动脉的血流速度加快。头颅 X 线有时能发现病变部位钙化斑、颅骨血管沟增宽变深等。

三、分类

脑 AVM 的大小、部位、形态各异,为了确定手术对象、制订治疗方案、评估术中的困难程度及预测术后效果,有学者于 1984 年根据病变大小、部位深浅、供血动脉和引流静脉 4 种因素,提出了 4 级分类法(表 3-4)。每一因素下可得到一个"级分"。如 4 个因素都属 1 级,定为 1 级;其中有一项为 2 级,则为 1~2 级;如有两项以上为2级,则属2级;有一项为3级,属2～3级;两项以上为3级,属3级;有一项为4级,属3～4级;两项以上为4级,属4级。级别越高,手术难度越大,疗效越差,病残率和死亡率也越高。

表3-4 脑AVM的分级标准表

因素	1级	2级	3级	4级
大小	小型,直径<2.5cm	中型,直径在2.5～5.0cm	大型,直径在5.1～7.5cm	特大型,直径>7.5cm
部位及深浅	浅表,位于"哑区"	浅表,位于功能区	位于脑深部(包括大脑纵裂,基底核,胼胝体,脑底面等)	涉及脑干或脑深部的重要结构
供应动脉	单独1根大脑中动脉或大脑前动脉的分支,并位于浅表	多根位于浅表或单根位于脑较深部,但不是大脑后动脉的分支	大脑后动脉或大脑前、中动脉的深部分支,椎-基底动脉分支	大脑前、中、后动脉都参与供血者
引流静脉	单根、表浅,增粗不显著	多根、表浅,但有巨大静脉瘤形成者	深静脉或深、浅静脉都参与者	深静脉增粗曲张呈瘤状者

1986年,Spetzler及Martin制订的新的分级方法对AVM进行分级:①AVM直径<3cm为1分,3～6cm为2分,>6cm为3分。②AVM位于非功能区0分,位于功能区1分。③AVM表浅静脉引流0分,深部静脉引流1分。分级=AVM大小分数+AVM部位分数+AVM静脉引流分数。级别越高手术难度越大,预后越差。完全位于功能区、巨大AVM或累及下丘脑和脑干的AVM视为6级,任何方法治疗危险性都极大。Spetzler分级法在国际上应用较广泛,与史氏分级法异曲同工。Spetzler分级法的Ⅰ级与史氏分级法1级、1.5级,前者的Ⅱ级与后者的2级,前者Ⅲ级与后者2.5级,前者Ⅳ、Ⅴ级与后者3、3.5级相当。Ⅰ～Ⅱ级的AVM手术切除难度较小,无死亡率甚至无致残率出现。分级级别越高,致残率越高,死亡率越高。

四、治疗

脑AVM的治疗目的是防止出血,减轻或纠正脑血流动力学紊乱,缓解神经功能障碍,控制癫痫。目前的治疗方法包括显微手术切除术、血管内介入栓塞术和立体定向放射治疗、保守治疗和综合治疗。

(一)手术治疗

近年来,由于显微手术的开展、器械的改进以及栓塞技术问世,许多神经外科专家倾向于积极手术治疗AVM。目的在于阻断供血动脉及切除畸形血管团,杜绝病变破裂出血的危险,减少或消除脑盗血现象,改善脑部血供,恢复神经功能。

1.显微手术切除术

畸形血管切除术是当前治疗AVM最可靠的方法。除了少数巨大的AVM手术危险性很大以外,其余AVM全切术的死亡率小于5%,而且大部分患者术后症状能够改善。

(1)适应证:①有颅内出血史,或近期出血后有颅内血肿者。②无颅内出血史,药物控制无效的顽固性癫痫、病变逐渐增大或"盗血"现象日益加剧、神经功能缺损进行性加重者。③有顽固的头痛、颅内压增高或不可忍受的血管杂音者。④位于大脑浅表非功能区的小至中型的血管畸形,且仅有少许小动脉供血者,不管有无出血均应手术切除,技术娴熟者,对重要功能区AVM亦可行手术切除。⑤巨大型、高流量的AVM,经过血管内介入栓塞部分主要供血动脉后,1～2周内行病灶切除。⑥大型并扩延到重要功能区者是相对适应证,须从手术危险性和非手术治疗的自然病程的预后去考虑,比较两者得失来决定是否采取手术治疗。

另外,急性AVM破裂出血已有脑疝形成的患者,应急诊手术。但手术应以清除血肿、降低颅内压、挽救生命为目的,切忌在病灶大小和范围不明确、供应动脉来源不清的情况下盲目切除畸形血管团,以免发生致死性大出血,危及患者生命。与颅内动脉瘤不同,AVM近期再出血的发生率较低,因此可待患者度过危险期后行进一步检查,在充分准备的前提下再择期行AVM切除术或血管内介入栓塞术。近年来随着影像学技术的发展,3D-CTA可在出血急性期快速明确AVM的病灶部位、大小及供血动脉和引流静脉的大致情况,在情况允许的条件下,部分病例可在清除血肿的同时行病灶切除术。

(2)禁忌证:①神经损害症状严重,如长期昏迷、痴呆和瘫痪,即使将病变切除,也难以改善症状者。②高龄,全身性疾病严重,如糖尿病、心脏病、肾病等不能忍受手术者。③病变巨大,多动脉供血,估计术后死亡率高且残废严重者。

(3)手术方法和要点

1)开颅切口必须充分显露AVM所在的脑表面。

2)由于AVM内动脉、静脉的直接交通,以及静脉动脉化和动脉静脉化的病理变化,两者颜色均呈红色,有时不易区分。可根据以下几点帮助辨认供血动脉:①管壁较畸形血管厚,表面仍有一定的光泽。②直径比正常动脉粗大。③血管内的血流,看不到像粗大静脉中那样的涡流。④用镊子将血管轻轻夹闭一下,如果所夹血管为动脉,则红色的静脉可立即变为蓝色,或在静脉内出现界限分明的红色和蓝色的层流。

3)术中应遵循先处理畸形血管团的供血动脉、再分离AVM、最后处理引流静脉的原则。如过早切断引流静脉,将会发生难以控制的出血与脑肿胀,造成不良后果。

4)术中需将畸形血管完全切除,否则有再出血的危险。

5)大型高流量并伴有慢性进行性脑缺血症状的患者,AVM切除后可出现"正常灌注压突破综合征",导致难以控制的脑肿胀和出血。有学者主张分两期手术,先期将主要供血动脉用血管内栓塞法加以阻断,待1~2周后再行切除术。

6)良好平稳的麻醉十分必要,切除大型、巨大型AVM时术中可行短暂控制性降压,以防止发生脑过度灌注现象。

7)术中大出血难以避免,术前备血要充足(较大的脑动静脉畸形应备血1500~2000ml),建立两处静脉通道,准备两套吸引器应急。术中大出血的主要原因往往是供血动脉未能妥善处理,应根据术前影像学资料显露供血动脉的主干,并用血管阻断夹夹闭以控制血流。同时可把收缩压降至10.7~12.0kPa(80~90mmHg),尽快切除病变并止血,按估计失血量加快输血。部分学者主张在开颅术前先分离暴露病变侧颈内动脉,在术中出血时可短暂阻断颈内动脉血流,但时间越短越好,以免时间过久使脑组织缺血。另一种大出血是"正常灌注压突破综合征"引起的,虽然少见,但处理棘手、止血困难。可延长降压的时间,增加降压的幅度。如病变位于额极、颞极等非重要功能部位,也可作较广泛的脑叶切除,直到脑组织不再渗血或出血。

8)如有条件,手术应在可以造影的手术室(hybrid手术室)进行,以便必要时术中造影。

2.经血管内介入栓塞术(见血管内治疗)

主要适应于巨大AVM、功能区或深部AVM、小脑AVM、高流量AVM以及AVM开颅手术前栓塞治疗等。

(二)立体定向放射治疗

立体定向放射治疗是近 20 年来在立体定向手术的基础上发展起来的一种新型治疗方法,其利用射线束代替立体定向探针,通过定向引导一次性大剂量照射 AVM,使其皱缩、破坏、血管闭塞而达到治疗目的,属非侵袭性治疗方法,包括 γ 刀、X 刀、质子束、直线加速器等。主要适用于位于脑深部和功能区,手术治疗危险大,并发症多或血管内治疗难度较大的病灶,以及对开颅手术和血管内栓塞后残留病灶的补充治疗。与开颅及血管内介入手术相比,其创伤小,风险小,治疗时间短,因此易于被患者接受。但其起效时间长,放射治疗后第 2~4 年的闭塞率分别约为 30%、50%、80%,因此在畸形血管团未完全闭塞前仍有出血的可能。

(三)保守治疗

目的在于防止出血,控制癫痫发作及缓解已经存在的神经症状。一般适用于:①3~4 级或 4 级 AVM 病例。②未出血的其他病例。③因故暂时不适合做手术的病例。④将来发生出血的可能性很小的无临床症状病例。治疗的方法包括:①防止再出血。避免剧烈运动、情绪激动;保持大便通畅;有高血压者适当降低血压;有出血者需绝对卧床休息,并运用止血药物和氨甲苯酸、氨基己酸等抗纤溶药物。②控制癫痫发作。根据癫痫的类型选择恰当的抗癫痫药物,如苯妥英钠、卡马西平、丙戊酸钠等,特别强调坚持长期规则服药。③对症治疗。根据病情不同给予对症处理减轻患者的症状。有颅内压增高者可给予脱水剂、利尿剂降低颅内压。

(四)综合治疗

显微外科手术、血管内介入栓塞和立体定向放射外科治疗 AVM 虽已广泛应用于临床,但对于大型、巨大型、多发性、伴有动脉瘤或大的静脉瘤或位于重要结构、脑深部的复杂性 AVM,单一的治疗方法难以达到理想的疗效。近年来的研究显示,2 种或 3 种治疗手段综合应用可以明显地提高 AVM 的治愈率,降低致残率和死亡率。

1. *血管内介入栓塞＋手术切除术*

术前栓塞可使 AVM 体积缩小、血供减少,有利于减少术中出血、分离血管团和全切除病灶,并减少术中术后发生脑过度灌注的发生率。一般认为,栓塞后 1~2 周是最佳手术时机,因 NBCA 栓塞 3 个月后易发生血管再通,因此手术时机可适当延迟。

2. *血管内介入栓塞＋立体定向放射治疗*

一次性栓塞大型和巨大型的 AVM 术后发生灌注液突破等严重并发症的可能性大,部分病例可先行栓塞治疗,残留病灶加作立体定向放射。放疗前血管内栓塞可使 AVM 体积缩小,减少放射剂量,减轻周围脑组织的放射反应,提高治愈率。血管内栓塞亦可闭塞 AVM 并发的动脉瘤和伴发的大的动静脉瘘,降低放疗后观察期间再出血的风险。

3. *立体定向放射治疗＋显微手术切除术*

放疗可部分闭塞 AVM、缩小 AVM 体积和减少血管数目和血流量,有利于手术操作,减少术中出血,提高手术成功率和全切率。手术还可将放疗无法闭塞的大型动静脉瘘切除,提高治愈率。

(刘万根)

第八节 颅内动脉瘤

颅内动脉瘤是颅内动脉壁上的局限性异常扩大,是引起自发性蛛网膜下腔出血(SAH)最常见的原因。

根据Locksley的综合性统计，在5431例自发性SAH的患者中，动脉瘤破裂占51%。动脉瘤破裂出血的死亡率很高，首次出血的死亡率为30%～40%。如首次出血能存活下来，将面临再次破裂的威胁，而再次破裂出血的死亡率更高，达60%以上。几乎所有的先天性动脉瘤都位于或接近动脉主干的分叉处，85%～95%位于Willis环的前半部，即颈内动脉和它的分支或前交通动脉；其余是在椎，基底动脉系统。多发性动脉瘤约占20%，其中40%发生在两侧及对称部位上，大脑中动脉（MCA）是最常见的部位。本病以30～60岁中年人比较多见，10岁以下或80岁以上者很少见。

颅内动脉瘤按发病原因可分为以下几种：①先天性动脉瘤（囊状动脉瘤），占90%以上，多发生于动脉分叉处。②动脉硬化性动脉瘤（梭形动脉瘤），约占7%。因动脉壁粥样硬化和高血压而使动脉壁逐渐向外梭形膨出形成动脉瘤。③感染性动脉瘤，多见于脑动脉的终末支。常因身体各部位的感染栓子经血液播散停留在脑动脉的终末支，少数栓子停留在动脉分叉部，引起动脉壁的局部炎症，从而破坏管壁形成动脉瘤。④创伤性动脉瘤，见于颅脑损伤、手术创伤后，由于异物、骨折片等直接伤及动脉管壁，或手术牵拉血管造成管壁薄弱，从而形成动脉瘤。⑤还有一些少见的原因（如肿瘤等）也能引起动脉瘤。

绝大多数的动脉瘤患者在未破裂出血前都无症状，少数病例可因压迫相邻的神经结构出现相应的神经症状。常见的症状分为3类：①出血症状，最常见的是单纯SAH，其次为脑内血肿，严重时可发生脑疝。脑内血肿也可合并有SAH或脑室内出血。创伤性动脉瘤多位于颈内动脉海绵窦段，由于该部颅底骨折引起，可表现为反复发作性鼻腔大出血，并可伴有失明和眼眶周围淤血。②局灶症状，因动脉瘤压迫的部位不同而异。在动脉瘤破裂前所出现的症状为其直接压迫邻近结构的结果。例如，颈内动脉-后交通动脉动脉瘤中，常出现病侧动眼神经麻痹。颈内动脉的巨型动脉瘤（直径大于2.5cm者）可因视功能损害及垂体功能障碍而被误认为垂体腺瘤。动脉瘤破裂后，由于出血破坏或血肿压迫脑组织，以及血管痉挛引起脑缺血等情况均可出现相应的局灶症状。如大脑中动脉动脉瘤破裂可引起对侧偏瘫，左侧者还可伴有失语。③脑缺血及脑血管痉挛，血管痉挛为动脉瘤破裂出血后发生脑缺血的重要原因。SAH造成脑损害使脑皮质对缺血的耐受性减弱而产生缺血症状。此外，瘤囊内血栓脱落及蔓延也是造成缺血的原因。

一、病理生理

颅内动脉瘤的发生原因主要有两种：首先是先天因素，颅内动脉瘤的发生部位多数是在动脉的分叉处，这是动脉中层最薄弱而且又是承受血流冲击最大的部位，在长期血流压力和冲击力的作用下，动脉内膜即可通过此缺损向外突出，形成先天性囊状动脉瘤。其次是后天因素，如动脉粥样硬化及高血压，可广泛破坏血管壁内弹力层和中层，加上高血压的作用，可使动脉壁薄弱的部分外突形成动脉瘤，并常呈梭状扩张。此外，创伤、感染、肿瘤等损伤管壁也能形成动脉瘤。

动脉瘤与载瘤动脉相连接的部分称为瘤颈，与瘤颈相对的部分称为瘤底，其余部分称为瘤体。由于瘤底受到血流冲击和损伤较瘤颈和体部严重，所以瘤底是动脉瘤最薄弱的部分，易发生破裂。通常颅内动脉瘤的体积都较小，不造成明显的占位情况，但临床上常因动脉瘤破裂出血和脑血管痉挛而造成较严重的症状。

（一）动脉瘤破裂出血

这里所谓"破裂"实际上不是动脉瘤真的被胀破，而只是动脉瘤壁的不断磨损变薄，发生渗漏而已。如果动脉瘤真的破裂，出血将十分猛烈，患者常因大出血引起脑内血肿和脑疝而在短时间内迅速死亡。动脉瘤的渗血虽较缓慢，但它的临床表现就是急性SAH所见的严重症状。

动脉瘤出血以后,由于组织的自体修复,血液的凝集作用及伴同的颅内压增高,可使出血暂停。以后因溶纤维蛋白酶的作用使已经闭合的出血点又开放,出现再次出血。据 Jane 对 364 例及 Kassell 对 2256 例破裂动脉瘤病例的调查,发现在初次出血后的 24h 内就有可能再次出血,以后随时间的迁移以 1.5% 的速度逐日递减。在出血后的第 2 周末,再出血率实际上比最初 24h 的再出血率累计减少 19%。这一概念纠正了过去认为再出血率在初次出血后的 10~14d 为最高的错误认识。目前多数认为再出血发生在第一次出血后 7d 内最多,3 周后显著减少。

动脉硬化、高血压、外伤及感染等后天因素,均可促使先天性动脉瘤的扩张和破裂,引起 SAH 和脑内血肿。此外,动脉瘤破裂后可发生脑血管痉挛、脑缺血、脑水肿、脑室内出血和脑积水等一系列病理改变,死亡率和病残率都很高。

(二)脑血管痉挛

动脉瘤性 SAH 后脑血管痉挛(CVS)可使脑血流量减少,造成脑缺血和脑梗死,严重者可导致脑组织广泛缺血缺氧,引起脑水肿以及颅内压增高,继发更为严重的脑损害,是产生昏迷、瘫痪等严重症状的根源,也是动脉瘤破裂患者死亡率和病残率增加的主要原因,部分学者认为这是比动脉瘤破裂出血更为重要和复杂的一种发病机制。

早期的研究结果认为,CVS 自出血后第 3d 开始,持续 7~21d,第 2 周是痉挛高峰,主要与出血急性期后血凝块中释放出来的多种血管收缩物质有关,如前列环素(PGI_2)、血栓素 A_2(TXA_2)、5-HT、儿茶酚胺、红细胞溶血后氧合血红蛋白等。在此期间血管壁和脑组织容易形成不可逆损害,痉挛的脑血管可能对血管扩张剂丧失扩张能力,至今尚缺乏有效的治疗措施以减轻 SAH 后晚期 CVS 及其所致的脑损害,相当一部分患者的神经功能障碍未能得到改善甚至死亡。近期的研究表明,SAH 出血急性期(3d 内)也有 CVS 发生,现在大多数学者将其与传统意义上的 CVS 共称为 SAH 后 CVS 的"双期现象",即早期(急性期)CVS 和晚期(慢性期)CVS 或迟发性 CVS。据统计,SAH 患者的早期死亡率极高,其中 12% 的患者在 cvs 尚未治疗时就已死亡,25% 于 24h 内死亡。研究表明,与迟发性 CVS 的发生机制不同,SAH 可直接启动多条信号转导通路导致早期 CVS,但两种发病机制的最后共同途径都是平滑肌细胞 Ca^{2+} 内流和细胞内钙库中的 Ca^{2+} 释放,导致胞质内游离 Ca^{2+} 超载。据研究,SAH 后早期 CVS 及早期脑损伤(EBI)是 SAH 患者死亡的首要原因,早期 CVS 所致损伤效应可以影响和强化晚期 CVS 的发生和发展,但早期 CVS 时血管平滑肌形态结构未出现病理学改变,此时应用血管扩张剂效果较好。因此,如果能在 SAH 后的早期阶段尽早使用解痉药物,则可能减轻 SAH 后早期 CVS,进而减缓甚至阻断晚期 CVS 的发生和发展或减轻其严重程度,改善 SAH 患者预后。目前,SAH 后早期 CVS 及 EBI 正在逐渐成为研究的重点。

临床上一般将 CVS 分为两种类型:血管造影性 CVS 和症状性 CVS。但血管造影性 CVS 和症状性 CVS 并不完全一致,很多血管造影性 CVS 并没有相应的临床症状和体征。所以尽管血管造影性 cvs 的发生率可达 70%,但症状性 CVS 发生率只有 25%~30%。

CVS 在 DSA 全脑血管造影中表现为血管呈条索状,显示不均匀,管腔狭窄。通常将血管管腔狭窄小于 25% 定义为轻度狭窄;狭窄 25%~50% 为中度狭窄;狭窄大于 50% 为重度狭窄。尽管 DSA 全脑血管造影一直被认为是诊断脑血管疾病和 CVS 的"金标准",但其有创性、危险性及不能重复检查等局限限制了其对 CVS 的发生、发展及转归情况进行连续监测。

1982 年经颅多普勒超声检查(TCD)技术在临床上的成功运用,使 SAH 后 CVS 的无创动态监测成为可能。到目前为止,TCD 仍是临床上检查 CVS 最常用的方法,能测量血液流经大脑动脉的速度,并且可以连续多次监测,动态观察 SAH 后脑血流动力学变化情况,对 CVS 的诊断及预后判断均具有重要价值。大量研究证明,TCD所反映的血流速度增加与动脉造影所显示的脑血管痉挛有很好的相关性,特别是大脑中动脉(MCA)。1984年Aaslid等根据TCD的临床追踪观察,对SAH引起的CVS进行临床分级:血流速度120~140cm/s为轻度血管痉挛,140~200cm/s为中度血管痉挛;大于200cm/s时为重度血管痉挛,小于120cm/s时无血管痉挛的表现。TCD在判断大脑中动脉痉挛时的特异性更高,有85%~90%的准确性,同样对于椎基底动脉其可信度亦很高,但对于大脑前动脉和大脑后动脉诊断准确性不如大脑中动脉,所以临床上通常以观察结果最准确和最灵敏的大脑中动脉作为主要观测点来诊断CVS。

二、诊断

颅内动脉瘤破裂前多无症状,发病前诊断较为困难。其诊断大致分为两个层面:首先是SAH的诊断,在SAH确诊之后进一步检查以明确有无颅内动脉瘤。

(一)腰椎穿刺

腰椎穿刺是诊断动脉瘤破裂后SAH的直接证据。但在出血急性期,颅内压力往往较高,行腰椎穿刺检查有诱发动脉瘤再次破裂出血或导致脑疝的危险。部分学者认为对怀疑SAH的患者可先行头颅CT检查,若CT检查已确诊SAH则无须腰椎穿刺检查。

(二)头颅CT及CTA

由于CT诊断SAH的敏感性很高,且检出之出血部位有助于出血动脉瘤的定位,加之成像迅速,普及率高,故对怀疑SAH的患者是首选的诊断性检查手段。CTA血管造影是螺旋CT问世以来逐渐发展起来的一种无创性血管检查方法,具有创伤小、并发症及适应证少、费用低、可与首次CT同期进行、可充分显示动脉瘤与载瘤动脉、邻近血管以及颅底骨性结构之间的空间解剖关系等特点。大量文献报道,与"金标准"DSA血管造影比较,其诊断动脉瘤的准确性高达95%以上,目前已逐渐成为诊断颅内动脉瘤的基本手段之一。尤其是其成像速度快、部分危急重症患者能够耐受的优势,特别适合意识较差的急性期患者的早期诊断,部分血肿较大、需紧急手术患者可直接以此作为诊断依据指导进一步治疗。因此,CTA在近年的临床应用中得到较快的发展,在仍不能开展DSA全脑血管造影的部分经济欠发达地区迅速普及,并有望在经济发达地区成为筛查未破裂的动脉瘤的检查手段。其缺陷在于,不易区分动脉、静脉、不能判断血流方向、不能动态显示动脉瘤内血流情况、需要的对比剂剂量较大等,有待于进一步研究解决。

(三)头颅MRI及MRA

MRI对急性期SAH显示较差,且检查时间长,部分患者不能耐受,故通常不用以SAH急性期的诊断。1986年Dumonlin等首创了MRA,不需要注射任何造影剂即可显示整个脑血管系统,避免了常规脑血管造影的危险性,真正实现了无创性脑血管成像,尤其适用于肾功能受损的患者。文献报道MRA检出颅内动脉瘤的敏感度和特异度都很高,但其仍然存在明显的缺陷,如检查时间长、意识较差的患者不能耐受、颅底骨性结构显示较差等。因此,MRA技术在颅内动脉瘤诊断中的使用至今尚不十分广泛。

(四)DSA脑血管造影

DSA脑血管造影可以明确颅内动脉瘤的部位、大小、形状、数目、瘤颈宽窄、瘤颈伸展方向和侧支循环,有无动脉粥样硬化,瘤腔内有无附壁血栓等;可以实时、动态地显示动脉期、毛细血管期、静脉期等不同时相的动脉瘤及其血流动力学情况;旋转血管造影可以从不同角度观察动脉瘤的形态;三维成像有助于细致地显示动脉瘤的形态及评估动脉瘤与其他血管及颅底骨性结构之间的空间解剖关系。因此,脑血管造影一直是诊断颅内动脉瘤的"金标准",尤其是近年来3D-DSA的广泛应用更进一步巩固了其不可替代的"金标准"地位。在有条件的情况下,每一个 SAH 的患者都应行 DSA 全脑血管造影检查。DSA 全脑血管造影的不足之处在于:为有创性检查,检查时间长、部分患者不能耐受,对患者及操作者均有辐射危害,价格昂贵等;尤其是有动脉粥样硬化的老年患者易发生血栓栓塞事件,肾功能受损的患者较易出现肾脏并发症等。

(五)颅内动脉瘤的临床分级

为了评价手术的危险性和患者的预后,Hunt 和 Hess 将患者的症状与体征分为 5 级(表 3-5)。

表 3-5　颅内动脉瘤的临床分级

级别	评级标准
0 级	未破裂的动脉瘤
Ⅰ级	无症状,或轻微头痛及轻度颈强直
Ⅱ级	中度至重度头痛,颈强直,除脑神经麻痹外,无其他神经功能缺失
Ⅲ级	嗜睡等轻度意识障碍或轻微局限性神经功能缺失
Ⅳ级	昏睡等中度意识障碍,中度至重度偏瘫,可能早期去大脑强直及自主神经功能紊乱
Ⅴ级	深昏迷,去大脑强直,濒死状态

若伴有严重的全身疾病如高血压、糖尿病、动脉硬化、慢性肺部疾病和血管造影显示严重血管痉挛者,级别要比该患者临床表现的标准提高一级。

三、治疗

(一)非手术治疗

主要目的在于防止再出血和防治脑血管痉挛等。适用于患者病情不适合手术或全身情况不能耐受开颅、诊断不明确、患者拒绝手术或手术失败者;亦可作为手术前后的辅助治疗手段。

1.防止再出血

(1)一般处理:患者应绝对卧床休息 4~6 周,头部可稍抬高,尽量减少不必要的搬动,禁止沐浴、如厕等一切下床活动。对头痛、烦躁的患者,适当的选用镇痛、镇静药物,保持患者安静,避免情绪激动。防止咳嗽、打喷嚏,可使用轻泻剂,保持大便通畅,减少因颅内压增高导致动脉瘤破裂的机会。

(2)控制性低血压:是预防和减少动脉瘤再次出血的重要措施之一,但降压幅度不宜过大。由于出血后颅内压增高可导致脑血流量降低,若再伴有动脉痉挛则脑供血将进一步减少,此时如果血压降得过低则会造成脑灌注不足而加重缺血性脑损害。通常推荐降压幅度为 10%~20% 即可,高血压患者则降低收缩压原有水平的 30%~35%,最好在生命体征监护仪的连续监测或经颅超声监测下进行,同时注意观察患者病情,如有头晕、意识恶化等缺血症状应予适当回升。

(3)降低颅内压:SAH 患者可有不同程度的颅内压增高,而颅内压增高将通过多种机制导致脑损害。研究表明,甘露醇不仅能降低颅内压、增加脑血流量、推迟血-脑脊液屏障损害并减轻脑水肿,而且还是作用较强的氧自由基清除剂,可减轻脑神经细胞损伤,故对 SAH 的Ⅱ~Ⅳ级、临床表现怀疑有颅内压明显增高的患者予以甘露醇降颅压治疗,严重者可同时辅以呋塞米、人血白蛋白等。甘露醇正确使用方式为间歇快速给药,而不是持续静脉滴注。由于过量使用甘露醇有血液浓缩、黏滞度增加、电解质紊乱、脑循环障碍、加重脑损伤和肾功能损害等不良反应,故部分学者主张使用小剂量甘露醇(0.2~0.5g/kg),认为小剂量甘露醇降低颅内压作用与大剂量相似,且可避免严重脱水、渗透失衡以及在大剂量使用时发生甘露醇外渗,并提倡在颅内压监测和渗透压监测下使用。

(4)抗纤溶治疗:使用抗纤维蛋白溶解药物是为干扰或阻止纤溶酶原转变为有溶解蛋白作用的纤溶酶,以抑制或推迟堵塞在动脉瘤破口上的血块被溶解,从而降低再出血率。常用氨基己酸,24g/d,分次静脉滴注,持续用药到手术时停止,如不行手术,需维持4～6周。此外还可选用氨甲环酸静脉滴注,0.5g,3次/d。

2.预防和治疗脑血管痉挛

SAH后CVS进入到晚期阶段后,血管壁和脑组织可能已经遭受了不可逆损害,痉挛的脑血管对血管扩张剂已经丧失了扩张能力。但早期CVS时血管平滑肌形态结构未出现病理学改变,此时应用血管扩张剂效果较好,而且早期CVS所致损伤效应可以影响和强化晚期CVS的发生和发展。因此,如果能减轻SAH后早期CVS,则可减缓甚至阻断晚期CVS的发生和发展或减轻其严重程度,改善SAH患者预后。故CVS的药物治疗应在SAH后早期阶段尽早进行,有部分学者提出CVS的预防比治疗更为重要,特别强调抗痉挛药物的使用需早期、足程、足量进行。

由于CVS发生机制的最后共同途径是胞质内钙超载,故临床最常使用的药物为钙离子拮抗剂。这是一类选择性地抑制电位依赖性钙通道的有机化合物,可与动脉壁的特定受体结合,阻断钙离子进入胞质,避免钙超载引起的连锁反应,缓解CVS。目前常用钙离子拮抗剂有尼莫地平、尼卡地平、硝苯地平等,公认效果较好的是尼莫地平,能以其脂溶性透过血脑屏障,选择性地作用于脑血管和脑组织,且全身不良反应小、起效快、能改善所有级别SAH伴发CVS患者的预后。但其对已经发生的钙超载并无清除作用,因此对已发生的CVS效果差,因此特别强调早期使用。由于迟发性CVS大多从第3天开始,可持续2～3周甚至更长时间,故SAH后需全程使用尼莫地平,推荐持续静脉泵注尼莫地平注射液14～21d,症状缓解后继续口服尼莫地平片1周(60mg,6次/d)巩固治疗效果。部分学者推荐在行开颅动脉瘤夹闭术时可在术野局部灌洗尼莫地平注射液,可增强解痉效果。

目前国际上推荐的尼莫地平注射液的抗痉挛的剂量为48mg/d,但使用过程中血压减低的现象在我国较为普遍,考虑可能与人种差异有关,可酌情减少每日用量。但有研究结果显示,尼莫地平注射液的剂量只有在20～30mg/d时,脑血流量才能达到55ml/(100g·min),因此,即使考虑到人种差异问题,尼莫地平注射液的最小用量也不能低于30mg/d。

近年来用于治疗cvs的另一种主要药物是法舒地尔。法舒地尔是一种异喹啉磺胺化合物盐酸盐,属于Rho激酶抑制剂,1995年6月在日本开始应用于临床,具有抑制蛋白激酶的作用,故能直接阻断肌球蛋白轻链激酶(MLCK)活性而舒张血管。主要扩张中、小动脉(如Willis环等),选择性地增加脑血流量,改善脑缺血症状及伴随的神经元损伤。推荐剂量为30mg静脉滴注,3次/d,连用2～3周。

3.其他治疗

(1)降体温:SAH后发热较为常见,通常为持续的低热,大多与血液刺激下丘脑或血液吸收有关,可采用物理降温以减少脑细胞的耗氧量及减轻脑细胞的损害。若体温长时间居高不下,需考虑是否存在合并感染,可进一步寻找发热原因,根据病因具体治疗。

(2)抗痫治疗:动脉瘤性SAH引起的继发性癫痫发作并不少见,文献报道的发生率为9%～20%。在部分患者为首发或早期的主要临床表现,但多集中在出血量较多,出血范围较大的患者,可有多种表现形式,常为全身性强直-阵挛发作。癫痫发作可加重病情,导致患者死亡率、致残率升高。SAH继发癫痫的机制目前尚不完全明确,与多种可能机制有关。目前临床上常用丙戊酸钠400mg+5%葡萄糖溶液500ml静滴,维持8h,每12h 1次或间隔4h再次用药1次,连续用药3～4d,3d后停用静脉用药,改为口服丙戊酸钠缓释片500mg 1次/d,暂时未清醒的患者,予以鼻饲。不能控制者,可使用地西泮10～20mg以每分钟3～5mg的速度(高龄患者酌情减量)缓慢静脉注射,直到发作停止或总量达20～30mg为止。为防止再发,续用地西泮8～10mg/h微量注射泵维持,每日总量不超过120mg。无癫痫发作SAH患者,如果不使用预防性抗癫痫药物,一旦继发癫痫,即可在短时间内迅速加重病情,即使补救性加用抗癫痫药物治疗,效果亦往往不佳,导致患者预后不良,故提倡常规性预防使用抗癫痫药物。

(3)脑脊液引流:动脉瘤破裂出血后,血性脑脊液的刺激可导致难以忍受的剧烈头痛;积血还可堵塞室间孔或中脑导水管,引起急性梗阻性脑积水,部分患者甚至可诱发急性枕骨大孔疝危及生命;慢性期分解破裂的红细胞堵塞蛛网膜颗粒可导致慢性脑积水;分解代谢的毒性物质可导致CVS。因此,积血所致的急性脑积水需急诊行脑室外引流术以缓解高颅压危象;部分学者主张行腰池引流血性脑脊液,一方面可减轻头痛、减少慢性脑积水发生的机会,另外还可缓解CVS的症状。但腰池引流可能诱发更大的危险,即动脉瘤再次破裂出血甚至诱发脑疝,故现在大多数学者认为动脉瘤尚未处理的患者不宜行脑室外引流和腰穿诊断SAH以及腰池引流血性脑脊液。部分学者在行动脉瘤瘤颈夹闭前行腰池引流,一方面可利于侧裂的分离,另外术后可保留腰池引流管持续引流血性脑脊液,减轻头痛等症状,减少脑积水和CVS发生的机会。

(4)3H/3N疗法:CVS可导致血管腔狭窄,脑血流量减少,灌注压降低,血液呈高凝状态。针对上述病理机制,部分学者提出3H疗法,即升高血压、扩充血容量、提高血液稀释度,以增高脑灌注压、降低血黏度、降低红细胞及血小板凝聚力,改善微循环,防止脑缺血缺氧、脑水肿、脑梗死。具体方法为:①扩容。可用晶体液、白蛋白和血浆,晶体和胶体按1:3的比例搭配,每日静脉滴注和口服液体总量3000～6000ml。治疗期间要监测患者血容量和中心静脉压,使之维持在7～10cmH_2O,肺毛细血管楔压保持为15～18mmHg。②血液稀释。是指输入适当的各种稀释液使血液浓度变稀,使红细胞比容维持为33%～38%。血流阻力减小,改善增加脑血流量。③升压。可用多巴胺使收缩压较治疗前升高20～40mmHg,或维持为150～160mmHg。但3H治疗有诱发动脉瘤破裂、加重脑水肿、诱发出血性梗死、增加心脏前负荷、诱发心衰等一系列并发症的可能,遂有学者提出了3N疗法,即保持脑正常灌注压,维持正常血压、正常血容量、正常血黏度,由于其风险相对较小,3N治疗也为广大神经外科医生所接受。

(二)手术治疗

动脉瘤手术治疗目的是为防止动脉瘤出血或再出血。治疗原则是将动脉瘤排除于血循环之外,防止动脉瘤破裂;同时保持载瘤动脉的通畅,以免发生脑缺血。到目前为止,开颅手术夹闭动脉瘤和血管内栓塞治疗动脉瘤是治疗颅内动脉瘤最有效的手段。

1.手术时机选择

动脉瘤手术按时间可分为紧急手术、早期手术和延期手术3种。紧急手术是指入院后立即手术,适合于并发血肿、出现脑疝和急性脑积水的患者,目的是清除血肿,夹闭动脉瘤和行脑室外引流。早期手术是指出血后3d之内手术,不仅可夹闭瘤颈避免再出血,还可清除蛛网膜下腔内的血凝块,防止术后发生血管痉挛。延期手术适用于病情较重、出现意识障碍、并有脑血管痉挛和较明显的全身症状的患者,一般延期2～3周以上,待病情好转后手术。一般说来,Hunt分级Ⅰ～Ⅱ级的患者主张早期手术;Ⅲ～Ⅳ级患者,多伴有明显的脑血管痉挛和脑水肿,因此可延期待病情好转后再考虑手术;Ⅴ级患者若有危及生命的脑内血肿可行紧急手术,但无论手术与否患者预后均差。

2.手术方法

(1)直接手术治疗:指开颅直接处理动脉瘤,有下列方法。

1)动脉瘤颈夹闭术:这是治疗颅内动脉瘤最理想的方法,既阻断了动脉瘤的血液供应、避免发生再出血,同时又保持载瘤动脉的通畅,术后不会引起脑功能障碍。凡动脉瘤具有一较狭长的瘤颈者都应优先采用此法治疗。但对于暴露困难、瘤颈宽而短,或有多根主要动脉相连者就不能应用此法。手术中需要将动脉瘤颈分离出来,选择适当的瘤夹予以夹闭。目前,显微手术明显提高了动脉瘤的治愈率,颅内动脉瘤直接手术的死亡率也降至1‰～5.4%。

2)动脉瘤孤立术:是将载瘤动脉在紧接动脉瘤的两端夹闭,阻断血流进入动脉瘤而不再出血,此法适用于瘤颈无法夹闭而侧支循环良好的患者,对动脉末梢部位的动脉瘤也可适用。此外,在解剖分离过程中,动脉瘤突然破裂,止血困难,可被迫采用本方法,但应加做颅外颅内动脉吻合术以补救脑供血不足。下列情况不宜施行这种手术:侧支循环不足,不能耐受载瘤动脉夹闭后脑缺血或暂时阻断后出现较严重的神经功能障碍者;对侧颈内动脉、椎动脉、Willis环狭窄或闭塞,估计术后侧支循环不良者;颅内已有广泛血管痉挛,手术将进一步加重症状者。目前这种手术日趋减少。

3)动脉瘤包裹加固术:无瘤颈而又不能作孤立的动脉瘤,则只能行瘤壁加固术,加固只能减少动脉瘤破裂渗血的机会,但不能完全杜绝。用以加固的材料有筋膜、细纱布和塑料(如Biobond塑料)等,包裹在动脉瘤周围,起到保护的作用。这种方法有一定缺点:正在出血的动脉瘤不易包裹;部位深在、粘连紧密的动脉瘤常不可能全部游离;对于压迫引起的神经症状不能得以改善;Biobond等塑料仍有一定的毒性等。

4)动脉瘤切除术:一般动脉瘤都不需要做切除术,只有位于脑动脉周围支的小动脉瘤(感染性或创伤性动脉瘤)可以切除;或巨大动脉瘤压迫邻近神经组织或引起颅内压增高症状者才要求切除动脉瘤。对巨大动脉瘤,需先控制载瘤动脉,切开瘤壁,清除血栓,然后夹闭瘤颈,将多余的瘤壁切除。

5)开颅动脉瘤栓塞法:这种手术方法是向瘤腔内放入异物,使瘤内血栓形成,达到栓塞的目的。常用的有铜丝导入、磁凝固法、射毛术等。

(2)经皮穿刺血管内栓塞治疗动脉瘤:利用超选择性插管——可脱性球囊技术来闭塞动脉瘤,或由导管内注入栓塞材料进行栓塞。

(3)间接手术治疗:是将颈部的颈总动脉或颈内动脉分期结扎或逐步阻断,使其远端血压下降,从而减少瘤壁所承受的压力和降低进入瘤腔血液的流速,使瘤腔缩小或血栓形成,继之机化或闭塞。仅用于床突下的动脉瘤,对远离脑动脉环的动脉瘤都不适用。在结扎颈动脉之前,应给予一定时间进行颅内侧支循环建立的训练,或称Matas试验,即压迫患侧颈动脉,每日2～3次,先从5min开始,逐次增加压迫时间,直到患者能耐受20min或半小时的持续性压迫。而不产生脑缺血症状,即可进行颈动脉结扎。

(4)其他特殊方法

1)颅内外血管搭桥术:对于瘤体位于颅底海绵窦内或动脉主干上的难治性巨大动脉瘤,难以用常规手术夹闭或血管内栓塞的方法将其彻底闭塞同时保证载瘤动脉通畅,可进行颅内外动脉搭桥,再将动脉瘤的供血动脉全部阻断将瘤体孤立,以使动脉瘤内血栓形成,瘤体自行萎缩,从而解除瘤体的压迫效应和瘤体破裂出血的风险。以往的血管搭桥多为低流量(15～25ml/min)搭桥,是利用直径较小的颞浅动脉与脑内末梢动脉(多为大脑中动脉M_4段)搭桥吻合,用来治疗缺血性脑血管病,但这种低流量的颅内外血管搭桥吻合无法满足脑内大动脉的供血(正常情况下脑血流量50～55ml/min),术后血管通畅率亦较低。近年来,高流量(70～140ml/min)脑血管搭桥重建手术日渐兴起,是指移植桡动脉或大隐静脉吻合到脑深部主干供血动脉(大脑中动脉M_2或M_3段)进行颅内外血管搭桥重建,该术式术后发生致命性脑缺血的可能性明显减少,但技术难度要求更高,术后对脑缺血的监测须更加细致。

2)微骨孔(锁孔)入路夹闭动脉瘤:"锁孔"技术是微创手术的一种,指通过直径仅2～3cm大小的小骨窗开颅,微侵袭治疗颅内病变的手术方法。其改变了以往患者剃光头、瓣状大切口、大骨瓣开颅等常规方法,具有暴露范围小、外观影响小、对正常解剖破坏少、术中出血少、手术创伤小、感染率低等优点。其精髓在于根据每个患者病变部位和性质个体化地设计手术入路,充分利用颅内的自然间隙获得足够的手术空间,准确到达病变以完成手术,将手术创伤降至最低。根据病变位置的不同,常用的有纵裂入路、颞下锁孔入路(翼点入路)和眶上锁孔入路(眉弓入路)等。近年来,随着显微技术的日益成熟,这项技术在欧、美国家已广泛应用,也逐渐被国内认识和接受。但在动脉瘤破裂出血的急性期不宜采用微骨孔入路,因为严重的脑水肿难以获得足够的手术空间,也无法完成必要的外减压;另外,大量的蛛网膜下腔出血,造成解剖关系不清,影响手术暴露,进而直接影响手术效果和患者预后。

3)立体定向夹闭:1973年,Kandel设计一种与立体定向仪配套的可调度控制的动脉瘤夹夹持器,通过定向仪并在X线电视屏监视下,夹闭动脉瘤取得成功。尚有采用立体定向术将一磁性导针插至动脉瘤表面,同时将铁.丙烯酸酯注入动脉瘤,借磁力作用,使铁剂凝固,将动脉瘤闭塞。因近年来神经外科介入放射手术及直接手术技术的日益进步,上述方法仍未得以推广。

(三)几个常见部位和特殊类型动脉瘤的手术

1. 颈内动脉-后交通动脉动脉瘤

指发生于颈内动脉发出后交通动脉处的动脉瘤。据国外资料,约占所有颅内动脉瘤的1/4,仅次于前交通动脉动脉瘤而居第2位,但国内资料统计其发生率占第1位。通常采用经翼点入路施行动脉瘤颈夹闭术。

(1)适应证

1)动脉瘤破裂后病情较轻,属于Hunt-Hess分级Ⅰ~Ⅱ级者,可在3d内进行手术。

2)动脉瘤破裂后病情较重,属于Ⅲ~Ⅳ级者,待病情稳定或有改善时进行手术。

3)动脉瘤破裂后发生威胁生命的颅内血肿者,应立即进行手术。

4)偶然发现的未破裂的后交通动脉动脉瘤。

(2)禁忌证

1)动脉瘤破裂后病情危重,处于濒死状态(Ⅴ级)者。

2)动脉瘤破裂后并发严重CVS和脑水肿者,手术可延期进行。

3)患者有严重全身性疾病,如心脏病、糖尿病、肾脏病、肺部疾病等,不能耐受开颅手术者。

(3)手术方法及要点:经翼点入路切开硬脑膜后,有时颅内压较高,需采取各种方法使脑塌陷,以便显露动脉瘤。常用的方法有:①术前腰池置管,术中持续引流脑脊液。②穿刺侧脑室前角放出脑脊液。③切开外侧裂蛛网膜,分离敞开外侧裂池释放脑脊液,并沿侧裂池逐渐深入暴露前床突、视神经、颈内动脉,打开视交叉池、颈动脉池、脚间池,进一步释放脑脊液以达到充分暴露。动脉瘤通常位于颈内动脉的下外侧方,分离动脉瘤应先从视神经外侧找到颈内动脉,然后沿颈内动脉外侧顺行分离寻找动脉瘤。部分学者主张在夹闭动脉瘤之前只分离动脉瘤瘤颈,不完全暴露瘤体,以避免动脉瘤破裂。通常先分离瘤颈近侧角,最好能暴露出一定空间以准备置放阻断夹。最后分离远侧角,待瘤颈的两侧均分离到足以伸进动脉瘤夹的宽度和深度后才可置放动脉瘤夹。夹闭动脉瘤时控制性降低血压可减少其破裂机会。夹闭后可行荧光造影明确动脉瘤是否完全夹闭,瘤颈有无残留,无条件行荧光造影的单位可刺破动脉瘤瘤体,确定有无活动性出血。仔细检查是否误夹闭后交通动脉和毗邻的脉络膜前动脉,以免术后发生瘫痪、失语等严重并发症。如有血管痉挛,可用罂粟碱浸泡明胶海绵敷贴动脉血管。

2. 前交通动脉动脉瘤

前交通动脉动脉瘤是最常见的颈内动脉瘤,约占1/3,但在我国的报告资料中,其少于后交通动脉动脉瘤而居于第2位。前交通动脉动脉瘤发生于大脑前动脉与前交通动脉相会处的远侧角。80%的前交通动脉动脉瘤患者的两侧大脑前动脉水平段（A_1段）管径不相等。由于受血流冲击的影响，动脉瘤多发生在A_1段管径较大的一侧。

前交通动脉动脉瘤瘤颈夹闭术的适应证和禁忌证同颈内动脉-后交通动脉动脉瘤颈夹闭术。手术入路有：①翼点入路。与颈内动脉-后交通动脉动脉瘤手术翼点入路相同。暴露颈内动脉后，循颈内动脉主干顺行分离至分叉处，继续分离暴露出同侧大脑前动脉A_1、A_2段及前交通动脉复合体，注意保护嗅神经和穿支血管，可切除部分直回减少因牵拉可能导致的动脉瘤破裂出血。夹闭动脉瘤后需仔细分离动脉瘤及载瘤动脉，看清对侧大脑前动脉A_1、A_2段是否被误夹闭，以免术后发生瘫痪等严重并发症。②纵裂间入路。沿纵裂逐步深入，在胼胝体前端先看到两侧胼周动脉，然后向其近端寻找，暴露动脉瘤前应尽量找到两侧大脑前动脉近端。这种入路容易显露动脉瘤，特别是瘤底指向前方、上方和后方的动脉瘤，也便于清除纵裂中和额叶内的血肿，且可避免损伤嗅神经。③其他还有双侧额底入路、单侧额叶入路等。

3.大脑中动脉动脉瘤

占颅内动脉瘤总数的18%~20%。其中约85%发生于大脑中动脉的起始段，其余15%位于大脑中动脉的其他部位。巨大及梭形动脉瘤较多见。这种动脉瘤出血的频度高，常发生脑内血肿，手术清除血肿后容易处理动脉瘤。因此，直接开颅施行动脉瘤颈夹闭术是最好的选择，常采用经翼点入路。其适应证和禁忌证同后交通动脉瘤颈夹闭术。

翼点入路：分离外侧裂池，暴露出颈内动脉的末端和大脑中动脉的起始部，然后循大脑中动脉主干顺行分离寻找动脉瘤，切勿就近自大脑中动脉终末段逆行分离暴露动脉瘤，以免发生破裂出血。动脉瘤常埋于额叶或颞叶内，分离时需充分打开外侧裂并分离到脑实质内，方能找到动脉瘤；并且动脉瘤常与载瘤动脉或豆纹动脉紧密粘连，分离时应特别注意切勿损伤豆纹动脉。夹闭前需明确动脉瘤和载瘤动脉之间的关系，最好在完全阻断每支供血动脉后再从容妥善夹闭动脉瘤。

大脑中动脉主干上的动脉瘤，特别是瘤颈宽大或动脉瘤巨大而无瘤颈者，可施行动脉瘤孤立术，同时行颅外颅内动脉吻合。

4.椎基底动脉动脉瘤

椎基底动脉动脉瘤以基底动脉分叉部最多，约占其一半，其次是椎动脉及小脑上动脉。椎基底动脉瘤位置多较隐蔽，并与脑干及脑神经关系密切。大型及巨型动脉瘤所占比例较大，因此压迫症状多见而复杂。出血常发生在游离于蛛网膜下腔的节段，扩散阻力小，不像颈内动脉系动脉瘤那样容易形成血肿。然而压迫和粘连后发生脑积水的情况较多。手术死亡率较颈内动脉系统者高，巨型者更高。

(1)颞下入路：适用于基底动脉分叉部动脉瘤及大脑后动脉（PCA）近端动脉瘤；基底动脉主干的动脉瘤（即基底-小脑上动脉瘤和基底-小脑前下动脉瘤两种）；此入路由Drake采用。一般从右侧颞部开颅。骨窗要尽量咬低，直至中颅窝底水平。切开硬脑膜，轻轻抬起颞叶底面，逐步深入至能看到小脑幕边缘，必要时可剪开小脑幕，显露出大脑脚和其内侧的脚间池，即可发现动脉瘤。

术中应注意保护从后交通动脉和大脑后动脉发出的穿动脉；避免损伤动眼神经和滑车神经；同时要避免损伤Labbe静脉及颞叶。

(2)翼点入路：与之前所述的常规翼点入路的骨瓣更向下向后，要更多地显露颞叶，必要时可将颞前部切除一小块以利暴露。这一入路的优点是比颞下入路对颞叶的牵拉少；可从前面看到基底动脉分叉部、双侧大脑后动脉、小脑上动脉和穿动脉；动眼神经和滑车神经损伤少；并可同时处理位于前部循环上的动脉瘤。但也有缺点，如对颈内动脉和大脑中动脉的牵拉重；基底动脉分叉部低于后床突者显露不良，必须切除部分后床突。

(3)枕下入路:适用于椎动脉、小脑后下动脉、基底动脉近段2/3、椎基底动脉汇合点等处的动脉瘤。通常采用直切口。术中应注意保护后组脑神经,同时应避免损伤延髓的供血动脉。

5.多发性动脉瘤

指颅内同时有两个或两个以上的动脉瘤。多发性动脉瘤出血机会较单发者为多,宜尽早治疗。介入栓塞手术可一次手术同时处理多个动脉瘤,因此是治疗多发性动脉瘤的绝对指征。但若患者因为经济因素或血管条件差无法行介入栓塞手术,也需积极行开颅手术治疗。部分学者主张处理一个动脉瘤比不处理好,全部处理比处理一个好,能用一个切口同时处理几个动脉瘤最好。若不能一次手术处理多个动脉瘤,则需仔细核对动脉瘤的位置和出血部位以及临床表现是否一致,确定出血责任动脉瘤或有出血倾向的动脉瘤后行手术夹闭,其余动脉瘤留待二期手术处理。

6.巨大动脉瘤

最大径超过2.5cm的颅内动脉瘤称为巨大动脉瘤,其发生率占所有颅内动脉瘤的5%(3%～13%)。好发于颈内动脉海绵窦段及其末端分叉处、大脑中动脉、基底动脉和椎-基底动脉的连接部等处。巨大动脉瘤的临床特点是多表现为占位病变和局部压迫症状,而较少发生蛛网膜下腔出血。由于巨大的瘤腔内血流缓慢,易形成血栓以加厚瘤壁,有时瘤壁可发生钙化。

处理巨大动脉瘤的手术方法很多,需根据部位、形状及其与载瘤动脉的关系和侧支循环等情况来决定手术方式。手术难度通常较高,因此手术死亡率也较小型动脉瘤高。具体的方法有以下几种。

(1)动脉瘤夹闭术:是处理巨大动脉瘤的首选方法。但由于瘤颈较粗大且瘤壁较厚,需选用特大型动脉瘤夹方可夹闭并且往往需行瘤颈重建。夹闭瘤颈后,还应穿刺抽出瘤内血液以减压;或切开瘤壁,清除其中血栓;或切除动脉瘤,解除对周围脑组织的压迫。

(2)载瘤动脉夹闭或动脉瘤孤立:用于不能夹闭动脉瘤颈时,颈内动脉的巨大动脉瘤可夹闭动脉瘤近端的颈内动脉或孤立动脉瘤,基底动脉及椎动脉瘤则夹闭供血侧的椎动脉。夹闭或孤立重要动脉前,必须了解到术后能有充分的侧支循环,或先做颅外颅内动脉吻合术。

(史艳霞)

第九节 颅内静脉和静脉窦血栓形成的治疗

颅内静脉或静脉窦血栓形成是临床表现较复杂的一组疾病,以往相当长时期内由于临床医师的认识不足和诊断手段的限制,导致临床诊断率较低,影响了对患者及时和有效的治疗。近年,随着影像学诊断技术的进步和在临床的推广应用,提高了对颅内静脉和静脉窦血栓形成的认识,并促进了治疗学的进步。

一、病因和病理

颅内静脉和静脉窦血栓形成的病因可分为非感染性因素和感染性因素。非感染性因素包括颅内静脉或静脉窦结构损伤、肿瘤侵犯、脑穿通畸形、蛛网膜囊肿、非感染性炎症(系统性红斑狼疮、白塞病和类肉瘤病等)、血液高黏滞状态(长期口服避孕药、严重脱水、红细胞增多症、血小板增多症等)和心功能不全等。治疗应针对不同的病因进行。感染性因素包括局部感染(外伤性感染、脑膜炎、脑内脓肿、乳突炎、鼻窦炎和面感染等)和全身感染(菌血症、病毒血症、寄生虫感染和真菌感染等)。

各种病因导致的颅内静脉或静脉窦血栓形成使静脉回流受阻,引流区域内的小静脉和毛细血管淤血,造成脑组织水肿、梗死和(或)出血。静脉系统阻塞所导致的脑梗死常为出血性梗死。静脉的入窦口处血栓形成是发生阻塞的必要条件,仅局限于窦内的血栓可不产生临床症状,脑静脉血栓多由窦血栓扩展而形成,单纯脑静脉血栓形成较少见。

二、临床表现

颅内各静脉和静脉窦血栓形成的临床表现不同。即使同一部位的血栓形成,临床表现也有较大差异,取决于原发疾病、血栓形成的速度和静脉系统受累及的范围。这也是临床诊断较困难的原因之一。

(一)上矢状窦血栓形成

上矢状窦血栓形成引起脑静脉内压升高,脑脊液回吸收障碍,导致颅内压升高。患者早期表现颅内高压的症状和体征。假如血栓扩展至皮质表浅静脉,患者脑水肿加重,可发生脑梗死和(或)脑出血而呈现相应于病灶部位的症状和体征,如局部或全身性痫性发作,肢体无力或感觉障碍,视力减退,失语,并可出现不同程度的意识障碍。如果血栓进展较慢或累及部位局限,在临床上仅表现轻微头痛而无任何阳性体征。

(二)侧窦血栓形成

多数患者首先表现颅内高压的症状和体征,严重者可有不同程度的意识障碍。如血栓波及大脑下静脉,患者可有眩晕、耳鸣和平衡障碍,也可有局部痫性发作、病灶对侧中枢性面瘫和上肢瘫或偏侧肢体瘫痪,可有病灶同侧肢体的小脑性共济失调。如累及脑内静脉,可造成半球深部白质、基底节和丘脑等处的血液回流障碍,在基底节区发生梗死或出血性梗死而表现相应的症状和体征。

(三)海绵窦血栓形成

海绵窦血栓形成可造成眼静脉回流障碍,眼眶内淤血、液体渗出,经过海绵窦的第Ⅲ、Ⅳ、Ⅵ对脑神经和第Ⅴ对脑神经的眼支受损害,从而表现球结膜水肿、眼球突出和眼肌麻痹,常有眶部和眶后疼痛,可有眼底静脉淤血和视神经乳头水肿,视力一般不受影响。病初可先为一侧受损,多数患者在数日内波及对侧。严重者可有脑膜炎性改变,呈现脑膜刺激征。

三、诊断

多数颅内静脉和静脉窦血栓形成患者早期仅有颅内压升高的临床表现,随病情进展逐渐出现局部脑损害的症状和体征,并与某脑静脉引流区域的损害相吻合。如果患者表现急性脑卒中而有下述临床特点时应考虑到颅内静脉和静脉窦血栓形成:①双侧大脑半球上部或丘脑的梗死或出血。②表现出血性梗死而其部位与任一动脉分支分布范围不相吻合。③较持续的癫痫发作。④病史中有导致颅内静脉和静脉窦血栓形的危险因素存在。⑤卒中前有较突出的、持续数日的头痛。海绵窦血栓形成有特殊的症状和体征,如眼球突出、球结膜水肿和眼肌麻痹,诊断较容易。

影像学检查对临床诊断颅内静脉和静脉窦血栓形成有非常重要的价值。数字减影血管造影静脉相可显示静脉窦部分或完全缺损而作为静脉窦血栓形成的诊断依据。然而需注意,有部分正常人可存在上矢状窦前部或一侧侧窦的发育不良,上矢状窦后部、深部静脉窦和多个静脉窦的不显影可确诊静脉窦血栓形成。MRI检查优于血管造影,因其不仅可观察到静脉窦内血流的中断,还可直接观察到栓子以及颅内其他变化,应作为疑诊颅内静脉和静脉窦血栓形成的首选检查。颅脑CT扫描可排除颅内其他病变,但对确定颅内静脉和静脉窦血栓形成的价值不大。

四、治疗

颅内静脉或静脉窦血栓形成的治疗包括原发疾病的治疗、对症治疗(如头痛、颅内高压和痫性发作的治疗等)和局部血栓的治疗。对于原发疾病按病因不同而采取不同的治疗手段,对症处理按常规方法。针对局部血栓的治疗包括抗凝治疗、溶栓治疗、介入治疗和外科治疗。细菌感染引起者,须针对病原菌使用足量和有效的抗生素治疗。下面介绍非感染性和感染性颅内静脉或静脉窦血栓形成治疗的基本方法。

(一)非感染性颅内静脉或静脉窦血栓形成的治疗

1. 抗凝治疗

抗凝治疗是目前颅内静脉和静脉窦血栓形成的一线治疗方法,也是其他血管内治疗的基础。抗凝治疗主要适用于临床症状较轻、病情稳定或进展缓慢、伴有颅外深静脉血栓形成或不能耐受手术的患者。抗凝治疗主要目的是防止血栓进一步进展,并溶解已形成的血栓,促使栓塞的颅内静脉或静脉窦再通。

(1)肝素治疗:以往对于肝素抗凝治疗存在很大的争论,集中在肝素抗凝治疗是否会诱发或加重脑出血。近年许多临床研究表明,肝素治疗可以大大降低颅内静脉或静脉窦血栓形成患者的死亡率,甚至对于已经发生颅内出血的患者也能降低死亡率。有研究者认为,对于静脉阻塞后由于静脉高压导致毛细血管淤血而发生的渗出性出血,肝素治疗可阻止血栓进展、改善静脉回流、降低毛细血管内压,不会加重出血,甚至可能减轻出血,因此静脉性出血性脑梗死不应作为肝素抗凝治疗的禁忌证。目前多数临床专家认为,除非大量的脑叶出血、严重的脑水肿和蛛网膜下腔出血,对颅内静脉或静脉窦血栓形成的患者均应采用肝素抗凝治疗。当然,也有肝素治疗引起颅内出血的个案报道,对已经并发颅内出血的患者应衡量存在的风险和可能获得的效益,谨慎使用肝素治疗。

颅内静脉阻塞引起毛细血管内压力升高,导致脑水肿,严重时导致出血性脑梗死。肝素可防止血栓扩展,特别是防止血栓扩展进入皮质静脉。因此,早期应用可减轻局灶脑损害,防止痫性发作。没有证据表明抗凝剂可以促进血栓溶解,但可防止血栓自溶血管腔通畅后的再阻塞,使毛细血管内压力降低,防止渗出性出血,促进临床恢复。

静脉注射给予肝素治疗的初始剂量为5000U,随后给予20U/(kg·h)维持静脉滴注,在24h内使活化部分凝血激酶时间(APPT)以及激活全血凝固时间(ACT)达到对照值的2~3倍。由于肝素静脉内给药后的半衰期较短(0.5~2h),需采用微量注射泵持续静脉给药维持其血浆稳定浓度。肝素治疗的个体剂量差异较大,成人每日肝素治疗剂量为30000~60000U。达到稳定状态后需每日监测APPT及ACT。由于停止给药后1h APPT即可恢复至正常,所以当发生颅内出血并发症或病情进展需要手术治疗时,不致造成大的危害或影响。若治疗过程中出现出血危险时,可通过鱼精蛋白进行拮抗。肝素治疗应维持到症状的缓解(意识恢复、头痛缓解、局部神经症状减轻),一般疗程为10~20d。以后改为口服抗凝药物治疗。有文献报道,即使是对治疗前存在出血的患者,也可以采用肝素抗凝治疗,并不加重出血的风险。因为肝素的抗凝作用可改善静脉侧支循环,并降低静脉窦的压力,缓解颅内静脉窦血栓形成的进展,从而降低脑出血的风险。

(2)低分子肝素抗凝治疗:由于低分子肝素(LMWH)具有快速、持续的抗血栓形成和溶解血栓的作用,故越来越多地被应用于颅内静脉和静脉窦血栓形成的治疗。其抗Ⅹa因子活性作用与肝素相同,而抗凝血酶的活性显著降低。故在抗血栓形成的同时,对凝血系统影响较小,降低了出血的危险性。与普通肝素相比,LMWH具有半衰期长、生物利用度高、同质性好、抗凝作用大致相同或更优、抗血栓作用强、不良反应少、不需实验室监测,且皮下注射方便、吸收好等优点。具体治疗方法:低分子肝素钙4000IU,每12h皮下注射1次,连用2周后改用口服抗凝药物治疗。

(3)口服抗凝药物治疗:急性期后(发病后1～3周),应当在肝素或LMWH维持治疗的同时给予口服抗凝药物(华法林或苯丙香豆素)。由于维生素K依赖的凝血因子(Ⅱ、Ⅶ、Ⅸ、Ⅹ)半衰期为6～60h,口服抗凝药物起效需要数天(3～5d)。华法林起始剂量一般为10mg/d,连用2d,随后改为维持剂量3～9mg/d,1次/d,每天同一时间给药(通常在晚上给药)。苯丙香豆素起始剂量是9～12mg/d,第2天为9mg,随后根据国际标准化比率(INR)调整剂量(通常维持剂量为0.5～4.5mg/d)。需在治疗前和治疗过程中每天(或隔日)测定INR,直到INR稳定后可间隔较长时间测定。参照其他血栓性疾病的治疗要求,推荐维持INR为2.0～3.0。华法林主要是通过抑制维生素K依赖性凝血因子(Ⅱ、Ⅶ、Ⅸ、Ⅹ)的合成而起到抗凝作用的。华法林不仅可以提高和改善低抗凝、低纤溶状态,而且还能纠正紊乱的凝血、抗凝及纤溶系统,有利于防止血栓形成及预防栓塞事件的发生。

华法林的起效时间较长,通常将肝素或LMWH作为短期替代治疗或华法林开始前的抗凝治疗。对病因未明的颅内静脉或静脉窦血栓形成患者,推荐口服华法林等抗凝药物疗程为6～12个月。对于病因明确的患者,口服抗凝药物的疗程取决于针对病因治疗的效果,至少3个月。由于突然停止抗凝药物治疗理论上可能导致高凝状态的反弹,有引起血栓再形成的风险,因此达到预期治疗目标后应当逐渐减小抗凝药物剂量,最后停药。

如果患者病情恶化,应恢复肝素或LMWH抗凝治疗,同时继续口服抗凝药物治疗。因为病情恶化通常是由于口服抗凝药物未取得预期效果。但如果病情仍然进展加重,需行头颅影像学检查排除其他可能性。

对孕妇患者不应使用口服抗凝药物治疗,因为药物可以通过胎盘屏障而对胎儿产生致畸作用。可以单用肝素或低分子肝素治疗,但在产前24h应中断治疗,以防止引起产后大出血。

2.溶栓治疗

颅内静脉和静脉窦血栓形成的血管再通多发生于起病后4个月内,之后通过抗凝治疗再通的可能性较小。在临床抗凝治疗的过程中,大约有13.4%患者的抗凝治疗效果不明显或者呈进行性恶化。对抗凝治疗无效、未能阻止病情恶化的患者,如陈旧性血栓、病情较重(嗜睡、昏迷、大面积出血或症状性脑梗死、癫痫等)、进展较快(视力下降快等),且在充分具备血管内溶栓治疗条件下(专科医师、监护设施和介入治疗师等)采用溶栓和其他血管内治疗方法。血管内介入治疗也被认为是抗凝治疗失败后的最佳选择。

(1)静脉溶栓治疗:抗凝剂的作用是避免血栓继续扩大,但不能溶解已形成的血栓。对于那些侧支引流欠发达或血栓形成广泛的患者,尽管在全身抗凝治疗的情况下,仍可出现意识障碍恶化和(或)局灶神经功能缺损加重,应该及时的给予更积极的使栓塞血管再通的治疗。溶栓治疗能够快速恢复静脉血流,实现静脉窦再通。目前溶栓药物主要采用链激酶、尿激酶和重组组织型纤溶酶原激活物(rtPA)。因rtPA具有半衰期短、对血栓的选择性强、并发出血率低、抗原性弱等优点,故临床溶栓治疗时多采用rtPA。大量动物实验以及临床研究显示,溶栓药物可以溶解已形成的血栓,实现被栓塞的静脉窦的再通。但全身静脉应用溶栓药物后,静脉窦内局部药物浓度偏低。且容易引起全身的出血并发症,已较少应用静脉溶栓。近年来,随着介入技术的发展,介入局部药物溶栓取得了明显疗效。

(2)经颈动脉溶栓治疗:颅内静脉和静脉窦血栓形成的患者出现严重的临床症状主要是由于血栓累及

皮质静脉,引起血流动力学的改变。经动脉途径进行顺行性溶栓治疗对皮质静脉和深静脉血栓形成有效,主要针对血栓累及脑深静脉、皮质静脉,同时硬膜窦受累较轻者,以及弥漫性静脉窦血栓或者静脉窦内接触性溶栓不能到达的患者。注入的溶栓药物随着血液循环流经皮质静脉和深静脉,一旦闭塞的静脉窦部分再通,栓塞的静脉窦内形成有效的循环通路,溶栓药物便可能通过微循环到达静脉端血栓内,促进血栓溶解,实现皮质静脉及静脉窦的再通。

在局麻下行右侧股动脉穿刺成功后,全身肝素化,在行全脑血管造影后将造影管选择性置于一侧颈内动脉岩段,用微量泵泵入溶栓药物,复查脑血管造影。经血管造影显示皮质静脉改善不明显的患者,需保留动脉鞘24h后,继续溶栓,直至皮质静脉再现和动静脉循环时间恢复正常,患者的临床症状明显改善。溶栓期间在每次溶栓完成2h后给予皮下注射低分子肝素钙4000IU,至下次溶栓前继续予肝素化。溶栓治疗结束后予低分子肝素钙4000IU,每12h皮下注射1次,连用2周后改用华法林口服抗凝,连续服用6个月。溶栓及应用肝素期间每日监测纤维蛋白原、APTT及INR。但是动脉溶栓操作复杂,技术要求较高,并发症较多,容易造成颅内出血和穿刺部位的渗血,目前主要作为静脉窦主干再通后,为实现皮质静脉再通而采取的治疗方式。

(3)接触性溶栓治疗:随着神经介入放射学技术的快速发展,静脉窦内局部接触性溶栓治疗成为颅内静脉和静脉窦血栓形成患者有效的治疗手段,且因溶栓药物直接作用于病变部位,所需药物剂量明显减少,安全性更高,显著降低了病死率和致残率。对急性发病的静脉窦血栓形成或者血栓形成时间较短者疗效较好,有效避免了不良反应的发生。接触性溶栓需采用介入方法将微导管超选置于静脉窦形成血栓处,向窦内一次性团注或以脉冲方式向血栓内注入溶栓药物,显著减少溶栓药物的总量,提高窦内药物的浓度,使血栓与药物充分接触,提高静脉窦的再通率,缩短静脉窦的再通时间。术后继续静脉使用肝素或低分子肝素抗凝治疗,密切观察病情变化,若症状及体征无明显改善或恶化,应复查血管造影,必要时行第2次血管内治疗,随后改为口服抗凝药物治疗,定期复查凝血酶原时间。多项小样本临床研究显示,接触性溶栓对颅内静脉和静脉窦血栓形成患者是有效的,能够快速实现静脉窦的再通,缓解临床症状。但接触性溶栓显著增加了出血的风险,特别是溶栓前存在出血的患者。所以,并不推荐接触性溶栓作为颅内静脉和静脉窦血栓形成患者的首选治疗方法。

3.介入和外科治疗

已有局部球囊扩张、支架成形和外科手术治疗海绵窦血栓形成的临床个案报道。主要方法包括机械碎栓治疗、保护伞切割碎栓治疗、支架治疗。

(1)机械碎栓治疗:自20世纪90年代首次报道采用机械性碎栓联合血管内溶栓治疗颅内静脉和静脉窦血栓形成患者并取得成功后,机械碎栓已在临床被广泛应用。机械性碎栓是利用微导丝、微圈套器或者球囊机械性破坏血栓,增加血栓与溶栓药物的接触面积及局部药物浓度,提高溶栓效率,增加静脉窦主干的再通率。多用于血栓形成时间较长,单纯溶栓效果不显著或因伴有颅内出血而严格限制溶栓药物使用的患者。但机械碎栓对手术者操作技术要求较高,否则容易造成静脉血管的损伤。主要方法包括微导丝碎栓和球囊碎栓两种方法,微导丝碎栓治疗将螺旋状微导丝置入静脉窦血栓形成的部位,反复拽动微导丝,机械性切割血栓,使血栓松动,血栓与溶栓药物充分接触或容易被抽吸,同时采用导引导管抽吸冲刷下来的血栓。此法应用较为普遍,适用于静脉窦各个部位的血栓形成,特别是上矢状窦的前部、乙状窦。而球囊碎栓治疗方法则是采用静脉窦血管直径的90%为扩张直径,以球囊对血栓进行压迫碎栓;同时,采用导引导管抽吸冲刷下来的血栓,实现静脉窦的再通。此种方法主要针对上矢状窦后部的血栓。

此外,还可用保护伞切割碎栓治疗。将保护伞送至血栓形成的部位,来回拉动保护伞,切割血栓;同时将破碎的血栓收集，以免血栓回流至心脏引起心肺栓塞等严重并发症。此法适合于血栓位于上矢状窦、横窦等部位的陈旧血栓。但目前尚缺乏大样本量的临床报道。

(2)支架成形治疗：对颅脑外伤、手术、血栓机化所致的局限性静脉窦狭窄的患者，抗凝治疗3~6个月以上症状不缓解，局部狭窄两侧的压力差≥150mmH$_2$O，可行静脉窦内支架置入术。支架置入直接增加了静脉窦的内腔直径，使静脉血液迅速回流而获良好的效果。进行支架置入治疗时，首先应有可供送入微导管的路径，所以当双侧乙状窦完全闭塞时，不能选择窦内溶栓或支架置入的治疗方法。目前尚缺少支架疗效的长期随访及疗效研究。

4.避免采用的治疗方法 关于血液稀释治疗，如低分子右旋糖酐、羟乙基淀粉或白蛋白，尚无系统临床研究。理论上血液稀释治疗可能增加中心静脉压，使静脉回流进一步受阻，从而加重病情。低分子右旋糖酐有抗血小板聚集的作用，与肝素合用可能增加并发出血的风险。因此，不推荐血液稀释治疗。避免控制液体入量和使用利尿剂来减轻脑水肿，因为这些措施可能进一步增大血液黏滞性，促使血栓进展。

(二)感染性颅内静脉或静脉窦血栓形成的治疗

引起颅内静脉或静脉窦感染的最常见病原菌是肺炎链球菌、金黄色葡萄球菌、嗜血杆菌、变形菌、大肠杆菌和厌氧菌。对于感染性颅内静脉或静脉窦血栓形成的治疗原则是尽早应用抗生素、足量肝素抗凝或外科手术清除感染灶。

在尚未确定何种病原菌感染之前，对成年患者须根据经验联合应用2种抗生素治疗，主要针对面部、鼻腔、耳道感染的常见病原菌，因其可能直接播散引起颅内感染，包括肺炎链球菌、脑膜炎球菌、流感嗜血杆菌和金黄色葡萄球菌。可以选择第三代头孢类抗生素合用氟氯西林或磷霉素治疗。常用第三代头孢类抗生素包括：头孢曲松钠，4g/d，静脉注射；或头孢噻肟，2g/8h，静脉注射。氟氯西林用法为2g/4h，静脉滴注。磷霉素用法为5g/8h，静脉滴注。假如怀疑源于鼻窦或牙龈的厌氧菌感染，应加用甲硝唑。怀疑医院内感染，常见有革兰阴性肠道杆菌和铜绿假单胞菌，可联合应用美罗培南(2g/8h，静脉滴注)和万古霉素(0.5g/6h，静脉滴注)。细菌培养和药敏试验后，应根据结果选用抗生素。

(秦 艳)

第十节 血管性痴呆

血管性痴呆是脑血管的慢性变性与增生性改变，产生脑血管闭塞或破裂，其病变广泛，并未造成巨大的梗死与出血，而是普遍的脑血流减少，广泛地影响脑功能，造成严重的认知功能障碍。根据临床表现，相当于中医学的"神志病""眩晕""癫证""呆证"等。

脂质代谢障碍已被公认为是形成动脉硬化的重要因素，与年龄、内分泌、高血压、饮食习惯、生活环境、遗传因素等都有关系。

一、诊断

1.临床表现

(1)年龄多在60岁以上，缓慢发病，病程较长，精神紧张、过度疲劳、经常饮酒、糖尿病可促进提前发病与发展。

(2)早期脑功能减退,高级神经活动障碍,产生类似神经衰弱和认知功能障碍的表现:头痛、头晕、头沉、眼花、耳鸣、眩晕、脑鸣、失眠、多梦、情绪不稳、四肢或半身发麻,记忆力减退,特别是近事与名称的遗忘,注意力不集中,工作能力下降,情绪不稳,情感反应强烈,精神和体力容易疲劳。有些病人早期无症状,但当过重的体力劳动或紧张的脑力劳动后,由于脑耗氧量增加或血压的急剧变化,导致脑供血不足,而出现临床表现。神经系统检查有眼底视网膜小动脉硬化,常无特殊阳性体征。

(3)后期表现为痴呆。由于上行性网状觉醒系统供血不足而嗜睡,计算困难,思维迟钝,理解力和判断力以及分析综合的能力均差,欣快、强笑强哭、稚气、自知力缺乏,可有行为或人格的改变,生活不能自理,少数出现错觉、幻觉、猜疑妄想或迫害妄想等。

(4)在脑器质性改变的基础上,由于脑软化的加重而出现以下的神经精神障碍。

①动脉硬化性精神障碍:在上述痴呆的基础上,常有恐惧、焦虑、多疑等忧郁症状。可反复出现发作性意识障碍,也可出现幻觉、妄想而发生冲动或自杀行为等。

②帕金森综合征:由于基底节软化而出现帕金森病。

③锥体路综合征:脑软化累及锥体束而引起轻瘫,腱反射亢进,病理反射阳性。

④假性延髓麻痹:由于大脑或脑干弥散性动脉硬化性脑软化损伤双侧皮质脑干束所致。常可先侵犯一侧,以后双侧受累而出现吞咽困难、饮水返呛、声音嘶哑、强哭强笑,咽反射存在,下颌反射亢进,可伴有四肢锥体束征。

⑤癫痫发作:是晚发性癫痫的一种,可有部分性和全面性发作。

⑥小脑综合征:可出现小脑性共济失调。

⑦慢性进行性皮质下白质脑病:病变为双侧半球皮质下的脑小动脉硬化引起大脑白质广泛脱髓鞘和多发性散在的小软化灶。临床上以慢性进行性精神症状为特点,表现为记忆障碍、语言不清、眩晕、抽搐等。也可有锥体路和锥体外路的体征。症状可以缓解,病程数年。

2.辅助检查

(1)血脂:血胆固醇、β脂蛋白、三酰甘油增高。

(2)腰穿:大部分病人脑脊液正常,少数病人可有轻度的蛋白升高与胶金试验异常。

(3)脑电图:轻度脑动脉硬化脑电图无异常,当出现症状时可显示广泛性α波:α波频率变慢,振幅变大,全部导联均可出现;慢波多为广泛性,特别是在双额、中央区出现散在α波。

(4)心电图:有慢性冠状动脉供血不足,或冠心病、高血压心脏病的心电图改变。

(5)眼底:Ⅰ级动脉硬化眼底可作早期诊断的参考条件,Ⅱ级动脉硬化眼底是诊断动脉硬化症的确切指标。

(6)胸部X线检查:主动脉纡曲、延长,可有钙化等改变。

(7)头部CT、MRI检查:脑萎缩,脑室扩大,多发的脑软化灶。

二、治疗

1.中医药治疗

中医学认为,本病由于元气虚衰,气不行血;阴精亏耗,脑失所养,心神无主而发病。

(1)辨病论治

①益气活血法。用脑血疏通口服液(黄芪、水蛭、牛膝、川芎、牡丹皮、石菖蒲、生大黄)。每次20ml,每

日 2 次,服 2 个月为 1 个疗程。

②补肾活血法。用首乌延寿汤剂。何首乌、枸杞子、人参、丹参、川芎、当归、远志、五味子、陈皮。每日 1 剂,分早晚 2 次服。

(2)中药药理分析:脑血疏通口服液的实验研究证实,该药对东莨菪碱所致小鼠记忆障碍有明显的改善作用;可以明显提高小鼠脑内单胺类神经递质的含量,及其代谢产物的含量;可以明显改善实验性血管性痴呆(VD)大鼠的学习记忆功能,并能改善 VD 大鼠的血液流变学指标。神经病理学证实,脑血疏通口服液对实验性 VD 大鼠海马 CA1 区神经元有明显的保护作用,从而起到抗脑缺血和保护脑细胞的作用。

2.针灸治疗

(1)毫针、项针疗法。主穴:风池、供血、翳风、曲池、阳陵泉。配穴:记忆力差加曲差、本神;定向力差加通天、正营;强哭强笑加五处、头临泣。

操作:针沿皮肤斜刺入皮下,用补法,快速捻针,每分钟 200 转,留针 30 分钟,其间行针 3 次,每次 1~2 分钟,10 次为 1 个疗程,休息 3 日。

上述 5 个穴均有改善脑部血液循环的作用。曲差、本神能改善额叶的记忆力,五处、头临泣可改善额叶的情感障碍,通天、正营改善颞叶的定向力。

(2)头针疗法:取穴,情感区、晕听区、感觉区。

操作:每日 1 次,留针 30 分钟,其间行针 3 次,每次 2 分钟,10 次为 1 个疗程,休息 3 日。伴有其他体征者,参阅有关章节治疗。

(3)电项针疗法:取风池、供血穴。

操作:将导线正极连接风池穴的针柄,负极连接供血穴的针柄,同侧连接,选疏波,以头部轻度抖动为宜,每次 30 分钟,6 次后休息 1 日。

三、讨论

1.针刺可以改善脑部血液循环,降低血脂、血黏度,调整脑部神经递质代谢是治疗本病的基础。

2.项部腧穴是治疗脑血管疾病的基础疗法,因为它可以改善脑部血液循环。

3.电项针疗法可明显改善脑部血液循环,针后病人自觉头清目明,有活力。配合中药疗效更佳。

4.针刺对血脂的影响:血脂过多及其组成比例的异常是引起脑动脉硬化的主要条件。400 例缺血性卒中治疗前后观察表明,针刺有明显降低血脂的作用。针刺前后血脂数值对比,三酰甘油平均下降数 26.9,胆固醇平均下降数 29.1,β 脂蛋白平均下降数 64.5,有非常显著差异($P<0.01$)。针刺有明显降脂作用以及升高 HDL-C 和 H/T 比值的作用。

5.针刺对 LPO、SOD 的影响:研究表明,脂质过氧化物(LPO)、超氧化物歧化酶(SOD)在卒中的发病过程中起着重要作用。李氏等的实验表明,卒中病人经常处于高 LPO、低 SOD 血症状态,针刺能使血清 LPO 水平显著下降($P<0.001$)。并与临床症状及体征的改善呈同步变化。卒中病人 SOD 活性明显低于正常,而针刺治疗对 SOD 活性异常者有较好的调节作用。

(刘 清)

第四章 神经系统变性疾病

第一节 阿尔茨海默病

痴呆是由器质性疾病引起的以获得性认知功能减退为突出表现的临床综合征,认知功能损害包括记忆、定向、理解、判断、计算、语言、思维和学习能力等,常伴随情感、行为和人格变化。阿尔茨海默病(AD)是中老年人最常见的痴呆类型,通常在60岁以后发病,随着社会人口的老龄化,患者数正逐年增加,患者的生存质量受到严重影响,家庭和社会也承受精神和经济的沉重负担。

一、痴呆的诊断

(一)病史采集

准确和完整的病史采集对于痴呆的诊断非常重要。对于以记忆减退和其他认知功能障碍为主诉的患者,应仔细询问病史,尤其是向看护人员和亲属了解患者的情况。询问的重点包括是否存在记忆损害的表现,日常活动能力是否受到影响,以及是否存在精神病性症状和情绪障碍。对于痴呆的诊断需要排除意识障碍、抑郁、药物和毒物等对认知功能的暂时影响,在采集病史时应当注意收集相关信息。

(二)神经心理测评

如果提供的病史提示存在认知损害,则需要对患者进行以评价认知功能为主要内容的神经心理测评。认知损害的筛查常用简明精神状态检查(MMSE)和画钟测验。MMSE检测内容包括定向、语言即刻记忆、注意和计算、短时记忆、物体命名、语言复述、语言理解和表达以及视觉空间结构能力等;而画钟测验主要检测计划能力和视觉空间结构能力。如果上述筛查结果表明患者存在认知损害,则根据其涉及的认知损害方面和可能的病因,进一步选择成套或专项神经心理量表测评做出更准确的判断。

由于阿尔茨海默病患者可能存在情绪障碍和其他精神症状,而情绪障碍也可影响认知功能,所以有必要评价阿尔茨海默病患者是否存在情绪障碍和精神病性症状,并评估其对认知功能的影响。常用Hamilton抑郁量表和神经精神问卷(NPI)。

(三)诊断标准

目前国际上普遍应用的痴呆诊断标准包括世界卫生组织的国际疾病分类第10版(ICD-10)标准和美国精神病学会的精神障碍诊断和统计手册第4版修订版(DSM-Ⅳ-R)标准(表4-1,表4-2)。

表 4-1 痴呆的 ICD-10 诊断标准

1.痴呆的证据及其严重程度

(1)学习新事物困难,严重者对既往经历事件回忆障碍,可以是词语或非词语内容损害。患者的主诉和对患者的客观检查均表明存在上述障碍。按下列标准分为轻,中和重度损害:①轻度。记忆障碍涉及日常生活,但仍能够独立生活,主要影响近期记忆,远期记忆可以受到或不受到影响。②中度。较严重的记忆障碍,影响患者独立生活能力,可伴有括约肌功能障碍。③重度。严重的记忆障碍,完全需要他人照顾日常生活,有明显的括约肌功能障碍

(2)通过病史和神经心理检查证实患者存在智能减退,思维和判断能力受到影响。①轻度。智能障碍影响患者的日常生活,但患者仍能独立生活,完成复杂任务有明显障碍。②中度。智能障碍影响患者独立生活能力,需要他人照顾,对任何事物缺乏兴趣。③重度。完全依赖他人照顾

2.上述功能障碍不只发生在意识障碍或谵妄时期

3.可伴有情感、社会行为和主动性障碍

4.临床表现记忆和(或)智能障碍至少持续 6 个月以上。出现皮质损害的体征时更支持诊断,如失语、失认、失用。颅脑影像检查发现相应改变,包括 CT、MRI、SPECT 和 PET 等

表 4-2 痴呆的 DSM-Ⅳ-R 诊断标准

1.认知功能障碍表现以下两方面

(1)记忆障碍(包括近期和远期记忆减退):①近期记忆障碍。表现基础记忆障碍,数字广度测试表明至少存在 3 位数字记忆障碍,间隔 5min 后不能复述 3 个词或 3 件物体名称。②远期记忆障碍。表现为不能回忆个人经历或一些常识

(2)认知功能损害至少还具备下列 1 项:①失语。除经典的各种失语症表现外,还包括找词困难(表现缺乏名词和动词的空洞语言)、类比性命名困难(表现 1min 内能够说出的动物名称数常少于 10 个,且常有重复)。②失用。包括观念运动性失用及运动性失用。③失认。包括视觉和触觉失认。④抽象思维或判断能力减退。包括计划、组织、程序和思维能力损害

2.上述(1)、(2)两类认知功能损害明显影响了职业和社会活动能力,与个人以往能力比较明显减退

3.上述症状不只是发生在谵妄病程中

4.上述认知损害不能用其他精神疾病或情感障碍解释(如抑郁症、精神分裂症等)

二、阿尔茨海默病的临床表现、病理特点和诊断标准

(一)临床表现

阿尔茨海默病的典型表现是隐袭起病逐渐加重的记忆障碍、语言障碍和失用症状。发病后平均病程 8~10 年。受过较高教育和具有较好职业回报的人群发病较晚,但疾病进展可能更快。

记忆减退首先累及近期记忆,早期存在记忆提取障碍,随疾病发展以记忆编码障碍为突出特征,晚期累及远期记忆。

语言障碍首先表现命名困难,随后出现跨皮质性感觉性失语,表现言语理解障碍,而复述能力相对保留。轻度至中度 AD 患者找词困难和病理性赘述也很常见。疾病晚期则丧失所有语言交流能力而表现缄默。

阿尔茨海默病患者神经精神症状也很常见,包括抑郁、妄想、自我定向障碍和幻觉,但不同个体的具体表现存在较大差异。早期无阳性神经体征,随着疾病进展可以出现锥体外系症状、步态障碍、原始反射、小便失禁和痫性发作。

（二）病理改变特点

阿尔茨海默病患者脑组织大体病理和影像学改变主要是弥散性脑萎缩，颞叶和海马结构萎缩尤为显著。组织病理改变主要包括5个方面：老年斑、神经原纤维缠结、淀粉样血管病变、颗粒空泡变性和神经元丧失。老年斑存在于细胞外，核心是淀粉样物质，主要分布在皮质和海马。神经原纤维缠结由成对螺旋纤维组成，存在于神经元细胞内，主要分布于新皮质的锥体神经元、海马、杏仁核、蓝斑和脑干中缝核。

尽管针对AD的发病机制，国内外已进行了大量的研究，但迄今未能获得满意结果。AD的发病机制十分复杂，目前较为被接受的学说包括胆碱能功能低下假说、炎症和免疫假说、基因突变假说、淀粉样蛋白假说、氧化应激和兴奋性毒性假说等。目前在临床应用的治疗药物是基于以上某种或几种假说提出，并经临床试验验证后投入使用。还有一些根据上述假说设计的药物正在进行临床验证。

（三）诊断标准

国际上普遍应用美国国立神经疾病和语言障碍研究所、卒中·阿尔茨海默病及相关障碍协会（NINCDS-ADRDA）和DSM-Ⅳ制定的AD诊断标准。NINCDS-ADRDA标准将AD分为肯定、很可能和可能诊断。肯定AD诊断需要满足很可能AD的临床标准，以及活检或尸检组织病理学证据。很可能AD应具备两个方面以上的认知损害表现（包括记忆障碍），并呈进行性加重。认知损害症状应当至少存在6个月以上，进行性发展，且排除由于其他躯体疾病或脑病引起。可能AD应当存在1项认知损害症状，或者存在其他的脑病或躯体疾病，但不是阿尔茨海默病的病因。此外，做出AD诊断前应当首先排除意识障碍。以往临床研究已对两套标准进行了广泛的验证，平均敏感度是81%，但特异性仅有70%。表4-3列出NINCDS-ADRDA标准要点。

表4-3 阿尔茨海默病的NINCDS-ADRDA诊断标准

肯定AD
　符合临床可能AD标准
　组织病理学证据

很可能AD
　临床检查和精神状态问卷调查提示存在阿尔茨海默病
　神经心理学测评确定存在阿尔茨海默病
　存在两个方面以上认知损害
　记忆和其他认知功能障碍呈进行性加重
　无意识障碍
　无可能引起阿尔茨海默病的躯体疾病或其他脑疾病
　40～90岁发病

可能AD
　存在可能引起阿尔茨海默病的躯体疾病或脑疾病，但不是患阿尔茨海默病的病因
　存在1项进行性加重的认知损害症状，无其他病因可解释

不支持AD诊断
　突然发病
　局灶神经体征
　早期出现痫性发作或步态障碍

2011年,美国国立衰老研究所和阿尔茨海默病协会共同颁布了AD新的诊断标准,新标准综合临床评估、生物标志物及相关技术指标,对AD进行分层和分级诊断。新标准将AD视为一个包括临床前期、AD相关轻度认知损害(MCI)和AD痴呆在内的连续疾病过程,针对各阶段提出具体的诊断标准。临床前期指存在AD相关生物标志物的变化,但无临床认知损害症状;AD相关轻度认知损害指存在认知功能的减退,并有相应的生物标志物改变,但保留独立的基本日常生活能力,严重程度未达到阿尔茨海默病诊断标准;AD的诊断仍然包括肯定、很可能和可能AD诊断标准。AD临床前期的诊断主要用于指导临床研究,AD相关MCI的诊断有利于早期识别和及时干预。

三、阿尔茨海默病的治疗

在开始治疗之前和治疗的过程中,需要对AD患者的状况进行全面的评估,包括对患者认知功能状态、日常生活能力、精神行为症状、伴发疾病、药物使用情况和护理需求等进行全面评价。评价应该定期进行。如果患者出现行为的突然变化或病情的迅速恶化,则应当进行紧急评估,以确定病情快速变化的原因,并给予及时处理。

对患者的状况进行全面评估之后,在开始治疗之前,医生尚需要与患者和(或)其家属仔细商讨,根据患者和其家属的具体需求,制定一项有明确目标的治疗计划。在计划实施过程中,也应当根据患者的病情及治疗环境和看护者的变化及时调整治疗和护理方案。

(一)认知障碍的治疗

1.非药物治疗

认知刺激(包括专业医师指导下的认知训练和记忆康复)、运动锻炼(尤其是有氧锻炼,如练习太极拳、慢跑、跳舞和平衡训练等)、娱乐活动(绘画、写作和社会交际等)和社会心理支持,结合药物治疗可以取得比单纯药物治疗更好的效果。

2.药物治疗

(1)胆碱酯酶抑制剂:胆碱酯酶抑制剂减少突触间隙内乙酰胆碱的降解,增强突触后胆碱能神经元活动,从而改善认知功能。有研究表明,胆碱酯酶抑制剂还可抑制β-淀粉样前体蛋白的沉积,减轻神经元损伤,从而延缓AD病理进展。在国内外批准上市用于AD治疗的胆碱酯酶抑制剂包括多奈哌齐、加兰他敏、卡巴拉汀和他克林等,国内也批准选择性胆碱酯酶抑制剂石杉碱甲用于AD的治疗(表4-4)。

表4-4 用于治疗阿尔茨海默病的胆碱酯酶抑制剂

药物名称	推荐剂量	不良反应	注意事项
多奈哌齐片(用于治疗轻、中、重度阿尔茨海默病)	起始剂量:5mg,口服,1次/d;加量:如果可以耐受,4~6周后可加量到10mg/d	恶心、呕吐、腹泻(与食物同时服用可降低胃肠道反应,减少剂量或减缓加量速度或分次服用可减轻反应) 肌肉痉挛 尿失禁 晕厥 心动过缓 疲乏	5mg/d剂量有效,心脏传导阻滞、心动过缓或有晕厥病史的患者慎用

药物名称	推荐剂量	不良反应	注意事项
加兰他敏片(用于治疗轻、中度阿尔茨海默病)	起始剂量：4mg，口服，2次/d；加量：4周后加至8mg，2次/d；再过4周可增加到16mg，2次/d；最大剂量为24mg/d	与多奈哌齐相同	起始剂量不是治疗剂量，如果有肾功能损害，最大剂量为16mg/d，其他注意事项同多奈哌齐
卡巴拉汀片(用于治疗轻、中度阿尔茨海默病)	起始剂量：1.5mg，口服，2次/d；加量：4周后加至3mg，口服，2次/d；再过4周可增加到4.5mg，口服，2次/d；再过4周可增加到6mg，口服，2次/d	恶心、呕吐、腹泻(须与食物一同服用)厌食 较少出现肌肉痉挛和心动过缓 其他不良反应与多奈哌齐相似	起始剂量不是治疗剂量，其他注意事项同多奈哌齐和加兰他敏
他克林片(用于治疗轻、中度阿尔茨海默病)	起始剂量：10mg，口服，4次/d；加量：6周后加至20mg，口服，4次/d；再6周后可每日增加40mg；再6周后可继续增加剂量，但最大剂量不超过每日160mg	恶心、呕吐、腹泻 转氨酶升高	起始剂量不是治疗剂量，给药后若出现肝功能异常应减量或停药，如患者出现黄疸应立即停药，给药后的18周内，应每周测定血清转氨酶
石杉碱甲片(用于改善阿尔茨海默病患者的记忆障碍)	口服，0.1~0.2mg，2次/d，最大剂量不超过每日0.45mg	头晕、恶心、呕吐、出汗	应从小剂量开始，逐渐增加剂量，其他注意事项同多奈哌齐

(2)谷氨酸NMDA受体拮抗剂：谷氨酸能系统与学习和记忆有关，是除胆碱能系统外的又一AD治疗靶点。盐酸美金刚是一种非竞争性的N-甲基-D-天冬氨酸(NMDA)受体拮抗剂，可拮抗突触间隙谷氨酸水平升高导致的NMDA受体过度激活而引起的病理损伤，因此可减轻由此造成的神经功能障碍，恢复生理水平的谷氨酸能神经传递。

美金刚用于治疗中至重度阿尔茨海默病，起始剂量为5mg，口服，1次/d；1周后加至5mg，口服，2次/d；再过1周加为：口服，早5mg，晚10mg；再过1周加为：10mg，口服，2次/d。肾功能损害的患者宜减少剂量，推荐目标剂量为：5mg，口服，2次/d。不良反应包括头痛、头晕、嗜睡、激越和便秘。

(3)其他药物：目前尚无足够证据向阿尔茨海默病患者推荐其他治疗药物。

曾有临床试验发现大剂量维生素E治疗可延缓患者认知功能减退和延迟患者入住专门护理机构的时间，但后来研究发现维生素E治疗并不改善患者的认知功能，且有研究提示大剂量维生素E治疗可能增加患者死亡的风险，因此应避免使用。

曾有研究认为，非甾体类抗炎药物可减轻AD患者脑组织病理损伤和延缓认知功能的减退。但后来研究发现，无论是AD患者还是MCI患者，甾体类抗炎药物、非甾体类抗炎药物和环氧化酶-2抑制剂均无肯定治疗效应，且可能导致严重的不良反应。

银杏叶制剂、吡拉西坦、麦角碱、司来吉兰、长春西丁和脑活素等，也在临床用于AD的治疗，但迄今获得的临床试验证据并不充分，尚需要设计严谨的临床试验进一步验证其疗效。

(二)精神行为障碍的治疗

90%以上的 AD 患者可发生精神行为和心境障碍,包括冷漠、漫游、激越、言语和身体上的攻击行为以及精神病性症状等,严重者可能威胁自身和他人安全,因而需要及时有效的处理。

阿尔茨海默病患者突发精神行为症状,首先必须排除其他疾病或医源性因素,包括感染、疼痛、躯体疾病和(或)治疗药物相关的精神行为障碍。需向患者和其看护者仔细询问症状发生的诱因、症状特点、伴随症状以及使用药物情况(尤其是药物的起用与精神行为障碍发生的时间关联性),进行详细的体格检查,选择必要的辅助检查手段,以判断患者精神行为障碍的可能原因,给予针对性处理。

1.非药物治疗

除非紧急情况,非药物治疗是精神行为障碍的首选处理措施。只有非药物治疗未能取得理想效果,且有相应临床指征的情况下,才可选择药物治疗。这是因为,药物治疗通常只能针对特定的精神行为症状,且存在加重认知损害和其他药物相关不良反应的风险,而非药物治疗通常能够较好地解决精神行为障碍的基本原因,并避免药物干预的风险和局限性。

非药物治疗的基本方式包括:

(1)改善与患者的交流方式:使用平和、安慰或鼓励性的语气与患者交流,并且保持目光的接触;用缓慢、简单和直接的语言解释患者所涉及的活动过程;如果患者表现情绪易激惹和激越的行为,应转移患者注意力并引导患者的活动。

(2)引导患者规律的生活习惯:向患者提供稳定的和可预测的日常活动模式(锻炼、进餐和睡眠的时间和方式应当尽量保持没有大的变化);将患者涉及的活动过程尽量简化,可将其分解为简单易行的步骤,让患者能够分步实行。

(3)向患者提供安全的生活环境:保证患者居住环境安全,家具不能有锐利的边角,保持地面无杂物,地面防滑,过道通畅;用目光提示,或使用障碍物阻止患者漫游,并引导患者避开不安全的地方;卫生间和淋浴间安装扶手。

(4)避免患者生活环境中的不良刺激;减少过度刺激,包括电视和其他家用电器的噪音干扰;避免窗户和镜子产生的眩光照射;夜间室内灯光柔和,并保持安静。

(5)调动患者的自主生活能力:尽量让患者自己穿衣和管理个人物品;指导患者利用日历、钟表、标签或报纸来识别时间。

常见精神行为症状和心境障碍的非药物干预方法见表 4-5。

表 4-5 常见精神行为症状和心境障碍的非药物治疗方法

行为症状和心境障碍	非药物治疗方法
淡漠	刺激/活动
	布置简单的任务
睡眠障碍	指导睡眠卫生
	昼间给予恰当刺激
	晚上避免过度刺激和噪声
激越/易激惹	分解活动内容为简单步骤
	转移注意力并引导活动
漫游	目光引导

续表

行为症状和心境障碍	非药物治疗方法
	锻炼计划
	避免在不安全地方活动
心境障碍	鼓励参加锻炼
精神病性症状	安慰
	分散患者注意而不是指责
	清除可能引起错乱的因素(例如,镜子)
进食/食欲障碍	提供简单的、可用手拿的食物
	进餐区域避免放置可能使患者分心的物品
	播放轻柔的音乐

2.药物治疗

临床研究报道,改善认知功能的药物多奈哌齐和美金刚,对于AD患者的精神行为症状也有效,包括幻觉、妄想、淡漠、激越、易激惹、焦虑和抑郁等症状,因此可首先选择使用。

抗精神病药物和抗抑郁药物治疗针对AD患者的一种或多种特定精神行为症状,如攻击行为、激越、精神病性症状和心境障碍等。非典型抗精神病药物可用于控制AD患者的攻击行为和精神病性症状,但是具有潜在的严重不良反应,包括增加卒中的风险、锥体外系症状和增加死亡率,因此应当尽量避免使用。由于其严重的不良反应,典型抗精神病药物不能用于AD患者。

如果采用抗精神病药物治疗,应当尽量单药治疗,从小剂量开始逐渐增加剂量,直至达到治疗效果。精神行为症状得到控制后应逐渐减少抗精神病药物剂量,最终确定是否需要继续药物治疗。AD患者精神行为障碍的常用治疗药物见表4-6～表4-8。

表 4-6 非典型抗精神病药物

药物名称	推荐剂量	注意事项
奥氮平片	起始剂量:2.5mg,口服,1次/晚	具有抗胆碱能作用
	最大剂量:7.5～10mg/d(分次服)	可能引起步态障碍
喹硫平片	起始剂量:12.5mg,口服,2次/日;或25mg,口服,1次/晚	具有镇静作用
	最大剂量:100mg,口服,2次/d	可能引起直立性低血压
利培酮片	起始剂量:0.25mg,口服,1次/晚;或0.25mg,口服,2次/d	小剂量使用安全有效
	有效剂量:1mg/d	锥体外系症状多见于日量2mg时

注:用于控制妄想、幻觉、严重的精神激越和攻击行为等;尽管与典型抗精神病药物比较,锥体外系症状和迟发性运动障碍的风险降低,但可增加卒中的风险。

表 4-7 心境稳定剂

药物名称	推荐剂量	注意事项
卡马西平片	起始剂量:25mg,口服,2次/d;逐渐增大剂量	定期检测肝酶谱和血常规
	最大剂量:300mg/d(分次服)	注意与其他药物的相互作用
丙戊酸钠片	起始剂量:125mg/d,口服;逐渐增大剂量	定期检测肝酶谱、血小板、PT/PTT
	最大剂量:500mg,口服,2次/d	可引起胰腺炎,具有肝毒性

注:用于控制妄想、幻觉、严重的精神激越和攻击行为;替代抗精神药物用于严重的激越、冲动、烦躁和攻击行为。

表 4-8 抗抑郁药物

药物名称	推荐剂量	注意事项
西酞普兰片[a]	起始剂量:10mg/d	具有良好的耐受性
	最大剂量:40mg/d(分次服)	部分患者可能出现恶心和睡眠障碍
		对精神行为障碍的疗效较明确
艾司西酞普兰片[a]	起始剂量:10mg/d	耐受性良好
	最大剂量:20mg/d	部分患者可能出现恶心和睡眠障碍
氟西汀片/胶囊[a]	起始剂量:10mg,1次/隔日	具有激活作用半衰期较长
	最大剂量:20mg/d	用药后短期(数周内)不良反应不明显
帕罗西汀片[a]	起始剂量:10mg/d	与氟西汀相比,激活作用较弱,抗胆碱能作用较强
	最大剂量:40mg/d(分次服)	
舍曲林片[a]	起始剂量:25mg/d	耐受性良好
	最大剂量:200mg/d(分次服)	很少影响其他药物的代谢
度洛西汀胶囊[b]	起始剂量:30mg/d	具有激活作用
	最大剂量:60mg/d	食物延迟其吸收
		具有肝毒性,肝功能损害患者禁用
文拉法辛片[b]	起始剂量:37.5mg,2次/d	具有激活作用
	最大剂量:225mg/d(分次服)	撤药反应可能非常突出

注:用于治疗抑郁/焦虑症状;通过抑制CYP450同工酶而延长其他药物的半衰期;典型的不良反应包括出汗、震颤、紧张、失眠/困倦、头晕、多种胃肠道反应和性功能障碍;突然停药可能出现撤药反应。

a.选择性5-羟色胺再摄取抑制剂;

b.5-羟色胺/去甲肾上腺素再摄取抑制剂。

(莫 晔)

第二节 非阿尔兹海默病性痴呆

阿尔茨海默病(AD)是引起不可治疗的痴呆的最常见的原因,以往被认为是第2位的多发性脑梗死性痴呆,现在和Binswanger病、伴有皮质下梗死的常染色体显性遗传的脑动脉病与白质脑病(CADASIL)和海马硬化等一起称为血管性痴呆。单纯的血管源性痴呆仅占20%以下。随着免疫组织化学技术在神经病理检查中的应用,出现了新的疾病分类。现认为伴有Lewy小体(DLB)的痴呆是第二常见原因,占15%N25%,因伴有Lewy小体的帕金森综合征、DLB、PD均因Lewy体和Lewy神经突α-突触核蛋白基因突变引起,故又称突触核蛋白病。其表现为人格-行为的改变,和(或)进行性失语的额颞叶痴呆(FTD)综合征,最常见的亚型有Pick病、皮质基底核变性(CBD)和缺乏明显的组织学改变的痴呆(DLDH),这类疾病占10%~15%,tau蛋白基因突变致神经元和胶质细胞内高度磷酸化的tau蛋白异常聚集是此类疾病的特征性表现,故又称为tau蛋白病。

血管性痴呆和非阿尔茨海默病痴呆的概念较混淆,多数文献包含有临床综合征如FTD、原发性失语(PPA)和可能有明确的组织病理改变的疾病(如DLDH和Pick病)。每种综合征都与某些功能紊乱相关,而每一种功能紊乱都可被分为不同的综合征,在鉴别血管性或变性痴呆方面,除必需的组织病理外,还可依据临床诊断标准。到目前为止,尚无针对病理生理特异性的干预治疗方法。

阐明神经化学改变所引起脑功能紊乱的原因,以及发生病变部位分布情况与治疗和预后评估有关。有的症状和体征与神经化学改变有关,如记忆受损与乙酰胆碱功能障碍有关。精神运动减慢和运动迟缓与多巴胺功能障碍有关,幻觉和错觉与多巴胺过多有关。有的症状与特定神经解剖部位的结构受损有关,如遗忘症与颞叶、双侧大脑中线结构、基底前脑功能紊乱有关；非流畅性失语与优势半球额极功能障碍有关,视空障碍与非优势半球的顶叶枕叶功能障碍有关；针对症状和体征的治疗,可以改善日常生活能力,成为治疗血管性或变性痴呆的主要方法。

一、非阿尔茨海默病的诊断和治疗

(一) Lewy 痴呆

Lewy 小体病又称 Lewy 小体痴呆、LB 型老年痴呆、LB 性痴呆病及 AD 的 LB 变异型(LBVAD),于 1978 年由 Kosaka 首先报道,主要发生在早老期及老年期,是以进行性痴呆、自发性帕金森综合征和精神症状为特征的中枢神经系统变性疾病。在病理学上除有帕金森病的病理特征以外,在整个中枢神经系统内,特别在大脑皮质和皮质纹状体的乙酰胆碱能神经元内有大量 Lewy 小体形成。在临床上,晚发型 Lewy 小体病与阿尔茨海默病尚难鉴别。近年来尸体解剖发现,Lewy 小体病可能是继阿尔茨海默病之后引起老年人痴呆的第二大原因。对于 Lewy 小体的形成过程和病理机制至今还不清楚。近年发现,α-2 突触核蛋白是构成 Lewy 小体的主要成分,与变性疾病的发病机制有密切关系。

Lewy 小体病的临床诊断标准主要包括：①进行性加重的认知功能障碍,并影响正常社交和工作能力；②明显的注意力、语言流利性、精神运动、视空障碍；③疾病早期可能没有明显的或持续的记忆障碍；④具备以下诸特征中两点可拟诊为 Lewy 小体病,有一点者为可疑 Lewy 小体病：①波动性认知障碍伴明显注意和警觉改变；②反复发作的形式完整、内容具体的视幻觉；③以运动障碍为主的特发性帕金森综合征。支持诊断的临床表现：反复跌倒发作,晕厥、短暂性意识障碍,对神经镇静剂敏感,触或嗅幻觉,REM 睡眠周期行为紊乱,抑郁。病理诊断依据：特征性 Lewy 小体,相关但非特异性的改变如 Lewy 体炎症反应,老年斑,神经纤维缠结,脑干和 Meynert 神经元丧失,海绵样改变和突触缺失。Lewy 小体病的痴呆程度与海马 CA2/3 空泡样变性和 Lewy 突起苔丝变性有关。Lewy 小体病是一组独立的中枢神经系统变性疾病,其病理特征与阿尔茨海默病有明显差异。前者除在大脑皮质神经细胞内有大量 Lewy 小体形成外,海马 CA2/3、海马旁回、内嗅叶皮质空泡样变性和 Lewy 突起苔丝变性是诊断 Lewy 小体病的两大特征性改变。α-2 共核蛋白可能是构成 Lewy 小体的主要成分。在临床上与 AD 相似,但与 AD 的病理学有明显的不同。因为 DLBD 很少有神经纤维缠结(NFT)和老年斑。

DLB 及 AD 有相似的免疫学特征,抗炎治疗可阻止 AD 进展,故也是 DLB 的一种适当的治疗方法。

应该避免传统的镇静剂治疗,如果错觉或幻觉及攻击行为非常明显,可考虑氯氮平或喹硫平治疗,用胆碱酯酶抑制剂治疗可明显改善患者的认知功能和神经精神症状。这些药物包括他克林,多奈哌齐,酒石酸卡巴拉汀。卡比多巴-左旋多巴在改善帕金森症状有效,但它可加重精神症状或直立位低血压症状。精神症状可以用氯氮平、喹硫平、利培酮、奥氮平和胆碱酯酶抑制剂。直立位低血压可以采用多盐饮食,盐片、长袜挤压下肢,增加回血,氟氢泼尼松以及米多君治疗。

抑郁在 DLB 中常见,应该避免使用三环类抗抑郁剂,因为它具有抗胆碱类活性作用,胆碱酯酶抑制剂治疗或改善睡眠可以改善患者的症状波动。莫达非尼和盐酸哌醋甲酯(MPH)可以改善患者的睡眠过多，氯硝西泮和褪黑素可以改善患者的噩梦症状。

(二) Hungtington 舞蹈病

Huntington 舞蹈病(HD)是一种由 IT15 基因上 CAG 重复序列异常扩展所致的常染色体显性遗传的神经变性疾病。1872 年 GeorgeHuntington 首次对其进行了全面系统的描述。HD 起病隐袭，几乎任何年龄都可发病，但通常在 35~50 岁发病。临床上 HD 主要表现为运动、认知及精神三方面的障碍，呈进行性加重，患者一般在症状出现后 15~20 年死亡。

HD 的病理改变是特异性地限于脑部的神经元变性，表现为具有高度区域选择性的脑萎缩和神经元脱失。最突出的萎缩部位位于纹状体(包括尾状核和壳核)；其次是大脑皮质，在晚期患者更为明显。另外在其他一些部位包括苍白球、黑质、丘脑底核、小脑、下丘脑侧结节核、杏仁核及一些丘脑神经核也观察到不同程度的神经变性。最近对 Huntington 舞蹈病的免疫组织化学检查发现大脑皮质存在泛素阳性神经细胞核内包涵体以及营养不良的神经突起。

目前对于 HD 仍无特异有效的治疗方法。一些药物可以缓解症状但不能阻止疾病的进展。α-生育酚，氧自由基清除剂 OPC-14117 和利鲁唑可能有效，电休克治疗对难治性抑郁和舞蹈症状有效，氯氮平对 HD 的精神症状有效。

(三) Pick 病

1892 年，捷克精神病学家 Arnold Pick 首先报道了 1 例 71 岁男性患者，生前临床症状表现为严重失语伴精神症状，尸检发现其左颞极皮质灰质严重萎缩。以后他陆续报道了 4 例脑组织病理检查有颞叶或额颞叶萎缩的患者，其主要表现为言语改变及精神行为异常等。1911 年，Alzheimer 对本病作了深入的组织学研究，发现其胞质内有嗜银包涵体及弥散性气球样神经元伴局灶性额颞叶萎缩，神经细胞减少、胶质细胞增生等特点，1926 年，Onari 和 Spatz 才为本病正式命名为 Pick 病。该病为区别于 AD 的一种独特的变性病。出现特征性的一组症状：①不停地探索周围环境；②不可控制的冲动；③情绪变化明显；④多食与饮食习惯的改变；⑤性活动增加。这些症状被后人称之为 Kluver-Bucy 综合征。当患者发病年龄小于 70 岁，临床上以缓慢进展的性格改变及社会活动能力衰退发病，后出现记忆力、理解判断能力低下，有其特征性的语言改变方式(命名、理解)及不同程度 Kluver-Bucy 综合征表现，神经影像学检查又提示额和(或)颞叶萎缩，颞极处明显，在排除 AD 及其他脑变性病的基础上，可诊断 Pick 病。如疾病早期出现多方面的认知功能障碍或明显的视空、视知觉缺损或早期出现明显的顺行性遗忘、影像检查提示全脑萎缩、合并有前角细胞疾病或有痴呆的家族史则不考虑该病。

该病治疗上主要以对症为主，有不轨行为者可予镇静剂，出现 Kluver-Bucy 综合征时要注意控制饮食，以防饮食过度。该病晚期主要防治呼吸道、泌尿系感染及压疮等。有报道用重金属螯合剂及抗精神病药利司培酮等治疗本病症状可有改善，这些尚需进一步研究探讨。

(四) 皮质基底核变性

皮质基底核变性(CBD)为一种较少见的神经系统进行性变性病，1967 年 Rebeiz 等首先报道为"神经元染色不良性皮质齿状核黑质变性"，一般成人起病，临床上可见进行性帕金森综合征，明显不对称的大脑皮质和基底核受损症状和体征。病理改变为皮质基底核神经元和胶质细胞变性，神经元脱失，大脑白质弥漫性原纤维性胶质增生，无色的气球样神经元，为尼氏体溶解和胞体肿大的神经元。神经元和胶质细胞中异常 tau 蛋白的蓄积。可见丛集形星形细胞为特征的星形细胞斑块。CBD 尚见盘卷体，由少突胶质细胞构成，皮质和白质可见纤维样结构的嗜银性细丝。

一般隐袭起病，缓慢进展，多先出现一侧肢体障碍症状，双侧症状、体征可不对称。可见：①锥体外系受损。几乎全部病例均有主动运动减少、动作缓慢、肌强直等帕金森综合征表现。与帕金森病（PD）不同，多巴药物治疗无效，并可见姿势性和运动性震颤。可伴有姿势反射障碍，步态障碍，行走困难，易跌倒，平衡不稳。59%患者出现肢体肌张力障碍。49%患者可见肌阵挛，限于一侧上肢或下肢，以上肢常见，出现意志性动作或给予感觉性刺激时症状明显。②额顶叶高级神经功能障碍。87%患者可见运用功能障碍，多为运动性失用，亦可见观念性失用、观念运动性失用和结构性失用。主要表现为肢体运用障碍，亦可见口、足失用和眼睑睁开性失用。部分患者可见失语、认知功能障碍、记忆力减退和视空间技能障碍。45%患者可见额叶释放体征如摸索反射和强握反射。35%患者可见异己手，即一侧上肢出现不能控制的激动性活动或一侧肢体作出与对侧目的相反的活动。皮质性感觉障碍表现为肢体自发痛、感觉疏忽和皮质性感觉缺失等。部分患者可见人格改变、行为异常、缄默、注意力下降、淡漠，最终出现痴呆。③核上性眼球运动障碍。60%患者可见核上性凝视麻痹，可为垂直性或水平性眼球运动障碍，但以垂直性眼球运动障碍为主。可见意志性扫视运动延迟、范围受限或急跳性追随运动。④锥体束受损。42%患者可见腱反射亢进、Babinski征阳性。⑤其他。约64%患者出现构音障碍。尚有部分患者可见膀胱直肠功能障碍。

如患者无明显原因出现进行性强直运用不能症、四肢出现非对称性肌张力障碍、肌阵挛、姿势/运动震颤中的任两个症状，多巴药物治疗无效，并至少有下列一种表现：如异肢症、皮质性感觉缺失或镜像运动可临床确诊为CBD。脑电图波幅不对称、CT/MRI显示非对称性的额顶叶萎缩，SPECT显示非对称性的额顶叶低灌注，PET显示非对称性的额顶叶低代谢等支持CBD诊断。

左旋多巴可改善帕金森样体征，苯二氮䓬类如氯硝西泮，可使肌阵挛、肌张力障碍得到改善。不良反应以嗜睡、胃肠道不适、头晕、精神错乱、幻觉和口干多见。

（五）进行性核上性麻痹

Steele和Olszewski于1964年首先报告。临床上以核上性眼球运动障碍、假性球麻痹、构音障碍、颈部肌张力障碍、痴呆等为主要表现。病理改变以在基底核、脑干、小脑等部位出现神经细胞减少、神经胶质增生、神经原纤维变化为特征的一种疾病单位。因本病有核上性眼球运动麻痹，所以命名为进行性核上性麻痹。

本病的临床表现多样，神经病理学是累及多系统的疾病。本病的临床特点为缓慢发病，渐进性加重，进行性核上性眼肌麻痹，尤其是垂直性眼肌麻痹，特别是向下凝视，是诊断PSP的必要条件之一，病理基础为中脑被盖、顶盖神经细胞丢失，胶质细胞增生。平衡障碍，步态困难，早期表现为不明原因的反复跌倒，尤其向后跌倒更常见，但肢体共济失调轻微。假性球麻痹，尤其是构音障碍，其较有特征的表现为语流速度快伴重复言语，推测可能与黑质纹状体多巴胺通路功能丧失、皮质延髓束受损有关；强直少动、中轴肌张力增高综合征可能与纹状体、苍白球丘脑攀的损害有关。此综合征易误诊为帕金森病，但震颤的缺失及颈部过伸与一般的帕金森病的屈曲姿势截然不同，PSP智能障碍表现为皮质下痴呆的特征，尽管脑室轻到中度扩大，但皮质萎缩不明显，且脑重量一般正常无特殊治疗方法，对左旋多巴/卡比多巴反应差，对症治疗为主。

（六）进行性皮质下胶质增生

进行性皮质下胶质增生（PSG）为一种罕见的以痴呆为主要表现的疾病，类似于Pick病（PiD），但又与PiD的病理特征截然不同。1967年，Neumann和Cohn首次提出PSG的概念，家族性PSG多呈常染色体显性遗传。全脑萎缩，以额叶、颞叶白质受累明显。少数患者可主要累及额叶白质。对称性萎缩常见，但不呈PiD的"刀切样"类型。皮质下白质可见明显的纤维性星形细胞增生，以额叶、颞叶特别是扣带回和岛叶最明显。皮质轻度神经元脱失,与明显的星形细胞增生不成比例。少数患者可见轻中度海绵样改变,累及部分额叶、颞叶、枕叶皮质,无淀粉样蛋白、神经炎斑、Lewy 小体、Pick 小体、气球样神经元、神经元细胞骨架包涵体。PSG 患者神经元和胶质细胞均可见 tau 免疫染色,偶可见圆形厚染的类似 Pick 小体的包涵体。其他皮质神经元扩大或呈"气球样"。

患者先出现人格改变、社交能力衰退、去抑制、精神症状(如妄想、幻听、幻视、抑郁、自杀观念及记忆障碍)。以后出现进行性的痴呆、找词困难、刻板语言、言语输出减少、模仿语言或 Kluver-Bucy 综合征的表现(如性欲亢进、食欲旺盛、思维奔逸、情感低沉等)及视觉失认。病程终末期可见严重痴呆、缄默、吞咽困难和锥体外系体征(如面具脸、轴性肌张力增高、颈后倾、步态蹒跚、前臂震颤、舞蹈)等。偶可见局灶神经系统体征如单侧 Babinski 征。无注视受限、肌萎缩、癫痫和肌阵挛。如呈 PSP 状发病,则可见眼球运动异常如核上性麻痹以及运动过慢等体征。患者多数可行走如常。多数情况下,PSG 的临床表现类似于 PiD 和 AD,可根据病理特征进行区分。确诊 PSG 需病理证实。

目前尚无有效治疗方法,对症治疗为主。

(七)伴有泛素蛋白阳性包涵体的额颞叶痴呆

近年来报道,伴有或不伴有运动神经元病的 FTD 的神经细胞内出现泛素阳性的包涵体,而 tau,淀粉样蛋白 amyloid,突触核蛋白和磷酸化的神经纤维丝阴性。大多数报道的病例表现为额颞叶神经网络神经功能紊乱,因此称为额颞叶痴呆,但是有些病例表现出后大脑神经网络功能紊乱,故额颞叶痴呆并非完全正确,可能称其为伴有泛素 ubiquitin 阳性包涵体的痴呆更确切。

临床表现与 tau 阳性包涵体和没有明显组织病理改变的痴呆相似,因此诊断依靠脑组织活检或尸检。以对症治疗为主。

(八)缺乏明显的组织病理改变的痴呆

有部分痴呆没有特异性的组织病理改变,这部分痴呆被称为缺乏明显病理组织改变的痴呆(DLDH)、非特异性痴呆和非阿尔茨海默型额叶痴呆。多数患者伴有运动神经元病和家族性痴呆,与 3 号常染色体基因突变有关。

临床表现多变,没有可靠的临床诊断标准来预测非特异性的组织病理改变。

以对症治疗为主。

(九)多系统萎缩

多系统萎缩(MSA)由纹状体黑质变性、橄榄体脑桥小脑萎缩、Shy-Drager 综合征变异型组成,少突神经胶质细胞内存在 α-核突触蛋白包涵体。因此,MSA、PD 和 DLB 都被认为是核突触蛋白病。MSA 不表现为认知功能障碍和皮质萎缩,少部分出现进行性失语或额叶萎缩。

MSA 的诊断参照运动障碍章节,RBD 在 MSA、PD 和 DLB 中常见,但很少出现在 tau,amyloid 病中。

改善帕金森症状、直立性低血压、尿失禁是治疗目标,夜间尖叫应引起注意,因为这种发生在吸气时的高音调的声音反映了声带的失张力性关闭。患者有突然死亡的危险,应紧急做多导睡眠图和行经鼻持续正压给氧治疗或行气管切开。

二、人类朊蛋白病

朊蛋白病是一类慢性进行性致死性神经变性病,包括 Kuru 病、Gerslmann-Straussleu-Schinker 综合征、克-雅病(CJD)、新变异型 CJD(即人类疯牛病,该病与其他朊蛋白病的区别是可在淋巴网状组织检测到

PrPsc)、致死性家族失眠症。朊蛋白病的诊断方法包括组织病理学检查、电镜检查、生物试验及检测 PrPsc 等。组织病理学检查是"金标准"。该类疾病典型的组织病理学特征是脑组织广泛海绵状空泡，淀粉样蛋白沉积及神经退行性改变。电镜检查异常脑纤维（即瘙痒症相关纤维）的存在可辅助诊断朊蛋白病。生物学试验，即将可疑患病动物脑匀浆（或其他组织匀浆）对其他动物（通常用小鼠）进行脑内接种或口服接种，然后观察被接种动物发病情况。该方法的敏感性受种属间传播屏障的限制。检测 PrPsc 的方法，包括免疫组化、免疫印迹及蛋白错误折叠的循环扩增等。

（一）Creutzfeldt-Jakob 病

20 世纪 20 年代，由 Creutzfeldt、Jokob 两位神经病理学家首先描述和报道，因而被命名为克-雅病（CJD）。后来发现该病可经外科、口腔科等手术传染，因而也有人将此病称为传染性痴呆症。其典型的临床症状包括肌阵颤、广泛的大脑功能障碍，与震颤病十分相似。其潜伏期可长达几十年，发病后期毁坏人的大脑，最后昏迷致死。本病病理学特征是出现明显的海绵样变和星状细胞增生及淀粉斑块。克-雅病的发病可分为传染性、散发性和遗传性 3 种，有 10%～15% 的患者具有家族性常染色体型的遗传缺损，传染性的仅见于医院性感染。CJD 常以散发性方式遍及世界各地，发病率大约在 1/100 万。

世界卫生组织制定的 Creutzfeldt-Jakob 病临床诊断标准为进行性痴呆至少出现下面几种症状中的 2 种：肌阵挛、视觉或大脑功能紊乱、锥体系或锥体外系功能受损、无动性缄默，在疾病的任何时期出现特征的脑电图表现，脑脊液检查 14-3-3 蛋白阳性并且病程不超过 2 年，排除其他疾病后诊断。

没有有效的方法对付朊蛋白病的病理生理过程，以对症治疗为主。

（二）新的变异型 Creutzfeldt-Jakob 病（人类疯牛病）

与传统的克-雅病发病年龄为 60 岁以上不同，他们年龄都在 42 岁以下，平均 27.5 岁，最小者仅 15 岁。专家们研究后指出，产生这种新型克-雅病最适当的解释是：这些病例在 1989 年英国实行禁止食用特定牛内脏之前同疯牛病接触有关。免疫印迹实验表明，疯牛病和新型 CJD 属同一种分子类型，动物实验传代也表明疯牛病朊病毒与 CJD 的病原属同类毒株。他们将死于各种 CJD 的大脑中提取出来的 PrPsc，把它们相互对照，并同从感染 BSE 和 CJD 的老鼠身上分离出来的 PrPsc 相对比。结果发现，从新型 CJD 分离出来的 PrPsc 与从感染 BSE 的老鼠身上分离出来的 PrPsc 非常相似，而不像从感染 CJD 老鼠身上分离出来的 PrPsc。

该病诊断标准为：①a.进行性的神经精神症状；b.病程大于 6 个月；c.排除其他疾病；d.无潜在的医源性暴露史。②a.早期精神症状如抑郁、焦虑、淡漠、退缩、错觉；b.持续性疼痛或感觉麻木；c.共济失调；d.肌阵挛、舞蹈动作、肌张力障碍。③a.EEG 无每秒 3 次的周期性三相复合波；b.MRI 显示双侧絮状高信号。确诊依据为：①a 和特征性的神经病理改变（海绵状改变），大脑和小脑弥漫的朊蛋白沉积斑。可能诊断依据为：①和②的 d、e 及③a、b。可疑依据为：①和②的 d、e 以及③的 a。

没有有效的治疗方法，以对症治疗为主。

（三）Gerstmann-Straussler-Scheinker 综合征、致死性家族性失眠症和 Kuru 病

另一种与朊病毒相关的痴呆疾病是 Gerstmann-Strussler-Scheinker 病（GSS），致死性家族性失眠症（FFI）和 Kuru 病，为常染色体显性遗传性朊蛋白病，GSS 典型病例以共济失调为发病征象，以后再发生认知功能衰退。本病影响更为年轻的人员，而且病程也较 Creutzfeldt-Jakob 病更为延长。FFI 以进行性失眠为主。Kuru 病以进行性小脑性共济失调为主。无有效治疗方法，对症治疗为主。

三、局灶性或非对称性皮质变性综合征

(一)轻度认知功能障碍或进行性遗忘综合征

轻度认知障碍(MCI)是介于年龄相关的认知功能减退和痴呆之间的具有疾病特征的一种临床状态,其特点是患者出现与其年龄不相称的记忆力损害,但没有其他认知功能的损害。现在的一系列MCI的诊断标准可以反映MCI的某些特点。研究表明相当比例的MCI可演化成痴呆,包括AD、血管性痴呆以及混合性痴呆,但以AD为主。欧美流行病学调查发现,每年10%~15%的MCI演化为AD,比一般人群高10倍左右,估计MCI人群中10%~15%在1年内、23%在2年内、34%在3年内、50%在4年内进展为AD,而AD患者中有2/3是由MCI转变的。这些证据说明MCI有可能是一种AD前期痴呆状态。

国内外对MCI诊断有多种标准,但均建立在介于正常老人与痴呆患者之间的轻度记忆功能减退基础上,如美国Mayo Clinic AD研究中心提出的MCI诊断标准:①患者自觉有记忆减退,或家属、医生发现患者有记忆障碍;②总体认知功能正常;③客观检查有记忆损害或有一项其他认知功能受损,记忆或认知功能受损评分低于同年龄均数1.5~2个标准差;④临床痴呆评定量表评分为0.5;⑤日常生活功能正常;⑥不符合痴呆诊断标准。研究MCI的意义正是由于其向AD的高转化率,认识MCI有助于AD的超早期诊断和治疗干预。诊断AD的理化实验室指标如CSF中tau蛋白和Aβ异常、神经影像学发现海马萎缩、ApoE占4等位基因携带者等均预示MCI发展成AD的高危险性。总之,目前AD诊断尚主要依赖于对临床表现分析。根据对AD实验室指标研究进展,在临床诊断的基础上结合多种实验室检查结果,有助于提高对AD诊断精确性,特别是将之运用于MCI的分析中,也必将有利于AD的早期诊断、早期干预治疗。胆碱酯酶抑制剂和抗氧化剂能改善认知功能,延缓痴呆的进程。

(二)进行型神经精神综合征、进行性额叶网络综合征、进行性执行不能综合征、额颞叶痴呆

它们都是指一种进行性额叶神经网络功能障碍的神经精神综合征。用得最多的术语是额颞叶痴呆(FTD)。特征性的病理改变为出现tau蛋白,ubiquitin蛋白阳性的包涵体。目前研究表明,FTD与tau基因突变有关,在部分常染色体显性遗传家族的患者中,发现17号染色体长臂17q21-q22的tau基因突变。

Meary描述了FTD的行为异常,主要特征为:①隐袭起病,渐进性发展。②早期人际交往能力下降,表现为不遵守社会行为规范,脱抑制。③早期出现行为障碍,表现为消极懒惰,或者有时有行为过度,如徘徊等。④情感迟钝,表现为丧失表达感情的能力,如不能表达个人的喜怒哀乐,缺乏同情心。⑤早期理解力下降,不能描述个人的症状,在遇到困难时不能表达自己的要求。其他行为异常有不修边幅,不讲卫生,思维僵化、固执,注意力涣散。患者饮食习惯常改变,表现为多食、喜食甜食。可有刻板性动作,如不自主搓手、踮脚等。言语障碍较为明显,表现为表达困难,而模仿能力相对保留。刻板性使用单句、词表达甚至是某个音节,最后患者多出现缄默状态。神经系统查体一般无局灶性阳性体征。影像学检查显示双侧额、颞叶前部明显萎缩,但无严重的健忘、失语、空间理解障碍。脑电图检查正常。

本病目前尚缺乏特异性治疗,以对症治疗为主,选择性5-羟色胺重摄取抑制剂可改善FTD患者的行为异常。

(三)进行性失语综合征、原发性进行性失语、进行性非流畅性失语、语义性痴呆和相关的认识不能

1982年Mesulam报道6例缓慢进展的失语患者,无智能和行为障碍,并首先提出缓慢进展的失语这

一概念,意指无痴呆的进行性失语,老年前期多见,病程迁延多年,晚期可出现痴呆,病变部位主要位于左侧半球外侧裂周围。1990年,Weintraub等贴切地命名为原发性进行性失语(PPA),定义为患者进行性、有限度的语言障碍,病程迁延多年,无占位病变、梗死或其他脑部病变可解释其临床表现,语言障碍为病程中唯一或突出的神经系统异常。这类患者表现为进行性语言障碍,同时合并视觉失认,空间损害或失用。患者的语言障碍可单独存在数年,最终表现为痴呆。PPA与AD、PiD、PiD变异型、非特异性皮质变性合并海绵样变性、缺乏清楚组织学的痴呆(DLDH)、额叶型痴呆(DFT)、额叶型痴呆合并运动神经元病和Creutzfeldt-Jacob病(CJD)相关。PPA患者可表现为任何类型的失语,一般可分为流利型和非流利型失语,亦可见全失语,命名性失语,传导性失语,纯词聋。流利型失语以Wernicke失语或经皮感觉性失语多见,而非流利型失语以Broca失语或经皮运动性失语多见。流利型失语患者最终多诊断为AD,而非流利型失语患者最终多诊断为PiD、PiD变异型或DLDH。

左侧颞叶尤以颞极、颞横回、颞下回明显萎缩。颞上回未受累。左侧外侧裂扩大,下面的白质明显减少。右侧颞极轻度萎缩。PPA缺乏AD、PiD、CJD特征性的病理改变,得以与其他变性疾病区分,是PPA的病理诊断根据。大脑皮质肿胀苍白的神经元,一般称为"气球样细胞"或"Pick"细胞。尚可见非特异性改变如脂褐质形成或神经元脱失,细胞质肿胀,尼氏(Nissl)体脱失,圆形的嗜银细胞质包涵体(Pick小体),同时伴有皮质浅层的胶质增生和海绵样变性。

PPA常隐袭起病,以老年前期多见,为48~73岁,男性多见。主要表现为缓慢起病、逐渐进展的语言障碍,进展速度各异。失语症状在5~11年后逐渐恶化。有些患者可见轻度右侧体征如面瘫、Babinski征或锥体外系体征。患者记忆、推理、自知力、判断能力和行为相对保留。随病程进展,失语逐渐演化为全失语,出现阅读、书写、理解障碍,最后出现痴呆。DFT、DFT合并运动神经元病的患者中PPA发病率较高。CT和MRI早期无异常。晚期可见广泛的脑萎缩或左侧半球外侧裂周围局灶萎缩及左侧侧脑室扩大。PET和SPECT是为最敏感的检查手段。疾病早期,PPA患者左侧大脑半球颞叶和外侧裂周围代谢明显降低;疾病晚期,左侧半球颞前区和额顶区代谢明显降低。右侧半球一般正常。

非流利型失语患者可见命名困难、缓慢的吞吐语言、语法缺失、语法理解和表达明显受损,音位判断受损,重复差,计数范围受限,但记忆相对保留。患者有让人听懂的能力,如可通过手势、写字、迂回的说法。常利用替代设施如交流卡片和笔记本。患者有获得新技能和嗜好的能力,有时甚至在语言功能继续恶化时,仍可执行简单指令性动作。生活常可自理。

流利型失语患者可见空洞语言、赘语、单个生词理解困难。

药物对认识不能、失语无效,对中重度非流利型失语的患者使用特殊的交流工具治疗可改善语言功能。

(四)皮质基底核变性综合征、进行性非对称性强直和失用综合征

这组综合征的核心症状为非对称性的强直和失用,约半数的患者见于CBD、Pick病、PSP、DLDH、CJD中。

一般隐袭起病,缓慢进展,症状、体征的不对称性,强直和失用。可伴有皮质症状(如异己手现象、皮质性感觉障碍、运动性失用、观念运动性失用和结构性失用、偏身空间忽略、局部或非对称的四肢肌阵挛)、锥体外系受损(如局部或非对称的肢体肌张力障碍)、姿势性/运动性震颤,左旋多巴治疗效果差。神经心理学检查发现语言障碍、视空间技能障碍。CT或MRI可见局部或非对称性额顶叶萎缩。SPECT或PET检查见局部或非对称性额顶叶和(或)基底核和(或)丘脑低灌注。

无有效治疗,左旋多巴可改善帕金森症状,苯二氮卓类对肌阵挛、肌张力障碍有效。

(五)后皮质萎缩、进行性视知觉综合征、进行性后皮质综合征、Balint 综合征

视觉认识不能与腹侧复杂的"what"视觉处理识别通路障碍有关，Balint 综合征部分或全部与背侧的"where"通路有关。明显的视知觉缺陷与原发的视皮质或视觉相关皮质异常有关。意念运动性失用症状或 Balint 综合征，常抱怨视觉模糊，深度知觉差，那些有视知觉障碍的患者有视物显小、视物显大、视物变形、幻觉和错觉的经历。有时候，会发生妄想迸发，比如看到，镜子里的影像会想成有人入侵，或者会表现为 Capgras 综合征（认为某人是一个替身）。在某些患者中会出现视野缺损或者皮质盲。有几个术语涉及这些现象，包括：进行性视知觉综合征，进行性后皮质综合征以及后皮质萎缩，和进行性意念运动性失用症或 Balint 综合征。很少在后脑出现 AD 老年斑和神经纤维缠结。近年来，也有关于在 CBD 以及 CJD 疾病中出现非特异性的组织病理学改变，以及进行性皮质下胶质增生的报道。

一般隐袁起病，缓慢进展，临床表现不能用原发性的视觉障碍解释，具有下列两种以上的症状，如阅读时不能追随字里行间、深度知觉差、对所注视的物品不能正确鉴赏、幻想、幻觉、人物误认、视物显小、视物显大、视物变形。具有下列两种以上的体征：象限盲或偏盲、象限或偏侧视野色盲、偏侧空间的忽视、结构运用障碍、视觉的失用、视觉共济失调、皮质盲。如早期视力相对保留、洞察力和语言表达功能保留、无明显的行为异常或记忆力障碍、无局灶性定位体征、帕金森症状或额叶释放征等支持诊断。神经精神检查示顶叶和（或）枕叶功能障碍，CT、MRI 除外梗死、肿瘤、脓肿或其他占位病变，CT、MRI 示顶叶和（或）枕叶非对称萎缩，SPECT/PET 示顶叶和（或）枕叶非对称低灌注或低代谢。

除了非典型的神经阻滞剂治疗错觉和幻觉，抗抑郁剂治疗抑郁以外，没有其他的特殊治疗方法，以对症治疗为主。

(六)局灶性非对称性皮质变性综合征的临床病理相关性及与发病机制的关系

依靠临床表现分类的综合征，更多的反映了出现脑功能障碍的部位，不同的神经变性疾病可以呈现出相似的临床表现，而同一种变性疾病可表现为不同的临床综合征，列出了局灶和非对称性皮质变性综合征的临床病理联系。临床病理多样性使已经明确了的神经变性的研究复杂化，并促进了特异性生化标志物的发展。

(七)神经变性痴呆和朊蛋白病未来的治疗方向：药物治疗策略

分子基因学和分子生物学的发展，使我们对变性和朊蛋白相关的痴呆疾病的认识发生了改变，一个突出的改变是病理生理过程的发展变得与药物的发展更加密切相关，而不仅关注疾病的临床表现。如最近研究的针对 AD 的 β 淀粉样蛋白的免疫治疗呈现出激动人心的进步。如果研发的通过干预导致 tau 蛋白功能紊乱及神经变性的环节或者是改变疾病进程的治疗手段，将会对大多数的 tau 蛋白病有益。对突触核蛋白病及朊蛋白病等可采用相似的治疗手段。因为在 AD 中的 tau 蛋白异常和其他的非 AD 疾病的 tau 蛋白病不一样，它们两者的处理手段不一样，一种有效并不意味着另一种也有效。在非特异性进程中还没有找到基因或者生物化学异常现象，但可以合理地认为关键基因的变异导致了类似于淀粉样蛋白改变、tau 蛋白异常突触核蛋白病及朊蛋白病等的免疫细胞化学改变。最重要的是提高识别变性疾病的病理生理过程的精确度；依靠临床诊断标准、神经心理测定、影像检查或者是以上诊断的综合已经不足以判断这些疾病。未来希望能够借助生物标记技术找到某个疾病症状出现前特定的生物学标记物，最终才能够在临床上直接对这些疾病进行干预治疗。

四、血管性痴呆的诊断和治疗

血管性痴呆（VaD）是指由脑血管病引起的痴呆，在中国、俄罗斯、日本被认为是老年人痴呆的首要原

因,在西方国家仅次于 Alzheimer 病(AD)列第 2 位。

血管性痴呆有 4 个诊断标准,NINDS-AIREN 标准、ADDTC 标准、DSM-IV 标准和 Hachinski 缺血指数。下面介绍 NINDS-AIREN 标准和 Hachinski 缺血指数。NINDS-AIREN 的 VaD 诊断分可为拟诊、可能和肯定 3 等级。

(一)临床诊断可能 VaD 标准

包括下列项目:

1. 痴呆

认知功能较以往减退,表现为记忆力损害及 2 项或 2 项以上认知领域内的功能损害(定向、注意力、语言、视空功能、执行功能、运动控制和实施功能)。最好由临床和神经心理测试确定。这些功能缺陷足以影响患者日常生活,而不单纯是由卒中所致的躯体障碍引起。

排除标准:有意识障碍,谵妄,精神病,重度失语,明显感觉运动损害,但无神经心理测验证据的病例。且排除其他能引起记忆、认知功能障碍的系统性疾病和其他脑部疾病。

2. 脑血管病

神经病学检查有局灶性体征,如偏瘫、下部面瘫、Babinski 征、感觉缺失、偏盲、构语障碍等,与卒中一致(不管有无卒中史)。脑部影像学检查(CT 或 MRI)有相关脑血管疾病的证据,包括多发性大血管卒中,或单发性重要区域内梗死(角回、丘脑、前脑基底部、前脑动脉和后脑动脉的供血区域),多发性基底神经节和白质内的腔隙性病灶,以及广泛性脑室周围缺血性白质损害,或两者兼有。

3. 以上两个疾病诊断具有相关性

至少有下列 1 个或 1 个以上的表现:①痴呆表现发生在卒中后 3 个月;②有突发的认知功能恶化,或波动性、阶段性进展的认知功能缺损。

(二)临床特征与可能 VaD 一致的情况

主要有:①早期的步态不稳(小步态、共济失调步态或帕金森步态);②有不稳定的、频发的、原因不明的跌倒情况;③早期有不能用泌尿系统疾病解释的尿频、尿急和其他尿路症状;④假性球麻痹;⑤人格改变,情感淡漠,抑郁,情感失禁,其他皮质下缺损症状,如精神运动迟缓和执行功能异常。

(三)排除 VaD 诊断的特征

主要有:①早期表现为记忆缺损,渐进性加重,同时伴其他认知功能的损害如语言(经皮质的感觉性失语)、运动技巧(失用)、感知觉(失认)方面的损害,且没有相关的脑影像学检查上的局灶性损害;②除认知功能损害外,没有局灶性神经体征;③脑 CT 或 MRI 上无血管性病损。

(四)拟诊 VaD

存在痴呆并有局灶性神经体征,但没有脑影像学检查上的 CVD 发现;痴呆和卒中之间缺乏明显的短暂的联系;虽有 CVD 存在,但缓慢起病,病程特征不符(没有平台期及改善期)。

(五)肯定 VaD 的诊断标准

主要有:①临床上符合可能 VaD;②组织病理学检查(活检或尸解)证实 VaD;③没有超过年龄限定数目的神经纤维缠结和老年斑;④没有其他引起痴呆的临床和病理的疾病。

Hachinski 缺血指数,每一个症状对应一个分数,缺乏记为 0 分。突然发病(2 分)、阶梯性发展(1 分)、波动性病情(2 分)、夜间意识模糊(1 分)、人格相对保持完整(1 分)、情绪低落(1 分)、躯体性不适的主诉(1 分)、情感控制力减弱(1 分)、高血压病史(1 分)、有卒中病史(2 分)、伴有动脉硬化(1 分)、神经系统局灶性症状(2 分)、神经系统局灶性体征(2 分)。Hachinski 法总分评定:满分 18 分:4 分或 4 以下分属于 Alzheimer病；7分或7分以下属于VaD。Hachinski缺血指数的敏感性较高。

VaD的治疗归纳为：①降低并发的脑血管病危险因素；②一旦VaD存在，提高认知功能；③对症治疗。VaD是目前唯一可以防治的痴呆类型，高血压、高脂血症、糖尿病被理想的控制到能最大程度降低脑血管病事件的发生。有心房纤颤、先天性心脏病、卵圆孔未闭、主动脉斑块或别的危险因素应当被正确的预防。戒烟、戒酒、减肥及口服阿司匹林改善高凝状态等。胆碱能假说认为中枢胆碱能系统功能下降导致了认知能力改变。他克林是一个可逆性乙酰胆碱酯酶（AChE）抑制剂，多奈哌齐为另一种AChE抑制剂，它可在脑中选择性地抑制AChE，而增加细胞外的乙酰胆碱（ACh）含量，与tacrine相比，此药要安全得多。此外，老年脑功能衰退的原因还与其他神经递质如去甲肾上腺素（NE）、多巴胺（DA）、5-羟色胺（5-HT）、γ-氨基丁酸（GABA）和神经肽等的失衡有关。NE、DA增加，学习记忆能力增强。脑血循环促进剂类药物的作用是减少脑血管阻力，增加血流量或改善血液黏滞度。常用的主要为麦角碱类，如甲磺酸双氢麦角碱片，脑通（又名尼麦角林）能够使轻中度AD、VD患者的认知功能得到全面改善。其他改善血循环较常用的有钙离子拮抗剂，如尼莫地平、氟桂利嗪、都可喜、银杏叶提取物等。脑代谢激活剂能够促进脑细胞对氨基酸、磷脂及葡萄糖的利用。代表药物为吡咯烷酮衍生物，如吡拉西坦，茴拉西坦。另外有胞磷胆碱、脑活素、ATP、辅酶A、细胞色素c等亦可增强脑代谢。基因治疗的进展将给VD的治疗带来新的曙光。康复治疗除了药物治疗之外，应给患者以心理、脑力、体力的康复治疗。在心理治疗中最常用的是行为疗法，行为治疗可以矫正VaD患者的各种不良行为，如吸烟、饮酒、致胖、高脂饮食等。另外，痴呆会引起许多的社会心理问题，2/3以上的痴呆患者是由家庭成员照料的，他们必须面对护理痴呆患者所带来的心理和经济上的困扰，对于护理人员足够的支持是家庭看护成功的必要条件。全社会应该给予痴呆患者及其家庭以足够的重视与关爱，建立对痴呆患者的服务体系，为他们提供帮助及科学的建议。

五、痴呆的症状治疗

让患者及陪护列出他们最突出或最想改变的症状的顺序，对这些症状逐一进行治疗，下面介绍针对这些症状治疗的方法。

（一）健忘和遗忘

胆碱酯酶抑制剂能提高记忆，理论上认为烟碱或毒蕈碱受体激动剂可能对改善记忆有帮助，但是初步研究表明，全身用药的毒性太大，以致患者无法耐受，胆碱能受体激动剂可选择性作用于中枢神经系统，因此可能对健忘和遗忘更有效。左旋多巴、莫达非尼Modafmil、甲基-phenidate治疗对有些患者的记忆有效。

（二）失语

失语是进行性综合征的核心症状，在AD、Pick病CBD、PSP、DLDH、CJAD和脑血管病也可以出现。语言治疗能够提高某些失语患者的交流功能。药物治疗不能改善失语症状。

（三）失认

失认是相关失认综合征的特征表现，但它也能发生在任何一种皮质痴呆综合征，药物治疗无效。

视空间和视知觉障碍：复杂性的视觉处理过程功能紊乱，是后皮质萎缩的特征表现。但这种功能紊乱也可能发生在DLB、CBD、AD、CJD和BLDH的患者中。药物治疗无效。

执行障碍综合征或脱抑制：不恰当的言语和手势是许多陪护最心悸的方面，特别是患者有性冲动或者面对孩子的时候更是如此。脱抑制效应是FTD的特征表现，但也能发生在其他的有额叶网络功能紊乱的综合征或疾病里。非典型的神经阻滞剂、抗抑郁剂(特别是选择性 5-羟色胺再摄取抑制剂)、胆碱酯酶抑制剂，以及抗焦虑药物对该症状有效。如果使用无效，改变患者的社交结构可能是唯一的途径，降低不恰当的行为引起的尴尬境地。

(四)淡漠

淡漠是 FTD 的常见表现，但也可能发生在大多数痴呆患者中。对精神激动剂、金刚烷胺、左旋多巴、多巴胺激动剂、盐酸安非他酮、司立吉林，或者胆碱酯酶抑制剂和抗抑郁剂有效。

(五)幻觉和错觉

幻觉和错觉在 DLB 和 FTD 患者中常见，也可出现在许多其他的综合征里。视幻觉在 CBD 患者中少见，当它们与认知障碍和帕金森综合征相关时，提示是 DLB 而不是 CBD。非典型的神经阻滞剂和胆碱酯酶抑制剂可能有效。褪黑素能够改善和减少视幻觉，左旋多巴和多巴胺激动剂、金刚烷胺、司立吉林应慎用，因为它们能够加重精神症状。

1.兴奋躁动、攻击和行为失控

言语特别是躯体的攻击行为常导致患者被拘留，行为的失控可发生在所有的综合征里，特别是在疾病的晚期。传统的治疗是使用神经阻滞剂和苯二氮卓治疗，但非典型的神经阻滞剂和胆碱酯酶抑制剂，卡马西平、丙戊酸、普萘洛尔或者以上联合使用有效。如果怀疑是躁动抑郁，可以求助于精神科医生进行电休克治疗。

2.焦虑

焦虑可发生在所有的综合征和功能紊乱中，治疗具有挑战性。抗焦虑药物，抗抑郁剂、胆碱酯酶抑制剂和非典型的神经阻滞剂及联合治疗可能有效。

3.抑郁

见于所有的痴呆患者中，多数抗抑郁剂有效，但这些药物可能引起认知障碍和行为异常的不良反应。具有抗胆碱能作用的药物应当避免，特别是三环类抑郁剂。如果药物治疗无效，可以采用电休克疗法。

4.情绪不稳，假性延髓麻痹效应

额叶下皮质网络功能障碍所致患者情绪不稳，强哭。选择性 5-羟色胺再摄取抑制剂治疗可能有效，锂治疗也可能有效。

5.尿失禁

尿失禁发生在额叶功能紊乱中，几乎所有的痴呆患者最后都会出现尿失禁。具有抗胆碱能作用的药物有效，但是这些药物可能会引起大脑皮质胆碱能活性降低。

6.失眠症

失眠症可能是由原发性的失眠、不宁腿综合征，或者中枢性睡眠呼吸暂停综合征引起。原发性的失眠可以用曲拉唑酮、水合氯醛或者褪黑素治疗。卡比多巴-左旋多巴，多巴胺激动剂对不宁腿综合征有效。中枢性睡眠呼吸暂停综合征治疗较为困难。常需要联合使用持续气道内正压通气(CPAP)，双水平呼吸道正压，给氧，以及苯二氮卓治疗。

7.嗜睡

嗜睡可能由不宁腿综合征、中枢性睡眠呼吸暂停综合征、阻塞性呼吸暂停综合征、睡眠不足、发作性睡病或者特发性嗜睡引起。对老年患者精神性刺激有效。

8.拟梦症

多在 REM 睡眠周期出现，在 PD、DLB 及多系统萎缩患者中出现。多导睡眠监测仪可以辨别是夜间的癫痫发作还是阻塞性的睡眠呼吸暂停综合征的发生。小剂量的氯硝西泮和褪黑素有效。

（李淑娟）

第三节 路易体痴呆

一、概述

路易体痴呆(DLB)是以进行性痴呆合并波动性认知功能障碍、帕金森综合征以及反复发作的以视幻觉为突出表现的精神症状等三种主征为临床特点，以神经元胞质内路易小体形成病理特征的神经系统变性疾病，是仅次于阿尔茨海默病的第二位常见痴呆。

本病最早由德国学者Lewy于1912年在一例帕金森病患者的脑干黑质细胞内发现了路易小体，但当时并未进行深入研究。直到1961年日本学者Okazaki等在一例严重痴呆患者的皮质神经元中发现了路易小体，才开始探讨其和痴呆间可能存在的关系。国外尸检统计资料显示，路易体痴呆占痴呆病因的10%～20%。本病多在老年期发病，仅少数为中青年患者，起病年龄为50～80岁，平均患病年龄74.7岁，男女患病比例接近，很少有家族遗传倾向。本病病程一般6年左右，病情进展快于阿尔茨海默病。国内尚缺相关统计资料。

二、病因与发病机制

病因迄今不清。研究发现，其临床表现和路易小体在皮质神经元的分布有密切关系。路易小体在皮质神经元的分布引起皮质的信息处理功能和传递功能障碍，导致痴呆的发生。研究证实，路易体痴呆患者脑内存在多种神经递质的功能障碍，包括乙酰胆碱、多巴胺、5-羟色胺和去甲肾上腺素等，这些递质水平显著下降导致许多神经元回路受损，如多巴胺能神经元丢失，新皮质乙酰胆碱转移酶活性下降，乙酰胆碱不足，多巴胺能-胆碱能递质失衡，使患者出现锥体外系运动功能及认知功能障碍等相关的临床症状，但路易体痴呆特征性的波动性认知功能障碍的原因仍不清楚。

三、病理

皮质和皮质下有大量的路易小体为本病特征性的病理改变，路易小体是神经元胞质内球形、嗜酸性的小体，主要由不溶性α-突触核蛋白(α-synuclein)异常聚集而形成。α-突触核蛋白在正常神经元突触中表达，目前认为与突触末梢囊泡释放有关。虽然因何引起α-突触核蛋白的异常聚集尚未清楚，但是研究发现α-突触核蛋白由正常可溶状态成为异常折叠的丝状蛋白的因素及过程，是发病的中心环节。路易小体中同时含有大量泛素，蛋白酶对泛素依赖性蛋白质的降解作用障碍，也可能促进该病的发生，但它却并无tau蛋白和淀粉样蛋白。故目前多用α-突触核蛋白免疫组化染色以显示常规HE染色不易发现的路易小体，用tau蛋白免疫组化染色以区别路易小体及神经元内小的球形神经元纤维缠结，后者的tau蛋白染色呈阳性。

经典型路易小体是神经元胞质内球形的嗜伊红性包涵体，直径多为15～25μm，有球形玻璃样致密的核心,环绕清晰的苍白"晕环";电镜下表现为中心部位嗜饿颗粒混有"螺旋管"或"双螺旋丝",周围聚集直径为 8~10nm 的神经丝,近周边部呈放射状排列。主要分布于脑干核团(如黑质、蓝斑)、Meynert 基底核、下丘脑的残存神经元内,可为 1 个或数个。大脑皮质型路易小体则直径较小,较少嗜伊红性包涵体,缺乏清晰的"晕环",无典型的同心圆样结构,由直径为 8~10nm 的细纤维构成;皮质型路易小体见于较深皮质的中型、小型非锥体神经元中,多见于扣带回、脑岛皮质、杏仁核和额叶皮质。

本病大体病理与阿尔茨海默病相似,但大脑皮质萎缩相对不明显,仅呈轻、中度萎缩,枕叶相对不受累及,边缘系统萎缩严重。光镜下见黑质、蓝斑等色素细胞丢失,偶有老年斑和神经原纤维缠结,皮质、边缘系统和脑干的神经元胞质内有路易小体,其 α-突触核蛋白染色阳性而 tau 蛋白染色阴性。电镜显示更为清楚。

四、临床表现

1. 进行性痴呆

进行性加重的认知功能损害常常是最早最明显的症状。路易体痴呆患者认知功能障碍的特点是以注意力、视空间能力、词语流畅性等方面差较为突出,特别是视空间损害的程度与其他认知功能损害不成比例。在总体认知功能损害程度很轻时,就可见搭积木、画钟等项目很难完成,记忆力减退的症状并不突出。路易体痴呆早期认知减退症状较轻,但其认知功能较阿尔茨海默病衰退得更快。

2. 波动性认知功能障碍

路易体痴呆的认知损害其最主要特点是波动性。波动性认知功能障碍是该病早期出现且持续存在的症状,发生于 80%~90% 的患者。患者认知功能在正常与异常间波动,可发生在 1d 之中,也可在数天或数周内出现波动。因为之前无先兆而且症状发生的时间不定,故症状发生时患者多被认为在撒谎。这种波动性认知功能障碍和阿尔茨海默病的"日落症候群"不同。

3. 反复发作的视幻觉

70% 以上的路易体痴呆患者存在视幻觉,通常在出现认知障碍的第一年内就可出现。视幻觉是最突出的精神症状,是诊断本病最重要的证据之一,而且往往成为患者最感困扰的症状。视幻觉内容形象、具体、生动,有如亲身经历,常为人或动物,往往反复出现,但需排除药物源性因素。相对于阿尔茨海默病来说,路易体痴呆的视幻觉出现的更早,而且具有鉴别诊断价值。错觉也是本病常见的精神症状,约 24% 的患者出现错觉,可能导致其行为异常,如进攻和激惹。部分患者还可合并听幻觉。

4. 自发性帕金森病样症状

可出现于 70% 以上的患者,患者多表现为肌张力增高,运动迟缓,姿势步态异常、如呈拖曳步态,或走路姿势刻板,而静止性震颤相对少见。面具脸、特殊屈曲体姿、音调低沉、反复跌倒也较常见。该症状用左旋多巴治疗效果不佳。部分患者可先出现帕金森样症状而后才出现认知功能障碍。

5. 对神经安定药高度敏感

约 33% 的路易体痴呆患者对神经安定药呈现高敏反应,主要表现为骤然发生的帕金森综合征加重、意识状态改变、恶性高热等,具有极高的致残率和致死率,可使患者的死亡率增加 2~3 倍。应当注意的是,对抗精神病药物治疗的耐受性并不能除外路易体痴呆诊断,但对该类治疗的高敏感性则高度提示路易体痴呆,这也是本病区别于其他类型痴呆的特点。其原因可能与抗精神病药的抗胆碱作用阻滞了中脑-边缘系统通路和锥体外系及丘脑的多巴胺受体有关。

6.快速眼动期睡眠障碍

男性多于女性,常在痴呆及帕金森综合征起病前多年即存在。患者常经历生动而恐怖的梦境,并伴呓语、剧烈运动,醒后患者通常不能回忆,故对同睡者的询问很重要。使用氯硝西泮后症状多能改善。由于帕金森病、多系统萎缩患者也常有此症存在,有人认为这可能系突触核蛋白病的共同表现。

7.其他

约1/3的路易体痴呆患者有反复发生的跌倒和晕厥,并可伴有心血管自主神经功能障碍和颈动脉窦敏感性提高。短暂意识丧失持续时间很短(数分钟),常易误诊为TIA或癫痫。

五、辅助检查

1.神经心理学测验

路易体痴呆患者认知功能各方面均有损害,而且临床表现千差万别。相对于阿尔茨海默病,路易体痴呆患者记忆障碍可以不明显,但有明显的视知觉、视空间觉和视觉重建功能障碍。通过画五边形和画时钟测试可以发现这些功能障碍。路易体痴呆患者认知功能障碍并没有固定模式,但借助上述神经心理学测验和波动性认知功能障碍可以和阿尔茨海默病鉴别。

2.影像学检查

路易体痴呆患者海马和颞叶萎缩与阿尔茨海默病相比并不明显,其海马及颞叶中部结构相对保留、壳核萎缩、SPECT/PET灌注及代谢低下,对路易体痴呆诊断均有一定提示意义。多巴胺转运体(DAT)功能显像技术的发展,为观察黑质纹状体多巴胺系统提供了新手段。在路易体痴呆患者中,黑质纹状体系统的多巴胺转运体摄取减少,且多巴能系统活性的减低程度与临床认知及运动功能的缺损呈良好的相关性,而阿尔茨海默病患者多巴胺转运体显像则正常。因此,该检查可用于路易体痴呆与AD的鉴别诊断。

3.脑电图

早期脑电图多正常,少数背景波幅降低,颞叶α波减少伴短暂性慢波。由于其认知功能障碍具有波动性,脑电节律也可呈现相应的变化。多导睡眠仪(PSG)作为快速眼动期睡眠行为障碍的确诊依据,表现为快速眼动期睡眠期间间断性或持续性颏下肌和(或)肢体肌张力增高,而脑电图无痫样放电,有一定诊断价值。

六、诊断与鉴别诊断

1.诊断

1996年第一届路易体痴呆国际工作组会议制定了路易体痴呆的诊断标准,2005年又对该标准进行了修订。其临床诊断的必要条件是必须具备进行性认知功能减退,以致影响患者正常的社会、职业能力。

有3组核心症状。①波动性认知功能障碍:尤其表现为注意力和警觉随时间有显著变化;②反复发作的视幻觉:具有形象、具体、生动等特点,反复发作;③帕金森综合征:呈典型的运动迟缓,肌张力增高,姿势异常,而静止性震颤少见。

诊断标准。①可能的路易体痴呆:进行性痴呆合并上述一组临床特征;②很可能的路易体痴呆:进行性痴呆合并上述两组临床特征;③排除其他可能引起痴呆的病因。

提示路易体痴呆诊断的其他体征包括:①快速眼动期睡眠障碍;②对镇静药高度敏感性;③SPECT/

PET显像提示基底节区多巴胺转运体摄取减少。

2.鉴别诊断

路易体痴呆临床诊断的特异度和灵敏度还不高,存在许多鉴别诊断问题,其中最主要的是与帕金森病痴呆和阿尔茨海默病鉴别。

(1)帕金森病痴呆(PDD):帕金森病痴呆与路易体痴呆在临床和病理表现上均有许多重叠,除了症状出现次序、起病年龄不同以及对左旋多巴制剂反应的些微差别外,帕金森病痴呆与路易体痴呆患者在认知损害领域、神经心理学表现、睡眠障碍、自主神经功能损害、帕金森病样症状、神经阻断药高敏性及对胆碱酯酶抑制药的疗效等诸多方面均十分相似,因此,有学者指出帕金森病痴呆与路易体痴呆可能是广义Lewy体疾病谱中的不同表现。从临床实践的角度而言,常根据锥体外系症状和痴呆出现的时间顺序来鉴别帕金森病痴呆和路易体痴呆,如果痴呆在锥体外系症状1年后出现,倾向于诊断为帕金森病痴呆,反之,痴呆若发生于锥体外系症状前或者后1年内则倾向于诊断为路易体痴呆。然而另有专家支持以下观点:如痴呆症状出现早且为疾病的突出症状,考虑为路易体痴呆,若认知障碍是随典型的帕金森病症状出现,并且逐渐加重,则考虑为帕金森病痴呆。此外,PPD视幻觉和错觉较少出现,且部分是药物治疗的不良反应所致。

(2)阿尔茨海默病:隐袭起病,进行性智能衰退,多伴有人格改变,无本病的波动性认知功能障碍和形象具体生动的视幻觉等症状;偶有锥体外系功能异常,常出现在病程晚期,且程度较轻。路易体痴呆患者较阿尔茨海默病相比,短中期记忆及再认功能均相对保留,而言语流畅性、视觉感知及操作任务的完成等方面的损害更严重。正电子发射计算机断层扫描(PET)研究发现路易体痴呆患者小脑半球、颞-顶-枕交界区皮质,尤其是枕叶的葡萄糖代谢降低较阿尔茨海默病更为显著,而后者主要表现为颞中和扣带回区葡萄糖代谢降低。

(3)血管性痴呆:急性起病,有局灶性神经功能缺损体征,影像学可明确显示缺血性病灶。如为多发性脑梗死,偶可呈波动性意识或认知功能障碍。

(4)Creutzfeldt-Jakob病:早期可出现精神症状,如抑郁、焦虑、错觉,随后出现痴呆和神经系统症状体征,如肌阵挛、小脑性共济失调、锥体外系和锥体系的表现,病程进展较快,脑电图在慢波背景上出现广泛双侧同步双相或三相周期性尖慢复合波(PSWCs)。

(5)其他需要鉴别的疾病还有进行性核上性麻痹、多系统萎缩以及皮质-基底节变性等。

七、治疗

无特效治疗,以支持、对症治疗为主。了解患者以哪种症状为主,采用相应药物治疗,如帕金森样症状可从小剂量开始用抗震颤麻痹药物,痴呆可用抗胆碱酯酶药如多奈哌齐、利斯的明等,将有助于改善患者的行为障碍和认知功能。视幻觉可用奥氮平、利培酮等药物,有抑郁症状的可用选择性5-羟色胺再摄取抑制药如西酞普兰、氟西汀等。因患者对地西泮及抗精神病药物敏感性增加,而此类药物又可使锥体外系症状加重,故需谨慎使用或不用上述药物。

由于没有明确有效的治疗药物,生活护理指导及康复,如语言、进食、走路等各种训练和指导,对改善患者生活质量十分重要。晚期卧床患者应加强护理,减少并发症的发生。

八、预后

因病程进展快,尚无有效治疗,故预后较差,后期多需长期卧床,患者多死于肺部感染、压疮和深静脉血栓形成等并发症。病程一般为 6 年。

(史艳霞)

第四节 额颞叶痴呆

一、概述

额颞叶痴呆(FTD)是中老年人缓慢出现以人格改变、言语障碍以及行为异常,神经影像学显示主要局限于额颞叶萎缩的一组痴呆综合征。目前认为,额颞叶痴呆包括病理上存在 Pick 小体的 Pick 病,以及具有类似临床表现但却无 Pick 小体的额叶痴呆和原发性进行性失语。

国内尚无额颞叶痴呆准确的流行病学资料。基于病理学的研究显示,额颞叶痴呆约占全部痴呆的 10%。比较准确的一组数据是来自荷兰 Stevens 等的报道,其研究显示额颞叶痴呆的患病率为 0.5/10 万,但在 60~70 岁年龄段,患病率可达 28/10 万。与阿尔茨海默病的患病率相比,65 岁以下患者中额颞叶痴呆的患病率与阿尔茨海默相似,但在 70 岁及以上患者中,阿尔茨海默病的患病率远远超过额颞叶痴呆。因此,额颞叶痴呆的平均发病年龄要比阿尔茨海默病早。Westbury 等的研究显示,绝大部分额颞痴呆患者发病时间为 50~60 岁,常见发病年龄为 64 岁,平均发病年龄为 59 岁。

二、病因、病理与发病机制

病因未明,不过有重要证据提示该综合征与遗传有关。研究发现,40%~50% 的额颞叶痴呆患者有一个家庭成员受影响,Dutch 研究发现 38% 的额颞叶痴呆先证者其一级亲属在早年曾出现类似症状。

Pick 病是第一个被发现在病理学上具有特殊改变的额颞叶痴呆亚型。Pick 病的神经病理学特点为一侧或双侧额叶和(或)颞叶局限性萎缩,胶质细胞明显增生、肿胀和(或)嗜银包涵体(Pick 小体)。然而,多数额颞叶痴呆病例并没有发现 Pick 小体,而只有一些非特异的改变,如脑叶萎缩、神经元丢失、胶质细胞和微血管增生。在 tau 和泛素蛋白组织染色成为常规检查之前,人们将这些改变称之为缺乏特异性组织学特点的痴呆。

随着近年来研究发现,多数额颞叶痴呆病例在遗传学上连锁于 17q21-22,亦即 tau 蛋白的基因位点。Tau 基因将 Dutch 研究中的若干额颞叶痴呆家系、美国报道的遗传性言语障碍性痴呆和一种被称之为 tau 蛋白病的临床综合征联系在一起。这些 tau 蛋白病包括合并痴呆的家族型帕金森综合征、皮质-基底节变性、不含 Pick 小体的 Pick 病以及进行性核上性麻痹,并且已有这些 tau 蛋白病交叉的病例报道。由于在病理生理学上与 tau 蛋白异常有关,使额颞叶痴呆成为 tau 蛋白病中一个新的术语。2008 年 Seelaar 等回顾性报道了 364 例额颞叶痴呆患者,27% 有阳性家族史,提示为常染色体显性遗传,其中有 11% 为 tau 蛋白阳性。

然而,在部分额颞叶痴呆患者中证实了tau蛋白沉积和tau基因突变的同时,在大多数病例的病理研究中则发现缺乏tau蛋白异常的改变,但在这部分病例中,研究发现其胞质或胞核内存在泛素阳性包涵体或泛素阳性神经突起,这一群体被称之为泛素阳性额颞叶变性(FTLD-U)。FTLD-U根据临床表型不同又分为几个亚型,一种分类方案是:FTLD-U1型与语义性痴呆有关;FTLD-U2型与额颞叶痴呆合并运动神经元病的病例(FTLD-MND)和行为变异型额颞叶痴呆(bvFTD)有关;FTLD-U3型与bvFTD和进行性非流畅失语有关。新近研究显示,TAR-DNA结合蛋白(TDP-43)是大部分泛素阳性包涵体的主要成分。

此外,还有一小部分额颞叶痴呆患者病理上既无tau蛋白也无泛素/TDP-43。

三、临床表现

额颞叶痴呆临床可有Pick病、额叶痴呆和原发性进行性失语等不同亚型。

1. Pick病

临床经过可分为3期,早期以明显性格改变、情感变化和行为异常为特征,表现为易激惹、暴怒、固执、情感淡漠和抑郁情绪等,逐渐出现行为异常、性格改变、举止不适当、缺乏进取心、对事物漠不关心以及冲动行为等;随着病情进展,可出现认知障碍,逐渐不能思考,注意力和记忆力减退,言语能力出现明显障碍,表现言语减少、词汇贫乏、刻板语言、模仿语言和失语症;后期可出现缄默症。

2. 额叶痴呆

临床症状与Pick病相似,也常表现为人格和社会行为改变,可出现去抑制症状,童样戏谑,或幽默感愚笨;或相反出现感情淡漠,缺少自发性言语或行为;患者往往忽视个人卫生,失去自我行为对他人影响的感受力;部分患者表现为纯粹的额叶行为异常,如过度口述、利用行为以及不恰当的性欲;患者语言功能或输出减少(导致词哑),或言语重复、刻板,呈模仿言语。

3. 原发性进行性失语

主要症状为语言功能退化,患者起初认知功能和行为能力可能看起来完全正常,但逐渐出现找词困难,语言流畅性减低,言语踌躇、理解困难、构音障碍等亦常见。它又可分为3个亚型:①进行性非流畅失语,表现为言语踌躇、发音困难,包括构音障碍、类Broca失语;②语义性痴呆,为英国Hodges等首先描述,特点是命名能力进行性丧失和词义理解能力丧失,这种失语通常是流畅性的,并没有构音障碍;③音韵变异型原发性进行性失语,表现为找词受损和语言重复能力受损。

4. 其他

如合并运动神经元病的额颞叶痴呆,出现肌肉萎缩、无力、束颤和延髓麻痹症状,这些患者的病理为泛素阳性,目前至少有2个基因缺陷发现与此型有关;另外还有合并包涵体肌病的额颞叶痴呆等。

四、辅助检查

额颞叶痴呆的常规检查通常没有特异改变。与阿尔茨海默病不同,apoE4基因与额颞叶痴呆的联系不甚紧密。

1. 影像学检查

常规计算机断层扫描(CT)或磁共振成像(MRI)在额颞叶痴呆通常只能发现脑萎缩。部分患者,特别是 Pick 病患者,可呈明显的局限于一侧或双侧的额叶和(或)颞叶萎缩。颞叶萎缩在冠状位 MRI 更容易被发现。功能成像技术,特别是单光子发射型计算机断层扫描(SPECT)和正电子发射断层扫描(PET),对脑叶局限性低代谢或低灌注非常敏感。

2.其他检查

除影像学检查外,额颞叶痴呆最特异性的检查就是神经心理测试。额颞叶痴呆患者的脑电图不正常,常见一侧或双侧额叶或颞叶局限性慢波,但这种改变特异性不强,临床意义不大。

五、诊断与鉴别诊断

1.诊断

目前额颞叶痴呆的诊断主要参考 1998 年 Neary 等的标准,作为临床诊断的主要依据:①中老年人(通常 50～60 岁)早期缓慢出现性格改变、情感变化和举止不当,逐渐出现行为异常;②言语障碍早期出现,如言语减少、词汇贫乏、刻板语言和模仿语言,随后出现明显的失语症,早期计算力保存、记忆力障碍较轻,视空间定向力相对保留;③晚期出现智能减退、遗忘、大小便失禁和缄默症等;④CT 和 MRI 显示额叶和(或)颞叶不对称性萎缩。

2.鉴别诊断

额颞叶痴呆需要与最常见的痴呆——阿尔茨海默病进行鉴别,具体的认知功能改变差异,是两者最重要的鉴别要点。多数额颞叶痴呆患者为非流畅性失语,事实上几乎所有患者都存在一定程度的命名和找词困难。本病患者可有行为改变和额叶释放症状,如眉弓反射阳性、努嘴、抓握以及掌颏反射阳性,患者思维能力方面往往表现为组织概括能力的下降和注意力转换延迟,但患者的视空间能力和结构性任务能力很少受影响,运动技能也常常不受累。尽管患者可能存在信息提取困难,但其记忆力常常保留。这些都有助于与阿尔茨海默病进行鉴别。

六、治疗

迄今为止,额颞叶痴呆的主要研究都还集中在诊断和发病机制上,药物治疗方面几乎是个空白。综合而言,治疗措施包括以下几个方面。

1.社会干预、咨询及语言/认知疗法,可提高患者保留功能的利用,从而减轻患者、照料者和其他家庭成员的负担。

2.治疗阿尔茨海默病的胆碱酯酶抑制药或美金刚,在额颞叶痴呆中的疗效证据尚不足,相关的临床试验尚无报道。临床根据经验可酌情使用多奈哌齐、利斯的明或加兰他敏,在个别病例报道有效。同样,美金刚也仅在个别病例报道有效。

3.抗抑郁药可能对额颞叶痴呆患者有益,其中,选择性 5-羟色胺再摄取抑制药(SSRI)是被广泛推荐的。曲唑酮可能有助于患者的睡眠。虽然这些治疗还缺乏大规模、随机、双盲研究,但一些小型临床试验证明具有一定的疗效。

七、预后

与所有痴呆一样,额颞叶痴呆患者的预期寿命会缩短。其准确的病死率尚未可知,患者从局灶症状进展至全面痴呆的速度不一,一些患者在超过10年的时间里可仅表现为失语症,而另一些则可在短短数年间就进展为全面性痴呆。在一些合并运动神经元病的患者中,预期寿命则更短。

(刘万根)

第五节 血管性痴呆

血管性痴呆(VD)广义上指各种脑血管病(包括缺血性脑血管病、出血性脑血管病以及脑缺血缺氧性损害)引起的痴呆。但一般概念是指缺血性脑血管病引起的痴呆。老年期痴呆中,欧美国家Alzheimer病患病率高于血管性痴呆,血管性痴呆占痴呆病因第二位。日本和我国几个小样本流行病学调查结果相反,血管性痴呆的患病率高于老年痴呆症患病率,是痴呆的第一位原因。血管性痴呆具有3个基本要素:①脑血管病;②痴呆;③痴呆的发生与脑血管病有一定关系,即痴呆发生在脑血管病后3个月以内。一般来说,血管性痴呆的预后好于老年痴呆症,一定程度上可以预防。

一、病因与发病机制

引起痴呆的脑血管病可分为6种类型:

(一)多灶性梗死

这是引起痴呆的最常见类型,多梗死后痴呆占VD 40%~45%。多梗死后是否引起痴呆,梗死灶的部位、范围与痴呆的关系目前尚未澄清。Tomlinson经尸解研究认为,痴呆的发生与梗死的部位无关,而与梗死的总体积密切相关,如梗死灶总体积>100ml,90%的患者就能发生痴呆。然而,目前更多的研究资料表明,VD的发生不仅与梗死灶的体积相关,而且与梗死灶的数目、部位密切相关。尽管多发小梗死灶体积小,神经症状轻微,但因数量多,造成皮层下白质传导纤维多处断裂,因而可引起明显的痴呆。临床经验也表明,大面积的脑梗死或脑出血引起显著偏瘫,偏身感觉障碍,失语等症状,但幸存者一般并不痴呆,只有双侧受累,引起假性球麻痹后才有43.80%的患者出现痴呆。痴呆还与梗死灶的部位有关,日本小高弘子的病理研究发现,左半球梗死较右半球易发生痴呆。Kamayama报道多发额叶梗死灶60%导致痴呆,其他脑区的多发性梗死仅27%引起痴呆。孟家眉对多梗死痴呆的临床研究指出,多梗死后是否发生智能障碍,影响最大的因素是皮质病变,即脑萎缩的程度,其次是皮质下病变,第三位的才是脑梗死的体积。

多梗死后如何引发痴呆,目前还不清楚,有的患者梗死灶数量很多,不一定有痴呆,时常发生临床表现与影像学所见并不吻合。因此,痴呆的发生与很多因素有关,目前较为普遍的观点认为,痴呆的发生是由于多梗死后对某些中枢结构的损害以及影响了中枢之间的联系而导致痴呆。近来应用PET对局部脑血流和糖代谢的研究表明,多梗死痴呆患者的额叶、颞叶,尤其是丘脑、基底节等部位的脑血流及糖代谢率较其他部位显著下降,提示可能系皮质下结构联系中断所为,即大脑神经功能联系不能所致。

(二)大面积脑梗死

脑动脉主干闭塞,一次发病即可导致痴呆。

(三)关键部位梗死

角回、丘脑、基底前脑或大脑后动脉、大脑前动脉供血区梗死均可引起痴呆。

(四)低灌流

急性血流动力学变化如心脏骤停、脱水、低血压所致的分水岭脑梗死。

(五)小血管病变

腔隙状态、Binswanger病、CADASIL、脑淀粉样血管病。

1. 腔隙状态

又称多发性腔隙性脑梗死,这是由于大脑或脑干深部的终末细小动脉闭塞而引起的腔隙性小梗死,病理学上表现为直径在2～20mm的腔隙梗死灶,95%的病灶分布于基底节、脑桥和深部白质等皮质下部位。最常见于高血压、动脉硬化和糖尿病的患者,近年来发现经常与其他形式的脑损伤如大梗死,白质变性等同时存在。目前有报道认为多发性腔隙性脑梗死患者发展成VD的危险性至少是正常人群的5～25倍,其所致痴呆的临床表现主要为精神运动迟缓,注意力不集中,犹豫不决,精神不振等皮质下痴呆的表现。

2. Binswanger病

又称皮质下动脉硬化性白质脑病,是一组以慢性高血压脑动脉硬化,痴呆,头颅CT显示脑室周围白质低密度改变为特征的综合征,是VD的一个重要类型。在头颅CT,MRI应用于临床之前,Binswanger病被认为是一罕见的疾病,随着现代影像技术的发展,有关Binswanger病的报道明显增加,因而引起研究者的关注。

现在认为大脑半球白质在脑室周围为皮层长髓支和白质深穿支动脉的供血交界区(分水岭区),两者均为终末动脉,其间缺少血管吻合,血液循环相对较差。而且随着年龄的增长,上述血管常发生扭曲,盘绕和螺旋样改变。近来采用计算机对增龄有关的动脉扭曲进行分析发现,其血管阻力和维持灌注的最小压力阈都增加。因此当局部或全身血流量下降时,极易导致白质缺血。因此,至少从局部解剖学意义上来讲,白质应为选择性敏感区。此外,广泛的深穿支动脉硬化,管壁增厚,管腔狭窄,进一步导致白质缺血。现在认为白质改变的病理学基础为:①白质纤维的髓鞘肿胀或脱失,多灶性星形细胞增生,可同时伴有轴突的破坏,电镜下可见髓鞘板层严重断裂,折叠和水波样,内板呈网状,局灶性小结节样增厚,轴突部分肿胀,破损,细胞器消失或完全空变,神经元核内染色质溶解或融合成团。②在白质深部形成多发腔隙性脑梗死或筛网状态。③深部白质区广泛的小动脉硬化。④脑室系统扩大,深部灰质核团萎缩,胼胝体变薄。有的学者认为胼胝体神经纤维减少与该病的智能障碍有关。通过免疫组化研究发现,大脑皮质神经突触小体的减少可能与Binswanger病患者的痴呆发生有关。对Binswanger病患者的尸解材料进行生化研究发现,脑室周围的组织蛋白脂质碱性髓鞘蛋白明显减少,微管蛋白明显减少,以及与脑室壁损害后脑脊液的泄漏有关。此外,脑脊液的循环障碍,血脑屏障的损害,深部白质的静脉回流障碍在发病机制中的作用有待深入研究。

3. 皮层下梗死和白质脑病伴常染色体显性遗传脑动脉病(CADASIL)

是由Sourander等首先发现的一种特殊类型的脑血管病,此病患者缺乏通常脑血管病的危险因素,临床主要表现为有遗传倾向,中年起病的复发性皮层下卒中,偏头痛样的头痛,进行性皮质下痴呆和假性球麻痹,神经影像学及组织病理与Binswanger's病相似。CADASIL的发病机制目前尚不清楚,电子显微镜检查提示白质内的小血管内膜和基底膜正常,而中层明显变厚,沉积物含有胶原,弹性碎片和一种细胞外的颗粒电子密度物质。组织化学染色后,推测此种物质可能是酸性黏多糖。这种小动脉壁上颗粒沉积物的本质目前还不清楚,人们期望通过对于它的探索,能够对小动脉病变的发病机制研究有所突破。目前的研究认为,CADASIL是一种常染色体显性遗传性疾病,用遗传连锁分析,把CADASIL的遗传基因定位于染色体19q12位点上,尚未克隆出CADASIL的编码基因,而编码家族性偏瘫性偏头痛的基因也位于第19

对染色体上,这与CADASIL常见的偏头痛样发作之间的关系有待进一步研究。此外,其与Binswanger's病之间具有相似的临床及影像学特点,二者之间的关系也有待进一步探讨。总之,目前对CADASIL的认识尚处于描述性阶段,还有许多有待今后的研究。

4.脑淀粉样血管病

多见于老年人,原因不清,可能是一种自体免疫性疾病。病变血管主要是位于皮质和脑膜的小血管,淀粉样物质沉积在血管壁中,血管内膜增厚、管腔变窄或闭塞;或使血管扩张,管壁变薄,或形成粟粒状动脉瘤破裂出血。临床以反复脑叶出血多见,脑梗死少见,脑淀粉样血管病患者30%有痴呆。

(六)出血性脑血管病

脑出血、蛛网膜下腔出血后的正常颅压脑积水。

血管性痴呆既可累及大脑皮层,又可累及皮层下结构,是一种混合性痴呆。血管性痴呆同其他痴呆发病机制一样,其病变主要累及了边缘系统,神经介质也参与了其发病过程,血管性痴呆的确切发病机制仍未明了,脑血管病与痴呆的关系仍是一个未解之谜,对痴呆的最实质症状——智能障碍仍没有确实有效的治疗药物,在这一领域内仍有许多问题需要进一步探讨。

二、临床类型及表现

血管性痴呆的临床表现与病损部位、大小和次数有关,血管性痴呆的临床表现主要由2部分组成:①构成痴呆的记忆障碍和精神症状;②脑损害的局部症状和体征。血管性痴呆起病急缓不一,缓慢起病者,近记忆力减退常为首发症状;并有情绪不稳、忧郁哭泣等,生活、工作能力下降,但人格保持良好。急性起病者常为关键部位或大面积的病变引起,也可能多次发作后,智能突然下降。脑血管病引起的脑损害依部位不同而出现相应的神经精神症状。下面根据临床亚型分述其临床表现。

(一)多发梗死性痴呆

(1)脑血管病高危因素,如高血压、糖尿病、高血脂等。

(2)反复发作的脑梗死引起的局灶性神经系统体征。

(3)进行性痴呆,可伴随脑梗死反复发生呈阶梯样发展。临床表现包括记忆力减退,定向力障碍,综合判断能力降低及精神症状。

(4)影像学检查显示多发性梗死灶。

(二)腔隙状态

又称多发性腔隙性脑梗死,95%的病灶分布于基底节,脑桥和深部白质等皮层下部位。脑血管病高危因素中与高血压的关系最为密切,临床上可出现反复发作的腔隙性脑梗死综合征,如单纯运动性轻偏瘫、单纯感觉性卒中、呐吃-拙手综合征、共济失调性轻偏瘫等。随着多发性腔隙性脑梗死出现痴呆、假性球麻痹,病情呈阶梯状进展。也有部分患者缺少反复发作的腔隙性脑梗死综合征,而逐渐出现痴呆。影像学检查显示多发性腔隙性梗死灶。

(三)Binswanger病

是VD的一个重要类型,在头颅CT,MRI应用于临床之前,Binswanger病被认为是罕见的疾病,随着现代影像技术的发展,有关Binswanger病的报道明显增加。临床表现与多发梗死性痴呆相似,但影像学检查不同。Binswanger病患者头颅CT显示脑室周围白质边界不清的低密度改变,磁共振T_2WI显示双侧大脑半球皮质下及侧脑室旁多个大小不等的圆形、类圆形长T_2高信号病灶。

(四) CADASIL

本病具有家族遗传性,病因为19号染色体Notchs基因突变。临床特点有:

(1) 偏头痛:多于30岁以后起病,首次发病时间常早于卒中发作10年左右,此时MRI上可发现脑白质中有长T_1、长T_2信号。

(2) 多发性皮质下梗死:多见于40~50岁,80%的患者有此症状,多出现腔隙性梗死综合征,亦可出现TIA。

(3) 进行性痴呆和精神障碍:约31%的患者出现进行性痴呆,多在50~60岁发生;约20%出现精神障碍,如严重忧郁、躁狂,甚至自杀。

(4) 个别家族以癫痫发作为主要表现。

(五) 丘脑性痴呆

是一种罕见的急性皮层下痴呆,双侧丘脑旁正中梗死是其发病基础。丘脑旁正中区由深穿动脉供血,前丘脑下丘脑旁正中动脉起源于大脑后动脉,偶尔双侧丘脑旁正中区由位于一侧的共同主干供血,一旦阻塞则引起双侧丘脑内侧梗死。尸解发现梗死累及丘脑腹前核、背内侧核、板内核及乳突丘脑束,它们都是边缘系统的重要结构。此外,中脑间脑交界处的红核前区或内侧纵束受累可引起垂直凝视和辐辏麻痹。主要的临床表现有:

(1) 脑血管病高危因素,如高血压、糖尿病、高血脂等。

(2) 典型表现为突然发病,深度木僵或昏迷,持续数小时或数天,然后逐渐清醒,但表情淡漠伴嗜睡。部分患者先有短暂性复视,然后再出现意识障碍。

(3) 柯萨克夫综合征是本病最常见、最显著的特征。患者有遗忘症,常讲述一些并未发生过的事情,有时是极为荒谬的经历,以此填补遗忘了的那段时间的经历。另一种表现是淡漠无欲,思维迟钝,缺乏主动性。

(4) 垂直凝视麻痹与辐辏障碍:向下凝视麻痹几乎见于所有病历。

(5) 神经影像学显示双侧丘脑内侧腔隙性梗死。

(六) 前脑基底病变性痴呆

前交通动脉瘤或大脑前动脉瘤破裂或结扎术后引起明显的智能衰退与行为异常。前交通动脉瘤或大脑前动脉瘤破裂后血管痉挛引起的脑梗死损害了前脑基底部的重要结构。这些结构包括下丘脑前部、隔核、终板、穹窿柱、胼胝体腹内侧与扣带回前部。主要的临床表现有:

(1) 蛛网膜下腔出血起病。

(2) 短暂性尿崩症,持续1~3周,多数自行缓解。

(3) 精神障碍多表现为嗜睡或躁动。随着病情的发展,人格改变逐渐明显,以淡漠、愚钝、行为怪癖及攻击行为常见。

(4) 遗忘症是本病的主要特征。患者能记住个别印象如姓名、职业及面孔等,但不能形成完整的记忆,患者常有虚构症,颇似Korsakoff综合征。

(5) 神经影像学显示:急性期蛛网膜下腔出血、继发性脑梗死、并发脑积水、脑血管造影证实动脉瘤。

(七) 正常颅压脑积水

正常颅压脑积水是一个临床病理综合征,虽然多系交通性脑积水,但也包括一些不全梗阻性脑积水。临床表现为三联症:痴呆、下肢失用与尿失禁。神经影像学检查显示脑积水。

三、诊断与鉴别诊断

(1)根据血管性痴呆3个基本要素确定血管性痴呆的诊断。3个基本要素是：①脑血管病；②痴呆；③痴呆的发生与脑血管病有一定关系，即痴呆发生在脑血管病后3个月以内(表4-9)。

表4-9　血管性痴呆的诊断标准
（根据NINDS/AIREN制订的血管性痴呆诊断标准）

A.临床很可能标准

1.通过临床及神经心理学检查有充分证据证明有痴呆。同时排除了由意识障碍、谵妄、神经症、严重失语及全身性疾病或脑变性病(老年性痴呆)所引起的痴呆

2.有脑血管病的证据

①临床证明有脑血管病所引起的局灶性体征，如：偏瘫、中枢性舌瘫、病理征、偏身失认、构音障碍等

②CT或磁共振证实有脑血管病的表现：多发性脑梗死和腔隙性脑梗死

③重要部位单一的脑梗死

3.上述两种损害有明显的因果关系

①在明确的卒中后3个月内出现痴呆

②突然出现认知功能衰退，或波动样、阶梯样进行性认知功能损害

B.临床支持很可能血管性痴呆标准

1.早期出现步态异常(小碎步、慌张步态、失用及共济失调步态等)

2.不能用其他原因解释的多次摔倒病史

3.早期出现尿急、尿频及其他泌尿系统症状，且不能用泌尿系统疾病来解释

4.假性球麻痹

5.人格及精神状态改变：意志缺乏、抑郁、情感改变及其他皮层下功能损害，包括：精神运动迟缓和运用障碍

C.不支持血管性痴呆诊断标准

1.早期发现的记忆力损害，且进行性加重，同时伴有其他认知功能障碍，且神经影像学上缺乏相应的病灶。

2.缺乏局灶性神经系统体征

3.Cr或磁共振上无脑血管病损害的表现

D.临床疑诊血管性痴呆标准

1.有痴呆表现及神经系统局灶性体征，但脑影像学上无肯定的脑血管病表现

2.痴呆与脑卒中之间缺乏明显的相互关系

3.隐匿性起病，认知功能损害呈平台样过程，且有相应的脑血管病证据

E.确定血管性痴呆诊断标准

1.符合临床很可能诊断为血管性痴呆标准

2.脑活检或尸检的病理证实有脑血管病的病理改变

3.无病理性神经元纤维缠结及老年斑

4.无其他可导致痴呆病理改变的病因

F.为研究方便，依据临床、影像学及病理学特点，血管性痴呆可分为下列几种亚型：皮层型、皮层下型、Bingswanger's病及丘脑痴呆

(2) 血管性痴呆各亚型之间的鉴别诊断参照临床表现和神经影像学检查。

(3) 脑白质疏松症与 Bingswanger 病：脑白质疏松症是一个放射学术语，指脑室周围或皮质下区(半卵圆窝中心) CT 上弥漫性低密度带或磁共振 T_2 加权像上弥漫性高信号。人们普遍认为脑白质疏松症是多种神经系统疾病表现的非特异性影像学改变，其临床意义与痴呆密切相关。脑白质疏松症的发病机制尚未完全清楚，根据文献报道，脑白质疏松症与缺血损伤的相关性最大，其次与脑脊液循环障碍及血脑屏障的通透性改变有关。脑白质疏松症的临床表现除了原发病的症状外，尚有痴呆、下肢功能障碍、尿失禁和锥体束损害。虽然脑白质疏松症与 Bingswanger 病之间都有痴呆和相似的影像学改变，但二者是两个不同的概念。脑白质疏松症是一个放射学概念，Bingswanger 病是一个临床概念。只有当脑白质疏松症是由血管病变引起，而且临床上具有痴呆表现时才能诊断 Bingswanger 病。

四、治疗及预后

(一) 对因治疗

血管性痴呆的病因是脑血管病，防治脑血管病是治疗血管性痴呆最根本的方法。

(二) 对症治疗

血管性痴呆除对因治疗外，对症治疗包括抗精神病药、神经介质替代剂、神经营养因子和神经细胞保护剂。

(三) 预后

血管性痴呆属脑血管病的晚期阶段，一旦出现痴呆，缺乏有效的治疗方法，因此预后不良。

(李淑娟)

第六节 帕金森病

帕金森病(PD)又称震颤麻痹，是多发于中老年的一种渐进性中枢神经系统变性疾病。其病因和发病机理目前尚不清楚，主要病理变化是在黑质致密部、蓝斑和中缝核等处的多巴胺(DA)能神经元严重缺失，尤以黑质最明显。残留的神经元胞质内出现同心形的嗜酸性包涵体，称 Lewy 体。神经生化方面主要有纹状体多巴胺含量减少。PD 好发于 40～70 岁，发病高峰在 60 岁左右，65 岁以上人口的患病率约 2%，男多于女。该病起病隐袭，早期无特征性症状和体征，难以察觉而常被忽视，病情逐渐进展。病理证实的 PD 患者中，约 3/4 是单侧起病。主要临床症状有静止性震颤、肌强直、运动迟缓、姿势异常等运动症状；次要症状有精神症状、认知功能障碍、睡眠障碍、自主神经功能障碍、泌尿道症状、语言障碍、眼球运动障碍等。

一、诊断标准

严格地说，确诊 PD 除应具有典型临床表现外，尚需病理诊断结果。但由于在 PD 患者生前难于获得其病理资料，而目前又无特异、敏感的生化指标和影像学改变作为其诊断的依据，所以 PD 的诊断主要依靠临床。现提供 1997 年英国帕金森病协会脑库提出的诊断标准参考。

第一步：帕金森病诊断标准

(1)运动迟缓(主动运动启动缓慢、快复轮替动作的速度和幅度进行性减慢)。

(2)至少有下列一个症状：①肌强直。②4~6Hz静止性震颤。③姿势不稳(非视觉、前庭、小脑或深感觉障碍所致)。

第二步：帕金森病排除标准

具有下列1项可排除PD诊断：①帕金森综合征(有明确病因,如卒中、头伤、脑炎、精神镇静剂、脑积水、脑肿瘤等)。②动眼危象。③症状体征有持续性缓解。④核上性凝视麻痹。⑤小脑体征。⑥早期严重自主神经功能障碍。⑦早期严重痴呆。⑧对大剂量左旋多巴(LD)反应差。

第三步：支持PD诊断标准

诊断PD需具备下列3条以上：①单侧起病。②静止性震颤。③症状体征逐渐进展。④症状体征持续性两侧不对称。⑤早期LD治疗反应好并持续≥5年。⑥有LD诱发的运动障碍。⑦病程≥10年。

PD的每一个临床表现都无特异性,其所有症状并不是以一种固定的次序出现。大多数患者单侧起病,最常见的首发症状是震颤,其次是步态障碍,随之有行动迟缓、僵硬、肌痛和笨拙。就单个症状而言,PD患者在其病程中一般会有过某种程度的静止性震颤。因此,静止性震颤应是诊断PD最可靠的体征。但有20%~30%的PD患者在病程中可无震颤或震颤很轻,有时可以仅在检查肌强直时发现齿轮样肌张力增高。在肌强直的情况下,如果诱发出齿轮样肌张力增高,常提示PD的诊断。肌强直本身并不引起运动减少或运动迟缓,有严重运动减少的患者可无肌强直。PD患者在病程中(尤其在病程后期)可出现姿势不稳,但患者很少有步态基底增宽,甚至还能单足站立。PD在使用LD制剂治疗后,其运动迟缓和震颤会得到明显和持久的改善。因此,观察LD治疗是否有效将有助PD的诊断。只有当LD的剂量达到1000mg/d,治疗1个月后无效才能视为诊断性治疗失败。在PD诊断标准中,最敏感的临床表现是震颤、临床体征不对称和明显的LD治疗反应。当PD患者具有两个主要症状时可使诊断达到很高的敏感性(99%),但得到病理证实的特异性很低(8%);有突出震颤的失用.肌强直综合征的特异性最高(96%),但敏感性较低(14%)。PD是一种无缓解的慢性进行性疾病。因此,为提高临床诊断的正确性,患者症状至少应存在一段时间,在确保无支持其他诊断的临床表现时,才能作出临床确诊诊断。

二、病因及病理

正常人大脑运动皮质和基底核之间形成环路。在该环路中,纹状体到苍白球内侧部形成直接通路；纹状体经苍白球外侧部和丘脑底核到苍白球内侧部形成间接通路。直接通路对苍白球内侧部起抑制作用；而间接通路对苍白球内侧部最终起兴奋作用。黑质多巴胺神经元抑制纹状体中D_2受体,兴奋纹状体中D_1受体。与基底核功能有关的最重要的神经介质有DA和乙酰胆碱(ACh)等。DA为纹状体的抑制性调节递质,而ACh为纹状体的兴奋性调节递质。不同性能的神经元及其神经调节剂相互作用,维持其功能处于动态平衡状态。在正常人,这两种神经递质是处于动态的平衡状态。在脑中的DA由单胺氧化酶(MAO-B)及儿茶酚-氧-甲基转移酶(COMT)等催化代谢,其最终代谢产物是高香草酸(HVA)。正常情况下脑中DA主要是通过MAO-B代谢。

引起PD的确切病因尚不清楚。现在只知道环境因素和(或)基因遗传是最重要的致病原因。此外,氧化应激、线粒体功能障碍、兴奋毒性、神经营养因子缺乏、免疫调节异常等一系列事件与PD患者黑质DA神经元变性有关。细胞凋亡也可能是PD神经元变性的原因。PD的主要病理变化是黑质致密部神经元严重缺失,其病理改变与 PD 患者纹状体中 DA 含量减少程度成正比。PD 患者黑质变性所致的 DA 缺乏,引起间接通路对苍白球内侧部的过度兴奋作用,并减少直接通路对苍白球内侧部的抑制活动。最终 DA 显著减少,纹状体失去抑制性作用,ACh 的兴奋作用相对占优势。DA 与 ACh 之间的功能失平衡,当残存的 DA 神经元不能代偿时即出现临床症状。在出现临床症状时,黑质神经元和纹状体的 DA 水平至少减少了 60%～90%。因此在临床上应用抗胆碱能药,或给予可增加 DA 合成与释放的药物,以补充脑中所丧失的 DA,重建起纹状体的抑制作用;或者通过给予直接刺激 DA 能受体的药物来治疗 PD。由于 DA 不能通过血脑屏障,而 DA 的前体 LD 可以通过血脑屏障,故 LD 治疗 PD 才能起效。但随着疾病的进展和长期使用 LD 制剂,患者可出现下列中枢和周围 LD 代谢的改变:①随疾病的进展,黑质纹状体系统变性加重,DA 神经元储存神经介质的能力下降;②突触后受体等在非生理 LD 刺激下发生改变;③治疗窗变窄;④患者的治疗反应更加依赖血中 LD 浓度的变化。

谷氨酸是皮质-基底核、丘脑底核-苍白球通路中最重要的兴奋性氨基酸神经介质。PD 患者中脑 DA 神经元变性就会引起纹状体以及丘脑底核到苍白球内侧部和核质网状部的兴奋性氨基酸介质水平升高。依次导致间接通路对苍白球外侧部的抑制增加,苍白球外侧部对丘脑底核抑制减弱,丘脑底核过度兴奋苍白球内侧部,最后引起丘脑核过度抑制。因此,兴奋性氨基酸受体(NMDA)拮抗剂,以及手术毁损或刺激丘脑底核、苍白球内侧部可以改善 PD 的临床症状。

除此之外,PD 患者的其他 DA 能系统和非 DA 能系统也出现不同程度的损害。患者于病程中逐渐出现并发症(症状波动、运动障碍)和其他次要症状,如精神症状、认知功能障碍、睡眠障碍等。次要症状是由其他系统受到损害引起的临床表现。有些次要症状发生在主要症状之前,有些可成为运动功能障碍的主要原因,这些症状对目前的治疗反应差。

三、治疗

一旦帕金森病的诊断成立,就必须决定是否开始治疗和使用何种药物治疗。药物治疗的目的是重建神经介质功能间的平衡,尽可能长时间的控制患者的症状和体征,减少不良反应。通常药物治疗可有 4～6 年的症状良好控制期,因此在整个疗程中都必须考虑到运用当前的药物怎样才能更好地控制症状。疾病早期的药物选择、使用剂量、药物服用时间、用药先后都可能影响长期预后。而现在采用的早期治疗方案,基本上无可靠的长期临床试验的结果可供治疗选择时参考。

(一)早期治疗选择

由于 PD 纹状体多巴胺缺乏,治疗 PD 主要是增加纹状体内 DA 或 DA 激动剂的水平,或用抗胆碱能制剂减少胆碱能活性,以便尽快地减轻患者的症状,恢复患者的功能。现在疾病早期尚无最好的治疗选择。治疗的选择取决于患者的年龄和功能障碍的程度。对老年患者注重症状的控制,首选的治疗药物一般是 LD 制剂,用 LD 治疗是最有效,其不良反应又最少。但大多数患者病情仍继续进展,最终都将出现运动并发症,以及其他原因引起的晚期功能障碍(姿势不稳和痴呆)。对年轻患者则可先用 DA 激动剂,在其后期辅以小剂量(100mg)LD,预后可能会更好。目前有关早期治疗方案对长期预后的影响,虽然无明确的结论,但患者越年轻,随着病程的延长经历长期的功能障碍,越易发生症状波动和运动障碍,所以对早期治疗的选择就越应为其长期预后考虑。此外,治疗药物的选择还部分取决于功能障碍的性质和原因。如果患者的功能障碍是因静止性震颤所致,开始使用抗胆碱能药物,约 50% 患者的震颤可以得到很好的控制。如果运动障碍是由于运动迟缓、肌强直、不灵活、拖曳步态所致,应选用 DA 类制剂(DA 激动剂和 LD 制剂)。

对多数患者是在其症状影响生活质量时,才开始使用LD治疗。使用LD的主要适应证是运动迟缓,LD与多巴脱羧酶抑制剂一起使用,可减少不良反应。而LD药物的不良反应又常常是限制药物迅速奏效的原因。

1. 左旋多巴

使用LD治疗起到了替代DA神经介质的作用。目前,LD治疗PD运动症状仍最有效,使用方便、起效快、不良反应较少、价格便利。LD治疗后,PD的主要症状和体征会迅速地改善。运动迟缓和肌强直对LD的反应最好,姿势障碍对LD一般无反应,震颤对LD的反应虽难以预料,但仍是最有效。LD治疗应从小剂量开始,50mg清晨餐前半小时服用。逐渐增量,每3~7d增加50~100mg。一般在头3~6个月可达到100~200mg每日3次。剂量增加到最适水平必须通过一个缓慢耐心地调节过程来确定。有些患者服用LD几天,就可逐渐出现疗效;一些需几周;少数需几个月。LD在外周被多巴脱羧酶(AADC)转化成DA,因此通常服用的LD剂量中只有极少部分能到达脑内。将外周多巴脱羧酶抑制剂和LD一起使用(脱羧酶抑制剂本身不能通过血脑屏障),可减少外周多巴胺的合成,促使更多的LD进入脑内,大大地减少LD的使用剂量,降低LD的外周不良反应。目前临床上使用的外周多巴脱羧酶抑制剂有苄丝肼和卡比多巴(或甲基多巴肼)。苄丝肼、卡比多巴对外周AADC最大抑制作用所需剂量每日75mg。它们与LD联合运用,可使LD的剂量减少75%~80%,使其有效治疗量仅为单用时的1/5。常用的AADC抑制剂与LD的混合制剂有:①美多巴是LD与苄丝肼按4∶1的混合制剂,LD 200mg苄丝肼50mg或LD 100mg苄丝肼25mg。LD在疾病早期阶段的一般用量是每次62.5mg,每日3次,维持剂量每天1~4片。美多巴对症状和体征起效慢,一般在治疗开始后2周出现明显的作用,最佳的效果需要在几周以后才能达到。美多巴与LD的不良反应相比,其外周不良反应(胃肠道和心血管)发生的次数明显减少,程度较轻。但中枢的不良反应(不自主运动,精神障碍)和长期用药后的并发症仍可出现。②帕金宁(信尼麦)是LD与卡比多巴按10∶1或4∶1的混合制剂,LD 100mg+卡比多巴10mg、LD 250mg+卡比多巴25mg或LD 100mg+卡比多巴25mg。开始治疗可给予LD 100mg/卡比多巴10mg,每日3次。逐渐加量,每隔数日每日增加1片,每日最大剂量勿超过LD 250mg/卡比多巴25mg,3~4片。LD的不良反应有厌食、恶心、呕吐,严重者有低血压、心律失常、各种不自主运动(如舞蹈样动作,手足徐动症等)。单独使用LD治疗可频繁地出现不良反应,这种不良反应是可逆的,暂时减量即可控制。

LD替代性治疗不仅可改善PD患者的生活质量,而且可延长患者的预期寿命。在采用左旋多巴(LD)治疗之前,PD患者死亡率是正常人群的3倍,并且随病程的延长而增加。自从使用LD治疗后,PD患者的病程从9~10年延长到13~14年,患者的平均寿命从67~69岁上升到72~73岁。但对于LD制剂使用的时机问题目前还存有争议,有人认为应尽量推迟用LD制剂治疗。其理由是:①多巴胺代谢产物中的自由基,可加快黑质多巴胺神经元的死亡;②伴随LD制剂治疗出现的并发症与治疗的时程有关。但也有人认为,出现运动障碍和症状波动可能是疾病本身迅速恶化的结果,与采用LD制剂治疗的早迟无关。PD患者的发音困难、步态障碍、姿势不稳和认知功能障碍等,对LD制剂治疗的反应差,是因为这些症状是由非DA能神经元系统变性所引起,不同于DA能神经元损害所产生的症状。运动迟缓、肌强直和震颤等症状,即使在疾病晚期经过长期使用LD治疗仍可获得改善。因此,延迟LD的治疗时间,对减少并发症的发生无明显的益处,发生并发症的重要决定因素是病情的严重程度,而不是开始LD制剂治疗的早迟。

2. DA激动剂

激动剂因直接作用于突触后的多巴胺受体而起到症状性治疗作用。激动剂可用于任何阶段PD患者。最初主要作为LD制剂的辅助性用药,用于晚期PD患者的治疗。现激动剂已单独用于早期PD患者的治疗。因为其持续性刺激 DA 受体,较 LD 出现运动波动的发生率降低和运动障碍程度减轻。单用激动剂,40%～50% H-Y Ⅰ或Ⅱ级未治疗过的 PD 患者可在头 2～3 年控诉其症状;其他患者在治疗 6 个月～3 年后需合并使用 LD。单独使用 DA 激动剂缓解 PD 症状的疗效不如 LD 制剂,且获得较好治疗效果所需的时间较 LD 制剂长。激动剂从小剂量治疗开始,并根据患者的反应,于 4～8 周内逐渐增加剂量;如与 LD 联合应用时,应减少 LD 剂量,以避免出现运动并发症。所有激动剂产生的治疗反应都与剂量有关,只有经过缓慢调整剂量才能从激动剂的使用中获得满意的治疗效果。

(1)麦角类和非麦角类 DA 激动剂

1)溴隐亭:是一种麦角类 D_2 受体激动剂和 D_1 受体拮抗剂,每日平均维持剂量 7.5～30mg,分 3 次口服,服后 1～2h 达血浓度高峰,半衰期 3～8h。服用时,第 1 周 1.25mg/d,小量缓慢增加剂量,每周增加 1.25mg,可以减少不良反应。最佳剂量在不同患者之间差异很大,所用剂量取决于治疗反应和不良反应的轻重。溴隐亭对帕金森病的所有主要症状均有治疗作用,对震颤的效果常较弱或起效较慢。作为单药治疗 PD,有延迟开始应用 LD 治疗和推迟出现运动并发症的作用;作为 LD 的辅助治疗,可减少 LD 剂量和改善剂末症状波动的作用。早期联合应用较晚期效果好,与 LD 制剂联合用药可减少所服 LD 制剂的剂量 50%。但该药的疗效逐渐减退不能持久。不良反应以妄想、幻觉较常见,还有恶心、呕吐、直立性低血压、运动障碍等。此药对有精神症状的患者禁用。有心肌梗死、严重的周围血管病和急性消化性溃疡患者要慎用。

2)甲磺酸培高利特:是一种麦角类 D_2 受体激动剂和微弱 D_1 受体激动剂,每日剂量 0.75～3mg,分 3 次口服,服后 1.5h 达高峰,半衰期 16h。药效是溴隐亭的 10 倍,对溴隐亭不再有效的患者改用培高利特仍可获改善。在治疗的第 1～2d 服用起始剂量 0.05mg/d,在以后 12d 里每 3d 增加 0.1～0.15mg/d,再以后每 3d 增加 0.25mg/d,平均维持量为 0.25～1mg/次,每日 2～3 次。单药治疗时,在对新诊断的 PD 患者 6 个月治疗中,其控制症状的效果和不良反应发生率与 LD 一样;对于恶化的 PD 患者,大剂量培高利特可减少症状波动和使 PD 症状得到较好控制。联合治疗时,可减少 LD 20%～30% 的剂量。不良反应和禁忌证同溴隐亭,应注意避免迅速改变药物剂量,否则易导致幻觉或意识模糊。

3)麦角乙脲:是一种麦角类 D_2 受体激动剂和 D_1 受体拮抗剂,每日剂量<5mg,分 3 次口服,服后 1h 达高峰,半衰期 1～7h,单药治疗有效,在早期 PD 患者,一般用麦角乙脲和 LD 联合治疗 10 年,能维持治疗反应,并延迟和减少症状波动和运动障碍的发生。

4)卡麦角林:是一种麦角类长效 DA 受体激动剂,为强效 D_2 受体激动剂,对 D_2 有选择亲和性,每日剂量 20mg,可一次性服用。服后 0.5～4h 达高峰,半衰期 65h。用单药治疗新诊断的 PD 患者有效,可减少单一 LD 剂量 30%,减少"关"期时间达 60%;单药治疗 1 年的效果仅较 LD 治疗稍差。对新诊断的 PD 患者 60% 以上可单药治疗 1 年多;并可延迟运动并发症的出现。联合用药治疗晚期有并发症的 PD 患者,能显著减少 LD 剂量,使患者日常生活量表评分改善 23%,并能改善运动并发症。其半衰期长,可用于治疗夜间失用。

5)罗吡尼洛:是非麦角类 DA 受体激动剂,为一种强效选择性 D_2 受体激动剂。每日剂量 24mg,分 3 次口服,服后 1.5h 达高峰,半衰期 6h。用单药治疗早期 PD 患者可缓解症状约 5 年;其运动障碍发生率显著低于用 LD 治疗者。5 年后约 1/3 的患者仍可继续单药治疗;与溴隐亭的治疗效果相比,两者均能有效地缓解症状,但罗吡尼洛能使患者维持更好的功能状态。联合治疗时用于对症状波动患者的辅助治疗,可使 65% 的患者"开"期增加 30%。

6)普拉克索:是非麦角类 D_2、D_1 受体激动剂,与 D_2 受体有很高的亲和性。每日最大剂量尚未确定,每日剂量分3次口服,服后2h达高峰,半衰期7~9h。单药治疗可改善新诊断PD患者的日常生活和运动功能。辅助治疗晚期PD患者,可减少LD剂量25%,减轻临床症状的波动。在改善PD运动评分中与溴隐亭比较,其对晚期PD和有症状波动患者更有效。对PD患者的情感症状也有效,并可减少LD每日剂量约25%。此外,普拉克索可清除H_2O,和增加神经营养因子的活性而具有神经保护作用。

(2) 其他DA激动剂

1) 阿扑吗啡:阿扑吗啡是D_2受体激动剂,为一种稳定的水溶性制剂,可于静脉、皮下、鼻腔内和舌下使用。是一种有效的抗PD药物,能减少难治性"关"期的次数和严重程度。阿扑吗啡皮下注射后,一般5~15min起效,持续约60min。阿扑吗啡用量1~3mg/次,皮下注射2~6次/d。可间断的或持续的皮下注射,采取何种皮下注射方法主要取决于为控制关期每天所需注射的次数。在皮下注射阿扑吗啡,每日剂量平均90.6mg的治疗研究,平均治疗2.7年,可使运动障碍减少65%,患者清醒时的"关"期从35%减少到10%。47%的患者可完全停止LD治疗,其他患者每日LD剂量也大大减少。即使长期使用,为维持药效也仅增加很小的剂量。阿扑吗啡与LD合用效果会更好。皮下注射时的常见不良反应有注射局部出现瘙痒性结节、恶心、呕吐和轻微镇静作用。偶尔可见到有患者出现神经精神症状、周围血嗜酸性细胞增多、自身免疫溶血性贫血等不良反应。鼻腔内给药起效的潜伏期、改善的时程和有效程度可与皮下注射相比,但逆转关期所需的剂量要翻倍。长期使用的不良反应是严重的鼻前庭炎和鼻痂形成。舌下和直肠用药起效慢,用药剂量大。

2) 泰舒达缓释片:是一种多巴胺D_1和D_2受体激动剂。生物半衰期17~69h。单独应用对帕金森病的主要症状均有效,对震颤特别有效,可快速持久地减轻震颤的幅度和严重程度。与LD制剂联合应用,可减少LD剂量。从小剂量开始,第1周50mg/d,以后缓慢加量,每周增加50mg/d。维持量在单用时150~250mg/d;在联合使用时50~150mg/d,每粒泰舒达缓释片50mg配左旋多巴250mg。不良反应为恶心、呕吐,有急性心肌梗死、心血管衰竭患者禁用。

3) N-0923是一种高度选择性D_2受体激动剂,经皮张贴使用,不经肝脏代谢,可获得更稳定的血浆和脑血药浓度,目前正在进行临床试验。ABT-431和dihydrexidine是试验用的D_1受体激动剂,较少引起运动障碍,甚至可逆转运动障碍。

在作出PD诊断后1~2年内,多数患者将需要DA制剂(DA受体激动剂和LD制剂)治疗来控制运动迟缓和肌强直。DA制剂能很好地控制50%患者的震颤。如果DA制剂只改善了患者的运动迟缓和肌强直,而震颤仍存在,可加抗胆碱能药物。在实际使用DA受体激动剂过程中,患者对不同激动剂的反应不同,因此当一种激动剂无效时可换另一种治疗。激动剂单药治疗在早期治疗中可达到LD制剂样的抗PD效果6~18个月,甚至能较好地控制症状几年。约30%的患者治疗可维持3年以上。PD的早期治疗中,开始使用激动剂较使用LD制剂发生症状波动和运动障碍明显减少,且出现的时间显著推迟。尚未发现激动剂治疗致使长期不良反应增加,因此在作出PD诊断时就应考虑开始激动剂治疗,尤其是青年患者将会从此获得更多的好处。治疗一段时间后DA受体激动剂的效力下降,致使治疗时所需要的剂量加大,不良反应也就相应较为严重。在疾病晚期,激动剂本身的效果很难达到满意控制症状。此时可以继续使用激动剂,加上小量LD制剂来控制症状。激动剂可诱导精神障碍,发生幻觉为LD的3倍。不良反应不仅限于中枢神经系统,还有许多外周的反应。

3. 抗胆碱能药物

可通过阻断纹状体毒蕈碱类胆碱能神经元的作用达到治疗目的。抗胆碱能药物对震颤有效,但对肌强直效果差,对运动迟缓无效。该药主要用于治疗震颤较突出的病例。因震颤可对于某一种抗胆碱能药物有效,而对于另一种无效,所以 PD 患者对一种抗胆碱能药物效果不好时,可换另一种试用。不过,抗胆碱能药物的效果有限,其对震颤的疗效不会超过 LD,故常作为 LD 的辅助用药,或用在症状较轻的患者。常用的药物有以下几种:①安坦,6~20mg/d;②苄托品,1~6mg/d;③普罗芬胺,150~300mg/d;④开马君,75~30mg/d。

每日剂量分次口服。开始时用小剂量,逐渐增加剂量直到出现治疗作用,可减少不良反应。如因某一种药物的不良反应限制了加量,可再试另一种。不过,各种抗胆碱能药物的疗效差别不大。对有单纯肌张力障碍者用常规剂量的安坦和苄托品治疗可能有用;有症状波动患者加用抗胆碱能药物对疗效一般无帮助。

常见的抗胆碱能药物不良反应有口干、尿潴留、便秘、出汗障碍、瞳孔散大、调节障碍和记忆减退、谵妄、幻觉等。精神不良反应往往是引起停药的原因。对有精神障碍或年龄大于 60 岁的患者最好慎用,除非患者对其他抗帕金森病药物无效。

4.金刚烷胺

该药准确的作用机制不清。常用于症状和体征都较轻的早期患者,少用作单药治疗,将其与 LD 联合运用于症状波动患者,可使 LD 的用量及其不良反应减少。常用剂量 200~300mg/d,分次口服。金刚烷胺是一种安全、有用和耐受性很好的药物,对改善运动迟缓和肌强直效果较好,但对震颤作用小。由于该药疗效有限,而且疗效在几个月后会迅速下降,不宜用于长期治疗。金刚烷胺治疗症状波动患者效果差。但近年来提出,金刚烷胺可明显减轻发生于晚期 PD 患者 LD 诱导运动障碍的严重程度达 60%,而又不影响 LD 和 DA 激动剂的抗 PD 作用。

金刚烷胺的不良反应通常较轻微、短暂、可逆。一些不良反应与抗胆碱能药物的不良反应相似。常见的有口干、恶心、眩晕、尿潴留、踝部水肿、网状青斑,少数出现精神障碍,视幻觉等。金刚烷胺的不良反应与剂量有关,剂量超过 200mg/d 时不良反应发生率将会增加。药物以原形从肾脏排出,有严重肾病患者应禁用。

5.MAO-B 抑制剂

临床上常用的司来吉兰是一种选择性不可逆性 MAO-B 抑制剂,用 10mg/d 可阻止 DA 的降解,增加 DA 的蓄积,延长 DA 的作用时间,减少 LD 的用量。司来吉兰是通过选择性抑制 MAO-B 来增加脑 DA 的水平。司来吉兰宜早晨服用,以免引起夜间失眠。在疾病早期单独使用可使 PD 临床表现加重的速率减慢约 50%,可推迟 LD 的使用近 1 年;司来吉兰早期单独使用,并不影响患者以后对 LD 治疗的反应,甚至不影响 LD 治疗所诱发的症状波动和运动障碍的出现。在疾病早期将其和 LD 制剂联合使用,可使 LD 制剂所需要的每日剂量减少,并且不需要频繁地调整剂量,也较少出现症状波动。在疾病晚期,司来吉兰与 LD 制剂联合使用可改善症状,减少 LD 的剂量 10%~30%,但这些作用轻微并且只能维持数月。

PD 是一种慢性进行性变性疾病,药物治疗是一项长期的艰巨任务。采取以下原则将有助于维持患者的主要活动和保持患者的生活方式。首先,用药剂量应小,用最小的剂量达到较好的效果。不过在治疗的头几年里,刻意维持较小 LD 剂量对减少并发症的发生,并无明显的益处。其次,增加药物剂量应缓慢,慢到有时需观察几天至两周才每天加服 1/4~1/2 片药物。因此,人们用"滴定"到最佳剂量来形容加量的缓慢程度。最后,PD 的治疗应注意个体化。因为患者病程长短,症状轻重,年龄大小,对药物治疗的反应等个体差异很大,所以用药剂量应因人而异。此外,采用减少左旋多巴血浓度的波动和延长 LD 效力的方法,可延迟和降低并发症的出现。

(二)晚期治疗

LD制剂治疗的最初几年效果很好,患者常有一种从该病中解脱出来的感觉,这种良好的初期效果常被称之为"治疗蜜月期"。但这种治疗并不能阻止疾病的进展,无论是用LD、美多巴或帕金宁治疗,在治疗5~10年后,随着疾病的进展,大多数患者可出现:LD不良反应、疗效减退、症状波动、运动障碍和精神障碍。有30%~80%的患者会发生症状波动;50%~75%的患者出现运动障碍。许多晚期患者变得对血中LD浓度的微小变化更为敏感,致使标准LD制剂每剂服用后血中浓度在2~3h内突然升高和下降,都可能成为LD长期治疗中发生某些并发症的基础。为了在这些患者中达到理想的治疗效果,必须将LD浓度维持在狭窄的治疗窗之内。常采用的办法有:①LD分剂给药。将LD的每日剂量分成多次小量服用。通过减少每次剂量和缩短给药时间,并对每日LD总量进行调整,将血中LD浓度调整到越来越窄的治疗窗内。②调整饮食。高蛋白饮食会影响LD的疗效和病情波动。因此至少应在餐前30min以前或餐后90min后服用LD,以增加药物的吸收并转运到脑。③联合用药。LD与非LD药物(如DA受体激动剂)的联合治疗能延迟症状波动的发生,并能避免某一种药物剂量过大所产生的不良反应。④剂型改良。使用药物控释产品。如美多巴HBS,息宁(帕金宁控释片)。此外,患者还会出现引起晚期功能障碍的其他次要症状。因此晚期PD患者的治疗主要是限制并发症(表4-10)和针对次要症状的对症治疗。

表4-10 晚期PD患者并发症的处理

并发症	治疗
疗效减退	增加LD和DA激动剂剂量
	加司来吉兰
	加COMT抑制剂
症状波动	
耗竭现象	增加LD剂量
	增加LD服药次数
	LD控释剂
	LD弥散型制剂
	司来吉兰、抗胆碱能药物、金刚烷胺
	低蛋白饮食,晚上食用较好
	COMT抑制剂
	加服或增加DA激动剂的剂量
"开—关"现象	可采用以上方法
	阿扑吗啡
	手术治疗
运动障碍	
峰剂量运动障碍	减少LD剂量和增加服药次数
	LD弥散型制剂
	加服或增加DA激动剂的剂量
	金刚烷胺
	手术治疗

并发症	治疗
双相运动障碍	调整 LD 剂量
	增加 LD 剂量、增加服药次数
	加服或增加 DA 激动剂的剂量
	金刚烷胺
清晨肌张力障碍	提前服用清晨 LD
	DA 激动剂
	锂剂、巴氯芬、金刚烷胺
夜间肌阵挛	停服夜间 LD
	氯硝西泮
	二甲麦角新碱、三环抗抑郁药
精神障碍	依次撤除下列抗 PD 药物
	抗胆碱能药物
	金刚烷胺
	司来吉兰
	DA 激动剂（或减少剂量）
	COMT 抑制剂
	减少 LD 剂量
	非典型 DA 拮抗剂：氯氮平、喹硫平、奥氮平、瑞斯哌东
	电休克疗法

1.症状波动的治疗

当症状波动成为患者的主要问题时，治疗的关键是维持突触间隙的 DA 浓度的稳定。可使用 LD 控释片。多次服用小剂量 LD 标准片（有些患者可以增加到每 2h 服用 1 次）。LD 持续静脉维持，或 LD 十二指肠滴注。以及服用 LD 速溶型制剂帮助克服症状波动。最容易和最简便的早期措施是调整 LD 的治疗：可根据反应的时程调节服用 LD 的时间；必要时增加 LD 剂量；同时需注意服药的时间和饮食中蛋白含量（中性氨基酸会影响 LD 运输到血和脑的量）会对治疗症状波动有好处。虽然也可用金刚烷胺、抗胆碱能药物、司来吉兰，但效果要差得多。COMT 抑制剂和 DA 激动剂对治疗症状波动有效。COMT 抑制剂和 DA 激动剂减少"关"期时间大约相似，只是 DA 激动剂改善运动评分的程度较大。DA 激动剂可改善运动评分 20%～30%。

(1)左旋多巴控释片：通过控制药物缓慢释放，维持药物浓度在治疗窗内，以达到在较长时间里控制疾病。控释片可减少每日服药次数，使用方便。可使患者日常生活活动得到较长时间的显著改善。治疗从小剂量开始，逐渐增加到能控制症状的剂量，多数患者的每日剂量为 400～600mg 可达到良好效果，维持 3～5 年以上。应避免过大剂量。

1)美多巴(HBS)：美多巴缓释片仍然是 LD 和苄丝肼 200mg/50mg(4:1)的混合制剂，产生比标准美多巴片低的峰浓度，但能维持较长的时间，可减低许多患者的剂量依赖性症状波动以及发作次数。由于美多巴缓释剂型的生物利用度较低，剂量必须比标准型美多巴增加 30%～50%。

2)息宁(帕金宁控释片):是 LD 和卡比多巴 200mg/50mg(4:1)的混合制剂。其溶解缓慢,逐渐被吸收,使 LD 在血浆中能够维持较长的时间。因此可改善患者的症状和体征以及运动波动,改善患者的夜间状况,并减少服药次数。控释片对运动障碍的作用不一致,可改善几种类型的运动障碍,如早期使用可延迟运动障碍和症状波动发生的时间。但剂量需要比帕金宁增加 20%～30%。

控释片的首次剂量起效缓慢,甚至几小时才显效,必要时可每天加服标准片。经 LD 制剂治疗几周后,多数患者的运动迟缓和肌强直会明显减轻。但在发生症状波动和运动障碍方面,控释片与标准片则并无明显差别。LD 控释片的不良反应和标准片一样,有食欲减退、恶心、精神症状和多动。LD 控释片的使用也可使某些患者运动障碍和睡眠障碍增加,可通过改变 LD 服用的剂量,重新调整服药的时间,增加控释片的剂量来控制这些情况。

(2)美多巴弥散型:是美多巴的速溶产品,其成分不变,但分解非常迅速,其片剂在 3mm 内就可溶于 20ml 水中。在服用前已分解,胃肠道吸收快,很快达到血浆峰浓度,使运动不能的患者更快地恢复运动能力,且易被有吞咽困难的患者服用。

(3)COMT 抑制剂:单独口服 LD 时,其剂量仅有 1%～3%的药物进入脑内;LD 和外周 AADC 抑制剂联合运用,可使进入脑内的 LD 量增加到服用剂量的 5%～10%;如果 LD 和外周 AADC 抑制剂以及 COMT 抑制剂联合使用,LD 生物利用度可再增加 2 倍,血 LD 半衰期延长 2 倍,LD 每日用量平均减少 30%～40%。COMT 抑制剂只有与 LD 制剂联合应用时才有抗 PD 作用,单独使用无效。目前临床上使用的 COMT 抑制剂有恩他卡朋和托卡朋。治疗以维持剂量开始,不需逐渐加量。恩他卡朋每次 200mg,4～8 次/d,通常与每剂 LD 同时口服。对症状波动的 PD 患者可减少每日 LD 的剂量约 100～200mg,每日"开"期增加 1～2h,"关"期减少 1～2.5h,运动评分改善约 10%。尚未发现恩他卡朋有肝毒性损害。托卡朋每次口服 50～400mg,3 次/d;推荐第 1 次与首剂 LD 同时服用,然后每间隔 6h 服 1 次。在症状波动的 PD 患者中,于开始治疗几天内即可观察到临床效果。使患者每日 LD 剂量减少 100～200mg,每日"开"期增加 0～2.5h,"关"期减少 2～3h,患者的运动功能评分和日常生活活动改善。在无症状波动的 PD 患者中,可使 LD 每日剂量减少 30～180mg,运动功能障碍明显改善。托卡朋的 DA 不良反应有:运动障碍、恶心、呕吐、嗜睡、幻觉、体位性低血压等。这类不良反应可通过减少 LD 用量而减轻或消失。非 DA 不良反应有:腹泻、便秘、腹痛、头痛、尿色异常。绝大多数不良反应可随患者逐步耐受而减轻或消失。但最严重的是其肝毒性损害,故只能作为第二线药物,在其他药物无效时才考虑使用。是否在开始 LD 治疗时,就联合使用 COMT 抑制剂来改善患者的长期预后,防止症状波动和运动障碍的发生,目前还难确定。COMT 抑制剂有加重患者运动障碍的趋向,运动障碍较突出的患者不宜用 COMT 抑制剂。

2.运动障碍的治疗

对左旋多巴诱导运动障碍(LIDs)的治疗,首先需要对其表现形式和临床类型有充分的了解。因为,对于不同表现形式和临床类型患者的处理方法常不同。表现形式为舞蹈运动或舞蹈肌张力障碍常常是药物诱导的结果,而单纯性肌张力障碍则多数反映出药物剂量不足或未进行治疗。另外,运动障碍的临床类型也是确定适当治疗的重要因素。

(1)峰剂量运动障碍的治疗:LD 是产生峰剂量运动障碍的主要原因。如果峰剂量运动障碍表现为舞蹈运动,无论是否伴有肌张力障碍,几乎都是由于 LD 剂量过量所致。减少每次 LD 的剂量可消除峰剂量舞蹈运动,但是 LD 少量减少有时可引起患者不能耐受的 PD 症状加重。如果峰剂量运动障碍表现为单纯肌张力障碍,有可能是服用 LD 药物剂量太大或者不足。肌张力障碍究竟是由于剂量不足还是剂量太大引起,可根据患者的状况来帮助判断。肌张力障碍出现在一天服用首剂 LD 之前;或者在服用标准帕金宁片

1h后出现明显肌张力障碍,同时还伴有突出的PD症状,最可能的原因是LD的剂量不足,只需增加LD剂量就可使肌张力障碍消除,并改善PD的其他症状。痛性肌张力障碍一般是剂量不足。当出现峰剂量肌张力障碍,而患者的PD症状又得到了很好的控制,则可能是剂量太大,稍微减少LD剂量25～50mg,肌张力障碍就可消失。若要确定这些患者的理想剂量常需要谨慎的调整。

加用DA激动剂,使LD剂量减少偶尔可以使峰剂量运动障碍程度减轻。此时用溴隐亭比培高利特更可取。实验表明,选择性NMDA受体拮抗剂可消除口部运动障碍,减少舞蹈样运动。金刚烷胺是可耐受NMDA拮抗剂药物,有中等程度抗PD作用。用金刚烷胺辅助治疗,即使不减少LD剂量也可使LID减少,而不会加重PD症状。金刚烷胺减少运动障碍的程度达60%.明显地改善运动障碍,而不会影响LD抗PD作用。这种效果在多数患者中至少可以维持1年。其他抗谷氨酸制剂右美沙芬,ifenprodil和利如太均可改善运动障碍。右美沙芬治疗运动障碍患者3周,可以显著改善运动障碍达30%～50%;患者平均和最大运动障碍评分改善50%以上,且不影响LD抗PD的效果和持续时间。但频繁的不良反应限制了其临床应用。利如太也能有效地减轻患者的运动障碍,使每天运动障碍的时间减少约34%。

一些有DA作用的辅助药物,如司来吉兰、培高利特、溴隐亭等也可引起峰剂量运动障碍。

(2)双相运动障碍的治疗:典型的双相运动障碍不常见,但处理较困难。如果双相运动障碍患者不能耐受连续多次服用LD,可采用以下两种治疗方案。第一种方案:患者每天服用4次帕金宁标准片,并调整服药剂量到足以产生适当的"开"期,而服药间歇期又不产生剂末运动障碍为宜。如果剂量太小,PD症状不仅不能得到有效控制,并且有可能出现运动障碍,一直持续到药物的峰作用时间。使用这种治疗方案,在第4剂LD作用之末患者最终将出现的运动障碍。但最终运动障碍之后会出现LD作用的部分恢复,足以使患者渡过夜晚到次晨。如果患者在次日正午前不能重新开始LD治疗,那么将会出现更严重的"关"状态。该治疗方案使者白天有6～8h的良好"开"状态,一天中的其他时间是部分"开"状态,并且使发生在每天第4剂药效之后的最终运动障碍消失。如果患者适当安排服药时间,可以选择在家卧床时发生运动障碍。并可预先服用短效苯二氮卓类药物,让其在睡眠中度过运动障碍期。发生双相运动障碍的患者通常只对这种方案一天剂量中的头3～5次服药起反应,以后的剂量可能不会起作用,只会诱发运动障碍而不产生"开"期效果。后面所服用的剂量只是延长药物存在的时间,引起运动障碍不良反应,甚至出现脑病。如果双相运动障碍患者增加每日LD的剂量,将会经历更严重的剂末运动障碍。第二种方案:将服用的LD替换成DA激动剂单药治疗。用作用时间长的DA受体激动剂治疗是一种很有效的方法,但不是所有的患者都能接受。因为患者无论服用那一种激动剂都不能达到服用帕金宁所获得的"开"状态。并且因激动剂都必须以非常小的剂量开始治疗,然后经过数周逐渐增加至维持量。所以在换药期间患者的运动功能比较困难。

(3)"关"期运动障碍的治疗:控制"关"期肌张力障碍的最好方法是防止"关"期的出现。"关"期肌张力障碍通常提示药物作用消失或剂量不足。患者一夜未服药,清晨首先出现的就是肌张力障碍,伴有疼痛。如果肌张力障碍持续存在,常提示LD剂量不足,可以增加患者全天的LD剂量;如果肌张力障碍间断出现,而且"开"期症状消失,可能是由于LD有效作用时间缩短,则应增加每日服药次数;假如调整LD剂量后仍无效,可用抗胆碱能药物作为辅助治疗,改善肌张力障碍。例如,服用苯海索,开始每天2mg,逐渐加到每天2～3次,偶可更大,直到能耐受。DA受体激动剂对"关"期运动障碍非常有效。LD控释剂对多数清晨肌张力障碍也有用。

3.精神障碍的治疗

PD本身可出现精神症状,治疗PD的LD制剂和抗胆碱能药物也可导致精神障碍。一旦出现精神症状,应减少抗PD药物的剂量、改变治疗方案或加上抗精神病药物。对PD患者的妄想和幻觉的治疗最好是防止其发生。随着患者认知损害和夜梦增多,应考虑简化抗PD治疗方案。例如,依次停止下列药物的使用:抗胆碱能药物、金刚烷胺、司来吉兰、DA激动剂和COMT抑制剂。多数情况下可每4h使用帕金宁片(25mg/100mg),3～4次。如仍不能奏效,应采用抗精神病剂治疗,常用的药物有氯氮平。

氯氮平是一种二苯二氮卓类非典型精神安定剂,具有强烈的抗精神病和镇静作用,而又少有锥体外系统不良反应。近来,氯氮平已用于治疗PD精神障碍、静止性震颤、静坐不能和继发于左旋多巴治疗后的并发症(症状波动以及运动障碍)。对LD制剂、DA激动剂和抗胆碱能药物治疗效果不好的震颤,可试用氯氮平治疗。氯氮平用于PD患者时,剂量宜小(6.25～100mg/d),分次口服。初始剂量应小(6.25mg/d),甚至可隔日给药,以后缓慢加量,直到症状减轻。氯氮平与LD联合应用时,LD制剂的剂量应尽可能减小。氯氮平的不良反应有:流涎、便秘、嗜睡、乏力、体温升高、头昏、直立性低血压、肝功能异常和粒细胞缺乏症等。氯氮平诱发的粒细胞减少一般出现在疗程的最初18周内,停药后大部分患者能恢复,1%～2%的患者可发生粒细胞缺乏症。因此,在治疗前应进行白细胞分类计数,开始治疗后每周进行复查,连续检查18周,以后持续服药期间每月至少检查一次。如果白细胞数降至 $3\times10^9/L$ 以下时应立即强制停药。有癫痫发作史或心血管、肾脏、肝功能不全的患者,用药时最初剂量应更小一些,加量应更缓慢。

除用氯氮平治疗患者的精神症状外,还可用喹硫平、奥氮平、瑞斯哌东等药物。

(三)神经保护治疗

神经保护治疗是为了延迟疾病的发生,减缓或阻止疾病的自然进程。要达到保护治疗的目的,首先药物必须能通过血脑屏障,并在中枢神经系统内达到必要的治疗浓度。其次,由于不同药物在保护核酸、蛋白、脂肪免遭各种损害时作用不同,而不同药物是在特定的细胞器中发挥作用,因此联合运用具有不同作用和协同作用的药物,其疗效会超过单药治疗。最后,治疗应在疾病的早期就开始进行。

1.COMT抑制剂

可增加LD的生物利用度,从而减少LD剂量和服用次数,增加"开"期,延长LD有效作用时间和半衰期,稳定血药浓度。其可增加LD血浆浓度-时间曲线下的面积约50%,但并不增加血浆最大LD浓度(C_{max})或LD到达峰浓度的时间(T_{max})。

2.MAO-B抑制剂

可抑制随DA更新率增加而发生的氧化应激反应,起到神经保护性作用。司来吉兰是一种具有MAO-B抑制剂作用,能影响PD症状和体征进展的药物。有实验发现,吸烟者的不同脑区MAO-B的水平较非吸烟者或以前吸烟者平均下降40%;吸烟可通过抑制MAO-B减少MPTP的神经毒性作用。吸烟对PD的保护作用还表现在,吸烟人群中发生PD的危险性减少。但司来吉兰的这种作用仅有中等程度,并没有能够阻止PD的进展。因此,如果有更强的MAO-B抑制剂将可能会有助于减慢PD的进展。司来吉兰还可通过除MAO-B抑制作用以外的其他机制起作用,其对DA神经元有营养和挽救作用,有强抗凋亡作用,rasagiline是一种选择性不可逆MAO-B抑制剂,患者能很好地耐受,其防止MPTP诱导的帕金森综合征作用比司来吉兰强5倍。实验表明,rasagiline能挽救濒死的神经元,除了神经保护作用外,还有DA能制剂的症状性治疗作用。

3.DA激动剂

DA激动剂模拟内源性神经介质直接作用于DA受体,具有神经保护作用。DA激动剂有以下几方面作用:激动剂可刺激DA自身受体减少DA释放,降低DA更新率;激动剂不通过氧化途径代谢,不会导致自由基形成;激动剂具有抗氧化剂特性,清除H_2O_2、OH·、过氧基和NO等自由基,并诱导自由基清除酶

SOD和其他蛋白的上调；激动剂可增加培养的DA神经元生长和存活；激动剂具有较长的半衰期，能避免LD脉冲式刺激所致纹状体和苍白球的改变。激动剂和LD联合使用可以减少LD的剂量20%～30%，并可使患者运动功能障碍得到改善。

4.线粒体代谢增强剂

线粒体代谢增强剂能增加线粒体氧化磷酸化作用。PD患者黑质致密部线粒体复合物Ⅰ缺乏，ATP合成减少，能量衰竭，导致机能障碍。因此，改善生物能量代谢防止继发性的损害将具有神经保护作用。

(1)辅酶Q_{10}：能增加电子传递链的活性。辅酶Q_{10}是内源性复合因子，脂溶性线粒体抗氧化剂，能通过血脑屏障，对神经变性疾病具有保护作用，可能是有价值的神经保护剂。

(2)其他制剂：可作为电子的受体或供体制剂，如维生素C、维生素K_3。Idehenone有自由基清除剂作用，用于治疗线粒体疾病患者已使其获得改善，可用来治疗PD。烟酰胺与辅酶Q_{10}联合治疗可防止丙二酸（是线粒体复合物Ⅱ抑制剂）的毒性作用，以及MPTP诱导的鼠纹状体DA耗竭。

5.抗兴奋毒性制剂

抗兴奋毒性制剂可阻断谷氨酸介导的兴奋毒性。因此，凡能阻断谷氨酸受体，减少谷氨酸的释放，促进胶质细胞摄取谷氨酸的制剂均可起到神经保护作用。NMDA受体和AMPA受体拮抗剂对PD具有神经保护作用。已证明，目前临床上使用的NMDA受体拮抗剂有金刚烷胺、美金刚和抗胆碱能药物，这些药物有症状性治疗作用，还起到保护神经元的作用。但这些药物易引起神经精神不良反应，使其临床应用受到限制。因而有必要发展既具有神经保护作用，又没有神经精神不良反应的特异NMDA受体拮抗剂。Remacemide是具有拮抗NMDA作用的一种抗惊厥药物，有增强LD的作用，对PD患者的保护性治疗作用目前正在进行评价。拉莫三嗪能减少谷氨酸的释放，消除其兴奋毒性作用，而具有神经保护作用。力如太可抑制谷氨酸的释放和非竞争性阻断NMDA受体，因而同NMDA拮抗剂一样起到抗兴奋毒性作用。有预试验表明，PD患者服用能很好耐受，且少有症状性治疗作用。NOS抑制剂7-硝基吲唑(7-NI)能防止MPTP神经毒性损害。所以，凡能清除或阻止NO·形成的都可能具有神经保护作用。

6.营养因子

神经营养因子(BDNF、GDNF、aFCF、bFGF、ECF)能够促进和维持特异性神经元的存活和分化，反之去除营养因子就可诱导培养DA神经元的死亡。神经营养因子，尤其是BDNF和GDNF对DA神经元具有特异性、选择性保护作用。营养因子可保护DA神经元免遭各种毒性损害，清除致病因子。注射营养因子可增加纹状体DA释放，促进酪氨酸羟化酶(TH)阳性轴突增生，减轻继发于MPTP或6-OHDA的黑质变性；改善PD动物的临床表现，减少LD的不良反应。营养因子在体外能增加中脑DA神经元的存活，在体内能挽救变性的神经元。但由于营养因子在胃肠道易被降解，多数情况下不能通过血脑屏障，而使其不能被输送到目标区域，限制了这种方法的应用。此外，神经节苷脂GM_1为大多数哺乳动物细胞膜的组成成分，在脑灰质中含量最高。神经节苷脂对神经元细胞的分化、生长、轴浆转运和再生起着重要作用。神经节苷脂可对抗EAA的毒性作用，从而减少脑损害；神经节苷脂具有加强内源性神经营养因子的作用，可促进神经功能的恢复，因此神经节苷脂CM，对神经系统具有保护作用。神经节苷脂GM_1还能增加DA的合成和释放，改善PD的临床表现。

7.免疫调节剂

抗炎药物及亲免疫素配体可发挥神经保护作用。抗炎药物的神经保护作用尚未进行过临床试验。亲免疫素配体，如FK-506、FKBP-12和CPI-1046可通过血脑屏障与受体蛋白结合，抑制免疫系统。GPI-1046口服可使残存黑质纹状体神经元轴突发芽，促进幸免于MPTP损害的黑质纹状体DA神经元的生长，其作用比营养因子更强。但其在 PD 患者中是否也可获得类似结果还有待临床试验的验证。Pentoxifylline 能调节细胞因子的产生，尤其是下调 TNF-α 的产生。

8. 抗细胞凋亡制剂

抗细胞凋亡制剂可促进与细胞存活有关的蛋白和基因 mRNA 的表达。司来吉兰在 PD 患者神经保护性治疗中，除了有抗氧化作用外，还可起到抗凋亡的作用。司来吉兰通过诱导转录和合成新蛋白来阻止细胞凋亡，特别是可诱导凋亡过程中的许多基因表达的改变，防止线粒体膜电位的下降。有可能司来吉兰是通过其代谢产物去甲基丙炔苯丙胺发挥的神经保护作用。司来吉兰的这种作用与剂量有关，大剂量的司来吉兰对 PD 可能更有保护作用，但是大剂量的司来吉兰可能会出现非选择性 MAO 抑制作用，以及肠和肝 MAO-B 抑制所致的不良反应。不经胃肠道和肝脏代谢的经皮司来吉兰药物，可提高其在脑内的浓度，较少外周不良反应。经皮司来吉兰临床预试验已在 PD 和 AD 病患者中试用。司来吉兰样的小分子可以诱导细胞抗氧化和抗凋亡防御系统的上调，因此是采用保护性治疗方案治疗神经变性疾病的一种新途径。N-乙酰基半胱氨酸（NAC）也能上调蛋白合成和防止培养细胞的凋亡，并对 PD 患者进行了试治。

（四）手术治疗

PD 的手术治疗有立体定向手术（如丘脑毁损术、苍白球毁损术）、脑深部微电极刺激术（DBS）和神经移植术等。PD 患者纹状体 DA 缺乏使得苍白球内侧部和丘脑底核的神经元活动增加，而神经元过度活动会使丘脑皮质运动环路受到抑制，致使运动减慢和活动受限。进行立体定向毁损术和进行脑深部高频电刺激可逆转神经元的过度活动，阻断 PD 病理环路，重建神经环路。苍白球毁损术和丘脑底核刺激术不仅能显著改善 PD 的主要症状，而且可明显改善 LID。但在手术适应证、禁忌证维持长期疗效和减少并发症等方面还有待不断积累经验。目前，毁损术和 DBS 仅用于有选择的、药物不能控制的晚期 PD 患者。神经移植术是用移植物取代因变性减少的 DA 神经组织，目前移植术还处在试验阶段。脑移植术在成为 PD 患者的一种治疗方法以前，尚需进一步进行动物和临床试验。

1. 毁损术

毁损部位的准确性可以明显地影响手术效果。丘脑毁损术仅用于治疗单侧上肢有药物难控制的震颤，而其他 PD 症状轻微的患者。此手术可使 85% 的患者手术对侧上肢的震颤明显减少或控制。震颤改善 45.8%～92%，肌强直减轻 41%～91%。成功的丘脑毁损术控制震颤和肌强直的长期效果可维持 8.8～10.9 年以上。LID 有改善，其效果不稳定，决定于毁损的部位和大小，还不清楚丘脑毁损术是否对所有类型的 LID 都有效。苍白球毁损术主要用于治疗有单侧 LID，且对药物调整反应差的 PD 患者；或者患者有不对称的震颤和其他 PD 症状。如果 PD 患者没有震颤和 LID，当出现症状波动时，手术后也可有改善，但改善程度要差得多。苍白球毁损术是目前最可靠最有效的手术治疗 LID 的方法，也是过去 10 年手术治疗 PD 患者最常采用的方法。单侧苍白球毁损术能显著减少或消除对侧肢体 LID，震颤有明显的反应，PD 其他症状也有很大地改善。在术后 6 个月时，整个"关"期日常生活和运动评分改善 25%～30%，"开"期时间增加。苍白球腹后部单侧毁损术能显著减轻 LID 的程度，对侧肢体运动障碍改善至少可维持 2 年。苍白球前内侧部毁损术对药物诱导运动障碍更有效，术后虽然没有抗 PD 药物剂量的明显减少，但对侧肢体运动障碍可减少 77.3%～83%，效果维持 2 年以上；同侧肢体可减少 43.4%～45%，其作用于 1～2 年内消失。在未发现其他更有效的治疗方法之前，这种手术仍将在 LID 的治疗中继续起着重要的作用。双侧苍白球毁损术较单侧毁损治疗运动障碍会有更好的效果，但是双侧毁损有出现认知改变和延髓症状的风险。这种手术对病例有严格的选择，很少进行，不能普遍应用。LD 难治性患者不宜手术治疗。

毁损术对基底核区结构的损伤是不可逆的，长期效果不如近期显著，因此这种手术的开展最终将受到限制。

2. 深部微电极刺激术

DBS的优点是脑损伤少,刺激参数可调节,刺激靶点可改变,双侧植入控制两侧运动症状安全,多数不良反应可逆。长期DBS还可干扰丘脑底核的兴奋性输出而具有神经保护性治疗的潜在作用,因此可用其替代不可逆毁损术治疗PD。丘脑腹中间部DBS严格限制在震颤突出、药物治疗无效的老年患者。丘脑DBS可使80%~90%PD患者手术对侧肢体震颤减轻或完全控制,运动机能障碍有某种程度的改善,甚至肌强直和运动不能也可有明显减轻,并且不良反应少。有的DBS还可减少症状波动和延长"开"期时间。由于电极放置的部位不同,丘脑DBS对LD诱导运动障碍的作用不同,其中央部位深后部的刺激较腹中间核的刺激更具抗运动障碍的作用。苍白球DBS可以改善PD"关"期的所有症状,明显抑制运动障碍和症状波动。双侧苍白球DBS安全有效,但患者仍需继续服用术前同等剂量的抗PD药物。苍白球DBS反应的效果决定于刺激的部位,刺激其腹部可阻断运动障碍,但可使患者原有的运动不能症状又出现;而刺激其背部虽可改善运动不能,但会加重运动障碍。苍白球DBS的长期效果尚不能确定。丘脑底核DBS可降低刺激电压,较苍白球DBS更有效,可减少抗PD药物剂量。双侧丘脑底核DBS可影响PD"关"期所有症状,改善PD患者"关"期功能,减少"关"期时间。PD患者的日常生活和运动量表评分减少约60%;"开"期症状也有改善;震颤改善最明显;显著改善LD诱导的运动障碍(可能是因减少了抗PD药物所致)。双侧丘脑底核DBS可获得对LID最好的临床效果。双侧丘脑底核DBS改善PD症状54%,单侧仅改善23%;双侧较单侧丘脑底核DBS可更大程度改善姿势的稳定性和步态等。总之,DBS治疗PD是一种有希望的治疗手段,但该治疗手段需要有实用于不同脑区的方法,这尚需进一步发展其各自独特的技术。

3. 神经移植术

自Backlund等证明肾上腺髓质DA细胞移植到纹状体治疗PD的可行性和有效性后,在PD动物模型和人类患者中,人们已成功地移植了微囊化PC12细胞、转基因修饰细胞等其他几种类型DA能细胞,来改善PD的症状。迄今报道临床效果最好的DA能细胞移植是人类胎儿中脑腹侧部组织(FVM)移植。FVM移植治疗的优点是可持续补充DA,因此能避免或改善长期LD治疗所出现的并发症。FVM存活后可与宿主细胞形成适当的突触联系。这些细胞能调节其DA输出,因此是一种更符合正常生理的治疗方案。动物实验已证明,移植的胚胎黑质神经元能存活并产生DA,与宿主的神经元形成突触联系,缓解6-OHDA或MPTP所致的运动障碍。尸体解剖证实,有大量移植神经元存活,并与宿主纹状体发生整合,形成广泛的神经支配。临床研究也证实,移植细胞可显著改善临床表现,增加纹状体氟DA的摄取。而且PET(单光子发射CT扫描)证实,氟DA摄取持续增加与移植侧细胞的存活和生存一致,而非手术侧进行性下降与疾病进展一致。单侧FVM移植,患者两侧肢体的症状都可获得改善,以对侧肢体改善更明显。患者的运动迟缓和肌强直改善最显著,但移植术不能改善PD的所有症状。在移植术后几个月开始出现临床效果。在移植治疗后2年,可平均减少LD剂量20%,"关"期时间减少44%,"关"期运动功能的统一PD评分量表评分减少达26%。即使者最后停服了免疫抑制剂和逐渐减少抗PD药物,效果可维持10年。这种治疗方法对运动障碍的影响还不清楚。为了确保纹状体FVM移植治疗的临床效果,每位PD患者需要6~8名胎儿的组织。但由于伦理道德问题和供体来源的限制,需要寻找替代组织。猪胎中脑腹侧部组织和人视网膜色素上皮细胞这两类替代组织已在患者中进行了初步临床试验,不久的将来有可能成为PD的治疗措施。

(朱春记)

第七节 舞蹈病

舞蹈病是一种临床征象,指不规律的、快速的、非刻板性的、随机的不自主运动。症状通常在焦虑或紧张时加重,但在睡眠中缓解。这些无目的动作常可夹杂正常意向性动作并被此种动作所掩盖而影响诊断。发病机制尚不完全清楚,目前的研究显示是由于基底核区直接或间接的神经递质通路失去平衡所致。

一、原发性舞蹈病

(一)亨廷顿病

亨廷顿病(HD)是一种完全外显的常染色体显性遗传疾病,其致病基因在第 4 对染色体短臂 1 区 6 带,近 10 年来随着分子克隆定位技术的发展,进一步明确亨廷顿病是由其致病基因的胞嘧啶、腺嘌呤、鸟嘌呤(CAG)三核苷酸重复序列异常扩增突变[(CAG)n]所引起,使其神经变性发病机制逐步得到阐明,遗传学诊断(特别是症状前诊断)也进一步应用于临床。

该病以慢性进行性舞蹈样异常运动、精神异常、认知障碍三联征为主要临床特征。运动症状多为首发症状,患者常因肢体笨拙、震颤、平衡障碍和肢体急速抽动等症状就诊。早期的异常不自主运动呈舞蹈或舞蹈样手足徐动症,舞蹈样动作是迅速的、跳动式和多变的,常自肢体远端开始,病情进展时逐渐发展为全身性并影响随意运动。不自主动作有时虽可重复,但不是一成不变的,主要累及躯干肌及四肢肌。认知功能异常几乎与运动症状同时出现,并呈进行性加重。多数亨廷顿病患者于发病 10~15 年后出现非认知相关的精神症状、情绪障碍和人格改变,常表现为易怒或情感淡漠。其病理改变包括神经元缺失和神经胶质增生,主要见于大脑皮质和纹状体,舞蹈病可能与其投射到外侧苍白球的纹状体神经元丧失有关。影像学特点:头颅 MRI 和 CT 可显示中晚期亨廷顿病患者的基底核萎缩,以尾状核头部萎缩最明显,双侧侧脑室前角扩大,但早期 HD 的影像学结果多正常。

本病的临床诊断有赖于患者同时有舞蹈样症状、认知功能减退、精神行为异常和提示常染色体显性遗传的家族史。影像学检查(MRI、CT)不可单独作为诊断依据,但阳性发现有参考价值。如无阳性家族史或症状不典型,可通过基因测试而确诊。在基因诊断方面,根据美国医学遗传学会(ACMG)制定的 HD 基因测试技术标准与指南(2004 版),HD 的基因测试方法为:以聚合酶链反应(PCR)或 Southern 印迹杂交法配合 DNA 测序,检测 IT-15 基因 CAG 重复次数。正常基因的 CAG 重复次数≤26;当 CAG 重复次数为 27~35 时,尚不足以引起临床症状,但基因不稳定,在通过精子传递给下一代时,可出现 CAC 重复次数的扩增;当 CAG 重复次数为 36~39 时,具备不完全外显率,部分携带者可不发病或推迟发病时间;当 CAG 重复次数≥40 时,具备完全外显率,所有携带者均发病。CAG 重复次数和发病时间存在负相关。HD 基因测试阳性定义为至少 1 个等位基因的 CAG 重复次数≥40,具有 99% 以上的敏感度和 100% 的特异度。

(二)舞蹈病-棘红细胞增多症

棘红细胞增多症一词来源于希腊语,用以描述"棘状"红细胞,虽然合并棘红细胞增多的神经系统综合征临床鲜见,但目前已对其有所认识,并且不断有相关文献报道。Bassen 和 Konlzweig 最早描述此病,他们于 1950 年在对 1 例散发的进行性共济失调同时伴色素性视网膜病患者的诊治过程中,发现该患者存在遗传性代谢异常但无脂蛋白血症,遂命名为神经-棘红细胞增多症。之后,发现其共包括 4 种不同的综合征,分别为无脂蛋白血症;舞蹈病-棘红细胞增多症;McLeod综合征以及散发性合并棘红细胞疾病。舞蹈病,棘红细胞增多症是一种以进行性运动增多伴有棘红细胞增多为主要临床特征的神经系统变性疾病,为常染色体隐性或显性遗传,由常染色体9q21突变所致。

舞蹈病-棘红细胞增多症多在青春期或成年早期发病,临床表现分为以下几个方面:①运动功能异常,如抽动症、肌张力障碍和震颤、肌张力升高、运动减少等类似帕金森综合征样的症状,可以几种肌张力障碍同时存在。帕金森综合征症状最终可转化为运动过多,最常见的是不自主咬舌、咬唇,同时存在肌张力障碍和舞蹈运动,明显的假性球部功能障碍。②人格障碍,包括情绪不稳定、表情淡漠、焦虑、抑郁、注意力不集中、缺乏自省以及强迫症状。③认知功能障碍,约50%的患者存在轻度或中度智能障碍。④特殊步态,行走时呈长的大步跨动的蹒跚步态,行走过快时表现为不自主的膝部弯曲。⑤癫痫样发作,30%～40%的患者有癫痫样发作,以强直阵挛型发作最多见,发作频次相对较低而且药物治疗后容易控制。⑥可同时伴发心肌病。⑦周围神经病,腱反射减弱或消失。舞蹈样动作是患者最具特征性的运动障碍。

实验室血涂片检查若发现外周血棘红细胞>3%则为异常,棘红细胞增多症患者多为10%～30%。转氨酶升高,肌酸磷酸激酶偶有升高。血清脂蛋白水平正常。影像学所见主要是尾状核萎缩,侧脑室前角扩大。PET显示新纹状体和额叶皮质呈低代谢状态;SPECT可显示新纹状体和额叶呈低灌注。肌电图和神经传导速度检查显示为慢性失神经电位和轴索性周围神经病。

尸检显示舞蹈病-棘红细胞增多症患者尾状核和豆状核等部位萎缩,尾状核、豆状核和苍白球不同程度的神经元缺失和星形胶质细胞增生,大脑皮质受累较少,小脑、脑桥和延髓未累及。肌活检显示神经源性肌萎缩,可见小群肌纤维,偶见坏死肌纤维。周围神经活检显示大的髓鞘纤维选择性减少或缺失。

舞蹈病-棘红细胞增多症诊断主要依靠临床症状、家族史、红细胞形态学检查及血清肌氨酸水平升高。脑CT和MRI显示患者尾状核等部位萎缩、侧脑室前角扩大,MRI T_2加权相上显示尾状核、豆状核有异常的增强信号。肌肉CT显示选择性、对称性肌萎缩。肌电图提示受累肌肉近端和远端部分性失神经现象。

(三)其他遗传性舞蹈病

其他基因传递的罕见舞蹈病包括良性遗传性舞蹈病、非进行性舞蹈病、阵发性舞蹈手足徐动症、先天性舞蹈病及老年性舞蹈病等。

二、继发性舞蹈病

(一)Sydenham舞蹈病

Sydenham舞蹈病又称小舞蹈病、风湿性舞蹈病,是风湿热在神经系统的常见表现。患者以儿童多见,表现为舞蹈样动作、肌张力改变、共济失调、情绪和精神行为异常。舞蹈样动作以面部最明显,表现为挤眉弄眼、扮鬼脸等,肢体表现为一种快速的不规则、无目的的不自主运动,多起于一肢,逐渐累及一侧及对侧,上肢较下肢明显,伴有躯干弯伸、扭转。肢体软弱无力、舞蹈样动作与共济失调一起构成Sydenham舞蹈病的三联征。多数患者有情绪激动、易激惹、躁动等精神症状,此外,还可有风湿性心肌炎以及发热、风湿性关节炎、皮下结节、血沉增快等风湿热的其他表现。

Sydenham舞蹈病发病与A型溶血性链球菌感染有关,病理改变主要为黑质、纹状体、丘脑底部、小脑齿状核及大脑皮质的可逆性炎性改变。根据起病年龄、特征性舞蹈样动作、随意运动不协调、肌张力降低等症状,结合发热、关节痛、扁桃体肿大病史及急性风湿热的其他表现可诊断。

（二）药物所致的舞蹈病

多种药物如多巴胺受体激动剂、左旋多巴、口服避孕药及抗惊厥药等引起的舞蹈病及其他运动障碍较常见。药物是否引起舞蹈病，与患者年龄、服药剂量、药物效力及服药时间密切相关，且舞蹈样动作并不随药物停用而消失。

（三）其他因素所致的舞蹈病

中枢神经系统感染、脑血管病、颅内占位病变、脱髓鞘病变、中枢神经系统变性疾病也可继发舞蹈病，可能与相应区域的脑组织破坏有关。部分自身免疫性疾病如系统性红斑狼疮（SLE）、贝赫切特病、结节性多动脉炎、类风湿关节炎，血液系统疾病及其他全身疾病，少数患者可出现舞蹈样动作，其发病机制尚不完全清楚。此外，代谢因素如中毒、高血糖和低血糖、电解质紊乱、甲状腺功能亢进、维生素缺乏、肝功能衰竭、肾衰竭及肿瘤等也是引起继发性舞蹈病的重要原因。

三、治疗

（一）亨廷顿病（HD）的治疗

1.治疗原则

迄今为止，尚无任何治疗措施可延缓病程进展。多项大规模系统回顾显示 HD 的现有药物干预效果均不明确，因此国际上有关亨廷顿病治疗仍缺少循证指南依据。目前 HD 的临床治疗仍以经验性治疗为主导，主要目标为控制症状、提高生活质量。美国亨廷顿舞蹈病协会（HDSA）的治疗建议是：强调 HD 的综合性治疗，药物治疗应与心理、社会和环境支持相协同，在疾病的不同阶段各有侧重。早期治疗的重点在于心理教育和社会支持，帮助患者调整心态，接受患病事实，获得对疾病的清楚认识。药物治疗主要针对睡眠问题和精神症状，轻微的运动障碍无需过多干预；中期患者的运动障碍日益明显且影响生活，并开始出现人格与行为变化，须借助药物与非药物治疗控制运动与精神症状；晚期患者的运动、认知及精神障碍进一步加重，逐渐丧失行走、交谈、进食等各种能力，最终因失用、肌无力和营养不良而死亡，典型的直接死因为肺炎和心力衰竭，此期患者需要全面监护。

治疗药物分为三大类，即控制不自主运动药物、精神症状治疗药物、认知功能增强药物。因亨廷顿病的症状随病程进展而变化，故须适时调整用药方案。多数药物有显著不良反应（尤其对认知功能的影响），应从小剂量滴定，尽量避免多药联合。

2.运动障碍的治疗

（1）舞蹈样症状：首先评估症状是否严重影响生活，如干扰自主运动、造成跌倒或引起巨大心理压力。如无上述影响，可暂不予治疗。如需治疗，首选非药物干预，消除加重舞蹈样症状的诱因，如焦虑、抑郁等，创造安静、可控的环境，采取相应防护跌倒等措施。对症治疗常用抗精神病药和多巴胺耗竭剂，也可考虑使用可能的神经保护药物。

丁苯那嗪：多巴胺耗竭剂丁苯那嗪能引起突触前囊泡多巴胺的耗竭，减轻舞蹈样动作并改善临床综合印象，在小规模临床试验中显示治疗舞蹈症有效。2008 年 12 月美国 FDA 正式批准丁苯那嗪用于治疗亨廷顿舞蹈病，获准的依据是一项Ⅲ期临床实验结果，这种具有选择性作用功能的多巴胺耗竭治疗药疗效显著，并且安全性和耐受性良好。成人初始剂量 12.5mg，每日 2 次，逐渐增加至 12.5~25mg，每日 3 次。如果最大剂量用药 7 日病情仍没有改善，则用该药可无效。老人初始剂量 12.5mg/d，然后逐渐增加剂量。丁苯那嗪常见的不良反应包括困倦、疲劳、紧张、焦虑、失眠、兴奋、精神混乱、流涎、体位性低血压、恶心、头晕、偏执、皮疹、性欲减退、阳痿等,还可出现锥体外系症状、帕金森综合征,极少数出现急性肌张力异常。也有报道显示,部分患者用药后出现抑郁性自杀行为和倾向。最为严重的不良反应是精神抑制药物恶性综合征,应避免与单胺氧化酶抑制剂(MAOI)合用。与金刚烷胺、甲氧氯普胺或抗精神病药合用,也可能增加发生锥体外系不良反应的风险。

氟哌啶醇:氟哌啶醇是传统的抗精神病药物,主要通过阻断突触后膜的多巴胺受体发挥治疗作用,广泛应用于舞蹈病的治疗。有研究显示小剂量(<10mg/d)氟哌啶醇治疗舞蹈病有效,但超过该剂量后,并未显示更好的治疗效果。且不良反应明显增加。同时,在部分临床对照试验研究显示匹莫齐特、舒必利、氟奋乃静等其他传统的抗精神病药物也能减少舞蹈样动作。对于这一类药物,低剂量使用时患者耐受性一般较好,剂量增加时可能出现肝功能损害,并且可能对眼球功能、口舌部运动、精细动作、吞咽及认知功能有影响,以及诱发迟发性运动障碍,加快患者的衰退。

奥氮平:奥氮平是新型的抗精神病药物,近年来也逐渐应用于亨廷顿病的治疗。研究发现,小剂量(5mg/d)应用时,奥氮平对舞蹈样动作无明显改善,而剂量增大到30mg/d时,患者的运动症状包括舞蹈样动作、眼球运动障碍、口舌运动障碍、精细动作及步态均可获得显著改善。药物常见不良反应包括嗜睡、疲乏、抗胆碱能症状及行走困难,多数患者耐受性较好。同时,作为选择性的5-羟色胺再摄取抑制剂(SSRI),奥氮平还有利于改善亨廷顿病患者的抑郁状态。

苯二氮卓类药物:苯二氮卓类药物通过作用于γ-氨基丁酸(GABA)上的受体复合物,增加抑制性神经递质GABA活性,使神经递质恢复平衡状态,改善舞蹈样症状。包括一系列抗焦虑药、镇静安眠药及抗惊厥药,广泛应用于舞蹈样症状的控制。常用的药物有地西泮(5mg/d)和氯硝西泮(7.5mg/d),常见不良反应包括嗜睡、记忆力和注意力减退及药物依赖等,多数患者的耐受性较好。

(2)肌强直、痉挛和肌张力失常:常在亨廷顿病晚期出现。治疗常用苯二氮卓类药物,如氯硝西泮或巴氯芬,可缓解肌强直,但会加重运动迟缓。替扎尼定对肌痉挛有效。抗帕金森病药物可改善运动迟缓和肌强直,常用金刚烷胺、左旋多巴和卡比多巴或溴隐亭。这些药物均可引起谵妄,用药数月后可能失效。

(3)肌阵挛、抽搐与癫痫:多见于青少年亨廷顿病。肌阵挛治疗可使用氯硝西泮或丙戊酸盐。抽搐可选抗精神病药、苯二氮卓类药物或选择性5-羟色胺再摄取抑制剂(SSRI)。青少年亨廷顿病伴癫痫者首选丙戊酸盐。

3.认知障碍的治疗

尚无有效药物治疗亨廷顿病的认知障碍,通常借助心理治疗,如认知行为疗法等加以干预。在疾病早期提前学习认知策略有助于此后出现认知障碍时的积极应对。制定详细而有规律的日常活动计划表可补偿患者的行为组织能力和记忆的衰退,并改善其行为启动困难的症状。

4.精神障碍的治疗

(1)抑郁:可采取与其他抑郁症患者相同的药物治疗。首选选择性SSRI,如西酞普兰、舍曲林、帕罗西汀等。建议从小剂量开始渐增,SSRI类药物对易激惹、情感淡漠、强迫等精神症状也有一定疗效。其他抗抑郁药有米氮平、文拉法辛和奈法唑酮等。三环类如丙米嗪或阿米替林等也是治疗亨廷顿病患者抑郁的重要药物。合并妄想、幻觉或显著的情绪激动时,可联合小剂量抗精神病药,如奥氮平和喹硫平或劳拉西泮等短效苯二氮卓类药物。当药物治疗无效时,可采用电休克疗法。

(2)躁狂:伴有躁狂的亨廷顿病患者常用心境稳定剂治疗。抗惊厥药,如丙戊酸盐或卡马西平,应从小剂量开始渐增,应注意药物不良反应。

(3)强迫症状:可用SSRI类抗抑郁药治疗,也可使用前述抗精神病药。

(4)精神分裂样症状:少见,一旦发生,可采用前述抗精神病药治疗。

(5)谵妄:晚期亨廷顿病患者易发生谵妄,常见原因有药物不良反应、脱水、呼吸道或泌尿道感染以及跌倒造成的硬脑膜下血肿。发现并消除致病因素是治疗的关键。

5.神经保护性治疗

细胞凋亡、线粒体功能障碍、代谢性毒性物质及氧化作用均可能参与亨廷顿病的发病机制,因此神经保护性治疗可能改善患者症状及延缓疾病进展。

(1)谷氨酸拮抗剂治疗:在亨廷顿病的研究中发现,兴奋性神经递质如谷氨酸的相对过多所致的细胞毒性作用可能是导致亨廷顿病患者神经元变性的原因之一,拮抗谷氨酸的细胞毒作用能部分阻滞和缓解症状。最常用的主要是 N-甲基-D-门冬氨酸(NMDA)受体拮抗剂。

金刚烷胺:金刚烷胺是一种非竞争性的 NMDA 受体拮抗剂,以高亲和性与 NMDA 受体结合,临床研究显示能明显减轻亨廷顿病患者的舞蹈样运动障碍,但具体作用机制尚不完全肯定。常用剂量为 400mg/d,分次口服。金刚烷胺不良反应轻微,几乎没有不良反应,大部分患者耐受较好,部分患者仅能耐受 200~300mg/d 的剂量。但是金刚烷胺并非对所有患者均有效,不同患者的治疗效果差别很大,可能与不同患者的药物代谢动力学差异有关。

利鲁唑:利鲁唑是另一种 NMDA 受体拮抗剂,可能的作用机制是抑制由刺激兴奋性氨基酸受体引起的谷氨酸释放,同时激活 G-蛋白依赖的信号转导通路,灭活电压依赖性钠通道,这些机制的协同作用减少谷氨酸的释放或传递,具有神经保护作用。目前认为 100mg/d(分两次口服)是较为安全有效的剂量,治疗 8 周以上舞蹈样症状及 UHDRS 评分均有明显好转。但也有报道认为利鲁唑既无神经保护作用,也不能改善症状,其临床应用存在争议。常见的不良反应主要是部分患者出现肝脏丙氨酸氨基转移酶和天冬氨酸氨基转移酶升高,治疗过程中应注意监测肝功能。

瑞马西胺和拉莫三嗪:均为 NMDA 受体拮抗剂对亨廷顿病早期患者的疗效观察试验,亦未显示具有改善神经功能的作用,但是可以减轻患者的舞蹈症状。

(2)转谷氨酰胺酶抑制剂:亨廷顿病中 Huntingtin 聚集的确切作用尚不十分清楚,可能在神经元变性过程中起到"触发作用"。转谷氨酰胺酶活性在亨廷顿病中上调,作为催化剂使底物蛋白通过 γ 谷氨酰肽键相连,形成不溶性蛋白质复合物。由此可见,转谷氨酰胺酶抑制药具有潜在的治疗作用。

胱胺:胱胺可以明显改善亨廷顿病小鼠的运动功能,延长其存活期,减少神经元脱失,并能减轻 Huntingtin 聚集。最近的研究进一步明确,胱胺还可能通过增强伴侣蛋白 HSJ1b 而发挥神经保护作用。对亨廷顿病患者的尸检结果发现,HSJ1b 明显减少。体外实验证实,过表达的 HSJ1b 可保护多聚 Huntingtin 诱导的神经元死亡。而且胱胺和 HSJ1b 还能够增加脑源性神经生长因子(BDNF)的释放而起到神经保护作用。巯基乙胺是胱胺的降解产物,对亨廷顿病小鼠也具有神经保护作用,这种作用是通过增加脑组织内的脑源性神经生长因子水平而起作用的,脑源性神经生长因子水平亦可作为观察药物疗效的生物标志物。

肌酸:肌酸也是一种转谷氨酰胺酶抑制药,可激活线粒体呼吸链,具有抗氧化活性,能改善亨廷顿病小鼠的存活率、减轻运动功能缺损、延缓神经病理损害的进展。

(3)辅酶 Q_{10}(CoQ_{10}):CoQ_{10} 的保护作用主要通过提高神经元能量水平实现,给予辅酶 Q_{10} 的亨廷顿病转基因小鼠存活率提高,且可减轻纹状体损害和运动功能缺损。目前有多中心平行双盲临床试验显示,给予大剂量 CoQ_{10}(300mg,2 次/d),不仅能缓解患者运动障碍,而且有延缓疾病进展趋势。同时,患者对 CoQ_{10} 耐受性良好,在治疗剂量下几乎无明显不良反应,但其治疗效果尚需进一步证实。

(4)其他:半胱氨酸天冬氨酸蛋白酶是细胞凋亡启动因子、执行者或炎性介质,特异性地抑制半胱氨酸天冬氨酸蛋白酶可能有神经保护作用。通过应用美满霉素抑制 caspase-1 和 caspase-3 的表达可以延缓亨廷顿病转基因鼠的病情进展。LAX-101 为磷脂酶及半胱氨酸天冬氨酸蛋白酶抑制药，并可能具有增强线粒体活性的作用，改善临床功能评分。较早期采用果蝇所进行的实验研究结果提示，一种称为组蛋白脱乙酰基转移酶（HDAC）的抑制药，可以提高亨廷顿病果蝇的存活率，以减少脑细胞损伤。在另外一项新近的研究中，研究者将组蛋白脱乙酰基转移酶抑制药辛二酰替苯胺氧肟酸加入转基因幼鼠的饮水中，8 周后，药物组小鼠比饮用普通水组小鼠的运动失调症状明显减少。但尚需进一步的临床试验证实这些药物的治疗效果。有报道认为自由基清除剂如维生素 E、谷胱甘肽、艾地苯醌等可用于亨廷顿病治疗，但短期临床试验证实维生素 E 治疗无效。

6.细胞修复性治疗

纹状体是亨廷顿病早期受累最严重的区域。神经修复性治疗主要是通过移植新细胞至纹状体以取代丢失的神经元、恢复神经功能。迄今为止神经组织移植虽然显示出一定的安全性和疗效，但尚存在诸多问题，如供体组织来源不足、伦理问题等。近年来正在考虑应用替代性供体组织移植，包括干细胞和异种胚胎细胞进行细胞修复性治疗。干细胞来源于早期发育期的胚胎或成年组织，其作为供体组织的优势是在适当条件下能自我更新而保持分化为成熟表型细胞的能力。但干细胞作为神经组织移植的供体已有多年，仍存在一些悬而未决的问题，如胚胎干细胞遗传的不稳定性、畸胎瘤的可能、无调节的细胞生长等，目前应用于临床尚存有一定困难。

7.基因治疗

采用正常基因替换突变基因的治疗方法目前尚存在许多技术难点，理论上可以下调或甚至使缺陷基因的表达缄默而不造成新的病理损害。反义或小干扰 RNA 技术可阻止基因的功能，但只是在体外有效，在体亨廷顿病动物实验仍然存在技术难题。目前具有潜在疗效的基因疗法多数来源于亨廷顿病的动物研究，在所有研究中，无论是啮齿类还是灵长类动物，病毒介导的睫状神经营养因子的治疗系统是其中最为有效的。法国已经完成睫状神经营养因子治疗亨廷顿病的 I 期临床试验。亨廷顿病突变基因的发现使亨廷顿病的分子诊断和基因治疗成为可能，基因治疗可能代表了未来治疗的方向。

（二）Sydenham 舞蹈病

治疗原发疾病更为重要。患者确诊后必须使用青霉素或其他针对 A 型溶血链球菌的有效抗生素治疗以消除链球菌感染灶，这是去除风湿热病因的重要措施，否则本病将会反复发作或迁延不愈。目前公认苄星青霉素是首选药物，对初发链球菌感染，体重 27kg 以下者可肌内注射苄星青霉素 60 万 U/次，体重在 27kg 以上用 120 万 U/次剂量即可，1 次/d，连用 2~4 周。对再发风湿热或风湿性心脏病的预防用药可视病情而定。对单纯关节受累首选非甾体抗炎药，常用阿司匹林，开始剂量成人 3~4g/d，小儿 80~100mg/(kg·d)，分 3~4 次口服。亦可用其他非甾体类抗炎药，如萘普生、吲哚美辛等。对已发生心脏炎者，一般采用糖皮质激素治疗，常用泼尼松，开始剂量成人 30~40mg/d，小儿 1.0~1.2mg/(kg·d)，分 3~4 次口服，病情缓解后减量至 10~15mg/d 维持治疗。为防止停用激素后出现反跳现象，可于停用激素前 2 周或更早一些时间加用阿司匹林，待激素停用 2~3 周后才停用阿司匹林。对病情严重，如有心包炎、心脏炎并急性心力衰竭者可静脉滴注地塞米松 5~10mg/d 或氢化可的松 200mg/d，至病情改善后，改口服激素治疗。抗风湿疗程，单纯关节炎为 6~8 周，心脏炎疗程最少 12 周。如病情迁延，应根据临床表现及实验室检查结果，延长疗程至病情完全恢复为止。

对有舞蹈病的患者应尽量避免强光噪声刺激，在上述治疗基础上给予对症治疗，目前主要为苯二氮䓬类药物、抗癫痫药、吩噻嗪类药物或神经松弛剂。首选丙戊酸，对于该药物无效或是严重舞蹈病如瘫痪的患者,应用利培酮治疗。其他如苯二氮䓬类药物、多巴胺受体阻断药物如氟哌啶醇也可能对舞蹈样动作有用。越来越多的证据表明免疫抑制治疗,如静脉注射甲泼尼龙,随后逐渐口服泼尼松是有效的。尤其适用于那些上述药物治疗无效或不能耐受的患者。血浆置换和静脉注射丙种球蛋白现被作为试验性治疗。有临床数据显示静脉注射免疫球蛋白治疗 Sydenham 舞蹈病有效,但尚需大样本的临床试验进一步证实。

(三)舞蹈病-棘红细胞增多症

舞蹈病-棘红细胞增多症目前尚无特殊有效治疗,临床多给予氟哌丁醇对症处理。有研究尝试给予大剂量维生素 E 治疗以改变红细胞膜的流动性,病情可有一定改善。

(四)全身疾病及代谢因素所致的舞蹈病

自身免疫性疾病、中枢神经系统感染及脑血管病引起的舞蹈病应积极治疗原发病。其他继发于药物、代谢因素、水电解质紊乱的舞蹈病则应首先祛除致病因素,如停用可能引起舞蹈样动作的药物,纠正血糖水平,维持水电解质平衡等。去除病因后症状多能得到缓解。舞蹈样症状严重时,可给予氟哌啶醇或苯二氮䓬类药物对症治疗。

(陈陶艺)

第八节 运动神经元病

运动神经元病(MND)是一组病因尚未明确的选择性侵犯脊髓前角细胞、脑干运动神经元、皮质锥体细胞及锥体束的慢性进行性变性疾病,其病理特征为进行性上、下运动神经元的变性、坏死及凋亡。临床上兼有上和(或)下运动神经元受损表现,为肌无力、肌肉萎缩和锥体束征的不同组合,最终常因呼吸衰竭致死,感觉和括约肌功能一般不受影响。由于症状和体征的组合不同,形成不同类型的运动神经元病,包括肌萎缩侧索硬化(ALS)、脊肌萎缩症(SMA)、原发性侧索硬化(PLS)和进行性延髓麻痹(PBP)等。其中 ALS 是慢性运动神经元病的最常见类型,本节重点阐述该病。

一、运动神经元病的临床类型及特点

运动神经元病常按运动神经丧失的解剖部位、遗传及起病年龄分类,表 4-11 列出依据解剖进行的临床分类,便于临床诊断与鉴别诊断。

表 4-11 运动神经元病的解剖分类

全身性运动神经元病
散发性肌萎缩侧索硬化
家族性肌萎缩侧索硬化
肌萎缩侧索硬化-帕金森-痴呆复合
下运动神经元疾病(LMND)或脊肌萎缩症(SMA)
散发性 SMA
儿童 SMA
遗传性 SMA

显性遗传性 SMA
隐性遗传性 SMA
X-连锁遗传性 SMA
延髓脊肌萎缩
上运动神经元疾病(UMND)
原发性侧索硬化
进行性假性延髓麻痹
局灶运动神经元疾病
拟似运动神经元病疾病

(一)全身性运动神经元病

ALS 是最常见的 MND,为(1~5)/10000 人,男性多见,随着年龄增长,ALS 的危险性也增加,家族性 ALS 平均起病年龄为 47~52 岁,散发性 ALS 平均起病年龄为 58~63 岁。ALS 是一组以上运动神经元(UMN)和下运动神经元(LMN)变性症状和体征为特点的疾病,导致进行性的球麻痹、肢体瘫痪,呼吸肌无力,而眼球运动和括约肌功能罕受累及。认知功能损害见于 20%~50%的患者,有 3%~5%患者进展为额颞型痴呆。由于呼吸衰竭而死亡一般见于起病后 2~4 年,但也有患者可以存活十余年。约 5%典型 ALS 有阳性家族史。家族性的临床表现与散发性者无区别,某些病例可显示后束受累。20%~30%家族性病例有铜锌 SOD 基因突变。受影响家族中突变的识别可以有助于遗传咨询。SOD 基因中很多突变的外显率尚未确立,因此个别患者的突变存在并不表示会 100%发病的危险,无突变则排除了发生 ALS 的危险性增加。

在临床工作中,ALS 可以分为散发性和家族性 ALS。另外还有多种类似 ALS 的疾病,需要注意进行鉴别。

(1)散发性 ALS:为临床典型的 ALS,单独发生,但有些患者也可伴有并存的其他已知与 ALS 无关的疾病。

(2)遗传性或家族性 ALS:某些 AIS 患者可以检测到病理性基因异常,且在一代或几代人中连续出现,如超氧化物歧化酶 SOD1 基因缺陷或氨基己糖苷酶 A 或氨基己糖酶 B 缺乏等,则可诊断为实验室支持、临床确诊的家族性 ALS。但是,如果临床上存在遗传的特点,甚至可以判断出遗传方式,而没有检测到基因异常时,仍应诊断为散发的 ALS。

(3)ALS 叠加综合征:临床具有 ALS 表现同时还伴有与 ALS 同时发生的其他神经系统体征,如锥体外系表现、痴呆、小脑变性、自主神经功能异常、眼球运动异常(核上性或核性)、客观感觉异常等。

(4)伴有意义不明实验室异常的 ALS:临床表现为 ALS,同时存在某些实验室检查的异常,但其与 ALS 发病之间的关系并不清楚,如异常球蛋白血症、自身抗体(GM_1 抗体滴度增高)等。

(5)类 ALS 综合征:该组疾病包括多种与 ALS 发病机制完全不同的其他疾病,而并非 ALS 的不同类型,如脊髓灰质炎后综合征、多灶性运动神经病伴或不伴传导阻滞、内分泌疾病(特别是甲状腺功能亢进或甲状旁腺功能亢进)、铅等金属中毒、病毒感染和副肿瘤综合征。

(二)LMND

进行性下运动神经元变性疾病病变只累及下运动神经元,可以是先天性的,或呈现于儿童及成年人,常称为脊肌萎缩症(SMA),根据起病年龄可分为婴儿型、中间型、青少年型和成年型。在婴儿和儿童中的 SMA 中,以遗传原因占多数,而且遗传性的 LMND 的严重度与起病年龄相关,起病越早全身症状越重、存活时间越短,一般为常染色体隐性遗传,最严重病例为先天性或呈现于早期儿童,即 Werding Hoff-mann 病(SMA1 型)。婴儿及儿童型可表现为胎儿运动减少,软婴综合征,早期运动发育不全或失去行走能力。较晚起病者表现为近或远端肢体无力、肌萎缩及反射减低等下运动神经元瘫痪症状体征,呈缓慢进行性,逐渐丧失肢体运动功能,成人型 SMA3 患者的寿命正常。较良性型者为成人起病型肌萎缩侧索硬化(SMA4 型),为隐性或性连锁遗传。成人型常为散发性。

进行性延髓麻痹表现为进行性构音及吞咽困难,常伴有下运动神经元受累征(舌肌萎缩及舌肌颤动),通常患者在延髓症状出现前后,ALS 的其他上、下运动神经元受损的锥体束症状都相继出现。如果女性患者有 MND,比男性更易发生进行性延髓麻痹。进行性延髓麻痹病情进展迅速,通常在症状出现后 2~3 年,由于本身疾病造成的呼吸肌麻痹、循环衰竭或肺部感染而死亡。

(三) UMND

原发性侧索硬化及进行性假性延髓麻痹主要为上运动神经元变性,两者均起病于成人晚期。原发性侧索硬化表现为渐进性下肢痉挛性瘫痪,多年后进展到上肢,但罕见于延髓支配肌肉,呼吸功能受累不常见。进行性假性延髓麻痹表现为缓慢进展的构音及吞咽困难,常伴有上运动神经元受累征(强哭、强笑、下颌反射或掌颏反射亢进),最终进展成似 ALS 的全身性 MND。

二、辅助检查

1.神经电生理检查

当临床考虑为 ALS 时,需要进行神经电生理检查,以确认临床受累区域为下运动神经元病变,并证实在临床未受累区域也存在下运动神经元病变,排除其他疾病。

(1)常规针极 EMG:常规同芯圆针极 EMG 检查表现为同时存在进行性的失神经和慢性神经再生。进行性失神经的表现为纤颤电位和(或)正锐波。慢性神经再生的表现为:运动单位电位时限延长伴有多相波增多,通常有波幅增高;大力收缩时募集相减少;运动单位电位不稳定。为了诊断 ALS,肌电图至少应该有三个节段(脑干的球部脑神经运动神经元,以及颈段、胸段和腰骶段的前角运动神经元)存在异常。其中脑干节段可以测定一块肌肉,如舌肌、面肌、胸锁乳突肌或咀嚼肌。胸段可在第 6 胸椎水平以下的脊旁肌或腹部肌群进行测定。对于颈段和腰骶段,应至少测定不同神经根和不同周围神经支配的两块肌肉。

(2)神经传导测定:神经传导测定主要用来诊断或排除其他周围神经疾病。ALS 患者神经传导应该正常或大致正常。但当肌肉萎缩明显时复合肌肉动作电位波幅可明显降低;当存在嵌压性周围神经病或同时存在其他的周围神经病时,感觉神经传导可以异常;在进行下肢的感觉神经传导测定时,有些老年患者很难引出感觉神经动作电位,并不一定是异常。

(3)运动单位计数(MUNE):当 MUNE 减少时,提示所测定的神经存在轴索性损害。适用于慢性运动神经前角细胞或轴索病变的辅助判定,能够定量反映运动单位(MU)数目,是测量运动神经元损失数量的重要的电生理技术。在 ALS 的早期诊断中有重要价值,目前主要用于对 ALS 患者的随诊研究以及药物治疗效果的评价,判断预后。

(4)单纤维肌电图(SFEMG):ALS 由于病变进展快,再生的神经尚未形成成熟的神经末梢或运动终板,神经冲动的传导尚未达到同步,故表现为 jitter 明显增宽、纤维密度(FD)增高和阻滞,并且 jitter 增宽、

FD增高与肌肉无力的程度呈明显的负相关。而颈椎病患者由于病变进展慢，FD一般正常或增高，jitter可以有增宽，但程度一般较轻微，很少出现阻滞。

(5)运动诱发电位(MEP)：上运动神经元损害时经颅磁刺激的中枢运动传导时间延长30%以上，最大用力收缩肌肉时运动单位电位的发放频率下降。

2.神经影像学检查

在某些ALS患者，头颅MRI T_2加权像可以在皮质脊髓束通路出现高信号但影像学检查并不能提供确诊ALS的依据，临床主要用于ALS与其他疾病的鉴别，排除结构性损害。

3.神经肌肉病理检查

ALS的诊断并不需要行神经或肌肉活检。只有当临床、电生理或实验室检查发现不典型改变，怀疑为其他疾病时，尤其是肌肉疾病时，肌活检才有价值。在某些情况下，尸检可起到支持或排除ALS的作用。

4.实验室检查

无确诊ALS的实验室指标，开展实验室检查的目的主要在于鉴别和排除其他疾病。

三、诊断

根据中年以后隐袭起病，进行性加重，病变局限于上、下运动神经元，无感觉障碍，典型的神经源性肌电图(EMG)改变，一般诊断运动神经元病不难。但由于ALS早期表现多样，缺乏诊断的生物学标志，故有时诊断非常困难。1994年，世界神经病学联合会(WFN)制定了一个ALS的诊断标准，称为El Escorial标准，同时还对诊断的步骤提出了相应的标准。但按此标准，确诊的ALS已有广泛的临床及EMG受损征，以致患者已属相对发展期。鉴于ALS的致命预后，迄今又无有效治疗，因此1998年WFN对该诊断标准提出了修订，有利于早期诊断ALS，试验可能有效的药物，以期延迟疾病的发生或延缓疾病的进展。根据临床和电生理检查所显示的病变累及范围，可以将ALS分为不同的诊断级别。

临床确诊ALS：通过临床检查，证实在4个节段中至少有3个节段存在上、下运动神经元同时受累的证据。

实验室支持一临床确诊的ALS：1个节段存在上和(或)下运动神经元受累证据，证实携带致病性基因突变。

临床很可能的ALS：通过临床检查，在4个节段中至少有2个节段存在上、下运动神经元同时受累的证据，并且上运动神经元受累的体征位于下运动神经元病变节段的上端。

临床很可能.实验室支持的ALS：临床上仅有1个节段存在上下运动神经元同时受累的体征，或仅在1个节段存在上运动神经元体征时，如果肌电图检查发现至少2个节段存在下运动神经元受累，并且通过选择适当的影像学检查和实验室检查排除其他疾病，则可以诊断为临床很可能.实验室支持的ALS。

临床可能ALS：临床检查仅有1个节段存在上下运动神经元受累证据，或在2个或以上节段仅有上运动神经元受累的证据，或者下运动神经元受累的体征位于上运动神经元受累节段的上方；在进行神经电生理检查、影像学检查以及实验室检查后，仍达不到实验室支持一临床拟诊的ALS标准。在诊断临床可能ALS之前，必需要排除其他疾病。

四、鉴别诊断

1.颈椎病

颈椎病在临床上较常见，可产生上肢LMN受损征及下肢UMN受损征，很容易与MND混淆。颈椎病一般有肢体麻木,尤其是上肢,可出现大小便障碍,无延髓症状,颈髓 MRI 可见与症状相对应的椎间盘突出,EMC 为局限在中下颈段的神经源性损害,胸锁乳突肌、胸段脊旁肌及下肢不出现神经源性损害。

2. 慢性炎症性脱髓鞘性多发性神经病(CIDP)

CIDP 临床主要表现为感觉运动神经病,即运动与感觉均有累及的周围神经病,少数可发生以运动障碍为主的类型,但不出现 UMN 受损征,电生理检查出现神经传导减慢、F 波消失或潜伏期延长,一般脑脊液有蛋白.细胞分离现象。

3. 平山病

平山病又称青少年上肢远端肌萎缩症,好发于青春早期,男性多见。平山病是一种良性自限性下颈髓运动神经元受累疾病,多表现为一侧上肢前臂以下肌无力、肌萎缩,病情在一定时间内呈进展性,多于 5 年内停止。临床上与 ALS、SMA 的早期有相似表现,但预后却截然不同。大多数平山病患者肌电图检测有节段性下颈髓前角损害的特征性异常,但少数患者亦可能出现广泛神经源性损害,容易误诊为 MND,故疑诊平山病患者应进行常规颈椎生理位及前屈位 MRI 平扫,前屈位 MRI 扫描可见颈胸段椎管后方硬膜前移,脊髓呈明显受压变形、变细改变,以 $C_{5\sim7}$ 水平明显,而 MND 不具有此特征性改变。

4. 多灶性运动神经病

多灶性运动神经病(MMN)是一种罕见的免疫介导的周围神经病,约 50% 患者血清中 IgM 型抗神经节苷脂抗体(GM1)滴度增高。MMN 仅影响运动不影响感觉,临床与 MND 很相似,该病以成人男性多见,最初为不对称的上肢远端无力萎缩,逐渐累及上肢近端及下肢,也可下肢起病。受累肌肉分布呈现多数单神经病的特点,不出现 UMN 征。神经传导检查有助于诊断,采用 inching 技术可发现多处(至少 2 处以上)非嵌压部位的运动传导阻滞。静脉应用丙种球蛋白和环磷酰胺治疗有效。

5. 副肿瘤性运动神经元综合征

副肿瘤性运动神经元综合征(PNS)也称亚急性运动神经元病(SMN)是临床表现为运动神经元病的肿瘤远隔症状,是一种罕见的副肿瘤综合征,常伴发于支气管肺癌、霍奇金病和其他淋巴瘤等,发病通常在肿瘤缓解期,与原有肿瘤的病情不一致,常亚急性起病,以双下肢无力萎缩为主要表现,上肢受累较轻,脑神经运动核支配肌群不受累。Forsyth 将其分为 3 种类型:①快速进展的肌萎缩和肌束颤动,伴或不伴反射亢进,抗 Hu 抗体阳性;②以上运动神经元受累为主,类似 PLS;③临床与 ALS 无异。除非发现肿瘤或抗 Hu 抗体阳性,一般很难与 MND 鉴别。

6. 肯尼迪病

肯尼迪病也称 X-连锁隐性遗传性脊髓延髓肌萎缩症(SBMA)是编码雄激素受体的基因中 CAG 重复序列异常增加所致的 X-连锁遗传病。该病患者均为男性,多在 30~40 岁以后起病,病程长,如注意预防并发症,一般不影响寿命。肩带肌和骨盆带肌首先受累,典型表现为双侧对称的以近端为主的肌无力和肌萎缩,继而累及咀嚼肌、面肌和延髓肌,舌肌及面肌肌束颤动多见,通常无上运动神经元受累表现。2/3 男性患者出现内分泌紊乱,男性乳房发育和性功能减退、糖尿病等。血清肌酸激酶(CK)可增高,甚至可致正常值的 10 倍。EMG 除神经源性损害外,尚可有感觉神经病,这在 MND 中不存在,基因检查可明确诊断。

7. 包涵体肌炎

男性多见,50 岁以后起病,60~70 岁常见,隐袭起病,缓慢进展,表现为多灶性、不对称无痛性无力和萎缩,肌电图示肌源性损害,肌肉活检有特征性改变。

五、治疗

（一）神经保护及修复治疗

谷氨酸抑制剂利如唑，是目前唯一被证明有效的神经保护治疗药物，多项研究证明其确实有效且安全，目前已获各国药品监督部门批准，但只能减慢 ALS 疾病进展，适用于早中期 ALS，对晚期 ALS 无效。依据不良反应及效果，各国指南均推荐 50mg，每日 2 次，并建议尽早及规律服药，但目前尚未明确随着疾病进展利如唑的治疗是否需要以及何时停止。根据循证医学 I 级证据（最高级别）临床指南推荐利如唑治疗用于临床确诊的和很可能的 ALS 患者（症状持续时间少于 5 年，FVC 预测值＞60% 且没有气管切开）。基于循证医学 III 级证据（专家意见），临床指南推荐利如唑治疗用于临床可能的 ALS 患者（症状持续时间超过 5 年，FVC 预测值＜60% 和为预防误吸做气管切开但不依赖呼吸机的患者）。但对气管切开后需要通气、合并其他不能医治的疾病和在 ALS 之外的患有前角细胞疾病的患者益处不确定，不建议使用利如唑。恶心、疲乏及肝功能异常约见于 10% 患者，肝功能异常约 3%，建议利如唑治疗患者，肝功能应 3 个月复查 1 次（表 4-12）。

表 4-12 ALS 的症状治疗

症状	第一线治疗	第二线治疗	小结
无力进展	利如唑 50mg，bid	Vit E 2000U/d	唯一证明可减慢 ALS 无力进展
痉挛	物理措施 巴氯芬 5~20mg，q6h	咪噻二唑 2mg，tid，qid（逐渐增量，最大 36mg/d）	需经常调节剂量，在下肢无力情况下免用（跌倒） 停用巴氯芬无须逐渐减量（痫性发作，脑病）
体重减轻，由于进食热量不足	限制单调饮食：用食物粉碎机，液状加稠：补充热量	经皮内镜胃造瘘（PEG）	在通气量＜50% 前 PEG，尽量减少呼吸道并发症
疲乏	适当注意睡眠卫生	Modafinil 200mg	考虑原因（抑郁、夜间通气不足）
流涎	小剂量抗胆碱能性抗抑郁剂，阿米替林 25mg，qd 或 bid		避免过量化，分泌减少称为黏液而难以处理
七呼吸道感染	若有支气管炎症状应用抗生素	一旦上呼吸道感染者即用抗生素	
便秘	维持液体摄入：摄入水果、蔬菜及含高纤维饮食	大便软化，通便栓剂	便秘可因治疗抑郁或流涎的药物而加剧
夜间通气不足	夜间经鼻正压呼吸；BiPAP（双相正压）	气管切开及正压呼吸	在终末呼吸衰竭时需镇静或抗焦虑
抑郁	抗抑郁治疗如伴其他慢性病；三环类抗抑郁药	SSRI	用抗胆碱酯酶作用的抗抑郁剂以减少流涎
肌肉骨骼痛	非麻醉镇痛剂	麻醉镇痛剂	可辅以按摩、理疗
情绪失禁	三环抗抑郁药	SSRI	小剂量常已够
不能完成 ADL	家庭帮助及职业治疗师帮助	社会服务	支持组织可有助于某些患者及其家庭

临床症状体征与 ALS 高度相近的 PBP 及 SMA 患者应考虑予以利如唑治疗，但缓慢进展的 PBP、

SMA 或 HSP 则不推荐予以利鲁唑治疗。无论是否有家族史，所有有进行性运动神经元病症状并携带有 SOD1 基因突变的患者，均应予以利鲁唑治疗。

尽管近些年做过大量药物临床试验，包括：维生素、睾酮、抗氧化剂（如辅酶 Q_{10} 和二叶银杏等）、静脉注射免疫球蛋白、环孢菌素、干扰素及神经营养因子等，但尚无其他药物显示对 ALS 病程和存活期有显著影响。

（二）基因治疗

5%～10%的 ALS 是遗传性，其中 20%～30%与 21q22.1 的 Cu/Zn-SODl 基因突变有关。散发病例 1%～2%存在 SOD1 基因突变。遗传性 ALS 与散发性 ALS 有相同的临床特点，提示两者有共同的最终途径，目前的研究认为 SOD1 基因造成运动神经元死亡不是由于基因产物功能丧失，而是通过基因产物直接毒性作用或形成聚集体影响细胞功能从而造成运动神经元死亡。目前注射疫苗和输入免疫球蛋白以清除 ALS 患者体内异常蛋白产物的研究取得了一定的成果，如给 ALSSOD1 转基因小鼠注射针对 SODI 突变蛋白的疫苗能延缓 ALS 的发生并延长存活期；注射 SODI 抗体可延长实验动物的存活期，但其安全性还有待研究，目前临床研究尚未开展。

（三）干细胞移植

干细胞作为一种具有较强自我更新能力和多向分化潜能的细胞，近年来在细胞治疗和基因治疗的可能性方面引起了医学界的普遍关注，但目前无证据支持干细胞治疗 ALS 有效，尽管有一些探索性试验，包括将干细胞诱导分化成运动神经元以替代死亡的运动神经元或将干细胞诱导分化成星型胶质细胞或小胶质细胞提供特殊的生长因子或酶，从而保护损害的神经元，但干细胞真正进入临床还需要较长的时间和过程。

（四）支持治疗

运动神经元病患者的支持及症状性治疗是很重要的，主要包括呼吸功能、饮食、吞咽、抑郁及交流的处理。

（丁　娟）

第九节　多系统萎缩

多系统萎缩（MSA）是一组原因不明的慢性进行性神经系统变性疾病。主要累及锥体外系、自主神经和小脑系统，可伴有锥体束和智能损害。根据其临床表现可分为 2 个亚型：以帕金森样症状为主的纹状体黑质变性（SND）即 MSA-P 型；以小脑性共济失调为主的橄榄脑桥小脑萎缩（OPCA）即 MSA-C 型；而自主神经功能障碍，过去曾称 Shy-Drager 综合征（SDS）即 MSA-A 型，是在各亚型中都常见的表现形式，目前国际上不再将 Shy-Drager 综合征作为独立的类型。

一、病因及发病机制

MSA 病因不十分清楚，但从病理来看存在神经胶质细胞（特别是少突胶质细胞）胞质内包涵体及神经元包涵体，而其他中枢神经系统变性疾病均无此结构，故考虑此包涵体是 MSA 主要病因。近年免疫组化研究，在 MSA 脑组织胶质细胞质包涵体中发现有细胞周期依赖性激酶-5 和有丝分裂原活化蛋白激酶的免疫活性表达,在少突胶质细胞中,有强烈的微管相关蛋白-2的表达。这提示胶质细胞质包涵体与微管细胞支架密切相关。再有 MSA 脑干、脊髓、小脑等部位均有 α-2 共核蛋白表达,提示后者可能在 MSA 等一类中枢神经系统变性病的发病中起作用。

二、病理

病理学研究发现中枢神经系统广泛分布的细胞丢失及神经胶质增生,病变在尾状核、壳核、苍白球、黑质最常见,脑桥核和小脑浦肯野细胞、蓝斑和前庭核、下橄榄核、迷走神经背核、锥体束也受累。脊髓受损首先是中间外侧细胞柱、脊髓 S2~4 副交感神经系统神经节前细胞,其次是锥体束和前角细胞。MSA 患者在病程的不同阶段都会先后出现自主神经功能障碍,而尿便障碍及性功能障碍占 78%~91%,目前研究认为与骶髓前角 Onuf 核在 MSA 患者中选择性脱失有关。Onuf 核是一个纵向走行的细长的细胞群,从 S_1 的中部延伸到 S_3 的上 1/3,支配肛门和尿道的括约肌。骶髓前角 Onuf 核选择性的弥漫性细胞脱失,这些神经元的丢失的同时又伴有残留运动神经元的侧支芽生,支配失神经的肌肉,即为尿道和肛门括约肌的失神经-神经再支配。

三、临床表现

MSA 多在中年发病,起病年龄多在 40~60 岁,隐匿起病,缓慢进展,无明显的家族史,男性多于女性。平均存活期为 9~10 年。

自主神经功能障碍:几乎所有 MSA 患者病程中的某一时点都会出现自主神经功能障碍,主要是直肠、膀胱功能障碍(如尿频、尿急、尿失禁、尿不尽、尿潴留和阳痿、便秘等)和与体位改变相关的症状(如头昏眼花、眩晕、全身乏力、晕厥等),另外还可以出现出汗减少或无汗,皮温低,皮肤粗糙。以往的回顾性研究中,MSA 患者的排尿障碍比体位性低血压症状更常见,若两者都有,则膀胱症状出现更早。在各种排尿障碍中,尿急、尿频、尿不尽感较尿失禁更为常见。

运动功能障碍:可表现帕金森样症状,也可表现小脑症状。在西方国家,以帕金森样症状最多见,即 MSA-P 型多见;而在东方国家,以小脑症状最多见,即 MSA-C 型多见。MSA-P 型早期主要表现为肌张力增高,静止性震颤不明显或完全缺失,症状对称,进展迅速,对左旋多巴的治疗反应不佳,只有一小部分患者对左旋多巴反应好。MSA-C 型早期主要表现为小脑性共济失调,患者可出现眼球震颤、共济失调步态、肢体自主运动协调障碍,小脑性语言等共济失调症状体征。另外,MSA 患者可出现假性球麻痹、肢体挛缩等锥体束症状,也可出现精神障碍及痴呆症状,但严重的痴呆症状少见。在 MSA 的晚期,帕金森症状和小脑症状可以同时出现。虽然各型早期各有特点,但最终都会表现为锥体外系统、小脑系统、自主神经系统、锥体系统损害的症状和体征。

四、辅助检查

1. 自主神经功能检查

对疑诊 MSA 的患者常规行卧立位血压及心率检查,若站立位收缩压较平卧位下降>20mmHg、舒张压较平卧位下降>10mmHg 而心率无明显变化者为阳性,上述检测应在体位变化后 3min 内完成。

2.影像学检查

MSA 有相对特征的 MRI 表现,两种亚型 MSA 的 MRI 表现存在一定差异,MSA-c 主要表现为延髓、脑桥、小脑中脚、小脑蚓部或半球萎缩;第四脑室、桥延池扩大;T_2WI 脑桥小脑中脚对称性高信号及脑桥十字征。MSAP 的异常改变以基底核区为著,表现为壳核萎缩、T_2WI 壳核后外部低信号及外侧缘高信号。MRI 弥散成像中的表观张力系数(ADC)值在 MSA 患者的脑桥、小脑中角、壳核明显增高,且与病程有着很好的相关性。也有约 20% MSA 患者的头颅 MRI 是正常的。

3.肛门括约肌肌电图

肛门括约肌神经源自 $S_{2\sim4}$ 的 onuf 核,卫星电位的出现对于诊断 MSA 是较为可靠的指标,对于早期诊断 MSA 具有较特异的价值,有利于与帕金森病的早期鉴别。另外肛门括约肌肌电图可出现白发电位,运动单位平均时限延长,多相波增多,但这仅代表有神经源性损害,不是 MSA 特异性的。

五、诊断

1998 年 Gilman 等提出了 MSA 的 4 组临床特征和诊断标准。临床特征为:①自主神经衰竭和(或)排尿功能障碍;②帕金森综合征;③小脑性共济失调;④皮质脊髓束功能障碍。诊断标准为:①可能 MSA,第 1 个临床特征加上两个其他特征;②很可能 MSA,第 1 个临床特征加上对多巴胺反应不佳的帕金森综合征或小脑性共济失调;③确诊 MSA,病理上见到广泛分布的少突胶质细胞胞质内包涵体,并有黑质纹状体和橄榄脑桥小脑通路的变性改变。

六、鉴别诊断

1.帕金森病

MSA-P 早期易被误诊为 PD,两者鉴别点主要是 MSA-P 发病年龄早,以强直、运动迟缓症状明显,静止性震颤不明显或完全缺失,症状对称,进展迅速,对左旋多巴的治疗反应不佳。且在病程进展中会出现严重的小脑性共济失调、锥体束、自主神经功能等损害。MSA 患者自主神经功能损害除体位性低血压外,表现为尿失禁、排尿困难、尿急、尿频,有或无尿潴留。而帕金森病患者自主神经功能损害常表现为尿急、伴有或无排尿困难,但无慢性尿潴留,尿道括约肌功能正常。因此,临床上检查泌尿系统症状和膀胱功能有助于鉴别诊断。

2.引起晕厥的其他疾病

对于以晕厥为主要表现的 MSA 应与各种原因所致的血容量不足或贫血、心源性晕厥、血管抑制性晕厥、糖尿病体位性低血压等鉴别。还应与神经系统其他疾病,如多发周围性神经病、家族性自主神经功能不全等鉴别,这些疾病影响到正常调节血压的自主神经通路及反射弧,导致直立性低血压。

七、治疗

(一)病因治疗

1.神经保护治疗

虽然在对啮齿类动物 MSA 模型的实验研究中发现,谷氨酸抑制剂利如唑可延缓神经元丢失,但在两项 MSA 患者的前瞻性临床研究中却未显示利如唑有效。虽然米诺环素具有抑制胶质细胞增生的作用,但一项为期 48 周的针对 MSA-P 型患者的前瞻性研究发现患者的运动障碍及生活质量并未改善。生长激素在 MSA 患者中扮演着"生存因子"的作用,在一项随机、双盲、安慰剂对照研究中,22 名 MSA 患者接受了为期 1 年的重组人类生长激素(r-hGH)注射治疗,虽然没有显著效果,但可以看到患者的帕金森病统一评分量表及 MSA 统一评分量表的评分均有微小的增高趋势,因而有关 r-hGH 的研究还有待深入。雌二醇可能在 MSA-C 型患者中具有神经保护作用,目前研究正在进行中。

2.深部脑刺激(DBS)

以往的研究曾发现小部分 MSA 患者对双侧丘脑下刺激有效,但最近的研究却发现 DBS 几乎无效,而且超过 1/4 的患者在手术后 7 个月内死亡。由于有关报道的数量有限,加之疗效差和潜在的风险,目前 DBS 已不再被推荐用于 MSA 的治疗。

(二)对症治疗

MSA 目前主要是对症治疗。

1.治疗直立性低血压

(1)非药物治疗:首先应告诉患者,高温环境、热水浴以及桑拿均应避免,因为会增加静脉血量而使回心血量减少。夜间多尿血压可能降低,故应避免突然头位抬高的体位变化动作,特别是晨起时,故患者应缓慢抬头,起床时应在床沿坐数分钟。进食后低血压也易致直立性低血压,故大量进食,特别是高糖类饮食,饮酒也应避免。提倡个性化细心控制的体育锻炼,如游泳、步行等。弹力袜、束腹带可以减少静脉血量,小宗临床研究认为有效。睡觉时将头位和足位各抬高 20~30cm,特别是同时予以小剂量氟氢可的松可以提高直立位血压(C 级推荐)。为了补偿肾脏钠盐的丢失,建议高盐饮食,每天至少摄入 8g 氯化钠(C 级推荐)。每天饮水 2~2.5L 非常重要(C 级推荐)。

(2)药物治疗

1)氟氢可的松:氟氢可的松是一种合成的盐皮质激素,具有轻度的糖皮质激素作用。它可以提高肾脏对钠的重吸收从而扩张血容量,并且可以增加 α 肾上腺素受体敏感性,从而可以增加去甲肾上腺素的作用。口服后,氟氢可的松可马上被吸收。45min 内达到峰血药浓度,半衰期约 7h。C 级推荐:氟氢可的松作为一线药物单药治疗自立性低血压,0.1~0.2mg/d,同时高盐饮食并摄入足够的水能获得更好的疗效。氟氢可的松可致轻度水肿、可能导致充血性心力衰竭、平卧位高血压、头痛及低钾,故需要小心使用。

2)α 受体激动剂:米多君是一种口服 $α_1$ 肾上腺素受体激动剂,它通过血管收缩作用提高血压,口服后不通过血脑屏障,也不提高心率,因而没有兴奋心脏和中枢神经的不良反应。米多君作用时间可持续约 4h。A 级推荐:推荐米多君单药或与它药(如氟氢可的松)联合使用治疗直立性低血压:推荐剂量开始为每次 2.5mg,每日 2~3 次,逐渐增加剂量至 10mg,每日 3 次;平卧位高血压是常见的不良反应(约 25%),而且可能会很严重,因而每日的最后一次用药应至少在睡前 4h 之前。有些患者予以米多君治疗后症状反而加重,可能与肾上腺受体敏感性降低有关。

3)麻黄碱:麻黄碱可作用于 α 和 β 肾上腺素受体,对许多出现自立性低血压症状的 MSA 患者有效,推荐 15mg,每日 3 次。

2.治疗泌尿功能障碍

当残余尿量超过 100ml,首选间断导尿。若残余尿量少于 100ml,可选作用于膀胱逼尿肌的药物,α 肾上腺素受体拮抗剂可减少残余尿量,但可能加重直立性低血压。抗胆碱能药物可适用于逼尿肌活动过度(尿频、尿急和尿失禁)的患者,但可能加重尿潴留;合成的抗利尿激素去氨加压素可作为治疗尿失禁的备选,睡前滴鼻,可减少夜尿并提高清晨血压;另外,将肉毒毒素 A 注射进膀胱逼尿肌亦可适用于逼尿肌活动过度的患者。对于尿道括约肌张力过高的患者肉毒毒素 A 亦可注射进尿道括约肌。经过上述治疗无效的患者,可考虑外科手术,如括约肌切开术等。

3.治疗运动障碍

(1)治疗帕金森样症状:对左旋多巴反应差虽然是 MSA 诊断标准中的一条,而且有助于 MSA 与 PD 的鉴别诊断,但仍然有 1/3 的患者在用左旋多巴治疗时获益,但是只有 13% 的患者左旋多巴的疗效可持续数年。每日 1g 左旋多巴服用至少 3 个月治疗后无效方可认为对左旋多巴反应差。目前左旋多巴仍被推荐作为治疗 MSA 帕金森样症状的一线药物,患者耐受性良好的情况下,推荐剂量为 1g/d。虽然在 MSA 患者中服用左旋多巴所致的幻觉较 PD 患者少见,但易出现其他的不良反应,如自立性低血压及性功能障碍加重。直至目前为止,尚无临床对照研究证实多巴受体激动剂对 MSA 有效。在一项回顾性研究中,只有 10% 的患者在使用多巴受体激动剂的治疗中获益。因而,多巴受体激动剂不被推荐作为治疗 MSA 的一线药物,因为与左旋多巴相比,其发生不良反应的概率更高,尤其是在加重自立性低血压方面。金刚烷胺可作为 MSA 症状性治疗的备选药物。多项研究发现经颅重复磁刺激(rTMS)对帕金森病患者有一定治疗作用,目前有关 rTMS 用于治疗 MSA 患者的帕金森症状的研究正在进行中。

(2)治疗小脑性共济失调症状:物理治疗目前仍然是治疗 MSA 患者小脑性共济失调症状的最佳选择。在意向性震颤症状明显的患者可考虑小剂量使用氯硝西泮。普萘洛尔、巴氯芬、金刚烷胺和加巴喷丁也可有短暂和轻微的作用。

(莫 晔)

第十节 亨廷顿病

亨廷顿病(HD)又称亨廷顿舞蹈病,是一种成年人常见的常染色体显性遗传性疾病。1872 年美国医生 George Huntington 对此病的临床表现及遗传方式做了系统的描述故得名。亨廷顿病起病隐袭,临床上主要表现为舞蹈症、痴呆和精神异常。其在世界范围内分布,可见于各种种族,尤其是白种人。在欧美,患病率为(4~8)/10 万。

一、病因及发病机制

亨廷顿病的致病基因 IT15 定位于 4p16.3,它是由多个三核苷酸重复序列 CAG 组成。正常人 CAG 的拷贝数一般在 11~34,而亨廷顿病病人拷贝数则异常增多,多在 37~86。拷贝数越多,发病年龄越早,临床症状越重。青少年亨廷顿病的拷贝数多在 55 以上。患者的后代中发病年龄有逐渐提前的倾向,称为早发现象,父系遗传的早发现象更明显些,这是因为三核苷酸重复序列在配子中不稳定,当传递给子代时,其数量往往会增多,而在精子中则更为突出。IT15 的基因产物为 huntingtin,是一种多聚谷氨酰胺多肽。多聚谷氨酰胺的异常增加导致了疾病的发生。

二、病理生理

本病的病理改变主要位于纹状体和大脑皮质。大体标本显示纹状体和大脑皮质萎缩,尤以尾状核最明显。组织学检查可发现大脑皮质、尾状核、壳核神经元大量变性、丢失，伴胶质细胞增生。晚期纹状体神经细胞可完全被胶质细胞替代，此时舞蹈样症状消失，患者处于少动强直状态。亨廷顿病患者纹状体 γ-氨基丁酸及其合成酶明显减少，而多巴胺浓度正常或略增加。

三、临床表现

本病的好发年龄为 35～50 岁，起病隐袭，缓慢进展。病程一般为 15 年，起病越早进展越快。此病为常染色体显性遗传，外显率完全，绝大多数患者有阳性家族史。

1.锥体外系症状

本病最具特征性的症状为舞蹈样不自主运动。早期可仅累及肢体的远端，表现为手指、足趾或面部小肌肉的不自主运动，如弹钢琴样动作、挤眉、扮鬼脸、持物易掉落。累及下肢可出现步态不稳如醉酒样步态。最终舞蹈样症状可累及全身的各个部分，并在清醒状态下持续存在。语言与吞咽功能逐渐受到影响以至于常出现呛咳。随着疾病进展，舞蹈样动作逐渐减轻，运动迟缓、肌强直等症状逐渐明显。

2.精神症状和痴呆

精神症状常在疾病的早期出现，且常先于运动症状。抑郁是最常见的精神症状。自杀多发生在症状出现的早期或自理能力逐渐减退阶段。此外，患者还可出现烦躁不安、易激惹、强迫观念、强迫行为、淡漠等精神异常的表现，甚至出现精神分裂症样的症状。早期表现为精神症状的患者随着舞蹈样动作和认知功能损害的出现才得以诊断。痴呆可出现在运动症状之前，也可出现在疾病的晚期。执行功能受损在 HD 痴呆中较为突出。

3.其他神经系统表现

多数患者有快速眼球运动受损。晚期患者可有痫性发作。20 岁以前起病者称为青少年亨廷顿病，首发症状多表现为行为异常和学习能力下降，运动症状多表现为少动强直和行动迟缓，癫痫发作常见。75% 以上的青少年 HD 系父系遗传。

四、实验室检查

1.基因检测

CAG 重复序列拷贝数大于 40 即具有诊断价值。拷贝数 37～39 则可能外显率不完全或发病晚。

2.影像学检查

CT 或 MRI 显示大脑皮质和尾状核萎缩，脑室扩大。MRI T_2 像示壳核信号增强。PET ^{18}氟-脱氧葡萄糖代谢检测显示尾状核、壳核代谢明显减低。

五、诊断及鉴别诊断

1.诊断

根据隐袭起病、舞蹈样不自主运动、精神症状和痴呆，结合阳性家族史多可作出诊断。基因检测可进一步确诊此病。有条件的实验室可通过羊膜腔穿刺术进行产前诊断。

2.鉴别诊断

本病应与神经棘红细胞增多症、小舞蹈病、迟发性运动障碍、肝豆状核变性和老年性舞蹈病等鉴别。

六、治疗

随着基因诊断的开展,目前已可以发现临床前患者,但目前尚无预防和延缓疾病进展的治疗措施。因此,基因诊断应慎重。对于舞蹈样症状可选用多巴胺受体阻滞药如氟哌啶醇、奋乃静、硫必利等药物治疗,也可选用中枢多巴胺耗竭药丁苯那嗪。

七、预后

本病病程一般15年,目前尚无法治愈。患者最终卧床,生活完全需要照料,最常见的死因是肺炎,其次是自杀。

(陈陶艺)

第五章　周围神经疾病

第一节　三叉神经痛

一、概述

三叉神经痛是指原因未明的三叉神经分布范围内的突发性、短暂性、反复性及刻板性的剧烈的疼痛。三叉神经痛常见于中年女性。该病的发病率为5.7/10万～8.1/10万。患病率45.1/10万。

二、病因及发病机制

三叉神经痛的病因及发病机制目前还不清楚。

（一）周围病变学说

有的学者根据手术、尸体解剖或MRA检查的资料，发现很多三叉神经痛的患者在三叉神经入脑桥的地方有异常的血管网压迫（如Zdrman 1984年的报道提示，72%的三叉神经痛的患者有异常血管的压迫；某医院1992年的报道提示，90%的三叉神经痛的患者有异常血管的压迫），刺激三叉神经根，从而产生疼痛。

（二）中枢性学说

根据患者的发作具有癫痫发作的特点，学者认为患者的病变是在中枢神经系统，是与面部疼痛有关的丘脑-皮质-三叉神经脊束核的刺激性病变所致。

（三）短路学说

三叉神经进入脑桥有一段无髓鞘区，由于受血管压迫等因素的作用，可以造成无髓鞘的神经纤维紧密的结合，在这些神经纤维之间形成假性"突触"，相邻神经纤维之间的传入、传出冲动之间发生"短路"（传入、传出的冲动由于"短路"，而都可以成为传入的信号）冲动的叠加，容易达到神经元的痛阈，诱发疼痛。

三、病理

有关三叉神经痛的病理报道很少。有的研究发现，患者的三叉神经节细胞有变性，轴突有增生，其髓鞘有节段性的脱失等。

四、临床表现

(一)发病情况
常见于50岁左右的女性患者,男女患者的比例为1:3。

(二)疼痛部位
三叉神经一侧的下颌支疼痛最为常见,其次是上颌支、眼支。有部分患者可以累及2支(多为下颌支和上颌支)甚至3支(有专家提出,如果疼痛区域在三叉神经第1支,尤其是单独影响三叉神经第1支的,诊断三叉神经痛要特别慎重)。

(三)疼痛特点
疼痛具有突发性、短暂性、反复性及刻板性的特点。发作前没有先兆,突然发作,发作常常持续数秒,很少超过1~2min,每次发作的疼痛性质及部位固定,疼痛的程度剧烈,患者难以忍受,疼痛的性质常常为电击样、刀割样的疼痛。

(四)伴随症状
疼痛发作时可伴有面部潮红、流泪、结膜充血。

(五)疼痛的扳机点
患者疼痛的发作常常可以由于触摸、刺激(如说话、咀嚼、洗脸、刷牙)以下部位诱发:口角、面颊、鼻翼。

(六)诱发因素
因吞咽动作能诱发疼痛,所以可摄取流食。与舌咽神经痛不同,因睡眠中吞咽动作不能诱发疼痛,故睡眠中不出现疼痛发作。温暖时不易疼痛发作,故入浴可预防疼痛发作,也有的患者愿在洗浴中进食。

(七)体征
神经系统检查没有异常的神经系统体征(除刺激"扳机点"诱发疼痛)。

五、诊断及鉴别诊断

(一)诊断
三叉神经痛的诊断根据患者的临床表现,尤其是其发作特点,诊断并不困难。但是要与继发性的三叉神经痛鉴别。继发性三叉神经痛有以下特点:①疼痛的程度常常不如原发性三叉神经痛剧烈,尤其是在起病的初期;②疼痛往往为持续性隐痛、阵痛,阵发性加剧;③有神经系统的阳性体征(尤其是角膜反射的改变、同侧面部的感觉障碍及三叉神经运动支的功能障碍)。常见的继发性三叉神经痛的病因有:鼻咽癌颅内转移、听神经瘤、胆脂瘤及多发性硬化等(表5-1)。

(二)鉴别诊断
三叉神经痛还应与以下几种疾病鉴别。

1. 颞下颌关节综合征

常常为一侧面部的疼痛,以颞下颌关节处为甚,颞下颌关节活动可以诱发、加重疼痛。患者张口受限,颞下颌关节有压痛。

表 5-1 原发性三叉神经痛与继发性三叉神经痛的鉴别

	髓内	髓外	硬膜外
椎管梗阻	晚期出现且轻	较早出现	较早出现
脑脊液蛋白增高	轻	明显	明显
脊椎 X 线改变	较少出现	较多见	多见
MRI	髓内病变	髓外病变	病变
椎管造影	梗阻不完全	深杯口状,脊髓袒状	不全梗阻

2.牙痛

很多三叉神经痛的患者被误诊为牙痛,有的甚至拔了多颗牙。牙痛常常为持续性,进食冷、热食品可以诱发、加重疼痛。

3.舌咽神经痛

该病的发作特点及疼痛的性质与三叉神经痛极其相似,但是疼痛的部位有很大的不同。舌咽神经痛的疼痛部位在舌后部及咽部,说话、吞咽及刺激咽部可以诱发疼痛,所以,常有睡眠中疼痛发作。

4.颞动脉炎

常常见于老年男性,疼痛为一侧颞部的持续性跳痛、胀痛,常常伴有低热、乏力、精神差等全身症状。查体可见患侧颞动脉僵硬,呈"竹筷"样改变。经激素治疗症状可以缓解、消失。

5.偏头痛

此病的发病率远较三叉神经痛的发病率高:常常见于青年女性,疼痛发作前常常有前驱症状,主要表现为乏力、注意力不集中、精神差等。约 65% 的患者有先兆症状,主要有视觉的先兆,表现为闪光、暗点、视野的改变等。疼痛表现为一侧头部的跳痛,发作以后,疼痛的程度渐进加重,持续数小时到 72h。发作时患者常常有自主神经功能障碍的表现。

六、治疗

(一)药物治疗

目前,三叉神经痛还没有有效的治疗方法。药物治疗控制疼痛的程度及发作的频率仍为首选的治疗方法。药物治疗的原则为:个体化原则,从小剂量开始用药,尽量单一用药并适时注意药物的不良反应。

常用的药物有以下几种。

1.卡马西平

由于卡马西平的半衰期为 12~35h,故理论上可以每天只服 2 次。常常从小剂量开始:0.1g,2 次/d,3~5d 后根据患者症状控制的程度来决定加量。每次加 0.1g(早、晚各 0.05g),直到疼痛控制为止。卡马西平每日的用量不要超过 1.2g。

卡马西平常见的不良反应有:头昏、共济运动障碍,尤其是女性发生率更高。长期用药要注意检测血象及肝功能的变化。此外,卡马西平可以引起过敏,导致剥脱性坏死性皮炎,所以,用药的初期一定要观察有无皮疹。孕妇忌用。

卡马西平是目前报道的治疗三叉神经痛的有效率最高的药物,其有效率据国内外的报道可达 70%~80%。

2.苯妥英钠

苯妥英钠也可以作为治疗三叉神经痛的药物,但是有效率远较卡马西平低。椐国内外文献报道,其有效率为20%～64%。剂量为0.1g,口服,3次/d。效果不佳时可增加剂量,通常每日增加0.05g。最大剂量不超过0.6g。

苯妥英钠的常见不良反应有头昏、共济运动障碍、肝功能损害及牙龈增生等。

3.妥泰(托吡酯)

系一种多重机制的新型抗癫痫药物。近年来,国内外有文献报道,在用以上两种经典的治疗三叉神经痛的药物治疗无效时,可以选用该药。通常可以从50mg,2次/d开始,3～5d症状控制不明显可以加量,每日加25mg,观察3～5d,直到症状控制为止。每日的最大剂量不要超过250～300mg。

妥泰的不良反应极少。常见的不良反应有头昏、食欲下降及体重减轻。国内外还有报道,有的患者用药以后出现出汗障碍。

4.氯硝西泮(氯硝安定)

通常作为备选用的药物。4～6mg/d。常见的不良反应为头昏、嗜睡、共济运动障碍,尤其在用药的前几天。

5.氯甲酰氮䓬

300mg/d,分3次餐前30min口服,无效时可增加到600mg。该药不良反应发生率高,常见的不良反应有困倦、蹒跚、药疹和粒细胞减少等。有时可见肝功能损害。应用该药治疗应每2个月进行一次血液检查。

6.中(成)药

如野木瓜片(七叶莲),3片,4次/d。椐我们的临床观察,该药单独使用治疗三叉神经痛的有效率不高,但是可以作为以上药物治疗的辅助治疗药物。此外,还有痛宁片,4片,3次/d。

7.常用的方剂

(1)麻黄附子细辛汤加味:麻黄、川芎、附子各20～30g,细辛、荆芥、蔓荆子、菊花、桃仁、石膏、白芷各12g,全虫10g。

(2)面痛化解汤:珍珠母30g,丹参15g,川芎、当归、赤芍、秦艽、钩藤各12g,僵蚕、白芷各10g,红花、羌活各9g,防风6g,甘草5g,细辛3g。

(二)非药物治疗

三叉神经痛的"标准(经典)"治疗为药物治疗,但以下情况时可以考虑非药物治疗。①经应用各种药物正规的治疗(足量、足疗程)无效;②患者不能耐受药物的不良反应;③患者坚决要求不用药物治疗。非药物治疗的方法很多,主要原理是破坏三叉神经的传导。

常用的方法有以下几种。

1.神经阻滞(封闭)治疗

该方法是用一些药物(如无水乙醇、甘油、酚等)选择地注入三叉神经的某一支或三叉神经半月神经节内。现在由于影像技术的发展,在放射线诱导下,可以较准确地将药物注射到三叉神经半月节,达到治疗的作用。由于甘油注射维持时间较长,故目前多采用甘油半月神经节治疗。神经阻滞(封闭)治疗的方法,患者面部的感觉通常能保留,没有明显的并发症。但是复发率较高,尤其是1年以后。

2.其他方法的三叉神经半月神经节毁坏术

如用射频热凝、伽马刀治疗等。这些方法的远期疗效目前尚未肯定。

3.手术治疗

(1)周围支切除术:通常只适用于三叉神经第1支疼痛的患者。

(2)显微的三叉神经血管减压术:这是目前正在被大家接受的一种手术治疗方法。该方法具有创伤小、安全、并发症少(尤其是对触觉及运动功能的保留)及有效率高的特点。

(3)三叉神经感觉神经根切断:该方法止痛疗效确切。

(4)三叉神经脊束切断术:目前射线(X刀、伽玛刀等)治疗在三叉神经痛的治疗中以其微创、安全、疗效好越来越受到大家的重视。

4.经皮穿刺微球囊压迫(PMC)

自 Mullan 等 1983 年首次报道使用经皮穿刺微球囊压迫治疗三叉神经痛的技术以来,至今已有大量学者报道他们采用该手段所取得的临床结果。一般认为,PMC 方法与当代使用的微血管减压手术及射频热凝神经根切断术在成功率、并发症及复发率方面都有明显的可比性。其优点是操作简单、安全性高,尤其对于高龄或伴有严重疾病不能耐受较大手术者更是首选方法。其简要的方法:丙芬诱导气管内插管全身麻醉。在整个治疗过程中监测血压和心率。患者取仰卧位,使用 14 号穿刺针进行穿刺,皮肤进入点为口角外侧 2cm 及上方 0.5cm。在荧光屏指引下调正方向直至进入卵圆孔。应避免穿透卵圆孔。撤除针芯,放入带细不锈钢针芯的 4 号 FogartyCatheter 直至其尖端超过穿刺针尖 12~14cm。去除针芯,在侧位 X 线下用 Omnipaque 造影剂充盈球囊直至凸向颅后窝。参考周围的骨性标志(斜坡、蝶鞍、岩骨)检查和判断球囊的形状及位置;必要时排空球囊并重新调整导管位置,直至获得乳头凸向颅后窝的理想的梨形出现。球囊充盈容量为 0.4~1.0ml,压迫神经节 3~10min 后,排空球囊,撤除导管,手压穿刺点 5min。该法具有疗效确切、方法简单及副作用少等优点。

(刘万根)

第二节 特发性面神经麻痹

特发性面神经麻痹又称 Bell 麻痹或面神经炎,为面神经管中的面神经非特异性炎症引起的周围性面肌瘫痪。

一、病因、病理与发病机制

病因尚不完全清楚,多认为当风寒、病毒感染和自主神经功能障碍致面神经内的营养血管痉挛,引起面神经缺血、水肿。由于面神经通过狭窄的骨性面神经管出颅,故受压而发病。另外,神经病毒感染一直是被怀疑的致病因素,如带状疱疹、单纯疱疹、流行性腮腺炎、巨细胞病毒等。近年的研究用不同的手段如病毒分离与接种、病毒基因组检测等证实了受损面神经存在单纯疱疹病毒感染。病理变化主要是神经水肿,有不同程度的脱髓鞘。由于面神经管为骨性腔隙,容积有限,如果面神经水肿明显,则使面神经的神经纤维受压,可致不同程度轴索变性,这可能是部分患者恢复不良的重要原因。

二、临床表现

任何年龄均可发病,男性略多于女性。发病前常有受凉史。部分患者起病前后有患病一侧的耳后乳突区轻度疼痛。起病迅速，一侧面部表情肌瘫痪为突出表现。患者常于清晨洗漱时发现一侧面肌活动不利，口角歪斜，症状在数小时至数天内达到高峰。查体可见一侧面部额纹消失，睑裂变大，鼻唇沟变浅变平，病侧口角低垂，示齿时口角歪向健侧，做鼓腮和吹口哨动作时，患侧漏气。颊肌瘫痪使食物常滞留于齿颊之间。不能抬额、皱眉，眼睑闭合无力或闭合不全。闭目时眼球向上外方转动而露出巩膜，称 Bell 征。由于眼睑闭合不全，易并发暴露性角膜炎。下眼睑松弛、外翻，使泪点外转，泪液不能正常引流而表现流泪。

由于面神经病变部位的差别，可附加其他症状：

1.茎乳孔处面神经受损，仅表现同侧周围性面瘫。

2.面神经管内鼓索神经近端的面神经受损，除面神经麻痹外，还有同侧舌前 2/3 味觉丧失，唾液减少，为鼓索神经受累引起。

3.如果在镫骨肌神经近端面神经受损除面神经麻痹外，还表现同侧舌前 2/3 味觉丧失和重听（听觉过敏）。

4.病变在膝状神经节时，除表现为面神经麻痹、同侧舌前 2/3 味觉丧失和重听（听觉过敏）外，还有患侧乳突部疼痛、耳郭和外耳道感觉减退，外耳道或鼓膜出现疱疹，见于带状疱疹病毒引起的膝状神经节炎，称 Hunt 综合征。

三、辅助检查

为除外桥小脑角肿瘤、颅底占位病变、脑桥血管病等颅后窝病变，部分患者需做颅脑 MRI 或 CT 扫描。

四、诊断与鉴别诊断

根据急性发病、一侧的周围性面瘫，而无其他神经系统阳性体征即可诊断。但需与下列疾病鉴别：

1.吉兰-巴雷综合征

可有周围性面瘫，但多为双侧性。少数在起病初期也可表现为单侧，随病程逐渐发展为双侧。其他典型表现如对称性四肢弛缓性瘫痪与脑脊液蛋白-细胞分离等。

2.面神经附近病变累及面神经急、慢性中耳炎、乳突炎，腮腺炎或肿瘤

可侵犯面神经，邻近组织如腮腺肿瘤、淋巴结转移瘤的放射治疗可损伤面神经。应有相应原发病病史。

3.颅后窝肿瘤压迫面神经

如胆脂瘤、皮样囊肿、颅底的肉芽肿、鼻咽癌侵犯颅底等均可引起面神经损害。但起病较慢，有进行性加重的病程特点，且多伴有其他神经系统受累的症状及体征。

4.脑桥内的血管病

可致面神经核损害引起面瘫。但应有脑桥受损的其他体征如交叉性瘫痪等。

5.莱姆病

是由蜱传播的螺旋体感染性疾病，可引起脑神经损害，以双侧面神经麻痹常见，常伴皮肤红斑、肌肉疼痛、动脉炎、心肌炎、脾大等多系统损害表现。

五、治疗

1. 急性期治疗

治疗原则是减轻面神经水肿、改善局部血液循环与防治并发症。①起病2周内多主张用肾上腺皮质激素治疗。地塞米松10~15mg/d,静脉滴注,连用1周后改为泼尼松30mg/d,顿服,1周后逐渐减量。泼尼松30~60mg,晨1次顿服,连用7~10d,以后逐渐减量。但近来国外学者对激素治疗有争议,故其有效性尚待循证医学研究的进一步证实。②补充B族维生素,如口服维生素B_1、腺苷辅酶B_{12}或肌注维生素B_1、维生素B_{12}等。③Hunt综合征的抗病毒治疗可用阿昔洛韦10~20mg/(kg·d),分2~3次静脉滴注,连用2周。或更昔洛韦5~10mg/(kg·d)静脉滴注,分1~2次,连用7~14d,并注意血象、肝功能变化。④在茎乳孔附近行超短波透热、红外线照射或局部热敷治疗。注意保护角膜、结膜,预防感染,可采用抗生素眼水、眼膏点眼,带眼罩等方法。

2. 恢复期治疗

病后第3周至6个月以促使神经功能尽快恢复为主要原则。可继续给予B族维生素治疗,可同时采用针灸、按摩、碘离子透入等方法治疗。

3. 后遗症期治疗

少数患者在发病2年后仍留有不同程度后遗症,严重者可试用面-副神经、面-舌下神经吻合术,但疗效不肯定。

(白金娟)

第三节 多发脑神经损害

一、概述

多发脑神经损害是指单侧或双侧、同时或先后2条以上脑神经受损而出现功能障碍。解剖部位的关系和病变部位的不同组合成多发脑神经损害的综合征。

二、病因与病理生理

病因是多种多样的,炎症性疾病、感染后免疫功能障碍、脱髓鞘疾病、肿瘤、中毒、外伤、代谢性疾病等。

三、诊断步骤

(一)病史采集要点

1. 起病情况

不同的病因,起病的急缓是不同的,炎症、外伤或血管病起病急,肿瘤的起病较慢,渐进发展。

2.既往病史

注意有无感染、肿瘤、化学物接触、代谢性疾病等,以期发现病因。

(二)主要临床表现和体格检查要点

受损脑神经的不同组合形成不同的综合征,将分别描述。

1.福斯特-肯尼迪综合征

嗅、视神经受损;表现为病侧嗅觉丧失、视神经萎缩,对侧视盘水肿;多见于嗅沟脑膜瘤或额叶底部肿瘤。

2.海绵窦综合征

动眼、滑车、展神经和三叉神经眼支受损;表现为病侧眼球固定、眼睑下垂、瞳孔散大、直间接光反射和调节反射消失,眼和额部麻木疼痛、角膜反射减弱或消失,眼睑和球结膜水肿及眼球突出;见于感染、海绵窦血栓形成、海绵窦肉芽肿、动-静脉瘘或动脉瘤等。

3.眶上裂综合征

动眼、滑车、展神经和三叉神经眼支受损;表现为病侧眼球固定、上睑下垂、瞳孔散大、光反射和调节反射消失,眼裂以上皮肤感觉减退、角膜反射减弱或消失,眼球突出;见于眶上裂骨折、骨膜炎或邻近肿瘤等。

4.眶尖综合征

视、动眼、滑车、展神经和三叉神经眼支受损;表现为眶上裂综合征+视力障碍;见于眶尖骨折、炎症或肿瘤等。

5.岩骨尖综合征

三叉神经和展神经受损;表现为病侧眼球外展不能、复视,颜面部疼痛;见于乳突炎、中耳炎、肿瘤或外伤等。

6.小脑脑桥角综合

三叉、外展、面、听神经受损,病变大时可以累及脑干、小脑或后组脑神经;表现为病侧颜面部感觉减退、角膜反射减弱或消失,周围性面瘫,听力下降、眼震、眩晕和平衡障碍,小脑性共济失调;最多见于听神经瘤,还可见于炎症、血管瘤等。

7.Avellis综合征

迷走神经和副神经受损;表现为声音嘶哑、吞咽困难、病侧咽反射消失,向对侧转颈无力、病侧耸肩无力;见于局部肿瘤、炎症、血管病或外伤等。

8.Jackson综合征

迷走、副和舌下神经受损;表现为声音嘶哑、吞咽困难、病侧咽反射消失,向对侧转颈无力、病侧耸肩无力,病侧舌肌瘫痪、伸舌偏向病侧;见于局部肿瘤、炎症、血管病或外伤等。

9.Tapia综合征

迷走和舌下神经(结状神经节以下的末梢)受损;表现为声音嘶哑,病侧舌肌瘫痪、伸舌偏向病侧;多见于局部外伤。

10.颈静脉孔综合征

舌咽、迷走和副神经受损;表现为病侧声带和咽部肌肉麻痹出现声嘶、吞咽困难、咽反射消失,向对侧转颈无力、病侧耸肩无力;见于局部肿瘤、炎症等。

11.枕髁-颈静脉综合征

舌咽、迷走、副和舌下神经受损;表现为病侧Vernet综合征+舌肌瘫痪和萎缩;见于颅底枪弹伤、局部炎症、肿瘤等。

12.腮腺后间隙综合征

舌咽、迷走、副和舌下神经受损；表现同 Collet-Sicard 综合征,可有同侧 Horner 征；见于局部肿瘤、炎症、外伤等。

（三）门诊资料分析

详细的病史询问和认真的体检,有助于明确病变范围和可能的原因。

（四）进一步检查项目

局部 X 线摄片、颅脑 CT/MRI 检查,必要时脑脊液检查,有助于了解病变部位、范围、性质和病因。

四、诊断对策

根据临床症状和体征,明了受损的脑神经范围,结合病史和相应的检查以做出诊断,并尽量进行病因诊断。

五、治疗对策

针对病因治疗：感染要抗感染治疗,肿瘤、外伤或血管瘤可以选择手术治疗,脱髓鞘性疾病可予糖皮质激素治疗,代谢性疾病要重视原发病的治疗。

六、预后评估

不同的病因可以有不同的预后。

（秦 艳）

第四节 脊神经疾病

一、桡神经麻痹

桡神经起自颈$_5$至胸$_1$神经根,由臂丛后束分出。始于腋动脉后方,后与肱深动脉伴行入桡神经沟,弯曲下行至肱骨外上髁上方,于肱桡肌与肱肌之间分为浅、深两终支。其主要分支包括：在腋窝和桡神经沟内分别发出臂后皮神经,分布于上臂后面皮肤；前臂背侧皮神经,分布于上臂下部和整个前臂直至腕关节桡侧的皮肤。桡神经在上臂还发出肌支支配肱三头肌（使前臂伸直）；在肱骨下 1/3 发出肌支支配肱桡肌（屈肘关节并使前臂旋前）,桡侧腕长伸肌（可伸直及外展腕关节）；深支于肱骨外髁平面发出 2 个肌支,支配桡侧腕短伸肌（参与伸腕）,旋后肌（使前臂旋后）进入前臂背侧又发出 2 个肌支,支配指总伸肌（使第 2～5 指第 1 指节伸直并伸腕）及尺侧腕伸肌（使伸腕及腕内收）,深支继续下行直达腕关节,称为前臂骨间背侧神经,支配拇长展肌（外展拇指）、拇短伸肌（伸直拇指第 1 指关节,并外展拇指）、拇长伸肌（伸直拇指末节)、食指固有伸肌(伸食指)、小指固有伸肌(伸小指)。前臂骨间背侧神经还发出细的感觉支,分布于骨间膜、桡骨骨膜、尺骨骨膜、腕及腕掌关节的背面皮肤。浅支至前臂下 1/3 转向手背,分布于腕、手背部桡侧及桡侧 2 个半手指近节背面的皮肤。

(一)病因

桡神经因其在臂部位置表浅,是臂丛神经中最易受损的一支。常见病因有肩关节脱臼、肱骨或桡骨骨折、外伤、炎症、腋部被拐杖压迫等。桡神经上段因为紧贴于肱骨中段背侧的桡神经沟内,故极易因肱骨干骨折或骨折后骨痂压迫受损。而桡骨小头骨折和脱位则可引起下段桡神经麻痹。睡眠时以手代枕,手术中上肢长时间外展和受压,束缚上肢过紧,均可损伤桡神经。麻风,重金属中毒如铅、砷中毒,酒精中毒有时亦可选择性地侵害桡神经。

(二)临床表现

(1)典型表现为腕下垂,如令患者两手手指伸直,手掌合拢,令其分开时,患侧手指不能离开,而是弯着沿健侧手掌向下滑落。损伤平面不同,症状有所差异。高位损伤(腋部、肱三头肌支分出以上)产生完全性桡神经麻痹,即上肢各伸肌均瘫痪,不能伸肘、伸腕、伸指,前臂不能伸直,在上肢伸直的情况下前臂不能旋后,手通常呈旋前位,在肘关节屈曲情况下,由于肱二头肌的作用则有部分旋后功能。前臂在手旋前位不能屈曲肘关节。腕下垂是桡神经麻痹最典型的症状,下垂程度约在 120°以内。因腕关节不能固定,协同肌无力而握力减退。拇指的第 1 指节完全不能伸直及外展,由于受尺神经支配的拇内收肌作用,呈屈曲内收位。第 2~5 指中指与末节能部分伸直。三头肌腱反射与桡骨骨膜反射丧失。

(2)桡神经在肱骨中 1/3(三头肌分支以下)损伤时,肱三头肌功能保存。

(3)桡神经在前臂上 1/3 损伤时,通常肱桡肌、旋后短肌和腕伸肌功能保存。

(4)在前臂中 1/3 以下操作时,因腕伸肌之分支在前臂上发出,故仅引起伸指肌作用丧失。损伤在腕部,因各运动支均已发出,可只有感觉障碍而无运动障碍。

(5)桡神经损伤时感觉障碍的分布同样与损害的部位有关。高位操作累及上臂后面、前臂后面和手的背面桡侧;在前臂上 1/3 以下损伤时,感觉障碍可极轻微,仅在手背、拇指和第 1、2 掌骨间隙的极小部分。同时在前臂骨间背侧神经终末损害时常有自主神经功能障碍,表现为手背肿胀、发凉及发绀,久后腕与手指出现半屈曲性僵直性挛缩,前臂骨、掌骨与腕骨质疏松。

(三)治疗

1. 病因治疗

因致病因素不同而异。如脱离中毒环境,正确处理骨折等;如有神经断伤者一般需神经缝合;如有瘢痕等压迫时,应做神经松解术。

2. 药物治疗

早期可肌内注射 B 族维生素、三磷酰苷、地巴唑、辅酶 A、加兰他敏均可采用;急性期为促进神经炎症的消失,可应用地塞米松或泼尼松以减少神经水肿。

3. 其他

应及时采用超短波、红外线、直流电、感应电等理疗方法。按摩对改善血液循环促进功能恢复亦很重要;针灸、体疗等均可采用。如效果不明显时可考虑手术治疗。

二、坐骨神经痛

坐骨神经痛是指坐骨神经通路及其分布区的疼痛综合征。即疼痛位于臀部、大腿后侧、小腿后外侧和足外侧。按病因分为原发性和继发性坐骨神经痛，前者即坐骨神经炎，临床上少见，往往与体内感染源有关；继发性坐骨神经痛，最常见的病因是腰椎间盘突出，还有椎管狭窄、肿瘤、结核、妊娠子宫压迫、蛛网膜炎等。因此，在诊断坐骨神经痛时，应进一步寻找病因。本病是常见病，好发于青壮年男性，体力劳动者发病率高，多单侧。起病通常急骤，但也有缓慢的。该病的治疗方法和预后取决于致病的病因及医治是否及时，如椎管内髓外良性肿瘤，能及时就诊，及早手术治疗，常可治愈。

（一）病因及病理

坐骨神经是人体最大的神经，由腰$_{4\sim5}$及骶$_{1\sim3}$神经根组成，经坐骨大孔出骨盆至腘窝上部分为腓总神经和胫神经。坐骨神经支配大腿后部和小腿肌群，并传递膝关节以下的大部分感觉。

（二）临床表现

1. 根性坐骨神经痛

多急性或亚急性起病。开始常有下背部酸痛或腰部僵硬不适，或呈持续性钝痛，阵发性加剧。疼痛可自腰部向臀部、大腿背侧、腘窝、小腿外侧和足部放射，亦可为烧灼或刀割样痛，夜间痛甚。可因咳嗽、喷嚏、用力排便等增加腹压的动作而疼痛加剧。患者常取特殊的减痛姿势，如睡眠时卧向健侧，患侧膝关节、髋关节屈曲；坐下时健侧臀部先着力；站立时身体重心移在健侧，日久造成脊柱弯向患侧。病变水平的腰椎棘突常有压痛。Lasegue征阳性（患者取仰卧位，下肢伸直，检查者将患肢抬高在70°范围内，患者即感疼痛）及颌胸试验阳性。患者自觉小腿外侧和足部针刺或烧灼感。客观检查，该处可有轻微的感觉减退。踝反射减弱或消失。

2. 干性坐骨神经痛

多亚急性或慢性起病，少数为急性起病。疼痛部位主要在坐骨神经通路上。Lasegue征阳性，多无腰部不适。但有上述减痛姿势。干性坐骨神经痛有明显的压痛点，即坐骨孔点（相当于秩边穴）、转子点（相当于环跳穴）、腘点（相当于委中穴）、腓点（腓骨小头下方）、踝点（外踝之后）、跖中间点（足底中央）。尤以腓肠肌中点压痛最显著。小腿外侧和足背的感觉障碍比根性者略明显。病程长者坐骨神经支配区的肌肉松弛、轻微肌萎缩、踝反射减弱或消失。

（三）辅助检查

腰椎穿刺、X线摄片、椎管造影、CT、MRI等检查均有助于病因诊断。

（四）治疗

急性期，卧硬板床休息2～4周，以减轻病变组织和神经张力及反应性水肿。

1. 病因治疗

直接针对病因治疗，如手术切除肿瘤；缝合急性外伤引起的神经断裂；抗结核治疗骨结核、盆腔结核；抗生素抗感染治疗。

2. 镇静与止痛剂

水杨酸钠每次0.5～1.0g，3次/d，口服；吲哚美辛每次25mg，3次/d，口服；萘普生每次0.25g，2～3次/d，口服。可配用氯氮䓬、艾司唑仑等。

3. 肾上腺皮质激素

用于广泛粘连、炎症的急性期及创伤或风湿等。泼尼松每次5～10mg，1～2次/d，肌内注射，或加入5%葡萄糖液300～500ml中，静脉滴注，1次/d，1～2周为1个疗程。

4. B族维生素

维生素B_1 100mg/d，1～2次/d，肌内注射；维生素B_{12}每次250～500μg，1次/d，肌内注射；口服烟酸，

0.1g/d,3 次/d。

5.周围血管扩张剂

用甲巯咪唑、山莨菪碱以改善血液循环和促进神经代谢。

6.封闭疗法

可用 0.25%～1%普鲁卡因 20～30ml,或利多卡因 50～100mg,神经根性痛可行椎旁或骶管内硬膜外封闭;干性坐骨神经痛,可行局部痛点、坐骨神经周围封闭。

7.物理治疗

急性期可选用紫外线、短波,调制中频电疗法、干扰电疗法、超刺激电疗法等。通过改善局部血液循环,缓解肌肉痉挛,从而达到消炎、止痛的目的。慢性期可用超声波疗法、音频电疗法、间动电疗法、音乐电疗法等,以达到改善组织营养、促进代谢、降低神经兴奋性、减轻粘连、防治肌肉萎缩的目的。

8.针刺疗法

较适于慢性期的患者。可取肾俞、八髎穴、承扶、足三里、委中、阳陵泉、昆仑、悬钟、阿是穴等。

9.推拿疗法

多用于腰椎椎间盘突出,常采用正骨推拿法,同时配用牵引疗法,对促进突出的髓核复位有良好的疗效。有时可代替手术疗法。

(五)预后

坐骨神经痛的预后依病因及治疗而异,通常经上述综合治疗,大都在 4～8 周逐渐恢复,且预后良好。少数转为慢性,症状时轻时重,甚至数月、数年不愈,并常反复发作,可遗留腰部及坐骨神经分布区酸痛。腰椎椎管狭窄症手术治愈率达 70% 以上,有效率超过 90%。

三、腓神经麻痹

腓总神经为混合神经。由腰$_4$～骶$_2$组成。该神经位于大腿下 1/3 从坐骨神经分出,在腓骨头处转向前方分出一支腓肠外侧皮神经,分布于小腿侧面,然后形成腓前浅神经和腓深神经。支配膝下、小腿前和小腿外侧肌肉和足趾的短伸肌(包括腓骨长肌、腓骨短肌、胫骨前肌、蹚长伸肌、趾短伸肌等)。感觉支配足的背面、小腿外侧 1/3 处。

(一)病因

腓总神经是坐骨神经的一个分支,单独受损后,出现足下垂表现。腓神经麻痹并不少见,常见原因有腓神经炎,多见于受寒或者感冒以后。有不少患者因神经本身受到机械性压迫而发病,如长时间地采取蹲位的劳动,因膝关节较长时间过度屈曲,神经受压迫或牵引后发病。同样,因小腿绷带或石膏裹得太紧,或因睡眠时位置不当压迫神经或局部外伤均可发病。全身性疾病,如麻风、糖尿病,偶尔也可为致病原因。

(二)临床表现

本症常突然起病,患肢的足部下垂,并转向内侧。因足背不能上抬,所以行走时患者必须把大腿抬得很高,使足跟也提高,但行走时足尖仍往往在地面上拖曳,称为"跨越步态"。远看时,患肢行走姿势犹如鸡啄米状。小腿外侧下 2/3 和足背外侧一半的感觉减弱或消失。如病程长,小腿外侧肌肉可萎缩。

(三)鉴别诊断

1.糖尿病性多发性神经炎

多为中老年人患病。神经系统症状常在糖尿病发生后 2～3 年出现。患者四肢末端剧痛,以夜间为著。腓肠肌有压痛,可出现感觉性共济失调。下肢近端肌肉萎缩,并可伴眼神经麻痹或自主神经功能障碍。

2.慢性酒精中毒性多发性神经炎

为亚急性起病,以感觉障碍为主,下肢重于上肢。下肢远端有烧灼样疼痛和足底触痛。此外腓肠肌发生痛性痉挛、感觉性共济失调。

(四)治疗

常用治疗有针灸、理疗,也可做局部肌肉按摩,以促进局部的血液循环。药物治疗有 B 族维生素、地巴唑、加兰他敏及丹参片等,以促进神经功能恢复。患肢应经常锻炼。内科治疗一个阶段若未见疗效,可请外科诊治,确定可否行神经减压手术。个别久治未愈者可穿特制的高帮鞋,使足背同小腿保持固定的垂直位置,便于行走。

(五)预后

本病预后良好,因蹲位牵引压迫起病以及一部分炎症患者,数周到数月内可逐渐恢复。若能找到上述病因,首先应做病因治疗。要经常注意使患肢保持在功能的位置。

四、格林-巴利综合征

格林-巴利综合征又称急性炎症性脱髓鞘性多发性神经病、急性感染性变态反应性多发性神经病。是迅速进展而大多数可恢复的四肢对称性迟缓性瘫痪,可侵犯脑神经及呼吸肌,脑脊液常有蛋白-细胞分离现象。主要病变是周围神经广泛的炎性脱髓鞘。是可能与感染有关和免疫机制参与的急性(或亚急性)特发性多发性神经病。

(一)流行病学

该病的年发病率为(0.6~1.9)/10 万,男性略高于女性。各年龄组均可发病。美国发病年龄有 16~25 岁与 45~60 岁双峰现象,欧洲发病趋势与之相似。我国尚无系统的流行病学资料。但发病年龄以儿童和青壮年多见。国外无明显季节倾向,我国发病有地区和季节流行趋势,在河北与河南交界农村,6~9 月有数年一次的流行趋势。美国曾报告 1977—1978 年的丛集发病,与注射流感疫苗有关,约旦丛集发病主要由于腹泻,少数因伤寒和肝炎,患者多为青年。

脱髓鞘型在美国较常见,偶可见到轴索变异型(急性运动感觉轴索型神经病)。我国华北常发生急性运动轴索型神经病(AMAN),CJ 感染常与 AMAN 有关。

(二)病因及发病机制

确切病因不清,不像由单一原因所致,可能与巨噬细胞病毒、呼吸道合胞病毒、肝炎病毒以及空肠弯曲杆菌感染等有关。一般认为是多种原因所致的迟发性过敏性自身免疫性疾病。病变主要在脊神经前根、肢带神经丛和近端神经干,也可累及后根、自主神经节及远端神经。病理改变主要是血管周围出现炎性细胞浸润,大多为淋巴细胞和巨噬细胞,这些细胞瓦解施万细胞、吞噬髓鞘而引起节段性脱髓鞘。在我国华北地区部分患者伴有轴索变性。

(三)临床表现

(1)多数患者病前 1~4 周可追溯有胃肠道或呼吸道感染症状以及疫苗接种史。急性或亚急性起病,出现肢体对称性迟缓性瘫痪,通常自双下肢开始,近端常较远端明显,多于数日至 2 周达到高峰。病情危重者在 1~2d 内迅速加重,出现四肢完全性瘫、呼吸肌和吞咽肌麻痹,危及生命。如对称性瘫痪在数日内自下肢至上肢并累及脑神经,称为Landry上升性麻痹。腱反射减低或消失,发生轴索变性可见肌萎缩。

(2)感觉主诉通常不如运动症状明显,但较常见,感觉异常如烧灼、麻木、刺痛和不适感等,可先于瘫痪或同时出现,约30%的患者有肌肉痛。感觉缺失较少见,呈手套、袜子形分布,震动觉和关节运动觉不受累。少数病例出现Kernig征、Lasegue征等神经根刺激征。

(3)少数患者出现脑神经麻痹,可为首发症状,常见双侧面神经瘫,其次为延髓性麻痹,数日内必然会出现肢体瘫痪。

(4)自主神经功能紊乱症状较明显,如窦性心动过速、心律失常、直立性低血压、高血压、出汗增多、皮肤潮红、手足肿胀及营养障碍、肺功能受损、暂时性尿潴留、麻痹型肠梗阻等。

(5)格林-巴利综合征可有变异型,可分为以下几型:①急性运动轴索型神经病。为纯运动型,特点是病情重,多有呼吸肌受累,24～48h内迅速出现四肢瘫痪,肌萎缩出现早,病残率高,预后差。②急性运动感觉轴索型神经病。发病与①相似,病情常更严重,预后差。③Fisher综合征。被认为是格林-巴利综合征变异型。表现眼外肌麻痹,共济失调和腱反射消失三联征。④不能分类的格林-巴利综合征。包括"全自主神经功能不全"和极少数复发型格林-巴利综合征。

(四)辅助检查

1. 脑脊液

脑脊液蛋白分离是本病特征性表现,即脑脊液的蛋白增高而细胞数正常,是本病的特点之一。半数病例蛋白质在起病第1周内可正常,第2周蛋白增高,第3周增高最明显,到第12周后绝大多数又恢复正常。蛋白增高程度不一,通常为1～5g/L。细胞数一般少于10×10^6个/L,偶可达50×10^6个/L,以单核细胞为主。

2. 心电图

严重病例可出现异常,常见窦性心动过速和T波改变,如T波低平,QRS波电压增高,可能为自主神经功能异常所致。

3. 肌电图

早期肢体远端的神经传导速度可正常,但此时F波的潜伏期已延长,随着病情的发展80%的病例神经传导速度明显减慢,常超过60%～70%,波幅可正常。

4. 电生理检查

可发现运动及感觉神经传导速度(NCV)明显减慢、失神经或轴索变性的证据。发病早期可能仅有F波或H反射延迟或消失,F波异常代表神经近端或神经根损害,对格林-巴利综合征论断颇有意义。脱髓鞘可见NCV减慢、远端潜伏期延长、波幅正常或轻度异常,轴索损害表现远端波幅减低。但由于脱髓鞘病变节段性和斑点状特点,可能某一神经NCV正常,另一神经异常,因此早期应检查多根神经。

5. 腓肠神经活检

显示脱髓鞘和炎性细胞浸润提示格林-巴利综合征,但腓肠神经是感觉神经,格林-巴利综合征以运动损害为主,因此活检结果仅作为诊断的参考。

(五)诊断及鉴别诊断

1. 诊断

根据病前1～4周的感染史,急性或亚急性起病,起病时无发热,四肢对称性迟缓性瘫痪,感觉功能多正常或轻度异常,可伴有脑神经损害、呼吸麻痹、大小便功能多正常,脑脊液有蛋白-细胞分离现象,肌电图神经传导速度减慢。

2. 鉴别诊断

(1) 脊髓灰质炎：多在发热数日后，体温未完全恢复正常时出现瘫痪，常累及一侧下肢，无感觉障碍及脑神经受累。病后 3 周可见脑脊液蛋白-细胞分离现象，应注意鉴别。

(2) 癔症性瘫痪：根据神经体征不固定、腱反射活跃及精神诱因等鉴别。

(3) 重症肌无力全身型：可呈四肢对称性迟缓性瘫痪，但一般起病较慢，症状有波动，多晨轻暮重，疲劳试验及新斯的明试验阳性，脑脊液正常。

(4) 周期性瘫痪：发作时肢体对称性迟缓性瘫痪，过去有发作史，病前常有过饱、过劳、饮酒史。无感觉障碍及脑神经损害，脑脊液正常，发作时多有血钾降低及心电图呈低钾样改变，补钾后症状无缓解。

(5) 急性脊髓炎：高位脊髓炎可有四肢瘫痪，早期肌张力呈迟缓性，但有感觉障碍平面，大、小便障碍。随着病情的发展肌张力增高，腱反射亢进，病理反射阳性。脑脊液细胞、蛋白正常或轻度增高。

（六）治疗

1. 对呼吸的强化护理及并发症的预防

本病的主要危险是呼吸麻痹，需要保持呼吸道通畅，定时翻身拍背，使呼吸道的分泌物及时排出，预防肺不张及呼吸道感染。密切观察呼吸困难程度、肺活量和血气分析的改变，以便及时做出使用呼吸机的决定。如有缺氧症状，肺活量降低至 20～33ml/kg 体重以下，则使用呼吸机。通常先用气管内插管，如无好转则行气管切开，用外围有气囊的插管，外接呼吸机或人工辅助呼吸。通气量不足或过大，都可影响气体的正常交换而危及生命。应随时调整呼吸机的通气量、通气频度，或捏皮囊的幅度及频度。应加强护理，保持呼吸道通畅，预防并发症。呼吸麻痹的抢救是增加治愈率、减少病死率的关键。

2. 延髓麻痹者宜及早下细的鼻饲管

进食后 30min 宜取坐位或半坐位，以免食物误入气管而致窒息或肺部感染，喂食后的鼻饲管一定要用温开水洗净，以防食物在鼻饲管内腐烂变质。尿潴留者先用腹部加压帮助排尿，无效时则要间歇导尿。便秘者依次用大便软化剂、轻泻剂及灌肠治疗。

3. 辅助治疗

可用 ATP、辅酶 A、B 族维生素等营养神经的药物。抗生素预防感染。中医、中药等增加机体抵抗力及调节免疫功能。肢体瘫痪的患者，应保持肢体于功能位，尤其防止足下垂。

4. 血浆交换疗法

一般认为本疗法治疗有效，能缩短自发病到独立行走的时间，缩短用人工辅助呼吸的时间，缩短疾病分级量表好转一所的时间，1～2 个月时患者的好转百分数增高，6 个月患者的神经系统后遗症百分数低于对照组。

5. 大剂量人体免疫球蛋白

一般认为可缩短病程，有效。用量 0.4g/(kg·d)，静脉点滴。一般自慢速起始为 40ml/h，以半小时增加 10～15ml 的速度至 100ml/h。

6. 肾上腺皮质激素

由于本病的病程差异很大，影响因素很多，激素的给予时机、种类、剂量、剂型及给予方法等不同，而各地报道又无严格的对照，差异较大，所以肯定的结论有待大量病例的证实。一般轻症病例可口服泼尼松，10～20mg/次，3～4 次/d。重症病例用地塞米松 10～15mg 或氢化可的松 200～300mg 静脉点滴，1 次/d，持续 10～14d。随病情好转而逐渐减量，以后改为口服泼尼松维持量，一般疗程为 1 个月左右。目前多数专家主张气管切开前应用肾上腺上皮质激素以控制或减轻病情的发展，而气管切开后就不再应用肾上腺皮质激素以控制或减轻病情的发展,而气管切开后就不再应用肾上腺皮质激素,以减少肺部感染的机会。

7.其他免疫抑制剂

有报道用环磷酰胺、硫唑嘌呤等治疗有效。因无严格的对照,疗效难以判断。

8.康复治疗

瘫痪时宜经常被动活动肢体,肌力开始恢复时应及时主动和被动结合进行活动,活动宜早,在力所能及的情况下尽量活动。可配合针灸、推拿及理疗。

(七)预后

本病为自限性,呈单相病程,多于发病4周时症状和体征停止进展,经数周或数月恢复,恢复中可有短暂波动,极少复发-缓解。约70%的患者完全恢复,25%遗留轻微神经功能缺损,5%死亡,通常死于呼吸衰竭。有前期空肠弯曲菌感染证据者预后较差,病理以轴索变性为主者病程较迁延且恢复不完全。高龄、起病急骤或辅助通气者预后不良。早期有效治疗及支持疗法可降低重症病例的死亡率。

五、多发性神经炎

(一)概述

多发性神经炎是由于众多的全身性原因,引起肢体远端的多发性神经为主的轴突变性和节段性髓鞘脱失,主要表现为肢体远端对称性的感觉、运动和自主神经障碍的临床综合征。本病由于病因不同,病程可有急性、亚急性、慢性、复发性之别。该病可发生在任何年龄。大部分患者的症状在数周到数月内发展。本病的治疗方法及预后由于病因、病程、治疗是否及时正确和患者的配合程度的不同而异,如慢性酒精中毒性多发性神经炎,患者若能彻底禁酒(这是治疗的关键),并供给足量的维生素药物,配合对症及营养支持治疗等,轻型病例的症状可在数周内消失,而重者常需数月才能恢复。

(二)临床表现

1.感觉障碍

四肢末端呈"手套、袜子"型感觉减退或过敏,可有肢端疼痛、烧灼或麻木感。

2.运动障碍

四肢远端肌力减退,引起垂腕、垂足,久病者肌肉萎缩。

3.反射障碍

四肢腱反射减低或消失。

4.自主神经障碍

肢体远端皮肤发凉、干燥、脱屑、变薄光亮,指(趾)甲松脆,多汗或无汗等。

5.其他

各种致病原因的原发性症状、体征及实验室检查所见(如营养代谢障碍、感染性疾病、中毒、变态反应、物理性创伤、结缔组织疾病、癌性及遗传性疾病等)。

(三)诊断依据

(1)四肢对称性末梢型感觉障碍,下运动神经元性瘫痪及自主神经障碍。

(2)肌电图检查可有运动和(或)感觉神经传导速度减慢。

(3)各种致病原因的原发性症状、体征及实验室检查所见。

(四)治疗原则

(1)病因治疗。

(2)使用神经营养药。

(3)配合血管扩张剂。

(4)可用肾上腺糖皮质激素类药物治疗。

(5)对症、支持治疗。

(6)恢复期采用针灸、理疗、体疗、按摩、主动或被动活动肢体等。

(五)用药原则

(1)尽可能去除病因,积极针对原发病用药治疗。

(2)严重病例,或某些病因如血清性、感染性、结缔组织疾病者,早期还可选用肾上腺糖皮质激素类药物治疗,并配合对症、支持等综合措施。

(六)疗效评价

1.治愈

肢体肌力和感觉基本恢复,自主神经障碍消失或明显减轻。

2.好转

症状改善,遗有不同程度的运动、感觉和自主神经障碍。

3.未愈

症状体征未改善。

(胡翠平)

第五节 吉兰-巴雷综合征

一、概述

吉兰-巴雷综合征(GBS),以往多译为格林-巴利综合征,是世界范围内引起急性弛缓性瘫痪最常见的疾病之一。临床呈急性起病,症状多在2周内达到高峰。主要表现为多发的神经根和周围神经损害,常见四肢对称性、弛缓性瘫痪。免疫治疗可以缩短病程,改善症状。主要包括以下几种亚型:急性炎症性脱髓鞘性多发性神经病(AIDP)、急性运动性轴索型神经病(AMAN)、急性运动感觉性轴索型神经病(AMSAN)、MillerFisher综合征(MFS)急性泛自主神经病和急性感觉神经病(ASN)。

GBS的研究史可分为三个阶段:第一阶段是1916年之前的时期,认识到急性弛缓性瘫痪的病因可以由周围神经疾病所致,并经病理学证实;第二阶段从1916—1969年,定义了GBS这种疾病,并且制定了诊断标准;第三阶段1969年至今,提出了疾病的主要病理特点,确认了该病是自身免疫性疾病,对该病的不同症状和治疗有了更多的理解。20世纪90年代初,国内有学者与Asbury、Mckhann、Griffin等合作研究了河北省中南部地区本病的电生理学、病理学与流行病学表现,经19例尸体解剖,发现一组临床表现符合GBS而病理学表现以脊神经运动根原发性轴索损害为特征的病例,在1996年提出急性运动性轴索型神经病(AMAN)的概念,并认为是GBS的一个亚型。同时,对运动、感觉神经根均受累的轴索型GBS也作了概念限定,称为急性运动感觉性轴索型神经病(AMSAN),这些研究丰富了 GBS 的内涵。

二、流行病学

GBS 的年发病率(0.6~2.4)/10 万人,男性略多于女性,各年龄组均可发病。欧美的发病年龄在 16~25 岁和 45~60 岁出现两个高峰,我国尚缺乏系统的流行病学资料,但本病住院患者年龄资料分析显示,以儿童和青壮年多见。在北美与欧洲发病无明显的季节倾向,但亚洲及墨西哥以夏秋季节发病较多。

三、病因与发病机制

虽然 GBS 的病因尚未确定,但大多认为是多因素的。可从机体内外两个方面探讨。

(一)外在致病因素

超过 2/3 的患者发病前 4 周内有呼吸道或胃肠道感染症状。曾发现的前驱感染病原体包括空肠弯曲菌、巨细胞病毒、EB 病毒、肺炎支原体、乙型肝炎病毒和人类免疫缺陷病毒等。1982 年,有学者注意到了空肠弯曲菌(Cj)感染与 GBS 发病有关,此后的研究发现在许多国家和地区 Cj 感染是最常见的 GBS 发病前驱因素,特别是以腹泻症状为前驱感染的 GBS 患者有 Cj 感染证据者高达 85%,从 AMAN 型 GBS 病人肠道分离出 Cj 更多见。

Cj 为一种革兰阴性弯曲菌,微需氧,适于在 40℃ 左右生长。按照菌体表面脂多糖"O"抗原的抗原性不同,Penner 血清分型方法可将 Cj 划分为多种血清型。从 GBS 病人肠道分离的 Cj,集中在 Penner O:2、O:4、O:5、O:19 型,我国以 O:19 型最常见。国外曾对 Penner O:19 型 Cj 的纯化脂多糖进行结构分析,发现其与人类神经组织中富含的神经节苷脂(GM_1、GD_{1a}、GT_{1a} 和 GD_3)有相同的抗原决定簇,这为以分子模拟学说解释 GBS 的发病机制奠定了重要的实验基础。

分子模拟学说认为外来致病因子因具有与机体某组织结构相同或相似的抗原决定簇,在刺激机体免疫系统产生抗体后,这种抗体既与外来抗原物质结合,又可发生错误识别,与体内具有相同抗原决定簇的自身组织发生免疫反应,从而导致自身组织的免疫损伤。

依照分子模拟学说已经成功地建立了不同病理表现的 GBS 动物模型。应用周围神经髓鞘抗原 P_2 蛋白可诱发实验性自身免疫性神经炎(EAN);应用 P_1 可同时诱发 EAN 和实验性自身免疫性脑脊髓炎(EAE);EAN 的病理改变与人类 AIDP 病变相似。应用神经节苷脂 GMi 或混合的神经节苷脂,可诱发病理改变与 AMAN 相似的动物模型。

(二)机体因素

人所共知,对某种疾病是否易患,在不同的个体是有差别的。这在一定程度上与免疫遗传因素有关。与免疫相关的基因群结构和功能复杂,基因多态性的存在,使得不同个体对特定抗原物质的识别提呈及引起免疫反应的强弱存在差别。目前尚无公认的 GBS 易感基因被发现。

虽然 GBS 的确切发病机制仍不明确,但本病是由细胞免疫和体液免疫共同介导的自身免疫病这一观点已得到公认。证据如下:

1. AIDP 的典型病变中存在大量淋巴细胞浸润,巨噬细胞也参与了病变的形成。

2. 电子显微镜观察 AMAN 病人周围神经,可见巨噬细胞自郎飞结处攻击裸露的轴突,进而继续移行至相对完整的髓鞘内,直接破坏轴突。

3. 早在光学显微镜没有可见的病理改变时，免疫电镜即可发现 AMAN 病人周围神经郎飞结部位出现抗原抗体复合物及补体的沉积。

4. GBS 病人血中存在特异的循环抗体，部分病人的循环抗体与 GM_i 等神经节苷脂产生抗原抗体结合反应或与 Cj 的抗原成分有交叉反应；Fisher 综合征常有 GQ_{1b} 抗体存在并与 Cj 感染关系密切。

5. 将病人或动物模型的血清被动转移至健康动物的周围神经可引起与前者相似的病变，而将上述血清用 Cj 的抗原吸附后再转移至健康动物则不再产生病变。

四、病理学

AIDP 的主要病理改变是周围神经组织中小血管周围淋巴细胞与巨噬细胞浸润以及神经纤维的节段性脱髓鞘，严重病例出现继发轴突变性。Schwann 细胞于病后 1～2 周开始增殖以修复受损的髓鞘，此时致病因素对髓鞘的破坏可能尚未停止。

AMAN 的主要病变是脊神经前根和周围神经运动纤维的轴突变性及继发的髓鞘崩解，崩解的髓鞘形成圆形、卵圆形小体，病变区内少见淋巴细胞浸润。早期病变组织的电子显微镜观察可见巨噬细胞自朗飞结处移行至相对完整的髓鞘内破坏轴突。

AMSAN 的病理特点与 AMAN 相似，但脊神经前后根及周围神经纤维的轴突均可受累。

五、临床表现

多数患者起病前 4 周内有胃肠道或呼吸道感染症状，少数有疫苗接种史。该病呈急性起病，病情多在 2 周内达高峰。弛缓性瘫痪是最主要的特点，多数患者肌无力从双下肢向双上肢发展；少数严重病例，肌无力症状最早出现在双上肢或四肢同时出现，两侧相对对称，数日内逐渐加重。腱反射减低或消失，无病理反射。约 25% 病情严重者，出现呼吸肌麻痹，需要辅助呼吸。约 1/3 患者出现颈后部或四肢肌肉疼痛，有的出现脑膜刺激征。尤其在儿童，肌肉疼痛更为常见，并且常为首发症状。部分患者有不同程度的脑神经损害，可为首发症状而就诊，以双侧周围性面瘫最常见，其次为咽喉部肌肉瘫痪。眼球运动、舌肌及咬肌的瘫痪少见。部分患者有四肢远端感觉障碍，如手套袜套样分布的感觉减退；或感觉异常如刺痛、麻木、烧灼感等。部分患者有自主神经症状，如多汗、皮肤潮红，严重病例出现心动过速、期前收缩等心律失常，高血压或直立性低血压、一过性尿潴留等。AIDP、AMAN 和 AMSAN 的临床表现相似，只是 AMAN 没有明显的感觉异常。如果没有电生理或充分的病理资料，AMAN 和 AMSAN 与 AIDP 很难区分。

起病后症状迅速进展，50% 病人在 2 周内达高峰，约 90% 患者病后 4 周症状不再进展。多在症状稳定 1～4 周后开始恢复，肢体无力一般从近端向远端恢复，往往需要数周到数月的时间。本病的主要危险是呼吸肌麻痹。肺部感染、严重心律失常及心力衰竭等并发症也是致死的重要因素。

Fisher 综合征以眼外肌麻痹、共济失调和腱反射消失三联征为主要临床表现。其占 GBS 的 5% 左右，在亚洲报道较多前驱感染可有呼吸道感染、腹泻和空肠弯曲菌感染。急性起病，病情在数天至数周内达到高峰。多以复视起病，少数以肌痛、四肢麻木、眩晕和共济失调起病。在发病数天内出现进行性加重的眼外肌麻痹，对称或不对称，部分患者可伴有眼睑下垂，瞳孔对光反应多正常，部分患者可有瞳孔散大。躯干性共济失调或上下肢共济失调。腱反射减低或消失，而肌力正常或轻度减退。部分患者伴有其他脑神经麻痹，包括球部肌肉和面部肌肉无力。部分患者伴有感觉异常，表现为四肢远端和面部麻木和感觉减退。

少数患者伴有膀胱功能障碍。病程有自限性,多在发病2周到2个月恢复,多数无残留症状。

六、实验室检查

1.脑脊液检查

典型的表现是蛋白细胞分离现象,即蛋白含量增高而白细胞数正常。蛋白增高常在起病后第2~4周出现,但较少超过1.0g/L;白细胞计数一般<10×10^6/L;糖和氯化物正常。部分患者脑脊液出现寡克隆区带。部分患者脑脊液神经节苷脂抗体阳性。

2.神经电生理

通常选择一侧正中神经、尺神经、胫神经和腓总神经进行测定。电生理改变的程度与疾病严重程度相关,在病程的不同阶段电生理改变特点也有所不同。

中国专家推荐的各型GBS神经电生理诊断指南如下。

AIDP诊断标准:①运动神经传导,至少有两条运动神经存在至少一项异常。a.远端潜伏期较正常值延长25%以上;b.运动神经传导速度比正常值减慢20%以上;c.F波潜伏期比正常值延长20%以上和(或)出现率下降;d.运动神经部分传导阻滞:周围神经远端与近端比较,复合肌肉动作电位(CMAP)负相波波幅下降20%以上,时限增宽<15%;e.异常波形离散:周围神经近端与远端比较,周围神经近端与远端比较,CMAP负相波时限增宽15%以上。当CMAP负相波波幅不足正常值下限的20%时,检测传导阻滞的可靠性下降。远端刺激无法引出CMAP波形时,难以鉴别脱髓鞘和轴索损害。②感觉神经传导。一般正常,但异常时不能排除诊断。③针电极肌电图。单纯脱髓鞘病变肌电图通常正常,如果继发轴索损害,在发病10d至2周后肌电图可出现异常自发电位。随着神经再生则出现运动单位电位时限增宽、高波幅、多相波增多及运动单位丢失。

AMAN的电生理诊断标准电生理检查内容与AIDP相同,诊断标准如下:①运动神经传导:a.远端刺激时CMAP波幅较正常值下限下降20%以上,严重时引不出CMAP波形,2~4周后重复测定CMAP波幅无改善。b.除嵌压性周围神经病常见受累部位的异常外,所有测定神经均不符合AIDP标准中脱髓鞘的电生理改变(至少测定3条神经)。②感觉神经传导测定:通常正常。③针电极肌电图:早期即可见运动单位募集减少,发病1~2周后,肌电图可见大量异常自发电位,此后随神经再生则出现运动单位电位的时限增宽、波幅增高、多相波增多。

AMSAN的电生理诊断标准除感觉神经传导测定可见感觉神经动作电位波幅下降或无法引出波形外,其他同AMAN。

MFS的电生理诊断标准感觉神经传导测定可见动作电位波幅下降,传导速度减慢;脑神经受累者可出现面神经CMAP波幅下降;瞬目反射可见R1、R2潜伏期延长或波形消失。运动神经传导和肌电图一般无异常。电生理检查非诊断MFs的必需条件。

3.神经活组织检查

不需要神经活组织检查确定诊断。腓肠神经活检可见有髓纤维脱髓鞘现象,部分出现吞噬细胞浸润,小血管周围可有淋巴细胞与巨噬细胞浸润,严重病例出现继发轴索变性。

4.严重病例可有心电图改变

以窦性心动过速和ST-T改变最常见。

5.血清学检查

AIDP部分患者血清可检测到特殊抗体,如抗微管蛋白IgM、IgG抗体、IgG型抗神经节苷脂(GM_1、GM_{1b}、$G_{a1}NAc\text{-}GD_{1a}$)抗体。部分患者血清检测到抗空肠弯曲菌抗体,抗巨细胞病毒抗体等。

AMAN部分患者血清中可检测到IgG型抗神经节苷脂GM_1抗体和(或)GM_{1b}抗体,IgM型抗神经节苷脂GM_1抗体阳性,少数可检测到IgG型抗GD_{1a}抗体,IgG型抗$G_{a1}NAc\text{-}GD_{1a}$抗体。部分患者血清空肠弯曲菌抗体阳性。

AMSAN部分患者血清中可检测到抗神经节苷脂GM_2抗体。

MFS大多数患者血清GQ_{1b}抗体阳性。部分患者血清中可检测到空肠弯曲菌抗体。

6.细菌学检查

部分患者可从粪便中分离和培养出空肠弯曲菌。

七、诊断及鉴别诊断

首先临床医师需要进行定位诊断,分析病变是在周围神经、还是脑干、脊髓、传导束,神经肌肉接头、肌肉等部位。一旦定位在周围神经,GBS最常见,但需要排除低钾性周期麻痹、重症肌无力、中毒性神经病、脊髓灰质炎等。在实际工作中,对于GBS的诊断主要依靠临床,以便对病情典型且迅速加重的患者尽快诊断,尽快开始免疫治疗。因此,在没有电生理和脑脊液检查时机和检查条件的时候,临床拟诊十分重要。而临床加实验室检查有助于最终确诊、进行临床研究、对不典型患者进行最终诊断以及区分不同亚型。

1.中国专家推荐的诊断指南(2010年)

①常有前驱感染史,急性起病,进行性加重,多在2周左右达高峰。②对称性肢体和延髓支配肌肉、面部肌肉无力,重症者可有呼吸肌无力,四肢腱反射减低或消失。③可伴轻度感觉异常和自主神经功能障碍。④脑脊液出现蛋白细胞分离现象。⑤电生理检查提示运动神经传导速度减慢、末端潜伏期延长、F波异常、传导阻滞、异常波形弥散等。⑥病程有自限性。

2.国际上广泛采用的Asbury修订诊断标准

(1)GBS必备诊断标准:①超过1个以上肢体出现进行性肌无力,从轻度下肢力弱,伴或不伴共济失调,到四肢及躯干完全性瘫,以及延髓性麻痹、面肌无力和眼外肌麻痹等;②腱反射完全消失,如具备其他特征,远端腱反射丧失,肱二头肌反射及膝腱反射减低,诊断也可成立。

(2)高度支持诊断标准:①按重要性排序的临床特征。a.症状和体征迅速出现,至4周时停止进展,约50%的病例在2周、80%在3周、90%在4周时达到高峰。b.肢体瘫痪较对称,并非绝对,常见双侧肢体受累。c.感觉症状、体征轻微。d.脑神经受累,50%的病例出现面神经麻痹,常为双侧性,可出现球麻痹及眼外肌麻痹;约5%的病例最早表现眼外肌麻痹或其他脑神经损害。e.通常在病程进展停止后2~4周开始恢复,也有经过月后开始恢复,大部分患者功能可恢复正常。f.可出现自主神经功能紊乱,如心动过速、心律失常、直立性低血压、高血压及血管运动障碍等,症状可为波动性,应除外肺栓塞等可能性。g.发生神经症状时无发热。②变异表现(不按重要性排序)。a.发生神经症状时伴发热;b.伴疼痛的严重感觉障碍;c.进展超过4周,个别患者可有轻微反复;d.进展停止但未恢复或遗留永久性功能缺损;e.括约肌通常不受累,但疾病开始时可有一过性膀胱括约肌障碍;f.偶有CNS受累,包括不能用感觉障碍解释的严重共济失调、构音障碍、病理反射及不确切的感觉平面等,但其他症状符合GBS,不能否定GBS诊断。

(3)高度支持诊断的脑脊液特征:①主要表现CSF蛋白含量发病第1周升高,以后连续测定均升高,

CSF 单个核细胞(MNC)数 $10×10^6/L$ 以下。②变异表现发病后 1～10 周蛋白含量不增高，CSFMNC 数 $(11～50)×10^6/L$。

(4)高度支持诊断的电生理特征：约 80%的患者显示 NCV 减慢或阻滞，通常低于正常的 60%，但因斑片样受累，并非所有神经均受累；远端潜伏期延长可达正常 3 倍，F 波反应是神经干近端和神经根传导减慢的良好指标；约 20%的患者传导正常，有时发病后数周才出现传导异常。

(5)怀疑诊断的特征：①明显的持续不对称性力弱；②严重的膀胱或直肠功能障碍；③发病时就有膀胱或直肠功能障碍；④CSF-MNC 数在 $50×10^6/L$ 以上；⑤CSF 出现多形核白细胞；⑥出现明显感觉平面。

(6)除外诊断的特征：①有机物接触史；②急性发作性卟啉病；③近期白喉感染史或证据，伴或不伴心肌损害；④临床上符合铅中毒或有铅中毒证据；⑤表现单纯感觉症状；⑥有肯定的脊髓灰质炎、肉毒中毒、癔症性瘫痪或中毒性神经病诊断依据。

由上述标准可见，GBS 诊断仍以临床为主，支持 GBS 诊断的实验室证据均需具备必要的临床特征才能诊断。变异表现是在符合临床标准的 GBS 中偶尔出现特殊症状，这些症状虽不能除外 GBS，但应引起怀疑。如出现两个以上变异表现应高度怀疑 GBS 诊断，首先排查其他疾病。

3.与其他疾病鉴别

(1)低血钾性周期性麻痹：为急性起病的两侧对称性肢体瘫痪，病前常有过饱、饮酒或过度劳累病史，常有既往发作史，无感觉障碍及脑神经损害，发作时血钾低及心电图呈低钾样改变，脑脊液正常。补钾治疗有效，症状可迅速缓解。

(2)重症肌无力全身型：可表现两侧对称性四肢弛缓性瘫痪，但多有症状波动如休息后减轻，劳累后加重即所谓晨轻暮重现象，疲劳试验及新斯的明试验阳性，脑脊液正常。重复电刺激低频时呈递减反应，高频时正常或递减反应，血清抗乙酰胆碱受体抗体阳性。

(3)急性脊髓炎：病变部位在颈髓时可表现四肢瘫痪，早期肌张力减低呈弛缓性，但有水平面型深、浅感觉消失，伴尿便潴留。脊髓休克期过后表现四肢肌张力升高，腱反射亢进，病理反射阳性。

(4)脊髓灰质炎：起病时常有发热，肌力减低常不对称，多仅累及一侧下肢的 1 至数个肌群，呈节段性分布，无感觉障碍，肌萎缩出现早。脑脊液蛋白与细胞在发病早期均可升高，细胞数较早恢复正常，病后 3 周左右也可呈蛋白细胞分离现象。确诊常需病毒学证据。

(5)肉毒毒素中毒：可导致急性弛缓性瘫痪。该病的病理生理机制已经阐明：毒素抑制运动神经末梢突触释放乙酰胆碱。典型的临床表现包括眼内肌和眼外肌麻痹，延髓麻痹，口干，便秘，直立性低血压。无感觉系统受损症状。出现眼内肌麻痹，早期出现视物模糊是与 GBS 的重要鉴别点。神经重复电刺激检查提示突触前膜病变特征，有助于诊断。大多数患者是由于摄入被肉毒杆菌或毒素污染的熟肉类食品发病的，多有流行病学资料支持。肉毒杆菌可从患者的大便培养。

(6)农药、重金属、有机溶剂等中毒可引起中毒性周围神经病：由于误服、劳动防护不利等因素，国内有较多报道这类毒物经消化道或呼吸道过量进入人体，引发急性或迟发性中毒性周围神经病。有明确病史并且两者间有明确时间关系的病例，鉴别诊断不难。神经电生理检查可见呈轴索损害为主，少数可有脱髓鞘损害的特点。临床表现多先累及下肢与电生理提示轴索越长的部位易先受损一致。

(7)副肿瘤性周围神经病：有多种临床类型，常见的如：感觉性神经病，感觉运动性神经病，周围神经病合并浆细胞病等。单纯运动受累者少见。副肿瘤性周围神经病多见于肺癌、肾癌、异常蛋白血症。临床起病多呈亚急性病程，进展超过 1 个月。主要表现为四肢套式感觉障碍、四肢远端对称性肌无力且下肢常重于上肢、肌萎缩及腱反射减弱。脑脊液可正常或轻度蛋白升高。神经电生理检查多表现轴索损害的特点。

血清学检查可见具有特征性的副肿瘤相关抗体。对周围神经病患者尤其是中年以上患者应注重肿瘤的筛查，尤其是呼吸系统、消化系统、女性生殖系统等，对前列腺癌、膀胱癌等亦应重视。副肿瘤性周围神经病的病程及严重程度与癌肿的大小及生长速度并不一定平行。神经损害表现可出现在已经确诊的肿瘤患者，也可出现在发现肿瘤之前数年。

（8）蜱咬性麻痹：十分少见，但是与GBS很相似。儿童比成年人更易受到感染，因此，这是儿童GBS患者需要进行鉴别的疾病。麻痹是由蜱产生的内毒素引起。这种毒素引起疾病的分子病理生理机制尚未完全阐明，但很可能影响周围神经的轴突和神经肌肉接头处。在美国报告的病例，蜱的清除与数小时内的肌力改善有关。但是，在澳大利亚，去除蜱之后病情在一段时间内仍然进展。很可能是不同的毒素。蜱往往植根于头皮，需要仔细地检查。

（9）GBS需与狂犬病鉴别：一些狂犬病例在有脑炎表现之前出现急性弛缓性瘫痪。国外曾有报告一例数年前被疯狗咬伤的病人，发病后迅速发展至瘫痪和死亡。最初的临床和病理诊断为AMSAN，因为脊髓或周围神经的病理检查没有炎症反应表现，却有运动神经元死亡，似乎支持AMSAN诊断。不过，之后在运动神经元和感觉神经元处发现有大量的狂犬病毒，表明该病毒长时间潜伏于此。国内也曾报道经脑组织病理证实的麻痹型狂犬病病例。

（10）Fisher综合征需要与Bickerstaff脑干脑炎相鉴别：日本报告该病例较多，临床表现的特征和病程与Fisher综合征相似，但常有中枢神经损害的表现，包括意识水平下降，眼球震颤，腱反射活跃，病理反射阳性，偏身型分布的感觉减退，神经影像学上显示明确的脑干、小脑异常病灶。神经电生理检查显示部分患者有周围神经损害。

八、治疗

国际上已经完成了一些关于AIDP免疫治疗的病例对照研究，AIDP成为相对少数的可以在循证医学证据基础上选择治疗的周围神经系统疾病。免疫治疗不仅可以缩短恢复时间，而且可防止疾病进展至更严重的阶段。但各种免疫疗法对轴索型GBS的疗效仍不十分清楚。GBS患者的总体治疗原则可分为：早期阶段防止病情进展，病情高峰及平台时期的精心护理、免疫治疗和之后的康复治疗。其中免疫治疗是以抑制免疫反应，清除致病因子，阻止病情发展为目标。

1. 一般治疗

（1）疾病监测和早期教育：由于GBS患者的病情可迅速发展，急剧恶化。除了最轻微的病例外，拟诊GBS患者应立即住院观察。早期阶段，在例行检查进行诊断的同时，行呼吸和心血管功能监测，并告知病人和家属诊断及病程中可能发生的情况，进行疾病及其预后的教育。对病情进展快，伴有呼吸肌受累者，应该严密观察。

疾病进展阶段的关键是要监测血气或肺活量、脉搏、血压和吞咽功能。呼吸肌麻痹是本病最主要的危险之一，应密切观察呼吸困难的程度。当表现呼吸浅快、心动过速、出汗以及口唇甲皱由红润转为苍白或发绀，经鼻导管给氧及清理呼吸道后，短时间内仍无改善者；或有明显的呼吸困难，肺活量少于<12～15ml/kg或肺活量迅速降低，血气分析氧分压<80mmHg（10.66kPa）时，提示呼吸功能已不能满足机体需要，可尽早进行气管插管或气管切开术，给予机械通气；如需气管插管和呼吸器辅助呼吸，应当提前决定转重症监护病房。有呼吸困难和延髓性麻痹患者应注意保持呼吸道通畅，尤其注意加强吸痰及防止误吸。但还要综合考虑呼吸频率的变化，如果患者合并第Ⅸ、Ⅹ对脑神经麻痹，表现吞咽困难或呛咳，就存在发生

窒息或吸入性肺炎的危险,应更早考虑行气管插管或气管切开术。有证据表明,任何病人发生高碳酸血症或低氧血症时应尽早插管。

监测休息时的脉搏和血压,以及体位的变化时脉搏和血压,是诊断早期自主神经功能不全的方法。患者的自主神经功能不全时通气量减少或过度增加也是一个严重的问题。

(2)GBS患者的重症监护与防治并发症:尽管20世纪80年代之前GBS的病死率的统计不够全面,但严重病人病死率可高达15%～20%。国外报道,开始于20世纪80年代初的大规模多中心研究数据表明,经过现代重症监护和免疫治疗,病死率为1.25%～2.5%。重症监护单元死亡的原因通常不是因为呼吸衰竭,而是并发感染、心肌梗死或肺栓塞。如果患者病程较长,长时间停留在重症监护病房,会发生并发症。住院超过3周,有60%的患者发生肺炎、菌血症或其他严重感染。

重症患者应进行连续心电监护直至恢复期开始。窦性心动过速一般不需治疗,如症状明显或心率过快,可用小量速效洋地黄制剂适当控制,心动过缓可由吸痰操作引起,可用消旋山莨菪碱、阿托品治疗。严重心律失常少见,如心房颤动、心房扑动、传导阻滞等,可会同心血管专业医师解决。在自主神经功能障碍表现为高血压或低血压的患者也应注意调整和稳定血压。

坠积性肺炎与吸入性肺炎及由此引发的败血症、脓毒血症应早使用广谱抗生素治疗并可根据痰病原体培养与药敏试验结果调整抗生素。

延髓性麻痹者,因吞咽困难和饮水反呛,需给予鼻饲维持肠道营养供给,以保证足够每日热量、维生素和防止电解质紊乱。但若有合并有消化道出血或胃肠麻痹者,则应停止鼻饲,给予胃肠动力药物促进肠蠕动恢复,同时给予静脉营养支持。

为预防下肢深静脉血栓形成及由此引发的肺栓塞,应经常被动活动双下肢或穿弹力长袜,推荐没有禁忌的病人使用低分子肝素皮下注射,5000U,每天2次。应用脚踏板和患侧肢体被动运动也有助于减少静脉血栓形成的危险。如果没有其他应用指征,不推荐使用甘露醇治疗神经根和神经干水肿,因为不仅没有实际效果,还可能因为脱水作用导致血液浓缩诱发下肢深静脉血栓形成。患者面肌无力,暴露的角膜易于发生角膜炎,严重病例甚至可能留有后遗症,故应进行相应的防护性治疗。

许多患者在疾病早期出现四肢或全身肌肉疼痛与皮肤痛觉过敏,可适当应用镇痛药物。如果单纯镇痛药没有作用,可以使用镇静药。阿片类镇痛药的一大副作用是便秘,所以监测肠蠕动和早期干预很重要。可应用润肠药与缓泻药保持大便通畅。

保持床面清洁平整并定期翻身以防止压疮,也可使用电动防压疮气垫。

有尿潴留者可做下腹部按摩促进排尿,无效时应留置尿管导尿。

重视患者焦虑与抑郁状态发生,做好心理疏导工作,保持对患者鼓励的态度,经常安慰患者虽然恢复较慢,但最后多可明显恢复。症状严重者也可配合抗焦虑与抗抑郁药物治疗。

2.免疫治疗

(1)静脉滴注入血丙种球蛋白:是具有循证医学证据的治疗方法。静脉滴注丙种球蛋白(IVIg)能够缩短病程,阻止病情进展,减少需要辅助通气的可能,近期和远期疗效都很好;静脉滴注丙种球蛋白与血浆交换的效果类似,在机械通气时间、死亡率及遗留的功能障碍方面两种疗法无明显区别(Ⅰ级证据)。在儿童患者中使用也有效(Ⅱ级证据)。推荐的方法是0.4g/(kg·d),连用5d。及早治疗更有效,一般在2周内应用。也有少数患者在疗程结束后神经功能障碍虽有部分改善,但仍存在需辅助通气等严重情况,可考虑间隔数日再用1个疗程。个别有轻微副作用,如头痛、肌痛、发热,偶有并发血栓栓塞事件、肾功能异常、一过性肝损害的报道。

(2)血浆交换:是具有循证医学证据的治疗方法。血浆交换(PE)的疗效,在过去的20年中被认为是GBS治疗的金标准,血浆交换治疗能够缩短GBS患者的病程,阻止病情进展,减少需要辅助通气的可能,近期(4周)和远期(1年)疗效也很好(Ⅰ级证据)。推荐用于发病4周之内的中度或重度患者,发病在2周之内的轻度患者也可以从血浆交换中受益。方法是在2周内共交换5倍的血浆量,隔日1次,并且进行得越早越好。每次血浆交换量为30~40ml/kg,在1~2周进行5次。少于4次的血浆交换疗效差,而更多的血浆交换对于轻中度的患者也没有更多的获益。尽管PE疗效明确,但因该方法对设备和条件要求高,价格昂贵,还要注意医源性感染等问题,故一定程度上应用受到限制。PE的禁忌证主要是严重感染、心律失常、心功能不全、凝血系统疾病等;其不良反应为血流动力学改变可能造成血压变化,心律失常,使用中心导管可引发气胸、出血等,以及可能合并败血症。

血浆交换和静脉滴注丙种球蛋白联合治疗效果不肯定,PE治疗后给予IVIg疗效并不优于单独应用IVIg治疗(Ⅱ级证据)。临床中常遇到重症的GBS患者,在应用一个疗程PE或IVIg之后,病情仍没有好转甚至进展,这种情况下可以继续应用一个疗程,但需要除外亚急性或慢性炎症性脱髓鞘性多发性神经病。IVIg没有严重的副作用,而且使用方便,因此应用更广泛。

(3)激素治疗:曾经是治疗GBS的主要药物,近10多年来国外对AIDP治疗的一些随机对照研究结论认为激素无效。在病情恢复时间、需要辅助呼吸时间、病死率、一年之后恢复程度,应用激素与安慰剂都没有明显差别。不仅口服泼尼松或泼尼松龙等激素制剂治疗没有疗效,而且静脉滴注甲泼尼龙也没有明显的获益。虽然短期应用没有明显的副作用,但是长期应用会带来严重的副作用。单独应用IVIg与IVIg联合应用激素疗效没有明显差别。

应该看到,由于GBS有多个亚型且病情轻重、持续时间差别较大,病因是非单一性的,激素使用的时机、种类、剂量及给药方法也各不相同,因而也有认为就目前证据下结论为时尚早。尤其对不同亚型的GBS,激素治疗的疗效还有待进一步探讨。

3.辅助治疗

主要注意维持患者水、电解质与酸碱平衡,常规使用水溶性维生素并着重增加维生素B_1、维生素B_{12}(如甲钴胺、氰钴胺)的补充。可应用神经生长因子等促进神经修复。瘫痪严重时应注意肢体功能位摆放并经常被动活动肢体,肌力开始恢复时应主动与被动活动相结合,按摩,理疗等神经功能康复治疗。

九、预后

85%患者在1~3年完全恢复,少数患者留有长期后遗症,病死率约为5%,常见死因为严重全身性感染、肺栓塞、心肌梗死、心力衰竭与心律失常、成人呼吸窘迫综合征等。老年患者、有严重神经轴突变性、辅助呼吸时间超过1个月或进展快且伴有严重自主神经功能障碍者预后不良。约3%患者可能出现1次以上的复发。复发间隔可数月至数十年。这些患者应注意与CIDP的鉴别。

(李 晶)

第六节 慢性炎症性脱髓鞘性多发性神经病

慢性炎症性脱髓鞘性多发性神经病(CIDP)是获得性的周围神经系统疾病,其病因可能和自身免疫有关,表现为慢性进展或缓解复发病程,病情在数周到数月内亚急性或隐匿性进展。尽管病情可以自发缓解,但免疫调节治疗有效。CIDP包括经典型和变异型,后者少见,如纯运动型、纯感觉型、远端获得性脱髓鞘性对称性神经病、多灶性获得性脱髓鞘性感觉运动神经病。

CIDP是独立的疾病单位。Dyck等对53例的病史、临床和电生理检查、CSF、病理进行研究后,首次提出"慢性炎症性多发性神经根神经病"这个名词,慢性炎症性多发性神经根神经病研究的病例包括运动型、感觉型、混合型患者,其中以后者最多见。病程可以是反复发作,或逐渐进展直至瘫痪。电生理检查发现神经根、神经干、神经丛、周围神经的运动、感觉神经有不同程度的传导减慢伴部分传导阻滞。巨噬细胞诱导的节段性脱髓鞘常伴有神经肿胀和单核细胞浸润。因此,该名词又改为"慢性炎症性脱髓鞘性多发性神经根神经病",两种炎症性脱髓鞘性多发性神经根神经病(AIDP和CIDP)都有CSF蛋白细胞分离。

AIDP和CIDP的不同点:①病程不同,AIDP神经功能损害在数日至数周内进展(一般<4周)病情到达高峰后,逐渐恢复,复发十分罕见,在2次发病之中,神经功能恢复也十分完全,包括脑脊液蛋白也恢复正常;而CIDP病情进展十分缓慢,在数周、数月甚至数年内缓慢进展(一般进展超过8周)。部分发展很快类似AIDP,偶尔见于儿童和年轻人。因此,常常在发病之后或病情复发时才能确诊。另外,少见的病例,病程在4~8周进展,称为亚急性脱髓鞘性多发性神经病(SIDP)。②前躯感染不同,约有80%的AIDP患者能回忆起在病前3个月中曾有某种感染。再次,系统的回顾性研究证实,对激素的反应不同,CIDP患者激素治疗有效,而AIDP患者激素治疗无效。

一、流行病学

因为CIDP发病率较低,系统的人群研究很少。应用CIDP确诊标准,在日本某县估计的发病率为0.81/100000。英国南部1.24/100000,澳大利亚某地1.9/100000。年龄在50~70岁发病的CIDP患者,病程多为单相进展型。还有40%~60%的CIDP患者为缓解-复发型,此型患者发病年龄较早,免疫调节治疗效果较好。

二、临床表现与分型

(一)经典型CIDP

AIDP多有明确的前躯感染,而CIDP则不然,可能因为患者隐匿起病缓慢发展,等到确诊为CIDP时,已不能回忆起病前是否有感染了。国内外报道19%~32%的CIDP与感染和免疫相关,表明这种疾病的发生并非偶然,但这些研究并非病例对照研究,因此,前躯感染是否确切尚需证实。也有报道HIV感染与CIDP有关。

CIDP可在任何年龄发病,该病在儿童十分罕见。年轻患者尽管需要长期的免疫治疗,治疗效果和预后较好。CIDP随年龄增长,发病率增加,50~70岁易发病,常表现为对称的感觉、运动障碍,复发病例不常见,一般预后较差。

多数病人表现为肢体无力和感觉障碍,脑神经可受影响。通常以运动障碍为主,导致步态异常,容易跌倒,上楼、起坐困难。远端无力程度较严重,握力减弱很明显。很少有肌肉萎缩,腱反射常消失或减弱。感觉异常中刺痛更常见,而其他痛觉如烧灼感、闪击痛、酸痛较少见。有5%~8%患者感觉障碍为主要表现或唯一表现。粗大震颤、共济失调则反映深感觉受损。较粗的神经纤维容易受累。感觉系统检查振动觉、位置觉减弱或消失。深感觉受损可导致不自主运动,称为假性手足徐动症,主要表现为手指震颤或粗大震颤;另外,姿势和步态严重共济失调,闭眼时更明显。其他感觉可轻微受损(如触觉、痛觉、温度觉)。

脑神经受损(动眼神经、面神经、延髓性麻痹)可见于15%的CIDP患者。某些慢性病例,可出现视盘水肿,脑脊液蛋白增高明显,可能由于CSF吸收障碍引起。呼吸肌也可受累,但很少需要气管插管和辅助呼吸,最终患者发展为需要轮椅或卧床。

排尿障碍见于25%CIDP患者,可能由于膀胱感觉神经受累或排尿反射弧受损引起。另外,长期患CIDP病人可有腰椎狭窄和马尾综合征(姿势相关腰背痛、腰部放射痛,肛门括约肌和性功能障碍,与活动相关的短暂运动、感觉障碍),大量肿胀的神经根使得神经根受压,椎管狭窄。颈胸部的神经根水肿导致该区域脊髓受压,可引起伸跖反射。

(二)变异型CIDP

1. 纯运动型

约占10%,仅表现为肢体无力而无感觉症状。电生理检查没有感觉神经异常发现。

2. 纯感觉型

占8%~17%,仅表现为感觉症状,如感觉性共济失调、麻木、疼痛等。但随着病程的延长可出现运动受累症状。有些病例尽管肌力正常,但是电生理检查发现不仅感觉神经纤维有脱髓鞘表现,运动神经纤维也存在脱髓鞘变化,这也提示该病变在周围神经十分广泛。

纯感觉型CIDP患者对各种免疫调节治疗有效,包括激素、IVIg、PE,这也提示该病病因与免疫有关。此型诊断需排除获得性脱髓鞘神经病,有IgMK或λ单克隆球蛋白,有或无抗-MAG抗体。

3. 多灶性运动感觉脱髓鞘神经病

该型多见于男性,40~50岁发病,多呈慢性进展。最初主要为感觉症状如刺痛、麻木,单神经病也较常见(如正中神经、桡神经、尺神经、腓肠神经)。随后出现上肢对称的运动障碍(78%)。可在开始的数年仅有上肢症状,而电生理检查有广泛的亚临床神经受损。发病多年以后,出现广泛的神经受损。临床上仍有多灶性特点,有的出现局灶性神经增粗,多见于锁骨上,表现类似肿瘤。可以用臂丛NMRI发现T_2像高信号可以确诊。神经传导异常是多发性单神经病的特征,部分运动和感觉传导阻滞局限于前臂,并持续多年。CIDP患者出现广泛的SNAP波幅降低需与MMN-CB相区别,60%~80%的CIDP患者CSF蛋白轻度增高,未发现血清抗GM_1神经节苷脂抗体,与MMN-CB显著不同。此亚型CIDP,激素治疗有效,约2/3患者明显好转,并且病情稳定。近年来多首选IVIg治疗,其有效率>70%。某些患者需长期间断IVIg治疗。PE不常用于治疗此亚型,有限的资料表明PE无显著疗效。

三、实验室检查

1. 电生理检查:神经传导检查包括1个上肢、1个下肢(最好四肢都包括);至少2条运动神经和2条感觉神经,包括近端神经部分。通常选择一侧的正中神经、尺神经、胫神经和腓总神经进行测定。另外,检查时肢体温度应达36℃。运动神经传导测定提示周围神经存在脱髓鞘性病变,在非嵌压部位出现传导阻滞或异常波形离散对诊断脱髓鞘病变更有价值。神经电生理检测结果必须与临床表现相一致。

(1)中国专家推荐电生理诊断标准为

①运动神经传导:至少要有2根神经均存在下述参数中的至少1项异常:a.远端潜伏期较正常值上限延长50%以上;b.运动神经传导速度较正常值下限下降30%以上;c.F波潜伏期较正常值上限延长20%以

上[当远端复合肌肉动作电位(CMAP)负相波波幅较正常值下限下降20%以上时,则要求F波潜伏期延长50%以上]或无法引出F波;d.运动神经部分传导阻滞:周围神经常规节段近端与远端比较,CMAP负相波波幅下降50%以上;e.异常波形离散:周围神经常规节段近端与远端比较CAMP负相波时限增宽30%以上。当CMAP负相波波幅不足正常值下限20%时,检测传导阻滞的可靠性下降。

②感觉神经传导:可以有感觉神经传导速度减慢和(或)波幅下降。

③针电极肌电图:通常正常,继发轴索损害时可出现异常自发电位、运动单位电位时限增宽和波幅增高,以及运动单位丢失。

2.常规的血液生化检查有较大价值,无论CIDP患者有局灶症状还是对称症状,都需要常规检查以除外某些疾病,如感染性疾病(HIV、丙肝、莱姆病)、糖尿病、脉管炎、肉瘤样病。进行血清IgG、IgA、IgM定量测定,应用高分辨琼脂糖免疫电泳或免疫固定筛选血和尿中的单克隆球蛋白。某些病例需基因组DNA测序,除外常见的遗传性脱髓鞘神经病。

3.腰穿CSF测定可进一步确诊,白细胞数应$<10\times10^9/L$。如果细胞数增高要考虑HIV感染。CSF蛋白增高[依照Barohn等的研究95%的病例CSF蛋白增高至$(1.34\pm1.12)g/L$],65%病例可检测出寡克隆蛋白。

4.神经活检只用于需除外的病例,拟诊Lewis-Sumner综合征时,如有神经痛,要除外脉管炎、神经束膜炎、肉芽瘤。

四、诊断标准

1.Dyck提出的临床实用诊断标准

CIDP表现为对称的多发性神经根神经病,肢体近端和远端无力为主要症状。本体感觉常常受累,肢体麻木和感觉异常也不少见。

运动神经和感觉神经纤维均出现多发的炎症性脱髓鞘,导致广泛的周围神经病变,脑神经也常受累。

CIDP表现为进行性、阶梯式进展或复发缓解的病程,病程进展超过8周或复发缓解是诊断CIDP的必要条件。

CIDP的诊断需要下列实验室检查的支持:

(1)CSF中蛋白含量增高,淋巴细胞计数少于$10\times10^9/L$。

(2)电生理检查提示确切的脱髓鞘证据。

(3)病理检查:腓神经或腓肠神经活检发现特征性的炎性脱髓鞘,常伴有轴索变性。有时临床和电生理检查可以提示潜在的病理变化。

在一些难以确诊的拟诊病人,经试验性治疗,如果定量的临床评估和复查的电生理结果都提示治疗后病情有确切的改善则有助于诊断CIDP。

2.中国专家推荐的诊断标准如下

CIDP的诊断目前仍为排除性诊断。符合以下条件的可考虑本病:①症状进展超过8周,慢性进展或缓解复发;②临床表现为不同程度的肢体无力,多数呈对称性,少数为非对称性,近端和远端均可累及,四肢腱反射减低或消失,伴有深、浅感觉异常;③脑脊液蛋白细胞分离;④电生理检查提示周围神经传导速度减慢、传导阻滞或异常波形离散;⑤除外其他原因引起的周围神经病;⑥糖皮质激素治疗有效。

五、鉴别诊断

1. POEMS 综合征

是一组以多发性周围神经病和单克隆浆细胞增生为主要表现的临床症候群。病名由 5 种常见临床表现的英文字头组成,即多发性神经病、脏器肿大、内分泌病、M 蛋白和皮肤损害。也有称本病为 Crow-Fukase 综合征。多中年以后起病,男性较多见。起病隐袭、进展慢。依照症状、体征出现频率可有下列表现:①慢性进行性感觉运动性多神经病,脑脊液蛋白含量增高。②皮肤改变:因色素沉着变黑,并有皮肤增厚与多毛。③内分泌改变:男性出现阳痿、女性化乳房,女性出现闭经、痛性乳房增大和溢乳,可合并糖尿病。④内脏肿大:肝脾大,周围淋巴结肿大。⑤水肿:视盘水肿,胸腔积液、腹水,下肢指凹性水肿。⑥异常球蛋白血症,血清蛋白电泳出现 M 蛋白,尿检可有本-周蛋白。⑦骨骼改变:可在脊柱、骨盆、肋骨及肢体近端发现骨硬化性改变,为本病影像学特征。也可有溶骨性病变,骨髓检查可见浆细胞增多或骨髓瘤。⑧低热、多汗、杵状指。

2. 多灶性运动神经病(MMN)

是一种仅累及运动神经的不对称性脱髓鞘性神经病,局部脱髓鞘常选择性影响运动纤维,上肢更易受累。成年男性多见,起病初期为不对称的上肢远端无力,逐渐累及上肢近端和下肢,也可下肢起病。受累肌肉分布呈现多数单神经病的特点。神经电生理检查提示为多灶分布的运动传导阻滞。发病机制与自身免疫有关。激素治疗无效,环磷酰胺或 IVIg 治疗有效。

3. 癌性周围神经病(副肿瘤综合征)

是由于恶性肿瘤引起的非转移性周围神经损害。周围神经受损可先于恶性肿瘤出现,也可同步或后继出现。感觉损害的症状较明显,表现肢体远端向近端发展的疼痛,深浅感觉减退或消失,可出现感觉性共济失调,少数有脑脊液蛋白细胞分离。中年以上多发性神经病患者需详细检查,除外肿瘤。

4. 获得性脱髓鞘性多发性神经病

CIDP 也应与获得性脱髓鞘性多发性神经病区分,即所谓 CIDP-MGUS,多与单克隆球蛋白免疫球蛋白 A(IgA 抗体),免疫球蛋白 G(IgG 抗体),或免疫球蛋白 M(抗体 IgM)特别是抗髓鞘相关糖蛋白[抗 MAG]相关。常见于老年男性,并表现为缓慢进展的感觉障碍和不平衡。任何运动的障碍通常涉及远端肢体肌肉。一般情况下,CIDP-MGUS 病程更加缓慢,但对免疫抑制药或免疫调节药治疗的反应较差。

5. 糖尿病性周围神经病(DNP)

是糖尿病的代谢障碍导致的周围神经病。超过 50% 的糖尿病患者有糖尿病神经病变,最常见的是慢性感觉运动性的对称性糖尿病周围神经病变(DPN)表现为感觉、运动、自主神经功能障碍,通常感觉障碍较突出,如出现四肢末端自发性疼痛。症状以下肢更多见。也可出现肢体远端对称性感觉消失、营养不良性足跖溃疡、夏科关节。肢体无力通常较轻,但某些患者也可出现肢体近端无力和肌萎缩。特发性 CIDP 需与糖尿病引起的多发性神经病相鉴别。然而,糖尿病患者如果最近出现亚急性进展的无力,同时伴有感觉丧失和共济失调。应考虑并行诊断 CIDP。电生理检查显示典型的运动传导速度减低、部分 CB、和波形弥散,均提示脱髓鞘性多发性神经根神经病。在一个或更多神经出现明确的 CB 支持诊断并发 CIDP。这类病人往往对各种免疫调节治疗有良好反应。

6. 艾滋病相关的周围神经病

艾滋病毒血清阳性者在早期阶段,通常在血清转化的时期,可发生脱髓鞘多发性神经病。患者脑脊液中淋巴细胞大量增加。艾滋病毒相关CIDP的发病率不明。常用的治疗方法对艾滋病毒相关CIDP的治疗有效。

六、治疗

1. 糖皮质激素

为CIDP首选治疗药物。(一级证据)几项RCT研究评估了激素的短期治疗,结果表明,激素治疗明显有效,进展型与复发型患者效果等同。2个回顾性大型研究也反映波尼松有远期疗效。中国专家提出的治疗指南建议:甲泼尼龙500～1000mg/d,静脉滴注,连续3～5d,然后逐渐减量或直接改口服泼尼松1mg/(kg·d),清晨顿服,维持1～2个月后逐渐减量;或地塞米松10～20mg/d,静脉滴注,连续7d,然后改为泼尼松1mg/(kg·d),清晨顿服,维持1～2个月后逐渐减量;也可以直接口服泼尼松1mg/(kg·d),清晨顿服,维持1～2个月后逐渐减量。上述疗法口服泼尼松减量直至小剂量(5～10mg/d)均需维持6个月以上,再酌情停药。

尽管激素有效、方便、便宜、但长期应用可引起严重的副作用。可能出现的副作用包括:体型改变、体重增加、失眠、情绪变化、高血压恶化、糖类不耐受,精神异常、消化道溃疡、白内障、骨质疏松导致的脊柱压缩性骨折、股骨头坏死。可以对症治疗减少副作用,如抗酸药(H_2受体拮抗药),低钠、低糖类、高蛋白质饮食,和钙剂预防疏松,可加用免疫抑制药减少激素的剂量和疗程。

2. IVIg

RCT研究表明,IVIg对新诊断和未经治疗CIDP患者很有治疗价值。另有一项回顾性研究认为远期有效。有几个特点预示着2年以后,患者仍需人免疫球蛋白治疗:①疾病开始治疗时,即有严重的肢体无力;②经过6个月治疗后病情恢复不完全,遗留功能障碍(Rankin评分大于0～1分)。如果有这样的情况,6个月后需加免疫抑制药治疗。IVIg治疗后感觉运动功能障碍持续时间短者可能预示预后较好。中国专家提出的治疗指南建议:400mg/(kg·d),静脉滴注,连续3～5d为1个疗程。每月重复1次,连续3个月,有条件或病情需要者可延长应用数月。

与激素相比,IVIg费用较高;长期应用激素带来的副作用存在潜在的风险,可导致病死率上升。因此,应进行经济模式和费用效果分析。

3. 血浆交换

研究发现,PE治疗短期有效,尤其对复发病例。PE治疗开始后,仅数日内好转,停用后又恶化,复发后重复应用PE仍有效,只有加用激素或免疫抑制药才可有持续的好转。PE可作为有用的辅助治疗,尤其对于脱髓鞘病变为主的疾病早期。Dyck等进行随机双盲、病例对照研究发现,PE有确切的短期疗效。中国专家提出的治疗指南建议:每个疗程3～5次,间隔2～3d,每次交换量为30ml/kg,每月进行1个疗程。需要注意的是,在应用IVIg后3周内,不能进行血浆交换治疗。

PE治疗较安全,很少有合并症,但是对于血管基础差或置有导管患者可能有增加感染风险,而且费用较高而且不是所有的医院能开展。

4. 其他免疫抑制药

如上述治疗效果不理想,或产生激素依赖或激素无法耐受者,可选用或加用硫唑嘌呤、环磷酰胺、环孢素、甲氨蝶呤等免疫抑制药。临床较为常用的是硫唑嘌呤,适用于对激素反应差或有严重副作用的CIDP患者。使用方法为1～3mg/(kg·d),分2～3次口服,使用过程中需随访肝、肾功能及血常规等。

七、病程和预后

CIDP 呈缓解-复发或逐渐进展的病程,在诊断疾病时很难预料将来病程如何。缓解-复发 CIDP 患者多为青少年(≤20岁),疾病复发多见于成年人,老年患者少见。起病时病情严重,但他们对免疫调节治疗有效,而且预后好。慢性进展型常见于老年人,预后较差。

总之,CIDP 免疫调节治疗有效,如果能早期治疗、长疗程、包括物理治疗在内的多种治疗,80% CIDP 患者能改善症状,病情得以稳定。

(丁 娟)

第六章 神经系统感染性疾病

第一节 概述

中枢神经系统感染（ICNS）系指生物病原体引起的脑和脊髓的实质、被膜及血管的炎症性或非炎症性疾病。这些致病源包括细菌、病毒、真菌、螺旋体、衣原体、支原体、立克次体、寄生虫和朊蛋白等。根据发病情况和病程分为急性、亚急性和慢性感染。

中枢神经系统感染性疾病常见，临床依据其受累部位可分为：①脑炎、脊髓炎或脑脊髓炎；②脑膜炎、脊膜炎或脑脊膜炎；③脑膜脑炎；④硬膜下（外）积脓或脓肿；⑤血栓性静脉炎。中枢神经系统感染的途径有：①血行感染，病原体通过昆虫叮咬、动物咬伤、注射或输血等随血流进入颅内；病原体亦可先侵犯其他部位如呼吸道、消化道或颜面部，再进入血液经动脉、静脉（逆行）引发中枢神经系统感染。②直接感染，病原体通过穿透性颅脑外伤或邻近组织的感染直接蔓延进入颅内。③逆行感染，嗜神经病毒如单纯疱疹病毒、狂犬病病毒进入体内后潜伏于周围神经节，然后经神经轴突逆行侵入颅内。

中枢神经系统感染常见的临床表现有发热、头痛、呕吐、痫样发作、精神症状、意识障碍、局灶性神经功能缺损和脑膜刺激征。近年来，由于应用免疫抑制药治疗如癌症、器官移植以及获得性免疫缺陷综合征（AIDS）的患者增多，中枢神经系统感染性疾病的发病率有所增加。鉴于这类疾病是可治疗性的，早期诊断并给予及时有效的治疗可以挽救患者的生命。因此，尽早识别感染、明确相应的病原体和适当的针对性治疗十分重要。

中枢神经系统感染常用的诊断方法包括：①脑脊液检查。外观、压力、常规、生化、细胞学检查。②病原学检测。涂片、培养、特异性抗体、病毒 DNA（聚合酶链反应，PCR）检测。③脑电图检查。④影像学技术。颅脑或脊髓的 CT 和 MRI（包括增强）。近年来，随着分子生物学和影像学技术的不断发展，对中枢神经系统感染性疾病的早期诊断和鉴别诊断水平不断提升，但临床诊断仍需结合患者病史、查体和脑脊液检查。中枢神经系统感染性疾病的预防和治疗策略是综合性的，主要涉及疫苗、流行病学、耐药致病菌、抗病原体制剂的药动学和药效学以及发病机制等方面。

对神经系统感染性疾病的早期处理可遵循以下原则。

1.一旦考虑细菌性脑膜炎的可能性，应立即给予经验性治疗。

2.对近期有过脑外伤、接受免疫抑制治疗、存在恶性病变或中枢神经系统肿瘤或有局灶性神经系统病变（包括视盘水肿、意识水平降低）的患者均应在腰穿检查前行颅脑 CT 或 MRI 检查。对这类患者经验性抗生素治疗不可延误，应在神经影像检查和腰穿前给予，不必等待检查结果。

3.病毒性脑膜炎患者很少出现明显的意识障碍（如嗜睡、昏迷）、癫痫或局灶性神经功能缺损。如出现上述症状均应住院进一步检查,并给予细菌性及病毒性脑膜脑炎的经验性治疗。

4.对无免疫功能低下、意识水平正常且未经过抗感染治疗的患者,脑脊液检查结果符合病毒性脑膜炎,若48h之内病情无好转,则需要及时再次评估,包括神经系统及全身查体,复查影像学、腰穿及必要的实验室检查。

(秦 艳)

第二节 单纯疱疹病毒性脑炎

一、概述

单纯疱疹病毒性脑炎(HSE)是病毒性脑炎的最常见类型。病毒性脑炎通常以脑实质受累为主,并经常累及脑膜(脑膜脑炎),有时还可累及脊髓及神经根(脑脊髓炎、脑脊髓脊神经根炎)。

数百种病毒均可导致脑炎,但多数病例集中于某些病毒。导致脑炎的病毒与导致脑膜炎的大致相同,但其发病率不同。免疫功能正常的曾被称为"散发性脑炎",患者最常见的是单纯疱疹病毒感染,而带状疱疹病毒及肠道病毒相对少见。流行性脑炎常由虫媒病毒所致。历史上,美国的虫媒病毒性脑炎以圣·刘易斯脑炎病毒、加利福尼亚脑炎病毒属感染为主。但2002年西尼罗河病毒为流行性脑炎的主要病原,致4156例发病,284例死亡。近年不断有新的病毒性脑炎的病原体出现,如最近马来西亚报道了257例由Nipah病毒导致的脑炎,死亡率为40%,该病毒属副黏病毒属。

HSE是由单纯疱疹病毒(HSV)引起的中枢神经系统感染性疾病。本病见于世界各地,无季节性,可发生于任何年龄。单纯疱疹病毒1型引起的脑炎多见于年长儿童及成年人;单纯疱疹病毒2型多见于新生儿及婴儿,源于产道感染。国外HSE的发病率为(4~40)/10万,患病率为10/10万。我国尚无确切发病率统计,据某医院神经内科的病毒血清学研究,该病在病毒性脑炎中约占24.4%。

二、病因与发病机制

HSE亦称急性坏死性脑炎、急性包涵体脑炎。其病原HSV属疱疹病毒科α亚科,病毒体直径为120~150nm,由一个包含DNA的核心和一个20面体的核衣壳组成,其外包绕一层无定形的蛋白质,最外面还有一层包膜。HSV引起神经系统损害是由于病毒在神经组织(复制)增殖,或神经组织对潜伏性病毒的反应所致。HSV分两种类型,即HSV-1与HSV-2。近90%的人类HSE由HSV-1型引起,6%~15%为HSV-2型所致。约70%的病例是由于潜伏感染病毒的活化导致了发病,仅25%的病例为原发感染所致。病毒经呼吸道感染机体后长期潜伏于周围神经节,如三叉神经半月神经节、舌下神经核的运动神经元内。当各种原因如曝晒、发热、恶性肿瘤或使用免疫抑制药使机体免疫功能下降时,之前存在的抗体受到抑制,潜伏的病毒再度活化,复制增殖,经三叉神经或其他神经轴突进入脑内,在脑脊液或脑中传播引起脑炎。最常侵犯的部位是颞叶皮质、额眶部皮质及边缘结构。HSV-2病毒感染则多见于新生儿,感染源来自母体生殖道的分泌物,经血行播散导致脑炎、脑膜炎或脊髓炎。母体存在原发性感染者,在分娩时胎儿感染的危险性约为35%。病灶多位于一侧或双侧颞叶,也可侵犯其他脑区,表现为弥散性多发性脑皮质的出血性坏死。

三、病理

HSE的主要病理改变是脑组织水肿、软化以及出血性坏死。肉眼观察可见大脑皮质出血性坏死，颞叶、额叶、边缘系统病变突出为本病的重要病理学特征。约50%的病例坏死仅限于一侧，即使双侧发生病变，也多以一侧占优势。约1/3病例的脑坏死只限于颞叶，亦可波及枕叶、下丘脑、脑桥与延髓。常因继发颞叶沟回疝致死。镜下可见的特征性病理改变是神经细胞和胶质细胞核内有嗜酸性Cowdry A包涵体，包涵体内含HSV DNA颗粒和抗原。脑实质出血性坏死(即在坏死组织中有灶性出血)是本病另一重要病理特征。可见神经细胞广泛变性和坏死，小胶质细胞增生。大脑皮质的坏死以皮质浅层和第3、5层的血管周围最重。血管壁变性、坏死，软脑膜充血，脑膜和血管周围有大量淋巴细胞浸润呈袖套状。

HSE的组织病理学改变十分明显，但在脑脊液中却难以发现病毒。在感染HSV的实验动物中发现，当病毒滴度下降时，其脑部病理变化最为严重。有学者报道免疫状况受到抑制者在罹患HSV后，其病理改变的程度明显轻于免疫状况正常的HSE患者，这提示免疫病理学机制与HSE的病理改变相关。

四、临床表现

HSE起病形式的缓急、临床症状的轻重取决于感染病毒的数量、病毒的毒力和宿主的功能状态。当机体以细胞免疫为主的防御机制较强而病毒复制的数量、毒力相对较弱时，往往起病较缓，临床症状较轻；反之则起病急，病情凶险，进展亦快。

HSE一般为急性起病，少数表现为亚急性、慢性或复发性。可发生于任何年龄，50%发生于20岁以上的成年人，无性别差异。前驱症状有上呼吸道感染、腹痛腹泻、发热、头痛、肌痛、全身不适、乏力、嗜睡等。约1/4患者的口唇、面颊及其他皮肤黏膜移行区出现单纯疱疹。症状可持续1~2周，继之出现脑部症状。90%的患者出现提示单侧或双侧颞叶受累的症状和体征，包括严重的幻嗅及幻味、嗅觉丧失、不寻常或奇怪的行为，人格改变，记忆障碍。精神症状突出，发生率可达69%~85%，表现为注意力涣散、反应迟钝、言语减少、情感淡漠、行动懒散等，也可出现木僵或缄默。也有患者表现为动作增多、行为奇特及冲动行为，记忆力及定向力障碍明显，可有幻觉、妄想或谵妄，部分患者因精神行为异常为首发或唯一症状而就诊于精神科。神经症状表现为失语、偏瘫、多种形式的痫性发作(全身强直痉挛性发作及部分性发作)、凝视障碍、展神经麻痹及其他脑神经体征。少数患者出现锥体外系症状，如肢体震颤。重症患者可出现各种程度的意识障碍，甚至昏迷，常因严重脑水肿产生颅内压增高，甚至脑疝形成，提示脑实质出血性坏死发展迅速且严重。部分患者可有脑膜刺激征和颈项强直，当累及脑干时呈脑干炎样的表现。在疾病早期即可出现去大脑强直或呈去皮质状态。轻型患者可仅表现头痛、发热，轻度脑膜刺激征或轻微神经功能缺失症状。Van der Poel JC曾于1995年报道HSV-1感染后出现"前岛盖综合征"，表现为咀嚼肌、面肌、咽肌和舌肌功能障碍，是病毒特征性地侵犯前岛盖区域所致。当临床出现以上症状时，须考虑HSE的可能性。本病病程数日至2个月。以往报道预后差，病死率高达40%~70%，现因特异性抗HSV药物的应用，多数患者得到早期有效治疗，病死率有所下降。

五、实验室检查

血常规检查白细胞及中性粒细胞增多,血沉加快。

所有怀疑病毒性脑炎的患者均应行脑脊液(CSF)检查,除非有颅内压过高表现的禁忌证。腰椎穿刺常显示脑脊液压力增高,细胞计数轻度或中度增多,甚至多达 $1000\times10^6/L$,以淋巴细胞为主,如有血细胞或 CSF 黄变则提示有出血性坏死性脑炎的可能。蛋白质含量轻度增高,糖和氯化物正常。极少数患者最初腰穿检查白细胞正常,但复查时会增多。

由于 HIV 感染、应用糖皮质激素或其他免疫抑制药、化疗或淋巴系统恶性肿瘤的免疫功能严重低下患者,CSF 可能没有炎性反应。仅 10% 脑炎患者 CSF 细胞数超过 $500/\mu l$。

大约 20% 的脑炎患者存在非创伤性 CSF 红细胞增多($>500/\mu l$)。这种病理现象多在出血性脑炎时发生,多为 HSV、科罗拉多蜱热病毒感染,偶尔为加利福尼亚脑炎病毒感染。危重的 HSV 性脑炎患者 CSF 葡萄糖水平减低,应除外细菌性、真菌性、结核性、寄生虫、钩端螺旋体、梅毒、结节病或肿瘤性脑膜炎的可能性。

对 HSV 脑炎的研究提示,CSF 聚合酶链反应(PCR)技术的敏感性(约 98%)和特异性(约 94%)与脑组织活检相当或较其更优越。注意对 CSF 进行 HSVPCR 检查的结果应与以下因素结合起来判别:患者罹患该疾病的可能性、症状发作与进行检查之间的时间间隔,以及之前是否应用过抗病毒治疗。如果临床表现及实验室检查均支持 HSV 脑炎,但 CSF HSVPCR 为阴性时,只能判断该患者 HSV 脑炎的可能性较小,但并不能作为排除诊断。病程与疱疹病毒脑炎患者 CSF HSVPCR 阳性率相关,有一项研究表明,开始抗病毒治疗的第 1 周内 CSFPCR 可持续阳性,8~14d 时下降到不足 50%,15d 以后则为 21% 以下。

HSV 脑炎患者 CSF 中可检测到针对 HSV-1 糖蛋白及糖蛋白抗原的抗体,早期 CSF 中 HSV 抗原阴性可作为排除本病的依据之一。可采用 Western 印迹法、间接免疫荧光测定及 ELISA 法检测 HSV 特异性 IgM、IgG 抗体。有报道用双份血清和双份 CSF 进行 HSV-1 抗体的动态测定,发现 CSF 抗体有升高趋势,滴度达 1:80 以上。血与 CSF 抗体比<40,或 CSF 抗体有 4 倍以上升高或降低者有助于 HSE 的诊断。检查 HSV 抗体及抗原的最佳时期是在病程的第 1 周,因此限制了该检查对急性期诊断的作用。但是,CSFHSV 抗体检查在有些病程>1 周,CSFPCR 阴性的患者仍有作用。

1.脑电图检查

HSE 早期即出现脑电图异常,>90% 的 PCR 证实,HSV 脑炎患者均有 EEG 异常,表现为弥漫性高幅慢波,也可见局灶性异常,常有痫性波。左右不对称,以颞叶为中心的周期性同步放电(2~3Hz)最具诊断价值。这种典型的周期性复合波在第 2~15 天很典型,经病理证实的 HSV 脑炎患者 2/3 均有上述改变。

2.影像学检查

HSE 在发病 5~6d 后头颅 CT 显示一侧或双侧颞叶、海马和边缘系统出现局灶性低密度区,严重者有脑室受压、中线结构移位等占位效应。若低密度区中间出现点状高密度区,则提示出血性坏死、更支持 HSE 诊断。在早期 MRI T_2 加权像可见颞叶中、下部,向上延伸至岛叶及额叶底面有周边清晰的高信号区。虽然 90% 的患者存在颞叶异常,大约 10% PCR 证实 HSV 脑炎患者 MRI 检查正常。CT 较 MRI 敏感性较差,大约 33% 的患者为正常。常规 MRI 检查以外的 FLAIR 像及弥散加权像可以提高其敏感性。

脑组织活检目前只在 CSFPCR 检查阴性,无法确定诊断,且有 MRI 异常、临床症状进行性恶化、阿昔洛韦及支持治疗无效的患者中进行。脑组织活检发现神经细胞核内嗜酸性包涵体(Cowdry A 型)或电镜下发现HSV病毒颗粒可确诊。在活检获取的脑组织中分离出HSV曾一度认为是诊断HSV脑炎的金标准。如果已行脑活检,应对脑组织进行病毒培养,并行组织学及超微结构的检查。应在临床上及实验室检查提示病变最严重的部位取材。虽然脑活检并非无创性检查,但死亡率很低(<0.2%),出现严重并发症的可能性在0.5%～2.0%。潜在性可能导致死亡的原因还有可能继发于全身麻醉、局部出血、水肿,与手术相关的癫痫、伤口裂开或感染。

六、诊断

由于HSE病情严重、进展迅速,且有效的抗病毒药物已用于临床,所以早期迅速做出诊断非常重要。

临床诊断可参考以下标准:①口唇或生殖道疱疹史;②急性或亚急性起病、发热,明显精神行为异常、抽搐、意识障碍及早期出现的局灶性神经系统损害体征和(或)伴脑膜刺激征;③脑脊液中未检出细菌、真菌,常规及生化检查符合病毒性感染特点,如红细胞增多更支持本病的诊断;④脑电图以额、颞叶为主的脑弥漫性异常;⑤头颅CT或MRI发现颞叶局灶性出血性脑软化灶;⑥双份血清,脑脊液标本特异性抗体(IgG)检测,恢复期标本HSV-1抗体有4倍或4倍以上升高或降低者,以及脑脊液标本中HSV-1的IgM抗体阳性者;⑦特异性抗病毒药物治疗有效也可间接支持诊断。

确诊需如下检查:①脑脊液中发现HSV抗原或抗体;②脑组织活检或病理发现组织细胞核内包涵体,或经原位杂交法发现HSV病毒核酸;③CSFPCR检测发现该病毒DNA;④脑组织或CSF标本HSV分离、培养和鉴定阳性。

七、鉴别诊断

1.带状疱疹病毒脑炎

本病临床少见。带状疱疹病毒主要侵犯和潜伏在脊神经后根、神经节的神经细胞或脑神经的感觉神经节的神经细胞内,极少侵犯中枢神经系统。本病是由带状疱疹病毒感染后引起的变态反应性脑损害,临床表现为意识模糊、共济失调及局灶性脑损害的症状体征。病变程度相对较轻,预后较好。由于患者多有胸腰部带状疱疹病史,头颅CT无出血性坏死表现,血清及脑脊液检出该病毒抗原、抗体和病毒核酸阳性,可资鉴别。

2.肠道病毒性脑炎

40%～60%的病毒性脑膜炎、大多数的麻痹性脊髓灰质炎和少数的脑炎是由肠道病毒引起。已知人类肠道病毒有70多种,B组柯萨奇病毒和艾柯病毒最常见的神经系统感染都是脑膜炎。多见于夏秋季,可为流行性或散发性。临床表现为发热、意识障碍、共济失调、反复痫样发作及肢体瘫痪等。肠道病毒性脑炎的诊断除上述临床表现外,脑脊液常规和生化检查并无特异性,病原学诊断需要进行病毒分离和血清学试验。病程初期的胃肠道症状、脑脊液中的病毒分离或PCR检查阳性可帮助鉴别。

3.巨细胞病毒性脑炎

本病临床少见,正常人在新生儿期后很少发生巨细胞病毒(CMV)脑炎,多见于免疫缺陷如AIDS或长期应用免疫抑制药的患者,常伴发系统性疾病。临床呈亚急性或慢性病程,表现为意识模糊、记忆力减退、情感障碍、头痛、畏光、颈强直、失语、痫样发作和局灶性脑损害的症状体征等。约25%的患者颅脑MRI可有弥漫性或局灶性白质异常。CMV脑炎的临床表现、CSF和影像学改变均无特异性,诊断困难,特别是老年患者。当晚期 HIV 感染患者出现亚急性脑病，CSF 中性粒细胞增多，糖降低，MRI 表现为脑室周围异常信号时，CMV 脑炎诊断可明确。进一步实验室检查包括病毒分离、脑电图检查、影像学检查和 PCR 技术等。因患者有 AIDS 或免疫抑制病史，体液检查找到典型的巨细胞，PCR 检查 CSF 病毒阳性而易于鉴别。

4. 化脓性脑膜炎

特点为全身感染症状重、CSF 白细胞显著增多，细菌培养或涂片检查可发现致病菌。可寻找原发性化脓性感染灶，抗生素治疗有效。脑脓肿表现颅内压明显增高，加强 CT 显示环形增强有助于鉴别诊断。

5. 结核性脑膜炎

常合并活动性肺结核或肺外结核，或有与开放性肺结核患者的密切接触史。患有免疫缺陷疾病或服用免疫抑制药物。早期表现为结核中毒症状。神经系统症状符合脑膜炎的临床表现，如发热、颅高压和脑膜刺激征。结核菌素试验阳性，CSF 呈非化脓性细菌性炎症改变，如细胞数增多（＜1000/mm³），糖和氯化物降低，涂片、培养发现结核杆菌。CSF 细胞学检查呈混合细胞反应（MLR），脑脊液单核细胞内结核分枝杆菌早期分泌抗原（ESAT-6）染色阳性；CSF 结核抗体阳性或 PCR 阳性，脑活检证实存在结核性肉芽肿改变。脑 CT 或 MRI 符合结核性脑膜炎的特点（脑积水、弥漫脑水肿、颅底脑膜强化）。抗结核治疗有效。

6. 新型隐球菌性脑膜炎

与结核性脑膜炎临床表现及脑脊液常规生化改变极为相似，但新型隐球菌性脑膜炎起病更为缓慢，脑压增高显著、头痛剧烈，可有视觉障碍，而脑神经一般不受侵害，症状可暂行缓解。脑脊液涂片墨汁染色找到隐球菌孢子，或沙氏培养生长新型隐球菌即可确诊。

7. 抗 NMDA 受体脑炎

抗 NMDA 受体（N-甲基-M-天冬氨酸受体）脑炎是一种与 NMDA 受体相关且对治疗有良好反应的脑炎，属于副肿瘤性边缘叶脑炎中的一种，临床特点为显著的精神症状、抽搐发作、记忆障碍以及意识水平降低，伴有发热并且常出现低通气现象。血及脑脊液中可以检测到抗 NMDA 受体的抗体。对于年轻女性患者，具有特征性的上述临床表现，特别是伴有卵巢畸胎瘤、脑脊液和（或）血清抗 NMDA 受体抗体阳性可明确诊断。

8. 急性播散性脑脊髓炎（ADEM）

急性起病，病前可有上呼吸道感染史。表现为轻至中度发热，常有精神症状，意识障碍及局灶神经功能缺失症，易与 HSE 混淆。因其病变主要在脑白质，痫样发作甚为少见。影像学显示皮质下白质多发低密度灶，多在脑室周围，分布不均，大小不一，新旧并存，脱髓鞘斑块有强化效应。免疫抑制治疗有效，病毒学与相关检查阴性为其特征。

9. 桥本脑病

是一种与桥本甲状腺炎有关的复发或进展性脑病。表现为急性、亚急性反复发作的卒中样短暂性神经功能缺损，隐袭、逐渐进展的痴呆、精神异常和昏迷，与甲状腺功能减退的黏液水肿所出现的精神神经症状不同。该病的发生与甲状腺功能的状态无关，患者的甲状腺功能可以正常、亢进或减退，但血中抗甲状腺抗体滴度升高是必要指标。发病机制不明，尚无确切的诊断标准，需排除多种原因造成的其他脑病，类固醇治疗常可使病情明显好转。

10. 线粒体脑病（MELAS 型）

本病患者临床可出现反复发热、头痛、抽搐、逐渐进展的智能低下至痴呆、视听功能障碍及颈项强直，与 HSE 的表现十分相似，但很少出现意识障碍。在脑电图弥散性慢波基础上，尚有普遍或局灶性的暴发放电，应该想到线粒体脑肌病的可能。患者 MRI 平扫的影像学表现为受累部位皮质的层状坏死，并且坏死部位不按照血管分布。乳酸性酸中毒是本病的主要临床表现之一，肌肉活检和基因检测对MELAS综合征的诊断具有十分重要的意义。

11.脑肿瘤

HSE有时以局灶症状为突出表现，伴颅内压增高时类似于脑肿瘤。但是脑肿瘤无论原发性或转移性病程相对较长，CSF蛋白明显增高，脑CT增强扫描有强化效应，MRI可明确肿瘤的部位与大小甚至病变性质。

八、治疗

早期诊断和治疗是降低本病死亡率的关键，包括病因治疗、免疫治疗和对症支持治疗。

（1）抗病毒治疗：阿昔洛韦（无环鸟苷）：HSV编码一种酶（胸腺嘧啶脱氧核苷激酶），可以使阿昔洛韦磷酸化生成5'-单磷酸阿昔洛韦。然后宿主细胞的酶使该物质再次磷酸化生成三磷酸衍生物。这种三磷酸化阿昔洛韦可以产生抗病毒作用，其作用方式是移植病毒DNA聚合酶，使病毒合成DNA链时提前终止。未被感染的细胞不能使阿昔洛韦磷酸化成为5'-单磷酸阿昔洛韦，故阿昔洛韦的抗病毒作用具有特异性。三磷酸化的阿昔洛韦特异性抑制病毒的DNA聚合酶而不抑制宿主细胞的酶，也加强了其特异性。病毒脱氧核苷激酶或DNA聚合酶的改变可导致阿昔洛韦抵抗。到目前为止，在免疫功能正常的患者中，阿昔洛韦抵抗性病毒株尚未成为严重的临床问题。但是，已有报道在免疫抑制的患者CNS以外的部位分离出致病力强、阿昔洛韦抵抗的HSV病毒株，包括AIDS患者，此时可考虑更换其他抗病毒药物。本病预后与治疗是否及时、充分及疾病的严重程度有关，所以早期诊断和治疗极为重要。

当临床表现强烈提示或不能排除单纯疱疹病毒脑炎时，即应给予阿昔洛韦治疗。该药血-脑脊液屏障穿透率为50%，对细胞内病毒复制有明显抑制作用。治疗应遵循全程、足量的原则。成年人剂量为30mg/(kg·d)，分3次静脉滴注，14~21d为1个疗程，少于10d则容易复发。若病情较重，可延长治疗时间或再治疗1个疗程。本品毒性很小，不良反应主要有头痛、恶心和呕吐。此外，皮疹、疲乏、发热、脱发和抑郁少见。免疫抑制患者用药后偶有肝功能异常和骨髓抑制。在正规给予阿昔洛韦治疗后若患者CSF HSVPCR持续阳性，则应在复查CSFPCR后再延长阿昔洛韦治疗7d。新生儿的HSV脑炎应每8h给予阿昔洛韦20mg/kg（每日总剂量60mg/kg），最少治疗21d。

（2）免疫治疗：可选用干扰素、转移因子、免疫球蛋白等。肾上腺糖皮质激素对减轻炎症反应和减轻炎症区域的水肿有一定效果，但目前尚存在争议，对症状较重的患者，可早期酌情使用。

（3）全身支持治疗：对重症及昏迷患者至关重要。需维持营养、水电解质和酸碱平衡，保持呼吸道通畅，加强护理，预防压疮及呼吸道感染等并发症。

（4）对症治疗：对高热患者应给予物理降温或药物降温；对出现抽搐者及时使用抗癫痫药物；如患者出现精神症状，可适当使用抗精神病药物。

（5）中药可用牛黄安宫丸、紫雪等。

（6）恢复期予以按摩、针灸、理疗、脑细胞活化剂及神经功能训练有助于肢体功能恢复。对复发性病例应规划开展新疗程的治疗。

由于HSE病情严重、死亡率高，在性传播疾病中，生殖器疱疹和新生儿疱疹病例也日益增多，因而促进了HSV疫苗的研制工作。利用HSV糖蛋白制备的病毒亚单位疫苗和核酸疫苗在动物实验中显示有明显抗HSV感染的保护作用，但是，对于人类HSV感染的确切预防作用还须进一步观察研究。

九、预后

HSE 后遗症的发生率及严重程度与患者的年龄、开始治疗时患者的意识水平直接相关。近期一些应用定量 CSFHSVPCR 的临床试验提示治疗后的临床表现还与发病时 CSF 的 HSVDNA 拷贝数量有关。一般病程数周至数月,病死率 19%~50%,5%~10% 的患者有复发。存活者中仍有部分患者残留偏瘫、失语、癫痫、智能低下等后遗症,甚至极少数维持于植物状态。

(丁 娟)

第三节 细菌性脑膜炎

一、概述

细菌性脑膜炎是由细菌感染(结核杆菌、布氏杆菌除外)所致的脑膜化脓性炎症。各个年龄段均可发病,以儿童最多见;患者常急性起病,主要表现为发热、头痛、畏光等,多有明显的脑膜刺激征和脑脊液异常改变。

细菌性脑膜炎在欧美国家的发病率为(4.6~10)/10 万人,而发展中国家约为 101/10 万人。21 世纪之前,流感嗜血杆菌曾是儿童细菌性脑膜炎最常见致病菌,约占所有病例的 50%,但随着流感嗜血杆菌疫苗的应用,其发病率明显降低。目前,社区获得性细菌性脑膜炎主要的病原为肺炎链球菌(约 50%)、脑膜炎双球菌(约 25%)、B 族链球菌(约 15%)和单核细胞增多性李斯特菌(约 10%),而流感嗜血杆菌仅占细菌性脑膜炎的 10% 以下。

二、病因及发病机制

任何细菌感染均能引起脑膜炎,其病原菌与患者的年龄存在一定关系。

肺炎链球菌是 20 岁以上成年人脑膜炎患者最常见的病原体,约占报道病例数的 50%。许多因素可以导致患肺炎链球菌性脑膜炎的危险性增加,其中最重要的是肺炎链球菌性肺炎。其他危险因素包括急性或慢性鼻窦炎或中耳炎、酗酒、糖尿病、脾切除、低免疫球蛋白血症、补体缺乏及伴有颅底骨折及脑脊液鼻瘘的脑外伤等。

脑膜炎双球菌感染占全部细菌性脑膜炎病例的 25%(每年 0.6/100000),但占 20 岁以下病例数的 60%。皮肤出现淤点或紫癜性损害可以特异性提示脑膜炎双球菌感染。一些患者呈暴发性起病,症状出现后几个小时内进展至死亡。感染可以由鼻咽部菌群引起,并呈无症状的带菌状态,但也可以引起侵害性的脑膜炎症。鼻咽部菌群是否会造成严重的脑膜炎症,取决于细菌的毒力和宿主的免疫状态,包括产生抗脑膜炎双球菌抗体的能力及补体通过经典途径和旁路溶解脑膜炎双球菌的能力。缺失补体任何成分包括裂解素的个体,均对脑膜炎球菌感染高度易感。

对于患有慢性或消耗性疾病,如糖尿病、肝硬化、酗酒及慢性泌尿系统感染等的患者,肠道革兰阴性杆菌正逐渐成为其罹患脑膜炎的主要致病菌之一。革兰阴性脑膜炎也可由神经外科手术引起,尤其是颅骨切除术是常见原因。

曾认为 B 族链球菌是新生儿脑膜炎的主要因素,但已有报道称 B 族链球菌可导致 50 岁以上患者发生脑膜炎。

单核细胞增多性李斯特菌正逐渐成为新生儿、孕妇、60 岁以上及存在免疫力低下人群患脑膜炎的主要病因。该种感染系摄入污染李斯特菌属的食物所致。通过污染的凉拌菜、牛奶、软奶酪及各种"即食"食品包括肉类熟食及未加工的热狗所传播的人类李斯特菌感染均见诸报道。

另外,颅脑手术后脑膜炎患者常见病原体亦包括克雷伯菌、葡萄球菌、不动杆菌和铜绿假单胞菌感染。

细菌主要通过血液循环进入脑膜,然后透过血-脑屏障而引起脑膜炎。脑膜炎球菌多在鼻咽部繁殖、肺炎链球菌多通过呼吸道或中耳感染、流感嗜血杆菌则先引起呼吸道感染,局部感染的细菌侵入血液循环后先发生菌血症,重症感染者可在皮肤、黏膜上出现斑疹,直径为 1~10mm,严重者会因并发肾上腺髓质出血和弥散性血管内凝血(DIC)而死亡。当病原菌透过血脑屏障时即可引发化脓性脑膜炎。而克雷伯菌、葡萄球菌、铜绿假单胞菌等多通过手术、外伤等直接侵入颅内导致颅内细菌感染。

三、病理变化

细菌性脑膜炎感染初期仅有软脑膜和脑表浅血管充血扩张,随后炎症沿蛛网膜下腔蔓延,使大量脓性渗出物覆盖脑表面,也沉积于脑沟、脑裂、脑池、脑基底部、颅后窝、小脑周围和脑室腔内。随着炎症的加重,浅表软脑膜和室管膜被纤维蛋白渗出物所覆盖,逐渐加厚而呈颗粒状,形成粘连后影响脑脊液吸收及环流受阻,导致脑积水。在炎症晚期,脑膜增厚,易于出血,严重者并发脑炎;有的脑膜炎因脓性渗出物包绕血管,引起血管炎,造成脑梗死,也可造成静脉窦血栓形成、硬膜下积液、脑脓肿等。

镜检可见患者软脑膜充血,软脑膜及蛛网膜下腔内大量中性粒细胞渗出,有时还可见少量淋巴细胞、巨噬细胞和纤维素渗出,炎症细胞沿着皮质小血管周围的 Virchow-Robin 间隙侵入脑内,并有小胶质细胞反应性增生。在亚急性或慢性脑膜炎患者中可以出现成纤维细胞增生,故而蛛网膜粘连,软脑膜增厚,如,粘连封闭第四脑室的正中孔、外侧孔或者中脑周围的环池,就会造成脑室系统的扩大,形成脑积水。

四、临床表现

本病多急性起病,早期先出现畏寒、发热等全身症状,并迅速出现头痛、呕吐、畏光等,随后出现颈项强直、意识障碍。其中临床经典的三联征包括发热、头痛、颈项强直,另外意识障碍是成年患者最常见的表现之一;而年幼儿童则常表现为易激惹、淡漠、囟门凸出、进食差、发绀、眼睛瞪视及癫痫发作等。急性细菌性脑膜炎的临床特点及其出现的百分比。

Van 等报道了急性细菌性脑膜炎患者中颈项强直、发热、意识障碍等 3 项表现的出现率,在 696 例成年人化脓性脑膜炎患者中,44% 的患者同时出现,如 3 种表现均不存在则可基本排除化脓性脑膜炎的诊断,其敏感性达 99%。另外,颈抵抗这一最常见的体征也仅占所有患者的 50%~90%,在有意识障碍的患者中更不容易查出。同时,颈抵抗也常见于蛛网膜下腔出血、破伤风或其他合并高热的脑内感染患者。但在普通内科非脑膜炎住院患者中,有 13% 的成年人、35% 的老年人出现颈抵抗。在肯尼亚一项针对儿童的研究中,40%(30%~76%)出现颈抵抗的患者最后诊断为化脓性脑膜炎。即使增加 Kernig 征或者 Brudzinski

征检查也不能增加诊断的敏感性,因为前两者的敏感性均不到10%。

所有患者中15%～30%出现神经系统局灶性体征或癫痫发作,但这些表现也可见于结核性或隐球菌性脑膜炎中。10%～15%的细菌性脑膜炎患者可出现皮肤淤点或者紫癜。大多数皮疹与脑膜炎球菌感染有关,仅有少部分患者见于肺炎球菌、葡萄球菌或流感嗜血杆菌感染时,部分患者特别是脑膜炎球菌感染的患者可出现感染后关节炎。

细菌性脑膜炎可伴多种颅内合并症,如婴幼儿的慢性硬膜下积液、成年人的硬膜下脓肿,以及脑脓肿、脑梗死等。

五、辅助检查

1.常规检查

急性期患者血液中白细胞增多,以中性粒细胞为主,可达80%～90%,血沉加快。病变初期未经治疗时的血涂片可见病原菌,血培养大多可查到阳性结果。

2.脑脊液检查

细菌性脑膜炎的脑脊液检查具有白细胞增多、葡萄糖降低和蛋白质增高等特点。腰椎穿刺可发现颅内压增高,脑脊液外观浑浊,或呈脓性,常规检查白细胞增多,一般在$(250\sim10000)\times10^6/L$,以中性粒细胞为主;蛋白增高,通常超过1g/L,而糖和氯化物降低;脑脊液pH降低,乳酸、LDH、溶菌酶含量以及免疫球蛋白IgG、IgM均明显增高。脑脊液培养是确诊的金标准。

脑脊液培养发现病原菌的概率较高,社区获得性细菌性脑膜炎需做需氧培养,而神经外科术后脑膜炎时厌氧培养显得就尤为重要。一项875例细菌性脑膜炎的研究中,在给予抗生素治疗前脑脊液培养的阳性率达85%,其中流感嗜血杆菌性脑膜炎阳性率96%、肺炎球菌性脑膜炎阳性率87%、脑膜炎球菌性脑膜炎阳性率80%;但腰椎穿刺前已经给予抗生素治疗的患者,脑脊液培养阳性率则降低到62%。另一项来自巴西3973例细菌性脑膜炎的报道则显示,应用抗生素前脑脊液培养的阳性率仅为67%。尽管脑脊液培养阳性率高且意义重大,但培养并鉴定致病菌常需48h,故仍需其他快速的检测方法。

脑脊液革兰染色可以快速鉴定怀疑细菌性脑膜炎患者的致病菌,社区获得性脑膜炎患者检查致病菌的阳性率为60%～90%,特异性大于97%,但针对不同病原菌其阳性率差别很大。肺炎链球菌阳性率为90%、流感嗜血杆菌阳性率为86%、脑膜炎球菌阳性率为75%、革兰阴性杆菌阳性率为50%、单核细胞增多性李斯特菌阳性率约为33%。

3.病原菌抗原检查

采用特异性病原菌抗原的测定更有利于确诊。对流免疫电泳法检测抗原对流脑A、C族、肺炎链球菌和流感嗜血杆菌脑膜炎脑脊液中多糖抗原阳性检出率达80%以上。乳胶颗粒凝集试验可用于测定肺炎链球菌型脑膜炎和流脑患者脑脊液中多糖抗原,但检查前给予抗生素治疗会导致阳性率明显降低。

4.头颅CT检查

对于急性细菌性脑膜炎的诊断,CT提供的特异性信息极少。在病变早期多无阳性发现,病变进展期患者可以出现基底池、脉络膜丛、半球沟裂等部位密度增高。合并脑炎时可见脑实质内局限性或弥漫性低密度灶,以额叶常见。增强扫描可见脑膜呈带状或脑回状强化。后期由于蛛网膜粘连,出现继发性脑室扩大和阻塞性脑积水,并发硬膜下积液,于颅骨内板下呈新月形低密度灶。

5.头颅 MRI 检查

MRI 在发现病变、明确病变范围及受累程度明显优于 CT 检查。正常脑膜 MRI 表现为非连续的、薄的短线状低信号结构,MR 平扫对脑膜显示不敏感,增强后硬脑膜因缺乏血-脑屏障可被强化,表现为薄而不连续的线状强化。细菌性脑膜炎所致脑膜强化与脑膜炎感染方式和程度有关。血源性感染主要表现软脑膜——蛛网膜下腔型强化,而外伤或术后导致的脑膜炎则主要表现为硬脑膜——蛛网膜下腔强化,与硬膜外炎症直接累及有关。另外 MRI 可表现为脑实质的长 T_1、长 T_2 改变,与炎性渗出刺激血管导致血管痉挛或者血栓形成有关。脑皮质的梗死引起脑膜结构的破坏,加速脑炎和脓肿在软脑膜下皮质和邻近脑白质的形成,表现为局限性脑组织水肿和占位效应。

六、诊断

根据急性起病,出现发热、头痛、颈项强直等临床表现,结合脑脊液中以中性粒细胞为主的化脓性炎症改变,一般不难诊断。但对于老年人或婴幼儿脑膜刺激征不明显的病例,应给予高度注意,必要时需多次腰穿检查。

七、鉴别诊断

急性细菌性脑膜炎需要与结核性、真菌性和病毒性脑膜炎、脑炎、脑脓肿等疾病相鉴别,在诊断为细菌性脑膜炎后则应尽快明确其具体致病菌。

肺炎链球菌、流感嗜血杆菌和脑膜炎球菌是最常见的急性细菌性脑膜炎的病因。然而,另外一些感染也可导致具有类似临床表现的脑膜炎。这些感染常与特殊人群有关,如猪链球菌是东南亚地区最常见的细菌性脑膜炎病因,但在其他地区罕见。HIV 感染是影响急性脑膜炎病因的重要因素。肺炎链球菌是 HIV 感染患者出现急性细菌性脑膜炎的最常见原因,但结核杆菌、新型隐球菌在 HIV 感染患者中也较常见,并且单靠临床表现很难将其鉴别开。该两类疾病所致脑膜炎症状多于发病后数天及数周出现,但也有部分患者会出现暴发性疾病,并出现明显颈抵抗和快速进展到昏迷。

八、治疗

一旦怀疑为细菌性脑膜炎,应尽可能快的给予抗菌治疗。首先要选择敏感抗生素给予足量足疗程治疗,另外治疗感染性休克、维持血压和电解质平衡、防止脑疝等对症支持治疗同样重要。发现脑膜炎球菌感染应及时上报传染病,并及时将患者转入传染科或传染病院治疗。

1.抗生素治疗

(1)抗生素的选择:抗生素的选择由感染的病原体决定,但绝大多数细菌性脑膜炎急性期治疗都根据经验选择抗生素,患者的年龄和病史尤为重要;如病原菌暂时不能明确,则应先选用广谱抗生素。一旦培养出病原菌,则需要尽快根据培养和药敏结果调整抗生素,并根据病原菌和病情按计划完成全部疗程。治疗化脓性脑膜炎的理想药物应具备 3 个条件:①容易透过血-脑屏障;②杀菌力强;③不良反应小。血-脑屏障通透性与药物的理化性质有关,低分子量、低离子化和脂溶性药物容易通过血-脑屏障。应该注意的是,脑膜发生炎症时血-脑屏障被破坏,抗菌药物也容易透入而起效,随着炎症改善血-脑屏障逐渐恢复,进入脑脊液的药量也会相应减少，所以在疾病好转过程中不宜减少给药量。

社区获得性细菌性脑膜炎的常见病原菌为肺炎链球菌和脑膜炎双球菌。故在未确定病原体之前，对于年龄＞3个月的患儿可给予广谱头孢霉素（头孢噻肟或头孢曲松）治疗，这类抗生素治疗谱包括脑膜炎双球菌、肺炎链球菌、B族链球菌和嗜血流感杆菌，并且血-脑屏障通过率高。头孢吡肟为广谱的第四代头孢菌素，在体外对肺炎链球菌、脑膜炎双球菌的抗菌活性与头孢曲松或头孢噻肟相似，并且对肠道菌属和铜绿假单胞菌有更强的活性。在临床试验中，头孢吡肟治疗青霉素敏感的肺炎球菌和脑膜炎双球菌性脑膜炎疗效与头孢噻肟相当，但对于由对青霉素及头孢菌素耐药的肺炎球菌、肠道菌属及金黄色葡萄球菌所致的脑膜炎疗效尚未被确立。而对于年龄＜3个月的患儿、60岁以上老年人及怀疑有细胞介导的免疫功能损害（如慢性疾病、器官移植术后、恶性肿瘤、应用免疫抑制药等）的患者，经验治疗则首选氨苄西林，以增强对可能的单核细胞增生性李斯特菌的杀菌性。治疗革兰阴性球菌的有效抗生素也是头孢噻肟和头孢曲松，氨基糖苷类抗生素可以作为合并用药。院内获得性脑膜炎，特别是神经外科手术后继发性脑膜炎，最常见的病原菌是葡萄球菌和革兰阴性菌。在这些患者中经验性治疗应联用万古霉素和头孢他啶。头孢他啶是头孢菌素中唯一对中枢神经系统中金黄色葡萄球菌感染有足够活性的药物，故接受神经外科手术或者中性粒细胞减少的患者，应用头孢他啶取代孢曲松或头孢噻肟。美罗培南是一种碳青霉烯类抗生素，在体外试验中对单核细胞增多性李斯特菌有很强的抗菌活性，并已证实对金黄色葡萄球菌性脑膜炎有效，对青霉素耐药的肺炎球菌也有很好的效果。在试验性肺炎球菌性脑膜炎脑脊液培养中，美罗培南与头孢曲松疗效相当，但逊于万古霉素。应用美罗培南治疗脑膜炎的临床试验的患者数量尚不能完全说明该种抗生素的效果有效。

(2)抗生素的使用疗程：抗生素治疗的疗程亦取决于病原体。对于肺炎链球菌和流感嗜血杆菌，一般建议10～14d治疗；对于脑膜炎球菌，7d治疗即可；对于单核细胞增多性李斯特菌和B族链球菌，则需要14～21d抗生素治疗；而革兰阴性杆菌，则至少需要3周以上治疗才能治愈。

2.地塞米松的使用

糖皮质激素具有抗炎和抑制炎性因子作用，故部分学者主张在治疗细菌性脑膜炎时给予激素治疗以降低患者神经损伤和耳聋的发生，但由于激素的免疫抑制作用，使其在化脓性脑膜炎治疗中是否应用的问题一直未有定论。两项针对激素治疗化脓性脑膜炎的meta分析相异，与其人组病例资料有关，但也显示出激素治疗细菌性脑膜炎的不确定性。

激素疗效的不同可能与患者感染的病原菌有关。研究显示激素治疗流感嗜血杆菌的疗效较好，而治疗肺炎链球菌脑膜炎疗效则不肯定。通常应在给予抗生素前20min给予地塞米松，其原理是在巨噬细胞和小胶质细胞受到内毒素活化作用之前应用，才能抑制肿瘤坏死因子（TNF）的产生。若TNF已被诱导产生，地塞米松则无法发挥这种作用。地塞米松可能会减少万古霉素进入脑脊液，且在肺炎链球菌性脑膜炎实验模型中发现会延迟脑脊液的无菌化。所以，在使用万古霉素时是否使用地塞米松应权衡其利弊。

目前应用激素治疗细菌性脑膜炎有不同方案。常用的是0.4mg/kg地塞米松，每12h给药一次连用2d；或者0.15mg/kg，每6h给药一次，连用4d。大剂量短程治疗可以取得较好效果而又能降低激素副作用，是目前激素应用的主要方法。

3.对症支持治疗

在选择合适抗生素的同时，应该尽快完善相关检查，明确患者合并疾病，并给予临床评估，根据患者情况及时给予对症支持治疗，包括：①对于高颅压的患者应及时给予脱水降颅压治疗；②保证呼吸道通畅，必要时给予气管内插管；③保证水、电解质和酸碱平衡，尤其患者合并高热或应用脱水药物时应记出入量，给予常规监测；④加强护理，并做好密切接触者的预防，防止交叉感染。

九、预后

流感嗜血杆菌、脑膜炎双球菌及B族链球菌性脑膜炎的病死率为3%～7%，单核细胞增多性李斯特菌性脑膜炎为15%，肺炎链球菌性脑膜炎为20%。总体上，细菌性脑膜炎患者死亡风险若合并如下情况下会增加：①就诊时已有意识水平下降；②就诊24h内有癫痫发作；③颅内压升高；④年幼（婴儿）或年龄>50岁；⑤合并有危重情况如休克和（或）需要机械通气；⑥治疗不及时。脑脊液葡萄糖水平低（<2.2mmol/L）及脑脊液蛋白含量过高（>3g/L）提示预后不佳，病死率升高。幸存者中大约25%会有中度或重度后遗症，常见的后遗症包括智能减退、记忆受损、癫痫发作、听力减退及眩晕和步态异常。

鉴于改善细菌性脑膜炎的预后很大程度上取决于能否及时给予敏感抗菌药物治疗，故在治疗过程中应密切观察患者病情变化，特别注意患者体温波动、意识情况、血液白细胞数量等变化。如经验用药3d以上仍无缓解，则应该重新评估目前诊断及应用的抗生素，及时更换抗菌药物治疗。

（胡翠平）

第四节　脑寄生虫感染

神经系统寄生虫感染是指寄生虫病原体引起脑、脊髓和周围神经的损害。本节主要介绍几种以脑损害为主的常见中枢神经系统寄生虫感染。

一、脑囊虫病

脑囊虫病系猪肉绦虫的幼虫（囊虫或囊尾蚴）寄生于脑内引起的一种疾病，是我国中枢神经系统最常见的寄生虫病。

(一)流行病学

据估计，全球感染猪囊尾蚴的患者不少于2000万，每年因此病而死亡的人数不少于5万人。从世界分布看，脑囊虫病常见于热带和不发达地区，如墨西哥、中南美洲、东南亚、中国和印度。在我国以东北、华北、山东等地区多见，西北地区及云南省次之，长江以南少见。

(二)病因及发病机制

人既是猪肉绦虫的终宿主（猪肉绦虫病），也是中间宿主（囊虫病）。囊虫病是因食入猪肉绦虫卵所致。吞食猪肉绦虫卵为主要传播途径，其方式有：①异体感染，因摄入污染绦虫卵的食物而感染；②自身感染，包括两种方式，即内源性自身感染和外源性自身感染。前者是指猪肉绦虫病患者因恶心、呕吐使绦虫孕节反流入胃，虫卵在胃、十二指肠被消化液作用，六钩蚴逸出而致感染；后者是指因患者的手被自己粪便中的绦虫卵污染而食入胃中所致的感染。经由多种途径进入胃的绦虫卵，在十二指肠中孵化成囊尾蚴，钻入肠壁经肠膜静脉进入体循环和脉络膜而进入脑实质、蛛网膜下腔和脑室系统，以及骨骼肌和视网膜、玻璃体等部位，引起各种脑、肌肉和眼部损害。

囊尾蚴引起脑病变的发病机制主要有：①囊尾蚴对周围脑组织的压迫和破坏；②作为异种蛋白引起的

脑组织变态反应与炎症;③囊尾蚴阻塞脑脊液循环通路引起颅内压增高。

(三)病理

囊尾蚴的囊内含有清亮的囊液,并有偏心存在的头节,囊的直径为4～5mm,囊壁厚0.05～0.1mm,头节为2～3mm,囊虫数目不一,可累及脑实质、脑室、脑膜或同时受累,多呈圆形。脑实质内的囊虫多位于大脑灰白质交界区。脑室内的囊虫可单发或多发,吸附于脑室壁,造成室管膜炎和相邻部位胶质增生。囊虫多位于第四脑室,直径可达3～4cm,易堵塞脑室通路,并释放毒素刺激脉络丛增加脑脊液的分泌,造成脑积水和颅内压增高。累及脑膜时多散在于软脑膜和蛛网膜下腔,常位于脑底池和外侧裂池,形状较大,直径最大可达5cm,并引起脑膜炎症造成粘连,影响脑脊液循环。蛛网膜炎性改变亦可累及血管,导致脑梗死。

(四)临床表现

中枢神经系统囊虫病多见于青壮年。男性多于女性,男女比例为(2～5):1。脑囊虫病约占囊虫病的80%以上,临床表现复杂多样,主要取决于虫体寄生的部位、数量、囊尾蚴生存状态、周围组织反应情况以及脑脊液循环障碍的程度。通常有3大症状:痫样发作、颅内压增高及精神障碍。可以同时合并眼囊虫病和或皮肌型囊虫病。

中枢神经系统囊虫病据其临床表现可分为以下几种类型。

1. 脑囊虫病

(1)癫痫型:最多见,脑囊虫病患者常因癫痫发作而就诊。发作类型主要有全身性强直阵挛发作(大发作)及其连续状态,部分性运动发作和复合性部分性发作(精神运动性发作)等。一名患者可有两种以上发作形式。癫痫发作多在出现皮下囊虫结节半年之后,亦可于多年后始有发作。

(2)颅内压增高型:主要表现为头痛、呕吐、视力减退、视盘水肿及脑脊液压力增高等,可伴有癫痫发作、意识障碍甚至昏迷。如出现偏瘫、偏盲、失语等局限性神经体征可称为类脑瘤型。少数患者在当头位改变时突然出现剧烈眩晕、呕吐、意识改变甚至呼吸循环功能障碍,称Brun综合征。囊虫寄生于脑室内的征象,称为脑室型。

(3)脑膜脑炎型:系囊虫刺激脑膜和脑弥散性水肿所致。急性或亚急性起病,主要表现为头痛、呕吐、发热,常伴有精神障碍、颈项强直,脑脊液呈炎性改变。

(4)精神障碍型:以精神错乱、幻听、幻视、语言障碍等为突出症状,严重者可出现痴呆。

(5)混合型:具有两种以上类型的表现。

2. 脊髓囊虫病

脊髓囊虫病临床上较少见,囊虫在椎管内压迫脊髓而引起类似前角灰质炎或侧索硬化的症状。

(五)实验室及辅助检查

1. 血常规

白细胞总数多正常,嗜酸性粒细胞增多,可达15%～50%。

2. 脑脊液

腰椎穿刺脑脊液压力常升高,白细胞数可正常或轻度增多,且嗜酸性粒细胞占多数,蛋白定量正常或轻度升高,糖、氯化物正常。

3. 免疫学检查

酶联免疫吸附试验(ELISA)、间接血凝试验及补体结合试验检测血清和(或)脑脊液囊虫IgG抗体对诊断本病有定性意义,以ELISA法敏感性和特异性最高。

4.脑电图

主要在额、中央、顶、颞区出现较多量的不规则混杂慢波,有癫痫发作者可描记出尖波、棘波、棘慢综合波等。癫痫型患者阳性率较高,另外脑电图监测对观察治疗效果及判定预后有一定的价值。

5.头颅CT

典型影像显示脑内单发或多发圆形低密度灶,为0.5~1.5cm,病灶内可见囊虫头节,增强后呈结节状或点环状强化。囊虫死亡钙化后呈高密度灶。脑表面或脑池内可见葡萄状囊肿,脑室内为囊性病灶。

6.头颅MRI

对本病诊断有非常重要意义,可清晰反映囊虫所在部位、病程和数目。可分为脑实质型、脑室型、脑膜型和混合型四种。

(1)脑实质型:根据脑囊虫发育的不同阶段的病理变化,可分为活动期、蜕变死亡期、非活动期和混杂期。①活动期MRI表现为脑实质内多个散在分布的小圆形或卵圆形长T_1、长T_2囊状信号,囊壁较薄,囊壁内偏于一侧可见一点状头节,FLAIR像头节显示清晰,Gd-DTPA增强扫描见囊壁及头节轻度增强;②蜕变死亡期表现为稍长T_1和稍长T_2异常信号,增强后明显环状强化,病灶周边的水肿区无增强,此期头节消失,囊壁变厚,周围水肿明显;③非活动期指囊虫钙化,表现为T_1、T_2加权像均为低信号,增强后病灶不强化或轻度环状强化;④混杂期为上述3期病灶合并存在。

(2)脑室型:虫体较大,囊壁较薄,呈长T_1、长T_2异常信号,FLAIR像囊壁及头节显示清晰,常伴有梗阻性脑积水。

(3)脑膜型:表现为脑表面或脑池内葡萄串囊状信号影。增强后可见软脑膜或纤维分隔轻度强化或不强化。

(4)混合型:以上各型混合存在。

(六)诊断

2000年8月,在秘鲁举行的专家研讨会上对脑囊虫病提出了严密的修订标准,包括绝对标准、主要标准、辅助标准和流行性标准等。绝对标准是脑囊虫病的确诊标准;主要标准为高度提示诊断,但不能证实诊断;辅助标准是该病常见的但并非特异性表现;流行病学标准是支持诊断的间接证据。根据以上标准可做出确定诊断或可能诊断。但是该标准繁复,笔者认为不适合神经内科临床应用。

我国学者一直非常重视脑囊虫病的临床与科研,分别于1985年、1993年、1995年、2001年召开全国脑囊虫病会议,每次会议均对临床诊断标准进行修订与完善。与上述国际标准相比,我国的脑囊虫病的诊断标准临床操作性强,也更适应我国的国情,故在此推荐我国2001年全国脑囊虫病会议制订的诊断标准:①有相应的临床症状和体征,如癫痫发作、颅内压增高、精神障碍等脑部症状和体征,基本上排除了需与之鉴别的其他疾病。②免疫学检查阳性[血清和(或)脑脊液囊虫IgG抗体或循环抗原阳性];脑脊液常规生化正常,或有炎性改变,白细胞增多,特别是嗜酸性粒细胞增多。③头颅CT或MRI显示囊虫影像改变。④皮下、肌肉或眼内囊虫结节,经活检病理检查证实为囊虫者。⑤患者来自绦囊虫病流行区,粪便有排绦虫节片或食"米猪肉"史,可作为诊断的参考依据。

凡具备4条以上者即可确诊;或者具备①、②、③或①、②、⑤或①、③、⑤条者亦可确诊。

(七)鉴别诊断

中枢神经系统囊虫病临床表现复杂多样,病程长,鉴别诊断范围较广。主要与以下疾病鉴别。

(1)原发性癫痫及其他原因所致的继发性癫痫。

(2)多发囊虫病变应与多发性脑转移瘤、多发性腔隙性脑梗死及中枢神经系统结核鉴别。

(3)脑膜脑炎型脑囊虫病应与结核性、病毒性及真菌性脑膜脑炎鉴别。

(4)脑室系统肿瘤及其他原因所致的梗阻性脑积水鉴别。

(5)孤立脑囊虫应与巨大单发蛛网膜囊肿或脑脓肿鉴别。

(6)脊髓型囊虫病应与其他原因所致的脊髓病变鉴别。

总之,根据临床特征、血清及脑脊液囊虫免疫学检查、头颅CT及MRI平扫及增强检查、皮肤肌肉及眼部有无囊虫等检查可以进行有效的鉴别。

(八)治疗

1.治疗方法

(1)病因治疗。常用的药物如下。

①阿苯达唑:广谱抗蠕虫药物。作用机制可能与其抑制虫体对糖原的吸收和抑制丁烯二酸还原酶有关。疗效确切,显效率达85%以上,不良反应轻,为目前治疗脑囊虫病的首选药物。现常采用多疗程治疗,常用剂量为15~20mg/(kg·d),连服10d。脑型患者3~5个疗程,疗程间隔2~3个月。常见的毒性作用及不良反应有皮肤瘙痒、荨麻疹、头晕、发热、癫痫发作和颅内压增高。

②吡喹酮:广谱抗蠕虫药物,对囊虫亦有良好的治疗作用。常用的剂量为180mg/kg,3d分服。服药后囊虫可出现肿胀、变性及坏死,导致囊虫周围脑组织的炎症反应及过敏反应,严重者甚至发生颅内压增高危象。

③甲苯达唑:常用的剂量为100mg,tid,连续3d,常见的毒性作用及不良反应有腹痛、腹泻、皮肤瘙痒和头痛等。

④治疗中应注意的几个问题:a.脑囊虫病患者必须住院治疗;b.囊虫病合并猪肉绦虫病者,通常先驱绦治疗,以免发生严重反应而影响囊虫病的治疗;c.杀虫治疗前务必检查有无眼囊虫病,如有眼囊虫病,须先行眼科手术治疗摘除囊虫,因杀虫治疗过程中囊虫死亡所引起的过敏、免疫反应可致失明;d.为了减免杀虫治疗过程中囊虫在体内大量死亡所引起的过敏反应,应酌情应用肾上腺皮质激素等;e.根据病情脱水降低颅内压治疗,如发生严重颅内压增高,除及时停用抗囊虫药物及脱水、抗过敏处理外,还可进行颞肌下去骨片减压术,以防止颅内压增高所导致的脑疝形成。

(2)对症治疗:癫痫型脑囊虫病根据癫痫发作类型选择抗癫痫药物。不能简单地以癫痫症状存在作为持续应用抗囊虫治疗的依据,若临床和影像学检查显示病原学治愈时,应停用抗囊虫药物,仅采用抗癫痫治疗。

(3)手术治疗:确诊为脑室型者应手术治疗摘除脑囊虫。其次,对神经系统体征及影像证实病灶十分局限的患者亦可考虑手术治疗。

(4)驱绦虫治疗:对肠道仍有绦虫寄生者,为防止自身再次感染,应行驱绦虫治疗。常用的药物为南瓜子、槟榔,服药后应予泻药一次以排出节片及虫卵,应注意检查头节是否排出。

2.脑囊虫病疗效判定标准

(1)近期疗效(1~2年)

①痊愈:神经系统症状、体征消失,血及脑脊液中囊虫循环抗原转阴,脑脊液压力、常规、生化检查均正常;头颅CT或MRI检查原囊虫病灶全部消失;皮肤、肌肉囊虫结节全部消失;患者能从事正常工作。

②显著好转:癫痫发作显著减少,程度减轻,其他脑部症状显著好转;血及脑脊液中囊虫循环抗原转阴或滴度明显下降;脑脊液压力、常规及生化检查较治疗前显著好转;脑CT或MRI显示原囊虫病灶大部分消失或CT显示转为高密度影;皮肤肌肉囊虫结节消失90%以上;患者基本恢复正常工作。

③好转：癫痫发作减少，程度减轻，其他脑部症状和体征有所好转；血及脑脊液囊虫循环抗原滴度下降；脑脊液压力、常规及生化检查较治疗前好转；颅脑 CT 或 MRI 检查原囊虫病灶减少或 CT 显示部分转化为高密度影；皮肤肌肉囊虫结节消失 50% 以上；患者生活能自理或能从事一般工作。

④无效：癫痫发作不减少或加重，其他脑部症状未见好转；血及脑脊液囊虫循环抗原无改变；脑脊液压力、常规及生化检查未见好转；头颅 CT 或 MRI 检查原囊虫病灶基本同治疗前；皮肤肌肉囊虫结节消失 50% 以下；患者失去工作能力。

(2)远期疗效(3年以上)：脑囊虫病的远期疗效评定应以3年以上为限，其他指标同近期疗效。并需排除脑囊虫再感染的可能性。

(九)预防

脑囊虫病的传染源是猪肉绦虫，故预防囊虫病的首要措施是根治患者猪肉绦虫，以预防他人和自身感染囊虫病。

二、脑棘球蚴病

脑棘球蚴病又称脑包虫病，主要由细粒棘球属绦虫（犬绦虫）的幼虫即棘球蚴寄生于大脑和脊髓，引起颅内感染性的疾病，占整个包虫囊肿的 1%～4%。

(一)流行病学

本病主要见于畜牧地区，我国好发于西北、内蒙古、西藏、四川西部、陕西、河北等地，牧民、皮毛加工者、在农牧区生活儿童多见。

(二)病因和发病机制

细粒棘球绦虫的成虫寄生于犬科动物小肠内，虫卵随粪便排出体外，污染地面、水草、蔬菜等，被人、羊、马、猪、猫等中间宿主吞食后，细粒棘球蚴绦虫卵在人体肠内孵化成六钩蚴，穿越肠壁经门静脉系统，侵入肝、肺和脑等，少数随血流经椎静脉入颅。脑包虫病好发于顶叶、额叶、大脑、小脑、脑室和颅底等处。包虫偶见于脊髓马尾。

脑棘球蚴病可分2型：①原发型，幼虫经肝、肺和颈内动脉而入颅。多见于儿童，常单发。②继发型，较少见，常由原发性包虫囊肿破裂至左心房或左心室，其子节或头节经血流入颅，多发病灶多见，伴脑栓塞，多见于成年人。

(三)病理改变

包虫囊肿包膜为微白色半透明膜，囊液为无色透明，外观与 CSF 很相似，但含毒性蛋白。囊壁分内外两层，内层即包虫囊，含有大小不等的子囊；外层为宿主组织形成的一层纤维包膜，两者之间仅有轻度粘连，其中含有血管，供给营养。包虫死后，囊液变浊，囊壁可钙化。包虫囊大小不一，取决于寄生虫的种系及其寄住的组织与宿主等多种因素。囊肿生长速度每年为1～5cm直径。母囊可产生子囊及头节，由于虫体繁殖力强，子囊和头节可多达数百，形成巨大囊肿。

(四)临床表现

1.原发型

多为慢性进行性加重病程。常见头痛、呕吐、视盘水肿等高颅压表现，癫痫发作，肢体无力、偏瘫、截瘫、麻木、复视、共济运动障碍等局灶性神经功能缺损等表现。

2.继发型

根据病情进展情况分为3期：①原发包虫破入心内期，可出现过敏反应、呼吸急迫、心血管功能障碍等表现，部分患者在本期死亡，多数病例可恢复。②潜伏静止期：1~5年进入脑内的包虫不断发育成长，症状轻微。③颅内压升高期：因包虫长大出现高颅压症状及局灶性神经功能缺损表现。

（五）实验室及其他检查

1.血常规

多数可见嗜酸粒细胞增多。

2.脑脊液

脑脊液压力增高，嗜酸粒细胞增多，蛋白增高、糖、氯化物正常。

3.免疫学检查

包虫囊液皮内试验（casoni试验）阳性，血清和脑脊液补体结合试验、间接血凝试验多阳性。

4.颅骨X线检查

颅骨内板变薄有弧形整齐的脑回或包块的压迹。儿童颅骨径增大、颅缝增宽，偶有钙化。

5.脑血管造影

病变区无血管，围绕包虫囊的血管极度移位、变直，环绕成球形。

6.脑CT

多为边界清楚锐利的巨大的脑内囊肿，可见囊内囊，囊内密度与脑脊液相似，囊周无明显水肿，占位效应明显。囊壁可轻度强化。

7.脑MRI

边界清楚锐利的圆形水样信号囊肿，母囊内可见子囊，囊壁多为连续性低信号，囊壁可见强化，囊周不同程度水肿，MRI对囊壁及多房性的显示较易做出诊断。

（六）诊断与鉴别诊断

根据患者来自畜牧区，有犬、羊等密切接触史，可同时患有肝、肺包囊虫病，加上脑部症状（或脊髓压迫症）即可考虑本病可能。包虫囊液皮试阳性、脑脊液和血清免疫学试验阳性具有诊断意义。头颅CT、MRI和脑血管造影具有定位诊断价值。

脑棘球蚴病需与脑肿瘤、脑脓肿、脑囊肿等占位性病变的临床表现和体征类似，结合包虫免疫学检查、头部CT、MRI可帮助鉴别。

（七）治疗

1.手术治疗

手术切除是主要治疗方法，以完整摘除囊肿为原则。若囊肿破裂，囊液外溢，不仅可引起过敏性休克反应，且囊液中的头节扩散，导致囊肿复发。因此，术前定位要准确，手术切口和骨窗要足够大，切忌用穿刺探查或抽吸囊液减压。切除时宜用加压注水漂浮法，术时一旦囊液污染切口，可用过氧化氢溶液处理。

2.药物治疗

用于术前治疗、术后复发或不能再手术者。

（1）阿苯达唑：剂量20mg/(kg·d)，分2次口服，30d为1个疗程。半个月后可重复治疗，需3~4个疗程。

（2）吡喹酮：术前用药，防止囊液中头节播散所引起的继发性棘球蚴病或预防复发。治疗剂量与囊肿大小有关。

3.对症治疗

降颅压、抗癫痫等治疗。

三、曼氏裂头蚴病

曼氏裂头蚴病系曼氏迭宫绦虫幼虫-曼氏裂头蚴寄生于人眼部、皮下组织或脑、肾、肺等脏器所致的人兽共患寄生虫病。前者由寄生于小肠的成虫引起,产生的症状轻微;后者则由其幼虫-裂头蚴引起,裂头蚴可在体内移行,并侵犯多种组织器官,产生的症状远较成虫严重。

(一)流行病学

曼氏裂头蚴病多见于东亚和东南亚各国,全球均有报道,我国见于上海、广东、台湾、四川和福建等23个省市自治区。

(二)病因及发病机制

曼氏迭宫绦虫又称孟氏裂头绦虫,成虫主要寄生在猫科动物,偶然寄生于人体。其生活史中需要3个宿主。终宿主主要是猫和犬,此外还有虎、豹、狐等食肉动物。第1中间宿主是剑水蚤,第2中间宿主主要是蛙、蛇、鸟类和猪等。多种脊椎动物可作其转续宿主。人可成为它的第2中间宿主,转续宿主甚至终宿主。

曼氏裂头蚴长带形,白色,约300mm×0.7mm,头部膨大,末端钝圆,体前段无吸槽,中央有一明确凹陷,是与成虫相似的头节,体部不分节但具横皱褶。人体感染的途径有两种,即裂头蚴或原尾蚴经皮肤或黏膜侵入,或误食头蚴或原尾蚴。具体方式可归纳为以下3类。

(1)局部贴生蛙肉为主要感染方式,约占患者50%以上。在我国某些地区,民间传说蛙有清凉解毒作用,因此常用生青蛙肉敷贴伤口,包括眼、口、外阴等部位。若蛙肉中有裂头蚴即可经伤口或正常皮肤、黏膜侵入人体。

(2)生食或半生食蛙、蛇、鸡或猪肉、马肉。民间有吞食蛇或蛙治疗疮疖和疼痛的习俗,或食用未煮熟的肉类,被吞食的裂头蚴即穿过肠壁入腹腔,然后移行到其他部位。

(3)误食感染的剑水蚤。饮用生水或游泳时误吞湖水、塘水,使受感染的剑水蚤有机会进入人体。据报道原尾蚴有可能直接经皮侵入,或经眼结膜侵入人体。

(三)病理

病理上特征表现为:①蚴虫虫体为实体,无体腔,具特征性体壁;②蚴虫虫体内散在分布的同心圆形或椭圆形的石灰小体及单个肌纤维;③脑内有新旧不一的多发性嗜酸性肉芽肿或脓肿,内有大量坏死组织,可见窦道痕迹。对囊肿周围组织进行病理切片检查,常可见炎性细胞和较多嗜酸性粒细胞浸润。

(四)临床表现

裂头蚴寄生人体引起曼氏裂头蚴病。本病潜伏期与感染方式有关:局部侵入者潜伏期短,一般6～12d,个别可达2～3年;经消化道感染者潜伏期长,多为1至数年。其严重性因裂头蚴移行和寄居部位不同而异。常见寄生于人体的部位依次是:眼睑部、四肢、躯体、皮下、口腔颌面部和内脏。被侵袭部位可形成嗜酸性肉芽肿,致使局部肿胀,甚至发生脓肿,囊肿直径为1～6cm,囊腔内盘曲的裂头蚴可1～10条。

根据临床表现,可归纳为以下5型:①眼裂头蚴病;②皮下裂头蚴病;③口腔颌面部裂头蚴病;④脑裂头蚴病;⑤内脏裂头蚴病。

随着CT、MRI及超声检查等现代影像学技术的普及,近年来,中枢神经系统裂头蚴病的发现有逐渐增加的趋势。脑裂头蚴病临床表现酷似脑瘤,常有阵发性头痛、癫痫发作,严重时昏迷或伴喷射状呕吐,视物模糊,肢体麻木甚至瘫痪等。极易误诊。

(五)辅助检查

酶联免疫吸附试验、免疫印迹试验及金标免疫渗滤法(DIGFA)等方法都逐步用于裂头蚴病的诊断及流行病学调查,敏感性和特异性有待提高。

脑 CT 显示有相当诊断价值的三联征:白质低密度伴邻近脑室扩大、不规则或结节状强化及细小针尖样钙化,此三联征总的出现率为67%。随访 CT 检查中发现强化结节位置改变或情况进展,则提示为幼虫存活。

脑 MRI 显示病灶多为单发病灶,多位于大脑半球表浅部位,T_1WI 显示稍低不均匀信号,T_2WI 表现为团片状不均匀高信号,伴周围脑实质不同程度水肿,可见细长通道伴串珠样改变。增强后裂头蚴病灶表现为多环、套环、不规则缠绕状强化灶,出现特征性类似"绳结样"改变。

(六)诊断及鉴别诊断

曼氏迭宫绦虫成虫感染可以用粪检虫卵确诊。曼氏裂头蚴病则主要靠从局部检出虫体作出诊断。询问病史有一定参考价值。

需要鉴别的疾病有:①细菌性脑脓肿。裂头蚴呈单环囊状时与脑脓肿无法鉴别。脑脓肿呈多环时一般数目不多,且多为环靠环,很少形成"绳结状"改变。而裂头蚴多为多个小环相套。②其他寄生虫感染。血吸虫卵可形成单环脓肿,病灶较小,患者多来自疫区,有相关病史;弓形虫感染可形成脑内多发、单环小脓肿,多分散分布;囊虫为多发脑内小囊泡,强化后为单环强化。③肿瘤性病变。胶质瘤一般发生于较深部脑白质内,低级别的一般无强化,高级别恶性胶质瘤呈不规则花环样强化;淋巴瘤常位于近中线区,且一般呈明显结节状强化。

(七)治疗

曼氏裂头蚴病最主要的治疗手段是手术摘除,术中注意务将虫体尤其是头部取尽,方能根治,也可用 40%乙醇和 2%普鲁卡因 2~4ml 局部封闭杀虫。成虫感染可用吡喹酮、阿苯哒唑等药驱除。

预防应加强宣传教育,改变不良习惯,不用蛙肉、蛇肉、蛇皮贴敷皮肤、伤口,不生食或半生食蛙、蛇、禽、猪等动物的肉类,不生吞蛇胆,不饮用生水等是预防本病的有效措施。

四、脑型血吸虫病

脑型血吸虫病是指血吸虫虫卵异位于脑而引起的中枢神经系损伤。

(一)流行病学

在我国仅有日本血吸虫病流行。国内神经系统血吸虫病的发病率占血吸虫病患者的1.74%~4.29%。

(二)病因及发病机制

日本血吸虫成虫雌雄同体,寄生于人体门脉肠系膜静脉系统。血吸虫成虫或虫卵寄生于肺、脑、脊髓、心包、皮肤、生殖系统等部位,称为异位血吸虫病,以肺和脑的损害最为常见。虫卵到达大脑的途径尚不完全清楚。可能有以下几种形式:①来自寄生于颅内静脉窦中的成虫;②来自体循环;③通过脊椎静脉系统抵达脑部。

虫卵的主要致病因子是可溶性虫卵抗原(SEA)。SEA 被巨噬细胞吞噬后,产生一系列免疫反应,使巨噬细胞、成纤维细胞聚集于虫卵周围,与嗜酸粒细胞、淋巴细胞构成虫卵肉芽肿。随着吞噬细胞对免疫复合物的吞噬和溶酶释放,引起组织坏死而形成嗜酸性脓肿。随着虫卵内毛蚴死亡,对宿主组织的刺激因素逐渐减小,坏死组织被逐渐吸收而形成假结核结节和瘢痕纤维结节。

(三)病理

脑组织内的虫卵主要沉积于大脑枕叶、顶叶及额叶。受损的脑组织均可出现局限性脑膜炎及邻近脑实质的炎性改变。镜下可见虫卵引起的脑部损害,急性期及早期均以嗜酸性及假结核性虫卵肉芽肿多见;晚期以假结核性及纤维性虫卵肉芽肿多见。血吸虫病累及脊髓者极为少见。

(四)临床表现

神经系统血吸虫病因感染的轻重、人体对感染的反应和病变部位不同,其临床表现轻重不等,症状多样,可分为急性和慢性两类。

1. 急性血吸虫病的神经系统表现

多发生于无免疫力的初次感染者。患者多为青壮年和儿童,常有明确疫水接触史,好发于夏季,潜伏期30~60d。患者多有发热,以脑膜脑炎为主要特征。轻者有嗜睡、定向力障碍、意识不清及精神异常;重者出现昏迷、抽搐、大小便失禁和瘫痪。查体可见双侧锥体束征、视盘水肿和脑膜刺激征,一般随体温恢复正常而开始好转或消失。

2. 慢性血吸虫病的神经系统表现

(1)癫痫型:是脑型血吸虫病最常见的症状,多由于虫卵引起的局限性脑膜脑炎或瘢痕结节所致。癫痫发作形式多样。多数患者发作后可出现短暂性偏瘫,但无颅内压升高。

(2)脑瘤型:通常由于颅内血吸虫肉芽肿所致。其临床表现与颅内肿瘤相似,除颅内压增高症状外,常伴有明显的定位症状。

(3)脑卒中型:多由于血吸虫虫卵引起脑血管栓塞所致,有时亦可因血管的炎性变化损害管壁造成颅内出血或蛛网膜下腔出血。其临床表现与急性脑血管病相似。

(4)脊髓压迫症型:少见。由于脊髓内或脊膜酸性和假结核性虫卵肉芽肿压迫所致。临床表现与其他原因所致脊髓压迫症相似,主要为腰段脊髓症状,很少累及胸段脊髓。

(五)实验室及辅助检查

1. 血常规检查

嗜酸性粒细胞显著增多,一般在20%~40%。

2. 腰穿检查

可出现颅内压力增高,脑脊液白细胞数轻度增多,一般为$(10\sim100)\times10^6/L$,以嗜酸性粒细胞增多明显,蛋白质含量正常或轻度升高。脑脊液中偶可检出虫卵。

3. 病原学检查

脑型血吸虫病患者多伴有肠道病变,可取患者的粪便直接涂片检出虫卵或沉淀孵化法孵化出毛蚴。直肠镜或乙状结肠镜下取肠黏膜活检。如行手术治疗,可取脑组织进行病理检查。

4. 免疫学检查

(1)皮内试验:阳性率90%,与肺吸虫患者有较高的交叉反应率。

(2)抗体检测:常用方法有环卵沉淀试验、间接血凝试验、ELISA试验等。

(3)抗原检测:血清或脑脊液中抗原检测阳性具有确诊意义。检测循环抗原不仅能反映活动性感染,而且可以评价疗效和估计虫卵。

5.头颅 CT

(1)急性型表现类似脑炎，脑实质内大小不一、程度不同的低密度水肿区，边缘模糊，无强化效应。

(2)慢性型呈局限性肉芽肿，等密度、稍高密度或混杂密度，周边有大片"指套样"水肿，增强时明显均一强化，有时见局限性脑萎缩。

(3)虫卵堵塞脑供血动脉引起脑组织缺血性坏死出现梗死样低密度灶。

6.头颅 MRI

肉芽肿型 T_1WI 见不规则"佛手样"或"指套样"低信号水肿区，T_2WI 病变呈明显高信号，增强后病灶内见散在不规则点片状强化。其他类型病变出现类似脑炎或梗死样表现。

(六)诊断

主要依赖于流行病学调查、病史、临床表现、实验室检查和特殊辅助检查及病原治疗效果，其中流行病学调查尤为重要。凡有疫水接触史或已确诊血吸虫病，脑部症状出现在感染血吸虫后，结合外周血或脑脊液中嗜酸性粒细胞、病原学、免疫学检测及头颅 CT、MRI 等辅助检查，排除其他病因导致的神经系统症状后，临床上诊断可以成立。

(七)鉴别诊断

急性型应与病毒性脑膜脑炎、中毒性脑病和脑血管病鉴别；慢性型应与脑脓肿、脑结核球、脑肿瘤和原发性癫痫鉴别。

(八)治疗

脑型血吸虫病的治疗分为病原学治疗、对症治疗和外科治疗。

1.抗血吸虫治疗

(1)吡喹酮，为本病首选的治疗药物。本药主要作用于虫体表皮，破坏其吸收和防卫功能，显著降低血吸虫对葡萄糖的摄取。目前常用治疗方法为：①治疗急性血吸虫病，总量 120mg/kg(儿童 140mg/kg)，4~6d 分服，2~3/d；②治疗慢性血吸虫病，总量 60mg/kg(儿童 70mg/kg)，2d 服完，2~3/d。吡喹酮宜饭后或餐中服用。不良反应一般轻微且持续时间短，主要为头痛、头晕、肌肉酸痛、乏力、多汗等。严重心律失常、严重肝肾功能障碍者慎用。

(2)青蒿素及其衍生物蒿甲醚、青蒿琥酯，不仅可以杀灭疟原虫，也可以杀灭日本血吸虫。对不同发育期的血吸虫均有较好的杀灭作用，并可用于血吸虫传播季节及短期接触疫水的预防。

2.对症治疗

如有颅内压增高或癫痫等症状，应同时应用脱水药或抗癫痫治疗。对于脑型血吸虫病，特别是急性患者，应加用肾上腺皮质激素治疗。

3.外科治疗

下列情况可采取外科手术治疗：①有较大的血吸虫虫卵肉芽肿，造成明显的颅内压增高或脊髓压迫症状，应手术切除肉芽肿。②脑部炎症水肿反应引起急性颅内压增高，脑脊液循环受阻或形成脑疝者，应进行手术减压，手术后再行药物治疗。

(九)预防

综合预防，包括控制传染源、消灭钉螺、粪便管理、健康教育与健康促进、个人防护及监测等。

五、脑型肺吸虫病

脑型肺吸虫病是指肺吸虫(并殖吸虫)侵入人体后，移行人脑导致的中枢神经系统损害。

（一）流行病学

脑型肺吸虫病的发病率占肺吸虫病的20%～26%。在我国东北地区和华东、华中、华南、西南等22个省市、自治区均有流行。

（二）病因及发病机制

人和动物因为生食或半生食含有肺吸虫活囊蚴的石蟹或喇咕而感染。肺吸虫病的致病原因主要是童虫或成虫在人体组织与器官内移行，寄居造成的机械性损伤及其代谢产物引起的免疫病理反应。

（三）临床表现

肺吸虫病常累及全身多个器官，临床症状甚为复杂。肺部主要症状有咳嗽，初为干咳，随病程进展而痰量渐增并带有血液。痰血混合常呈铁锈色或棕褐色，烂桃样血痰为本病最典型症状，系肺部坏死组织随痰咳出所致。血痰中可查见并殖吸虫卵。中枢神经系统肺吸虫病以儿童、青少年多见。

1. 脑膜脑炎型

此型见于虫体刚侵犯颅内或从囊肿样病变中穿出。起病较急，表现为头痛、呕吐、颈项强直、Kernig征阳性。脑型患者往往有蛛网膜下腔出血表现。腰穿脑脊液压力增高不明显，脑脊液细胞计数增多，特别是嗜酸性粒细胞增多明显，可见红细胞，蛋白含量轻度增高，有时脑脊液可查见虫卵。

2. 假瘤型

此型见于虫体在颅内停留较久后，出现圆形或卵圆形囊肿型肉芽肿。其表现类似于脑肿瘤。表现为颅内压增高症状和局灶性损害症状。腰穿脑脊液压力轻度增高，脑脊液细胞计数增多不明显，蛋白含量轻度增高。

3. 萎缩型

此型见于虫体离去或死亡较久后，病变纤维化。此时主要表现为智能减退，精神异常，癫痫部分性发作或全身性发作、偏瘫、偏身感觉障碍等局灶性脑损害症状。缺乏急性脑膜脑炎及颅内压增高症状。腰穿脑脊液压力不高，细胞计数及蛋白含量均在正常范围。

4. 脊髓型

少见，早期下肢麻木、刺痛或伴有腰痛，继之发生一侧或双侧下肢瘫痪，大小便失禁等脊髓压迫症状。

（四）实验室检查

1. 血常规

白细胞总数增多，一般为$(10\sim30)\times10^9/L$，急性期可达$40\times10^9/L$。嗜酸粒细胞增多，一般为5%～20%，急性期可达80%以上。血沉明显加快。

2. 病原学诊断

检查痰液或粪便、脑脊液中的虫卵。脑脊液中的虫卵可用离心沉淀法进行检查。

3. 免疫学诊断

(1) 皮内试验：常用于普查，阳性符合率可达95%以上。

(2) 检测抗体：常用斑点酶联免疫吸附试验、ELISA法、间接血凝试验等检测血清及脑脊液抗体。

(3) 检测循环抗原：诊断结果敏感、特异，且可用于观察疗效。

4. 影像学检查

(1) X线检查：胸部X线平片检查对合并肺吸虫病患者有较高诊断价值。

(2) 头颅CT：脑型肺吸虫病的CT表现主要可分为脑炎型和囊肿型两种变化。前者表现为边缘模糊、大小不一的低密度区；后者表现为单发或多发性大小不等的囊性低密度区。

(3)头颅MRI：与CT表现相似且更为灵敏，但对钙化灶的发现不如CT。T_2WI见稍低信号环形囊壁，中心呈高信号坏死灶，周围见高信号水肿带。增强检查见环形及小斑絮样强化，并见多个环形"皂泡样"强化灶聚集。

（五）诊断

在流行地区有生食或半生食石蟹、喇咕或饮生溪水史，出现高颅压、癫痫发作及其他神经系统表现者，特别是早期出现咳嗽、咳铁锈色痰、游走性皮下包块者应考虑本病。血嗜酸粒细胞持续增多、肺吸虫皮内试验、血清或脑脊液抗体及循环抗原检测阳性，可确诊。

（六）鉴别诊断

本病应与蛛网膜下腔出血、脑脓肿、结核性脑膜炎、脑肿瘤、脑囊虫病等鉴别。

（七）治疗

1. 病因治疗

(1)吡喹酮：为本病首选治疗药物，推荐剂量75～100mg/(kg·d)，2～3次分服，2～3d疗法较好。脑型患者应治疗2个疗程。

(2)硫氯酚（别丁）：成年人3g/d，儿童50mg/(kg·d)，隔日用药，25～30d为1个疗程。疗效不如吡喹酮，且疗程长，不良反应较多，仅在吡喹酮药源有困难地区使用。

2. 手术治疗

手术治疗指征为病变较大、重症高颅压、已经形成包囊或囊肿者及用药后病情继续发展者。

3. 对症治疗

患者如有颅内压增高或癫痫等症状，应同时应用脱水药或抗癫痫治疗。

（八）预防

预防本病的关键是改进饮食卫生，革除生食或半生食石蟹、喇咕或饮生溪水的习惯。

六、广州管圆线虫病

广州管圆线虫病又称嗜酸性粒细胞增多性脑膜脑炎或嗜酸性粒细胞增多性脑脊髓膜炎。主要是因进食生的或半生的含有广州管圆线虫幼虫的螺肉而感染，幼虫寄生在中枢神经系统引起脑膜炎、脊髓膜炎、脑炎或脊髓炎主要临床表现为发热、头痛及感觉异常，脑脊液嗜酸性粒细胞增多。

（一）流行病学

本病曾在亚太中部及东南亚地区相继发现并局部暴发。在我国主要流行于台湾省，近年在东南沿海地区和北京有局部暴发。

（二）病因及发病机制

人生食或半生食含有广州管圆线虫第三期幼虫的螺肉或被其污染的蔬菜而感染。广州管圆线虫成虫寄生于终末宿主鼠类的右心及肺动脉内。雌虫产卵，卵随血流进入肺部毛细血管，孵化为第一期幼虫，由肺泡脱出，沿气管上升至咽部被咽下，经胃肠道随粪便排出体外。第一期幼虫被中间宿主（某些水生或陆生螺等）吞食，经两次蜕皮发育成第三期幼虫，第三期幼虫对鼠类及人类均有感染力。含第三期幼虫的螺被人食入后，幼虫钻入胃肠壁的血管或淋巴管并随血流散布全身，主要聚集于脑内，再蜕皮两次发育为第五期幼虫即童虫，10余日后移至蛛网膜下腔内。

(三)病理

病变主要集中于中枢神经系统,特别是小脑、脑桥及延髓。幼虫移行的机械性刺激和抗原性作用使病变部位产生炎症及过敏性反应,在脑膜、蛛网膜及脑内的虫体周围可见由嗜酸性粒细胞、夏科-雷登结晶及巨噬细胞形成的嗜酸性粒细胞肉芽肿。脑膜可见增厚粘连。

(四)临床表现

1. 潜伏期

3~36d,平均2周左右。

2. 前驱期

症状不典型,可见低热、头痛、头晕、乏力等,轻症患者可自愈。

3. 急性期

发热、头痛为最常见的症状,可伴恶心呕吐。颈项强直感,多数患者可有不同部位的感觉异常,如麻木、疼痛、烧灼感等,为本病特征性表现。部分患者可有癫痫发作、精神异常、嗜睡等症状。病情凶险者可昏迷。此外还可出现畏光、复视、眼肌麻痹等眼部表现,咳嗽、肺部阴影等肺部表现。轻症病程1周左右,较重者可持续1周至2个月,甚至更长时间。

4. 恢复期

患者临床症状逐渐缓解,本期可持续数周。感觉异常可能持续更长时间。

(五)实验室检查

1. 血液检查

嗜酸性粒细胞百分比或绝对值轻至中度增高。

2. 脑脊液检查

脑脊液压力升高,嗜酸性粒细胞增多,蛋白升高,氯化物可轻度降低或正常。少数病例可检出广州管圆线虫幼虫或成虫。

3. 免疫学检查

常用ELISA和金标法检测广州管圆线虫IgG、IgM抗体和循环抗原(CAg)检测患者的血清或脑脊液。

4. 病原学检查

从脑脊液、眼或其他部位查见本虫的幼虫或成虫,但阳性概率很小。

5. 影像学检查

肺部X线片及CT可显示肺部小结节影等表现;头颅脑脊髓膜内多发长条形影或结节状强化病灶和软脑膜强化为主要表现。

(六)诊断与鉴别诊断

1. 诊断标准

(1) 流行病学史阳性。

(2) 临床表现:起病较急,发热、头痛、颈项强直,不同部位的感觉异常,畏光、复视等。

(3) 血常规检查:血液检查,嗜酸性粒细胞百分比或绝对值轻至中度增高。

(4) 脑脊液检查:脑脊液压力升高,嗜酸性粒细胞增多。

(5) 免疫学检查:血清或脑脊液的广州管圆线虫IgG、IgM抗体和循环抗原(CAg)阳性。

(6) 影像学检查:肺部X线片及CT及头颅MRI,如有前述阳性所见可支持诊断。

(7) 病原学检查:从脑脊液、眼或其他部位查见本虫的幼虫或成虫,可作出病原学诊断。

以上各项,具备第(1)～(4)项可作出临床诊断,具备第7项为病原学确诊,第(5)～(6)项为辅助诊断项目。

2.鉴别诊断

本病需与结核性脑膜脑炎、病毒性脑膜脑炎、流行性脑脊髓膜炎、神经性头痛及其他中枢神经系统寄生虫病鉴别。

(七)治疗方案

1.病原学治疗

阿苯达唑(丙硫咪唑)20mg/(kg·d),分3次服用,连服7～10d。

2.对症、支持治疗

视病情应用甘露醇降低颅内压;酌情应用肾上腺皮质激素;酌情应用镇痛药;神经营养药物。

3.需注意的问题

①杀虫治疗前需明确有无眼部广州管圆线虫寄生,如有,先行眼科治疗后再予药物治疗;②颅内压高于300mmHg者,须先行降低颅内压治疗,待颅内压降至一定水平后再行杀虫治疗。

(八)预后

绝大多数患者预后良好,极个别感染虫体数量多者病情严重可致死或留有后遗症。

(九)预防措施

开展卫生宣教工作;切忌生食或半生食螺肉;食品管理部门加强对螺类食物的监测和管理;加强灭鼠工作。

(申志远)

第五节 神经系统结核病

结核是世界上最重要的感染性疾病,特别是近10年来,由于结核菌的DNA基因突变、抗结核病药物研制的相对滞后和AIDS患者的增多,使国内外结核的发病率及死亡率又逐渐升高。根据WHO的估计,全球每年有700万～800万结核的新发病例,每年有290万人死于结核。虽然结核引起肺脏的感染最常见,但实际上,结核几乎可以累及每一器官(系统)。接近1%～6%的病例伴发神经系统结核,但以结核性脑膜炎最常见,其次为结核瘤、结核性脓肿和其他伴发形式如脑粟粒性结核、结核性脑病、结核性脑炎和结核性动脉炎。主要由结核分枝杆菌感染引起,结核分枝杆菌由能感染人和其他动物的专性厌氧菌组成。已经认识到的两个主要的种是结核分枝杆菌和牛分枝杆菌。其他少见的种还包括西非、中非的非洲分枝杆菌和溃疡分枝杆菌。非典型分枝杆菌又称非结核分枝杆菌(如鸟-胞内分枝杆菌),随腐生植物广泛分布,能引起免疫功能低下的患者产生包括脑膜炎在内的多系统感染。

神经系统的结核病是免疫抑制的结果,可以发生于初次感染或再活化的过程中。结核性脑膜炎的发生最常于这样一个两阶段的过程后:首先,结核杆菌从肺或其他器官血源性播散,在脑实质形成结核结节;随后,结核结节破入蛛网膜下腔或脑室腔。此外,脑膜炎可能来自粟粒性结核的病程中或脑膜旁的感染。与细菌性脑膜炎不同的是,脑膜是感染的原发部位。炎性渗出物沿蛛网膜下腔和软脑膜血管扩散至脑。Port病,或称脊柱结核,是指结核血源性播散至脊柱引起脊椎骨髓炎、邻近关节腔的感染和随后的椎旁脓肿。

一、结核性脑膜炎的诊断性治疗

当临床和实验室检查已发现有结核性脑膜炎,但还不足以确诊时,即使脑脊液抗酸染色时没有发现结核杆菌,就应开始用异烟肼、利福平、吡嗪酰胺等至少3种能很好地进入脑脊液中的药物进行联合治疗,虽然已用药,脑脊液检查还应持续3～4天,以期发现病原菌。病因不明确时,也可针对结核、梅毒、HSV、其他细菌做试验性治疗,收集资料,逐渐排除一些无关的治疗。若能早期诊断,则抗结核疗效较好。治疗后如果脑脊液细胞数下降,糖升高将有助于结核性脑膜炎的诊断,但蛋白水平需较长时间才可降低。药物并不能阻止粘连性脑膜炎所引起的病理性连锁反应,尽管诊断明确,在治疗之初,疗效仍不明显。甚至合理用药后,病情仍恶化,发展成卒中、脑神经病和阻塞性脑积水。此外在治疗初期病情也可恶化,甚至出现嗜睡,可能与人体对结核蛋白产生过敏而引发弥漫性脑水肿有关,可予地塞米松治疗。

二、结核性脑膜炎的药物治疗

早期诊断和早期治疗是治疗成功的关键,治疗主要包括抗结核治疗、脱水降颅压治疗、激素治疗和保肝治疗等。

(一)抗结核药治疗

在治疗过程中,应重复检查脑脊液以监测治疗是否有效。开始治疗后2～3个月应进行神经系统影像学检查,然后间隔3～6个月再检查以证实有病灶的改善。其用药原则是联合用药,剂量要足,疗程充分。常用的方案有:①异烟肼＋利福平＋吡嗪酰胺;②异烟肼＋利福平＋乙胺丁醇;③异烟肼＋利福平＋乙胺丁醇＋吡嗪酰胺。

1.异烟肼

杀菌力强,毒性低,易透过血脑屏障,为首选药物。异烟肼可抑制结核杆菌DNA合成,破坏菌体内酶活性,干扰分枝菌酸合成,对细胞内、外结核杆菌均有杀灭作用。但易产生耐药性,单独应用时敏感菌在数周后即可转变为耐药菌,与其他抗结核药物联合应用,可使耐药现象延缓出现。异烟肼在体内以乙酰化方式失去活性,乙酰化的速度与种族遗传有关,分为快型和慢型。74.4%的中国人属于快代谢型。治疗开始时剂量宜较大,成人剂量600～900mg/d。病情好转,约在给药4周或更长时间后改为维持剂量,疗程一般为1～1.5年。病重患者宜静脉滴注或椎管内注射药物,使血药浓度在短期内维持较高水平。异烟肼主要不良反应为肝功能损害和末梢神经炎。末梢神经炎主要用维生素B_6治疗。

2.利福平

利福平具有广谱抗菌作用,其作用机制为与细菌的RNA聚合酶结合,干扰mRNA的合成,抑制细菌的生长繁殖,导致细菌死亡。对细胞内外结核杆菌均有杀灭作用。单独应用也易产生耐药性。需空腹服用,常与异烟肼合用。成人剂量为450～600mg/d,多作1次口服,主要不良反应是肝功能损害和过敏反应。

3.乙胺丁醇

对各种生长繁殖状态的结核杆菌有作用,对静止状态的细菌几无影响。成人剂量为15～25mg/(kg·d),不良反应是引起球后视神经炎,导致视力减退、中央暗点和绿色视觉消失。

4.吡嗪酰胺

抗结核作用易受环境因素的影响,在酸性环境中有较强的杀菌作用,在 pH5.5 时杀菌作用最强,对酸性环境中缓慢生长的吞噬细胞内的结核杆菌杀菌作用强。对中性和碱性环境中的结核杆菌几乎无抑菌作用。吡嗪酰胺渗入吞噬细胞后进入结核杆菌体内,菌体内的酰胺酶使其脱去酰胺基,转化为吡嗪酸而发挥杀菌作用。易透过血脑屏障。单一用药极易产生耐药性,与其他抗结核药物无交叉耐药,同异烟肼联用可增强其杀菌作用。成人口服量为 0.75~1.5g/d。常见不良反应为肝脏损害,也可出现关节痛,主要发生在大关节,停药后即缓解。

5.链霉素

该药不能通过正常的血脑屏障,但能透过有炎症的脑膜,故适于急性炎症期患者的治疗。成人剂量为 750mg/d,肌内注射。应密切观察该药引起第Ⅷ对脑神经损害的毒性反应,如听力损害、眩晕、呕吐等,以便及时停药及处理。

6.对氨基水杨酸钠

对氨基水杨酸对结核杆菌有选择性的抑制作用,仅作用于细胞外的结核杆菌。与异烟肼联用时由于竞争乙酰化而致异烟肼血药浓度增加,故有协同的抗结核作用,延缓耐药性的产生。

(二)肾上腺皮质激素

激素能减轻炎症反应和脑水肿,减轻临床上的中毒症状。主张早期使用,临床常用泼尼松或地塞米松治疗(表 6-1)。病情严重者,特别是有肢体瘫痪提示有蛛网膜下腔阻塞者可鞘内注射甲泼尼龙每日 20mg,每周 2 次。若椎管完全阻塞,可腰椎穿刺和颈侧方穿刺交替进行,疗效更佳。

表 6-1 结核性脑膜炎的激素的应用

使用指征
病情严重者(第二、三期患者)
颅内压增加者或有脑疝形成者
椎管阻塞
抗结核治疗后病情加重者
结核性脑膜炎合并结核球
治疗程序
成人:泼尼松 1mg/(kg·d),地塞米松 8~16mg/d
上述剂量维持 3~6 周,再逐渐减量后停药

(三)脱水治疗

对高颅压患者应及时进行脱水治疗,以防脑疝形成。常用脱水剂有 20% 甘露醇溶液、呋塞米等。

(白金娟)

第六节　脑脓肿

脑脓肿主要指各种化脓性细菌,通过身体其他部位的感染灶转移或侵入脑内形成的脓肿,破坏脑组织和产生占位效应。近年来,由于神经影像技术如 CT 和 MRI 的应用,有效抗生素的使用,脑脓肿的诊断和治疗水平显著提高。脑脓肿可发生于任何年龄,男性多于女性。

一、根据细菌感染的来源分类

1. 邻近感染病灶扩散所致的脑脓肿

根据原发化脓性病灶可分为耳源性脑脓肿和鼻源性脑脓肿。其中以慢性化脓性中耳炎或乳突炎导致的耳源性脑脓肿为最多,约占全部脑脓肿的一半以上。这种脑脓肿多发生于同侧颞叶或小脑半球,多为单发脓肿,以链球菌或变形杆菌为主的混合感染多见。鼻源性脑脓肿为继发于鼻旁窦炎的化脓性感染,较少见。脓肿多位于同侧额叶前部或额极。蝶窦炎可引起垂体脓肿、脑干脓肿和颞叶脓肿。鼻源性脑脓肿以链球菌和肺炎球菌感染为主。其他如头皮痈疖、颅内静脉窦炎及颅骨骨髓炎等直接蔓延所形成的脑脓肿多发生于原发感染病灶周围,多为混合性感染。

2. 血源性脑脓肿

约占脑脓肿的25%。血源性脑脓肿由身体远隔部位化脓性感染造成的菌血症或脓毒血症经血行播散到脑内而形成。根据原发感染部位的不同分为胸源性脑脓肿(即继发于脓胸、肺脓肿、慢性支气管炎伴支气管扩张等)和心源性脑脓肿(即继发于细菌性心内膜炎、先天性心脏病等)。此外,面部三角区的感染、牙周脓肿、化脓性扁桃体炎、化脓性骨髓炎、腹腔盆腔感染都可以导致血源性脑脓肿。血源性脑脓肿通常多发,常位于大脑中动脉供血的脑白质或白质与皮质交界处,故好发于额叶、颞叶、顶叶。致病菌以溶血性金黄色葡萄球菌多见。

3. 创伤性脑脓肿

开放性颅脑损伤时,化脓性细菌直接由外界侵入脑内所致。清创不彻底、不及时,异物或骨折片进入脑组织是创伤性脑脓肿产生的主要原因。此外,颅脑外伤后颅内积气、脑脊液漏、颅骨骨髓炎也可能引起脑脓肿。此类脓肿多位于外伤部位或异物所在处。病原菌多为金黄色葡萄球菌或混合菌。

4. 医源性脑脓肿

由颅脑手术后感染所引起的脑脓肿。多与无菌操作不严格、经气窦的手术、术后发生脑脊液漏而没有及时处理、患者抵抗力低下、并发糖尿病或使用免疫抑制剂有关。致病菌多为金黄色葡萄球菌。

5. 隐源性脑脓肿

占脑脓肿的10%~15%。指病因不明,无法确定其感染源的脓肿。可能因原发感染病灶轻微,已于短期内自愈或经抗生素药物治愈,但细菌已经血行潜伏于脑内,在机体抵抗力下降时形成脑脓肿。此外,慢性咽部感染、压疮等常不引起人们注意的感染也可能致病。

二、病理

细菌进入脑实质后,其病理变化是一个连续的过程,大致可分为3个阶段。

1. 急性脑炎期

病灶中心有坏死,局部出现炎性细胞浸润伴病灶周围血管外膜四周炎症反应。病灶周围脑水肿明显。临床上有全身感染症状(如发热、寒战、头痛等),也可有脑膜刺激症状,并可出现脑脊液的炎性改变等。

2. 化脓期

脑实质内化脓性炎症病灶进一步坏死、液化、融合,同时与脑软化、坏死区汇合逐渐扩大形成脓腔,周围炎症反应带有炎症细胞和吞噬细胞。此期脓肿壁尚未完全形成。因为炎症开始局限,所以全身感染症状趋于好转。

3.包膜形成期

脓肿周边逐渐形成包膜,炎症进一步局限。显微镜下见包膜内层主要为脓细胞或变性的白细胞,中层为大量纤维结缔组织,外层为增生的神经胶质、水肿的脑组织和浸润的白细胞。脓肿包膜的形成决定于病原菌、感染途径及机体抵抗力的强弱。需氧菌如金黄色葡萄球菌和链球菌性脑脓肿易形成包膜而且包膜较厚,厌氧菌如肠道杆菌引起的脑脓肿包膜形成缓慢,而且常不完善。直接蔓延所致的脑脓肿包膜较血源性者完善。

三、诊断

通常脑脓肿的诊断依据有:①患者有原发化脓性感染病灶,如慢性胆脂瘤性中耳炎、鼻窦炎等,并有近期的急性或亚急性发作的病史。②颅内占位性病变表现,患者有高颅压症状或局灶症状和体征。③病程中曾有全身感染症状。

具有以上 3 项者须首先考虑脑脓肿的诊断,如再结合 CT 或 MRI 扫描可对典型病例作出诊断。

1.临床表现

脑脓肿的临床表现轻重不一,取决于机体对炎症的防御能力以及病原菌的毒力、脓肿形成的快慢、大小、部位、数量等因素。通常有以下 3 方面症状。

(1)全身中毒症状:患者多有近期原发病灶感染史,随后出现脑部症状及全身表现。有发热、畏寒、头痛、全身乏力、肌肉酸痛、精神不振、嗜睡等表现。体检有颈阻阳性,克氏征、布氏征阳性。外周血白细胞增多,中性粒细胞比例升高,血沉加快等。隐源性脑脓肿的中毒症状不明显或缺如。中毒症状可持续 1~2 周,经抗生素治疗,症状可很快消失。部分患者可痊愈,部分脓肿趋于局限化,即进入潜伏期,时间长短不一,持续时间可从数天到数年。

(2)颅内压增高症状:颅内压增高症状在脑脓肿急性脑炎期即可出现,随着脓肿的形成和逐渐增大,症状更加明显。头痛多为持续性,并有阵发性加重。头痛部位与脓肿位置有关,一般患侧较明显。头痛剧烈时常伴喷射性呕吐。半数有视神经乳头水肿,严重时可有视网膜出血及渗出。患者常常伴有脉搏缓慢、血压升高、呼吸缓慢等表现,严重者甚至出现表情淡漠、反应迟钝、嗜睡、烦躁不安等表现。

(3)局灶性症状:脑脓肿局灶性症状与脑脓肿所在的部位有关。额叶脓肿常有表情淡漠、记忆力减退、个性改变等精神症状,可伴有对侧肢体局灶性癫痫或全身大发作、偏瘫或运动性失语(优势半球)等。颞叶脓肿可出现欣快、感觉性或命名性失语(优势半球)等。顶叶脓肿可出现感觉障碍,优势半球受损还可出现失写、失读等。小脑脓肿可出现水平粗大的眼震、一侧肢体共济失调、强迫性头位和脑膜刺激征等。脑干脓肿可出现各种脑神经损伤和长束征的脑干损害特有的征象。非优势半球的额叶、颞叶脓肿定位体征不明显。

应警惕颞叶或小脑脓肿随着脓肿的不断扩大容易发生脑疝。一旦出现,必须紧急处理。此外,脑脓肿溃破引起化脓性脑炎、脑室炎,患者表现为突然高热、寒战、意识障碍、脑膜刺激征、癫痫等。腰穿脑脊液白细胞明显增多,可呈脓性。应迅速救治,多预后不良。

2.临床分型

根据脑脓肿的临床表现,大致可归纳为下列 5 种类型。

(1)急性暴发型:起病突然,发展迅速。呈急性化脓性脑炎症状。患者头痛剧烈,全身中毒症状明显。早期即出现昏迷,并可迅速导致死亡。

(2)脑膜炎型:以化脓性脑膜炎表现为主。脑膜刺激症状明显,脑脊液中白细胞和蛋白含量显著增高。

(3)隐匿型:无明显的颅内压增高或神经系统体征。仅有轻度头痛、精神和行为改变、记忆力下降、嗜睡等症状。诊断较困难,脑脓肿常被忽略,多数是开颅手术或尸检时才得以证实。

(4)脑瘤型:脓肿包膜完整,周围水肿消退。病情发展缓慢,临床表现与脑瘤相似,手术证实为慢性脑脓肿。

(5)混合型:临床表现多样,不能简单归于以上任何一类。脓肿形成过程中的各种症状均可出现,较为复杂。

3.辅助检查

(1)外周血象:急性期白细胞增高,中性粒细胞显著增高。脓肿形成后,外周血象多正常或轻度增高。大多数脑脓肿患者血沉加快。

(2)脑脊液检查:脑脓肿患者颅内压多增高,因此腰椎穿刺如操作不当可能诱发脑疝。腰穿脑脊液多不能确定病原菌(除非脓肿破入脑室)。脑膜脑炎期脑脊液中白细胞可达数千以上,蛋白含量增高,糖降低。脓肿形成后白细胞可正常或轻度增高,一般在$(50\sim100)\times10^6/L$,蛋白常升高,糖和氯化物变化不大或稍低。

(3)X线平片:可见原发感染部位骨质变化。耳源性及鼻源性脑脓肿可见颞骨岩部、乳突、鼻旁窦骨质有炎性破坏。外伤性脑脓肿可见颅骨骨折碎片、金属异物等。

(4)CT扫描:是目前诊断脑脓肿的首选方法,敏感性为100%。脓肿壁形成前,CT平扫病灶表现为边缘模糊的低密度区,有占位效应。增强扫描低密度区不发生强化。脓肿形成后CT平扫见低密度边缘密度增高,少数可显示脓肿壁,增强扫描可见完整、厚度均一的环状强化,伴周围不规则脑水肿和占位效应。这种"环状强化影"是脑脓肿的典型征象。

(5)MRI:脑脓肿MRI的表现随脓肿形成的时期不同表现也不同。急性脑炎期表现为边界不清的不规则长T_1、长T_2信号影。包膜形成后病灶中央区在T_1加权像表现为明显低信号,周边水肿区为略低信号,两者之间的环状包膜为等或略高信号。T_2加权像病灶中央脓液为等或略高信号,包膜则为低信号环,周围水肿区信号明显提高。Cd-DTPA增强后T_1加权像包膜信号呈均匀、显著增强。病灶中央脓液及包膜周围水肿区信号不变。

4.鉴别诊断

(1)化脓性脑膜炎:化脓性脑膜炎起病急,脑膜刺激征和中毒症状较明显。神经系定位体征不明显,CT或MRI扫描无占位性病灶。

(2)硬膜外和硬膜下脓肿:单纯的硬膜外脓肿颅内压增高和神经系统体征少见。硬膜下脓肿脑膜刺激征严重。两者可与脑脓肿合并存在。通过CT或MRI扫描可明确诊断。

(3)耳源性脑积水:多因慢性中耳炎、乳突炎引起横窦栓塞致脑积水。病程一般较长,患者有头痛、呕吐等高颅压症状,但无全身感染症状,缺少神经系统定位体征。CT、MRI扫描只显示脑室扩大。

(4)脑肿瘤:某些脑脓肿患者临床上全身感染症状不明显,CT扫描显示的"环形强化"征象也不典型,故与脑肿瘤(如胶质瘤)、脑转移性肿瘤不易鉴别,有时甚至需通过手术才能确诊。因此,应仔细分析病史,结合各种辅助检查加以鉴别。

(5)化脓性迷路炎:本病可出现眩晕、呕吐、共济失调、眼震和强迫头位。临床症状似小脑脓肿。但本病颅内压增高症状和脑膜刺激征不明显,无神经系统定位体征。CT或MRI扫描无颅内占位性病灶。

(6)血栓性静脉窦炎:患者全身中毒症状较重,出现脓毒血症,表现为寒战、弛张热,但脑膜刺激征及神经系统局灶体征不明显。脑血管造影、CT或MRI扫描可加以鉴别。

四、治疗

脑脓肿的治疗应根据不同病理阶段、脓肿的部位、单发、多发或多房、机体的抵抗力、致病菌的种类及毒力等因素来选用不同的治疗方法。原则上,急性脑炎及化脓阶段以内科治疗为主。一旦脓肿形成,则应以外科手术治疗为主。

1. 治疗原发病灶

临床上常常因为脑脓肿病情较为危急,因此应先处理脑脓肿。术后情况许可,再处理原发病灶。如耳源性脑脓肿可先做脑部手术,术后病情许可时再行耳科根治手术。

2. 内科治疗

脑脓肿在包膜尚未完全形成前或患者年老体弱不能耐受手术时,可在密切观察和随访下进行内科综合治疗。主要是抗感染、降颅内压和对症治疗。少数患者经内科治疗可以治愈,多数患者病情可迅速缓解,病灶迅速局限,为进一步手术治疗创造好条件。

内科治疗时抗生素应用原则:①及时、足量使用抗生素。一般静脉给药,必要时可鞘内或脑室内给药。②选用对细菌敏感和容易通过血脑屏障的抗生素。细菌培养和药敏试验结果出来前,可按病情选用易于通过血脑屏障的广谱抗生素,待结果出来之后,及时调整。③用药时间要长。必须在体温正常,脑脊液及血常规检查正常后方可停药。脑脓肿静脉使用抗生素的时间为6～8周。

3. 外科治疗

脑脓肿包膜形成后,应在抗感染、脱水、支持治疗的同时,尽早采用外科治疗。手术方法有:

(1)穿刺抽脓或引流术:适应证包括各部位单发脓肿;重要功能区或深部脓肿;年老体弱、婴儿、先天性心脏病及一般情况较差不能耐受开颅术者。根据脓肿位置,立体定向下穿刺入脓腔,将脓液尽量抽吸出来。穿刺及抽脓时注意用棉片保护好,以防脓液污染手术野。并反复以抗生素盐水冲洗脓腔。可于脓腔内置入硅胶管引流。术后每日冲洗脓腔后注入抗生素。术后定期随访CT或MRI。如冲洗液清亮,CT或MRI复查显示脓腔已闭合,即可拔管。如经2～3次穿刺脓肿未见缩小,甚至增大者,应改用脓肿切除术。脓肿穿刺、引流术简单、安全、对脑组织损伤小,缺点在于常需反复多次穿刺,不适用于多发性、多房性脓肿或脓腔内有异物者。

(2)脓肿切除术:适应证包括多房脓肿和小脓肿;包膜完整、位于非功能区的浅表脓肿;经穿刺抽脓手术治疗失败者;脓肿腔有异物或碎骨片者;急性脑炎期或化脓期,因高颅压引起脑疝者,须紧急开颅、清除炎性病灶及坏死脑组织,并放置引流。手术中须严格防止脓液外漏污染术野,以致感染扩散。本方法治疗彻底,术后使用抗生素的时间明显缩短。

五、复发及预后

1. 术后复发

造成脑脓肿复发的因素有很多,如原发病灶未根除、抗生素治疗时间不够、手术治疗时脓腔残留、脓液外漏污染创面、未发现的小脓肿逐渐扩大、患者的抵抗力低下等。

2. 预后

脑脓肿的预后取决于患者的年龄、免疫力以及脓肿的性质、部位、来源等。年老体弱者和婴幼儿、机体免疫力低下者预后差；多发、多房、深部脓肿较单发、表浅脓肿预后差；血源性脑脓肿较其他类型预后差；抗药菌株引起的脑脓肿较其他细菌引起者差；原发病灶是否根除也是影响预后的一个重要因素。

（秦 艳）

第七节 艾滋病的神经系统损害

一、概述

艾滋病即获得性免疫缺陷综合征（AIDS），是由人类免疫缺陷病毒（HIV）引起。该病毒是一种嗜神经病毒，可高选择性地侵袭和定位于神经系统。30%～40%的 AIDS 患者存在神经系统受累，且其中的10%～27%以神经系统损害为首发症状。尸检发现，80%以上的 AIDS 患者存在神经系统的病理改变。神经系统损害包括 HIV 自身引起的神经系统疾病、HIV 相关性肿瘤、神经系统机会性感染、HIV 相关的脑卒中和治疗药物的神经系统副作用。自 1981 年首次报道以来，HIV 感染几乎遍及全球，而且发病率逐年上升，估计目前全球约有 4000 多万人受到感染，已成为严重威胁人类健康和生存的全球性问题。截至 2009 年底，估计中国现存活的艾滋病病毒感染者和艾滋病患者总共约 74 万，女性占 30.5%；其中艾滋病患者10.5 万。

AIDS 的分类非常复杂，美国疾病预防与控制中心（CDC）的分类系统是以 HIV 感染相关的临床症状和 $CD4^+$ T 淋巴细胞计数为基础。该系统将 $CD4^+$ T 淋巴细胞计数分为少于 $200/\mu l$、$(200\sim499)/\mu l$ 和大于 $500/\mu l$ 3 级，根据临床症状分为无症状、症状性和 AIDS 指示菌情况 3 类，用 9 个相互排除的类型来表示。该系统将 $CD4^+$ T 淋巴细胞计数 $<200/\mu l$ 的 HIV 感染者均定义为 AIDS 患者，无论其是否出现临床症状或机会性感染。

二、病因与发病机制

AIDS 的致病因子为 HIV，该病毒属于人类反转录病毒科，慢病毒亚科。电镜显示 HIV 病毒体为 20 面体结构，包含众多的外部刺突和两个主要的包膜蛋白，为外部的 gp120 和跨膜的 gp41。HIV 有两个亚型，HIV-1 和 HIV-2。HIV-1 是全世界范围内 HIV 疾病最常见的病因。病毒一般不直接损害神经组织，而是经过包括免疫介导的间接损伤、限制性持续性的胞内感染、由受染单核细胞和巨噬细胞释放的细胞因子、兴奋性毒性氨基酸、胞内钙超载、自由基、脂质炎性介质、HIV 基因产物，如套膜糖蛋白 gp120 的间接细胞毒性等引起组织的炎症损害。促进 HIV 感染后疾病发作的因素是 HIV 的生物学变异、增强毒力的病毒株、宿主免疫机制及伴随的巨细胞病毒、单纯疱疹病毒、乙型肝炎和丙型肝炎病毒、人类单疱病毒-6 型或人类嗜 T 淋巴细胞病毒-1 型（HTLV-1）感染的相互作用。

HIV 由皮肤破损处或黏膜进入人体后，能选择性地侵犯有 $CD4^+$ 受体的 T 淋巴细胞以及单核-巨噬细胞,使其质和量进行性缺乏而导致显著的免疫缺陷。当 $CD4^+$ T 淋巴细胞数减低到一定水平,患者将极易罹患一系列机会性疾病,尤其是卡氏肺囊虫肺炎、弓形体病、病毒、真菌及分枝杆菌感染等以及 Kaposi 肉瘤和淋巴瘤等。AIDS 的主要传播途径为性接触(包括同性、异性和双性性接触)、血液及血制品(包括共用针具静脉摄毒、介入性医疗操作等)和母婴传播(包括产前、产中和产后)三种途径。

三、病理

HIV 进入颅内的确切机制仍未明确,但是至少与病毒感染的能力及免疫活化的巨噬细胞所诱导的黏附分子部分相关。虽有少见的 HIV 感染神经元和星形胶质细胞的报道,目前仍没有令人信服的证据表明,除单核细胞、巨噬细胞外的其他脑细胞能在体内产生生产性感染。HIV 感染患者表现为白质损害及神经元丢失。这可能通过病毒蛋白,尤其是 gp120 和 Tat 促发内源性神经毒素从巨噬细胞释放,少数是从星形胶质细胞释放所造成。HIV-1 感染患者可发现反应性神经胶质细胞和小胶质细胞的增生。90% 的 HIV 患者存在脑脊液异常,甚至在 HIV 感染的无症状期也有脑脊液改变,包括淋巴细胞增多(50%~65%)、蛋白增高(35%)、检测到病毒 RNA(75%);90% 的患者具有抗 HIV 抗体鞘内合成的证据。

四、临床表现

HIV 感染的临床症状是一个疾病谱,包括与原发感染相关的急性综合征到无症状期和继发性疾病,症状多种多样。患者多为青壮年,发病年龄 80% 在 18~45 岁。常有一些非特异性症状,如发热、体重减轻、盗汗、食欲减退、腹泻、消化不良、皮肤病变及持续广泛性全身淋巴结肿大等,并往往患有一些罕见的疾病如肺孢子虫肺炎、弓形体病、非典型性分枝杆菌与真菌感染等;并发恶性肿瘤,并可出现头痛、意识障碍、痴呆、抽搐等神经系统受损症状。下面主要介绍 HIV 自身引起的神经系统病变、HIV 相关性肿瘤、神经系统机会性感染、HIV 相关的脑卒中和治疗药物的神经系统副作用。

(一)HIV 感染自身引起的神经系统疾病

1.无菌性脑膜炎和脑炎

无菌性脑膜炎可见于 HIV 感染的任何时期(除极晚期外)。急性原发感染的患者可出现发热、咽炎、淋巴结病、头痛、关节痛、畏光、嗜睡和假性脑膜炎的综合征;有时可出现急性脑病;极少数可出现脊髓病变,表现为横贯性脊髓炎或神经病。脑神经可受累,主要累及第Ⅶ对,第Ⅴ对和(或)第Ⅷ对亦可受累。脑脊液变化包括淋巴细胞增多,蛋白升高和葡萄糖正常。这些表现临床上很难与其他病毒性脑膜炎区分,通常在 2~4 周自行缓解。有些患者可转为慢性。无菌性脑膜炎很少与 AIDS 的发展相平行,这表明 HIV 感染所致的无菌性脑膜炎是一种免疫介导的疾病。

2.AIDS 相关的神经认知障碍

HIV 相关的神经认知障碍(HAND)可分为无症状性的神经认知缺损(ANI)、轻度神经认知障碍(MND)和 HIV 相关性痴呆(HAD)。ANI 为亚临床的认知障碍,MND 为轻度认知障碍,出现日常生活功能轻度受损。HAD 亦称为 HIV 脑病或 AIDS 痴呆叠加,出现显著认知障碍并导致患者的日常生活功能严重受损。表现为注意力减退、健忘和执行复杂任务困难以及情感淡漠、缺乏始动性,有些患者甚至发展为植物状态。与皮质性痴呆(如 Alzheimer 病)不同,HAD 很少出现高级皮质功能障碍如失语、失用和失认。HAD 还可能出现运动障碍的症状如步态不稳、平衡障碍、震颤及快速轮替运动困难。脊髓受累患者可出现肌张力增高及深反射亢进。后期可合并大小便失禁。HAD通常是HIV感染的晚期合并症,数月内缓慢进展,但也可见于$CD4^+$计数$350/\mu l$者。仅有3%的HIV感染者以HAD为首发的AIDS定义疾病。HAND风险与$CD4^+$计数减少和脑脊液中病毒载量有关。

3. HIV 脊髓病

AIDS性脊髓病主要有3种。①空泡样脊髓病变,其特征是亚急性起病,常表现为显著的步态不稳和痉挛状态,随后出现大小便障碍。体检可见腱反射亢进和病理反射。病理改变则与恶性贫血伴发的亚急性联合变性相似。虽然AIDS患者存在维生素B_{12}缺乏,但不是绝大多数患者的病因。②脊髓后索受累,表现为完全性感觉性共济失调。③感觉系统受累,表现为下肢感觉异常和感觉迟钝。20% AIDS患者出现脊髓疾病,并常作为HAD的部分症状。事实上,90% HIV相关脊髓病的患者有某些痴呆的证据,表明其存在相同的病理过程。

4. HIV 性周围神经病

可发生于疾病的任何阶段,有多种形式。最常见的是远端感觉性多神经病,这可能是HIV感染的直接结果。通常表现为亚急性起病的双足和下肢的烧灼样疼痛感。体检可发现袜套样感觉缺失,包括针刺觉、温度觉和触觉,伴有踝反射消失。常见痛觉过敏。运动系统改变轻微,仅表现为足底内侧肌肉无力。电生理检查表明2/3的AIDS患者有周围神经的病变。神经传导正常或仅有轻微的轴索改变。HIV感染早期亦可发生类似吉兰-巴雷综合征的AIDP。另外一些病人表现为类似CIDP的渐进性或复发缓解性炎性神经病。患者通常表现为进行性肌无力,反射消失和轻微感觉异常,脑脊液检查有单核淋巴细胞增多,周围神经活检可见血管周围浸润,提示自身免疫为其病因。

5. HIV 性肌病

HIV相关性肌病的临床和组织病理学特点与原发性多发性肌炎有显著差别,常被称作HIV多发性肌炎。该病可发生于HIV感染的任何阶段,但很少作为HIV的首发症状。HIV多发性肌炎严重程度各异,从无症状性的肌酸激酶水平升高到亚急性的近端肌无力和肌痛均可发生。无症状的患者可出现显著的肌酸激酶水平升高,尤其多见于运动后,其临床症状和实验室指标异常的病理机制不明。肌电图表现为异常的自发性电活动和短时程多运动电位。肌活检提供了免疫性肌病的最佳证据。炎性或非炎性的各种不同的病理过程均可发生于严重的肌病患者,包括肌纤维坏死伴炎细胞改变、杆状体、胞质体和线粒体异常。

(二)HIV 性相关肿瘤

1. 系统性淋巴瘤

淋巴瘤是HIV感染的晚期表现,随着HIV感染时间的延长和免疫功能的降低而呈指数性增加;至少6%的AIDS患者在病程中可能罹患淋巴瘤,其发生率是正常人群的120倍。其临床表现各异,可表现为不明原因的持续发热,生长迅速的口腔黏膜损害以及局灶性癫痫。至少80%的患者存在淋巴结外病变,CNS最常受累,其中约60%为原发性CNS淋巴瘤。淋巴瘤在血友病患者的发生率最高,加勒比海或非洲的异性间获得性感染的AIDS患者发病率最低。通常发生于$CD4^+$ T细胞计数$200/\mu l$的患者。其发生率并不随着高效抗反转录病毒疗法(HAART)的广泛应用而降低。

2. CNS 淋巴瘤

通常出现在HIV感染的晚期。各年龄组均可受累,表现为局灶性神经功能受损,包括头痛、脑神经受损和(或)局灶性癫痫。头颅MRI或CT可见数个(1~3个)3~5cm的病灶。典型的CNS淋巴瘤位于深部脑白质,常邻近脑室;呈环形增强,但增强不如脑弓形体病明显。通常EB病毒检测为阳性。诊断时$CD4^+$

T细胞计数的中位数是 $50/\mu l$。腰椎穿刺对于系统性淋巴瘤患者分级具有重要性。

(三)HIV 相关的机会性感染

机会性感染从广谱上来说包括继发于 AIDS 患者所发生的细菌性、病毒性、真菌性和寄生虫的各种感染。多数感染发生的危险与 $CD4^+$ T 细胞计数呈正相关。

1. 隐球菌病

隐球菌感染是 AIDS 患者脑膜炎的首要感染原因。发生于 2% 的患者,通常发生在 $CD4^+$ T 细胞计数 $100/\mu l$ 的患者。其显著特点是临床症状和体征相对缺乏,可出现发热、头痛、认知减退、嗜睡或易激惹、脑神经麻痹及步态异常以及精神异常;其他单侧体征少见。随着感染进展,可出现深昏迷和脑干受压的体征。脑膜刺激征常轻微或缺如;确诊时 1/3 病例已经出现了视盘水肿。神经影像学检查多正常。脑脊液为轻度异常,但腰穿压力升高。脑脊液白细胞数 $10/\mu l$ 和压力 $>250 mmH_2O$ 为预后不佳的标志。隐球菌脑膜脑炎若未及时治疗常常是致命的,死亡发生在症状出现 2 周至数年,病死率为 10%～30%。

2. 弓形体病

是 AIDS 患者最常见的继发性 CNS 感染的病因,但随着 HAART,其发生率逐渐下降。本病最常见于加勒比海和法国。弓形体病通常属 HIV 感染的晚期合并症,常发生于 $CD4^+$ T 细胞计数 $200/\mu l$ 的患者。脑弓形体病是由滞留在细胞内的寄生虫-鼠弓形虫引起的。最常见的临床表现是发热、头痛和局灶性神经功能缺失。患者可出现抽搐、偏瘫、失语或脑水肿,特征性地表现为意识模糊、痴呆和嗜睡,可发展为昏迷。血清抗体阳性者的发病率是阴性者的 10 倍以上。对于诊断为 HIV 感染的患者,应在其最初发展阶段即监测鼠弓形虫抗体。对那些血清阴性者应教育其用各种方法减少患原发感染的风险,包括避免食用未熟透的肉类,接触土壤后应仔细洗手等。脑 MRI 表现为多灶性损害及环形强化,即可怀疑该病。除弓形体病外,HIV 感染者出现单个或多个增强病灶的疾病还包括原发性 CNS 淋巴瘤及较为少见的分枝杆菌、真菌或细菌性脓肿。确定诊断需要脑活检。

3. 进行性多灶性白质脑病

JC 病毒为一种人类多瘤病毒,是进行性多灶性白质脑病(PML)的病因,也是 AIDS 患者重要的机会性感染的致病因素。典型病例为慢性病程,有或无精神状态的改变,伴有多灶性神经功能受损,共济失调、视野缺失、失语和感觉障碍均可发生。它是 AIDS 的晚期合并症,可见于 4% 的 AIDS 患者。MRI 的典型改变是多发不增强的白质病灶,可融合;多发于枕叶和顶叶皮质下白质内,大脑半球、小脑和脑干均可受累。病灶在 T_1 加权像上为低信号,T_2 加权像上为高信号。在没有 HAART 之前,PML 患者多于症状发生后 3～6 个月死亡。作为一种免疫再激活综合征,PML 可能在 HAART 开始后反而恶化。无特异性治疗。

4. 巨细胞病毒感染

AIDS 患者感染巨细胞病毒(CMV)后可出现视网膜炎、脑炎或多发性神经根炎。继发于 CMV 的脊髓炎和多发性神经根炎常见于 HIV 感染的病程晚期($CD4^+$ 计数 $50/\mu l$),起病突然,表现下肢和骶部感觉异常,行走困难,上升性的感觉减退及尿潴留。临床病程在数周内快速进展。脑脊液检查提示显著的淋巴细胞增多,脑脊液 PCR 可检测到 CMVDNA。用更昔洛韦和膦甲酸治疗迅速好转,及时应用更昔洛韦和膦甲酸治疗是减少永久性神经损害程度的重要措施。

5. Chagas 病(美国锥虫病)

再发性美国锥虫病可表现为急性脑膜脑炎,伴有局灶性神经系统体征、发热、头痛及癫痫发作。脑 CT 或 MRI 表现为单个或多个低密度区,典型者可见环形强化和水肿。病灶主要见于皮质下区域,这一特征有助于与弓形体病和 CNS 淋巴瘤的深部损害相鉴别。克氏锥虫无鞭毛体及锥虫可通过活检或脑脊液标本鉴别。其他脑脊液变化还包括蛋白增高和淋巴细胞轻度增高。血液检查可直接检出虫体。

(四) HIV 相关的脑卒中

HIV 感染可增加缺血性和出血性脑卒中的风险,并多见于青年的 HIV 感染人群。卒中多发生于 $CD4^+$ 淋巴细胞计数少于 $200/\mu l$ 的 AIDS 进展的情况下。在 40% 的神经系统并发症中,仅有 1.3% 为脑血管病并发症。AIDS 人群缺血性脑卒中的常见病因是炎症性脑膜炎、血管炎、血液高凝和原发性 HIV 血管病。出血性卒中多继发于凝血障碍、血小板减少、颅内肿瘤或 CNS 感染。随着广泛应用 HAART,HIV 的神经系统并发症包括脑卒中均有所减少,然而,由于高龄 HIV 人群的增加以及蛋白抑制药对血脂的副作用,HIV 合并脑卒中的变化仍不大。

(五) 治疗的合并症

HIV 相关治疗最常见的神经系统并发症是多发性神经病和肌病。

1. 神经病变

随着对 HIV 感染进行 HAART 治疗的不断完善,其神经系统并发症大大减少。但随生存率的提高和神经毒性药物的长期应用,HIV 感染者中周围神经疾病的发生率却大大增加了。核苷类似体反转录抑制药均可伴发剂量依赖性的多发性神经病。其临床症状与那些 HIV 相关的多发性神经病相同,表现为烧灼样疼痛和痛觉过敏,从双足开始,逐渐发展为手套、袜套样感觉异常。体检发现有针刺觉、温度觉和触觉缺失及踝反射消失。与 HIV 相关性神经病相比,治疗药物相关的神经病起病更急,进展更为迅速,疼痛更为剧烈。常用加巴喷丁对症治疗。阿米替林和拉莫三嗪亦可用于缓解疼痛。其他药物,如异烟肼、甲硝唑和氨苯砜等,亦可伴发神经疾病。异烟肼性神经病是一种远端感觉性多发性神经病,与维生素 B_6 缺乏有关,因此,应用异烟肼的患者应额外口服维生素 B_6。甲硝唑也伴发远端对称性感觉性多发性神经病。氨苯砜相关性神经病是一种远端轴索性神经病,选择性地影响运动纤维。治疗如有可能首先要停用这些药物,并对症止痛。

2. 肌病

与 HIV 多发性肌炎类似的肌病,可见于长期应用核苷类反转录酶抑制药(NRTIs)齐多夫定的患者。临床表现为进行性的近端肌无力及显著的肌萎缩,常伴有肌肉疼痛。其毒副作用为剂量依赖性,与其干扰线粒体聚合酶功能相关。停用相关药物后肌病多为可逆性。血清肌酸激酶水平常升高,肌电图表现非特异性肌损害。肌肉活检对鉴别 HIV 多发性肌炎和齐多夫定肌病最为有用,HIV 多发性肌炎常伴随炎性改变,而齐多夫定肌炎的组织学特征是出现不整边红纤维。

五、诊断

艾滋病性神经系统损害的诊断需根据流行病学资料、临床表现、免疫学和病毒学检查综合判定。对认知功能减退者可用简易精神状态检查量表(MMSE)进行客观的筛查,但是 MMSE 分值的改变对早期轻度的 HAD 不敏感。脑 MRI 和 CT 显示进行性脑萎缩有助于艾滋病合并痴呆的诊断;确诊主要靠脑活检、HIV 抗原及抗体测定。脊髓病可做钆增强的脊髓 MRI 检查。腰椎穿刺可除外或确定机会性感染的存在;脑脊液细胞数和蛋白水平非特异性增高,脑脊液中可检测出 HIVRNA,并可培养出 HIV 病毒。脑脊液检查也可帮助诊断周围神经病,尤其是 CMV 所致的多发性神经病。EMG 和神经传导速度检查有助于诊断脊髓病、周围神经病和肌病,必要时辅以肌肉和神经组织活检。对隐球菌脑膜炎特异性诊断依赖组织学方法,印度兰墨汁染色发现隐球菌,脑脊液真菌培养或脑脊液及血清检出特异性隐球菌抗原可确诊。70%~

90%罹患隐球菌脑膜炎的 AIDS 患者其印度蓝墨汁染色为阳性。90%的患者血清或脑脊液乳胶凝集反应可检测到包膜抗原。活检对确定 CNS 隐球菌脑膜炎有帮助。

六、鉴别诊断

AIDS 的神经系统损害表现复杂多样,临床需要与以下疾病相鉴别：长期应用免疫抑制药、血液或组织细胞恶性肿瘤等引起的获得性免疫缺陷区别；与特发性 $CD4^+$ T 淋巴细胞减少症相鉴别；其他病原微生物引发的脑膜炎、脑炎、各种亚急性进展性痴呆综合征、亚急性联合变性、其他原因导致的脊髓病、周围神经病和肌病。

七、治疗

本病治疗原则是积极抗 HIV 治疗,增强患者免疫功能和处理机会性感染及肿瘤等神经系统并发症。对许多 HAD 患者抗反转录病毒的联合治疗是有益的；而脊髓病变患者对抗反转录病毒药物反应不佳,主要为支持治疗。由双脱氧核苷终止引起的远端对称性多发性神经病很难治愈,治疗为对症性,加巴喷丁、卡马西平、三环类抗抑郁药或镇痛药可能对感觉迟钝有效。神经生长因子可能对联合 HAART 的副作用有效。血浆置换或静脉注射免疫球蛋白对有些 HIV 性周围神经病有效。由于糖皮质激素的免疫抑制作用,可用于其他治疗无效的严重 CIDP 患者。HIV 多发性肌炎的治疗与原发性肌炎相同,包括糖皮质激素、硫唑嘌呤、环磷酰胺和静脉注射免疫球蛋白。HIV 患者应慎用免疫抑制药。原发性 CNS 淋巴瘤的治疗仍面临巨大挑战。姑息治疗如放疗,可使疾病缓解。此类患者预后不佳,生存中位数为 1 年。

隐球菌脑膜脑炎治疗为静脉注射两性霉素 B,0.7mg/kg 或尿苷嘧啶 25mg/kg,qid 共两周,然后口服氟康唑 400mg/d,共 10 周,再口服氟康唑 200mg/d,直到经 HAART 后 $CD4^+$ T 细胞计数增加到 200/μl 达 6 个月为止。

弓形体病标准化治疗是磺胺嘧啶和乙胺嘧啶及甲酰四氢叶酸合用至少 4～6 周。可替代的治疗方案包括克林霉素与乙胺嘧啶合用；阿托喹酮加乙胺嘧啶；阿奇霉素加乙胺嘧啶加利福布汀。复发感染常见,推荐既往有弓形体脑炎病史的患者接受磺胺嘧啶、乙胺嘧啶和亚叶酸钙的维持治疗。$CD4^+$ T 细胞计数＜100/μL 及弓形体 IgG 抗体阳性的患者需接受弓形体病的一级预防。幸运的是,每日服用 1 粒用于预防卡氏肺孢子虫病的增效甲氧苄啶/磺胺噁唑（TMP/SMX）即可提供足够的保护作用。二级预防可间断进行,目标是经有效抗病毒治疗使 $CD4^+$ T 细胞计数增加至 200/μl 达 6 个月以上。

Chagas 病的治疗方案为苯并咪唑（2.5mg/kg,bid）或硝呋噻氧（2mg/kg,qid）应用至少 60d,然后维持治疗,持续终身。治疗方案为其中一种药物 5mg/kg,每周用药 3 次。脑弓形虫病的患者应用 HAART 后,可间断治疗 Chagas 病。

八、预后

艾滋病病毒在人体内的潜伏期平均为 9～10 年。一旦出现临床症状,50%的 AIDS 病人会在 1～3 年死亡。

（刘万根）

第八节 神经系统螺旋体感染

螺旋体是细长、柔软、弯曲呈螺旋状的运动活泼的单细胞原核生物。全长 3~500μm,具有细菌细胞的所有内部结构。在生物学上的位置介于细菌与原虫之间,螺旋体广泛分布在自然界和动物体内,分五个属:疏螺旋体属、密螺旋体属、钩端螺旋体属、脊螺旋体属和螺旋体属。前 3 个属中有引起人类罹患回归热、梅毒、钩端螺旋体病的致病菌,后 2 个属不致病。疏螺旋体属有 5~10 个稀疏而不规则的螺旋,其中回归热疏螺旋体引起回归热,奋森氏疏螺旋体常与棱形杆菌共生,共同引起咽喉炎和溃疡性口腔炎等。Lyme 病螺旋体是疏螺旋体的一种,引起以红斑性丘疹为主的皮肤病变,是以蜱为传播媒介、以野生动物为储存宿主的自然疫源性疾病。该螺旋体是 20 世纪 70 年代分离出的新种,属于疏螺旋体中最长(20~30μm)和最细(0.2~0.3μm)的一种螺旋体。密螺旋体属有 8~14 个较细密而规则的螺旋,对人有致病的主要是梅毒螺旋体、雅司螺旋体、品他螺旋体,后两亦通过接触传播但不是性病。钩端螺旋体属螺旋数目较多,螺旋较密,比密螺旋体更细密而规则,菌体一端或两端弯曲呈钩状,部分能引起人及动物的钩端螺旋体病。

一、钩端螺旋体病

钩端螺旋体病是由各种不同类型的致病性钩端螺旋体(简称钩体)引起的急性传染病。主要在热带和亚热带流行,洪水灾害和多雨季节是容易感染的机会。接触带菌的野生动物、家畜以及被污染的土壤或水源,钩体通过暴露部位的皮肤、消化道、呼吸道等途径进入人体而获得感染。属于人畜共患病,疫水、鼠类和猪为主要的传染源。

因个体免疫水平的差别以及受染菌株的不同,临床表现轻重不一。典型者起病急骤,早期(1~3d)出现高热、倦怠无力、全身酸痛、结膜充血、腓肌压痛和表浅淋巴结肿大等;出现症状后 3~5d 的免疫反应期可伴有肺弥漫性出血以及明显的肝、肾、中枢神经系统损害。

在无菌性脑膜炎病例中,钩体病脑膜炎型占 5%~13%。临床上以脑炎或脑膜炎症状为特征,剧烈头痛、全身酸痛、呕吐、腓肠肌痛、腹泻、烦躁不安、神志不清、颈项强直、克氏征阳性等。1/3 的患者脑脊液中细胞计数增多,蛋白反应呈弱阳性;糖和氯化物往往正常;钩体免疫试验阳性。

多数患者最后恢复,少数可出现后发热、眼葡萄膜炎以及脑动脉闭塞性炎症等。闭塞性脑动脉炎,又称烟雾病(MMD),是钩体病神经系统中最常见和最严重并发症之一。烟雾病是一组以双侧颈内动脉末端及其大分支血管进行性狭窄或闭塞,且在颅底伴有异常新生血管网形成为特征的闭塞性疾病,除钩体感染以外,还有其他不明原因也可导致的上述表现,因此也称为 Moyamoya 综合征,"烟雾"名称的来源是在脑血管造影时显示脑底部由于毛细血管异常增生而呈现一片模糊的网状阴影,有如吸烟所喷出的一股烟雾。本病的实质是脑底部动脉主干闭塞伴代偿性血管增生。

MMD 1957 年由日本学者 Takeuchi 和 Shimizu 报道。我国自 1958 年以来在湖北、广东、浙江等流行地区的农村儿童和青壮年中散发流行了一种原因不明的脑动脉炎,1973 年明确由钩体感染引起。MMD 的发病率占钩体病的 0.57%~6.45%。15 岁以下儿童占 90%,余为青壮年。男女发病率无差别。发病高峰较当地钩体病流行推迟 1 个季度,即 10~12 月份起病。最长为病后 9 个月出现神经系统症状。表现为偏瘫、失语、多次反复短暂肢体瘫痪。脑血管造影证实颈内动脉床突上段和大脑前中动脉近端有狭窄,多数在基底节区有一特异的血管网。尸检脑组织中偶可找到钩体,预后较差。除上述神经系统后发症外,尚有周围神经受损、脊髓损害的报道。肺弥漫性出血、肝衰竭、肾衰竭常为致死原因。

诊断主要依据流行病学、临床表现、病原学检测等辅助检查。本病临床表现非常复杂,因而早期诊断较困难,容易漏诊、误诊。此外,尚需与细菌性败血症、流行性乙型脑炎、病毒性肝炎、流行性出血热等鉴别。

治疗主要是对症治疗和支持疗法。强调早期应用有效的抗生素。如治疗过晚,脏器功能受到损害,治疗作用就会减低。青霉素应早期使用,重症病例合用肾上腺皮质激素。其他抗生素如四环素、庆大霉素、链霉素、红霉素、氯霉素、多西环素(强力霉素)、氨苄西林等亦有一定疗效。

预防主要是管理传染源,切断传染途径,保护易感人群。本病因临床类型不同,病情轻重不一,因而预后有很大的不同。轻型病例或亚临床型病例,预后良好,病死率低;而重症病例如肺大出血、休克、肝肾功能障碍、微循环障碍、中枢神经严重损害等其病死率高。

二、莱姆病

【概述】

莱姆病是由伯氏疏螺旋体感染所致的一种传染性疾病,其传播媒介为蜱,鹿和鼠是蜱的宿主。1975年,Steere A C 首先在美国康涅狄格州莱姆镇儿童中发现的蜱传螺旋体感染性人畜共患病。1977 年美国研究人员从莱姆病患者的血液、皮肤病灶和脑脊髓液中分离出了莱姆病病原螺旋体,并报道了该病的临床表现。1980 年,将该病命名为莱姆病。1982 年,Burgdorferi W 及其同事从蜱体内分离出螺旋体,莱姆病的病原从而被确定。1984 年,Johnson R C 根据分离的莱姆病病原螺旋体的基因和表型特征,认为该螺旋体是疏螺旋体属内的一个新种,正式将其命名为伯氏疏螺旋体。目前,世界上的莱姆病螺旋体分离株可分为 10 个基因型,在流行病学方面,螺旋体基因型与地理位置、传播媒介及宿主动物种类密切相关。世界上已有 70 多个国家报道发现该病,且发病率呈上升趋势,新的疫源地不断被发现。现已证实我国 29 个省(市、区)的人群中存在莱姆病的感染,并从病原学上证实其中至少有 19 个省(市、区)存在该病的自然疫源地。

【病因与发病机制】

莱姆病的病因为人感染了由蜱传播的伯氏包柔螺旋体。伯氏包柔螺旋体为革兰阴性病原体,对潮湿和低温条件抵抗力强,一般的灭菌处理即可杀灭。

当人接触成虫蜱时可感染伯氏包柔螺旋体,但由蜱的若虫传播给人最常见。人在被带菌蜱叮咬后,伯氏包柔螺旋体随唾液进入人的皮肤,经 3~30d 潜伏期后进入血液,此时机体产生针对伯氏包柔螺旋体鞭毛蛋白的抗体 IgG 和 IgM,进而诱发机体的特异性免疫反应,从而造成多系统损害。

【临床表现】

本病从临床表现和时间上可分为 3 期。

1.第 1 期

通常为蜱叮咬后 3~32d 发病,以游走性环形红斑为主要表现,红斑中心为蜱叮咬处。随后可出现小一些的第 2 批环形红斑中心硬结。本期可出现头痛、肌痛、颈僵、甚至脑神经麻痹(几乎总是面神经麻痹),但通常脑脊液检查正常。环形红斑通常 3~4 周后消退。

2.第 2 期

在环形红斑出现后数周转入第 2 期,本期神经系统表现和心脏症状突出。心脏情况通常为传导阻滞,也可出现心肌炎、心包炎伴左心室功能不全;神经系统主要为脑膜炎表现,如头痛、颈僵、发热等,多神经炎或多发单神经炎也可出现。表现为严重的根痛症状和局灶性力弱;脑神经(通常为面神经)受累常见。神经系统表现出现之前也可无游走性环形红斑或明确的蜱叮咬史。

3.第3期

本期的特征性表现是慢性关节炎,伴人类白细胞抗原(HLA)基因 HLA-DR2 抗原阳性。通常在初次感染后数月出现,也可与神经系统症状同时出现。关节炎可能与自身免疫性因素有关,虽然没能从关节腔积液中分离出螺旋体,但抗生素治疗也有效。

【实验室检查】

血常规正常,血沉快,脑电图改变一般无特异性,脑脊液检查初期正常,数周后细胞计数增多,淋巴为主,蛋白升高,寡克隆区带阳性,而髓鞘碱性蛋白(MBP)通常阴性。血和脑脊液中偶尔可分离到病原体,早期的方法包括间接免疫荧光抗体试验(IFA)和变异的荧光抗体试验(FIAX)。现大部分已经被酶联免疫吸附试验(ELISA)、酶联荧光试验(ElFA)、蛋白印迹法(WB)、免疫层析法及斑点实验、蛋白质芯片技术等所代替。血和脑脊液中螺旋体特异性抗体 IgG 和 IgM 滴度升高对诊断有重要意义。IgG 和 IgM 滴度以 1∶64 以上为阳性,90% 以上患者在 1∶128 以上。当血和脑脊液中抗体滴度升高时,脑 CT 和 MRI 检查可发现白质内异常信号。

【诊断】

诊断依据典型的流行病学资料、临床表现和血清学检查综合判断。血或脑脊液中分离到伯氏包柔螺旋体或特异性抗体阳性均有助于确诊。

【鉴别诊断】

本病累及范围广泛,包括皮肤、关节、心脏等,应注意与风湿、类风湿、结缔组织病、回归热等鉴别;神经系统表现应与其他类型脑膜炎、多发性或单发性神经根神经炎、周围神经病、面神经炎、多发性硬化等鉴别。血清或 CSF 中特异性抗体检测有助于鉴别。

【治疗】

1.病因治疗

(1)抗生素:多西环素、阿莫西林、克拉霉素常用于莱姆病早期出现游走性环形红斑时的治疗,四环素和阿奇霉素也可使用。对于有神经系统受累表现者,通常给予第三代头孢菌素静脉滴注,如头孢曲松钠、头孢呋辛酯等,从大部分临床观察看,疗程 2~3 周足够。抗生素的使用将神经症状的持续时间由平均 30 周缩短到 7~8 周。

(2)疫苗:美国 FDA 已批准一个针对伯氏包柔螺旋体的疫苗,该疫苗针对抗螺旋体外表面蛋白 A(OspA),第 2 个针对相同抗原的疫苗也在审批中。这两个疫苗都需要进行 3 次接种,有 80% 保护作用。单次接种后的保护时期不能明确,接种对象主要为在蜱流行区从事户外工作的人群,对 12 岁以下儿童不推荐使用。

2.对症治疗

对有心脏和神经系统损害的患者,可以短期使用激素治疗。

三、神经梅毒

【概述】

神经梅毒是指由苍白密螺旋体侵犯脑、脑膜或脊髓所导致的一组综合征,分为先天性与后天性梅毒两类。先天性梅毒系母体内的梅毒病原经胎盘传给胎儿所致,后天性梅毒患者通过性行为感染给对方。

随着青霉素的使用,梅毒的发生率一度下降,由1942年的5.9/10万人降至1961年的0.1/10万人。而随着艾滋病患者和免疫力低下患者的增多,其发生率又有上升趋势,由1981年的13.7/10万人上升至1989年的18.4/10万人。

【病因及病理】

神经梅毒病因为苍白密螺旋体感染。在未经治疗的早期梅毒患者中,有10%最终发展为神经梅毒。在HIV感染者中,梅毒血清学检查阳性者占15%,大约1%患有神经梅毒。

在神经梅毒早期,主要以梅毒性脑膜炎为主,此时可见脑膜有淋巴细胞和单核细胞浸润,在炎症反应的同时还可侵犯脑神经并导致轴索变性。炎症通常侵犯脑膜小血管,促使内皮细胞增生导致血管闭塞从而引起脑和脊髓的缺血坏死。在脑膜炎症后,淋巴细胞和浆细胞进一步向皮质及皮质小血管迁移,导致皮质神经元缺失和胶质细胞增生。此型在患者皮质中可以检测到梅毒螺旋体,而其他类型的神经梅毒中少见。在脊髓结核患者中,脊膜和小血管炎症伴随后根和后索变性,偶尔也可累及脑神经。麻痹性痴呆型以皮质损害为主,进展缓慢。

【临床表现】

梅毒的表现与感染期及感染途径有密切关系,一般分为获得性(后天性)梅毒、先天性梅毒;按病期分为1期、2期(早期)及3期(晚期)梅毒。神经梅毒可分为以下8种临床类型,但以无症状性神经梅毒、梅毒性脑膜炎和梅毒性血管炎3种类型最为常见。

1.无症状型神经梅毒

病人无症状,诊断依据血和脑脊液的梅毒血清学检查结果,如脑脊液中细胞数超过$5\times 10^6/L$,则称作无症状性梅毒性脑膜炎,MRI扫描可见脑膜强化。

2.梅毒性脑膜炎

通常在感染后1年以内出现。临床表现与病毒性脑膜炎类似,表现为发热、头痛、呕吐、脑膜刺激征阳性,可见脑神经受累,尤以第Ⅶ、Ⅷ对脑神经受累常见,出现面瘫和听力丧失。神经系统体检也可无阳性体征。如脑脊液循环通路受阻则可导致阻塞性或交通性脑积水。此型神经梅毒症状可自行消退。

脑脊液检查可见压力增高,细胞数增高到$500\times 10^6/L$左右,蛋白含量增高超过100mg/dl,糖降低,但通常不低于25mg/dl。血及脑脊液的梅毒试验呈阳性。

3.脑血管型神经梅毒

梅毒感染还可引起脑梗死,临床表现与常见脑梗死一致,但患者年龄通常比动脉硬化性脑梗死患者更年轻,并且更具备患性病的危险因素。临床体检可发现同时存在脑膜受累表现(脑膜血管梅毒),在脑梗死发生前数周可出现头痛和人格改变等前驱症状,而脑梗死症状可在数天内逐渐加重。头部MRI检查可见脑膜强化。脑血管梅毒症状一般在一期梅毒感染后5~10年出现。诊断依据是血和脑脊液梅毒试验阳性。

4.麻痹性神经梅毒

也称作麻痹性痴呆或梅毒性脑膜脑炎。螺旋体感染导致慢性脑膜炎。病理检查可见软脑膜增厚,呈乳白色不透明状,与大脑皮质粘连;脑回萎缩,脑沟增宽,脑室扩大。脑室壁覆盖有沙粒样物质,称作颗粒性室管膜炎。

此型神经梅毒一般于初期感染后2~30年发病,发病年龄以35~45岁多见,大多隐袭起病。临床特征为进行性痴呆如记忆减退、判断力减低和情绪不稳。早期表现为性格改变,焦虑不安、易激动或抑制退缩,不修边幅,欣快和夸大妄想常较突出,时间及空间定向力障碍,记忆力、计算力、认知能力减退日趋严重,逐渐发展为痴呆。随着精神障碍加重的同时,可见阿-罗氏瞳孔,表现为瞳孔对光反射消失而辐辏运动时瞳孔可缩小。约 2/3 的患者出现面肌和舌肌细小或粗大的震颤、腱反射亢进和病理征阳性,此外还可并发卒中样发作和癫痫。如症状继续进展,最终发展为痴呆状态、痉挛性瘫痪或去皮质状态。如不治疗,存活期仅 3～5 年。

脑脊液改变同前。梅毒血清学检查阳性。

5. 脊髓结核

也称作运动性共济失调,病变以脊髓后索和后根为主。表现为肢体闪电样剧烈疼痛、腱反射消失、进行性共济失调、深感觉障碍、括约肌功能障碍,男性患者阳痿常见。其中以下肢腱反射消失、深感觉减退和阿-罗氏瞳孔最突出。94% 的脊髓结核患者瞳孔不规则,双侧不等大,对光反射迟钝。其中 48% 呈阿-罗氏瞳孔。

其他临床表现还有消瘦、肌张力减低、视神经萎缩和其他脑神经损害,营养障碍表现为 Charcot 关节和足部穿通性溃疡,肠道、膀胱以及生殖系统症状亦常见。脊髓结核本身很少导致死亡,而无张力性膀胱可导致泌尿系感染甚至死亡。疾病进程可自行停止或经治疗后得到控制,但剧痛和共济失调可持续存在。

6. 脊膜脊髓炎和脊髓血管神经梅毒

传统所见横贯性脊髓炎(脊膜脊髓炎)常累及脊髓的感觉和运动通路以及膀胱控制中枢。本综合征须与脊髓结核(脊髓实质损害)鉴别。目前尚不能肯定脊髓梅毒是否可导致运动神经元病,而且对于梅毒可引起脊髓前动脉综合征"Erb 痉挛性截瘫"的说法也存在争议。

7. 梅毒瘤(树胶肿)

即硬脑膜肉芽肿,是梅毒性脑膜炎的一种局灶性表现,目前少见。

8. 先天性神经梅毒

梅毒螺旋体在妊娠 4～7 个月即可由母亲传给胎儿。随着梅毒检测和治疗技术的发展,先天性神经梅毒的发生率逐渐降低,目前少见。其临床表现与成年人各型神经梅毒综合征相似,但脊髓结核少见,其他表现还包括脑积水和 Hutchinson 三联征(间质性角膜炎、牙改变和听力丧失)。

【实验室检查】

1. 一般检查

脑脊液细胞计数增多,至少在 $5×10^6/L$ 以上,蛋白含量通常升高而糖含量减低或正常。γ球蛋白升高,寡克隆区带阳性,但所有这些检查均无特异性。

2. 病原学检查

(1) 非螺旋体抗体检测试验:梅毒的辅助检查主要为梅毒血清学检查(STS)。STS 主要检测两种抗体。非螺旋体抗体主要针对心磷脂、卵磷脂和胆固醇复合物,是 Wasserman 补体结合试验、更灵敏的 Kolmer 试验、性病检查试验(VDRL)及快速血浆抗体试验(RPR)等检测的基础。RPR 不适用于脑脊液检测。

(2) 螺旋体抗体检测试验:另一特异性更高的检测是荧光密螺旋体抗体(FTA)试验。主要有螺旋体固定试验(TPI)和螺旋体抗体吸附试验(FTA-ABS)。血浆 FTA-ABS 检测阳性高度提示梅毒诊断,但却不能反应疾病活动性。另外,该试验高度灵敏,在 1ml 脑脊液中混有 0.8μl 血即可呈阳性,因此不适用于脑脊液检查。

(3) 基因检测:还可采用聚合酶链反应(PCR)检测梅毒核酸,但未大范围开展。

【诊断】

神经梅毒的临床诊断必须同时满足以下四点：①先天或后天感染史；②临床表现符合神经梅毒；③血中梅毒螺旋体抗体滴度异常；④脑脊液中非螺旋体抗体试验阳性。四点全部符合，方可确诊神经梅毒。

【鉴别诊断】

神经梅毒侵犯部位广泛，脑实质、脑脊髓膜、脊髓、周围神经以及脑血管等均可受累，临床应注意与各种类型的脑膜炎、脑炎、脑血管病（Moyamoya、Takayasu 动脉炎等血管炎）痴呆、脊髓或周围神经病鉴别。病史和病原学检查有助于鉴别。

【治疗】

神经梅毒的治疗应从早期梅毒开始，首选青霉素治疗。早期梅毒治疗方案较简单，苄星青霉素 G240WU，每日肌内注射，10d 为 1 个疗程，间隔 2 周再重复 1 个疗程。

苄星青霉素 G 对神经梅毒疗效差，推荐使用水溶性青霉素 G1200WU 或 2400WU/d，连用 10～14d 为 1 个疗程。或者给予 240WU 每日肌内注射，配合丙磺舒 2g 口服。丙磺舒可通过减少肾脏排泄而增强青霉素的血清效价比。对于青霉素过敏者，可给予多西环素 300mg/d，分次口服，连续治疗 30d，或使用四环素 500mg 口服，每日 4 次。

患者须在治疗后的 1 个月、3 个月、6 个月、12 个月、18 个月、24 个月复查血及脑脊液，直到血清学检查转阴；2 年后，每年复查血及脑脊液，如有阳性发现，重复治疗，直到连续 2 次脑脊液常规、生化检查正常且梅毒试验阴性。治疗失败率不足 4%。以下情况认为治疗失败，须重复治疗：①临床症状持续存在；②VDRL 显示抗体呈 4 倍升高；③1 期梅毒治疗 1 年后或 2 期梅毒治疗 2 年后 VDRL 试验仍为阳性。一般认为只有当早期梅毒治疗 2 年后脑脊液仍然正常者，才有可能控制神经梅毒的发病。

（白金娟）

第七章 头痛

第一节 概述

头痛是常见的临床症状,一般是指外眦、外耳道与枕外隆突连线以上部位的疼痛,而连线以下至下颌部的疼痛则称为面痛。据统计50%~96%的人在其一生中有过头痛或头痛的体验。头面部及颅内外组织的痛觉主要有三叉神经、面神经、舌咽神经、迷走神经以及$C_{1\sim3}$神经等支配并沿相应的神经结构传导至中枢。

一、病因

头痛不是一种单纯的疾病,而是由许多病因引起的综合征,其常见病因见表7-1。

表7-1 头痛的常见原因

急性头痛	亚急性头痛	慢性头痛
常见原因	巨细胞动脉炎	偏头痛
蛛网膜下腔出血	颅内占位性病变(肿瘤、硬膜下血肿、脑脓肿等)	丛集性头痛
其他出血性脑血管病	疱疹后神经痛	紧张型头痛
脑炎或脑膜炎	高血压性头痛	药物依赖性头痛
眼源性头痛(如青光眼、急性虹膜炎)	颈脊髓病引起的头痛	
头外伤		鼻窦炎
神经痛(如枕神经炎)		精神性头痛
少见病因		
中毒后头痛,腰穿后头痛,高血压脑病等		

二、发病机制

1.神经刺激

病变刺激头部的三叉、迷走、颈神经均可引起头痛,国际分类中的神经痛就主要指病变直接作用于头部感觉神经引起的疼痛。

2.血管病变

各种病因致血管牵拉、移位、挤压，动、静脉扩张都可引起头面痛的发生，偏头痛、蛛网膜下腔出血等引起的头痛就常与这种血管病变有关，颞浅动脉炎所致的头痛则与血管的炎症和痉挛有关。

3.脑膜病变

炎性渗出、出血对脑膜神经或血管的刺激、脑水肿对脑膜的牵拉也是引起头痛发生的重要原因。

4.生化因素

P物质、肠道活性多肽、前列腺素、组胺等可通过刺激神经末梢，引起动脉扩张导致头面痛的发生。

5.精神因素

患者无颅内结构损伤，但有明显的精神症状。

三、分类

头痛的分类较为复杂，按国际头痛协会(IHS)2004年制定的国际头痛疾病分类标准第2版(ICHD-Ⅱ，2004)将头痛分为14类。

1.原发性头痛包括4类

①偏头痛；②紧张型头痛；③丛集性头痛和其他三叉自主神经性头痛；④其他原发性头痛。

2.继发性头痛包括10类

①归因于头颅和(或)颈部外伤的头痛；②归因于颅内或颈部血管疾病的头痛；③归因于颅内非血管性疾病的头痛；④归因于某物质或该物质戒断的头痛；⑤归因于感染的头痛；⑥归因于内稳态紊乱的头痛；⑦归因于头颅、颈部、眼、耳、鼻、鼻窦、牙、口腔或其他头面部结构疾病的头痛；⑧归因于精神疾病的头痛；⑨脑神经痛和与中枢性疾病有关的头痛；⑩其他类头痛。

四、诊断

1.仔细的病史询问

头痛的预后差别很大，有些患者头痛数十年不会引起严重后果，而有些患者的头痛可在几小时或几天内引起死亡。因而，对头痛患者一定要仔细询问病史寻找病因，根据诊断需要进行合理检查，特别注意以下几点。

(1)是否真正的头痛：头痛是一种主观症状，也是一种比较含糊的症状，每位患者所反映的头痛含义可能都有不同，患者常将头晕、头部沉重感也称为头痛，需注意区别。

(2)头痛或是面痛：头痛与面痛在医学上有明显的区别，病因各异。但患者并不熟悉这种情况，常将发生在面部的疼痛称为头痛，误导医生。因而，在作出头痛的诊断前，要仔细询问病史，将医学上的头痛与面痛分开。

(3)起病缓急：突然起病的头痛可能系蛛网膜下腔出血、脑膜炎、脑外伤、高血压脑病或青光眼；数周到数月内逐渐加重者要考虑颅内占位性病变；反复发作性的慢性头痛主要见于偏头痛、丛集性头痛；持续多年的头痛常为紧张型头痛。

(4)诱发因素：紧张型头痛病前可有精神创伤、紧张等诱因存在；进食或咀嚼常诱发舌咽神经痛；乙醇、硝酸甘油引起的头痛常与丛集性头痛有关；口服避孕药易诱发偏头痛的产生；性交后头痛常在性交后发生。

(5) 头痛部位：额部疼痛一般由幕上病变所致，但也见于鼻窦炎或颅内压升高；枕部头痛常反映颅后窝病变；单侧头痛见于丛集性头痛、偏头痛、青光眼、颞动脉炎等；紧张型头痛常为双侧；同时合并单侧眼痛要注意有无青光眼或急性虹膜炎、视神经病变；占位性病变引起的头痛多为局灶性，随着颅内压增高，可出现双侧枕部或额部的疼痛等。

(6) 头痛的性质：搏动性疼痛是偏头痛和高血压性头痛的常见表现；烧灼、针刺样疼痛主要见于神经痛；胀痛、钝痛、持续性疼痛是紧张型头痛和颅内压增高的表现。

(7) 伴随症状：头痛伴有恶心、呕吐主要见于高颅压、颅内感染、脑出血、颅内占位性病变、偏头痛、丛集性头痛、头外伤后综合征等；头痛与体位有关要考虑低颅内压性头痛的可能；头痛伴有体重减轻则可能系癌肿、巨细胞动脉炎或抑郁症；伴有寒战、发热可能与全身感染或脑膜炎有关；伴视神经功能障碍提示偏头痛、视神经病变（青光眼等）；伴畏光则主要见于偏头痛和蛛网膜下腔出血；发作性头痛伴有血压增高、心动过速和出汗是嗜铬细胞瘤的特征。

2. 全面细致的体格检查

对头痛患者应进行详细体格检查。体温升高往往提示有全身或脑部感染的可能性，如脑膜炎、脑脓肿、脑炎等；血压测定可发现高血压性头痛；心率加快见于紧张型头痛或其他重症疾病引起的头痛；任何形式的呼吸困难都可能通过升高颅内压致头痛；眼压测定有助于青光眼诊断；有脑膜刺激征提示蛛网膜下腔出血、脑膜炎；颞动脉增粗变硬是巨细胞动脉炎的表现；压迫颈动脉头痛减轻可能系偏头痛；有肢体瘫痪、锥体束损伤的头痛要注意颅内占位性病变的可能。

3. 必要的辅助检查

X线片对明确鼻窦炎、颈椎病的诊断有帮助，对某些发育障碍引起的头痛，如额窦发育不全引起的头痛也有帮助；疑有颅内占位性病变者需做头颅CT扫描或MRI检查。

（秦 艳）

第二节 偏头痛

一、概述

偏头痛是一种常见的慢性神经血管性疾病，其病情特征为反复发作、一侧或双侧搏动性的剧烈头痛且多发生于偏侧头部，可合并自主神经系统功能障碍如恶心、呕吐、畏光和畏声等症状，约1/3的偏头痛患者在发病前可出现神经系统先兆症状。我国偏头痛的患病率为9.3%，女性与男性之比约为3:1。2015年Lancet杂志发表的世界卫生组织（WHO）2013年全球疾病负担调查的研究结果表明，偏头痛为人类第三位常见疾病，按失能所致生命年损失（YLDs）计算，偏头痛为第六位致残性疾病。偏头痛除疾病本身可造成损害外，还可以导致脑白质病变、认知功能下降、后循环无症状性脑梗死等。此外，偏头痛还可与多种诸如焦虑、抑郁的疾病共患。

二、病因

偏头痛的病因尚未完全明了,可能与以下因素有关。

1. 遗传因素

不少患者有偏头痛的阳性家族史,其亲属出现偏头痛的概率明显高于一般人群,但未发现典型的孟德尔遗传模式,提示可能系多基因遗传的复合性疾病,并与环境因素相关。某些亚型,如有先兆的偏瘫型偏头痛,则呈常染色体显性遗传,有3个基因位点被确定,一个位于Chr19p13,系电压门控钙通道基因;另2个位于1号染色体短臂附近。

2. 内分泌功能异常

偏头痛主要发生在中青年妇女,青年妇女的偏头痛发作多数出现在月经期或月经前后,至更年期后有自发性缓解的趋势,这些现象提示偏头痛的发生可能与内分泌的改变有关。

3. 饮食与精神因素

某些食物可诱导偏头痛的发生,包括含酪氨酸、苯丙胺的食物(如奶酪)、肉(如腊肉、火腿)、巧克力、红酒以及某些食物添加剂、香料等,利舍平等药物也有诱导偏头痛发作的作用,紧张、焦虑、应激等情绪障碍也可诱发。

三、发病机制

偏头痛的发病机制尚不十分明确,目前主要有以下几种学说。

1. 血管学说

由Wolff等提出,已被广泛接受。偏头痛发作的早期先有颅内血管痉挛收缩,局部血流量改变,并引起相应的神经缺失症状,如一过性闪光、盲点、眼肌麻痹、失语、肢体运动感觉障碍等先兆症状。发作期主要为颅外动脉继颅内动脉痉挛后出现反应性扩张,动脉张力低,引起充血高灌注,产生头痛。偏头痛后期主要为动脉壁水肿,血管狭窄,变成持续性头痛,同时因管腔狭窄,头、颈部肌肉缺血、收缩,出现肌肉收缩性疼痛。但此学说不能解释偏头痛的单侧性特征,不能解释局灶症状、头痛、CBF变化的复杂关系。

2. 皮质扩散抑制(CSD)

CSD由巴西生理学家Leao首先提出,它是指各种因素刺激大脑皮质后出现的从刺激部位向周围组织波浪式扩展的皮质电活动抑制,其扩散速度缓慢,约3mm/min。随着CSD的扩散,脑血流降低区域也逐渐扩大,CSD到达区域出现局灶性神经症状与体征。这一理论可以充分解释偏头痛发作的神经功能缺损,可能是偏头痛的一个重要发病机制。但不能解释使用血管收缩药为何能缓解头痛。

3. 神经递质假说

在偏头痛前期血小板聚集明显增加,释放5-HT,从而引起血管张力性收缩,脑血流量减少,发生前驱症状,此后由于血小板聚集力下降,5-HT耗竭,导致颅外动脉扩张,血流量增加,出现剧烈头痛。近几年研究则认为是血栓烷A(TXA)和前列环素(PGI)在局部的平衡障碍所致。TXA是强烈的血管收缩药和血小板聚集药,PGI是强力的血管扩张药和抑制血小板聚集药,偏头痛前驱期是PGI相对减少而TXA相对增加引起,头痛期是相反的变化所致。

4.三叉神经血管学说

颅内疼痛敏感组织主要为脑膜、脑膜上的血管,其上分布着来自三叉神经的无髓鞘纤维。目前普遍认为这些传入神经纤维兴奋是诱发偏头痛疼痛的原因。三叉神经血管系统或中枢神经内源性疼痛调节系统存在功能缺陷,分布于硬膜的三叉神经无髓纤维受到刺激时,释放血管活性物质,如降钙素基因相关肽(CGRP)、P物质(SP)、神经激肽A等,产生神经源性炎症,使血管扩张、血浆成分外渗、肥大细胞脱颗粒和血小板激活,从而导致头痛。动物模型已经证实,高选择性曲普坦类抗偏头痛药物可以抑制三叉神经血管末梢释放神经肽,抑制血浆蛋白外渗和脑膜血管扩张,还对传入三叉神经二级神经元的冲动具有抑制作用,其药理作用也支持了三叉神经血管学说。

5.自主功能障碍

自主功能障碍很早即引起了学者们的重视。瞬时心率变异及心血管反射研究显示,偏头痛患者存在交感功能低下。24h动态心率变异研究提示,偏头痛患者存在交感神经、副交感神经功能平衡障碍。也有学者报道偏头痛患者存在瞳孔直径不均,提示这部分患者存在自主功能异常。有人认为在偏头痛患者中的猝死现象可能与自主功能障碍有关。

6.离子通道障碍

很多偏头痛综合征所共有的临床特征与遗传性离子通道障碍有关。偏头痛患者内耳存在局部细胞外钾的积聚。当钙进入神经元时钾退出。因为内耳的离子通道在维持富含钾的内淋巴和神经元兴奋功能方面是至关重要的,脑和内耳离子通道的缺陷可导致可逆性毛细胞除极及听觉和前庭症状。偏头痛中的头痛是继发现象,这是细胞外钾浓度增加的结果。偏头痛综合征的很多诱发因素,包括紧张、月经,可能是激素对有缺陷的钙通道影响的结果。

此外,还有低镁学说、高钾诱导的血管痉挛学说、免疫理论等,都对偏头痛的发病机制有一定的阐释。所以,关于其确切的发病机制还有待进一步的深入研究。

四、临床表现

偏头痛发病常见于青春期,80%以上的患者在30岁以前发生。

1.无先兆性偏头痛

此型最多见,无明显前驱症状,常有家族史。头痛反复发作,每次持续4~72h(其时间为未治疗或治疗不成功的时间;如患者在偏头痛发作期间入睡并且睡醒后偏头痛消失,计算偏头痛发作时间要计算到患者醒来的时间)。儿童发作时间一般为1~72h。头痛通常呈搏动性,位于额颞部,呈单侧。但在儿童通常为双侧,在青春期后期或成年人早期出现偏头痛的成年模式——单侧头痛。但无论单侧或双侧枕部头痛在儿童均少见,诊断时应慎重,因为许多病例是由结构性损害引起。疼痛程度多为中或重度;常规体力活动如散步或上楼梯可加重疼痛;常伴有恶心、呕吐和(或)畏光、畏声。

2.有先兆性偏头痛

此型较普通型少见,多有家族史,其最大特点是头痛前有先兆症状。先兆症状是复杂的神经症状,出现在偏头痛发作之前或头痛发作时,是一种逐渐发展的可逆性局灶症状,持续时间通常在5~20min或以上,少于60min。

先兆为以下各种症状的组合:疲劳、注意力涣散、颈部僵硬、对光或声音敏感、恶心、闪光视野、打哈欠或面色苍白。其中视觉先兆最常见,通常表现为暗点、闪光、黑矇,部分由短暂的单眼盲或双眼的一侧视野偏盲。其他可有嗜睡、烦躁和偏侧肢体感觉或运动障碍。不太常见的是语言障碍,但有时难以分类。先兆症状通常一个随着另一个顺序出现,以视觉症状开始,随后是感觉症状和言语障碍,但是也可有相反或其他的顺序。

头痛常在先兆开始消退时出现。疼痛多始于一侧眶上、眶后部或额颞区,逐渐加重而扩展至半侧头部,甚至整个头部及颈部。头痛为搏动性,呈跳痛或钻凿样,程度逐渐加重发展成持续性剧痛。常伴恶心、呕吐、畏光、畏声。有的病人面部潮红,大量出汗,眼结膜充血;有的病人面色苍白,精神萎靡,厌食。一次发作可持续1~3d,通常睡觉后头痛明显缓解,但发作过后连续数日倦怠无力。发作间歇期一切正常。少数情况下,该头痛缺乏偏头痛的特点甚至完全不出现头痛。

3.特殊类型的偏头痛

(1)偏瘫型偏头痛:临床少见。偏瘫可为偏头痛先兆,单独发生,亦可伴偏侧麻木、失语,偏头痛消退后偏瘫持续10min至数周。可分为家族型(多呈常染色体显性遗传)和散发型(表现典型、普通型与偏瘫型偏头痛交替发作)。

(2)基底型偏头痛:或称基底动脉偏头痛。较多见于儿童和青春期女性,出现头重脚轻、眩晕、复视、眼球震颤、耳鸣、构音障碍、双侧肢体麻木及无力、共济失调、意识改变、跌倒发作和黑矇等脑干和枕叶症状,提示椎-基底动脉缺血。多见闪光、暗点、视物模糊、黑矇、视野缺损等视觉先兆,先兆持续20~30min,然后出现枕部搏动性头痛,常伴恶心、呕吐。

(3)眼肌麻痹型偏头痛:较少见,偏头痛发作时或发作后头痛消退之际,头痛侧出现眼肌瘫痪,动眼神经最常见,可同时累及滑车和展神经,持续数小时至数周。多有无先兆偏头痛病史,应注意排除颅内动脉瘤和糖尿病性眼肌麻痹。

(4)儿童周期综合征:为周期性发作的短暂性神经系统功能紊乱症状,与头痛有密切关系,故称之为偏头痛等位征,多见于儿童。表现为儿童良性发作性眩晕、周期性呕吐、腹型偏头痛等,发作时不伴有头痛,随时间推移可发生偏头痛。

(5)视网膜性偏头痛:此为有先兆偏头痛的一种亚型,由于视网膜小动脉收缩而损害单眼视力,伴或不伴闪光幻觉,随后出现头痛。临床上应与短暂性脑缺血发作相鉴别。

4.偏头痛并发症

(1)偏头痛持续状态:偏头痛发作持续时间在72h以上(其间可能有短于4h的缓解期)的称偏头痛持续状态。

(2)偏头痛性脑梗死:有以下3类。①卒中和偏头痛共存(即卒中的发生在时间上与偏头痛相隔很远);②具有偏头痛临床特征的卒中;③偏头痛诱发的卒中(即在偏头痛发作过程中诱发的卒中),这是由于偏头痛先兆期长时间的血流降低易使相应的缺血脑区发生梗死。

五、诊断和鉴别诊断

反复发作的单侧或双侧头痛,具有搏动性,伴有恶心、呕吐、畏光、畏声,头痛时日常活动受限,要考虑偏头痛的存在,如有家族史更支持诊断。

需与下列疾病鉴别。

1.紧张型头痛

又称肌收缩型头痛。其临床特点是:头痛部位较弥散,可位前额、双颞、顶、枕及颈部。头痛性质常呈钝痛,头部压迫感、紧箍感,患者常述犹如戴着一个帽子。头痛常呈持续性,可时轻时重。多有头皮、颈部压痛点,按摩头颈部可使头痛缓解,多有额、颈部肌肉紧张。多少伴有恶心、呕吐。

2. 丛集性头痛

又称组胺性头痛,Horton 综合征。表现为一系列密集的、短暂的、严重的单侧钻痛。与偏头痛不同,头痛部位多局限并固定于一侧眶部、球后和额颞部。发病时间常在夜间,并使患者痛醒。发病时间固定,起病突然而无先兆,开始可为一侧鼻部烧灼感或球后压迫感,继之出现特定部位的疼痛,常疼痛难忍,并出现面部潮红,结膜充血、流泪、流涕、鼻塞。为数不少的患者出现 Horner 征,可出现畏光,不伴恶心、呕吐。诱因可为发作群集期饮酒、兴奋或服用扩血管药引起。发病年龄常较偏头痛晚,平均 25 岁,男女之比约 4∶1。罕见家族史。

3. 痛性眼肌麻痹

又称 Tolosa-Hunt 综合征。是一种以头痛和眼肌麻痹为特征,涉及特发性眼眶和海绵窦的炎性疾病。病因可为颅内颈内动脉的非特异性炎症,也可能涉及海绵窦。常表现为球后及眶周的顽固性胀痛、刺痛,数天或数周后出现复视,并可有第Ⅲ、Ⅳ、Ⅵ对脑神经受累表现,间隔数月或数年后复发,需行血管造影以排除颈内动脉瘤。皮质类固醇治疗有效。

4. 颅内占位所致头痛

占位早期,头痛可为间断性或晨起为重,但随着病情的发展多成为持续性头痛,进行性加重,可出现颅内高压的症状与体征,如头痛、恶心、呕吐、视盘水肿,并可出现局灶症状与体征,如精神改变、偏瘫、失语、偏身感觉障碍、抽搐、偏盲、共济失调、眼球震颤等,典型者鉴别不难。但需注意,也有表现为十几年的偏头痛,最后被确诊为巨大血管瘤者。

5. 血管性头痛

如高血压或低血压、未破裂颅内动脉瘤或动静脉畸形、慢性硬膜下血肿等均可有偏头痛样头痛,部分病例有局限性神经体征,癫痫发作或认知功能障碍,颅脑 CT、MRI 及 DSA 可显示病变。

6. 偏头痛性梗死

极个别情况,偏头痛可继发缺血性卒中,偏头痛渐进性病程和自发消退 2 个特点可与脑卒中区别。

六、治疗

偏头痛的治疗目的是终止头痛发作、缓解伴发症状和预防复发。因此分为发作期的治疗和预防性治疗。

(一)急性期药物治疗

1. 急性期治疗目的

对患者头痛发作时的急性治疗目的是:快速止痛;持续止痛,减少本次头痛再发;恢复患者的功能;减少医疗资源浪费。

2. 急性期治疗有效性的指标

多数大型随机、双盲、对照试验采用的急性期治疗有效性标准包括以下方面:2h 后无痛;2h 后疼痛改善,由中重度转为轻度或无痛(或 VAS 评分下降 50% 以上);疗效具有可重复性,3 次发作中有 2 次以上有效;在治疗成功后的 24h 内无头痛再发或无需再次服药。

对多次发作的疗效评估包括头痛对患者功能损害的评估,如 MIDAS 和 HIT-6。

3.药物及评价

偏头痛急性期的治疗药物分为非特异性药物和特异性药物两类。

(1)非特异性药物:非特异性药物包括:①解热镇痛药,如对乙酰氨基酚、阿司匹林、布洛芬、萘普生等非甾体抗炎药(NSAIDs)及其复方制剂;②巴比妥类镇静药;③可待因、吗啡等阿片类镇痛药及曲马朵。

1)解热镇痛药:大量研究表明,解热镇痛药及其咖啡因复合物对于成年人及儿童偏头痛发作均有效,故对于轻、中度的偏头痛发作和既往使用有效的重度偏头痛发作,可作为一线药物首选。这些药物应在偏头痛发作时尽早使用。

可单选阿司匹林(ASA)300~1000mg,或布洛芬 200~800mg,或萘普生 250~1000mg,或双氯芬酸50~100mg,或安替比林 1000mg,或托芬那酸 200mg。对乙酰氨基酚口服、静脉注射或皮下注射均有效,但不推荐单独使用(B级)。上述药物与其他药合用,如 ASA 与甲氧氯普胺合用、对乙酰氨基酚与利扎曲坦合用、对乙酰氨基酚与曲马朵合用等,效果优于单用。另有研究发现,伐地昔布 20~40mg 和罗非昔布 25~50mg 治疗偏头痛急性发作有效。

阿司匹林(ASA):剂型有口服剂、肛门栓剂及注射制剂。口服:1 次 300~1000mg。呕吐的患者可使用栓剂,直肠给药,1 次 300~600mg。口服本药 1000mg 2h 后头痛有效缓解率为 52%(Ⅰ级证据),疗效与口服 50mg 舒马曲坦相当。泡腾片是近年来开发应用的一种新型片剂,每片 0.3g、0.5g,服用时放入温水150~250ml 中溶化后饮下,因其含碳酸氢钠和有机酸,遇水可放出大量二氧化碳而呈泡腾状,二氧化碳部分溶解于饮水中,喝入时有汽水般的感觉,特别适用于儿童、老年人以及吞服药丸困难的患者。阿司匹林赖氨酸盐(赖安匹林),可用于静脉或肌内注射,剂量有 0.9g(相当于阿司匹林 0.5g)及 0.5g(相当于阿司匹林 0.28g),肌内注射或静脉滴注每次 0.9~1.8g。静脉注射赖安匹林 2h 后,头痛消除率为 43.7%,疗效低于皮下注射舒马曲坦 6mg,但两者用药 24h 后,头痛复发率无差异,而赖安匹林耐受性更好。阿司匹林的常见不良反应有胃肠道症状,过敏反应,耳鸣、听力下降,肝肾功能损害及出血危险等,损害多是可逆性的;与食物同服可减少对胃肠道的刺激,这样尽管会降低药物吸收的速率,但不影响吸收量。对本药或同类药过敏者、活动性溃疡、血友病或血小板减少症、哮喘、出血体质者,孕妇及哺乳期妇女禁用。本品使布洛芬等非甾体抗炎药血浓度明显降低,两者不宜合用。

布洛芬:治疗偏头痛以口服为主(Ⅰ级证据)。口服:1 次 200~800mg。对于轻中度头痛患者,口服200mg 或 400mg,用药 2h 后头痛有效缓解率无差异,但对于重度头痛患者,口服 400mg 更有效,且能有效缓解畏光、畏声等症状。用药 2h 后头痛有效缓解率与口服舒马曲坦 50mg 基本相当。与安慰剂相比,本药能有效缓解头痛,缩短头痛持续时间,但 24h 持续消除头痛方面并不优于安慰剂。常见的不良反应及禁忌证同 ASA。

萘普生:剂型有口服剂、肛门栓剂及注射液。口服:250~1000mg;直肠给药:1 次 250mg;静脉给药:1次 275mg,均可缓解头痛及其伴随症状(Ⅰ级证据),疗效与口服舒马曲坦 50mg 类似。若头痛无缓解,可与舒马曲坦 50mg 合用,两者合用不增加不良反应发生。本药常见的禁忌证及不良反应同 ASA,但不良反应的发生率及严重程度均较低,较适用于不能耐受阿司匹林、吲哚美辛等解热镇痛药的患者。

双氯芬酸:剂型有口服剂、肛门栓剂及注射液。口服吸收迅速且完全,起效较快,最好于饭前整片(粒)吞服。口服:1 次 50~100mg,但有研究发现服用 100mg 疗效并不优于 50mg。服用胶囊起效更快,且胶囊疗效优于片剂(Ⅰ级证据)。本品疗效与口服舒马曲坦 100mg 类似,且改善恶心等偏头痛伴随症状优于后者,而发生不良反应更少。直肠给药:1 次 50mg。肌内注射:双氯芬酸钠 75mg,10min 后起效,30min 后头痛消除率达 88%,2h 后头痛缓解率与肌内注射曲马朵 100mg 类似。本药引起的胃肠道不良反应少于阿司匹林、吲哚美辛等药物。但应注意肝损伤及粒细胞减少等不良反应。

对乙酰氨基酚：剂型有口服剂、肛门栓剂及注射液。1000mg或15mg/kg口服或静脉注射或皮下注射治疗偏头痛发作有效（Ⅰ级证据），但镇痛作用弱于阿司匹林，不推荐单独使用，可与利扎曲坦、曲马朵等合用。本药可用于对阿司匹林过敏、不耐受或不适于应用阿司匹林的患者。

上述药物可与其他药联用，后者明显优于单用，包括阿司匹林与甲氧氯普胺合用，对乙酰氨基酚与利扎曲坦合用，对乙酰氨基酚与曲马朵合用等。为了防止药物过度应用性头痛，服用单一的解热镇痛药时，应该限制在每月不超过15d，服用联合镇痛药应该限制在每月不超过10d。

布洛芬可用于年龄大于6个月儿童。双氯芬酸可用于体重大于16kg的儿童。萘普生可用于6岁以上或体重25kg以上的儿童。10岁以上的儿童可单用ASA或对乙酰氨基酚或两者与甲氧氯普胺合用，也可单用麦角胺。

2）其他药物：甲氧氯普胺、多潘立酮等止吐和促进胃动力药物不仅能治疗伴随症状，还有利于其他药物的吸收和头痛的治疗，单用也可缓解头痛。

苯二氮䓬类、巴比妥类镇静药可促使镇静、入睡，促进头痛消失。因镇静药有成瘾性，故仅适用于其他药物治疗无效的严重患者。

阿片类药物有成瘾性，可导致MOH并诱发对其他药物的耐药性，故不予常规推荐。仅仅适用于其他药物治疗无效的严重头痛者，在权衡利弊使用。肠外阿片类药物，如布托啡诺，可作为偏头痛发作的应急药物，即刻镇痛效果好（Ⅲ级证据）。

(2) 偏头痛特异性药物治疗

1）曲坦类药物：曲坦类药物为5-羟色胺1B/1D受体激动药，能特异地控制偏头痛的头痛。目前国内有舒马曲坦、佐米曲坦和利扎曲坦，那拉曲坦、阿莫曲坦、依来曲坦和夫罗曲坦国内尚未上市。曲坦类的疗效和安全性均经大样本、随机安慰剂对照试验证实。药物在头痛期的任何时间应用均有效，但越早应用效果越好。出于安全考虑，不主张在先兆期使用。与麦角类药物相比，曲坦类治疗24h内头痛复发率高（15%~40%），但如果首次应用有效，复发后再用仍有效，如首次无效，则改变剂型或剂量可能有效。患者对一种曲坦类无效，仍可能对另一种有效。

舒马曲坦：剂型包括口服剂（片剂、速释剂）、皮下注射剂、鼻喷剂及肛门栓剂，其中100mg片剂是所有曲坦类的疗效参照标准。皮下注射舒马曲坦6mg，10min起效，2h头痛缓解率达80%。疗效明显优于ASA 1000mg皮下注射，但不良反应亦多。鼻喷剂20mg较片剂起效快，有效率与口服50mg或100mg相当，鼻喷剂疗效可能存在种族差异。在伴有呕吐的患者中应使用栓剂，其效果与口服50mg或100mg相当。应用25mg或50mg无效者中，超过50%对100mg速释剂有效。口服舒马曲坦50mg与ASA泡腾片1000mg疗效相当，口服100mg则与口服ASA 900mg加甲氧氯普胺10mg合剂疗效相似。

佐米曲坦：有2.5mg和5mg的口服和鼻喷剂。药物亲脂性，可透过血-脑屏障，生物利用度高。口服40~60min后起效，鼻喷剂比口服剂起效快，3.5mg起效更快并可维持6h。口服2.5mg与口服ASA 900mg加甲氧氯普胺10mg合剂疗效相似或稍优。偏头痛发作早期，鼻喷5mg，1h内可明显减轻头痛。口服2.5mg后，2h的头痛消失率与阿莫曲坦12.5mg、依来曲坦40mg、舒马曲坦50mg相当，优于那拉曲坦2.5mg；2h的疼痛减轻和消失率与利扎曲坦10mg相当。口服5mg后，2h的疼痛消失率与舒马曲坦50mg或100mg相当。

利扎曲坦：有5mg和10mg的普通和糯米纸囊口服剂型。推荐10mg为起始剂量，若头痛持续，2h后可重复一次。口服作用快速，头痛消失与疗效维持在所有曲坦类药物中最显著，头痛复发率较舒马曲坦、佐米曲坦和那拉曲坦低。10mg疗效略优于舒马曲坦100mg,但副作用随剂量增大而增加。

其他:那拉曲坦和夫罗曲坦均为2.5mg的口服剂。在所有曲坦类药物中,两者的起效时间最长,约需4h,且疗效不如舒马曲坦50mg或100mg,但不良反应较少,药物的半衰期长达6h。阿莫曲坦有6.25mg和12.5mg两种片剂,口服40~60min起效,量效关系明显。6.25mg和12.5mg副作用无差异。12.5mg较麦角胺咖啡因合剂治疗有效,与利扎曲坦10mg、舒马曲坦100mg疗效相似,但副作用更低。与醋氯芬酸100mg合用比单用有效,皮肤异常性疼痛对其疗效无影响。依来曲坦有20mg和40mg两种口服剂型,40mg无效可增至80mg,但副作用与剂量相关。在所有曲坦类药物制剂中,80mg效果最好,不良反应也最大。

2)麦角胺类:麦角胺类药物治疗偏头痛急性发作的历史很长,但判断其疗效的随机对照试验却不多。试验多使用麦角胺咖啡因(分别2mg和200mg或1mg和100mg合剂)。一项研究是对比其与ASA联合甲氧氯普胺,发现其对头痛、恶心、呕吐症状的缓解不及后者。与卡马匹林合用甲氧氯普胺的对照研究也显示麦角胺咖啡因用药2h后的头痛及恶心的缓解率低于后者。与曲坦的对比观察证实其疗效不及曲坦类。麦角胺具有药物半衰期长、头痛的复发率低的优势,适用于发作持续时间长的患者。另外,极小量的麦角胺类即可迅速导致MOH,因此应限制药物的使用频度,不推荐常规使用。

3)降钙素基因相关肽(CGRP)受体拮抗药:CGRP受体拮抗药(gepant类药物)通过将扩张的脑膜动脉恢复至正常而减轻偏头痛症状,且该过程不导致血管收缩。部分对曲坦类无效或者对曲坦类不能耐受的患者可能对gepant类药物有良好的反应。两项大规模随机双盲安慰剂(或曲坦)对照试验显示telcagepant(MK-0974)有良好的临床疗效,300mg口服后2h的头痛缓解率与利扎曲坦10mg、佐米曲坦5mg相当,不良反应的发生率略高于安慰剂。

(3)复方制剂:麦角胺咖啡因复方制剂可治疗某些中-重度的偏头痛发作(Ⅱ级证据)。其他常用的复方制剂有:ASA、对乙酰氨基酚及咖啡因的复方制剂,对乙酰氨基酚与咖啡因的复方制剂,双氯酚酸与咖啡因的复方制剂,咖啡因、布他比妥和(或)颠茄的复方制剂等。其中合用的咖啡因可抑制磷酸二酯酶,减少cAMP的分解破坏,使细胞内的cAMP增加,从而发挥广泛的药理作用,包括收缩脑血管减轻其搏动幅度,加强镇痛药的疗效等。要注意,合用的咖啡因会增加药物依赖、成瘾及MOH的危险。

(4)急性期治疗药物的选择和使用原则:急性期治疗药物的选择应根据头痛严重程度、伴随症状、既往用药情况和患者的个体情况而定。药物选择有两种方法:①阶梯法,即每次头痛发作时均首选NSAIDs类药物,若治疗失败再加用偏头痛特异性治疗药物;②分层法,基于头痛程度、功能损害程度及之前对药物的反应,若为严重发作则使用特异性治疗药物,否则使用NSAIDs类药物。不同治疗策略的致残性(DISC)研究对上述不同治疗策略进行比较后发现,分层治疗在2h镇痛率及每次残疾时间方面均优于阶梯法,且事后分析证明其最具经济性。

药物使用应在头痛的早期足量使用,延迟使用可使疗效下降、头痛复发及不良反应的比例增高。有严重的恶心和呕吐时,应选择胃肠外给药。甲氧氯普胺、多潘立酮等止吐和促进胃动力药物不仅能治疗伴随症状,还有利于其他药物的吸收和头痛的治疗。

不同曲坦类药物在疗效及耐受性方面略有差异。对某一个体患者而言,一种曲坦无效,可能另一曲坦有效;一次无效,可能另一次发作有效。由于曲坦类药物疗效和安全性优于麦角类,故麦角类药物仅作为二线选择。麦角类有作用持续时间长、头痛复发率低的特点,故适于发作时间长或经常复发的患者。

为预防药物过量性头痛(MOH),单纯NSAIDs制剂不能超过15d/月,麦角碱类、曲坦类、NSAIDs复合制剂则不超过 10d/月。

(二)预防性药物治疗

1.预防性治疗的目的

对患者进行预防性治疗目的是降低发作频率、减轻发作程度、减少功能损害、增加急性发作期治疗的疗效。

2.预防性治疗的有效性指标

预防性治疗的有效性指标包括偏头痛发作频率、头痛持续时间、头痛程度、头痛的功能损害程度及急性期对治疗的反应。

3.预防性治疗的指征

总的来说,何时开始预防性治疗并没有普遍适用的指征,最重要的因素是患者生活质量受影响的程度,而非刻板地根据发作频率或严重程度来决定。通常,存在以下情况时应与患者讨论使用预防性治疗：①患者的生活质量、工作或学业严重受损(须根据患者本人的判断);②每个月发作频率在 2 次以上;③急性期药物治疗无效或患者无法耐受;④存在频繁、长时间或令患者极度不适的先兆,或为偏头痛性脑梗死、偏瘫性偏头痛、基底型偏头痛亚型;⑤连续 3 个月每月使用急性期治疗 6~8 次或以上;⑥偏头痛发作持续 72h 以上;⑦患者倾向(尽可能少的发作)。

4.预防性治疗药物的评价

目前应用于偏头痛预防性治疗的药物主要包括：β受体阻滞药、钙离子通道阻滞药、抗癫痫药、抗抑郁药、NSAID 及其他种类的药物。

(1)β受体阻滞药：β受体阻滞药在偏头痛预防性治疗方面效果明确,有多项随机对照试验结果支持。其中证据最为充足的是非选择性β受体阻滞药普萘洛尔和选择性β受体阻滞药美托洛尔。另外,比索洛尔、噻吗洛尔和阿替洛尔可能有效,但证据强度不高。β受体阻滞药的禁忌证包括反应性呼吸道疾病、糖尿病、直立性低血压及心率减慢的某些心脏疾病。不适于运动员,可发生运动耐量减少。有情感障碍患者在使用β受体阻滞药可能会发生心境低落、甚至自杀倾向。

(2)离子通道阻滞药：非特异性钙离子通道阻滞药氟桂利嗪对偏头痛预防性治疗证据充足,剂量为每日 5~10mg,女性所需的有效剂量低于男性。环扁桃酯的研究结果不一致,设计较好的研究结果为阴性,因此不推荐。多项尼莫地平预防偏头痛的研究,结果均未能显示其疗效优于安慰剂,不值得推荐。

(3)抗癫痫药：丙戊酸(至少每日 600mg)的随机对照试验结果证实其对偏头痛预防有效。需定时检测血常规、肝功能和淀粉酶,对于女性患者更需注意体重增加及卵巢功能异常(如多囊卵巢综合征)。托吡酯(每日 25~100mg)是另一个有试验证据支持的抗癫痫药物。托吡酯对慢性偏头痛有效,并可能对 MOH 有效。

拉莫三嗪不能降低偏头痛发作的频率,但可能降低先兆发生的频率。加巴喷丁在一项随机双盲安慰剂对照试验中显示有效。开放性、非对照的试验结果提示左乙拉西坦可能有助于降低头痛频率。奥卡西平试验证明无效。

(4)抗抑郁药：在抗抑郁药物中,阿米替林和文拉法辛预防偏头痛的有效性已获得证实,另外最新研究发现,阿米替林在感觉神经元离子通道中具有阻断作用,为其在偏头痛中的应用提供了更为合理的理论依据,阿米替林尤其适用于合并有紧张型头痛或抑郁状态的患者,主要不良反应为镇静。文拉法辛疗效与阿米替林类似,但不良反应更少。

(5)NSAIDs：ASA 对偏头痛预防治疗的研究结果不一。两项大型队列研究发现每日 200~300mg 的

ASA 可降低偏头痛发作的频率。ASA 与有确定疗效药物的对比试验显示其效果相当或较差,而在与安慰剂的对照试验中却从未被证实有效。三项对照试验证明萘普生每日 1000mg 优于对照。另外,两项安慰剂对照试验显示托芬那酸有效。其他曾做过试验的药物包括酮洛芬、甲芬那酸、吲哚布芬、氟比洛芬和罗非考昔,但试验均有样本量过小且设计不足之嫌。

(6)其他药物:抗高血压药物赖诺普利及坎地沙坦各有一项对照试验结果显示对偏头痛预防治疗有效,但仍需进一步证实。

大剂量维生素 B_2(每日 400mg)及辅酶 Q_{10} 的对照试验结果显示有效。口服镁盐的结果矛盾,一项结果阴性,另一项结果为阳性。款冬根的提取物经 2 项对照试验显示有效,剂量为每日 75mg。野甘菊提取物有数项对照试验,结果不一,但最近完成的设计良好的试验显示其无效,系统分析结果亦为阴性。但由于存在阳性对照研究结果,故只能作为三线药物。

(7)预防性治疗药物选择和使用原则:医师在使用预防性治疗药物之前须与患者进行充分的沟通,根据患者的个体情况进行选择,注意药物的治疗效果与不良反应,同时注意患者的共病、与其他药物的相互作用、每日用药次数及经济情况。通常首先考虑证据确切的一线药物,若一线药物治疗失败、存在禁忌证或患者存在以二、三线药物可同时治疗的合并症时,方才考虑使用二线或三线药物。避免使用患者其他疾病的禁忌药,及可能加重偏头痛发作的治疗其他疾病的药物。长效制剂可增加患者的顺应性。

药物治疗应小剂量单药开始,缓慢加量至合适剂量,同时注意副作用。对每种药物给予足够的观察期以判断疗效,一般观察期为 4~8 周。患者需要记头痛日记来评估治疗效果,并有助于发现诱发因素及调整生活习惯。偏头痛发作频率降低 50% 以上可认为预防性治疗有效。有效的预防性治疗需要持续约 6 个月,之后可缓慢减量或停药。若发作再次频繁,可重新使用原先有效的药物。若预防性治疗无效,且患者没有明显的不良反应,可增加药物剂量;否则,应换用第二种预防性治疗药物。若数次单药治疗无效,才考虑联合治疗,也应从小剂量开始。

(三)其他(替代)治疗

1.中医治疗(中药、针灸、推拿)

偏头痛属于中医"头风""脑风"等范畴,中医药治疗偏头痛已有几千年历史,积累了不少临床经验。长期以来,中药治疗偏头痛的安全性已经得到了广泛地认同,针对疗效的随机对照研究也有所开展。一项 Meta 分析表明,头痛宁可以有效治疗偏头痛,比西药单纯治疗效果好,与西药合用能取得更好的效果。针灸治疗偏头痛,一般应在疼痛发作之初、痛势未甚时及时治疗,效果往往更佳。对反复发作的患者应根据病情制订治疗计划,按疗程治疗。推拿对偏头痛有一定疗效。头面部和颈项部的不同穴位推拿按摩常常可以缓解疼痛。

2.心理治疗和物理治疗

偏头痛的心理治疗主要基于行为治疗,包括放松、生物反馈及认知治疗。放松疗法主要目的为降低身体各种系统的激活及促进身体放松。生物反馈是使患者能明确清醒地感受,从而清醒地控制及改变到其身体功能。通过使用各种仪器,感受衡量肌张力(肌电图生物反馈疗法)、皮肤电阻(电皮牛物反馈疗法)或周围体温(温度生物反馈疗法)来测量、放大并反馈躯体信息给患者,从而达成由生物反馈促进的放松。认知疗法通过指导患者更好地处理与头痛相关的应激反应及其他伴随心理疾患来治疗反复发作的头痛。通常在以下情况可考虑行为治疗:①患者希望获得非药物治疗;②患者不能耐受药物治疗或者有药物禁忌证;③药物治疗无效或效果较差;④妊娠、准备妊娠或哺乳期;⑤频繁或较大剂量使用镇痛剂或其他急性期治疗药物;⑥具有明显的生活应激事件或患者缺乏合适的应激处理能力。

3.外科治疗

有研究提示卵圆孔未闭(PFO)与伴有先兆的偏头痛之间存在关联。偏头痛患者经皮 PFO 封堵手术对偏头痛预防发作的疗效存在争议。神经阻滞疗法治疗偏头痛已受到临床关注。

(李　晶)

第三节　丛集性头痛

一、概述

丛集性头痛(CH)是少见的原发性神经血管性头痛之一,其特点为短暂、剧烈和爆炸样头痛反复密集发作,多发生于一侧眼眶、球后和额颞部,每次持续 15～180min,频率从隔日一次到每日 8 次。常伴有同侧眼球结合膜充血、流泪、鼻塞和(或)Horner 综合征。丛集期持续数周至数月。好发于男性。无家族遗传史。

二、病因及发病机制

丛集性头痛的病因不清楚,由于其发作有明显的周期性,曾提出过生物钟学说,认为是体内生物钟紊乱引起头痛的发生。以后发现用组胺可诱导头痛,发作时血中组胺也升高,用组胺刺激三叉神经末梢能引起头痛的复发,认为是组胺代谢障碍引起的头痛。继后进行的研究发现病变处肥大细胞数量增多、活性增强,稳定肥大细胞的药物能缓解头痛,提出了肥大细胞功能障碍学说,但以后的研究发现偏头痛的患者也有肥大细胞的功能障碍,因而不能用肥大细胞学说来解释丛集性头痛的发生。发病机制:其急性发作涉及下丘脑后部灰质兴奋。大约 5% 的患者可能是遗传性(常染色体显性遗传),在丛集期慢性及亚急性患者发作规律,可被乙醇、组胺或硝酸甘油诱发。

三、临床表现

发病年龄通常为 20～50 岁,平均 30 岁。男性发病率是女性的 4～7 倍。

通常发生于一侧眼眶、球后和额颞部。

如不治疗疼痛可持续 15～180min。

常伴有同侧结膜充血和(或)流泪、鼻充血和(或)流涕、眼睑水肿、前额和面部出汗、瞳孔缩小和(或)上睑下垂及感觉躁动或不安。

在最严重发作期间,患者因疼痛极度痛苦,常不能平卧休息。

发作频率从隔日一次到每日 8 次不等,通常连续发作,持续数周或数月,然后被通常持续数月或数年的缓解期所分割。当持续期为 7～365d,而至少有 2 个大于 1 个月的无痛缓解期时,称为阵发性丛集性头痛;而发作超过 1 年不缓解或缓解期小于 1 个月,则称为慢性丛集性头痛。

四、诊断

按国际头痛学会的头痛分类法,丛集性头痛必须符合下述标准(表 7-2)。

表 7-2　丛集性头痛标准

至少有以下特点的发作过 5 次
重度、单侧眼眶、眶上,和(或)颞部疼痛,持续 15～180min(若不治疗)
头痛侧至少伴随以下症状之一:结合膜充血、流泪、鼻塞、流涕、前额及面部出汗、瞳孔缩小、眼裂下垂、眼睑水肿
发作频度,隔日一次至 8/d

五、鉴别诊断

应注意偏头痛和丛集性头痛的鉴别。偏头痛多见于女性患者,发作前可有典型视觉先兆,而丛集性头痛多见于男性,常伴有自主症状和体征。偏头痛无明显节律性,而丛集性头痛周期性发作。丛集性头痛的疼痛呈烧灼样或针刺样,而偏头痛则呈搏动性痛,偏头痛多在白天发作,而丛集性头痛多在睡眠时发作。大多数偏头痛有阳性家族史而丛集性头痛遗传因素尚不确切。

六、治疗

治疗原则与偏头痛相同。发作时一方面要终止头痛,另一方面预防再发。发作时皮下注射舒马曲坦可在几分钟内终止发作。部分患者吸纯氧(8～10L/min),连续 15min 也可使头痛缓解。也可采用 2%～4%的利多卡因点鼻,滴于下鼻甲的最尾侧部分,能够产生蝶腭神经节阻滞作用,达到止痛效果,终止一次发作。上述药物治疗无效可选用泼尼松 40～80mg/d,连用 1 周,有效后在 1 周内逐渐减量至停药,可使部分患者的头痛戏剧性好转,无效则 48h 后换药。

有些用于预防偏头痛复发的药物,如 5-羟色胺拮抗药、美西麦角、双氢麦角碱、钙通道阻滞药也可用来阻止丛集性头痛的复发。

(白金娟)

第四节　紧张性头痛

紧张型头痛以往称紧张性头痛或肌收缩性头痛,是双侧枕部或全头部紧缩性或压迫性头痛。约占头痛患者的 40%,是临床最常见的慢性头痛。

一、病因与发病机制

病理生理学机制尚不清楚,目前认为"周围性疼痛机制"和"中枢性疼痛机制"与紧张型头痛的发病有关。"周围性疼痛机制"认为,紧张型头痛患者由于颅周肌肉或肌筋膜结构收缩或缺血、细胞内外钾离子转运异常、炎症介质释放增多等,颅周肌筋膜组织痛觉敏感度明显增加,易引起颅周肌肉或肌筋膜结构的紧张和疼痛,它在发作性紧张型头痛的发病中起重要作用,"中枢性疼痛机制"可能是引起慢性紧张型头痛的重要机制。慢性紧张型头痛患者由于脊髓后角、三叉神经核、丘脑、皮质等功能和（或）结构异常,对触觉、电和热刺激的痛觉阈明显下降,易产生痛觉过敏。中枢神经系统功能异常可有中枢神经系统单胺能递质慢性或间断性功能张。神经影像学研究证实慢性紧张型头痛患者存在灰质结构容积减少,提示紧张型头痛患者存在中枢神经系统结构的改变。另外,应激、紧张、抑郁等也有与持续性颈部及头痛肌肉收缩有关,也能加重紧张性头痛。

二、临床表现

患者病前有不良情绪史,多在30岁左右发病,随着年龄的增长患病率增加.两性均可患病,女性稍多见。头痛多位于两额及枕、颈部,呈持续性钝痛,患者常诉头部有紧箍感和重压感,一般不伴恶心和呕吐。许多患者可伴有头昏、失眠、焦虑或抑郁等症状。偶有患者出现恶心、畏光或畏声等症状。体检可发现疼痛部位肌肉触痛或压痛点,少数患者牵拉头发也有疼痛,颈肩部肌肉有僵硬感,捏压时肌肉感觉舒适。紧张型头痛患者头痛期间日常生活与工作常不受影响。传统上认为紧张型疼痛与偏头痛是不同的两种疾病,但部分病例却兼有两者的头痛特点。

三、诊断

根据患者的临床表现和神经系统检查有肌肉压痛点等,排除颅颈部疾病如颈椎病、占位性病变和炎症性疾病等,通常可以诊断。HIS最新紧张型头痛诊断标准如下。

（一）偶发性发作性紧张型头痛诊断标准

(1)符合(2)~(4)特征的至少10次发作;平均每月发作＜1d;每年发作＜12d。
(2)头痛持续30min～7d。
(3)至少有下列中的2项头痛特征:①双侧头痛;②性质为压迫感或紧箍样（非搏动样）;③轻或中度头痛;④日常生活（如步行或上楼梯）不会加重头痛。
(4)符合下列2项:①无恶心或呕吐;②畏光、畏声中不超过1项。
(5)不能归因于其他疾病。

根据触诊颅周肌肉是否有压痛可分为与颅周肌肉紧张有关的偶发性发作性紧张型头痛、与颅周肌肉紧张无关的的偶发性发作性紧张型头痛两类。

（二）频发性发作性紧张型头痛诊断标准

(1)符合(2)~(4)特征的至少10次发作;平均每月发作≥1d而≤15d,至少3个月以上;每年发作≥12d而＜180d。
(2)头痛持续30min～7d。
(3)至少有下列中的2项头痛特征:①双侧头痛;②性质为压迫感或紧箍样（非搏动样）;③轻或中度头痛;④日常生活（如步行或上楼梯）不会加重头痛。
(4)符合下列2项:①无恶心或呕吐;②畏光、畏声中不超过1项。
(5)不能归因于其他疾病。

根据触诊颅周肌肉是否有压痛可分为与颅周肌肉紧张有关的频发性发作性紧张型头痛、与颅周肌肉紧张无关的频发性发作性紧张型头痛两类。

(三) 慢性紧张型头痛诊断标准

(1) 符合(2)~(4)特征的至少10次发作：平均每月发作≥15d,3个月以上；每年发作≥180d。

(2) 头痛持续30min~7d。

(3) 至少有下列中的2项头痛特征：①双侧头痛；②性质为压迫感或紧箍样(非搏动样)；③轻或中度头痛；④日常生活(如步行或上楼梯)不会加重头痛。

(4) 符合下列2项：①畏光、畏声、轻度恶心中不超过1项；②无中、重度恶心和呕吐。

(5) 不能归因于其他疾病。

根据触诊颅周肌肉是否有压痛可分为与颅周肌肉紧张有关的慢性紧张型头痛、与颅周肌肉紧张无关的慢性紧张型头痛两类。

四、治疗

本病的许多治疗药物与偏头痛用药相同。急性发作期用对乙酰氨基酚,阿司匹林等非甾体抗炎药,麦角胺或二氢麦角胺等亦有效。对于频发性和慢性紧张型头痛,应采用预防性治疗,可选用三环类抗抑郁药如阿米替林、多塞平,或选择5-羟色胺重摄取抑制剂如舍曲林、氟西汀等,或肌肉松弛剂如盐酸乙哌立松、巴氯芬等。伴失眠者可以给予苯二氮䓬类药如地西泮10~20mg/d口服。口服药物疗效不佳者,可给予A型肉毒杆菌毒素治疗,A型肉毒杆菌毒素的一个优点就是可以针对病变肌肉进行治疗,而现有的药物治疗不可能做到这一点。非药物疗法包括松弛治疗、物理治疗、生物反馈和针灸治疗等也可改善部分病例的临床症状。由于繁重的学习和工作压力造成的精神紧张、情绪异常以及睡眠严重不足等是导致紧张性头痛的重要原因,因此心理治疗也非常重要。

(秦 艳)

第五节 慢性每日头痛

一、概述

慢性每日头痛(CDH)是指频繁头痛,凡头痛超过4h/d和超过15d/月,持续超过3个月者即可诊断为CDH。CDH不是单独的头痛病种,而是多种原发性头痛和继发性头痛的变形或混合性头痛。IHS分类不包括混合性头痛,故CDH未能列入。在诊断原发性头痛之前必须排除继发性头痛。世界范围人群的3%~5%患有慢性每日头痛或慢性近每日头痛。频繁头痛的折磨影响患者的生活质量和工作。CHD的危险因素有肥胖,频繁头痛历史(>1次/周),咖啡,过度使用治疗急性头痛的药物,包括一般止痛药、麦角类和曲普坦类制剂。1/2以上的CHD患者有睡眠紊乱和情绪疾病如抑郁或焦虑。

二、分类

(一)原发性慢性每日头痛(表 7-3)

原发性慢性每日头痛包括 IHS 定义的下列几种原发性头痛。其中以变异性偏头痛最常见。原发 CDH 又以每次发作的时间长短(>4h 或<4h)再细分为不同的亚型。所有的原发性头痛都可合并止痛药使用过度。

表 7-3 原发性 CDH 的类型

慢性紧张型头痛
慢性偏头痛(也曾称作变异性头痛伴有或不伴有止痛药反跳)
新症每日持续头痛
慢性丛集性头痛
连续半侧颅痛
慢性阵发性半侧颅痛
睡眠头痛
自发性刺戳样头痛
SUNCT(短暂单侧神经痛样头痛伴结膜充血和流泪)
颅神经痛(如三叉神经痛)

(二)继发性慢性每日头痛

所有的继发性 CDH 都可合并用药过度。其病因为:外伤后头痛(表现可与多种原发性头痛相似)、颈源性头痛(特别是 C_2、C_3 上神经根嵌顿)、颞下颌关节综合征、鼻窦疾病、动静脉畸形、动脉炎(包括巨细胞动脉炎)、硬膜下血肿、夹层动脉瘤、新生物、感染、颅内压增高、低颅压。

CHD 以变异性偏头痛和用药过度头痛最多见,以下重点讲解这两型 CHD。

三、临床表现

(一)变异性偏头痛(TM)

女性多见,原有发作性偏头痛史,多于 10~20 岁起病,多为无先兆的普通型偏头痛。其头痛发作随时间增长,逐月逐年加重,但先兆消失,伴随症状如恶心、畏声、畏光等却变得愈来愈轻。而月经期加重等诱发因素以及单侧头痛和胃肠道症状可持续不变。多数患者系过度滥用止痛药所致,部分患者是共存焦虑和抑郁等疾患所致。

(二)用药过度头痛(MOH)

女性多见,临床症状主要有下列表现。

1.一般头痛症状

(1)每日或几乎每日头痛,头痛顽固。

(2)头痛的严重性、类型和定位变化不定。

(3)可预期的经常早晨头痛(2~5am)。

(4)躯体奋力或用脑过度出现头痛的阈值低下。

(5)过量使用止痛药物(>15d/月)。

(6)对止痛药出现耐受性。

(7)对预防头痛用药无效。

(8)突然中断止痛药时出现戒断症状。

(9)缓慢逐渐停用止痛药,头痛几天内自发改善。

2.伴随症状

(1)头痛伴有乏力、恶心和其他消化道症状。

(2)烦躁,焦虑,易激惹,抑郁。

(3)情绪和认知功能缺陷。

3.特殊症状(麦角制剂过度应用时)

(1)肢体冷和(或)无力,感觉异常,心动过速,肠道激惹综合征。

(2)脉搏缓慢,高血压,头轻。

(3)肢体肌肉疼痛,下肢无力。

四、诊断要点

变异性偏头痛和用药过度头痛的诊断标准见表 7-4。

表 7-4 变异性偏头痛和用药过度头痛的诊断标准

变异性偏头痛

A.每日或几乎每日头痛>1 个月,>15d/月

B.平均头痛时间;>4h/d(若不处理)

C.符合至少下列 1 项:

1.发作性偏头痛病史,符合 IHS 标准

2.头痛发作频率增加,但偏头痛的严重性和其他表现减轻的病史至少 3 个月

3.头痛发作时除时间外其他方面符合 IHS 标准

D.不符合新症每日持续头痛或持续性半颅痛的标准

E.排除其他疾病

过度用药头痛(MOH)

A.头痛至少 15d/月

B.特征以过度用药时出现头痛或头痛恶化,以及停止责任药物后 2 个月头痛消退和恢复到原先头痛的形式

过度用药的定义

1.规律地过度使用头痛药物>3 个月

2.用麦角制剂、曲普坦类制剂、鸦片和止痛药复合剂≥10d/月

3.用一般止痛药≥15d/月

4.所有头痛药物总用量≥15d/月

注:止痛药的复合制剂多含有阿司匹林、醋氨酚和咖啡因

五、治疗方案及原则

原发性每日头痛和继发性每日头痛按照各自的具体疾病进行处理。因原发性和继发性 CDH 多合并用药过度,以下只介绍过度用药的处理。

(一)过度用药的处理

持续数月或数年的慢性每日头痛患者治疗困难,更无任何疗法能使患者完全不再头痛。治疗目的是停用正在使用的致病责任药物以阻断恶性循环,采取预防措施(药物和非药物)以减少头痛发作,并于停止过度用药后 1~2 个月对急性头痛发作进行正规的治疗。

1.治疗的第一步是停用致病责任药物

若是简单止痛药可迅速戒断。若责任药含有咖啡因、巴比妥、苯二氮䓬类和麻醉剂则应逐渐戒断,巴比妥突然戒断可出现癫痫发作。鸦片类突然戒断可出现恶心、呕吐、激动不安等更严重的戒断综合征。严格地讲,诊断 MOH 要求停止服用所用的药物,并随访 2 个月以观察头痛发作的频率,临床上实际患者的顺应性很差,故几乎很难做到。凡遇此情况时,可于停止用药的同时给予 60mg 泼尼松 5d,以减少戒断性头痛和其他症状。

2.治疗反跳性头痛和戒断综合征

停用致病责任药物会造成反跳性头痛和戒断综合征,应同时给予治疗,特别是戒断后第 7~10d。对抗药物应视作用责任药而定,若责任药为麦角胺或其他血管活性物质,可使用非甾体抗炎药(NSAIDS)或吩噻嗪类药,同时可使用类固醇激素;若责任药为简单止痛药时,可使用双氢麦角胺和西坦类药。

3.预防头痛发作

(1)药物:停用致病责任药物成功后,应给予预防用药。预防用药的选择取决于撤药后复现的头痛类型,若偏头痛则可选用三环抗抑郁药、β-肾上腺素能阻滞剂、钙拮抗剂、丙戊酸钠。三环抗抑郁药,特别是不只有缓解头痛、帮助睡眠且同时有抗抑郁疗效应作首选。常用的是阿米替林 10mg,睡前服用,逐渐增加量直至头痛发作减少,随访 3 个月逐渐减量或停用。变异性偏头痛和用药过度头痛的预防用药见表 7-5。停用原责任药物成功后,若患者仍需用原药物治疗头痛时,必须在停药后 1~2 个月后才能限制使用,且只能用于急性发作,每周最多用 1~2d。

表 7-5 变异性偏头痛和用药过度头痛的预防用药

药物种类	目标日剂量	逐渐增量的时间	不良反应
三环抗抑郁药			
阿米替林	50~100mg	1~2 个月	体重增加、口干、便秘、心跳、嗜睡、头晕、疲乏
SSRI			
氟西汀	20~60mg	1 个月	厌食、失眠、焦虑、震颤、无力、头晕、嗜睡
抗癫痫药			
丙戊酸钠	600mg	2~4 周	恶心、嗜睡、头晕、呕吐、震颤、秃头、体重增加
加巴喷丁	900~3600mg	1~2 个月	头晕、嗜睡、共济失调、思维异常、周围水肿、体重增加
神经毒素			
肉毒素 A	25~260U/次	每 3 个月注射 1 次	注射肌肉无力、颈痛、睑下垂

(2)枕神经刺激：双侧枕骨下埋藏刺激器治疗变异性偏头痛。

(3)非药物治疗：包括禁用咖啡和浓茶、烟、酒和其他诱发头痛的饮食，生活规律，适当运动，保持心情愉快和自我放松，充足和定时睡眠等。

4.住院治疗

若门诊治疗无效，不安全或戒断症状严重等都应住院治疗。住院治疗除能及时和合理地治疗戒断综合征外，更可静脉给予双氢麦角胺治疗(DHE)，它可以安全、有效和短时间控制顽固性头痛。双氢麦角胺本身具有抗偏头痛效应，但连续反复使用不会造成慢性头痛和反跳性头痛。此外尚应对非头痛的其他戒断症状给予处理，如应用吩噻嗪等药物治疗。

(二)禁止滥用止痛药和用药过度

慢性头痛患者特别是紧张型头痛和偏头痛患者常过度应用或滥用解热止痛剂、麻醉药、咖啡因、麦角胺、巴比妥类药物。这些药物常以复合剂形式罩以不同的商品名以非处方用药(OTC)出售。慢性头痛患者因头痛折磨所驱动无限制地服用药物，结果是产生药物依赖性，产生慢性每日头痛。停用止痛药又产生反跳性头痛和戒断综合征，表现为头痛恶化并使预防头痛的药物失效，促使患者使用更多的止痛药，从而形成恶性循环。多数头痛患者多不认识过度频繁服用止痛药的恶果，而一旦出现药物依赖后又多不愿或拒绝承认过度用药史，给诊断和治疗带来困难。能够造成反跳头痛和CDH的止痛药的确切剂量和期限难以确定，一般认为单纯止痛药每日3次，每周5d；止痛剂与咖啡因复合制剂每周3d；与麻醉药(如可待因)或麦角胺的复合剂每周2d；麦角胺和咖啡因合剂最差，每周2片足以造成反跳头痛和CDH。停止服药是唯一有效的治疗手段。停药头2周会出现头痛恶化等戒断症状，随后改善，可代以作用机制不同的止痛药，控制使用治疗头痛。精神或躯体依赖严重的患者需住院进行脱毒疗法。

(刘万根)

第六节 其他原发性头痛

一、SUNCT 综合征

(一)概述

SUNCT综合征的全称为"持续时间短暂的单侧神经痛样头痛发作，伴有结膜充血和流泪"(SUNCT)，如此冗长的名称虽把疾病的特征、症状包揽无遗，但难以记忆，更难以应用。为此选其英文名称的几个字头，简称为"SUNCT"。

SUNCT综合征隶属三叉神经自主神经头痛(TACs)的一种，TACs是一组单侧三叉神经分布区域的疼痛，同时伴有突出的同侧颅自主神经症状，这种疾病还包括丛集性头痛、阵发性半侧颅痛和连续性半侧颅痛。

(二)临床表现

SUNCT综合征不多见，可能是因对其认识不足。发病年龄在50岁左右。患者在整日头痛的基础上出现程度严重的阵发性头痛，疼痛局限于三叉神经第1支分布区，阵发性头痛发作时伴有颅部自主神经症状。

头痛一般在三叉神经分布的眼支最重,特别是在眼眶部,或眼眶周围、前额和颞部。头痛发作只限于单侧。疼痛的严重性介于中度到重度。疼痛性质多描述为刺痛、烧灼性痛或电击样痛。头痛发作时间短暂,持续时间介于5~250s(平均49s),偶可持续更长些。阵发性头痛发作突然,在2~3s内达到最大强度,然后维持在最大强度1min后作用突然停止。多数患者于发作间隙期毫无症状,部分患者于间隙期可有头钝痛。

急性头痛发作时伴随多种头颅的自主神经症状,最多伴有的症状包括同侧结膜充血和流泪;较少见的有同侧鼻充血、流涕、眼睑水肿、眼睑下垂、瞳孔缩小、面部发红和出汗。头痛发作时不伴有恶心、呕吐、畏光、畏声和烦躁不安等。

多数患者碰触三叉神经分布区可触发疼痛发作,偶尔碰触三叉神经分布以外的区域也能触发发作,如面的其他部位、头皮、剃胡须、吃饭、咀嚼、刷牙、谈话、咳嗽、颈部运动可触发发作,但有些患者能借连续旋转头部以减轻或中断发作。与三叉神经痛不同的是患者无"不应期",即不停碰触可连续触发疼痛发作。

(三)诊断要点

1. 诊断

依靠典型的临床表现。

2. 诊断标准

2004年IHS的诊断标准和说明:SUNCT综合征的特征是持续时间短暂的单侧神经痛样头痛发作,发作时间极短暂、伴有突出的流泪和同侧结膜充血,是区别于其他头面痛综合征的特点。

(1)诊断标准(表7-6)。

(2)说明:①SUNCT综合征在第1版《国际头痛疾病分类》出版后才被报告,在最近10年内已被确认。②患者可只有结膜充血或流泪,或其他颅部自主神经系统症状,如鼻腔充血、流涕或眼睑水肿。③SUNCT可能是附录中描述的短暂单侧神经痛性头痛发作,伴颅自主神经症状的亚式(SUNA)。④文献中报道最常类似SUNCT的疾患是位于颅后窝或累及垂体的病变。⑤SUNCT合并三叉神经痛:有报告SUNCT患者同时重叠发生三叉神经痛。这些患者应给两个诊断。因将二者从临床上区分开来很困难。

表7-6 SUNCT综合征的IHS诊断标准(2004年)

A.至少有20次发作符合B~D标准
B.单侧眼眶、眶上或颞部刺痛或波动性疼痛,持续5~240s
C.头痛伴随同侧结膜充血及流泪
D.发作频率每日3~200次
E.能排除其他相关疾病

注:病史、体检和神经系统检查未发现IHS头痛分类中的任何继发性头痛(第5~12项疾病);或病史和(或)体检和(或)神经系统检查虽然怀疑这些疾患的可能性,但经适当诊查后已经排除,或这些疾患虽存在,但SUNCT综合征首次发生与该疾患并无时间上的密切关联

3. 鉴别诊断

(1)存在自主神经症状和只限于三叉神经第1支,有助于与三叉神经痛鉴别(表7-7);而发作时间短暂、疼痛的频繁性和阵发性得以与丛集性头痛(典型疼痛持续2~30min,每日定时1次)和发作性阵发性半侧颅痛(典型发作持续2~30min)相鉴别。

表 7-7 SUNCT 和三叉神经痛的区别

临床表现	SUNCT	三叉神经痛
性别(男：女)	2.1：1	1：2
疼痛部位	V1	V2/3
严重程度	中度~重度	极严重
持续时间	2~250s	<1s
自主神经症状	突出	无或极轻微
不应期	无	完全
卡马西平	部分	完全

(2)若诊断不能肯定可进行治疗试验：吲哚美辛能排除吲哚美辛反应性头痛，如发作性阵发性半侧颅痛；抗癫痫药如拉莫三嗪和加巴喷丁对 SUNCT 有时有效，但常不如对三叉神经痛那样完全。然而，在作出原发性 SUNCT 诊断之前，应作 MRI 检查以排除颅内占位病变，特别是位于颅后窝和蝶鞍附近的肿瘤。

(四)治疗方案及原则

抗癫痫药物能部分缓解疼痛发作，证实有效的有卡马西平、拉莫三嗪和加巴喷丁，但效果不如抗癫痫药治疗三叉神经痛显著。

二、霹雳头痛

(一)概述

霹雳头痛(TCH)，又称作蛛网膜下隙出血样头痛。良性霹雳头痛为突发的剧烈头痛，症状和颅内动脉瘤破裂的头痛相似。按新分类标准已被独立列为独立的头痛类型，应单独诊断。

(二)诊断要点

1.诊断标准(表 7-8)

表 7-8 TCH 的诊断标准

A.严重头痛，符合标准 B 和 C

B.需符合下列 2 项特征：(1)突然发病，<1min 内头痛达到最严重强烈；(2)持续 1h~10d

C.其后几周或几个月无无规则的复发发作

D.能排除其他疾病

注：(1)发病后 1 周内可能再次复发；(2)应作腰椎穿刺和脑脊液检查，以及头颅影像学检查，结果必须正常

2.鉴别诊断

(1)TCH 作为原发性头痛的证据欠缺，故临床工作中应紧急和详尽地寻找发病原因，排除继发性头痛。

(2)继发性 TCH 头痛：TCH 常是颅内严重的血管性疾病的临床表现，特别是蛛网膜下隙出血，其他必须要排除的疾病还有脑出血、脑静脉窦血栓形成、未破裂的血管畸形(多为动脉瘤)、夹层动脉瘤(颅内及颅外)、高血压危象、中枢神经系统血管炎、可逆性 CNS 血管病和垂体卒中。其他可造成 TCH 的器质性病因有第三脑室胶样囊肿、自发性低颅压，以及急性鼻窦炎(尤其是气压性创伤性)。

(3)只有在排除所有器质性病因后才可诊断为原发性霹雳头痛。

(三)治疗方案及原则

部分患者对尼莫地平治疗有效。

三、睡眠头痛

(一)概述

睡眠头痛综合征又称"闹钟"头痛。

(二)临床表现

睡眠头痛是一罕见的良性、复发性头痛病,多发生于老年人,女性多见。头痛独特地只发生在夜间睡眠时,多于夜间1~3点时发生,白天午睡时也可发生。睡眠头痛的疼痛程度一般为轻至中度,但约20%的患者报告严重的疼痛。约2/3的病例为双侧疼痛。头痛发作通常持续15~180min,但亦有持续更久的例子。不伴有自主神经系统症状。头痛发作频率高,每周多于4次。有报告咖啡因与锂盐对头痛有效。

(三)诊断要点(表7-9)

表7-9 睡眠头痛的诊断标准

A. 头痛为钝痛,符合标准B~D

B. 只有在睡眠中发生,头痛使患者从睡眠中醒来

C. 至少需具下列2项特征:(1)每个月内发作>15次;(2)痛醒后持续≥15min;(3)首次发作在50岁之后

D. 无自主神经系统症状,且下列症状最多不超过1项:恶心、畏光和畏声

E. 能排除其他疾病

注:应排除颅内疾患。为有效处理患者,应与三叉自主神经头痛鉴别开来

(四)治疗方案及原则

碳酸锂被认为是最有效的药物。其他报告有效的药物还有咖啡因、氟桂利嗪、异搏定、吲哚美辛,以及加巴喷丁和乙酰唑胺。

(鹿跟涛)

第八章 头晕与眩晕

人的平衡是一复杂的机制，由前庭结构、视觉及本体觉的感觉传入 CNS，并经小脑、锥体外系统、边缘系统及大脑皮质的整合与调节所组成，形成头、躯体在空间的位置，眼球运动的控制，感知恰当的静态与动态位置的功能。感觉传入、整合机制或效应器官的改变，均可引起头晕或眩晕、眼球运动障碍、躯体平衡障碍或不稳感。在临床诊断时，首先应对头晕类型加以识别，有助于鉴别诊断（表 8-1）。

表 8-1 头晕类型的鉴别

头晕类型	机制	侧重检查项目	感觉类型	时间特点	其他特点
眩晕	紧张性前庭信号不平衡	听觉及前庭功能	自身或环境运动感（典型：旋转）	发作性眩晕，数秒到数日	发作性眩晕应包括特点、时程、首次发作的日期、发作长短、加剧因素
晕厥前头昏	大脑血流低灌注	心血管功能，脑血流动力学，血黏度（红细胞比容、纤维蛋白原）	头昏、晕厥	持续数秒到数小时	应询问：①有过晕厥？发作时发生什么？②是否仅在直立时发作？③发作时是否伴有心悸、服药、用餐、沐浴、呼吸困难、胸部不适
心理生理性头晕，眼性，倾斜环境	感觉的中枢整合受损	精神功能检查	难以描述，包括游动或沉浮感，模糊头昏感，分离的感觉	经常出现，数日或数周，有时数年	应询问：①伴焦虑或过度换气？②视力变化与头晕起病？③环境倾斜感觉？（提示耳石问题）
平衡失调	前庭、脊髓、本体感觉或小脑功能障碍	前庭、周围神经及小脑功能	不稳感：①主要为下肢；②站，行走时突出，③坐、躺下缓解	经常存在，强度可被动	单独或伴有其他头晕亚型；加剧因素

头晕是成人的常见症状，影响工作及健康，在年轻成人约为 1.8%，老年人超过 30%。

头晕是指常难以描述的躯体定向及位置的种种感觉，它由多种良性或严重情况所引起。大多数患者的头晕可自发缓解，但少数患者成为慢性、致残性症状，有的甚至可危及生命。大多数慢性头晕者用内科治疗并不缓解。头晕系指躯体与空间相对感觉发生种种异常的情况，有四种亚型：眩晕、晕厥前头昏、平衡障碍及其他头晕。目前该分类学仍然是头晕定义及分类的基础，替代早年研究的狭义定义"眩晕"。

眩晕是一种躯体或环境运动（常为旋转）的假性感觉，系前庭系统的功能障碍，但心理状态如惊恐障碍亦可产生眩晕。眩晕发作后或眩晕发作间歇期患者常感头晕。

晕厥前头昏常是一种即将晕厥的感觉，系发作性，常系弥漫性一过性大脑缺血的结果。

平衡障碍是指一种不平衡的感觉（姿势不稳），一般描述涉及腿及躯干，而不是头部。单独平衡障碍症状,一般认为系神经肌肉问题;伴随于其他类型的头晕的失平衡一般是继发性症状。其他头晕指含糊的或漂浮感觉,或是患者可能难以描述的感觉。该种头晕一般呈现于大多数时间,最常由心理障碍所引起,其常伴随其他躯体症状,如头痛及腹痛。由迅速的视觉改变所致的眼性头晕,罕见,如白内障术后。由环境倾斜所致的头晕,一般是由耳石问题所致。

很多患者,特别是老年人,不能够表达清楚其头晕属于何类,约半数老人描述成两种或多种亚型的感觉。老年人大都是平衡障碍伴随其他种类头晕,我们必须要鉴别属原发的症状或继发性平衡障碍。此外,晕厥前头昏的病因几乎可与晕厥重叠,故从鉴别诊断的观点来看,鉴别一种类型与其他类型可能是人为的。最后,鉴别急性与慢性头晕可能是重要的,因为症状时程增加对功能受损是一种危险因素。

一、病因与临床特点

不同的病理过程可引起头晕,表 8-2 所举其他类为视觉性眩晕、"颈性眩晕"及老年人的多种感觉性头晕综合征。头晕可以存在一些重叠情况,如弥漫性脑血管病可产生神经与内耳异常,糖尿病及自身免疫综合征可导致迷路及(或)中枢性前庭紊乱。

表 8-2 头晕的原因

内科	耳源性
血液病	梅尼埃病(MD)
贫血	损伤后综合征
高血黏度	位置性眼震
其他	前庭神经炎
心血管病	感染
位置性低血压	耳硬化及 Paget 病
颈动脉窦综合征	
心律失常	血管意外
机械性功能紊乱	
代谢性疾病	肿瘤
低血糖症	自身,免疫疾患
过度换气	药物中毒
神经疾病	
天幕上	其他
癫痫	眼性
晕厥	颈性
心因性	多种感觉性头晕综合征
天幕下	绝经期后头晕
多发性硬化	—
椎基底动脉缺血	—
周围前庭阵发症	—

续表

内科	耳源性
感染性疾患	—
变性疾患	—
肿瘤	—
枕大孔异常	—

临床上按症状起病特点,分为急性眩晕(眩晕<3d),慢性头晕(头晕>3日)及发作性头晕。

(一)急性眩晕

急性眩晕为任何原因的单侧前庭功能减退或丧失,可发生持续的眩晕,数日后开始缓解,遗留动态性前庭功能缺陷(迅速的头动诱导眩晕及失平衡),可持续数周到数月,直到发生了中枢代偿。

头在不动时两侧前庭自发性发放(100个棘波/s),一侧突然丧失传入,迅速偏向健侧脑干,由于神经活动的偏差,引起眼球震颤,前庭受损侧为眼震慢相侧,周围性前庭因注视受阻则眼震增强,恶心及眩晕亦因其前庭传入至脑干不相等所致。临床上,应首先区别周围性眩晕和中枢性眩晕(表8-3、表8-4)。

表8-3 周围性与中枢性眩晕的鉴别

	周围性眩晕	中枢性眩晕
眼震方向	常为多平面(水平及扭转)	常为单平面(水平、扭转或垂直)
凝视对眼的作用	凝视向快相侧眼震增强	眼震无变化或反向
注视对眼震的作用	眼震减轻	眼震无变化或增强
冰水变温试验	当受累耳灌注时自发性眼震无变化,当灌注非受累侧时眼震减弱或反向	灌注受累耳时自发性眼震增加,灌注非受累耳时,眼震方向反向
平衡	<50岁,平衡正常,除非两足前后站立可以阳性,>50岁,Romberg征可以阳性	无关年龄有严重缺陷(当睁眼行走时,Romberg征阳性,患者转向)

表8-4 中枢性前庭眼震与周围性前庭眼震的区别

	周围性前庭眼震	中枢性前庭眼震
形式	混合水平-扭转	纯垂直、纯水平、纯扭转或混合性
方向	单向	注视反方向,或单侧
视觉影响	抑制	无抑制
适应性	几天内消失	眼震常可持久
眩晕	突出	轻度
听觉	可以降低,可发生耳鸣	常正常
其他神经症状体	无	脑干和小脑体征

急性前庭病变以急性或亚急性起病的眩晕、头晕或平衡障碍为特征,可伴有或无眼球运动、感觉、位置或自主神经性症状及体征,症状持续数秒到数天。急性前庭病变可以是不同的周围或中枢前庭结构(迷路、前庭神经、前庭核、小脑或到丘脑及大脑皮质的上行通路)的功能减退或病理性兴奋的结果。急性起病的眩晕可分为以下几种。

(1)眩晕发作(发作性眩晕、阵发性眩晕)。

(2)持续(大多数为旋转性)眩晕。

（3）位置性眩晕。

反复发作的眩晕持续数秒到一两分钟可见于良性阵发性位置性眩晕(BPPV)、"前庭性偏头痛"、梅尼埃病、外淋巴瘘(PF)、周围前庭阵发症(PVP)或椎基底动脉短暂性缺血(VBI)。持续(旋转性)眩晕发生于急性单侧周围性前庭功能丧失，或脑桥延髓脑干近前庭核病变。前庭神经炎(VN)是眩晕的常见病因之一，其诊断标志是单侧耳对温度刺激反应降低。位置性眩晕最常由半规管(SCC)结石病引起，以后半规管受累多见。所有中枢型位置性眩晕(少见)是累及前庭核区域及小脑蚓部有关的神经样。

1. 周围型急性眩晕

周围型急性眩晕系指迷路(如 BPPV、MD、PF)或前庭神经(如 VN 或 PVP)障碍。

(1)BPPV：BPPV 是眩晕的临床最常见病因。BPPV 以短暂发作的旋转性眩晕为特征，并有位置性旋转性—线性眼震，由头位与重力相关的迅速改变所激发，系内耳的机械性障碍，由头在激发位置所引起的异常刺激，常是最下面耳的后 SCC。典型的后半规管 PPV 是由半规管结石所引起，即在后 scc 的内淋巴内游离漂浮微粒所引起。BPPV 的病因可分为持发性 BPPV 及继发性 BPPV。特发性型可能与自身免疫有关。此类患者的抗甲状腺抗体阳性率高出对照人群($P<0.001$)，内耳中免疫复合物影响囊斑器官，引起耳石更易脱落。约 3% 后半规管 BPPV 可查到病因，如 MD、慢性两侧前庭神经病、单侧神经性耳聋等，实质上，任何耳病均可使耳石脱落，并不一定都是破坏 scc 功能而引起 BPPV，如可见于偏头痛、头颅损伤后、进行性内耳疾病(如 MD)，在约 9% 的老年人可发生未被认识的 BPPV，活动减少的老人较可能发生.常可有昏倒史及抑郁症。

BPPV 的诊断根据病史及检查。患者常诉说由某些运动所激发，如向后躺下、起床坐起、床上翻身、向上看或弯身后向前直视时，眩晕发作持续数秒到 1～2mm，一般不伴任何附加症状，除某些患者有恶心、某些患者患晕动病，在眩晕发作后数小时的头昏、恶心，但大多数患者在眩晕发作之间无不适，或眩晕持续 >1min 或 2min，或发作从不发生在床，或头位改变，则应怀疑 BPPV 的诊断。

1) 后半规管型：后半规管型 BPPV 的诊断通过观察 Dix-Hallpike 手法时诱发阵发性位置性眼震。

Dix-Hallpike 手法：迅速运动患者头从坐位使他们躺下，且头处悬下位置，一耳呈 45°，诱导扭转性上跳眼震，时程与患者的主觉眩晕相当(表 8-5)。据病史可推测 BPPV 诊断，但有阵发性位置性眼震可证实诊断。

表 8-5 BPPV 时受累半规管的眼震表现

受影响半规管	阵发性位置性眼震(快相)的方向
后半规管	上跳+扭转跳向下边耳
水平规管	水平向地转方向改变(头右位时向右跳，左位时向左跳)
前半规管	下跳性可能带有轻度水平组分

2) 外侧半规管型：外侧即水平半规管 BPPV，有时可由 Dix-Hallpike 手法所激发，不过，最可靠方法诊断水平 BPPV 是平卧转头手法(pagnini-McClure 手法)，头转向一侧观察水平眼震，而后头向上位，而后转向另一侧，水平眼震最突出一侧一般为受累侧。

水平半规管 BPPV 的眼震，不像后半规管 BPPV，为明确的水平向，且随头位改变方向而改变。阵发方向改变眼震可以是向地性或负向地性。向地性时改变的位置性眼震为头转右跳，反向左则向左跳。反之，负向地性时眼震方向反向。该眼震在反复位置试验较后半规管 BPPV 不太易疲乏，患者较可能变得病态。负地性眼震提示壶腹结石，向地性眼震则提示半规管结石为其发生机制。

3) 前半规管及多半规管型：前半规管 BPPV 伴阵发性下跳眼震，有时在 Dix-Hallpike 位置后有轻度扭转组分,可以在BPPV的其他类型的治疗过程中短暂见到,但有时在原位呈现。慢性或持久性前半规管BPPV罕见。所有BPPV中,前半规管BPPV最常可自发地缓解,因脑干、小脑病变亦可有相似下跳性位置性眼震,诊断时应谨慎,在50例下跳性眼震患者中,3/4有CNS疾病。

多管性BPPV不常见,是指2个或多个半规管同时受累,最常见的情景是后半规管BPPV加水平管BPPV,眼球震颤会继续到单管BPPV类型。

4)半规管开关:有时游离的可动性耳石可在治疗过程中在骨半规内活动,并不按意向后退到前庭,但到达邻近半规管。半规管在所有方向相互沟通。半规管开关改变眼震的表现,从原始受影响管到新受累半规管。最常见的半规管开关是从后半规管到水平半规管,以及后半规管到前半规管。

5)与中枢性原因的鉴别:典型BPPV常易认识,且对复位治疗起反应。位置性眩晕的形式最常导致与下跳眼震相混(在前管BPPV中讨论),或眼震非由位置手法所激发,但患者头悬下时明显。表8-6列举某些表现可有助于分别中枢与周围性位置眩晕。一般,眼震不容易对位置治疗起反应,应考虑中枢性原因。

表8-6 位置眩晕的中枢、周围性原因的鉴别表现

	中枢性	周围性
严重恶心	+	+++
非特异性头动加重眩晕	++	—
Dix-Hallpike操作时阵发上跳眼震及扭转	—	+++
平卧转头激发阵发水平方向改变的眼震(向地性或负向地性)	+	++
任何位置时持久下跳眼震	+++	—
反复位置试验眼震减轻(疲乏)	—	+++

6)位置试验时头晕而无眼震:有时,符合BPPV病史的患者在位置试验时呈现头晕,但无眼震。若发生于一侧而不在另一侧,提示BPPV。反复位置试验值得一试,有时在第二或第三次时眼震显现,可能是由于半规管填塞所致。头晕无眼震或可发生于两侧Dix-Hallpike位置试验时。

(2)急性前庭神经炎(或称前庭神经元炎,VN)及RamsayHunt综合征:由于一侧前庭功能突然丧失所致,VN呈现剧烈眩晕及眼震,持续数天,但留下动态缺损(迅速头动可诱导眩晕及失平衡),症状可持续数周到数月,直到中枢代偿发生。常可检出一侧前庭功能(变温试验)减退,以后数周内可有间歇发作眩晕。

前庭神经炎的诊断是根据急性、单侧周围前庭功能丧失,听力保存,若伴听力丧失(常伴耳鸣)则为迷路炎。RamsayHunt综合征则为单侧前庭功能丧失,听力丧失及面肌无力,MRI可见第Ⅵ、Ⅶ脑神经钆增强。Ramsay Hunt综合征表现为眩晕,伴听力丧失及面肌无力,前庭神经炎亦称流行性眩晕、神经迷路炎。

50%在病前先有受冷史,40~50岁最多见。Ramsay Hunt综合征为每年每百万人中有20人患病,儿童较成人少见。系病毒感染所致。HSV-1为主要致病原,在Scara神经节外潜在HSV-1再活动所致,在尸检时前庭神经节可发现有HSV-1DNA。病毒可迁移到另一侧(经前庭联合)。包柔螺旋体及感染后免疫疾病亦是可能病因。RamsayHunt综合征的急性及恢复期均可能发现带状疱疹病毒。

前庭神经炎与面神经炎相似,在潜伏期,在神经节中病毒处于非感染性及非复制形式,当病毒被激活,髓鞘水肿,继之以淋巴细胞及浆细胞浸润到周围神经纤维,最终发生脱髓鞘。病毒同样影响前庭神经的上支(支配前及外侧半规管),因局部神经节细胞丧失而发生前庭上神经的轴突变性。感染从一个神经节经轴浆流到另一个神经节,累及三叉神经、舌咽神经及迷走神经。待水肿及炎症消退,神经再髓鞘化。RamsayHunt综合征是前庭神经炎的变异型,其可累及多数脑神经。

前庭神经炎的治疗见表8-7。

表 8-7　前庭神经炎所致急性眩晕的处理

第 1~3d	第 3d 后
前庭抑制剂治疗	停用前庭抑制剂
(非那根、antivert 或地西洋)	10d 疗程渐减量
给予泼尼松	前庭适应性训练
卧床休息,若失水或疑有中枢缺损者需入院观察处理	完成实验室检查
完成实验室检查	听力检查(疑为梅尼埃病应立即进行)
疑中枢缺损者行头颅 CT 或 MRI 扫描	眼震电图(选择)
	血检验(类风湿因子、血沉、抗核抗体、梅毒检查)

病初 10d 服泼尼松可缩短病程,症状起病后 20~30d 进行前庭代偿训练,可改善平衡(非对照研究)。

Ramsay Hunt 综合征的治疗:早期合用泼尼松及阿昔洛韦,可促进恢复,减轻面神经变性及听力丧失,治疗愈早,效果愈好。

(3)MD:以发作性眩晕、波动性听力丧失、耳鸣及耳胀(神经受压)为特征,眩晕可持续数小时,多为单侧,可累及双侧耳,占 30%~60%,MD 是良性的,约 80%在 5~10 年内自发地缓解,一般认为其致病机制系内淋巴囊损害内淋巴吸收,引起内淋巴积水。近年来认为其发病原理可能与免疫学、感染、血管或遗传有关。

迄今尚无关于导致内淋巴积水的肯定的病理生理事件的证据,耳蜗电位图发现Ⅷ脑神经动作电位增大,可能反映内淋巴积水,对诊断 MD 及无症状性耳蜗症状,或监测庆大霉素治疗的疗效有一定意义。

(4)外淋巴瘘(PF):可导致发作性眩晕及神经性耳聋,系耳囊的病理性弹性或外淋巴漏出(常在卵网窗及网窗),瘘管及膜迷路(floating 迷路)的部分塌陷,使囊斑受体(耳石型眩晕)或壶腹(半规管眩晕)受体对压力变化的异常转移。PF 可以是由气压或胆脂瘤所致,水平半规管最常受累。

(5)上半规管裂开综合征:是 PF 的新变异型,其临床以反复发作性眩晕及摆动幻视为特征,由颅内或中耳压力变化性刺激(如咳嗽、屏气用力、耳屏受压)或大声所诱发。系上(前)SCC 外骨质裂开所引起,其裂开的结果而形成第三个可动性窗(除卵圆窗及圆窗外),压力变化病理性地转换到前 SCC,诊断可根据高分辨颞骨 CT,可显示前 SCC 外层骨质缺损,滴答声-诱发肌源性电位,三维眼运动记录及继后向量分析可证明前 SCC 兴奋所诱导的眼球运动。此综合征是 PF 的重要鉴别诊断,因其可经受累 SCC 填塞修补而成功治愈,可避免对中耳作不必要手术。

(6)周围前庭阵发症:PVP 又称致残性位置性眩晕。脑神经第Ⅴ、Ⅶ、Ⅷ及Ⅸ的脑神经根进入区的神经血管交叉-压迫可引起三叉神经痛、偏面痉挛及舌咽神经痛的痛苦发作,脑神经Ⅷ的神经-血管交叉压迫综合征,又称 PVP,可由不同前庭结构的病理性兴奋所致。临床上 PVP 呈现前庭症状、体征的不同组合,可能拟似 MD。PVP 具有以下临床特点:

1)短暂性及经常发作的旋转性或来回眩晕,发作持续数秒到数分钟。
2)眩晕发作常与特殊头位有关,改变头位可使发作时程改变、减轻。
3)发作时或较持久性者听觉减退及(或)耳鸣。
4)神经生理方法可检出听觉或前庭功能减退。
5)抗癫痫药(如卡马西平)治疗有效。

PVP 的发生机制可能是第Ⅷ脑神经受压段,从传导阻滞转变成异位发放,导致一侧前庭功能减退或阵发性前庭兴奋而发生眩晕。PVP 的发生率不清楚,发病年龄为 25~67 岁,平均 51 岁,在诊断前平均病程为7年。

神经血管交叉-压迫可引起Ⅷ脑神经神经根进入区的局灶性脱髓鞘,其病理机制可能是在裸露轴索间假突触性传递及(或)周围受压所激起,并维持中枢过度活动,与三叉神经痛相似,在微血管减压手术前,抗癫痫药是首选的内科治疗。

一般选用卡马西平,初剂量为每天0.1mg,每天3次,10d内最大剂量可达每天0.4mg,每天2次,常可明显起效,使发作停止或减少,效果可维持数年。苯妥英钠及匹莫齐特亦可有效。如苯妥英钠效果不佳,可用加巴喷丁,药物治疗效果不佳,可行微血压减压术,但效果不定,由于尚无PVP的特征或试验,故尽可能对很多患者不做有危险的手术。

近代影像技术可识别神经血管接触压迫,在神经根进入区,甚至在无症状患者可显示因果关系的结构性异常。尸检发现45%可证明脑桥小脑存在血管袢。脑桥小脑角蛛网膜囊肿亦可引起PVP。

(7)内听道狭窄:内听道狭窄可引起长期神经性听力丧失,表现为急性眩晕及同侧面瘫;CT可显示内听道狭窄,系先天性畸形。

2.急性中枢性前庭眩晕(CVV)

中枢性前庭疾病起源于脑干、(前庭)小脑或前庭-小脑通路、丘脑或(前庭)皮质的病变,根据动能解剖的基础,中枢前庭疾患可分为VOR三种主要平面作用:水平、矢状、冠状。

大多数cvv综合征是由病损诱导的前庭功能紊乱,少数是由不同结构的病理性兴奋所致,从前庭核到前庭皮质(多发性硬化时的前庭癫痫、阵发性构音障碍及共济失调),大多数患者为轴内,幕下旁正中病损,特别是脑桥延髓顶盖,累及前庭核,及其连接眼球运动的前庭-小脑结构。前庭脑干综合征按前庭-眼反射(VOR)的作用的三个主要功能性平面分为:

(1)水平(偏航)平面的VOR障碍:假性前庭神经炎(腔隙性AICA或PICA梗死,MS斑)。

(2)矢状(颠簸)平面的VOR障碍:下跳及上跳眼震(眩晕)。

(3)在额(转动)平面的VOR障碍:眼倾斜反应、侧倒、眼偏斜-扭转、察觉垂直的倾斜。

VOR、感知及位置的控制是密切相关的,故VOR障碍不限于影响眼运动障碍,包括影响前庭-脊髓反射及感知。中枢前庭综合征约占主诉眩晕患者中的25%.若包括所有小脑及脑干疾病的继发症状性眩晕则所占比例更大。

VOR在偏航障碍指示单侧脑桥延髓病损累及前庭核或Ⅷ脑神经,是通过前庭训练所易化中枢前庭张力不平衡的中枢性代偿,经数日到数周可逐渐恢复。继发于转动平面张力不平衡的前庭综合征,是继发于重力感知通路的病损,经前庭核,在脑桥水平交叉过中线,到对侧内侧纵束,至眼球运动核及Cajal内侧间质核。典型的临床征是眼倾斜反应,斜视偏斜、眼球扭转及垂直性感知的倾斜,可自发恢复或经视觉-前庭训练而易化恢复。在矢状平面的VOR障碍指示两侧性延髓或脑桥中脑连接的中线病损。巴氯芬可有效地抑制下跳及上跳眼震、摆动幻视及位置平衡障碍。

(1)前庭性癫痫(VE):前庭性癫痫是一种罕见的大脑皮质眩晕综合征,系继发于颞叶或顶叶联合皮质的局灶痫性发放,一种新的VE临床征是眼球歪斜。

前庭性癫痫表现为突发旋转性或线性眩晕,伴躯体向对侧翻转或头、眼旋转,症状持续数秒,可伴轻度恶心,罕见呕吐。耳鸣常单侧及对侧感觉异常可先发生或与眩晕伴发。发作性眩晕患者可体验为一种先兆、颞叶痫性发作或失神,眩晕样癫痫应与前庭源性癫痫鉴别,后者是一种感觉激发的癫痫,为部分复杂或大发作,系由周围迷路刺激(变温性灌注或旋转)所诱导。前庭癫痫是由颞叶或顶叶联合皮质的局部发放所引起,两者均接收从丘脑的前庭投射,若干顶叶及颞叶区域接受前庭传入,如2v区(顶内沟的顶、中央沟内3aV区、岛叶的后端之顶-岛叶前庭皮质。顶-岛叶前庭皮质似代表顶叶内多感觉前庭皮质区的整合中枢。与其他局限或部分复杂痫性发作一样,抗癫痫治疗如卡马西平(600～800mg/d)或苯妥英钠(200～300mg/d)。

(2)前庭偏头痛:回顾性研究指出偏头痛是发作性眩晕的最可能病理机制,因大多数患者不符合基底动脉性偏头痛的国际分类标准,故诊断是通过病程、发作治疗及预防药物的有效性,间歇期眼球运动异常,并排除最相关的鉴别诊断来证实的。以下临床表现有助于诊断:

1)最初表现可发生于一生中任何时候(男性高峰在40岁左右,女性高峰在30及50岁左右)。

2)旋转(3/4患者)或来回眩晕,时程持续数秒到若干小时,较少的甚至数日。

3)单症状性听觉前庭发作(3/4患者),如眩晕伴听觉症状仅占16%。

4)眩晕无头痛见于1/3以上患者。

5)症状间歇期间2/3患者有轻度眼运动征,如垂直或水平急跳或跟随运动,凝视-诱发的眼震,以及中度位置性眼震。约50%病例合并其他类型偏头痛,因此偏头痛是发作性眩晕相关的鉴别诊断。按国际标准,仅7.8%诊断为基底动脉性偏头痛。眩晕患者(32%有偏头痛)推测为中枢及周围前庭征合并成为偏头痛伴眩晕的典型表现。

偏头痛相关头晕及眩晕的处理(包括饮食改变、药物、物理疗法、生活模式适应及针灸),92%发作性眩晕者前庭症状得到完全或实质性控制。关于常染色体遗传性家族性偏头痛伴眩晕,CACNAIA(与EAII、家族性偏瘫性偏头痛相关)未见突变。

基底动脉性偏头痛的突然发作主要见于青春期女孩,眩晕、眼震及共济失调是先兆的关键症状,持续数分钟到1h,常合并基底动脉及大脑后动脉供血区功能紊乱:构音障碍、口周及肢体远侧感觉异常,跌倒发作及盲点或视幻觉,以及意识丧失或完全性遗忘。常在头晕减轻时,有枕区头痛。

前庭性偏头痛指发作性眩晕,其病理机制与偏头痛相关,但不满足于IHS关于基底动脉偏头痛的标准。单症状性位听前庭发作可持续数秒到数小时,而1/3患者可无头痛,2/3患者在无症状期显示中枢性眼运动征,美托洛尔或氟桂嗪有效。

典型病例有偏头痛家族史,发作与月经周期明显有关,同一患者可发生典型偏头痛发作,第二高峰见于50或60岁左右,前庭偏头痛可在终身任何时间表现出来。处理同偏头痛。

相关临床综合征:儿童良性阵发性眩晕,婴儿阵发性斜颈及良性成人复发性眩晕亦可有典型偏头痛表现,亦可无头痛。

儿童良性阵发性眩晕见于1～4岁,发作仅持续数秒到数分钟,数年内自发缓解。

(3)多发性硬化:多发性硬化可表现阵发性眩晕及共济失调,或非痫性阵发性构音困难及共济失调,其发作机制是脑桥顶盖纤维束内脱髓鞘病损累及结合臂邻近轴突横向扩布的假突触性激活,卡马西平是最有效的治疗,可使大多数病例的发作完全消失,若对卡马西平过敏,可改用苯妥英钠。对上斜肌肌肉颤搐(一种罕见的眼型视觉性头晕),表现为上斜肌肌肉颤搐所致的摆动幻视。阵发性眩晕及共济失调亦曾见于家族性发作性共济失调,一种常染色体显性钾通道(EA1)或钙通道(EA2)疾病。乙酰唑胺(预防周期性麻痹药)亦有效预防家族性发作性共济失调。

(4)创伤性眩晕:创伤性眩晕是头、颈损伤及气压伤中最常见后果,中枢前庭眩晕综合征由于脑干功能紊乱(震荡、出血)及典型的阵发性位置性眩晕已为临床所认识。周围终末器官及前庭神经亦可由于颅骨骨折或出血进入内淋巴及外淋巴间隙(外淋巴瘘)。损伤后眩晕为头动不耐受及步态不稳如在枕上行走,因症状犹似耳石功能紊乱,系损伤导致的囊斑床负荷不等及两耳石间张力不平衡。前庭训练在促进及稳定周围张力不平衡的中枢代偿中是有效的。气压伤所致眩晕大多数是周围前庭起源(压力改变性眩晕,),圆窗或椭圆窗瘘或减压病的一部分。

(5)中枢阵发性位置性眼震(CPPN):头位置改变动作可导致阵发性眩晕及眼震,常由周围性前庭病变所引起,如BPPV(或罕见的乙醇诱导的眼震)。不常见的是由中枢病变所引起,这些疾患称为CPPV,很多典型表现(潜伏期、时程、眼震时程、发作时伴或无眩晕)并不能鉴别BPPV与CPPV,但眼震的方向可鉴别。

BPPV的眼震方向常与受累SCC平面一致,即线性—水平对水平SCC,垂直.扭转对垂直SCC,按Ewald第一法则,任何其他方向(为阵发性扭转、上跳或下跳)指示中枢性起源。

(6)血管性眩晕:很多类型眩晕是与血管系统相关,如偏头痛、梗死或出血、神经血管交叉-压迫(VP或PVP)。但临床上将孤立的眩晕过多诊断为椎基底系统缺血。椎基底动脉缺血常伴随其他脑干及丘脑、小脑缺血症状及体征(表8-8),如延髓背外侧综合征。有时缺血会产生一种周围及中枢前庭症状的综合,如前下小脑动脉(AICA)梗死。因AICA供应脑干及周围迷路(经内道动脉)。内耳的血供系终动脉,包括4个感觉器官(耳蜗、球震、椭圆囊及壶腹嵴),所有这些内耳结构均有其自身的血供。

耳蜗前庭系统的血供来自椎基底动脉。

眩晕常可由椎基底动脉供血不足所引起(表8-8),可分为以下症状群:迷路梗死、延髓外侧综合征及小脑梗死,迷路梗死及脑桥延髓外侧梗死患者出现神经性听觉丧失、眩晕。椎基底动脉缺血可引起广范围的中枢及周围前庭综合征,有时缺血产生中枢及周围前庭症状的合并。例如,AICA及后下小脑动脉(PICA)梗死,PICA及AICA供应脑干及小脑的重叠范围,AICA经迷路动脉亦供应周围迷路。内听道动脉的前庭支供应前庭迷路的上部,对缺血特别具有易损性。某些椎基底动脉供血不足患者是由椎基底动脉扩张所致。虽其半数患者有周围前庭病损,但亦可由前庭耳蜗神经受压或迷路供血受损所致。两侧椎动脉差异很大或腔隙梗死所致椎基底动脉供血不足,可在MRI上观察到。

表8-8 后下小脑动脉、前下小脑动脉及上小脑动脉范围梗死相关神经解剖基础的临床表现

症状(体征)	PICA	AICA	SCA
眩晕、眼震	前庭核、后下小脑	迷路、前庭神经、绒球、绒球旁	上小脑、中蚓部
同侧偏倒	橄榄小脑纤维	无	无
对侧偏斜	无	无	上小脑脚
斜视偏斜(同侧下视)	otolithic纤维	otolithic纤维	无
步态(同侧肢体)共济失调	下小脑脚、后下小脑	中小脑脚、前下小脑	上小脑、蚓部、上小脑脚
耳鸣、听觉丧失(同侧)	无	耳蜗、听神经、耳蜗核	无
面神经麻痹	面神经	面神经	无
面痛	三叉神经脊核及束	眼神经、脊核(束)	三叉神经脊核及束
对侧躯体偏侧痛觉消失	脊丘束	脊丘束	脊丘束
Horner综合征	下行交感神经纤维	下行交感神经纤维	下行交感神经纤维
吞咽障碍	迷走神经及核	无	无
振动觉(位置觉)受损	无	无	内侧丘束

多种血管疾病可引起VBI(多发性梗死、白质疏松症、萎缩、椎动脉阻塞、基底动脉扩张或血管的多发变异)。BAEP及前庭试验显示脑干迷路功能(中枢及周围、合并前庭病损)的若干病变。大多数患者有脑血管病的多种危险因素(肥胖、高血压、高胆固醇血症、颈椎小关节病)。耳蜗前庭系统的血管疾患的诊断

基于排除其他疾病。因耳蜗前庭不能直接显示,临床上是根据有血管病危险因素及其他支配灌注范围的血管病变来推测的。

脑血管疾病引起中枢性眩晕的分类如下:

1) 梗死:丘脑梗死及脑干梗死可发生眩晕、病理性眼倾斜反射(OTR)及中枢性前庭眼震(表 8-4)。病理性 OTR 包括头倾斜、两眼持久旋转及斜视偏斜。内耳椭网囊至 Cajal 内侧间质核通路任何处的梗死均可引起。

椎基底动脉缺血(VBI):由椎基底动脉缺血引起一过性眩晕。常有已知脑血管病及(或)其危险因素。由 VBI 所致单独发作的眩晕,不会持久超过 6 周,而无其他 VBI 症状或卒中的表现。MRA 证明 VBI 诱导症状的患者是出现单独发作的眩晕的原因。眩晕的时程对诊断非常有帮助,大多数患者报告其眩晕持续数分钟,罕为数秒或数小时。MRA 所见椎基底动脉的节段性动脉供血不足是该综合征所引起眩晕的原因。

2) TIAs:椎基底动脉缺血急起发作性头晕,常仅数分钟。常伴随其他 VBI 症状,最常见的为视觉障碍、跌倒发作、不稳及无力。眩晕初发症状占 VBI 患者的 48%。少部分 VBI 患者可呈现单独眩晕发作,系由于前庭前动脉分布区缺血所致。

旋转性椎动脉阻塞(RVOS):头水平旋转诱导反复发作眩晕、眼震及共济失调,可发生于颈椎病、前斜角肌或韧带狭窄所致椎动脉受机械性压迫。其前驱因素为受压处以下有椎动脉狭窄或血管畸形,或对侧椎动脉完全阻塞。

椎基底动脉扩张椎动脉或基底动脉的病理性扩大常为无症状性,但因脑神经缺损及脑干症状可引起眩晕。小脑脑桥角是其较常见部位之一,由于机械压迫脑神经缺损(与偏面痉挛或三叉神经痛相似)及血栓形成缺血,可引起神经感觉性听力丧失及前庭功能减退。

前下小脑动脉的血管祥在内听道内压迫听神经及前庭神经可致听力丧失、耳鸣或眩晕,尸检研究发现内听道内血管祥占 12.3%,但与生前听或前庭性诉说无关。

椎动脉解离可发生急性眩晕及眼球摆动幻视,占解离的 20%,出现单独眩晕、呕吐、水平或旋转性眼震不稳,与急性前庭神经炎相似。

微血管病及 Susac 综合征:脑、视网膜及内耳微血管病为 Susac 综合征的三联征、常误诊为 MS。包括突然视野缺损(视网膜分支阻塞)、Meniere 型迷路缺损伴低频神经性听力丧失(SNHL)、耳鸣、眩晕及脑病。系不明原因的微动脉阻塞。

脑干或小脑出血的早期,在意识丧失前常以眩晕、平衡障碍起病,结合其他脑出血征象及基础疾病,及时进行头颅 CT 即可确诊,而迷路出血罕见,多与创伤有关。

内耳缺血可分为四种类型:①仅有耳蜗血管受累,因而导致两种类型的听觉丧失而无眩晕。②以耳蜗的部分及一部分前庭系统缺血。③仅有前庭系统受累。④内耳无血液循环,导致完全性耳聋及严重眩晕。

这种内耳分部有其重要性,血管性周围性眩晕的不同形式是基于不同症状的综合。此外,组织病理观察内听道动脉梗死患者,其迷路的不同部分显示对缺血的不同敏感性。下迷路可以是免损的,可能因为后迷路动脉较前迷路动脉存在更多侧支(骨间分支)。

同样,对旋转性椎动脉阻塞综合征在临床实践中亦被过多估计,其以反复发作眩晕、眼震及共济失调为特征。系头旋转引起发作及椎动脉受压。几乎所有经验旋转性椎动脉阻塞综合征患者在受压以下均有附加的椎动脉狭窄或血管畸形,在进行性头旋转时作动态血管造影可检查出椎动脉受压侧。

眩晕常被归因于脑干(表 8-9),虽迷路亦对缺血具有易损性。根据眼球运动的分析,该综合征亦可能由迷路一过性缺血所引起,导致前及水平 SCC 和耳蜗的复合性兴奋。

表 8-9 中枢前庭通路缺血的症状与体征

部位	血管与结构	症状(体征)
丘脑	后外侧动脉	
	65% 前庭丘脑(Vim,Vce,Dc)	同侧或对侧部分 OTR 及跌倒
	35% 前庭丘脑未受累	无作用
丘脑	旁正中动脉	
	50% Cgjal 间质核(INC)	对侧 OTR,向对侧跌倒,眩晕(正常 VOR)
	50% INC 未受累	无作用
背外侧脑桥	前下小脑动脉	
	小脑分支(外侧小脑)	同侧(辨距不良)
	脑桥支脑神经(Ⅴ、Ⅶ)	同侧面部痛觉及温度觉丧失,脑神经Ⅶ周围麻痹,
	症状性,中小脑脚,PPRF	构音障碍同侧 Homer 辨距不良,急跳麻痹
		对侧躯体痛觉及温度觉丧失
	脊丘束	
	迷路动脉(耳蜗及迷路)	眩晕(同侧 VOR 缺失)、恶心、呕吐、失平衡
	前庭前动脉(HSCC,VSCC,椭圆囊)	眩晕(正常 VOR)、同侧感受性听觉丧失、耳鸣
	前庭后动脉(PSCC,圆囊、耳蜗)	
背外侧延髓(Wallenberg 综合征)	后下小脑动脉	失平衡、同侧(共济失调)
	小脑分支(后下小脑)	同侧面痛觉及温度觉丧失,吞咽减退,声带麻痹
	延髓支(Ⅴ核/束、Ⅸ核/束、Ⅹ核/束、交感束)	同侧 Horner 综合征
		同侧共济失调,向侧方倾倒,OTR
		下小脑脚,前庭核(耳石)
		对侧躯体痛觉及温度觉丧失
		眩晕、恶心、呕吐、眼震(纯旋转、快相向病变对侧)
	外侧脊丘束	
	前庭核	
内侧延髓(下延髓)	脊髓前动脉的穿支	
	Ⅻ核	同侧舌肌无力
	锥体束、内侧丘束	对侧躯体无力,震动觉及本体觉减退
	闰核	上跳眼震、眩晕、恶心、呕吐

注:ASCC 为前半规管,De 为背侧尾核,HSCC 为水平半规管,OTR 为眼倾斜反应,PPRF 为旁正中脑桥网状结构,PSCC 为后半规管,Vce 为腹侧尾外侧核,Vim 为腹侧-口中间内侧核,VOR 为前庭眼反射。

延髓背外侧梗死可呈现单独眩晕及步态失调,而无其他背外侧延髓梗死典型表现.MRI 可见小的梗死选择性累及头端延髓的最背外侧部紧邻前庭小脑通路,这种患者可能被误诊为迷路疾患。

PICA 供血区急性两侧小脑梗死呈步态失调及 83% 有眩晕,无一侧伴延髓背外侧综合征,单支动脉可供应两侧内侧 PICA 支配区并非不常见。

椎动脉解离由运动相关外伤、按摩脊椎引起.88%有头痛、颈痛,最常见的局灶神经症状是眩晕(57%)。头痛、颈痛后眩晕或单侧面部感觉障碍是椎动脉解离的重要体征,数天前可有先前卒中起病。椎动脉解离可自发于年轻人素来体健而无重要损伤,其动脉壁外基层有遗传倾向的细胞外基质结构性缺损。

(7) 自身免疫前庭功能障碍(AVD)

1)自身免疫前庭内耳疾病(AED):不常见,可以是孤立性耳蜗及前庭功能障碍,最常见影响两种终器官。儿童及成人均可受累,但大多数患者为中年妇女。耳蜗衰退可以是单侧的,但会迅速进展,经数周到数月成为双侧性,伴随症状常包括:多达 70%患者发生头晕或眩晕。由于两侧前庭功能丧失,在眩晕发作间,患者常有不稳感,或在暗处共济失调,存在头晕时,其前庭反应(变温试验)常减退。

AF:D 的诊断是基于特征性临床病史,迅速进展为单侧或双侧内耳疾病,以及免疫功能障碍的实验室依据,淋巴细胞转移试验(LTT)抗内耳抗原已被采用作为 AED 最特异性的试验。更近,Western Blot 分析阳性 68kDa 带有助支持诊断抗解牛内耳抗原作为另外的器官特异性试验。血 ESR、抗核抗体、类风湿因子及免疫球蛋白支持诊断。如 2 项或以上阳性试验更支持诊断。

AED 的发病机制:由体液或细胞免疫直接攻击内耳。可以是免疫复合物沉淀于内耳的毛细胞或基底膜。内淋巴囊似为耳内宿主防御部位,炎症细胞发生于鼓阶、球囊周围结缔组织及内淋巴囊腔。

2)Cogan 综合征:Cogan 综合征为原型 AED,该综合征以发作性非梅毒性角膜炎及耳蜗前庭功能障碍为特点,十分罕见,主要见于年轻成年人。大多数患者先有上呼吸道感染,有典型及非典型两类。

典型的 Cogan 综合征是突然起病的间质性角膜炎(IK)。IK 不伴眼其他部位炎症,在 1~6 个月,3/4 患者有眼及耳蜗前庭症状。

非典型为另一种炎症性眼病损,为巩膜周围炎、葡萄膜炎或结膜炎,此外,不存在 IK,若耳蜗前庭症状发生在眼症状前或后 2 年,亦分类为非典型,非典型 Cogan 综合征约占 10%。

典型及非典型均以迅速进展的眩晕、耳鸣及听力丧失为特征,听觉丧失常经 1~3 个月进展到耳聋,可能与梅尼埃病不能鉴别有关。晚期病例呈共济失调(特别在暗处),可替代发作性眩晕。

典型的 Cogan 综合征伴主动脉炎,以及 10%病例呈主动脉供血不足,非典型 Cogan 综合征伴系统性自身免疫疾患,如结节性多动脉炎(PAN),类风湿关节炎、复发性多软骨炎及肾小球肾炎。

Cogan 综合征的额骨组织病理发现包括:内淋巴积水,浆细胞及淋巴细胞浸润螺旋韧带,球囊破裂,螺旋神经节变性及听髓纹血管的变性,内听道动脉的活动性血管炎及 CNⅧ脱髓鞘及萎缩。

诊断依据血细胞及 ESR 上升,常见于典型及非典型,此外还有补体水平、抗核抗体滴度及狼疮细胞(LEC)制备常规正常。

典型的耳蜗前庭检查发现,两侧感觉神经性耳聋,低及高频更差,变温试验常为两侧前庭反应降低,BAER 常正常,ECOC 典型及非典型 Cogan 综合征均异常,SP:AP 波幅比上升。非典型 Cogan 综合征患者被证明有中枢功能障碍:如Ⅱ~Ⅴ绝对潜伏期延长.Ⅰ~Ⅲ波间潜伏期增加,眼动图上方向一旦改变位置性眼震必定缺失。

耳蜗前庭症状的处理为大剂量类固醇,治疗反应常不定。可能由于治疗时间与疾病的阶段有关,在耳蜗前庭症状起病 2 周内治疗的患者为有益反应。

3)系统性自身免疫疾患:耳蜗前庭功能障碍曾见于 SLE、PAN、复发性软骨类,以及免疫复杂性血管炎,在 SLE,15%~50%的患者发生脑神经病,SLE 临床表现是免疫复合物沉积于毛细血管后小静脉及滤过性毛细管。

内淋巴积水见于 PAN 的颞骨,由于球囊周围血管炎,内淋巴中免疫蛋白所致肿瘤压迫,内淋巴重吸收受损,推测为内淋巴积水的原因。

两侧进行性感觉神经性听觉丧失及系统性酸性细胞增多患者有颞骨发现。

内淋巴积水、鼓阶骨生成,以及血管周围浸润,指示内耳并非由系统性自身免疫疾病的广泛性免疫紊乱所赦免。

(二)慢性头晕

慢性单侧前庭丧失后的慢性障碍是动态性缺陷,即在头运动时发生眩晕及不稳感,反映前庭适应受损。前庭适应发生在视觉系统与前庭系统的头动感间不匹配时。

慢性两侧前庭丧失时患者表现为头运动时感到平衡障碍及摆动幻视(视环境中动作的假性错觉)。当站于暗处,行走在不平路面,屈身或快转时不稳加重。呈现自发性眼震,患侧变温试验减退或消失,慢性双侧前庭丧失的病因:特发性或遗传性、序惯性前庭神经炎及耳毒性。

1940 年前,相对不认识药物损害内耳的前庭部分,自链霉素治疗结核后,其对前庭毒性高,产生显著选择性两侧前庭病变。之后发现氨基糖苷类均可能有前庭及听觉耳毒性,较近代生产的该类药物的毒性已减轻。

病因:常用氨基糖苷类对听觉及前庭系统的相对毒性总结于表 8-10。其他常见耳毒性药物包括奎宁及水杨酸盐,袢利尿剂(如呋塞米及依他尼酸),以及化疗剂顺铂。

表 8-10　常用氨基糖苷类的相对前庭及听觉耳毒性

	前庭	听觉
链霉素	+++	+
庆大霉素	+++	+
妥布霉素	++	++
卡那霉素	+	+++
阿米卡星	+	+++
地贝卡星	+	+++
奈替米星	+	+

氨基糖苷类的耳毒性是由于其损害内耳毛细胞。其集中于外淋巴及内淋巴,最早作用于前庭毒性的为氨基糖苷类如链霉素及庆大霉素,选择性破坏嵴Ⅰ型毛细胞,初级耳蜗毒性卡那霉素及阿米卡星破坏耳蜗基底转换外圈毛细胞,继而随剂量、疗程增加而损及全耳蜗。

在人类中,该耳毒性有遗传倾向性,线粒体基因(母系遗传性)的突变是氨基糖苷类诱导耳聋的前驱。

接受耳毒药物患者常具有卧床、系统疾病的多种症状,听觉及前庭症状而易被忽略,前庭症状特别难以发现,主要症状是不平衡及站立、步态不稳,特别在黑暗中,由于丧失了前庭脊髓反射及前庭眼反射,头动时视物不清或摆动。若前庭丧失为对称性,患者可无眩晕,但呈头晕。

氨基糖苷类最常导致进行性两侧前庭衰竭,约 1/3 两侧前庭丧失者可能查不出特殊原因。

临床诊断必须警觉耳毒性药物的早期症状,特别是重病临床者,肾衰竭亦是高度危险者。步态不平衡及不稳常是早期表现。

任何摆动幻视、步态不稳或两者均出现的患者要考虑两侧性前庭功能丧失。常见病因包括耳毒性、先天性及获得性感染,内耳先天性畸形,自身免疫内耳病,两侧 MD 病,大多数患者听觉及前庭功能均丧失。如发现单独的两侧前庭丧失,提示前庭耳毒的可能性。

(1) 心理源性眩晕：眩晕可以是焦虑、抑郁、人格障碍及精神疾病的常见症状。恐惧性位置性眩晕（PPV）是临床上常见的一种心理性眩晕。

PPV 是可与旷野恐怖、恐高症，以及假性-旷野恐怖综合征"空间恐怖"区别的。PPV 与位置及移动有密切关系，其以非旋转眩晕，伴主觉位置及步态不稳为特征。患者多属强迫性人格。

PPV 表现为单症状性平衡障碍，其发生可有或无可认识的激发因素，以及有或无过度焦虑，临床上常误诊为器质疾病所致眩晕。

PPV 的临床诊断主要根据以下 6 个特征表现：

1) 眩晕及主觉直立位及步态平衡障碍，而临床平衡试验正常。

2) 位置性眩晕如波动性不稳感，常呈发作型或有时仅感知数秒钟错觉性躯体不稳。

3) 焦虑及痛苦性自主神经症状伴随或后继眩晕，可由直接讯问所引发，大多数患者可经验眩晕发作，伴及不伴焦虑。

4) 眩晕发作可自发地发生，但几乎伴随特别的感知刺激的情境（如过桥，上、下阶梯，在空房间、街道中，驱车）或社交情景（商店、餐厅、音乐厅、会议、接待处），患者感到难以退出此情景，"患者认为"为激发因素。患者倾向于迅速发生对情景或事件的条件化、一般化及作出躲避行为。

5) 该情况起始后常继以特别应激期或在一次疾病之后，常为前庭疾病（约 20%）后。

PPV 已成为眩晕的第二最常见病因，其高峰为 30～50 岁，平均 41 岁，在一项 3574 眩晕患者研究中，620(17.3%)例为良性阵发性位置性眩晕，520 例(14.3%)为 PPV，<10% 为其他熟知疾病如 MD 或前庭神经炎。女性稍多。

治疗主要是行为治疗、心理治疗、前庭代偿训练。

(2) 绝经后头晕：前庭内侧核司平衡调节，其递质为血清素能性，血清素受血中雌激素水平所调整，整合前庭平衡机构，完成平衡功能。绝经后头晕常见于老年女性，多为停经后 5～10 年以上，起病隐匿，表现为头晕，不稳感，活动后产生头晕或加重，休息后缓解，从无眩晕感，严重时可伴恶心，甚至有跌倒发作。有些患者可伴有其他绝经后症状，如阵发性潮热、心悸、不安及焦虑症状，神经检查无异常发现，前庭功能试验正常，脑血管及其功能均无异常，而血雌激素水平明显下降及缺乏，适量服用雌激素后（如替勃龙 1.25～2.5mg，每周 2 次）头晕可获缓解，但停服雌激素后症状又可出现。

(3) 脑微循环障碍：此类患者表现经常性头昏，伴精神疲乏不振，记忆减退，工作学习效力低，严重者有头胀、头痛，有的患者可有失眠、多梦等睡眠障碍。多为吸烟及睡眠打鼾者，神经检查无异常发现，前庭功能正常、脑血管造影大都无明显异常，血常规检查可发现血红细胞数增多，红细胞比容增高。提示系慢性缺氧导致血红细胞数增多，引起脑微循环障碍，产生大脑皮质慢性缺血症状，采用阿米三嗪萝巴新片改善红细胞携氧功能，改善皮质缺氧可改善脑微循环（经 SPECT 证实），红细胞比容下降，头晕缓解。

(4) 生理性（刺激）眩晕综合征晕动病。

急性晕动病的初期症状：头晕、躯体不适、疲倦、周期性呵欠及面色苍白，继而冷汗、唾液增多、对嗅觉过敏、头压痛及上腹紧压感，最后恶心、呕吐、活动不协调、不能驱车、不能集中、淡漠、恐怖，有迫近死亡感。有晕车（视觉-前庭冲突）、晕海（低频时不熟悉、复杂线性及高加速度）、刺激病（视动性晕动病）及空间病（从耳石、半规管的感觉传入的冲突，以及在微重力主动头动时的视觉系统），每个个体可有晕动病，个体间有相当差异（易感性），晕海症发生率为 1%～100%，约 25% 旅客在初 3d 有晕动病，而晕海存活达 60%，女性较易患，随年长而减少，2 岁以下婴儿对晕动病有高度抵抗，因其视觉系统仅对动态空间定向为有限范围，因而主觉上较少视觉-前庭感知冲突。2 岁以上儿童，到 10～12 岁，较成人更易感。前庭功能丧失产生绝对抵抗,而盲者并不抗晕动病。

晕动病是急性障碍,停止运动后数小时到数天自发缓解,若刺激持续(船、航天器),经中枢习惯需 3d 内恢复。

二、前庭代偿的病理生理

1. 周围前庭疾病及代偿

人类的平衡系统有显著的适应及学习新行为的能力,在周围前庭病损后,症状可迅速恢复,称为前庭代偿,其包含适应/习惯化等代偿过程,重新标定前庭反射的延迟,替代感觉及传出运动反应,协调反应性平衡。代偿过程与前庭功能障碍的原因无关,前庭代偿的组成在易化感知、眼动及位置稳定性在症状恢复中的作用因人而异。因此,某些头晕患者可恢复平衡,头部活动不再诱导眩晕,但可呈显著的视觉诱导头晕,或有明显不稳感及头晕。

周围迷路的前庭损害导致急性眩晕综合征:自发性眼震快相向未受累侧,姿势不稳(共济失调)。这些症状系由前庭病理造成中枢前庭核张力性活动水平的差异。静态性眼球运动的恢复,在病损起病后开始的 3~4h,数天内完成,其与同侧前庭核内静息神经活动的重现,以及前庭核的"再平衡"平行地发生。另外,姿势恢复更依赖于脊髓本身的机制。动态性症状是前庭反射的放大,对称性及时相异常的结果,恢复需数日或数年,姿势性症状恢复较眼球运动症状稍快。

2. 代偿衰竭及失代偿

大多数周围前庭障碍患者在 6 周到 6 个月内将完成代偿,前庭功能得到实质性恢复,症状性恢复与前庭功能的恢复并不平行。某些患者的症状仅获不完全缓解,未能从初起事件获得持久恢复;而某些患者则恢复正常。但有失代偿的反复发作,表现眩晕反复发作,间以无症状期。不完全无症状性恢复可以是单次或多次,评定这些因素在处理周围前庭疾患及持久慢性头晕中有重要性。代偿衰竭的最常见原因是心理障碍、平衡所需其他感觉传入(视觉/本体觉)受损,作用于 CNS 药物的应用(包括前庭抑制药物)及并发系统性疾病。

三、头晕的处理

头晕的成功治疗取决于正解诊断,理解前庭功能障碍的病理生理及恰当的干预策略。头晕的处理与干预包括以下 5 个方面:

(1) 一般内科评价,明确诊断,进行病因治疗,纠正(改善)伴随疾病及其症状。
(2) 头晕的药理学干预。
(3) 前庭康复及 BPPV 的物理疗法。
(4) 心理干预。
(5) 手术。

在确诊的基础上,对每一个头晕病例应制订恰当的康复计划,向患者及其家属详细介绍计划,使他们理解及主动配合计划实施(表 8-11)。大多数患者的眩晕可经药物、物理治疗,手术及心理治疗而有效地得到缓解。

表 8-11 头晕患者的康复计划

1. 检查及诊断
2. 解释
3. 康复计划
——纠正可治性问题
——一般健康计划
——身体锻炼计划
——心理学评估
——用药
——评价家庭、社会、职业目标
4. 监测、反馈、随访
5. 出院

对头晕患者，经内科检查应识别伴随疾病，如高血压、血管病、糖尿病、自身免疫疾患及心理学病理，若未考虑恰当治疗均可影响前庭代偿。为保证前庭康复的要求，需有适宜的视觉性及本体觉传入。

（一）头晕患者的药理学治疗

1. 头晕及眩晕的神经生理

眩晕可能由于感觉障碍，与运动及中枢功能的比较机制不良有关，因视觉及躯体感觉主要产生位置-编码信号，眩晕罕为视觉或躯体感觉功能异常的结果，视觉性眩晕为与眩晕相关的眼动障碍及眼球震颤，而常见的视觉障碍（视力下降、复视及调节障碍）常并不产生眩晕。同样，眩晕仅偶伴随身体感觉功能障碍，中枢性眩晕虽较常见，但仍较耳源性眩晕少见。

治疗眩晕时，亦须考虑晕动病并存，系不适及恶心感，可伴随有真实运动或错觉性感觉，眩晕与晕动病非同义名。晕动病的症状常持续较长，较易激起的眩晕更明显，正常人同样可体验眩晕，其易感晕动病明显不同。眩晕及晕动病的药理学明显不同。在计划治疗时，必须考虑前庭功能恢复及代偿。每当前庭受刺激，可能启动前庭代偿性适应的过程。与眩晕及晕动病者不同代偿的药理学，缓解眩晕、恶心或晕动病的药剂均可阻滞代偿。关于代偿有两个关键概念，当计划眩晕治疗时需考虑：第一，在持久的前庭不平衡恢复的过程时，需要中枢代偿的促进，如见于严重的前庭神经炎发作后。第二，一时性前庭失平衡，如梅尼埃病所引起之后，则不需预防及对抗性代偿。

2. 眩晕的神经化学

前庭系统有 4 种主要的神经递质，涉及驱动前庭眼反射的前庭毛细胞与眼运动核间 3 种神经弧，且亦有调节功能的其他神经递质，表 8-12 列举已知前庭的神经递质及其作用。

表 8-12 前庭系统的神经递质

神经递质	周围作用	中枢作用
谷氨酸	兴奋传入突触	兴奋性
ACH	兴奋传出突触	兴奋性
GABA	抑制性	抑制性
甘氨酸	未明	抑制性

续表

神经递质	周围作用	中枢作用
多巴胺	未明	兴奋性
去甲肾上腺素	未明	调节
5-羟色胺亚型1及2	未明	兴奋性
组胺	未明	抑制（?）

谷氨酸为主要的兴奋性神经递质，乙酰胆碱（ACh）为一种周围（内耳）及中枢激动剂（前庭核）影响周围毒蕈碱性受体，不过，ACh似仅涉及脑干传出-毛细胞突触，其功能意义不确定，中枢ACh较重要，有5种已知ACh受体亚型。分别位于脑桥及延髓，推测与头晕发生有关，几乎都是M2亚型。γ氨基丁酸（GABA）及甘氨酸为抑制性神经递质，见于Ⅱ级前庭神经元及眼运动神经元间联系，刺激GABA两亚型，$GABA_A$及$GABA_B$，对前庭通路有相同效应，但特异性$GABA_B$激动剂，如巴氯芬降低动物模型前庭反应的时程；关于甘氨酸受体激动剂或拮抗剂对前庭反应的效应知之甚少。

若干其他神经递质的作用机制在眩晕的药理学处理中的重要性尚未明了，组织胺弥漫发现于中枢前庭结构，中枢作用抗组胺调节晕动病的作用。有3种组胺受体亚型——H_1、H_2、H_3。所有组胺受体亚型影响前庭反应。H_3激动剂亦抑制组胺、多巴胺及ACh的释放。去甲肾上腺素在中枢涉及调节对前庭刺激反应的强度，并亦易化代偿。多巴胺易化前庭代偿。血清素受体亚型选择性药剂调节某些类型的恶心程度。

3.抑制前庭功能的药物

前庭抑制及止吐药物为眩晕的治疗基础，前庭抑制药物是降低前庭失平衡所激发的眼球震颤或减轻晕动病。一般前庭抑制剂有3类：抗胆碱能性、抗组胺性及苯二氮卓类（表8-13）。钙通道阻滞剂亦用作前庭抑制剂，但未被通常所接受。

（1）抗胆碱能性药物：抑制毒蕈碱性受体，如东莨菪碱，增加运动耐受性，有中枢抗胆碱能性效应，为治疗眩晕的最重要药物之一，抗胆碱能性药物并不通过BBB，在控制晕动病是无效的。不过，某些大范围不通过BBB药物报告用于梅尼埃病前庭抑制，不像抗组胺能性效应，如在症状出现后用药，纯抗胆碱能性是无效的。

表8-13 前庭抑制剂

药物	剂量	药理学分类	不良反应
氯硝西泮	0.25～0.5mg 2次/d	苯二氮卓	轻度镇静、药物依赖
地西泮	2～10mg，5次/d，肌注或静注 2mg，慢性头晕2/d	苯二氮卓	轻度镇静、呼吸抑制、药物依赖、青光眼忌用
苯胺	50mg，每4～6hr	抗组胺抗胆碱能性	司美克洛嗪
lorazepam	0.5mg，2次/d	苯二氮卓	轻度镇静、药物依赖
美克洛嗪、敏克静	12.5～50mg，每4～6hr，可嚼片 若恶心3次/d	苯二氮卓 抗组胺，抗胆碱能性	镇静，前列腺肥大忌用
东莨菪碱	0.5mg patch，3次/d	抗胆碱能性	过敏、青光眼、心动过速、前列腺肥大忌用

注：剂量为常用于成人的剂量，非儿童剂量。

一般用于眩晕处理的所有抗胆碱能性药物有突出不良反应，包括口干、瞳孔扩大、调节受损（聚集）及镇静，东莨菪碱及阿托品为非特异性毒蕈碱性受体拮抗剂，故希望发展选择作用于前庭亚型（可能为M2）的药物，有前庭抑制而其他作用少。

中枢作用的抗胆碱能性药物亦影响前庭代偿,产生一种可逆性过度代偿.若已代偿后用药会使得前庭不平衡。因此,抗胆碱能性药物给予先前前庭病变已充分代偿患者,可能诱导头晕及启动一种抗代偿反应。抗胆碱能性药物可能亦减慢代偿速率,因为其突出的不良反应,临床实践应避免对周围性眩晕患者的眩晕长期服用前庭抑制剂。

东莨菪碱经皮制剂的优点是不经胃,免于对胃刺激,适用于有恶心或呕吐的患者,主要问题是皮肤刺激,常阻碍长期用药、抗胆碱能性不良反应如口干及聚集困难,亦限制其应用。过量者减半片处理。有时,患者依赖经皮制剂,并发生戒断综合征(但常恶心及眩晕),当停用贴片时,可以服东莨菪碱,继以缓慢戒断处理。

(2)抗胆胺类:虽组胺在中枢前庭代偿过程中的精确作用未确定,应用中枢作用的抗组胺药可防止晕动病,并减轻其症状的程度,一般应用所有为控制眩晕的抗组胺亦有抗胆碱能性活性。常用制剂包括美克洛嗪、茶苯海明,较新抗组胺药物不通过BBB,故不适用于治疗眩晕。

(3)苯二氮䓬类:苯二氮䓬类为GABA调节剂,中枢作用于加强GABA及抑制前庭反应,至少有3种苯二氮䓬受体,即$\Omega 1$(小脑、海马及苍白球)、$\Omega 2$(脊髓、面丘及尾状核)及$\Omega 3$(周围)。$\Omega 1$最可能与眩晕有关。

极小剂量苯二氮䓬类有助于眩晕的处理。成瘾、记忆受损、跌倒危险增多及前庭代偿受损对其应用起反面作用,劳拉西泮因其有效性及简单的动力学。劳拉西泮无活性代谢物,成瘾是其最大问题,维持剂量到0.5mg,2次/d,避免成瘾。

劳拉西泮亦可舌下应用治疗急性眩晕发作。同样,低剂量地西泮(2mg,2次/d)亦可收效。关于劳拉西泮成瘾性资料少,避免用阿普唑仑于前庭抑制,因可能发生难以戒断综合征,长作用苯二氮䓬类常对眩晕缓解无帮助。选择性$\Omega 1$-苯二氮䓬受体激动剂可以得到如诱导睡眠制剂,治疗眩晕的作用仍待确定。

4.钙通道阻滞剂

有助于治疗头晕,如氟桂嗪,防晕动病亦有效,尼莫地平对梅尼埃病可能有效,钙通道阻滞剂防止偏头痛有效,偏头痛为眩晕常见原因,有以下理由:①其可能为前庭抑制剂,某些钙通道阻滞剂如维拉帕米,有便秘效应,可有助于处理因为前庭不平衡引起的腹泻,钙通道阻滞剂,特别是氟桂嗪亦具有多巴胺拮抗剂特性(表8-14)。

表8-14 钙通道阻滞剂

药物	剂量	用途	常见不良反应
氟桂嗪	10mg,睡前	偏头痛、眩晕、晕动病	睡眠、体重增加
尼莫地平	30mg,2次/d	偏头痛、梅尼埃病	头痛、面红
维拉帕米	120mg,睡前	偏头痛	便秘

5.止吐药

表8-15列举常用控制恶心的药物。

表8-15 止吐剂

药名	常用成人剂量	药物类别	不良反应
美克洛嗪	12.5mg或可嚼片25mg,q6h,口服,3次/d	5-HT_3拮抗剂、抗组胺、抗胆碱能性	头痛、镇静、青光眼、前列腺肥大忌用
甲氧氯普胺	10mg,3次/d或10mg qn	多巴胺及5-HT拮抗	不安或嗜睡,锥体外征

药名	常用成人剂量	药物类别	不良反应
甲哌氯丙嗪	5mg 或 10mg 肌内注射或口服 q6~8h	吩噻嗪	镇静、锥体外征
异丙嗪	25mg,q6~8h	吩噻嗪	镇静、锥体外征

6.影响前庭代偿的药物

前庭代偿改善患者的后果，但对持久前庭病变的患者，如听神经瘤或持久的前庭神经炎，可望加速中枢代偿，或对于暂时性前庭病变者，常由梅尼埃病延迟其代偿。肾上腺能性药物在前庭损伤已代偿的患者中，引起失代偿或过代偿（如抗胆碱能性）可诱导反复眩晕。但对无前庭障碍者则可耐受。

前庭代偿由若干不同过程所组成，最重要的为静态性主动力性代偿。静态性代偿指调整、恢复中枢前庭张力的平衡，表现为自发眼震及位置偏斜的消除。动力性代偿指调整、恢复正常前庭增益，有视物摆动消失，以及获得较有效姿势反应的表现，扰乱后恢复平衡。在动物中，静态代偿较动力性代偿发生迅速，需感觉传入量少，但动力性代偿，如 VOR 增益恢复为较慢过程，需视觉经验为其获得，依赖于 CNSA 结构来维持。静态及动力性代偿的药理学有不同代偿对药物扰乱的复原力为另一因素，某些药物引起失代偿（如回复为麻痹型自发眼震或 VOR 增益减小）或过度代偿（如自发性眼震朝向引起麻痹性眼震的对侧），这可视为在前庭缺损，代偿者对药物敏感性增强。作用于静态性及动力性前庭代偿的速率及稳定性（表 8-16）。

表 8-16 影响动物模型前庭病变的代偿速率的药物

药物或分类	举例	对代偿速率的作用	对代偿水平的作用
抗胆碱能性	东莨菪碱		过度代偿
GABA 调节剂	地西泮	无作用	
多巴胺阻滞剂	氟哌丁醇	减慢静态性代偿	
ACTH	ACTH	加快静态性代偿	
皮质类固酮	甲泼尼龙	加快代偿	
肾上腺能性激动剂	苯丙胺	加快代偿	失代偿

在动物中，多巴胺激动剂加速代偿，其拮抗剂则减慢代偿，在临床患者的情况则尚未明。但肾上腺能性激动剂如麻黄碱及苯丙胺，有时与前庭抑制剂合用，以对抗其镇静不良反应，亦可能有助于促进前庭代偿。苯丙胺可加速卒中运动功能的恢复。ACTH 及糖皮质酮加速静态性代偿，可能阻碍及延迟动力性前庭代偿。但不引起静态性失代偿。钙通道阻滞剂为 verapamil 或氟桂嗪亦可增强代偿，但尚有争论。抗高血压药作用通过肾上腺能性阻滞或减通道，可减慢前庭代偿。

7.不确定效果或机制的药物

多种药物，方法及设备促进眩晕的有效治疗，多数尚缺乏有效的证明。表 8-17 列举某些不确定有效或机制的药物。

表 8-17 不确定有效或机制的选择药物

药物	剂量	药理分类	不良反应
倍他啶（FDA 不建议）	4~16mg,3 次/d	组胺激动剂	胃不适，加重哮喘，不应用于肝功能障碍、过敏患者
银杏叶片	120~240mg/d	未知机制	与血稀释药相互作用
巴氯芬	10~80mg/d	$GABA_B$ 激动剂	胃不适、无力

续表

药物	剂量	药理分类	不良反应
金刚烷胺	100mg/d 或 2 次/d	多巴胺激动剂	性急
Piracetam	800mg 2～3 次/d	未知	焦虑、失眠、震颤、模糊

注：剂量用于成人，不宜用于儿童。

迄今，不同病因所致头晕及眩晕尚无共同治疗方法。前庭抑制剂（表8-8）仅使眩晕及恶心缓解，特殊性治疗途径需认识不同的特殊性前庭病理，包括病因性、症状性或预防性药物。

倍他啶为一种组胺类药物，对MD有效，系改善耳蜗的听纹血管中微循环，因而降低内淋巴压，但其应用尚未获肯定证据。

类固醇系统及经鼓室应用治疗MD，根据其自身免疫发病机制，类固醇或其他免疫抑制剂的临床有效性仍待证明。

可引起头晕或对头晕患者有害的药物（表8-11）。

若干药物可引起主觉头晕症状、特别对＞65岁的患者，表8-11列举较常用的药物及其主要作用。某些药物引起平衡障碍及头昏，包括抗惊厥药、抗抑郁药、抗高血压药、抗炎症药、催眠药、肌肉松弛剂、地西泮及长期应用前庭抑制剂。在连用数天后，美克洛嗪及东莨菪碱可发生过敏，当停药后可出现戒断症状，戒断症状可以被误认为疾病本身的复发，故再用药时应予注意。美克洛嗪、东莨菪碱及其他前庭抑制剂在由前庭神经炎及迷路炎引起的急性前庭功能紊乱中只用数天，应予停药，因为它们干扰变性的前庭核内的中枢代偿。脑干延髓病损患者的恶心可持续数周，则需较长期用药。两侧前庭缺损的治疗应包括忌用耳毒性药物，以免引起持久性周围前庭损害（庆大霉素、链霉素、妥布霉素、依他尼酸、呋塞米、奎宁、顺铂），忌用可一过性损害平衡功能药物（镇静剂、抗焦虑药、抗癫痫药及抗抑郁剂）。前庭康复期亦不宜应用。

（二）前庭康复

前庭康复的基础依靠中枢神经系统的可逆和再生，即能够重组促进平衡及"症状性前庭代偿"机制。头颅创伤后平衡障碍者多活动及运动者恢复较不活动及卧床者迅速。有人制订前庭训练计划（表8-17）产生前庭代偿，视觉传入及运动活动对单侧周围前庭疾患症状性恢复有决定作用。前庭训练在较多累及前庭核及小脑的中枢病损中可能亦有价值（表8-18）。

表8-18 眩晕的物理治疗

治疗	眩晕
deliberate maneuvers 演习	BPPV
前庭训练	前庭康复、急性前庭功能丧失的中枢代偿，预防晕动病的康复，改善平衡技巧（为老年人）
物理治疗（颈托）	颈性眩晕（fiction 或 reality?）（虚构或事实？）

平衡所需感觉传入必须适宜，如有任何治疗性视觉问题（为白内障）或可影响本体觉情况（如关节炎/自身免疫疾病），必须给予适当内科处理，并与前庭康复计划结合。最重要的是，心理学因素在前庭康复治疗的有效性中起重要作用，必须考虑心理障碍及进行适当治疗。

在每一位患者中，帮助其确定平衡的策略（视觉、前庭或本体觉优势）及个体化特别困难。表8-19所列前庭代偿训练的合理性，是为激起每种感觉传入的进行性增加难度，以期产生适应。不过，某些患者有非常特殊的症状，需更顺从"习惯的"训练，该计划以其个体为基础而指定的，考虑到其特殊性限制及症状体验。顺应性及主动性联合前庭康复计划需个体化，向患者详尽讲解平衡机制及前庭代偿，使他们知道为什么理疗会帮助他们从头晕/失定向中感到好转,而不是只用药或耳部手术。前庭病理后早期干预的后果较好。老年人与年轻人可一样得到有效代偿,年龄是阴性预后因素,在一康复计划实施中应考虑与年龄及患者能力相关的一般训练计划的不适应情况,进行个体化的调整。

微粒复位方法,对周围前庭疾患除系统性或习惯性训练计划外,对 BPPV 可制订一些特殊治疗目标。BPPV 以急性眩晕发作为特征,因相对于地心吸力的头位改变触发。直到最近,已确认 BPPV 是由壶腹结石所致,变性微粒黏附于后半规管的壶腹,导致其重力敏感。半规管结石-变性微粒自由漂浮在后半规管的内淋巴中,更有效地解释 BPPV 的大多数临床表现。

93% BPPV 影响后半规管,2% 影响前半规管,BPPV 的初期处理是用训练的习惯性治疗。但 1980 年,Brandt 及 Daroff 依据壶腹结石的假设建议行特殊性反复的位置训练(表 9-19)。最初报告成功率为 98%。最近,依据半规管结石的假设的特殊的复位方法,包括一系列连续的头运动,使管内微粒按重力而离半规管进入椭圆囊,避免壶腹嵴在头动时受刺激。位置性症状的首次缓解成功率为 80%～95%,治疗后 2～3d,患者仍体验模糊的失定向,小部分患者尚需重复此法加乳突震颤,但约<25% 患者仍不能奏效。少数患者若内科治疗失败,只要诊断是肯定的,可以考虑手术干预,如后半规管堵塞,以消除位置性症状。

表 8-19 前庭代偿训练计划

增强前庭眼反射的训练

1.在双眼前方的墙壁贴一张卡片

2.头部侧向活动,并保持眼球注视卡片上的字,连续 1～2min,每日数次

3.头部上下活动,并保持眼球注视卡片上的字,连续 1～2min,每日数次

4.上述训练顺利完成后,尝试阅读报纸或书,连续 1～2min,每日数次

增强静态平衡的训练

1.双足靠紧,双手扶墙,保持平衡;双手离墙,保持平衡

2.睁眼站立,与肩同宽,直视前方;缓慢移动,靠紧双足,先分后合;单足缓慢前移,而后足跟足尖衔接,两足再换先后;每次移动 1/30m,每个姿势保持 15s,先易后难,双手可保持伸展、下垂和抱胸等位置;这个训练也可以在闭眼进行,先可间歇训练,而后连续

3.训练在地毯上站立,从硬地板到柔软的地毯上,逐渐增加地毯的厚度

4.双足尽量靠紧,注视前方目标,头部从右向左水平转动,连续 1min,运动幅度±30°;改善后,加快头部运动速度和训练难度

增强动态位置性稳定的训练

1.行走训练,尽量减少支持

2.靠墙行走,头部从右向左水平转动,注视不同的目标;改善后,加快头部运动频率和速度;这个训练也可以进行头部上下运动

3.转圈行走,开始转大圈,逐渐缩小圈的直径,注意转圈朝两个方向

4.斜坡站立和行走,可以在硬地板和地毯上进行

5.学习接球,先原地,再移动接球,练习行走投球

6.过障碍物行走训练,训练时可以提重物或接球

7.训练在安静和开阔的街道行走;训练顺车流方向行走和逆车流方向行走;训练行走时头部左右运动

由于周围前庭疾患基础上的慢性眩晕,不能过度强调应用止吐药及(或)前庭镇静剂,因这类药物会损害前庭代偿,延迟恢复。

前庭康复的基础依靠 CNS 的可塑性,即能够重组促进平衡及"症状性前庭代偿"机制。头颅创伤后平衡障碍者多活动及运动者恢复较不活动及卧床者迅速。有人制订前庭训练计划产生前庭代偿,视觉传入及运动活动对单侧周围前庭疾患症状性恢复有决定作用。前庭训练在较多累及前庭核及小脑的中枢病损中可能亦有价值。

如上所述,前庭代偿依靠前庭反射的重标定,以及依据传入与预期活动的感觉及运动的替代。为了该模型有效性,前庭疾患必须稳定,在 MD 的反复情况下,前庭功能呈波动状,康复性理疗则无帮助,直到干预或自发性恢复导致稳定的前庭状况。因此,正确诊断是基本的,从而确保对以不同的前庭功能为特征情况进行的恰当治疗。例如,阵发性良性位置性眩晕、前庭神经施万细胞瘤或血管疾病。

Brandt-Daroff 手法,患者坐于床旁,头部向一侧水平方向转动 45°,然后迅速倒向对侧,保持该体位约 20s,然后缓慢坐起,保持体位约 20s。向对侧进行同样的动作。在每个方向重复这样的动作各 5 次,每日进行训练 1~3 次,共训练 2 周。这种手法应该持续进行直到患者连续 2d 无症状。这种手法的目的在于前后运动半规管内的耳石。通过豚鼠研究证实,内淋巴中的耳石颗粒可以在 100h 后溶解。因此,Brandt-Daroff 手法的作用机制可能部分与其碎裂耳石颗粒加速其溶解有关。在一项前瞻性非对照的研究中,这种手法可以在 3~14d 内使 98.5% 的患者(总共 67 例)症状缓解。一项对照研究显示,这种手法对 70% 的患者有效,而对照组仅 5% 有效。

这种手法最适用于轻度的后或前半规管结石病;也就是说,适用于那些接受过一次治疗仍有症状而无体征的患者。这种手法也可用于治疗顶端结石病或者管内结石病所致的严重的良性发作性位置性眩晕,但不宜作为首选,因为它可以导致眩晕并且需要 2 周时间方可显效。

(三)心理治疗

心理因素的相互作用在周围前庭疾患的症状的加剧及前庭代偿的失败中不能过分强调。很多研究已注重在前庭病理时伴随旷野恐怖、回避行为、焦虑状态、惊恐发作及抑郁。众所周知,惊恐发作常有自主神经症状及头晕,但前庭疾患时同样常出现焦虑及自主神经症状。因此,这些疾患及症状复杂性间有密切关系。

在最初评定时,考虑心理因素是有帮助的,特别是询问头晕患者关于焦虑、惊恐发作、回避行为及其情绪变化。回避行为的存在会使其不可能服从前庭理疗性康复计划。对较严重的心理障碍应请精神科会诊,前庭恢复在心理因素未经恰当处理前是不可能的。对一位年轻及其他方面健康的周围性前庭疾患患者,如代偿失败应高度怀疑有潜在心理问题。

(四)手术

破坏性手术或药物处理 MD 必须非常谨慎,鉴于两侧 MD 的可能性,伴后继两侧听觉及前庭功能的丧失。链霉素及庆大霉素因有选择性前庭毒性效应而被应用,庆大霉素是首选药物,关于其最佳方案、注射技术和治疗的终点尚未得到共识。该技术可用于对药物无反应的顽固性眩晕而保留听力者,但有报道 30% 治疗病例发生耳聋。

手术干预包括预防性内淋巴囊减压,但有效性尚无证据。破坏性手术分两类:保留听力的前庭神经切除及疾病过程已引起明显听力丧失及顽固性眩晕。对后者若内科治疗失败,则采取迷路切除术。

现已广泛认识到眩晕患者罕需手术干预,特殊性例外包括:①慢性中耳疾病危及生命的并发症。②耳结构新生物(如前庭施万细胞瘤)。③中耳/内耳创伤,如外淋巴瘘。

在过去,对眩晕采取过治疗性手术干预(表 8-20),但尚无证据表示手术效果超过内科处理,破坏性手术干预必须慎重,其指征如前述,对一位明确的周围前庭疾患患者,代偿失败而眩晕继续,尚无证据提示破坏淋巴会改进代偿。

表 8-20 眩晕的手术干预

手术	眩晕的原因
第Ⅷ对脑神经手术减压	肿瘤(前庭施万瘤)
神经血管减压	前庭阵发症(致残性位置性眩晕)
壶腹神经切除或半规管堵塞	BPPV(仅例外病例),上管裂开(堵塞或修补)
内淋巴分流	MD 有争论
前庭神经切除或迷路切除	顽固性 MD(仅例外病例)
手术填补	外淋巴瘘
椎动脉的手术减压	旋转性椎动脉阻塞综合征

微粒复位法无效的顽固性 BPPV 者完需手术干预。必须指出要求诊断绝对正确,注意不要把不典型中枢性位置性眼震误认为对恰当处理无反应者。

(李淑娟)

第九章 睡眠障碍疾病

第一节 睡眠障碍的分类

睡眠障碍的分类方法比较多,目前临床上常用的方法主要有国际疾病分类(ICD)、美国精神疾病诊断标准(DSM-IV)、睡眠障碍国际诊断分类(ICSD)等几种方法。2001年,国际睡眠医学界提出重新修订睡眠障碍性疾患的国际分类。2005年发布了新的国际睡眠障碍性疾患分类(ICSD-2)。这一次修订采用了不同于以往的结构形式,并与ICD-9和ICD-10的命名学相结合,构成一个协调的国际疾病分类体系(表9-1)。

表9-1 睡眠障碍分类(ICSD-2)

主要分类	详细分类	ICD-9
失眠	适应性失眠(急性失眠)	307.41
	生理心理性失眠	307.42
	异常性失眠	307.42
	原发性失眠	307.42
	精神障碍相关的失眠	327.02
	睡眠卫生不良	V69.4
	儿童行为性失眠	V69.5
	药物或物质滥用所致的失眠(乙醇)	292.85(291.82)
	内科疾病所致的失眠	27.01
	未被确定的非物质滥用或已知的生理心理性失眠	780.52
	未被确定的生理心理性(器质性)失眠	127.00
与呼吸相关的睡眠障碍	原发性中枢性睡眠呼吸暂停综合征	327.21
	陈-施呼吸	786.04
	高原周期性呼吸	327.22
	内科疾病所致的非陈-施呼吸所致的中枢性睡眠呼吸暂停综合征	127.27
	药物或物质滥用所致的中枢性睡眠呼吸暂停综合征	
	婴儿原发性睡眠呼吸暂停	770.81
	成年阻塞性睡眠呼吸暂停综合征	327.23
	儿童阻塞性睡眠呼吸暂停综合征	327.23

主要分类	详细分类	ICD-9
	原发性睡眠非阻塞性肺泡性通气不良综合征	327.24
	睡眠相关性肺通气不良综合征/肺腺细胞组织或血管性疾病所致的血氧不足	327.26
	睡眠相关性肺通气不良综合征/低通气阻塞所致的低氧血症	327.26
	睡眠相关性肺通气不良综合征/神经肌肉疾病和胸腔疾病所致的低氧血症	327.26
	其他与呼吸相关的睡眠障碍	327.20
非呼吸障碍性白天过度嗜睡	发作性睡病及睡眠猝倒	347.01
	发作性睡病没有睡眠猝倒	347.00
	内科疾病所致的发作性睡病	347.10
	未确定的发作性睡病	
	周期性嗜睡	327.13
	Kleine-Levin 综合征	
	月经相关的周期性嗜睡	
	长睡型原发性嗜睡	327.11
	非长睡型原发性嗜睡	327.12
	行为导致的睡眠不足综合征	307.44
	内科疾病所致的嗜睡	327.14
	药物及物质滥用所致的嗜睡（乙醇）	292.85(291.82)
	非物质滥用或已知的生理情况所致的嗜睡（非器质性嗜睡，NOS）	327.15
	未确定的生理性（器质性）嗜睡	327.10
昼夜节律紊乱所致的睡眠障碍	昼夜节律性睡眠障碍，睡眠时相后移型（睡眠时相后移障碍）	327.31
	昼夜节律性睡眠障碍，睡眠时相前移型（睡眠时相前移障碍）	327.32
	昼夜节律性睡眠障碍，不规则的睡眠-觉醒型（不规则的睡眠-觉醒节律）	327.33
	昼夜节律性睡眠障碍，自主运转型	327.34
	昼夜节律性睡眠障碍，时差型（时差障碍）	327.35
	昼夜节律性睡眠障碍，轮班型（轮班障碍）	327.36
	内科疾病所致的昼夜节律性睡眠障碍	327.37
	其他昼夜节律性睡眠障碍（昼夜节律障碍）	327.39
	其他药物或物质滥用所致的昼夜节律性睡眠障碍（乙醇）	292.85
异态睡眠	觉醒障碍（来自 REM 睡眠）	
	意识模糊性觉醒	327.41
	睡行症	307.46
	睡眠恐怖	307.46

续表

主要分类	详细分类	ICD-9
	REM 睡眠行为障碍	327.42
	周期性单独睡眠麻痹	327.43
	梦魇	307.47
	睡眠相关的精神分裂障碍	300.15
	睡眠遗尿	327.49
	睡眠相关的呻吟(哼唱)	327.49
	易激综合征	327.49
	睡眠幻觉	368.16
	睡眠相关性进食障碍	127.49
	药物或物质滥用所致的异态睡眠(乙醇)	292.85(291.82)
	内科疾病所致的异态睡眠	
睡眠相关的运动障碍	不宁腿综合征	133.94
	周期性肢体运动障碍	127.51
	睡眠相关的下肢痛性痉挛	127.52
	睡眠磨牙症	127.53
	睡眠节律性运动障碍	
	未确定的睡眠运动障碍	
	药物或物质滥用所致的睡眠运动障碍	
	内科疾病所致的睡眠运动障碍	
独立症候群,正常变异及尚未明确的问题	长睡眠者	
	短睡眠者	
	原发性打鼾	
	梦呓	
	入睡期抽搐	
	良性婴幼儿睡眠肌阵挛	
	睡前脚震颤和睡眠期交替性腿部肌肉运动	
	入睡期脊髓性肌阵挛	
	片段性肌阵挛	
其他睡眠障碍	其他生理性(器质性)睡眠障碍	327.8
	其他非物质滥用或已知的生理情况的睡眠障碍	307.40
	环境性睡眠障碍	307.48

很多神经系统疾病会出现程度不等的睡眠障碍,主要表现为过多白天睡眠、睡眠分裂、失眠、睡眠相关的呼吸障碍、夜间行为异常,如 REM 期睡眠行为异常、不宁腿综合征、周期性肢动症等(表 9-2)。其机制在

于控制睡眠-觉醒的脑区病变，神经病理性疼痛，活动能力下降等。

表 9-2 神经系统疾病相关睡眠障碍

疾病名称	失眠和生物钟节律紊乱	症状性发作性睡病	REM睡眠障碍	过多白天睡眠	其他症状
阿尔茨海默病	+++	±	++（晚期）	++	
致死性家族性失眠	+++++	±	±	+++	睡眠呼吸暂停,自主神经失调,不宁腿综合征,周期性肢动症
帕金森病	+++	+++	+++++	++++	不宁腿综合征,周期性肢动症,幻觉
路易体痴呆	±	++	+++++	++++	睡眠呼吸暂停
进行性核上性麻痹	+++++	+	+++	+++	睡眠呼吸暂停,不宁腿综合征
多系统萎缩	++	++	+++++	++	自主神经失调

注：+++++为非常频繁，±为少见或不频繁。

（丁　娟）

第二节　失眠症

失眠症是指睡眠始发和维持发生障碍，导致睡眠时间或质量不能满足个体生理需要，并明显影响白天功能的主观体验。是最常见的睡眠障碍性疾病。在成人中符合失眠症诊断标准者在 10%～15%，且呈慢性化病程，近半数严重失眠可持续 10 年以上。失眠症严重损害患者的身心健康，影响患者的生活质量，甚至诱发交通事故等意外而危及个人及公共安全，对个体和社会都构成严重的负担。引起失眠的原因有生理、病理、精神、遗传、环境和药源性因素等。按照《中国失眠症诊断与治疗指南》对本节做详细介绍。

一、失眠症的定义与分类

失眠症是以频繁而持续的入睡困难和(或)睡眠维持困难并导致睡眠感不满意为特征的睡眠障碍。失眠症可孤立存在或者与精神障碍、躯体疾病或物质滥用共病，可伴随多种觉醒时功能损害。

根据 ICSD-3，失眠症分为慢性失眠症、短期失眠症及其他类型的失眠症。慢性失眠症是指频繁而持久的水面起始和维持困难，导致个体对于失眠时间或质量不满足，并存在白天觉醒期间的功能受损。该名词涵盖文献中出现过的名称有慢性失眠、原发性失眠(及其各型)、继发性失眠(及其各型)、共病性失眠、起始和维持睡眠障碍、儿童行为性失眠、睡眠发生相关障碍、条件(环境)限制性睡眠障碍。短期失眠症又称适应性失眠、急性失眠、曾称为一过性失眠症、一过性精神生理性失眠症、应急相关性失眠、通常与应激、冲突或引起情绪明显波动的心里与环境变化相关。其他类型的失眠症仅在患者不能满足慢性和(或)短期失眠症的情况下做出诊断，需慎重诊断。与慢性失眠症相比，短期失眠症的诊断不要求病程≥3 个月以及频度≥3 次/周。

二、失眠症的流行病学

1. 失眠症的现患率

2006年中国睡眠研究会在6个城市进行的一项研究表明,中国内地成人有失眠症状者高达57%。这个比例远超过欧美等发达国家。采用相对严格的诊断标准,2003年在北京市进行的随机抽样调查中,普通成人失眠症患病率为9.2%。

2. 失眠的自然病程

在1~10年的随访研究中,成人失眠持续率为30%~60%,提示失眠的病程具有持续性特征。另一方面,失眠具有一定(自然)缓解性,病程呈现波动性。失眠的持续率具有年龄差异,儿童和青少年期失眠持续率约为15.0%,而中年女性和男性则分别高达42.7%和28.2%。

3. 危险因素

(1) 年龄:为失眠的显著危险因素。慢性失眠症的现患率从儿童的4.0%、青年人的9.3%,增加到老年人的38.2%。

(2) 性别:女性患病风险约为男性的1.4倍,该比率在≥45岁人群中甚至增至1.7倍;对儿童(<12岁)的调查并未发现失眠存在女性易患性。

(3) 既往史:曾经存在失眠发作的人群的再次发病率是其他普通人群的5.4倍。

(4) 遗传因素:有家族史的普通人群的新发病率是无家族史人群的3倍;家系研究和双生子研究显示失眠的遗传度在30%~60%。

(5) 应激及生活事件:负性生活事件不仅是新发失眠的危险因素,也是失眠得以慢性化的维持因素。

(6) 个性特征:失眠患者往往具有某些个性特征,比如神经质、内化性、焦虑特性及完美主义。

(7) 对环境的失眠反应性:福特应激失眠反应测试(FIRST)量表可用来评估在9种常见的状态下出现失眠的可能性,得分高人群的失眠新发病率是其他人群的3.3倍。

(8) 精神障碍:70%~80%的精神障碍患者均报告有失眠症状,而50%的失眠患者同时患有1种或1种以上精神障碍。

(9) 躯体疾病:慢性内科疾病患者往往报告有失眠症状,而失眠人群罹患内科疾病的发生率显著高于非失眠人群。

三、失眠症的病理机制和假说

失眠发生和维持的主要假说是过度觉醒假说和3P假说[3P指的是Predisposing(易感因素)、Precipitating(促发因素)和Perpetuating(维持因素)]。

1. 过度觉醒假说

该假说认为失眠是一种过度觉醒。这种过度觉醒横跨24h的日周期。失眠患者在睡眠和清醒时表现出更快的脑电频率、日间多次小睡潜伏期延长、24h代谢率增加、自主神经功能活性增加、下丘脑-垂体-肾上腺轴过度活跃及炎症因子释放增加等。

2. 3P假说

该假说认为失眠的发生和维持是由3P因素累积超过了发病阈值所致。一般来说,易感因素包括年龄、性别、遗传及性格特征等,可使个体对失眠易感。促发因素包括生活事件及应激等,可引起失眠症状的急性发生。维持因素是指使失眠得以持续的行为和信念,包括应对短期失眠所导致的不良睡眠行为(如延长在床时间)及由短期失眠所导致的焦虑和抑郁症状等,尤其是对失眠本身的焦虑和恐惧。目前,广泛应用的认知行为治疗(CBTI)就是建立在3P假说的基础之上。

四、临床评估

睡眠状况的临床评估是临床诊断和合理治疗方案制订的基础,包括临床大体评估、主观测评和客观测评(专家共识)。

1. 临床大体评估

(1)主诉:就诊希望解决的睡眠问题。核心信息包括失眠的具体特点、日间症状及其基本表现和持续时间。重点评估失眠第一次发生时的背景、表现和演变过程,并对失眠的具体特点做出判断,即:是以入睡困难为主,还是以睡眠维持困难为主?这些表现随着时间如何演变?

(2)睡前状况:从傍晚到卧床入睡前的行为和心理活动。要评估患者的行为模式、心理活动、情绪状态,也要了解睡眠环境,包括卧室的温度、湿度、光照条件、寝具等。这是了解患者关于失眠的认知、行为特点的主要途径,也是制订心理治疗方案的基础。

(3)睡眠-觉醒节律:了解患者日常作息习惯,初步评估睡眠-觉醒规律,排除各种昼夜节律失调性睡眠-觉醒障碍。

(4)夜间症状:从入睡到清晨醒来的过程中,可能出现与睡眠相关的且可能影响睡眠质和量的某种睡眠、神经或精神疾病,需要明确病因。

(5)日间活动和功能:包括觉醒和(或)警觉状态、情绪状态、精神痛苦程度、注意力和(或)记忆力等认知功能、日常生活和工作状态的变化,以及对躯体指标(如血压、血糖、血脂等)的影响。

(6)其他病史:评估躯体疾病、精神障碍疾患及治疗情况,应激事件以及生活和工作情况。对女性患者,还应评估月经周期、妊娠期和(或)更年期。

(7)体格检查、实验室检查和精神检查。

(8)家族史:重点是一级亲属中睡眠紊乱、精神障碍、严重或慢性躯体疾病史。

2. 主观测评工具

(1)睡眠日记:以每天24h为单元,记录每小时的活动和睡眠情况,连续记录时间是2周(至少1周)。(2)量表评估:常用量表包括匹兹堡睡眠质量指数(PSQI)、睡眠障碍评定量表(SDRS)、Epworth嗜睡量表(ESS)、失眠严重指数量表(ISI)、清晨型-夜晚型量表(MEQ)、睡眠不良信念与态度量表(DBAS)和FIRST等。

3. 客观测评工具

(1)多导睡眠图(PSG):其使用建议如下:①怀疑合并其他睡眠疾病的失眠应进行PSG以确定诊断,治疗后还应复查PSG以评估疗效;②未确定诊断,或治疗无效,或伴暴力及伤害行为的失眠应进行PSG监测以确诊;③临床确诊单纯短期失眠或慢性失眠通常不需要应用PSG;④痴呆、抑郁、纤维肌痛或慢性疲劳综合征合并的失眠鉴别通常不需要应用PSG。

(2)多次睡眠潜伏期试验(MSLT):可客观评定失眠患者日间觉醒程度和嗜睡倾向。失眠患者的MSLT表现:通常显示日间警觉性在正常范围,平均睡眠潜伏期延长表明可能存在过高警觉或者过度觉醒;少数失眠患者的平均睡眠潜伏期缩短,应考虑是否存在其他睡眠疾病;合并日间嗜睡或发作性睡病的失眠患者可出现 MSLT 平均睡眠潜伏期缩短,前夜 PSG 和 MSLT 中共出现≥2 次以快速眼动(REM)期开始的睡眠。MSLT 使用建议:①为明确诊断,日间嗜睡或猝倒的失眠患者应进行 MSLT 评价,治疗后应复查 PSG 以评估疗效;②临床确诊为单纯短期失眠或慢性失眠者通常不需应用 MSLT 评价;③临床确诊为单纯短期失眠或慢性失眠者通常不需应用清醒维持试验评价。

(3)体动记录检查:用来评估睡眠-觉醒节律。使用建议:①失眠包括抑郁相关失眠的昼夜节律变化或睡眠紊乱应进行体动记录检查评价,治疗后还应复查以评估疗效;②评估昼夜节律失调性睡眠-觉醒障碍。

需要注意,PSG、MSLT 和体动记录检查并非失眠的常规检查。合并其他睡眠疾病、诊断不明、顽固而难治性的失眠、有暴力行为时应考虑这些辅助方法。国内临床实践的相关数据很少,可适当放宽应用指征,以获取更多经验和更准确的结论。

五、失眠症的诊断及鉴别诊断

1. 诊断(标准)

根据 ICSD-3,慢性失眠症诊断标准如下,且标准 A-F 都必须满足:

A.患者存在下列 1 条或以上睡眠异常现象(患者报告,或患者父母或照顾者观察到):

(1)入睡困难;

(2)睡眠维持困难;

(3)比期望的起床时间醒来早;

(4)在适当的时间点不肯上床睡觉;

(5)没有父母或照顾者干预难以入睡。

B.患者存在下列与夜间睡眠困难相关的 1 条或以上(患者报告,或患者父母或照顾者观察到):

(1)疲劳或萎靡不振;

(2)注意力、专注力或记忆力下降;

(3)社交、家庭、职业或学业等功能损害;

(4)情绪不稳或易激惹;

(5)日间瞌睡;

(6)行为问题(比如:活动过度、冲动或攻击性);

(7)动力、精力或工作主动性下降;

(8)易犯错或易出事故;

(9)对自己的睡眠质量非常关切或不满意。

C.失眠不能单纯用没有合适的睡眠时间或不恰当的睡眠环境来解释。

D. 每周至少出现 3 次睡眠紊乱和相关的日间症状。

E.睡眠紊乱和相关的日间症状持续至少 3 个月。

F. 睡眠紊乱和相关的日间症状不能被其他的睡眠障碍更好地解释。

2. 鉴别诊断(专家共识)

失眠可以作为独立疾病存在(失眠症),也可以与其他疾病共同存在(共病性失眠症)或是其他疾病的症状之一。需要区别单纯性失眠症、共病性失眠症或失眠症状。

(1)睡眠障碍：睡眠症状的详细评估流程见图9-1。

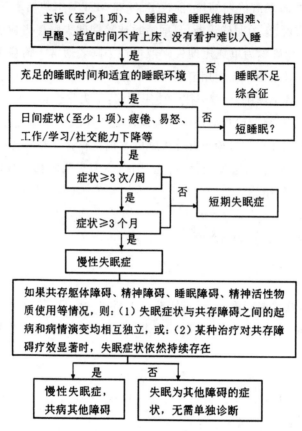

图9-1 失眠症的诊断流程

(2)躯体疾病：包括神经系统疾病、内分泌疾病、心血管疾病、呼吸系统疾病、消化系统疾病、泌尿生殖系统疾病、肌肉骨骼系统疾病等所致的失眠症状。

(3)精神障碍：抑郁症患者可出现情绪低落、兴趣减退、精神运动性迟滞等核心症状，双相情感障碍可出现抑郁和躁狂症状，焦虑症患者除了有典型的焦虑、恐惧、担心，常伴有心慌、呼吸加快等自主神经症状。此外，其他的精神障碍也是失眠常见的原因。

(4)精神活性物质或药物：抗抑郁药物、中枢兴奋性药物、心血管药物、麻醉性镇痛药、平喘药等药物，以及酒精和烟草等物质均可诱发失眠。

六、失眠症的治疗

失眠症的治疗包括心理治疗、药物治疗、物理治疗、中医治疗和综合治疗等内容。

(一)治疗方案推荐强度的划分标准

本指南对治疗方案进行推荐时主要参考已有的循证医学资料，兼顾周内现有条件下的临床可操作性，对于国内常用但未通过有效循证医学模式验证的治疗方法，参照其疗效评估、风险估计、经济负担和实用性等多方面因素，经专家讨论达成共识进行推荐。推荐的强度分为4级（Ⅰ级最强，Ⅳ级最弱）：Ⅰ级推荐：基于循证医学1级证据或获得大多数认可的2级证据，若无禁忌可直接用于临床实践；Ⅱ级推荐：基于循证医学2级证据或高度一致的专家共识，适应证充分时可应用；Ⅲ级推荐：基于循证医学3级证据或专家共识,可在与患者讨论后采用;Ⅳ级推荐:可选择性方案,需告知患者可能的潜在风险,不用于无适应证的患者。

(二)总体目标和具体目标

1.总体目标

①增加有效睡眠时间和(或)改善睡眠质量;②改善失眠相关性日间损害;③减少或防止短期失眠症向慢性失眠症转化;④减少与失眠相关的躯体疾病或精神障碍共病的风险。

2.具体目标

①去除诱发失眠的因素可使部分患者睡眠恢复正常;②改善睡眠后达到的具体指标,如总睡眠时间>6h、睡眠效率>80%～85%、睡眠潜伏期<30min、入睡后觉醒时间<30min、降低觉醒次数或者减轻其他失眠症状;③在床与睡眠之间建立积极和明确的联系;④改善失眠相关性日间损害,如精力下降、注意或学习困难、疲劳或躯体症状、情绪失调等;⑤改善与失眠相关的心理行为学问题;⑥避免药物干预带来的负面影响。

(三)心理治疗

心理和行为治疗是首选的失眠症治疗方法最常见的是 CBTI,最常见的是 CBTI,其疗效优于药物疗法。

1.睡眠卫生教育

找出失眠患者不良的生活与睡眠习惯,从而帮助建立良好的睡眠习惯,营造舒适的睡眠环境。尚无足够证据证明单独运用睡眠卫生疗法有确切的疗效,需要与其他心理行为治疗方法联合运用。

(1)一般下午 4 点以后避免使用兴奋性物质(咖啡、浓茶或吸烟等);

(2)睡前不要饮酒,酒精可干扰睡眠;

(3)规律的体育锻炼,但睡前应避免剧烈运动;

(4)睡前不要大吃大喝或进食不易消化的食物;

(5)睡前至少 1h 内不做容易引起兴奋的脑力劳动或观看容易引起兴奋的书籍和影视节目;

(6)卧室环境应安静、舒适,光线及温度适宜;

(7)保持规律的作息时间。

2.认知治疗

帮助患者认识到自己对于睡眠的错误认知,以及对失眠问题的非理性信念与态度,使患者重新树立起关于睡眠的积极、合理的观念,从而达到改善睡眠的目的。

3.睡眠限制

通过睡眠限制缩短夜间睡眠的卧床时间,增加睡眠的连续性,直接提高睡眠效率,并且通过禁止日间小睡,增加夜晚的睡眠驱动力。

(1)只有在有睡意时才上床;

(2)如果卧床 20min 不能入睡,应起床离开卧室,可从事一些简单活动,等有睡意时再返回卧室睡觉;

(3)不要在床上做与睡眠无关的活动,如进食、看电视、听收音机及思考复杂问题等;

(4)不管前晚睡眠时间有多长,保持规律的起床时间;

(5)日间避免小睡。

4.刺激控制

通过减少卧床时的觉醒时间来消除患者存在的床与觉醒、沮丧、担忧等不良后果之间的消极联系,重建床与睡眠之间积极明确的联系。

5. 松弛疗法

放松治疗可以降低失眠患者睡眠时的紧张与过度警觉,从而促进患者入睡,减少夜间觉醒,提高睡眠质量。该疗法适合夜间频繁觉醒的失眠患者。

6. 矛盾意向

该疗法假设患者在有意进行某种活动时改变了自己对该行为的态度,态度的变化使得原来伴随该行为出现的不适应的情绪状态与该行为脱离开,让患者直面觉醒(努力入睡却没有能够成功)及失眠所引起的恐惧和焦虑。

7. 音乐疗法

轻柔舒缓的音乐可以使患者交感神经兴奋性降低,焦虑情绪和应激反应得到缓解,也有将患者的注意力从难以入眠的压力中分散出来的作用,这可以促使患者处于放松状态从而改善睡眠。

8. 催眠疗法

可以增加患者放松的深度,并通过放松和想象的方法减少与焦虑的先占观念有关的过度担忧以及交感神经兴奋。

(四) 药物治疗

1. 药物治疗目标

缓解症状,改善睡眠质量和(或)延长有效睡眠时间,缩短睡眠潜伏期,减少入睡后觉醒次数,实现疗效和潜在的药物不良反应之间的平衡,提高患者对睡眠质和量的主观满意度,恢复社会功能,提高患者的生活质量。药物治疗过程中,应根据以下方面选择药物种类(专家共识):①临床症状;②治疗目的;③既往治疗疗效;④患者的倾向性意见;⑤费用;⑥可获得性;⑦共患疾病;⑧禁忌证;⑨联合用药之间的相互作用;⑩不良反应。

2. 药物治疗原则

(1) 基本原则:在病因治疗、CBTI和睡眠健康教育的基础上,酌情给予催眠药物。

(2) 个体化:用药剂量应遵循个体化原则,小剂量开始给药,一旦达到有效剂量后不轻易调整药物剂量。

(3) 给药原则:按需、间断、足量。每周服药3～5d而不是连续每晚用药。需长期药物治疗的患者宜"按需服药",即预期入睡困难时,镇静催眠药物在上床前5～10min服用。上床30min后仍不能入睡时服用;比通常起床时间提前≥5h醒来,且无法再次入睡时服用(仅适合使用短半衰期的药物);当第2天日间有重要工作或事情时可于睡前服用;抗抑郁药不能采用间歇疗程的方法。

(4) 疗程:应根据患者睡眠情况来调整用药剂量和维持时间;短于4周的药物干预可选择连续治疗;超过4周的药物干预需要每个月定期评估,每6个月或旧病复发时,需对患者睡眠情况进行全面评估;必要时变更治疗方案,或者根据患者的睡眠改善状况适时采用间歇治疗。

(5) 特殊人群:儿童、孕妇、哺乳期妇女、肝肾功能损害、重度睡眠呼吸暂停综合征、重症肌无力患者不宜服用催眠药物治疗。

3. 药物治疗的次序(专家共识)

推荐用药顺序为:①短、中效的苯二氮䓬受体激动剂(BzRAs)或褪黑素受体激动剂(如雷美替胺);②其他BzRAs或褪黑素受体激动剂；③具有镇静作用的抗抑郁剂（如曲唑酮、米氮平、氟伏沙明、多塞平），尤其适用于伴有抑郁和（或）焦虑症的失眠患者；④联合使用BzRAs和具有镇静作用的抗抑郁剂；⑤处方药如抗癫痫药、抗精神病药不作为首选药物使用，仅适用于某些特殊情况和人群；⑥巴比妥类药物、水合氯醛等虽已被美国食品药品监督管理局（FDA）批准用于失眠的治疗，但临床上并不推荐应用；⑦非处方药如抗组胺药常被失眠患者用于失眠的自我处理，临床上并不推荐使用；此外食欲素受体拮抗剂中的苏沃雷生（Suvorexant）已被FDA批准用于失眠的治疗。

4. 药物分类

FDA批准的用于失眠治疗的药物包括部分BzRAs、褪黑素受体激动剂、多塞平和食欲素受体拮抗剂等。

（1）BzRAs（标准）：BzRAs包括苯二氮䓬类药物（BZDs）和非苯二氮䓬类药物（NBZDs）。两者都结合γ-氨基丁酸（GABA）A受体，通过作用于α亚基协同增加GABA介导的氯离子通道开放频率，促进氯离子内流。这可增强GABA的抑制作用，通过抑制兴奋中枢而产生镇静催眠作用。BzRAs对睡眠潜伏期、入睡后觉醒时间及总睡眠时间等睡眠质量指标均有不同程度改善，但大多不能优化睡眠结构（右佐匹克隆除外）。BZDs主要包括艾司唑仑、三唑仑、地西泮、阿普唑仑、劳拉西泮、氯硝西泮。对焦虑性失眠患者的疗效较好。最常见的不良反应包括头晕、口干、食欲不振、便秘、谵妄、遗忘、跌倒、潜在的依赖性、次日残留的镇静作用、恶化慢性阻塞性肺疾病和阻塞性睡眠呼吸暂停综合征症状，以及突然停药引起的戒断综合征。NBZDs包括右佐匹克隆、佐匹克隆、唑吡坦、扎来普隆。该类药物半衰期短，催眠效应类似BZDs，对正常睡眠结构破坏较少，比BZDs更安全，日间镇静和其他不良反应较少。该类药物可以缩短客观和主观睡眠潜伏期，尤其是对于年轻患者和女性患者更明显。若最初使用的BzRAs对失眠治疗无效，则优先考虑选用同类药物中的其他药物，应根据患者对最初药物治疗的反应来重新选择药物。部分BZDs并没有明确推荐用于治疗失眠，需考虑药物活性持续时间对患者的影响，或者存在共病的患者能否从此类药物中获益。

（2）褪黑素受体激动剂（标准）：雷美替胺：褪黑素MT1和MT2受体激动剂，已被FDA批准用于失眠的药物治疗，用于治疗以入睡困难为主诉的失眠及昼夜节律失调导致的失眠症。

（3）具有镇静作用的抗抑郁药：尤其适用于抑郁和（或）焦虑伴发失眠症的治疗，失眠的治疗剂量低于抗抑郁作用所要求的剂量，这类药物包括：①曲唑酮（指南）：5-羟色胺（5-HT）受体拮抗/再摄取抑制剂（SARIs），相比三环类抗抑郁药，无或只有很小的抗胆碱能活性，适合合并抑郁症、重度睡眠呼吸暂停综合征及有药物依赖史的患者；②米氮平（临床建议）：去甲肾上腺素能和特异性5-HT能抗抑郁剂（NaSSA），通过阻断5-HT$_{2A}$受体、组胺H$_1$受体而改善睡眠，可以增加睡眠的连续性和慢波睡眠，缩短入睡潜伏期，增加总睡眠时间，改善睡眠效率，尤其是对于伴有失眠的抑郁症患者，可以改善客观睡眠参数；③氟伏沙明（临床建议）：具有镇静作用的选择性5-HT再摄取抑制剂（SSRIs），对α-肾上腺素能、β-肾上腺素能、组胺、M-胆碱能、多巴胺能或5-HT受体几乎不具有亲和性，可以通过延缓体内褪黑素代谢，升高内源性褪黑素的浓度来改善睡眠，缩短REM期睡眠时间，同时不增加觉醒次数，延长抑郁患者的REM睡眠潜伏期，改善抑郁和焦虑患者的睡眠；④多塞平（标准）：三环类抗抑郁药（TCAs），为FDA批准的唯一一种可用于治疗失眠的抗抑郁药，可阻断5-HT和去甲肾上腺素的再摄取而发挥抗抑郁作用，同时可拮抗胆碱能受体、α$_1$-肾上腺素能受体和组胺H$_1$受体，因其可选择性地和较强地阻断组胺H$_1$受体，这就使得多塞平仅通过低剂量就可以发挥镇静催眠作用；主要适用于睡眠维持困难和短期睡眠紊乱的患者（表9-3）。

表 9-3 常用失眠治疗药物的特点

药物及剂型	半衰期(h)	规格(mg)	口服推荐剂量(mg)	适应证	FDA/CFDA批准	常见不良反应/注意事项
苯二氮卓受体激动剂						
非苯二氮卓类						
佐匹克隆片剂	5	3.75,7.50	7.50/3.75[a]	入睡及睡眠维持困难。短效	否/是	口苦
右佐匹克隆片剂	6~9	1,2,3	2~3/1~2[a];肝损害者睡前1~2	入睡及睡眠维持困难、早醒。中效	是/是	味觉异常
唑吡坦片剂	2.5	5,10	5~10/2.5~5.0[a];肝功能损害者睡前5.0	入睡困难。短效	是/是	有睡眠相关进食障碍及睡行症报道,抑郁症者慎用
扎来普隆胶囊	1	5,10	5~20/5~10[a];肝功能损害者睡前5	入睡困难。短效	是/是	镇静、眩晕、剂量相关的记忆障碍
苯二氮卓类						
艾司唑仑片剂	10~24	1,2	1~2/0.5[a]	入睡及睡眠维持困难。中效	是/是	口干
替马西泮胶囊	8~10	7.5,15.0,30.0	7.5~30.0/7.5~15.0[a]	入睡及睡眠维持困难。中效	是/—	镇静、疲乏、眩晕
三唑仑片剂	2.5	0.125,0.250	0.125~0.500/0.125~0.250[a]	入睡困难。短效	是/是	非一线用药
氟西泮胶囊	30~100	15,30	15~30/15[a]	睡眠维持困难。长效	是/是	次日嗜睡
夸西泮片剂	20~40	15.0	7.5~15.0/7.5[a]	入睡及睡眠维持困难、早醒。长效	是/—	困倦、头晕、疲乏、口干、消化不良
劳拉西泮片剂	10~20	0.5,1.0	0.5~2.0/0.5~10[a]	睡眠维持困难。中效	否/否	镇静、步态不稳
褪黑素受体激动剂						
雷美替胺片剂	1	8	8	入睡困难、昼夜节律失调。短效	是/—	禁与氟伏沙明联用;肝功能受损者禁用
抗抑郁剂						
曲唑酮片剂	6~8	50	25~100	尤适用于焦虑/抑郁伴失眠者	否/否	口干、便秘、残留镇静作用、体位性低血压
米氮平片剂	20~30	30	7.5~30.0	焦虑/抑郁伴失眠者首选	否/否	口干、便秘、食欲及体重增加
氟伏沙明片剂	17~22	50	50~100	焦虑/抑郁伴失眠者	否/否	消化道症状
多塞平片剂	8~15/24[b]	3,6	3~6	睡眠维持困难、短期睡眠紊乱	是/否	无明显不良反应

药物及剂型	半衰期(h)	规格(mg)	口服推荐剂量(mg)	适应证	FDA/CFDA 批准	常见不良反应/注意事项
食欲素受体拮抗剂						
苏沃雷生片剂	9～13	5,10,15,20	10～20	入睡及睡眠维持困难	是/否	残留镇静作用
抗癫痫药						
加巴喷丁胶囊	5～9	100,300	100～900	酒精依赖、疼痛性失眠、RLS、睡眠时相前移	否/否	头晕、共济失调、白细胞减少
抗精神病药						
喹硫平片剂	6	25,50,100	12.5～50.0	入睡困难	否/否	体重增加、QT间期延长、头痛、头晕、晶状体改变
奥氮平片剂	51.8/33.8[c]	5,10	2.5～10.0	矛盾性失眠	否/否	体重增加、代谢异常

注:FDA:美国食品药品监督管理局;CFDA:国家食品药品监督管理总局;RLS:不宁腿综合征[a]:分别为<65/≥65岁推荐剂量;[b]:两种形态;[c]:分别为老年人/年轻人的半衰期;—:国内无此药

(4)联合使用BzRAs和抗抑郁剂(临床建议):联合使用这两类药物可以达到通过不同的睡眠－觉醒机制来提高疗效的目的,同时降低高剂量的单一用药带来的毒性。BzRAs可以增加抗抑郁药的抗焦虑作用,有效地改善焦虑性失眠,作用持久且安全性高。联合此两类药物治疗的不良反应主要为轻至中度的不良反应,包括头痛、困倦、口干等。

(5)食欲素受体拮抗剂(标准):苏沃雷生是一种高选择性食欲素受体拮抗剂,是该类药物中第一个获得FDA批准用于治疗失眠的药物。苏沃雷生通过阻断食欲素受体促进睡眠,可以缩短入睡潜伏期,减少入睡后觉醒时间,增加总睡眠时间。

(6)其他处方药:①加巴喷丁(标准):可用于对其他药物治疗无效、对BzRAs禁忌的患者,对酒精依赖患者戒断后的焦虑性失眠、睡眠时相前移者有效,可用于治疗慢性疼痛性失眠和不宁腿综合征;②喹硫平(指南):第二代抗精神病药,可以拮抗组胺、多巴胺D_2和$5-HT_2$受体,小剂量(12.5～25.0mg)主要发挥抗组胺作用;该药通常不用于没有明显精神疾病的患者,除非其他药物治疗失败;③奥氮平(指南):第二代抗精神病药,可拮抗$5-HT_{2A/2C}$、$5-HT_3$、$5-HT_6$受体、多巴胺D_1、D_2、D_3、D_4、D_5受体、胆碱能M_1-M_5受体以及组胺H_1受体,主要通过拮抗组胺H_1受体发挥镇静作用,可用于治疗矛盾性失眠。

(7)不推荐使用的处方药:虽然水合氯醛和巴比妥类等药物被FDA批准用于治疗失眠,但考虑到这些药物的严重不良反应、疗效指数低及易产生耐受性和成瘾性,并不推荐这些药物用于失眠的治疗,仅用于某些特殊患者的特殊情况。

(8)非处方药物:如抗组胺药、抗组胺药－镇痛药合用,许多失眠患者将此类药物用于失眠的自我治疗。对于这类药物的有效性和安全性的证据非常有限,不推荐用于失眠的治疗。

(9)褪黑素(标准):褪黑素作用于下丘脑的视交叉上核,激活褪黑素受体,从而调节睡眠－觉醒周期,可以改善时差变化引起的失眠、睡眠时相延迟和昼夜节律失调引起的失眠,但不作为常规用药。

5. 药物治疗调整

(1)换药指征:推荐治疗剂量无效;对药物产生耐受性或严重不良反应;与正在使用的其他药物发生相互作用;长期使用(>6个月)导致减药或停药困难;有药物成瘾史的患者。

(2)换药方法:如果首选药物治疗无效或无法遵医嘱服药,可更换为另一种短、中效的BzRAs或者褪黑素受体激动剂。需逐渐减少原有药物剂量,同时开始给予另一种药物,并逐渐加量,在2周左右完成换药过程。

(3)常用减量方法:逐步减少睡前药量和(或)变更连续治疗为间歇治疗。

6. 终止药物治疗

(1)停药指征:患者感觉能够自我控制睡眠时,考虑逐渐减量、停药;如失眠与其他疾病(如抑郁症)或生活事件相关,当病因去除后,也应考虑减量、停药。

(2)停药原则:避免突然中止药物治疗,应逐步减量、停药以减少失眠反弹,有时减量过程需要数周至数个月。

(五)物理治疗

物理治疗作为一种失眠治疗的补充技术,不良反应小,临床应用的可接受性强。

1. 光照疗法(指南)

光照疗法可以通过帮助建立并巩固规律的睡眠－觉醒周期来改善睡眠质量、提高睡眠效率和延长睡眠时间。光照疗法是一种自然、简单、低成本的治疗方法,而且不会导致残余效应和耐受性。不良反应包括头痛、眼疲劳,也可能诱发轻躁狂。

2. 重复经颅磁刺激(临床建议)

以固定频率和强度连续作用于某一脑区的经颅磁刺激,称为重复经颅磁刺激(rTMS)。低频(≤1HZ) rTMS能够抑制大脑皮质的兴奋性。对健康人的研究发现其能够增加慢波睡眠的波幅,加深睡眠深度,增强记忆,有助于机体恢复,而国内已经有较多rTMS治疗失眠症的报道,认为该技术是治疗慢性失眠症的有效手段。

3. 生物反馈疗法(指南)

生物反馈疗法指的是通过人体内生理或病理的信息进行自身的反馈,患者经特殊的训练后,产生有意识"意念"的控制及心理的训练,达到治疗疾病的过程和恢复身心健康的一种新型物理疗法。脑电生物反馈疗法的报道多来自于国内的小样本研究,其效果仍需要更严格的临床研究来证实。

4. 电疗法(指南)

电疗的原理是采用低强度微量电流刺激大脑,直接调节大脑、下丘脑、边缘系统及网状结构,产生镇静性的内源性脑啡肽,从而有效控制紧张焦虑,改善睡眠。电疗法在国内的研究都是小样本对照研究,仍需要更严格的临床研究来证实。主要不良反应表现为对皮肤的刺激和头痛。

5. 其他(临床建议)

超声波疗法、音乐疗法、电磁疗法、紫外线光量子透氧疗法、低能量氦氖激光都有用于治疗失眠有效的报道,但都缺乏设计严谨的临床试验来证实。美国国立卫生研究院的身心治疗强调脑、心、身、和行为间的相互作用,使用心理影响躯体功能和促进健康的实践:包括:冥想、深呼吸锻炼、指引性想象、渐进性放松、瑜伽、气功和太极。正念失眠治疗也越来越受到重视。

(六)传统中医学治疗

失眠在中医学称之为"不寐"。祖国医学认为:天地万物之气与人体之气相通,自然界的阴阳变化也有着昼夜的变化规律,即"天人合一"的理论。天人合一论是祖国医学的精髓,从理论上阐述了自然界与人体睡眠节律之间的协调。正常的睡眠需要人体阴阳气血的协调,脏腑功能的正常运转。中医治疗失眠以"整体观念,辨证论治"作为指导思想,将人作为一个整体,宏观地去看待疾病,认为邪扰心神和心神失养是导致失眠的病理机制。因此通常将失眠分为"肝郁化火"、"痰热内扰"、"阴虚火旺"、"心脾两虚"、"心胆气虚"、"心肾不交"等不同的辨证分型,采用不同的治疗法则和方药,充分体现了传统医学个体化治疗的特点。常用的药物有酸枣仁、柏子仁、茯苓、远志、五味子、首乌藤、郁金、栀子、半夏、百合、龙眼肉等等。除了中药内服外还有针灸、推拿、中药外治等方法

(七)特殊类型失眠患者的治疗

1.儿童人群的治疗

(1)行为治疗(标准):行为治疗对儿童失眠的干预效果显著,应当作为首选方案:①标准消退法:从安置儿童上床睡觉到早上起床,除了安全和健康方面的考虑,需要忽视儿童的不当行为(如哭闹、叫喊);目标是通过撤去对不当行为的强化而使其减少或消失;②渐进消退法:在预设的一段时间内先忽视儿童的睡前不当行为(哭闹、发脾气或反复要求),然后再简短察看儿童的状况;可使用渐变时间(如先5min,再10min)或固定时间(每隔5min);与标准消退法一样,目标是培养儿童的自我安抚能力,使儿童能够不依赖外界的特定条件而学会独立入睡;③良好睡前程序:帮助儿童建立一套固定顺序、愉快、安静的睡前程序,为睡眠做好准备;可以暂时陆地推迟儿童的就寝时间,以便能在希望的时间内睡着,随后按照一定的时间表(如15min)逐渐将就寝时间提前;如果儿童不能在希望的时间内睡着,就让儿童起床,处于安静平和的环境下,待儿童想睡了再上床;④定时提前唤醒:对儿童夜醒规律进行详细记录,然后在常规夜醒时间前15～30min,轻拍唤醒儿童,再让其重新入睡,从而使常规夜醒不再出现;这一方法尽管被证明有效,但是父母接受度较低,且不适用于低龄儿童;⑤父母教育/预防:通过对家长进行宣传教育,预防睡眠问题的发生;这通常要与其他行为治疗技术结合使用⑥其他:如睡眠卫生习惯、认知重建、放松训练、睡眠限制、刺激控制等,可参考成人部分。

(2)药物治疗(临床建议):行为治疗效果不显著时,可采用药物治疗。药物治疗通常只用于儿童慢性失眠,并与行为治疗联合使用,用药时间也不宜过长,并须严密监测。FDA至今未批准任何一种专门治疗16岁以下儿童失眠的药物,且治疗成人失眠的多数药物不推荐用于儿童。儿童失眠药物治疗的有效性、安全性和耐受性方面尚缺乏足够的循证证据支持,更多的是基于临床经验。存在药物的适应证时,建议考虑:①药物应当针对主要症状;②使用催眠药物前应先治疗其他睡眠障碍(如阻塞性睡眠呼吸暂停、不宁腿综合征和周期性肢体运动障碍等);③选择药物需权衡利弊,与儿童的年龄和神经发育水平相适应。儿童失眠可选用的治疗药物类型包括抗组胺类、α-受体激动剂、褪黑素、铁剂、BzRAs等。

2.妊娠期妇女

妊娠期失眠发生率为52%～62%。引起失眠的相关因素有骨盆痛、腰痛和排尿次数增加,适应困难、呕吐和焦虑也可能导致失眠。治疗中要考虑药物治疗安全性。首选非药物治疗失眠,如CBTI(标准)、运动或冥想(临床建议)。在妊娠期合并失眠患者使用催眠药物的治疗过程中,临床医师应该注意以下几点(指南):①尽量缩短治疗疗程,以控制症状为主;尽量采用单药治疗,避免联合用药;尽量采用小剂量给药;尽量采用更安全的药物。②原则上NBZDs较BZDs安全,避免使用SSRIs和抗组胺药物。③药物治疗需权衡利弊,可结合非药物治疗,如CBTI。

常见的催眠药物在FDA和ADEC的妊娠安全等级(表9-4):

(1)BZDs(FDA妊娠安全性分级为D):BZDs能透过胎盘,具有在胚胎/胎儿累积的潜力,可能造成不

良影响。文献资料显示BZDs不会造成重大畸形,但可能会增加早产、低出生体重和小于胎龄儿的发生率,妊娠早期使用可增加低血糖风险,而妊娠晚期则可能增加呼吸相关风险。

(2) NBZDs(FDA妊娠安全性分级为C):尽管唑吡坦、右佐匹克隆和佐匹克隆的FDA分级均为C级,而唑吡坦在ADEC分级系统中为B_3,但就目前的临床数据而言,似乎佐匹克隆比唑吡坦相对更安全,右佐匹克隆在美国更被允许用于妊娠期妇女。

(3) 抗抑郁药物:米氮平、曲唑酮和阿米替林的FDA妊娠安全性分级为C。尽管SSRIs不会增加重大畸形风险,但会增加低体重和早产风险。在妊娠晚期,10%～30%的新生儿还会出现呼吸、运动、中枢神经系统或消化系统症状。BZDs或NBZDs联合使用抗抑郁药与不联用抗抑郁药相比,早产、新生儿低血糖和呼吸问题的风险增加。

(4) 抗组胺类药物:苯海拉明(FDA妊娠安全性分级为B):常被用于妊娠期的恶心、呕吐症状,也具有催眠的作用。临床资料没有发现其对胎儿和孕妇会造成不良后果,但样本量小,仍需权衡利弊。

表9-4 常见催眠药物在FDA和ADEC的妊娠安全性分级

药物	FDA分级	ADEC分级
苯二氮䓬类		
阿普唑仑	D	B3
氯硝西泮	D	B3
地西泮	D	C
劳拉西泮	D	C
美达西泮	不能使用	不能使用
硝西泮	D	C
替马西泮	X	C
托非索泮	不能使用	不能使用
非苯二氮䓬类		
扎来普隆	C	不能使用
唑吡坦	C	B3
佐匹克隆	C	C
右佐匹克隆	C	C
抗抑郁药		
米氮平	C	B3
曲唑酮	C	不能使用
阿米替林	C	C
抗组胺药		
苯海拉明	B	A
多两拉敏	A	A
羟嗪	C	A
尼拉敏	不能使用	A

注:FDA:美国食品药品监督管理局;ADEC:澳大利亚药品评估委员会

3. 老年人群

研究发现42%的65岁以上老人报告至少出现一种睡眠相关问题,其中23%～34%有失眠症状,7%～15%有清晨醒后未恢复感;睡眠相关主诉与呼吸道症状、躯体疾病、非处方药物、抑郁症状和自我健康感差有关。

针对老年失眠患者,首选心理和行为干预治疗,其次考虑药物治疗。

(1)非药物治疗:在老年人的CBTI研究中,CBTI使失眠很快得到解决,而且效果持续长达2年。循证证据仅证实其中的2种方法有效:睡眠限制-睡眠压缩治疗和多组分CBTI(指南)。

(2)药物治疗(临床建议):原则是减少服药种类,1次/d或2次/d,小剂量开始,注意调整剂量,充分了解所用药物的药理作用及相互作用。首选NBZDs以及结合非药物治疗。BZDs虽然短期内能改善睡眠状况,但可能会增加痴呆的风险,且会增加跌倒风险,不建议在老年人中首选(指南)。

4. 围绝经期和绝经期患者

对于围绝经期和绝经期的失眠妇女,应首先鉴别和处理此年龄组中影响睡眠的常见疾病,如抑郁障碍、焦虑障碍和睡眠呼吸暂停综合征等,依据症状和激素水平给予必要的激素替代治疗,此部分患者的失眠症状处理与普通成人相同。

5. 伴有呼吸系统疾病患者

BZDs由于其呼吸抑制等不良反应,慢性阻塞性肺病(COPD)、睡眠呼吸暂停低通气综合征患者中慎用。NBZDs受体选择性强,次晨残余作用发生率低,使用唑吡坦和佐匹克隆治疗稳定期的轻、中度COPD的失眠患者尚未发现有呼吸功能不良反应的报道,但扎来普隆对伴呼吸系统疾病失眠患者的疗效尚未确定。老年睡眠呼吸暂停患者可以失眠为主诉,复杂性睡眠呼吸紊乱者增多,单用唑吡坦等短效促眠药物可以减少中枢性睡眠呼吸暂停的发生,在无创呼吸机治疗的同时应用可提高顺应性,减少诱发阻塞型睡眠呼吸暂停的可能。对高碳酸血症明显的COPD急性加重期、限制性通气功能障碍失代偿期的患者禁用BZDs,必要时可在机械通气支持(有创或无创)的同时应用并密切监护。褪黑素受体激动剂雷美尔通可用于治疗睡眠呼吸障碍合并失眠的患者,但需要进一步的研究。

(李 晶)

第三节 阻塞性睡眠呼吸暂停低通气综合征

美国睡眠医学会2007年提出,睡眠呼吸暂停综合征分为3型:①阻塞型,指口鼻气流下降≥90%,但胸腹式呼吸依然存在;②中枢型,指口鼻气流下降≥90%,胸腹式呼吸运动同时暂停;③混合型,指一次呼吸暂停过程中,开始时出现中枢型呼吸暂停,继而同时出现阻塞型呼吸暂停。其中以阻塞型最为常见。因为各型睡眠呼吸暂停都可能存在中枢神经系统呼吸功能调节障碍,所以确切的分型应为以阻塞为主型或以中枢为主型。

阻塞性睡眠呼吸暂停综合征(OSAS)最初定义为睡眠中反复发生上气道完全和(或)不完全塌陷阻塞,引起的呼吸暂停和通气不足,伴有打鼾、睡眠结构紊乱、频繁发生血氧饱和度(SaO_2)下降、白天嗜睡等病症,可以导致心脑肺血管并发症乃至多脏器损害,严重影响患者的生活质量和寿命。后来,OSAS的概念开始被改为阻塞性睡眠呼吸暂停低通气综合征(OSAHS)。

根据《阻塞性睡眠呼吸暂停低通气综合征诊治指南》(2011版)的定义,OSAHS是指每夜7h睡眠过程中呼吸暂停及低通气反复发作30次以上,或呼吸暂停低通气指数(AHI)≥5次/h,如有条件以呼吸紊乱指数(RDI,平均每小时呼吸暂停、低通气和呼吸努力相关微觉醒事件的次数之和)为准。呼吸暂停事件以阻塞性为主,伴打鼾、睡眠呼吸暂停、白天嗜睡等症状。

OSAHS是临床较为常见的一种疾病,国外报道的OSAHS患病率为2%～4%,男性远多于女性,发病率随年龄的增加而增加,60岁以上人群的患病率高达20%～40%。我国部分省市开展的OSAHS流行病学调查结果提示,OSAHS患病率为1.2%～4.81%。虽然我国肥胖率不高,但是OSAHS发病率并不低,可能与国人的颌面结构特点有关。目前认为OSAHS是多种慢性疾病的独立危险因素。而广大患者和医务工作者对本病的知晓率低,同时,OSAHS患者对卫生资源的消耗是健康人群的2倍,因此,应当重视OSAHS,正确评估病情,正确诊断及治疗。

一、OSAHS主要危险因素

OSAHS的危险因素包括年龄、肥胖、性别、上气道解剖异常、家族史、长期吸烟、长期大量饮酒和(或)服用镇静催眠类或肌肉松弛类药物和其他相关疾病:包括甲状腺功能低下、肢端肥大症、垂体功能减退、咽水肿、喉功能不全、声带麻痹、心功能不全、脑卒中、胃食管反流及神经肌肉疾病等。

二、OSAHS解剖学基础和病因

上气道可以分三个解剖区,软腭后区气道(RP):自后鼻嵴水平至悬雍垂下缘,是上气道最狭窄和最易阻塞的部位。舌后区气道(RG):自悬雍垂下缘至会厌上游离缘下方。会厌后区气道(EPG):自会厌上游离缘至会厌根部。通过MRI和纤维内镜的观察发现,OSAHS患者上气道阻塞起始于RP区,主要由软腭组织后移所致,同时伴有咽侧壁组织向中线位堆积,阻塞多呈持续性,少数为间断性,可同时伴有多部位阻塞,但是RG和EPG区阻塞为间断性。

OSAHS发病具有三个基本特征:①上气道阻塞的位置是在咽部;②咽腔的大小在于咽肌,取决于咽腔关闭压和开放压的平衡;③OSAHS患者常有咽解剖和舌、下颌结构的异常。虽然,鼻咽部结构异常导致的上气道口径缩小是睡眠过程中气道阻塞的主要原因,但是阻塞性和中枢性因素常常并存,很多OSAHS患者呼吸中枢对低氧和高碳酸血症的敏感性下降,部分重症OSAHS患者上半夜以阻塞性呼吸暂停为主,下半夜混合性呼吸暂停次数显著增多。研究发现,健康人在睡眠开始(Ⅱ期睡眠约5min)EEG由α波向θ波转变时,其上气道阻力即开始增加,并在向慢波睡眠转变的过程中进一步增加。当上气道阻力增加时,机体的内负荷和呼吸做功也增加。在人和其他动物中都存在与上气道扩张肌相关的神经肌肉调节机制,可与吸气所致的萎陷作用相抗衡。如果内负荷增加不是太大,机体提供的代偿尚可维持较长,则并不出现上气道阻塞和呼吸暂停。但若内负荷增加太大,尤其是随时间呈进行性上升时,则易导致代偿机制的崩溃。一般经过1～3个伴有迅速但有限潮气量减少的气流限制性呼吸后,上气道力即可上升到某一水平,此时上气道扩张肌已不能代偿增加的吸气做功及吸气肌的"吮吸"作用,如果机体的觉醒反应正常,脑电图上便出现一个持续3～14s的短暂的α觉醒波,随即出现上气道阻力下降,呼吸做功减少及打鼾中断,并不引起呼吸暂停和SaO_2下降。但对于阻塞性睡眠呼吸暂停综合征患者,可能由于中枢对于负荷刺激的正常反应受到了损害,睡眠中觉醒反应低下,因而易出现上气道阻塞、呼吸暂停及SaO_2下降等表现。因此神经、体液免疫等因素均参与OSAHS发病,也属于呼吸调节障碍性疾患。

三、OSAHS多系统影响

OSAHS的主要病理生理基础是反复发生呼吸暂停引起低氧血症以及睡眠结构紊乱和反复微觉醒。其中最直接的变化包括：胸腔负压增加，血氧含量降低。OSAHS在吸气时发生上气道阻塞，反馈性增强呼吸中枢的吸气驱动，吸气肌兴奋性和收缩力增强，导致胸腔负压增加。呼吸暂停或低通气导致通气量下降、血氧含量降低、血二氧化碳含量升高。但血氧含量的降低可能较血二氧化碳含量升高更具临床意义。由于气道阻塞导致的频繁觉醒或缺氧状态下的昏睡，都是睡眠质量低下的成因。睡眠质量下降导致的劳累和胸腔负压增加所致的回心血量增加以及胃食管反流刺激咽部所引发的迷走性心动过缓，对高血压和心功能不全患者的影响都是显而易见的。更严重的损害可能来自血氧含量的降低。

OSAHS对多系统造成广泛的影响，特别是激素和细胞因子分泌异常。①甲状腺激素分泌减少：OSAHS患者长期的夜间缺氧可使下丘脑-垂体-甲状腺轴的调节功能紊乱，促甲状腺激素释放减少，造成甲状腺功能减低。出现甲低后，黏液性水肿进一步加重了上气道的狭窄，使得OSAHS更趋恶化，形成恶性循环。在甲状腺功能减低的患者中，约有50%合并有OSAHS。②肾上腺皮质激素：OSAHS患者血皮质醇水平升高，这是一种慢性累积的结果，经有效治疗后可降低。③儿茶酚胺、胰高血糖素、胰岛素分泌增多：夜间缺氧和频繁地夜间觉醒导致患者肾上腺素、肾上腺皮质激素、胰高血糖素升高。血清及尿中儿茶酚胺水平与SaO_2水平呈显著负相关。其结果包括心率加快，血糖升高等。心率猝然加快，尤其是在缺氧状态下的心率猝然增加，可能导致心脏急骤的严重缺氧，这或许是心源性猝死的一个主要诱因。血糖水平的升高必然导致继发性的胰岛素分泌增多，久而久之造成胰岛素抵抗，诱发2型糖尿病。④心钠素：OSAHS患者心钠素合成及释放较正常对照组明显增加，夜间最大心钠素浓度与AHI呈正相关。ADH分泌减少可能是OSAHS患者夜间多尿的原因。⑤促红细胞生成素合成增多：由于OSAHS患者长期的夜间反复低氧，促使EPO产生增多，进而使红细胞数量增加。当SaO_2降至85%以下即可刺激EPO合成及释放增加。红细胞数量的增加显然可使血液黏稠度增加，出现心脑血管血栓病的危险性大增。⑥内皮素水平升高：OSAHS患者夜间周期性缺氧和神经内分泌异常使内皮素水平升高。内皮素具有强烈的收缩血管的作用，并可促使平滑肌细胞增殖，这是OSAHS患者冠心病、脑卒中发生率增高的重要原因之一。⑦严重OSA患者的高半胱氨酸水平明显高于对照组。⑧食欲素降低：研究发现，血浆orexin-A水平在OSAHS患者明显降低，而随着症状加重，下降幅度更大，因此，orexin-A可作为判断病情严重程度的重要指标。

四、临床表现

OSAHS临床可以表现为多个脏器系统损害，引发重要器官出现功能和器质性改变，严重危害人类健康。对本病的识别和病情的判定不单纯在于呼吸暂停相关的临床表现，还在于由此引发的一系列多系统表现。

1. OSAHS的夜间临床表现

OSAHS最常见的症状是打鼾，在劳累、饮酒、上呼吸道感染或服用镇静安眠药后打鼾症状可以明显加重。轻症患者呼吸暂停的发生与体位存在一定关系，即侧卧位时减轻，而平卧位加重，这主要是由于平卧位睡眠时舌体后坠阻塞上气道造成的。重症患者则与体位的关系不大。OSAHS患者的打鼾主要合并有呼吸暂停，表现为鼾声时高时低，并可以完全中断，鼾声不规则出现，严重患者可以憋醒。憋醒后可以出现心慌、心悸、憋气等。非常严重的患者可发生昏迷甚至猝死。研究表明，重症患者的夜间病死率比轻症患者要高5~10倍。

呼吸暂停期间胸腹部呼吸呈现矛盾运动。观察到呼吸暂停是疑诊OSAHS并排除良性打鼾的重要依据。伴随呼吸暂停的出现及呼吸暂停时间过长可以出现身体的不自主运动甚至突然坐起，可有出汗甚至遗尿。患者还可以表现为睡眠行为的异常，出现睡惊症、睡行症、睡眠相关性癫痫发作、梦语症、梦魇、周期性肢体运动障碍、幻听、幻视等表现。患者睡眠过程中常表现为张口呼吸，造成咽干咽痛，多数患者早起明显，重者夜间醒来时也可出现。部分患者可表现为夜间失眠。

2. OSAHS引起的白天继发性的临床表现

由于呼吸暂停和低通气对夜间睡眠的干扰，睡眠结构出现紊乱。患者早起可以感觉头痛、头昏、疲乏无力，白天出现脑功能的障碍，其中最为明显的症状就是白天的嗜睡，严重者可以随时入睡，甚至发生在驾驶汽车、吃饭、谈话等活动时。从事某些危险行业，例如，汽车驾驶、高空作业的人员，则容易造成严重的事故，对社会安全带来严重的危害。患者还可以出现明显的神经行为障碍，注意力、计算力、警觉性、判断力、抽象思维能力均明显减退。同时，还会影响社会行为能力。加之夜间呼吸暂停直接带来的严重不适，患者可以表现为自卑、抑郁、孤独等精神症状。

OSAHS的患者还容易患高血压、心脏病、脑血管病。超过30%的OSAHS患者有高血压病，而33%的高血压患者合并OSAHS，因此，OSAHS是高血压病的独立危险因素。夜间严重低氧血症刺激交感神经系统分泌儿茶酚胺增加，可能是引起高血压的主要原因，OSAHS严重程度与夜间血压的升高有关。OSAHS增加冠心病患者夜间发生心绞痛的危险。OSAHS可以出现心动过缓、房室传导阻滞或完全心脏阻滞，也有出现快速心律失常。OSAHS患者肺动脉压高于对照组，而且不依赖患者是否存在肺疾病。OSAHS常与慢性阻塞性肺疾病(COPD)合并出现，称之为重叠综合征。严重者由于同时伴有白天的低通气，可以出现严重的低氧血症和CO_2潴留，并可表现严重的右心功能衰竭。OSAHS常合并有胃食管反流症，两者之间互相影响。患者可以表现为反酸、嗳气，尤其在夜间容易出现。可以出现睡眠中突然咳嗽，以至咳醒。提示可能出现了反流物的误吸，长期可以造成患者出现气道的慢性炎症。OSAHS还可以导致胰岛素抵抗，出现高血糖或糖耐量异常。OSAHS可以导致性功能障碍，表现为性欲减退和阳痿等症状。约43%的女性患者出现月经不规律，原因不明。由于长期严重的缺氧，患者可以出现代偿性促红细胞生成素的增加，表现为红细胞增多症。另外，由于夜间长期鼾声的影响，可以造成听力减退。

3. OSAHS的体检表现

肥胖是OSAHS非常重要的危险因素，但非必备因素。研究证实，由于脂肪在咽腔壁的沉积，患者可出现上气道狭窄，而且沉积量与AHI相关。此外，OSAHS的发生与上气道结构和功能障碍有关。因此患者可以表现出这些部位的疾病，如鼻炎、鼻息肉、鼻甲肥大、鼻中隔偏曲、扁桃体肥大、悬雍垂粗长、软腭低、舌体肥大。另外，某些患者可以表现为颌面结构异常，如上、下颌骨的发育异常或畸形等，均可造成上气道的狭窄。在一些患者中还可以发现舌骨位置的后移。由于长期的张口呼吸，患者咽部可存在明显的充血、水肿。

五、实验室检测方法

1. 初筛诊断仪检查

临床上一般先对患者进行初筛检查，多采用便携式，大多数是用多导睡眠图(PSG)监测指标中的部分进行组合,如单纯 SaO_2 监测、口鼻气流＋SaO_2、口鼻气流＋鼾声＋SaO_2＋胸腹运动等,这种检查简便,费用低廉,可携带回家,在更自然的睡眠条件下进行检查,主要适用于基层单位的患者或由于睡眠环境改变或导联过多而不能在睡眠监测室进行检查的一些轻症患者,用来除外 OSAHS 或初步筛查 OSAHS 患者,也可应用于治疗前后对比及患者的随访。

2.PSG 监测

(1)整夜 PSC 监测:是诊断 OSAHS 的"金标准"。对患者睡眠时整夜(不少于 7h)监测记录脑电图(C_3A_2 和 C_4A_1)、二导眼电图(EOG)、下颌颏肌电图(EMG)、ECG、热敏电阻测定口和鼻呼吸气流、阻抗或电阻式测定胸腹式呼吸、脉搏血氧饱和度计监测 SaO_2、体位、鼾声、胫前肌 EMG 等。当然 PSG 也可在患者白天睡眠时监测而确诊,但由于白天睡眠浅,REM 睡眠少,不能完全反映患者病情的严重程度。

(2)夜间分段进行 PSG 监测:在同一晚上的前 2～4h 进行 PSG 监测,之后进行 2～4h 的持续气道正压通气(CPAP)压力调定。其优点在于可以减少检查和治疗费用。

(3)多次小睡潜伏试验:对于白天嗜睡明显的患者可以试用,通常需要保证有 2～4h 的睡眠时间(包括 REM 和非 REM 睡眠)才能满足诊断 OSAHS 的需要,因此存在一定的失败率和假阴性结果。

3.嗜睡程度的评价

嗜睡主观评价:主要有爱泼沃斯嗜睡量表(ESS)和斯坦福嗜睡量表(sss)。嗜睡客观评价:检查多次小睡潜伏时间试验(MSLT),可客观评估患者嗜睡的严重程度及诊断其他嗜睡症,还可与发作性睡病等疾患作鉴别。

4.其他检查项目

(1)身高、体重、体重指数 BMI、校正颈围:其中体重指数 BMI＝体重(kg)/[身高(m)]^2;校正颈围可用来估计患者睡眠监测的结果。校正颈围(cm)＝实测颈围＋参数校正值。参数及其校正值为:高血压加 4cm,习惯性打鼾加 3cm,多数夜间窒息或气喘加 3cm。颈围小于 43cm 时,睡眠监测结果异常的可能性低;颈围为 43～48cm 时,结果异常的可能性为中度(为低度可能性的 4～8 倍);颈围大于 48cm 时,结果异常的可能性高(为中度可能性的 20 倍)。

(2)血压(睡前和醒后血压)、评定颌面形态、鼻腔、咽喉部的检查,心、肺、脑、神经系统检查等。

(3)血细胞计数:特别是红细胞计数、血细胞比容(HCT)、红细胞平均体积(MCV)、红细胞平均血红蛋白浓度(MCHC),主要表现为红细胞计数、血细胞比容(HCT)升高。

(4)动脉血气分析:醒后动脉血气分析大多正常,少数严重者可见异常。

(5)肺功能检查。

(6)X 线头影测量(包括咽喉部测量)及胸片;有条件可以行上气道 CT 或 MRI 测定咽腔的横断面积。头颅、颜面侧位相可显示后气道宽度、颅底的角度、下颌骨和甲状舌骨的位置等指标,可为外科手术提供确切的依据。

(7)心电图(ECG)。

(8)病因或高危因素的临床表现。

(9)可能发生的合并症。

(10)部分患者应检查甲状腺功能。

六、诊断和鉴别诊断

1. 诊断依据

主要根据病史、体征和 PSG 监测结果(表 9-5)。

表 9-5 OSAHS 的诊断依据

临床表现	体征	ESS 评分	AHI(次/h)
典型的夜间睡眠打鼾伴呼吸暂停	上气道任何部位的狭窄及阻塞	≥9 分 <9 分	≥5 次/h ≥10 次/h ≥5 次/h 和存在认知功能障碍、高血压、冠心病、脑血管疾病、糖尿病和失眠等 1 项或 1 项以上 OSAHS 合并症

2. 病情分度

根据 AHI 和夜间 SaO_2 将 OSAHS 分为轻、中、重度,见表 9-6。其中以 AHI 作为主要判断标准,夜间最低 SaO_2 作为参考(表 9-6)。

表 9-6 OSAHS 的病情分度

病情分度	AHI(次/h)	夜间最低 SaO_2(%)
轻度	5~15	85~90
中度	15~30 甚至以上	80~85
重度	>30	<80

3. 对全身各系统脏器产生的危害

OSAHS 可能引起以下的病变或问题:①引起或加重高血压(夜间及晨起高血压);②冠心病、夜间心绞痛及心肌梗死;③夜间发生严重心律失常、室性早搏、心动过速、窦性停搏、窦房传导阻滞及房室传导阻滞;④2 型糖尿病及胰岛素抵抗;⑤夜间反复发作左心衰竭;⑥脑血栓、脑出血;⑦癫痫发作;⑧痴呆症;⑨精神异常,焦虑、抑郁、语言混乱、行为怪异、性格变化、幻视及幻听;⑩肺动脉高压、重叠综合征及肺源性心脏病;⑪呼吸衰竭;⑫夜间支气管哮喘;⑬继发性红细胞增多及血液黏滞度增高;⑭遗尿;⑮性功能障碍:阳痿及性欲减退;⑯胃食管反流;⑰神经衰弱;⑱妊娠高血压或先兆子痫;⑲肾功能损害;⑳肝功能损害;㉑肥胖加重;㉒小儿发育延迟或智力低于同龄儿童正常水平;㉓重大交通事故。

4. 鉴别诊断

主要应与其他引起白天嗜睡的疾病相鉴别,如发作性睡病、不宁腿综合征、睡眠中周期性腿动综合征、原发性鼾症等。主要依据临床症状、PSG、MSLT 等,同时应注意这些睡眠障碍病与 OSAHS 合并发生的机会也很多,临床上不可漏诊。

七、治疗

1. 病因治疗

OSAHS 是一种综合征,发病机制是复杂的,影响因素众多,因而治疗原则上必须是综合考虑、因人而异、标本兼治。纠正引起 OSAHS 或使之加重的基础疾病是治本,随着基础疾病的治疗和好转,OSAHS 将随之获得治疗和改善,如对合并甲状腺功能减低症患者,逐渐予以补充甲状腺素的治疗,可使睡眠呼吸暂停完全消失或显著改善,但是在甲状腺素替代治疗时应注意心脑血管并发症。对肢端肥大症患者,手术切除垂体肿瘤或服用生长激素释放抑制激素类似物的药物,可以减轻症状,避免病情发展。另外,如果基础疾病一时不能治疗和好转,治疗 OSAHS 对提高患者生活质量、减少并发症、延长患者寿命,也会有所帮助。

2.一般治疗

建议对 OSAHS 患者均应进行多方面的指导,尤其是对于轻度 OSAHS 有较好的疗效。包括:①减肥、控制饮食和体重、适当运动,如能降低体重 5%～10%,对改善症状及睡眠呼吸暂停,提高 SaO_2,有一定帮助;②右侧卧位睡眠;③适当抬高床头;④戒酒、戒烟、停用镇静催眠药物及其他可引起或加重 OSAHS 的药物,如睾酮等;⑤白天避免过度劳累。同时,对于白天嗜睡的 OSAHS 患者应告知在从事高危职业(如机动车驾驶等)有增加事故发生率的危险性。

3.药物治疗

如表 9-7 所示。

表 9-7 OSAHS 的药物治疗

治疗方法	具体方法	推荐级别	剂量及注意
减肥	饮食控制	指南	减少 OSAHS 患者 AHI
	饮食控制与 OSAHS 的基本治疗联合应用	可选	
	减肥手术	可选	推荐作为肥胖的 OSAHS 辅助治疗
药物治疗	选择性 5-HT 再摄取抑制剂 SSRI	标准	不推荐作为 OSAHS 的治疗
	普罗替林	指南	不推荐作为 OSAHS 的基本治疗
	安非他明类兴奋剂	标准	不推荐作为 OSAHS 的治疗
	雌激素	标准	不推荐作为 OSAHS 的治疗
	莫达非尼	标准	推荐作为 OSAHS 患者的日间残留过度睡眠治疗
吸氧	氧疗	可选	不推荐作为 OSAHS 的基本治疗
改善鼻腔通气	短效的鼻黏膜血管收缩剂	可选	不推荐作为 OSAHS 的治疗
	经鼻应用激素	指南	改善 OSAHS 患者的 AHI,作为 OSAHS 的基本治疗的辅助方法
体位	非仰卧位	指南	保持睡眠时非仰卧位是 OSAHS 有效的二线治疗

4.口腔矫治器

主要有软腭作用器、舌牵引器和下颌前移器 3 种,以下颌前移器应用最多。这些口器大多数固定在牙齿上,使下颌移位,颏舌肌拉向前,起到修正下颌后和舌后腔隙的作用,促使下咽腔扩大开放,增加咽部横截面积。该方法适应证是:①单纯鼾症;②轻度 OSAHS 患者(AHI<15 次/h),特别是下颌后缩者;③对于不能耐受 CPAP、不能手术或手术效果不佳者可以试用。禁忌证是:患有颞颌关节炎或功能障碍。

对于轻中度睡眠呼吸暂停患者来说,口腔矫治器是可行的,其优点是无创伤、价格低;不良反应有唾液分泌增多,晨起咬合不适和下颌关节不适等。由于各种类型口器性能不同及不同患者的耐受情况不同,效果也不同,所以该方法不作为最理想的选择。

5.经鼻供氧

从 OSAHS 病理生理基础上可知,OSAHS 患者睡眠时可发生不同程度的低氧血症,经鼻供氧,虽然可以直接减少低通气引起的低氧血症,但是削弱了低氧对呼吸中枢的刺激作用,可能延长上气道阻塞引起的呼吸暂停时间,对改善最低 SaO_2 效果不明显。一般情况下,只是对于严重 OSAHS 患者,在 CPAP 治疗的基础上给予经鼻供氧,则可明显减少呼吸暂停的次数和改善低氧 TLD 症。

6.气道内正压通气治疗

包括持续正压通气(CPAP)、双水平气道正压通气(BiPAP)和自动 CPAP 等,以经口鼻 CPAP(NCPAP)最为常用。如合并慢性阻塞性肺疾病(COPD)即重叠综合征时,可选用 BiPAP。

(1)CPAP:CPAP 对中、重度 OSAHS 患者,是一个常用的有效治疗方法,坚持应用,可改善远期预后。其治疗原理是用一空气泵,将空气滤过湿化,经鼻面罩与患者相接,提供一个生理性压力(0.2~2kPa,即 2~20cmH_2O)支撑上气道,可使患者功能残气增加,降低上气道阻力,刺激上气道机械通气受体,增加上气道肌张力,防止睡眠时上气道塌陷,以保证睡眠时上气道的开放。

该方法适应证是:①OSAHS,特别是 AHI≥20 次/h 以上者;②严重打鼾;③白天嗜睡而诊断不明者可进行试验性治疗;④OSAHS 合并 COPD 者,即"重叠综合征";⑤OSAHS 合并夜间哮喘。禁忌证是:①胸部 X 线或 CT 检查发现肺大疱;②气胸或纵隔气肿;③血压明显降低(血压低于 90/60mmHg)或休克时;④急性心肌梗死患者血流动力学指标不稳定者;⑤脑脊液漏、颅脑外伤或颅内积气;⑥急性中耳炎、鼻炎、鼻窦炎感染未控制时。

选择合适的治疗压力是长期有效 CPAP 治疗的基础。如果治疗压力过低会影响疗效;如果治疗压力过高,可增加患者的不适感及影响睡眠,并可能导致患者放弃治疗。所以在接受长期 CPAP 治疗前需要确定最适压力,即在多导睡眠生理记录仪监测下找出能够消除所有睡眠分期及不同睡姿下发生的阻塞事件、鼾声以及恢复正常睡眠结构等的最低治疗压力,这一过程被称为"压力滴定"。

理想的压力水平是指:①消除睡眠期和各种体位时呼吸暂停及低通气事件,达到 AHI<5 次/h;②消除鼾声、气流受限;③消除微觉醒,恢复正常睡眠结构;④消除心律失常事件;⑤消除低血氧事件,维持夜间 SaO_2>90%。压力滴定一般紧接前一天的 PSG 诊断进行,可以采用人工 CPAP 和 autoCPAP 滴定。

CPAP 机体积小,使用方便,可携机回家长期治疗。OSAHS 患者需在睡眠状态下佩戴 CPAP,每天治疗时间应>4h;重叠综合征患者在清醒状态下也可能需要佩戴。一般在连续治疗 1~3 个月后作疗效评价,酌情调整 CPAP 治疗参数。通常在无严重不良情况下,CPAP 可以长期应用甚至终生佩戴。

CPAP 治疗可能的不良反应如不及时处理会影响患者对 CPAP 治疗的依从性,短期应用 CPAP 治疗的依从性为 50%~80%,平均每夜应用 3.4~4.5h,长期应用依从性约 70%。主要不良反应是面罩相关症状、鼻部症状和压力不耐受、腹胀等。

(2)双水平气道正压通气(BiPAP):BiPAP 比 CPAP 更符合呼吸生理过程,持续气道正压在吸气和呼气期间均被维持,允许独立调节吸气压和呼气压。由于价格昂贵,主要适用于高碳酸血症呼吸衰竭和不能适应或耐受 CPAP,以及有支付能力的患者。双水平正压通气其平均面罩压低于 CPAP,因此面罩周围漏气少有报道。对那些鼻充血或鼻溢的患者,常规治疗不充分,使用 BiPAP 将有效。不良反应和合并症类似于 CPAP,气压伤少于 CPAP。治疗依从性较好。

(3)自动或智能化 CPAP:该机型可以根据患者的上气道阻力而动态改变参数,相应于压力、流速或鼾声的反射来增加或减少压力。自动 CPAP 能够根据生理变化提供最低所需压力,其疗效接近或优于

CPAP，依从性良好，但因价格昂贵，应用受到限制。

7.手术治疗

外科治疗用于解除上气道存在的结构性狭窄和(或)降低上气道软组织塌陷性，包括耳鼻喉科手术和口腔整形手术。术前应积极做好手术风险评估，包括年龄、过度肥胖、心肺功能、神经系统和内分泌系统等的评估。对合并高血压、缺血性心脏病、心律失常、脑卒中、糖尿病2型等相关疾病时，术前积极内科治疗，减少围手术期并发症。

由于OSAHS患者上气道常存在多部位狭窄和阻塞，术前口咽部检查、纤维内镜检查、X线等影像学检查、上气道压力测定等评估方法精确定位狭窄部位，评估手术可行性，制订针对不同的解剖平面的术式组合，有助于提高手术的成功率。

(1)鼻部手术：主要通过减少鼻阻力，减少气道吸气相的腔内负压，改善张口呼吸引起的舌后区狭窄和改善口咽肌的张力。通常指鼻腔扩容手术，鼻中隔和筛窦等手术，需要联合其他手术。

(2)腭咽层面手术：适合于阻塞平面在口咽部，黏膜组织肥厚致咽腔狭小，悬雍垂肥大或过长，软腭过低过长，扁桃体肥大或腭部狭窄为主者。应强调对腭部生理功能保护。主要包括悬雍垂腭咽成形术(UPPP)及改良术式。因手术较简单，仍为目前最常用的外科治疗方法。而且，国内创建了解剖腭帆间隙、切除间隙内沉积脂肪、保留悬雍垂的一期腭咽成形术(H-UPPP)，重塑气道结构，提高了手术疗效，使显效率由53.3%提高到82.4%。

(3)舌咽层面手术：主要包括颏舌肌前移术、舌骨悬吊术、舌根悬吊固定术等，适用于上气道评估显示舌后会厌区气道有阻塞者。上述手术通常需要联合UPPP。

(4)上气道低温等离子打孔消融术：可使软组织容积缩小和顺应性降低。需要在软腭、扁桃体、舌根等处进行消融治疗。单独应用适用于打鼾和轻度OSAHS患者。该方法简单，仅切除部分腭垂和相应的软腭组织，可以在门诊进行。美国睡眠医学会不推荐上气道低温等离子打孔消融术作为外科UPPP的替代术式。

(5)颌骨前移术：正颌手术，通过颌骨截骨前移，牵拉附着于颌骨的软组织，扩大气道容积和改变肌张力。适用于颌骨畸形、CPAP失败和上述其他手术无效的重度患者。

(6)辅助手术：为进一步治疗所施行的辅助性手术。气管造瘘用于严重OSAHS伴严重低氧，导致昏迷、肺心病、心力衰竭或心律紊乱的患者，由于无法适应CPAP或BiPAP，或不适于行UPPP，或为防止UPPP及其他外科术时发生意外，为解除上气道阻塞引起致命性窒息最有效的救命措施。

由于OSAHS患者因长期夜间缺氧、高碳酸血症及睡眠结构紊乱，导致机体一系列病理生理变化，手术耐受性差，其围手术期并发症发生率为10%~20%，与其病情严重程度有关。常见的并发症：①出血；②上气道梗阻；③心、脑血管意外；④腭咽关闭不全；⑤发音异常；⑥咽腔狭窄。

OSAHS是多因素、多病因的全身系统性综合征，在严格掌握适应证的情况下，外科治疗是有效的。应该强调的是外科治疗不是唯一有效的方法，综合分析病因，进行多方位系统治疗是十分重要的。就外科治疗而言，更多侧重于治疗早期或轻度OSAHS患者方能事半功倍。

8.经皮电刺激治疗

经皮电刺激治疗的机制是刺激颏舌肌为主的上气道扩张肌使舌体向前运动而有效开放舌后气道，因此只适用于OSAHS，而对中枢性和混合性睡眠呼吸暂停综合征疗效较差。

目前多采用刺激舌下神经的方法，舌下神经主干走行最表浅部位，即下颌角内侧约1cm处；舌下神经支配颏舌肌的分支部位，即颏部中线外平均0.3cm距下颌缘前端平均1.5cm处。

当电极放置在下颌角内侧刺激舌下神经主干时,虽然可使上气道的肌肉张力增高,管腔保持一定的韧性而使上气道开放,但因同时使舌后缩的肌肉发挥作用,其效果较刺激舌下神经支配颏舌肌的分支为差;而当刺激支配颏舌肌的舌下神经分支时,选择性的使颏舌肌肌肉活性增加,舌前伸,而避免了使舌后缩的肌肉张力的增大,不会出现使舌后缩的作用。电刺激治疗 OSAHS 多采用单向脉冲波,采用 Lilly 波形刺激支配颏舌肌的舌下神经分支的方法。

9. 合并症的治疗

合并高血压者应注意控制血压;合并冠心病者应予扩冠治疗及其他对症治疗。

(秦 艳)

第四节 中枢性睡眠呼吸暂停综合征

中枢性睡眠呼吸暂停综合征(CSAS)特点是睡眠时因中枢驱动功能受损而引起的反复气流中断,并且出现睡眠片段(频繁觉醒)相关症状和(或)白天过度嗜睡。中枢性呼吸暂停(CSA)是睡眠中出现口鼻无气流、并且胸腹呼吸运动停止 10s 以上。CSAS 的组成常与 OSAHS 并存,可能是因为阻塞事件或过度 CPAP 压刺激上呼吸道传入,触发吸气的反射性抑制。

临床上,CSAS 远没有 OSAHS 常见,而且因不同病因掩盖了多数临床表现。睡眠启动性失眠是最常见于中枢呼吸暂停,集中于 NREM 睡眠相。躯体或腿抽动可以与在重新呼吸(如周期性呼吸)或呼吸用力峰时(如陈-施呼吸)同时,可使患者醒来。CSAS 的存在常先被陪睡者所发现,证明其呼吸屏气,睡眠不正常是其主诉,难以确定由昼时疾病表现所引起。

一、临床分类

按照国际睡眠障碍分类第 2 版(ICSD-2)可以将 CSAS 分为 6 种。①原发性 CSAS;②陈-施呼吸型;③高海拔周期性呼吸;④内科疾病所致的非陈-施呼吸所致的 CSAS;⑤药物和物质滥用所致的 CSAS;⑥婴儿原发性 CSAS。

二、发病机制

神经生理学研究发现,清醒状态下的呼吸控制依赖于皮质及前脑介导行为系统和非行为控制系统(代谢系统)。睡眠开始后,呼吸的控制以代谢系统为主,从周围(经舌咽神经及迷走神经)及中枢化学感受器的传入信息整合至延髓腹外部,再将传出信息至膈神经及胸脊髓运动神经元,影响呼吸的深度及频率。CSAS 的发病机制尚不清楚,可能涉及过度通气或低通气。低碳酸血症后的过度通气是充血性心力衰竭、高海拔和原发性 CSAS 导致 CSAS 的机制。这些患者在睡眠和觉醒时出现过度通气,伴随低碳酸血症,增加了中枢化学感受器的反应性和睡眠的不稳定性。

CSAS 的病因有代谢性、心源性、呼吸性或神经疾病(周围及中枢)性,呼吸性碱中毒及肾性酸中毒反应性低 CO_2 症是 CSAS 严格的代谢性病因。

心脏功能差,如充血性心力衰竭,左室射血分数(LVEF)、心搏量减小,血流速减慢,肺-化学感受器循环时间延长,使循环时间延迟,导致中枢化学感受及实时酸碱平衡间不匹配,因此在心力衰竭反复的中枢呼吸暂停被渐大渐小及幅度可变的呼吸率所间断,即陈-施呼吸。

呼吸功能差亦可导致 CSAS,血氧饱和度<80%,特别是在慢性高碳酸血症背景下(如 COPD),促清醒及不顾 CO_2 的呼吸控制,故形成过度换气、低 CO_2、无呼吸及氧去饱和的恶性循环。

CSAS 的神经源性病因包括腹外侧延髓或其传出联系损害,如腹外侧延髓梗死、后颅窝占位病变及 Arnold-Chiari 畸形,延髓呼吸控制神经元常见于强直性肌营养不良及多系统萎缩。Shy-Drager 综合征中自主神经功能障碍可能是辅助因素。下运动神经元、神经肌肉连接及肌肉疾患是较常以通气不足为特点,完全性 CSAS 则系晚期并发症。

此外,上气道不稳定性可能参与了 CSAS 的发生。陈-施呼吸型 CSA 发生时也会有上气道狭窄甚至塌陷,仰卧位时发生 CSR-CSA 的概率远较侧卧位时高。

三、诊断

应详细地检查和询问基础病史和睡眠史。如果疑为睡眠呼吸暂停(频繁觉醒、有可证实的呼吸暂停或阵发性夜间呼吸困难),需要考虑 PSG 监测。对疑为 CSAS 者须做代谢性、心脏性、肺功能或神经系统有关检查。

心力衰竭患者的 CSAS 可能有阵发性夜间呼吸困难、频繁的夜间觉醒症状。CSAS 可以表现出典型的陈-施呼吸特征。然而打鼾、白天嗜睡、肥胖等症状不如 OSA 患者常见。与没有 CSAS 的心力衰竭患者相比,有 CSAS 的心力衰竭患者年龄更大(>60 岁)、多为男性、易发房颤、动脉二氧化碳分压低(≤38mmHg)、对 CO_2 的敏感性增高、清醒及运动时易出现心力衰竭患者的渐低/渐高陈-施呼吸节律,预示同时存在 CSA 并且预后不佳。心力衰竭的患者并且有多于 1 个上述特征时,需要考虑 CSAS 的诊断。

四、治疗

常规治疗主要针对基础的代谢、心脏、呼吸或神经系统疾病的病因,加以头抬高30°,辅吸低流量氧等处理(表9-8)。

表9-8 CSA 的治疗

分类	治疗方法	推荐级别	剂量及注意
原发性 CSAS	正压通气	可选	
	乙酰唑胺	可选	250mg qn,多至 250mg tid
	唑吡坦	可选	10mg qn
	三唑仑	可选	0.25~1mg qn
充血性心力衰竭所致的 CSAS	持续正压通气	标准	AHI 达到正常
	双水平气道正压通气	可选	仅用于持续正压通气、匹配伺服通气、氧疗效果不佳时
	匹配伺服通气(ASV)	标准	AHI 达到正常
	夜间氧疗	标准	

分类	治疗方法	推荐级别	剂量及注意
	乙酰唑胺茶碱	可选	标准治疗不能耐受的替代治疗
	心脏同步化治疗	无	需要进一步评估
	心脏移植		
内科疾病所致的非陈-施呼吸所致的CSAS	心房超速起搏持续正压通气	可选	用于终末肾患者
	氧疗		
	碳酸氢盐缓冲系透析		
	夜间透析		
高海拔周期性呼吸CSAS	乙酰唑胺	无	需要进一步评估
	茶碱		
	唑吡坦		
	替马西泮		
	扎来普隆		
药物和物质滥用所致的CSAS	持续正压通气	无	仅有少量阿片类药物所致的CSAS研究，需要进一步评估

（陈陶艺）

第五节 发作性睡眠

发作性睡病是一种慢性睡眠障碍，常在青少年期起病并持续终生，对患者身心健康影响很大。主要临床表现为发作性的睡眠增多、猝倒症、睡眠麻痹、睡眠幻觉等其他症状，合称为发作性睡病四联征。1880年法国神经病学家Celineau首先对此病进行过描述；1998年，Sakurai等在大鼠下丘脑外侧区中，发现一类新的神经肽——orexm（食欲素）。神经病理学研究证实，orexln系统与发作性睡病的病因直接相关。随着分子生物学和遗传学技术的进展，通过全基因组关联研究（GWAS），越来越多的新靶点发现为发作性睡病的机制和治疗奠定了基础。

发作性睡病并不罕见，是引起白天嗜睡的第二大病因。在美国该病的发病率为0.02%~0.06%，我国香港地区发病率为0.001%~0.04%，国内由于没有受到足够的重视因而发病率不详。发病年龄从儿童到50岁均有，以15~25岁较多，5岁前发病少见。男性较女性常见。

一、发病原因

病理解剖发现，发作性睡病患者出现高度选择性的下丘脑神经胶质增生，提示下丘脑病变是该病的主要原因。而且，临床上部分下丘脑受损的患者（如脑炎、颅脑外伤、颅咽管瘤术后等），也可以出现发作性睡病的症状。随着对下丘脑orexln系统的深入研究，发作性睡病的病因已基本清楚。下丘脑的下侧及穹隆周围的区域部分核团分布有少量 orexm 神经细胞(大鼠约有 1100 个,人也仅有 70000 个),其纤维投射范围非常广泛,如下丘脑、延髓、脑桥、中脑,大脑皮质,甚至内脏器官和脂肪组织。在生理功能上,orexln 系统对正常睡眠-觉醒周期的调控起着关键的作用。首先,orexm 可以影响下丘脑多个内稳态中心区,控制觉醒状态时下丘脑致密神经纤维投射的 DRN 区和蓝斑核的神经活动,兴奋 DRN 区 5-HT 能神经元和蓝斑核中的去甲肾上腺素(NE)能神经元,提高觉醒程度,抑制 REM 睡眠,因此,orexln 系统是内稳态和觉醒水平之间的联系纽带。其次,下丘脑 orexm 神经元有下行纤维投射到蓝斑核和脑桥抑制区,刺激蓝斑核使肌肉张力升高,而刺激脑桥抑制区则使快速眼球运动睡眠时的肌张力降低。在去大脑动物实验中,在蓝斑核中微量注射 orexln 后,产生同侧或双侧肢体肌张力增高;而脑桥抑制区微量注射 orexln 后,引起肌张力降低。与正常人相比,发作性睡病患者下丘脑 orexln 神经元数量大量减少,脑脊液中 orexln-A 水平极低,引起易化和抑制肌张力及运动异常,这可以部分解释嗜睡症的运动症状。orexln 基因敲除小鼠可产生与人发作性睡病极为相似的症状和脑电图表现,发作性睡病犬主要是由于 orexm 受体-OX2R 基因突变后产生了无活性的受体蛋白。

下丘脑食欲素细胞的破坏基本可以确定是一种自身免疫行为,人白细胞抗原(HLA)和 T 淋巴细胞受体的变异对遗传易感性有很大影响。几乎所有的发作性睡病/食欲素缺乏病例都携带以下 2 种特异的紧密连接的 HLA-Ⅱ类等位基因:DQAl*01:02、DQBl*06:02。然而,在 12%~38% 的种群中这些基因是常见的并且不足以致病。其他 HLA-Ⅱ类等位基因也可以调节遗传易感性,如 DQB1*03:01(易感性)、DQB1*06:01、DQB1*05:01 和 DQAI*01(非 DQAI*01:02)(保护性的)。T 淋巴细胞受体 α 基因(TCRA)也是发作性睡病的一个重要易感性因素。T 淋巴细胞受体与抗原肽-HLA 复合物相互作用后可以启动免疫反应。和免疫球蛋白相似,TCRA 横跨细胞膜,由 46 个功能性可变片段(v)和 49 个功能性连接片段(J)组成。J 片段的单核苷酸多态性变异型(rs1154155c)在白种人和其他种群中表现出显著的相关性。可以假设 DQA1*0102/DQBl*0602HLA 异二聚体产物和 T 淋巴细胞受体独特型(由 VJ 片段组成)相互作用与 rs1154115C 的 m 现有关(直接或间接),这或许可以导致更进一步的免疫反应,从而引起下丘脑食欲素细胞的破坏。

大多数自身免疫疾病有一系列很强的 HLA 易感因素。在发作性睡病自身免疫过程中最值得注意的其中一点是易感性区域和自身免疫靶点的高度特异性,高度选择性破坏下丘脑分泌素细胞。上呼吸道感染,链球菌感染性咽炎和流感,已被提出是导致发作性睡病的环境因素之一。这些发病因素可能直接通过表达重要的表型或非特异性地通过激活 T 淋巴细胞克隆、超级抗原反应、透过血脑屏障(如发热)进入免疫细胞通道。

全基因组关联研究发现,发作性睡病患者样本中肉毒碱棕榈酰基转移酶 1B(CPTIB)和胆碱激酶 B(CHKB)的低表达。这种相关性在另一个日本的样本中被复制,但白色人种中尚没有复制的样本。同样,CPTIB 是肉毒碱的转运体,从胞浆将长链的脂肪酸乙酰辅酶 A 运送至线粒体。CPTIB 也是线粒体中 β-氧化作用通路的控制酶,该通路参与调节快速眼动睡眠的转换。这种多态性通过减少下丘脑分泌素细胞来独立调节快速眼动睡眠的可能性得到了一项发现的支持,该发现为嗜睡发作性睡病的轻度表现形式,与下丘脑食欲素缺乏无关。

嘌呤受体在白色人种发作性睡病中的作用已通过全基因组关联研究证实,嘌呤信号在免疫调节中起关键作用。单核苷酸多态性 rs2305795,位于嘌呤受体基因 P2Y11 的 3'非编码区,降低了外周单核细胞受体的表达,与发作性睡病易感性显著相关。

二、临床表现

症状首次出现往往在青春期，高峰年龄是15～25岁，但是也有5～6岁出现发作性睡病或其他症状；第二次出现的高峰年龄是35～45岁。发作性睡病的临床特点包括：睡眠的突然发作，白天嗜睡；阵发性肌无力、猝倒；入睡前幻觉；睡眠瘫痪和夜间睡眠不安。

首发症状通常是白天嗜睡和不可抗拒的睡眠发作，既可单独出现也可伴随一个或多个症状出现。环境高温，室内活动以及懒散可加重症状。症状可随时间减轻但不会完全终止。白天反复出现的睡眠发作，不仅仅出现在单调、静止的活动或饱餐之后，而且也出现在患者工作时、进餐时、行走时；病情较重时更是在任何场合都可发作，例如，在主持会议时，在人多拥挤之处行走时等，如在游泳或驾车时发作可危及生命。发作时自己力求保持清醒，但1～2min就进入梦乡，发作的时间从几分钟（如处于一种不舒服的姿势）到1h以上（如躺着）。醒后头脑清醒，精力充沛，而且在下次发作之前有一至几小时的不应期。除了睡眠发作之外，患者可能感觉到异常困倦，一整天都处于低警觉状态，因此，工作效率低、记忆力较差。

猝倒是一种突然的、可逆的肌肉张力的降低或丧失，50%～70%的患者有猝倒发作史。猝倒一般和异常睡眠发作一起出现，但也可在20年之后出现，偶然情况下出现在异常睡眠发作之前。发作频率变化较大，可能整个一生有几次，但也可能每天有一次或几次发作。猝倒常由情绪诱发，大笑或愤怒、惊异或突然紧张，都可能涉及某些肌肉或全部随意肌张力的降低或丧失。典型发作为颌部松弛，头向前垂落，双臂倒向一侧和双膝张开；轻者可仅有肢体的软弱无力。

约30%患者有入睡前幻觉，在将睡未睡之际出现生动梦样体验。既可在白天睡眠中发作，也可在晚上。幻视包括眼前出现大小一致或变化的简单形状（彩环或物体等），或动物和人的形象突然以黑白，更多的是以彩色的形式出现。幻听也很常见。

20%～30%的患者有睡眠瘫痪发作，常于睡醒后或入睡时发生，可累及全身肌肉。患者意识虽然清醒，但突然发现他们自己不能移动肢体，不能讲话甚至不能深呼吸，这种情况常常伴随幻觉，一般历时数秒钟至数分钟而恢复。

入睡前幻觉及睡眠瘫痪并不影响每个患者而且常常较短暂，睡眠不安很少在第一阶段出现，一般随着年龄增大而出现，夜间睡眠常多梦和易醒。

发作性睡病可导致各种合并症，如交通意外以及与操作机器有关的意外，工作有困难被迫退休或被解雇、阳痿、抑郁等。

三、实验室检查

1. 多导睡眠图（PSG）

多次小睡潜伏试验（MSLT）：MSLT主要记录每次小睡的潜伏期、平均潜伏期和每次小睡REM睡眠的有无。根据PSG的记录，出现在睡眠起始15min内的REM睡眠为一个睡眠REM期的起始。

夜间多导睡眠图：判断嗜睡患者的潜在原因，如有睡眠打鼾者，MSLT指出该问题的严重程度。一旦夜间多导睡眠图排除了特殊疾病，并证实患者夜间睡眠正常，那么MSLT就可根据两个或两个以上的睡眠起始REM期确定发作性睡病的诊断。监测项目包括脑电图（$C_3A_2C_4A_1$）、眼电图、肌电图、胸腹部运动、口鼻气流、心电图、血氧饱和度、腿动、体位及鼾声等。所有监测均在患者停用影响睡眠药物2周后进行。

连续24h或36h多导睡眠图监测:能够提供白天及夜间睡眠发作的类型、时间、持续时间、实际次数的资料,除此之外,这项多导睡眠图可以确认分离的REM睡眠抑制过程,其特点是猝倒,脑电图及眼动图为觉醒状态。

只有出现白天嗜睡和发作性猝倒并且MSLT和多导睡眠图证实有异常的白天警觉,该患者才能被归类为发作性睡病。

2.人白细胞抗原检测

可以采用血清学方法进行HLA-DR$_2$测定。进一步还可以应用PCR序列特异性引物体外基因扩增(PCR-SSP)方法,进行HLA-DR$_2$和HLA-DQ$_{W_6}$亚型(HLA-DQB1*0602)的测定。

3.脑脊液或血浆orexm水平测定

目前发作性睡病的诊断主要依靠临床表现辅以睡眠记录及人白细胞抗原检测,夜间多导睡眠扫描检查有助于该病与呼吸暂停和其他睡眠障碍性疾病的鉴别诊断,但比较费时且假阳性和假阴性均较高。研究报道,84.2%的发作性睡病患者脑脊液中orexin-A水平明显降低。正常人脑脊液中均有orexin-A,检出浓度为169~376pg/ml,而发作性睡病患者一般仅为40pg/ml。大多数有其他神经病理性症状如头痛、肌无力及疼痛患者脑脊液orexin-A均在正常水平。因此,脑脊液orexln阴性将可能成为发作性睡病高特异性、高敏感性的一项指标。血浆取材更方便,但是血浆orexin-A的水平仅为脑脊液的1/10,而且受时间、血糖等影响,最好在上午8:00~9:00时留取血标本。目前,用有商品化的orexln-A检测的ELISA试剂盒。

4.体动记录仪

actigraphy主要利用感应腕部的加速度,记录身体运动次数、幅度,由于NREM睡眠深睡眠期回到浅睡眠阶段常伴随着身体的活动,由此可以作为睡眠周期鉴别的依据以及睡眠质量评估的指标。方法简单,不会干扰受试者日常就寝习惯。因为发作性睡病的猝倒是一种突然的、可逆的肌肉张力的降低或丧失,所以可以通过actigraphy记录每次猝倒发作。同时计算每次小睡的时间和平均时间,辅助客观评定发作性睡病的程度和治疗效果。

四、诊断与鉴别诊断

发作性睡病的诊断标准为:①或是具有嗜睡及发作性猝倒的典型临床表现;②或是具有白天嗜睡及以下表现者:平均睡眠潜伏期<5min,2次或以上的异常REM睡眠且无其他精神神经疾患及药物能够解释嗜睡原因及有关症状者。

症状性发作性睡病的问题很难解决,尽管少见但确实有创伤后发作性睡病伴有猝倒和EDS。睡眠呼吸暂停伴有发作性睡病可能更常见。因为阻塞性睡眠呼吸暂停可能导致明显的睡眠片断。主要的鉴别诊断是同中枢神经系统嗜睡综合征进行鉴别。

1.癫痫失神发作

多见于儿童或少年,以意识障碍为主要症状,常突然意识丧失,瞪目直视,呆立不动,并不跌倒;或突然终止正在进行的动作,如持物落地,不能继续原有动作,历时数秒。脑电图可有3Hz的棘-慢综合波。

2.昏厥

由脑血液循环障碍所致短暂的一过性意识丧失。多有头昏、无力、恶心、眼前发黑等短暂先兆,继而意识丧失而昏倒。常伴有自主神经症状,如面色苍白、出冷汗、脉快微弱、血压降低,多持续几分钟。

3. Kleine-Levin 综合征

又称周期性嗜睡与病理性饥饿综合征。通常见于男性少年,呈周期性发作(间隔数周或数月),每次持续 3~10d,表现为嗜睡、贪食和行为异常。病因及发病机制尚不清楚,可能为间脑特别是丘脑下部功能异常或局灶性脑炎所致。

五、治疗

目前主要是采用对症治疗。

1. 一般治疗

首先心理上的支持很重要,要让患者了解疾病的性质,知道不会有其他发展,使患者作好思想准备,学会带着疾病生活。应避免从事瞌睡或跌倒时可能发生危险的工作,不要单独去危险场所,要避免情绪激动,避免倒班,避免饱食和饮酒,保持规律的夜间睡眠时间。由于大多数患者在短暂睡眠之后可有 1~2h 的头脑清新,如能在白天照顾性的安排几次小睡,可能提高工作效率。由于本病的嗜睡症状易被家属或同事误解,医师应向他们解释本病的性质,使他们能体谅患者的表现,并给予适当的支持。学龄前儿童及学龄儿童家长应向老师讲明情况,安排几次白天小睡同时保持 9h 以上的夜间睡眠。

2. 饮食治疗

采用严格限制糖类的"低糖类饮食"可以改善发作性睡病的症状。低糖类饮食也称 Atkins 饮食法,是一种减肥疗法。研究发现,经过连续 8 周的低糖类饮食(每天糖类限制在 20g 以下),发作性睡病症状的 NSSQ 评分,从开始低糖类饮食之前的 161.9 分降低到 133.5 分(降低了 18%),虽然症状没有完全消失,但得到了改善。而且,减少糖类摄取量之后,血糖值没有提高(低血糖状态),但这时控制食欲的 orexm 的活性上升,可能是限制食物中的糖类之后提高了 orexm 神经元的活性,从而改善了症状。

3. 药物治疗

药物治疗主要是控制发作性睡病症状并允许患者全力参与家庭及职业的日常活动,治疗的目标不是让患者全天保持觉醒和活跃,而是在需要的时候。

1)治疗白天嗜睡的中枢神经系统兴奋剂主要采用安非他明 10~20mg,不良反应晕眩、失眠、忧郁和成瘾等十分明显;哌甲酯 5~10mg,易发生耐药且不良反应多。

非苯丙胺类的神经系统兴奋剂莫达非尼,在国外用于治疗发作性睡病效果显著,与常规所使用的治疗发作性睡病的兴奋剂不同,有较大的安全性,对血压和心率无影响,无活动增多、耐受性或反弹性思睡等不良反应,也无潜在的成瘾性。能提高正常人群的中枢兴奋性,口服莫达非尼后第 1h~第 22h 的脑电图监测表明,警觉能力升高,偶发的微眠波几乎被完全抑制。对睡眠剥夺人群,睡眠剥夺会造成人的警觉能力和作业能力的下降,服用莫达非尼能有效改善这种状况。研究表明,经过一整夜的睡眠剥夺后,服用 200mg 莫达非尼,志愿者的心理运动能力明显高于服用安慰剂组;在长达 60h 的睡眠剥夺期间,每隔 8h 服用莫达非尼 200mg,仍能较好地维持睡眠剥夺者的中枢处于一定的兴奋状态,保持相当的警觉能力和作业能力。莫达非尼还具有一定的神经保护作用,能有效地拮抗 1-甲基-4-苯基-1,2,3,6-四氢吡啶产生的神经毒性作用,使症状得到明显缓解。莫达非尼的神经保护作用还分别在纹状体机械损伤模型和缺血损伤模型中得到证实。莫达非尼中枢兴奋作用与脑中抑制性递质 GABA 的减少有关,并受 5-HT 和去甲肾上腺素的调控。研究中发现,莫达非尼的中枢兴奋作用可能是通过增加谷氨酰胺合成酶,从而减少 GABA 的生成,并促进神经细胞的解毒功能和能量代谢活动而起作用的。临床研究也显示莫达非尼还可以改善帕金森病相关的嗜睡状况,对治疗睡眠呼吸障碍及打鼾症也有效。主要不良反应有恶心、神经过敏和焦虑。加量过快服药可出现轻至中度头痛。因而,用药宜从小剂量(每日50～100mg)开始,每4～5d增加50mg,直至最适剂量(每日200～400mg)。严重肝损害的患者剂量减半,肾功能不全和老年患者服用剂量要酌减,左室肥大、有缺血性心电图改变、胸痛、心律失常或有临床表现的二尖瓣脱垂的患者及近期发生心肌梗死、不稳定型心绞痛或有精神病史者禁用或慎用。

2)治疗猝倒、睡眠瘫痪及入睡前幻觉的药物:根据猝倒、睡眠瘫痪及入睡前幻觉的神经生物学机制,目前主要有以下几类药物可以选用。

(1)三环类抗抑郁药(TCA):三环类抗抑郁药(TCA),为NE/5-HT再摄取抑制剂,主要阻止突触前膜对NE的再摄取,并阻滞其他受体。早在20世纪60年代,丙米嗪就开始用于猝倒的治疗。随后,其他的TCA也证实对猝倒的治疗有效,如氯丙米嗪、多塞平、去甲丙米嗪等。一般用药1～2d内开始起效,6～8个月出现耐受性。在药理作用上,TCA主要通过抑制REM睡眠改善猝倒、睡眠瘫痪及入睡前幻觉的症状,对于白天嗜睡的作用不肯定。

在所有TCA中,氯丙米嗪的疗效最好。可能是因为氯丙米嗪对5-HT再摄取抑制剂选择性更强。该药口服易吸收,$t_{max}=4h$,$t_{1/2}$为1h,有效血浓度250～700ng/ml。平均治疗剂量为口服25～75mg/d,可渐增,最大不超过150mg/d。在治疗猝倒发作时,多在48h内起效,同时也可以减少睡眠瘫痪及入睡前幻觉的症状。主要不良反应为轻微乏力、困倦、头晕、口干、口苦、便秘、食欲差、视物模糊、排尿困难。可有体位性低血压、心电图改变,偶有皮肤过敏、肝功能异常。高龄、青光眼、前列腺肥大者慎用,不宜与MAOI、抗胆碱能药物合用。

(2)单胺氧化酶抑制剂(MAOI):单胺氧化酶(MAO)是线粒体中一类重要的酶,包括MAO-A和MAO-B。而MAO-B主要分布于中枢神经系统,可以催化单胺(5-HT、NE、DA等)降解。单胺氧化酶抑制剂(MAOI)能阻止降解过程。

司来吉兰是一种选择性不可逆的MAO-B抑制剂。该药$t_{1/2}$为40h,24h尿中排出520h,72h人体总排出率为84%,经肝脏氧化代谢后,生成L-甲基苯丙胺、L-苯丙胺、去甲基司来吉兰。通过双盲、对照试验发现,20mg/d司来吉兰较安慰剂组可以显著改善猝倒发作的症状,增加睡眠潜伏期、REM潜伏期和总睡眠时间,减少REM睡眠和睡眠时期转换。也有研究认为,要减少猝倒发作的症状,司来吉兰的剂量应为30～40mg/d。

(3)选择性5-HT再摄取抑制剂(SSRI):SSRI代表药物氟西汀可以选择性地抑制5-HT再摄取,较大剂量时尤其是其代谢产物对去甲肾上腺素对再摄取有抑制作用,对胆碱能受体、组胺受体无亲和力,因而没有抗胆碱能不良反应,不引起低血压,对心脏影响小,无镇静效应。该药口服易吸收,$t_{max}=4\sim6h$,$t_{1/2}$为1～3d。在治疗发作性睡病时,一般1～2周起效,与氯丙米嗪的治疗效果相当。国外资料多为氟西汀60mg/d,早餐后顿服。国内研究认为,37%患者选用20mg/d,早餐后顿服,即可有较好的疗效,63%患者需加量到40mg/d。在治疗过程中,可以显著改善猝倒发作的症状,增加REM潜伏期和总睡眠时间,减少REM睡眠,轻度增加慢波睡眠。不良反应较氯丙米嗪等TCA轻微,主要为恶心、厌食、震颤、失眠、焦虑,继续治疗可逐渐适应。皮疹发生率为3%,大剂量可诱发癫痫,有时可诱发轻躁狂。长期治疗耐受性良好,药物过量较安全。与三环类药物合用时可增加后者血药浓度,导致不良反应增加。服用SSRI类药物时罕见5-HT综合征,包括焦虑、意识障碍、震颤、肌阵挛等一组症状,体温过高可能提示症状的发生。

(4)羟丁酸钠:是第一种被FDA批准用于治疗猝倒症的药物。羟丁酸钠是中枢神经抑制剂,不能和乙醇或其他的神经抑制剂合用,其有效成分羟丁酸钠为麻醉药,它的滥用可能会引起中枢神经一系列的不良临床反应,包括呼吸抑制,清醒程度严重减轻,有时会有昏迷和死亡发生。通过随机双盲安慰剂对照多中心临床研究评估了羟丁酸钠单用或与莫达非尼联用,治疗发作性睡病相关的过多日间睡眠。

(5) orexin：orexin 的发现对人发作性睡病的诊断和治疗有重要意义。今后，研制开发 orexln 类药物或通过细胞移植或基因治疗技术，补充患者的 orexln，可能会从根本上治愈发作性睡病。

（丁　娟）

第六节　异态睡眠障碍

异态睡眠障碍分 3 类，共有 16 种，大多数异态睡眠障碍发生于儿童，为良性，但有时可导致明显危害性，主要为损害自身或陪睡者。其扰乱睡眠，并成为社交问题，如遗尿者，因此需要治疗。异态睡眠障碍的发生率取决于调查的人群情况及年龄，如 0.5% REM 睡眠行为障碍（RBD）见于老年人群，而 7.5% 的儿童发生梦魇。

按国际睡眠障碍分类第 2 版（ICSO-2）的分类，分述如下。

一、非快速眼动（NREM）异态睡眠障碍或醒觉障碍

(1) 模糊醒觉：为一种部分或不完全的醒觉，常为慢波或 NREM Ⅲ 期睡眠之外，醒觉伴随的精神活动，对环境相对无反应，有时对复杂行为及事件部分或完全遗忘，不伴随自主神经过度活动，例如，睡惊及无睡行症的漫游。其发生率在成人为 2.9%，儿童为 17.3%。

(2) 睡行症为一种醒觉障碍，以复杂无目的的任务及时程不定的漫游发作，伴对事件遗忘为特征，睡行症亦倾向于源自 NREM Ⅲ 期睡眠，但可起自 NREM Ⅱ 期以外，睡行症占成人的 4%、13 岁儿童的 17%。

(3) 睡惊为一种暴发起病，从 NREM Ⅲ 期睡眠突然觉醒，并突然尖叫及不好理解的发声，个体随后进入一种以自主神经过度活动强烈恐惧的行为表现为特征，有时为一种明显迫切逃避。患者并不常离床，但可跳下床，并在房中奔跑。睡惊的发生率从老人的 1% 到儿童的 6.5%。

二、REM 异态睡眠障碍

(1) RBD 以 REM 睡眠中缺失无张力为特征，导致梦样行为，可导致自损及损及陪睡者，其对事件常有记忆及清晰的梦样精神活动。估计发生率为一般人群的 0.38% 老年人的 0.5%。

(2) 异态睡眠障碍重叠综合征/状态分离为 RBD 的亚类表现，发生率未知，倾向于发生一些神经及精神疾患。首先以并存 RBD 及 NREM 异态睡眠障碍，常为睡行症或模糊醒觉，以及后者以所有状态间边缘的完全破裂为特征，导致无可认定的睡眠/醒觉阶段。

(3) 孤立的反复睡眠麻痹为一种情况，以病理性醒觉的水平及全身性肌肉无张力典型 REM 睡眠为特征，导致感觉麻痹而完全清醒。发生率为 5%～40%，取决于经验的频率。

(4) 梦魇为焦虑及恐惧激发的反复做梦，发生率不定，取决于年龄，合并症发生频率 2%～85%。

三、其他异态睡眠障碍

(1) 睡眠-相关的分离性障碍：为一种精神情况，可拟似任何异态睡眠障碍。几乎伴清醒时焦虑障碍或分离障碍。其关键表现是事件中行为表现睡眠，但该 EEC 标准为清醒的 100 例连续病例。转入三级睡眠

中心,7例有睡眠,相关分离障碍。

(2) 睡眠遗尿为尿湿及发生伴随年龄而变化,从老年人2%到学龄儿童的30%。

(3) 睡眠-相关呻吟为-慢性、晚间呼气呻吟,大多数发生于REM睡眠,但非绝对的,发生率为0.5%。

(4) 爆炸痛综合征为一种异态睡眠障碍,起自NREM1期睡眠外,以大声打击头或头发生爆炸感为特征,其常伴肌性跳动。该良性情况为罕见的异态睡眠。

(5) 睡眠-相关幻觉:一般为视幻觉,有时伴不同复杂度的触觉、听觉及动作组分,其起于不同睡眠期之外,倾向发生于睡眠起始或睡眠补救,其发生率为7%~37%。

(6) 睡眠相关进食障碍:以反复不随意饮水或进食发作,起自睡眠外,导致不利健康结果,其发生率在一般人群约为4.6%。

(7) 非特异性异态睡眠障碍是用于描述异态睡眠,并不适宜其他类,高度怀疑精神状况为其原因,或至少为明显的合并症。

(8) 由药物及毒物滥用引起的异态睡眠障碍,如晚间痫性发作或夜间胃食管反流。

四、NREM异态睡眠障碍的治疗

1. 模糊醒觉

对模糊醒觉儿童再度保证是第一线治疗,因其常生长得快(表9-9),预期及计划叫醒是一种行为技巧,用以预防模糊觉醒,因该事件的发生锁定于晚间前1/3,在其通常醒时之前15~20min唤醒儿童,可改变睡眠状态,因此在计划叫醒时,父母应安慰儿童。当模糊觉醒变频及顽固时,合并睡眠呼吸障碍的可能性,或较少范围,应探索睡眠-相关运动障碍,治疗这些基础情况常消除模糊醒觉。

在模糊觉醒时,努力缩短其行为可导致(攻击)激动,因为物理proximify及诱发,因此应予避免。发作应允许其终其时程,除非有企图离床,尚无特异性药理学处理,且常不需要处理。不过,铁事性证据提示某些三环抗抑郁剂,如丙米嗪及氯丙米嗪对某些患者有益,如同低剂量氯硝西泮。应避免任何已知激发因素,如睡眠剥夺变换T作或CNS抑制剂,特别是乙醇。

表9-9 NREM异态睡眠障碍治疗总结

异态睡眠障碍	非药物治疗	药物治疗
模糊觉醒	计划唤醒	丙米嗪/氯丙米嗪
睡行症	计划唤醒	地西泮(虽小规模随机试验未证明有效)
	应激处理	氯硝西泮/三唑仑/氟西泮
	催眠	丙米嗪
		褪黑素
		帕罗西汀
睡惊	计划唤醒	三唑仑
	催眠	帕罗西汀
	放松疗法	地西泮/氯硝西泮
		5-羟色胺
		丙米嗪/氯丙米嗪

2.睡行症

关于药理学措施有效性,尚无随机试验资料,其第一线治疗为支持性。途经包括避免睡眠剥夺、治疗其他明显的前驱因素(如睡眠疾患),忙于处理激发因素(如环境应激、摄入乙醇及其他药物)及提供给睡行症者安全的环境(如去除障碍、关好门窗),安静导引患者回到床上,再保证基础精神疾病不是睡行症的原因;对小儿病例,父母应亦再保证,一旦除外其他情况,如痫性发作疾病,大多数患儿可长大达青春期或更久,此外,期望或计划唤醒亦可用于防止睡行症。其他药物治疗包括精神治疗及应激处理,包括催眠,这些治疗的证据为轶事性资料及个案报告。催眠治疗并不证明较任何主动治疗有效。

若睡行症有自伤及损伤家人危险,或事件频发,会损害家人及患者睡眠,则建议药物治疗。地西泮2~5mg可有效,但效果未超过安慰剂,氯硝西泮0.5~2mg为最佳,对某些病例,睡前口服三唑仑0.25mg、丙米嗪20~100mg多数患者有效,帕罗西汀对个别病例有效。初期频发睡行症可完全控制4~6个月,每晚用药应继以1年,并逐渐停药,若症状复发可再用。

某些病例用褪黑素5mg,睡前1h,可有益于睡行症者。

3.睡惊

睡惊在年轻儿童中不常发作,常只需再保证,因倾向于晚青春期而长得过大者。应处安全地方,以免损伤,不鼓励任何试图中断发作的行为,因会惊吓个人经验其睡惊,可导致暴力,一般等待发作过去,而后引导患者平和地回床。

卧室环境应尽可能安全,降低损伤危险,措施包括卧室地板、门窗特殊插销、去除阻碍物,门外警铃。儿童应预先或定时提前唤醒,用以防止睡惊。应避免睡眠剥夺及其他激发因素,如药物及乙醇,保证休息。若行为有危险应服药处理睡惊。

行为方法包括心理治疗、松弛治疗及催眠训练。

药物干预包括苯二氮䓬类,如地西泮5~10mg或氯硝西泮0.5~2mg及三环类如丙米嗪或氯丙米嗪可有益。其他有效药物如三唑仑及帕罗西汀,发育疾患儿童可用褪黑素5mg,5-羟色胺及血清素前身(2mg/kg睡前),可有效减少睡惊发作次数。

五、REM异态睡眠障碍的治疗

1.RBD及异态睡眠障碍重叠综合征

RBD相关的情况异态睡眠障碍重叠综合征/分离状态是仅有的异态睡眠障碍,以药物治疗为主要及基本治疗,因自伤与损及陪睡者的危险多。

RBD样症状可见于未治疗的阻塞性睡眠呼吸停止综合征(OSAS)及治疗基础的睡眠相关呼吸障碍,一般会控制RBD,某些抗抑郁剂(SSRI及相关药物)亦可激发RBD,同时应停止致病药物。

在所有其他环境下,RBD必须用药治疗,虽无随机双盲试验,两种药剂确定有效:氯硝西泮及褪黑素。

服氯硝西泮0.5~2mg可完全控制55%~78%个体的症状。另使11%~32%患者部分改善症状,此外,氯硝西泮可使某些RBD患者的PSG上下颌EMC正常化。

褪黑素3~12mg可明显改善,但不一定完全消除RBD症状。近有病例报道褪黑素完全缓解RBD及睡行症,但氯硝西泮无效。合用尚无资料,不能鉴别特发性RBD与RBD合并,或继发于神经疾患。

一些药物在治疗RBD中效果成问题,包括安理申10~15mg,艾思能9~12mg,普拉克索0.75~2mg及左旋多巴不同剂量,安理申10~15mg改善少数特发性RBD。艾思能9~12mg仅对RBD与LBD具有极轻度效果,普拉克索 0.75~2mg 对特发性 RBD 有若干效果,但对 PD 伴 RBD 无效,左旋多巴 100mg 对 PD 症状有改善,但 RBD 症状不改进。尽管尚无资料提供 SSRI 对 RBD 有负性效果,但有资料表明氟伏沙明能改善个例的临床症状及特发性 RBD 的 PSG 征。

2.孤立性睡眠麻痹

大多数人不常发生良性异态睡眠障碍,睡眠麻痹。因此均需再保证,睡眠剥夺可能增多睡眠麻痹的频率,并可常激发发作。避免睡眠剥夺,特别是倒班工作及其他相关周期问题,如时差及不规则睡眠习惯者。孤立性或家庭性睡眠麻痹或伴发作性睡病者发作频发则需药物干预,可睡前服氯丙米嗪 25~50mg、丙米嗪 25~50mg、普罗替林 2~10mg、氟西汀 10~30mg、维洛沙嗪 25~50mg 及非莫西汀 100~150mg 等,作用机制为通过 REM 抑制。

3.梦魇

梦魇罕发生,无须治疗,少数个体引起明显不适及睡眠障碍,与其他异态睡眠障碍一样,缺少大的随机安慰剂对照试验。

非药物治疗包括认知-行为疗法(CBT),最有效药物治疗,用 α_1-肾上腺能性激动剂哌唑嗪每日 1~4mg,明显改善梦魇及相关睡眠障碍。

大多数异态睡眠障碍的主要治疗药物,氯硝西泮对 PTSD 伴梦魇及其相关障碍无效,其他有一定效果的药物包括:抗抑郁剂奈法唑酮 400~600mg 及曲唑酮 50~200mg 治疗梦魇及相关失眠似有效。两种抗惊厥剂明显减少梦魇频率及相关睡眠障碍,如加巴喷丁(300~360mg/d),托吡酯(75mg/d)及非典型抗精神药奥氮平(10~20mg/d)亦证明有效。合成的大麻酮可明显降低梦魇频率。

六、其他异态睡眠障碍的治疗

1.睡眠遗尿

睡眠遗尿的治疗应进行仔细的病史询问及检查,治疗可能的继发原因。DSAS 为湿床的已知原因,如生殖泌尿及肾疾患,痫性发作,注意缺损障碍(ADHD)。DM、某些药物(如少数抗精神药、丙戊酸及某些 SSRI)、甲亢、心理因素、性滥用史。当除外可能的继发原因后,有 3 类主要治疗遗尿的方法:行为治疗、警觉治疗(主要用于儿童)及药物治疗,尚无随机试验证明行为治疗有效。正确的肠道卫生,避免大便硬结或便秘,因其可引起妇女遗尿,晨间及午前增加饮水,晚间限饮水,鼓励患者避免憋尿。每 2h 排尿一次,生物反馈帮助放松盆底肌肉。在多项随机试验治疗中证明警闹钟治疗有效。其包括应用湿润-敏感惊觉,唤醒儿童于床单刚湿时,改善儿童的能醒觉水平,使遗尿变成夜尿。第 1 个月可见反应,治疗须到 6 个月,首月无反应,考虑治疗失败而弃用,药物治疗为对症性,一旦停药一般复发,药物包括抗胆碱能性(特别是抗毒蕈碱性药物)如羟丁宁、血管加压素或去氨加压素,三环抗抑郁剂用于儿童、成人均增加异搏停(55%有效及耐受佳),针灸、阿片脊髓阻滞及膀胱横切术有助于成人遗尿,属轶事性报道。去氨加压素睡前 1h 200~600pdg,对儿童遗尿为一线治疗,减少夜间多尿。48%有效,但有水中毒危险,由于低钠血症可导致昏迷及痫性发作。儿童可用鼻喷雾。151 例低钠血症用去氨加压素,145 例鼻喷雾,6 例口服,可能降低痫性发作阈或加剧低钠血症,去氨加压素、鼻喷雾及口服片剂用于成人遗尿,31%~54%有效,不良反应为约 5%症状性低钠血症。

抗胆碱能性[羟丁宁 5mg 及托特罗定 2mg],加去氨加压素用于儿童,并不比单用去氨加压素佳,混合治疗耐受,66%~68%有效,不良反应:面红、怕热、便秘、口干、视物模糊及残余尿增加。成人用羟丁宁

5mg,90%有效,托特罗定4mg,69%有效。其作用机制为降低逼尿肌过度活动,增加膀胱容量。

第三线治疗药物包括三环类抗抑郁剂,作用机制表明,虽有效但对儿童有潜在心脏毒性,丙米嗪、氯丙米嗪及其他类似抗抑郁剂20%有效,建议剂量常为25~75mg睡前,丙米嗪或其他抗抑郁剂相当剂量。新的去甲肾上腺素重摄取抑制剂瑞波西汀,药理学与丙米嗪相关,并无相同心毒性危险,单药控制遗尿32%,加用去氨加压素增加到27%有效。

成人用三环类治遗尿无研究:睡前丙米嗪1mg/kg有效,阿米替林,马普替林对成人遗尿有用。

氯硝西泮(0.5~2mg)睡前,三唑仑50~100mg睡前,帕罗西汀20mg睡前,加巴喷丁、普拉克索及卡马西平均未见效。

2.爆炸头综合征

如同大多数其他异态睡眠障碍,尚无随机对照大规模治疗试验,仅见少数病例报道,大多数建议再保证,除外颅内血管病变,如夹层及动脉瘤,因其为良性现象且不是严重问题,若其影响患者睡眠,氯丙米嗪25~50mg睡前,钙通道阻滞剂硝苯吡啶30~60mg/d(特别是伴头痛者)及氟桂嗪5~10mg/d可有效。

3.睡眠相关幻觉

该类异态睡眠障碍研究的最少,睡眠剥夺、吸烟、某些药物如β肾上腺能性拮抗剂、镇静催眠药、某些抗抑郁剂易激发,及经常逆转这些基础原因而可缓解之,三环类无效、苯二氮卓类罕有效,催眠及其他心理干预亦无帮助,奥氮平5mg/d可有效。

4.睡眠-相关进食障碍(SRED)

可合并或继发于其他睡眠障碍,如OSAS、睡行症及RLS,故治疗其他原发睡眠障碍常有效控制SRED,有时SRED为医源性,如唑吡坦,其他催眠剂为三环抗抑郁剂、抗胆碱能性、锂盐、三唑仑、奥氮平所诱导。因此,停用肇事药常可控制该障碍。

原发性SRED,褪黑素及苯二氮卓,如作为认知行为、催眠疗法及心理治疗似无效。小剂量普拉克索有效,特别是合并抑郁症,最佳用药为托吡酯100~400mg/晚,不但减少梦魇,而且改善睡眠。

对非特异性异态睡眠障碍,治疗聚焦于基础精神情况。

对药物违禁物滥用所致异态睡眠障碍,治疗与药物违禁物滥用者相同。

对药物引起者,关键是治疗基础药物。

异态睡眠障碍常见,常为良性,有时痛苦及偶见于危险的神经性睡眠障碍,但研究的少。其治疗多系病例系列及开放性试验,有效治疗包括行为及药物干预(表9-10、表9-11)。

表9-10 REM异态睡眠障碍的治疗总结

异态睡眠障碍	非药理学性治疗	药理学性治疗
RBD	无	褪黑素(强证据)
		氯硝西泮(强证据)
		安理申(矛盾证据)
		艾斯能(弱证据)
		普拉克索(矛盾证据)
		左旋多巴(矛盾证据)
		氟伏沙明(个例报告)
异态睡眠障碍重叠综合征		氯硝西泮(轶事证据)

续表

异态睡眠障碍	非药理学性治疗	药理学性治疗
孤立性睡眠麻痹	无	三环抗抑郁剂(大量轶事资料)
		SRIs(某些轶事资料)
		磁刺激(个例)
梦魇	认知-行为治疗	哌唑嗪(随机对照)
	(随机对照试验)	三唑仑/奈法唑酮(开放试验)
	混合治疗(小的对照)	加巴喷丁/托吡酯(开放试验)
		合成大麻碱(开放)
		奥氮平(开放小试验)

表 9-11 REM 异态睡眠障碍的治疗总结

异态睡眠障碍	非药理学性治疗	药理学性治疗
睡眠-相关分离障碍	认知行为治疗	无
睡眠遗尿	行为修饰(对照试验)	血管加压素(对照试验)
	生物反馈(对照试验)	羟丁宁及托特罗定(对照试验)
	条件性(对照试验)	三环抗抑郁剂(对照试验)
	闹钟治疗(对照试验)	维拉帕米(对照试验)
	针灸(病例报道)	
	脊髓阻滞(个例)	
	膀胱横切(个例)	
呼气呻吟	连续正压气道压(CPAP)	无
爆炸头综合征	无	硝苯吡啶
		(一些轶事资料)
		氯丙米嗪
		(一些轶事资料)
		氟桂嗪
		(一些轶事资料)
睡眠-相关幻觉	无	无
睡眠-相关进食障碍	无	普拉克索
		(小的对照试验)
		托吡酯(对照试验)

(胡翠平)

第七节 昼夜节律睡眠障碍

最佳睡眠是期望的睡眠时间与昼夜节律睡眠倾向的时间同步,睡眠与24h社会及物理环境间不一致导致昼夜睡眠周期破坏,如昼夜节律睡眠障碍(CRSD),常致失眠及过度睡眠。CRSD可由昼夜系统的慢性改变所致个体不能获得或维持通常睡眠时间(昼夜睡眠相障碍,非24h睡眠-觉醒综合征及不规则睡眠-觉醒形式),或外部物理环境相对于内源昼夜时钟的改变(轮班工作及时差睡眠障碍)。

昼夜节律,包括睡眠-觉醒周期,由前部下丘脑中视交叉上核(SCN)所产生,昼夜时钟亦称中枢起搏器,不但与外部环境的很多生物过程同步,而且与维持这些过程的时间结构有关。这种自身一继续的昼夜节律在无外界时间提示的情况下可持久地继续下去。

昼夜活动/休息节律与睡眠-觉醒周期密切相关,与外界环境经24h的变化作出同步反应。白昼光亮及黑暗周期产生昼夜系统,指示在适当时间去活动及休息。即睡眠-觉醒节律是与亮/暗周期同步,如同其他生理性、生化及分子过程的昼夜节律一样。昼夜节律对光亮/黑暗周期起反应,虽物理及社会活动等非光指示亦在昼夜对与物理世界的时钟同步中起作用。在没有时间暗示的恒常环境中,动物维持内源时间系统近24h。

昼夜节律睡眠相障碍

最常见的昼夜相睡眠障碍是延迟的睡眠相综合征(DSPS)及提前的睡眠相障碍(ASPS)。DSPS及ASPS主要调整睡眠时期的时间,相对于局部时钟时间改变的延迟或推前。

CRSDS的诊断主要依据临床标准,需诉说在适当的睡眠时间不能入睡。诊断标准亦包括提前或延迟需稳定及维持2~3个月。要查明睡眠期对光周期的时间关系的改变并非由急骤时相改变所致急性反应,如见于工作轮班或旅行时差,亦需排除其他睡眠障碍、重症抑郁症、情绪障碍或其他精神障碍。亦应排除应用精神活性药物、饮酒及违禁用药。

1.DSPS(延迟睡眠相型)

DSPS以就寝及觉醒时间较期望睡眠时间延迟3~6h为特点,患者难以在2:00~6:00入睡,难以在10:00~13:00前醒来。典型症状包括慢性睡眠起始困难的失眠及又难以在早上醒来,患者常诉白天主要在1d的早期思睡。DSPS患者常在晚上感到最清醒及有活力,而早晨最思睡,成为"夜间"人或猫头鹰样。除睡眠相延迟外,DSPS患者亦可有中心体温及褪黑激素的节律延迟。

睡眠期的延迟,特别是醒时,患者难以维持在早晨工作时间。虽然要求在通常时间觉醒,常导致慢性睡眠剥夺,以致在无需要时睡眠延长,睡眠记录及体动记录仪至少需时2周,用以决定其睡眠.觉醒形式,详尽了解其睡眠、工作及心理反应性,有助于决定这些因素对睡眠的影响。

DSPS的发生率在一般人群中是低的,0.15%~0.17%,在青春期及年轻成人中较多见,为7%~16%,DSPS在慢性失眠者中占5%~10%。约40%DSPS者有家族史。DSPS可能是基因遗传及由昼夜节律基因中多态性所引起,如人类Per3、芳香烷胺Ⅳ-乙酰基转移酶、HLA。

治疗:DSPS的药物治疗包括应用催眠药处理DSPS患者的入睡困难性失眠。虽其诱导睡眠是有效方法,但不能提前晨醒时间,且在某些患者中可加重晨起思睡感。昼夜节律相障碍的非药理学治疗是将

DSPS 患者的觉醒时间每 2d 推前 5min,或在一夜剥夺睡眠后每周推前为 1.5h,但大多不成功。

另一种形式的行为治疗,时间治疗即将睡眠时间进行性提前,直到达到较早就寝计划,并维持下去,已证明有效。在试验治疗过程中需对每一位患者经数月的评价、治疗、稳定及随访。治疗成功依赖于患者对计划的顺应性,不少患者由于工作、学校、家庭或社会压力常不愿意维持严格计划。对 DSPS 最常用治疗之一是亮光疗法,1d 不同时间亮光照能重建人的昼夜时钟。晨时光照使觉醒时间提前,而晚上光暴露使时间延迟。

1d 的不同时间给予褪黑激素可使人类重建昼夜时钟。晚上睡前 5h 口服褪黑激素 5mg 1 个月治疗 DSPS,平均睡眠时间及觉醒时间无明显提前,且睡眠时程减少。同剂量褪黑激素在 17 时和 19 时治疗 1 个月,以及 19:30 治疗,自 4~11 周可提前平均睡眠开始及醒觉时间。虽 DSPS 患者接受褪黑激素使平均睡眠提前及改善生活质量,动物实验显示停药后逐渐回到较晚睡眠时相。维生素 B_{12} 可使 DSPS 或非 24h 综合征的睡眠提前,非 24h 及 DSPS 患者对行为或其他药物治疗无反应而对维生素 B_{12} 显示明显提前。成功的时相变迁,可由于维生素 B_{12} 作用于增强光信号转导至昼夜起搏器的作用。但安慰剂对照研究结果未显示在夜眠、昼情绪或嗜睡,在两组间有显著变化。

时间疗法、三唑仑及维生素 B_{12} 对 DSPS 及非 24h,能重建其睡眠计划,青春期较成人易成功。时间疗法成功地提高睡眠相,但有的患者不能维持重建计划。青春期 DSPS 用时间疗法或维持计划变换方案(6d 规则睡眠计划,继以后继的 6d 夜睡眠剥夺及 90min 提前入睡,可重复施行),直到达到较早就寝入眠时间。

治疗应予以个体化,成功取决于很多可变因素,包括睡眠障碍的严重度,伴随心理病理,患者对完成治疗、学校计划、工作责任义务及社会压力的能力及意愿。

2.提前的睡眠相综合征(提前的睡眠相型)

提前的睡眠相综合征以习惯及不随意睡眠(18:00~21:00)及觉醒(2:00~5:00)时间较期望时间早数小时为特点。ASPS 诉说早醒失眠或睡眠维持性失眠及午后晚期或早晚上睡眠。典型的 ASPS 患者感到早晨最好及最清醒,某些患者推迟其就寝时间,因为家庭或社会压力而仍经历着早早地晨醒,成为慢性睡眠剥夺的结果。老年人常见睡眠醒觉周期提前,睡眠亦较破碎。年轻人 ASPS 的睡眠时程及结构似乎正常,没有老年人的睡眠破碎或睡眠障碍,诊断时应主要排除情感障碍。情感障碍亦可引起 ASPS 睡眠记或 actigraphy 监测至少 2 周,以决定提前睡眠相中心体温及褪黑激素的昼夜节律在 ASPS 者会提前数小时。

ASPS 较 DSPS 少,非老年人 ASPS 可能罕见。ASPS 患者一般不会诉说其睡眠习惯或需要治疗,很多 ASPS 症状常见于老年人,认为早醒是由于衰老,只有当晚上过度睡眠影响社交或工作,并影响其白天功能时需接受治疗。

治疗:夜间早期强光暴露使昼夜节律的时相延迟。在晚上亮光治疗数天后,中心体温节律明显延迟,可改善睡眠效果,较长的自报睡眠时程,但长期亮光疗法的顺应性仍是临床实践的问题,用提前 3h/d 睡眠时间的时间疗法,直到达到意愿睡眠时间,可获得有效,但患者常难以顺从;早上服褪黑激素,理论上亦可延迟昼夜节律,但关于其对 ASPS 患者的有效性知之甚少,由于其催眠作用,早上服用褪黑激素可引起白天的残余嗜睡。

治疗策略包括睡眠卫生建议(表 9-12、表 9-13)。

表 9-12 睡眠卫生建议

1.起床后 8h 避免瞌睡(例外:瞌睡对睡眠紊乱有益)
2.限制睡眠期的时间为前周睡眠平均时间
3.早晨不恋床,但在夜晚可在延长觉醒时后起床

4.保持规则离床时间

5.不要饥饿上床

6.白天规律锻炼

7.19:00 后不吸烟,22:00 后不喝咖啡,避免过量饮乙醇性饮料

8.保持室内黑暗、安静、通风良好,整夜室温合适

表 9-13 昼夜节律睡眠障碍的治疗干预

干预	延迟睡眠相综合征	提前睡眠相综合征	不规则睡眠-觉醒型	非-24h 睡眠-觉醒障碍
时间疗法(实验室内)	每天延迟 2~3h 就寝时间,直到达到期望计划,继之以严格的睡眠计划	每 2d 提前就寝时间 3h,直到达到期望计划,继之以严格的睡眠计划		
亮光(家)	醒时 2500lx 1~2h	就寝前 2500lx 1~2h	就寝及醒来时 2500lx 1~2h	个体光感受:就寝前及醒时 2500lx 1~2h
药物(家)	中午或早期晚上褪黑激素 0.1~0.5mg (p.o.)	早晨口服褪黑激素 0.1~0.5mg	在期望睡眠时口服褪黑激素 0.1~0.5mg	期望睡眠时间前口服褪黑激素 0.1~0.5mg
其他(家)	早晨行走		组织时间提示(社交相互作用、户外活动、规则进食、睡眠计划等)	维生素 B_{12}

(刘万根)

第八节 不宁腿综合征

不宁腿综合征(RLS)由 Willis 于 1685 年首先提出,后来由 Ekbom 于 1945~1960 年作出总结,第一次予以全面的描述,又称为 Ekhom 综合征。1995 年国际不宁腿综合征研究组对 RLS 的诊断标准形成一致的意见。Anen 等在 2003 年把 RLS 定义为:令人不适的下肢感觉障碍并于活动下肢后症状得到改善的感觉运动障碍性疾病。RLS 是一种较常见的病症,但是临床对此认识不足。最近通过一项欧洲和北美洲多中心的 23052 人群调查,每周出现 1 次 RLS 症状的比例为 7.1%;RLS 群体发病率为 3.4%;同时该调查指出,在所有的 RLS 患者最初就诊中,仅 64.8% 发现有 RLS 症状,12.9% 诊断为 RLS。因此,提高对 RLS 的认识具有重要的意义。

一、发病因素

RLS 可发生在任何年龄,占正常人群的 2.5%~15%,随年龄的增加发病率增加。80%~85% 的 RLS 患者同时伴有周期性肢体运动障碍(PLMD)。RLS 病因与发病机制至今尚不清楚。关于 RLS 的患病率,在全世界各地区有很大差异,其主要原因为对该病的诊断标准并不十分统一。据最新统计,欧洲和北美洲

的患病率为7.2%～11.5%,而有关亚洲人群的患病率仅见于日本(4.6%),韩国(12.1%)和新加坡(<1%)。我国目前还没有该病的患病率研究。按照新的RLS诊断标准进行的RLS流行病学研究结果显示：女性患病率较高,达2.1%左右,且生育子女越多,其患病风险越大(生育1、2和3个子女妇女的患病率分别为1.98%、3.04%和3.57%)。

大多数RLS是特发性的,病因不明,25%～50%的特发性RLS有家族史,甚至有资料报道60%特发性RLS有家族史,同卵双生者为83.3%。部分家系表明属染色体显性遗传,通过对一个法籍-加拿大家系基因分析,特发性RLS基因可能定位于12q或14q。

继发性RLS的病因包括：铁、镁、叶酸或B族维生素缺乏；妊娠、精神压力、疲劳、睡眠不足、糖尿病、尿毒症(特别是透析患者)、甲状腺疾病、风湿性关节炎、干燥综合征、巨球蛋白血症、脊髓和周围神经病变、神经系统退行性疾病、慢性阻塞性肺疾病,胃部分切除术后、肿瘤、周围微血管栓塞等。某些药物也可能诱发或加重RLS,如三环类抗抑郁剂、苯妥英、咖啡因、乙醇、烟碱、H_2受体阻滞剂,以及镇静剂或血管扩张剂的停药等。

24%的贫血患者有RLS,尤其是缺铁性贫血。铁缺乏是继发性RLS的根本病凶之一,很多继发性RLS的病因,如妊娠、尿毒症、胃部分切除术后等都与铁缺乏相关。随缺铁性贫血纠正后消失,而且,Nordlander等对22名无明显缺铁性贫血的RLS患者给予静脉补充铁剂,21名患者完全缓解数月。

研究显示妊娠是RLS的危险因素之一。孕妇RLS的发病率为11%～27%,是正常人群的2～3倍。一般在妊娠后期发生,其机制可能与妊娠期代谢异常,尤其是铁和叶酸缺乏,妊娠后期催乳素、雌激素等激素水平升高,精神压力增加等有关。而且,多数孕妇的RLS症状随分娩而消失,对产后和新生儿的健康无明显影响。

RLS在尿毒症患者中比较普遍,发病率为14%～50%,与透析时间长短呈正相关。虽然尿毒症患者RLS的原因不清,但是与肾脏疾病的类型、透析方式、每周透析次数无关,可能与铁、钙、磷代谢紊乱和甲状旁腺激素分泌异常有关。而且,RLS引起的睡眠片段和睡眠剥夺,增加了心血管并发症的发生和感染的机会,影响了尿毒症患者的预后。

二、发病机制

1. 多巴胺系统因素

RLS的发病机制尚不清楚,尽管少数周围神经病患者合并RLS,但是所占比例甚微,相反大多数RLS患者没有神经体征和周围神经紊乱的证据,电子显微镜也没有发现神经末梢结构异常。进一步研究证明,80%～85%的RLS患者同时伴有PLMD,单纯用周围神经病解释似乎牵强,而且RLS具有昼夜节律特征,因此,RLS发病定位于中枢,而非周围神经。

病理解剖发现,特发性RLS患者大脑虽然有慢性缺血的改变和神经纤维缠结现象,但是无特异性,也未发现Lewy体和α-synuclein阳性组织。提示T-synuclein和α-synuclein没有参与特发性RLS的病理过程。这一结果使RLS的发病机制更倾向于神经化学递质或受体功能的变化。

近年来,大量的药理学研究发现多巴胺系统在RLS发病机制中较其他神经递质通路起到更为重要的作用。①很多双盲-随机对照试验已经证实多巴胺和其受体激动剂是治疗RLS的首选,服用多巴胺拮抗剂有可能加重RLS患者的症状；②阿片类或加巴喷丁等药物治疗RLS的剂量与发挥其他作用时相同,说明这些药物可能起到间接作用,如非特异性止痛等,阿片类拮抗剂纳洛酮对RLS患者的症状无影响。

通过 SPECT、PET、fMRI 的研究发现,纹状体多巴胺 D_2 受体的结合力降低,FDOPA 的摄取力降低,而且壳核和尾状核多巴胺 D_2 受体的结合力也有所降低。采用放射性核素 ^{123}I-b-CIT 和 ^{123}I-iodobenzamide 的方法,对比 RLS 患者与正常人纹状体突触前、后多巴胺系统的功能,RLS 患者对 ^{123}I-iodobenzamide 的结合力显著降低,提示多巴胺 D_2 受体数量减少或亲和力下降;同时 RLS 患者对 ^{123}I-b-CIT 的结合力正常,提示尽管多巴胺 D_2 受体下调,但是突触的多巴胺水平并没有升高。综合这些资料,RLS 的感觉症状与纹状体多巴胺系统功能降低有关,不过这种变化没有帕金森病明显。SPECT 研究发现,RLS 患者疼痛时,尾状核血流量降低,扣带回血流量增加。

另外,特发性 RLS 患者脑脊液中铁蛋白和转铁蛋白含量降低,说明脑的铁含量降低。这一研究也证明了铁缺乏与 RLS 有关。铁缺乏可能会影响多巴胺系统的功能。因为铁是酪氨酸羟化酶必不可少的,而后者是合成多巴胺的限速酶。

总之,RLS 的发生可能与神经系统内多巴胺能功能异常和脑内铁缺乏有关,在此理论基础上,已经初步建立了脑铁-多巴胺能系统的 RLS 致病模型。

2.血管因素

Ekbom 提出,RLS 是由血管疾病导致腿部代谢产物的堆积,腿部运动可促进血液循环,使症状减轻。血管扩张剂可以减轻症状也支持这一观点。

3.遗传因素

最近关于 RLS 的基因研究取得很大进展,部分原因得力于 RLS 具有较高的家族史,为开展 RLS 的基因研究提供了大量样本。迄今为止,根据 RLS 连锁分析研究结果共报道了以下几个 RLS 易感位点:12q、14q、gp、Zq、Zop,被分别命名为 RLS1~5。其中,RLS1~3 的位点在其他几个家系中重复出现。此外,其他个别研究也报道了 4q、17p 和 19p 相关位点。采用候选基因的研究模式发现,MAOA 基因与 RLS 女性发病相关,但没有得到进一步证实。相关性分析结果提示 NOS1、MEIS1、BTBD9、MAPZK5、LBXCORI 和 PTPRD 基因可能与 RLS 发病相关,后 5 种基因主要来自于最近的两项大型全球性的 RLS 基因相关性研究。其中,BTBD9 基因被发现与合并 PIM 现象的 RLS 患者密切相关。MEIS1 是一个高度保守的 TALE 转录因子,对于脊髓运动神经元回路功能有重要的调节作用。MAPZK5 是 LBXCORI 辅助阻遏物,参与脊髓背角感觉神经通路的发育。BTBD9 属于 BTB 类蛋白,参与转录阻遏、细胞骨架调节、离子通道和蛋白泛素化降解途径等。PTPRD 是一种蛋白酪氨酸磷酸化受体,可能参与轴索生成的引导作用。虽然以上研究为探讨 RLS 的致病基因提供了一些重要线索,但 RLS 的确切发病基因和机制仍不清楚,有待于进一步研究。

4.脊髓上位神经中枢抑制机能异常

局灶性脊髓传递通路异常及脊髓病变可能使脊髓上位神经元对脊髓发放抑制冲动的作用缺失,导致脊髓屈肌反射敏感性增高,并引起 RLS。因此有推测脑、脊髓病变使脊髓传递通路去抑制可能与 RLS 的发生有关,而脑内 DA 减少则可能是引起脊髓上位抑制性冲动减少的原因。

5.其他因素

近年在下丘脑外侧区(LHA)发现了一类新的神经肽——食欲素(orexln 或 hypocretin),是调节睡眠-觉醒的重要递质。在 RLS 患者脑脊液中食欲素 A 水平的升高,提示 RLS 患者的觉醒程度升高,可能与发病机制有关。

三、临床表现

RLS可发生在任何年龄,大约40%的患者在20岁之前就已出现症状。也有报道,严重的RLS在老年人更为多见,无性别差异。临床上有4个主要特征:①下肢反复突发难以言表、难以忍受的不适感;②这种不适迫使患者频繁活动受累肢体;③活动肢体可使这种不适暂时得到缓解;④这类症状总是在静坐或入睡前出现或加重。

1.不愉快的肢体感觉异常

感觉异常最常见于四肢远端,特别是腓肠肌,偶尔也发生在大腿、脚或上肢,通常呈对称性,但一侧可较为强烈,患者常诉说小腿深部有一种难以忍受的非痛性不适感,可以是虫爬样、针刺样、烧灼样,有时难以描述。

2.休息时感觉异常加重,活动后减轻

当患者躺着或坐着休息时,不愉快的感觉异常出现,活动后可暂时缓解,卧床是最常见的加重因素,走路对于减轻腿部症状最为有效,轻症患者踢踢腿、活动活动关节或按摩腿部足以奏效。

3.强迫的动作不安

动作不安与患者要移动患肢的愿望有关,强迫患者保持静止往往可使症状加重,偶尔引起不随意的肢体收缩。随意活动,包括伸展肢体、来回走动或蹬车对改善症状有益,按摩或与热水浴交替进行可有效。

4.症状在傍晚或深夜加重

当患者晚上坐着或睡眠时,症状往往最明显。研究发现,35.9% RLS患者症状出现在睡眠后30~60min;小于30min和睡眠后1~2h出现症状的比例分别为30.8%和17.4%。而在早晨却很少出现症状,这一现象的发生也许与昼夜节律因素有关。

5.继发失眠

大多数RLS患者常常表现为入睡困难或早醒,很显然与肢体不适有关。研究发现,RLS患者夜间觉醒2次、3次、4次和4次以上的比例分别为22.9%、24.5%、17.1%、18.5%,说明超过80%的RLS患者睡眠维持不佳,同时可伴白天疲乏无力、思睡。严重时RLS的症状可以整天存在,使患者焦虑不安、不能静坐、抑郁、思维缓慢。

6.与PLMD的关系

PLMD是夜间睡眠中出现的腿部刻板的、重复的屈曲运动,多发生在REM睡眠期,持续0.5~5.0s,有时呈节律性发作,间歇期20~40s。80%的RLS患者经历过PLMD,与RLS有关的PLMD有时可将患者惊醒,但一些患者仅仅意识到睡眠差,或被一起睡的人发现。由于夜间睡眠差,导致患者白天睡眠过多。

7.其他表现

特发性RLS患者神经系统查体一般无异常体征发现,病程较长者,受累肢体的皮肤可出现弹性下降、色素沉着。

四、实验室检查

实验室检查应注意除外继发性RLS的病因。

(1)血清铁、铁蛋白、转铁蛋白除外的缺铁性贫血,叶酸、维生素B_{12}除外的其他原因的贫血。

(2)甲状腺和甲状旁腺功能检测。

(3)生化检查除外尿毒症、糖尿病等。

(4)多导睡眠图(PSG)监测,不作为RLS的常规检查,只用于:①有类似RLS的病史,但是临床不能诊断;②儿童和青少年首次治疗;③多巴胺及受体激动剂治疗效果不佳或无效;④怀疑有睡眠障碍。在多数RLS患者中,PSG可以记录到周期性肢体运动(PLM),包括睡眠时(PLMS)和觉醒时周期性肢体运动(PLMW),计算PLM指数。PLM的次数与RLS的病情程度相关,可以作为诊断和评价RLS的指标之一。虽然在诊断周期性肢体运动障碍时,PLM指数≥5,但是该标准不适用于RLS。此外,PLM在正常人群中也存在,是一种非特异性的睡眠现象,在RLS、慢性失眠、发作性睡病、多系统萎缩、多发性硬化、PD患者中较为常见。

(5)暗示固定试验(SIT),这是一项PSG与主观量表评分结合的新方法。在60min内,嘱受试者睁眼坐在床上,下肢外展静止,检查胫前肌肌电图反映PLM,患者每隔5min进行自我评定肢体的不适感。研究发现,RLS患者较正常对照人群的平均PLM指数显著升高,而且试验时间越长,这种现象越明显。与PSG相比,特异度和敏感度均为81%,而且SIT只需60min,比较简单方便。

(6)体动记录仪技术是近年来发展的一种新睡眠记录方式,主要利用感应腕部的加速度,记录身体运动次数、幅度,由于NREM睡眠深睡眠期回到浅睡眠阶段常伴随着身体的活动,借此可以作为睡眠周期鉴别的依据以及睡眠质量评估的指标,方法简单,不会干扰受试者日常就寝习惯。虽然该方法没有多导睡眠图准确,不能够区分睡眠的不同阶段,可能过高评估睡眠效率等,但是据美国睡眠学会指导建议认为,actigraphy作为一种辅助方法,对于评价失眠症、生理节律异常、部分特殊的睡眠障碍(如RLS、PLMD)及其衡量治疗效果是有用的。尤其像RLS和PLMD这样伴有特殊运动的睡眠障碍,actigraphy可以直接描记运动时间、加速度和次数,具有重要的参考价值。在RLS检测中,一般在患者上、下肢各带一块actigraphy,同时记录上下肢活动情况,客观评定患者RLS情况。

(7)其他,如血清或脑脊液orexm水平测定、fMRI、PET、SPECT等方法有待进一步研究。

五、诊断和鉴别诊断

RLS的诊断主要靠病史,通过详细地询问病史,诊断并不困难。1995年,国际RLS研究组制订了RLS的4大诊断标准:①被迫活动下肢,通常伴有或者起因是下肢难以形容的感觉异常与不适(有时被迫活动不伴有感觉不适,有时除下肢以外上肢或身体其他部分也受牵累);②休息时或不活动时(例如躺着或坐着)被迫活动或者感觉异常开始或加重;③通过活动,例如,走动或拉伸,能部分或完全减轻被迫活动或者感觉异常,而且这种缓解作用能至少持续到活动结束;④被迫活动或感觉异常在傍晚或夜间重于白天,或者仅发生在傍晚或夜间(症状十分严重时,夜间加重可能不明显,但既往曾有夜间加重的表现)。2003年对RLS诊断标准进行了修改,同时也修订了RLS疾病严重程度的评分量表IRLSSG。此外,对于RLS中出现的某些特质(如症状加重现象)也制订了特殊的评定量表ASRS。这些诊断标准和评定量表的进一步统一,在一定程度上提高了RLS临床诊断的正确性。诊断RLS,首先必须符合4个基本诊断标准。但符合4个基本诊断标准的RLS患者中仍有很多误诊情况。所以,支持RLS诊断的一些临床表现亦显得非常重要。这些支持性特质包括对左旋多巴的治疗反应、周期性肢体不自主运动(PIM)、阳性家族史等。此外,排除出现RI的其他常见疾病非常必要,如怀孕、铁剂和叶酸缺乏(胃部分切除等)、肿瘤、风湿性关节炎、慢性肾衰竭、急性间歇性卟啉病、呼吸系统疾病（如慢性呼吸衰竭、睡眠呼吸暂停综合征）、甲状腺功能低下、药物性［咖啡因、巴比妥类撤药期、抗抑郁药物（如米安色林）、H拮抗剂、吩噻嗪类药物、特布他林、硝苯地平（钙离子拮抗剂）］、脊髓疾病（急性脊髓炎、慢性脊髓病、脊髓麻醉恢复期）、神经变性疾病（帕金森病）、惊恐症、周围血管性疾病（静脉曲张、静脉功能不全）等。对于儿童和一些存在认知功能障碍的老年人，由于存在沟通问题，诊断RLS时可能存在一定难度，此时应仔细观察患者的动作，询问家属相关内容和家族史以帮助诊断（表9-14）。

表9-14 NIH的RLS诊断标准

诊断特征
迫切希望移动下肢，常伴有下肢不适或不愉快的感觉
休息或不活动时（如躺、坐），迫切希望移动下肢或不愉快的感觉出现或加重
这种迫切希望移动下肢的感觉因活动（如行走、伸展）部分或完全缓解
这种迫切希望移动下肢的感觉在傍晚或夜间加重，超过白天和（或）仅在傍晚或夜间出现
支持的临床特征
阳性家族史
出现周期性肢体运动（觉醒或睡眠时）
多巴胺治疗阳性反应
RLS伴随的特征
病程多变，但是典型的是慢性、不断进展
特发性或家族性RLS查体无阳性发现
睡眠紊乱是多数患者常见的症状之一

其中，诊断特征是必备的；支持的临床特征可以增加疑似病例的诊断可能性，尤其是儿童；RLS伴随的特征对诊断仅有参考价值。此外，国际不宁腿综合征研究组制订不宁腿综合征评分对于症状严重程度和治疗效果的评估有重要价值。

应注意鉴别的疾病有：感觉异常性股痛、脚部烧灼综合征、腿部痉挛、纤维性肌痛、周围神经病（特别是小纤维的周围神经病）、关节炎、肌肉或血管病变、焦虑症、静坐不能，特别是精神抑制剂诱导的静坐不能，其活动是由于内心不安的感觉而产生，而非由于肢体不适，而且在夜间或休息时无加重。

RLS症状易被患者和医生忽视，常被误诊误治。其实，只要注意到患者描述的症状特点，诊断并不难；对失眠的患者应想到RLS，积极查找相关病因。特别是症状持续短暂或最近加重的患者，应检查有无周围神经病、根性神经病的症状和体征，对于最近出现症状的患者，应检查血清铁、铁蛋白、叶酸、维生素B_{12}、肌酐、促甲状腺激素等。血管检查除外血管因素，EMG除外周围神经病。

六、治疗

特发性和继发性RLS治疗原则基本相同，但是继发性RLS治疗要兼顾原发病。

1. 非药物治疗

保持情绪稳定，养成规律生活的习惯，避免劳累、受凉，衣着要宽松，尤其是冬春季来临之前要提前预防。戒烟、少饮酒、咖啡及含咖啡的饮料，多吃富含铁剂和维生素的饮食。每天进行肢体按摩0.5～1h，睡前的热水浴对于缓解症状较为有效。同时,可以建议患者在安静时进行一些益智游戏,如电子游戏、猜字谜等,增加神经系统兴奋性。尽量避免使用可能导致或加重 RLS 的药物,如抗抑郁药、多巴胺阻断剂(甲氧氯普胺等)、抗组胺药等。此外,热水浴、腿部按摩、高压氧治疗、生物反馈和针灸、体外反搏等治疗也可能有效。

2.药物治疗

本病应根据患者的年龄、病情、伴随症状等实行个体化治疗。选择药物时,不必考虑其是原发性还是继发性,但对继发性患者应尽量查明病因,以便对因治疗。有人主张对所有原因不明的 RLS 均先试用至少 1 个月的扩血管治疗;对铁缺乏者(血清铁蛋白低于 $50\mu g/L$ 或铁饱和度低于 16%),可口服硫酸亚铁和维生素 C,直到铁饱和度>20%。另有报告单剂静脉注射 1g 铁剂,可使多数 RLS 患者症状缓解 5~6 个月(即使治疗前其铁状态正常),对复发者再用仍有效,但该疗法尚需进一步研究。因叶酸也参与脑内 DA 代谢,补充叶酸可使部分 RLS 缓解,也可早期试用。

对上述方法无效的中、重度患者,临床常需使用更强力药物来治疗,重者多需终生用药。目前 DA 能药物为治疗该病最有效的一线用药,加巴喷丁为二线药物,阿片类药及氯硝西泮等可作为三线或辅助用药。治疗一般均从有效剂量的 1/4,1 次/d 开始,每 3~7d 增加一个起始剂量,直到达到有效剂量或出现严重不良反应。多数药物可于睡前服用,剂量大时,多需分次服用,必要时可联合用药。

(1)左旋多巴:在对照研究中,左旋多巴可减轻 RLS 症状和减少 PMS 发作频率,特别对睡前发作的患者。通常初始剂量为睡前 0.5~1 片。如果主要症状是夜间睡眠中惊醒,给予缓释片 1 片,含量同前,对有些患者,可采用短效片与缓释片联合应用,有些患者在傍晚或夜间加服 1 次。左旋多巴必须空腹服用,以增加吸收。偶尔发生轻微的不良反应,如恶心、失眠等。长期研究表明,运动障碍一般不会发生。

左旋多巴治疗 RLS 的主要并发症是"加重现象",发生率高达 50%~85%,有时在治疗后数月内出现。表现为:①比治疗前症状发作提前;②安静时症状发作潜伏期缩短;③短暂治疗有效期后,症状加重;④症状延伸到上肢和躯干。这种现象与 RLS 治疗前症状的基础状态、多巴胺制剂的类型和剂量、治疗时间长短有关,未见于非多巴胺药物。最近研究表明,"不安腿加重"现象与下列两种因素有关,一是服药早于 18:00 之前,二是每天用量大于 200mg 或更多。一旦加重现象发生,左旋多巴不能继续使用,可换用其他制剂,如多巴胺激动剂。白天再增加左旋多巴剂量通常导致"加重现象"的进一步加剧。

(2)多巴胺受体激动剂:DA 受体激动药因半衰期较长,夜间不需重复给药,长期应用较少出现症状加重和反弹,现已成为治疗 RLS 最常用的药物,特别适于每天夜间多次发作者。其制剂有:①罗匹尼罗,该药疗效及耐受性均良好,常用量 0.25~4mg/d。②卡麦角林,其半衰期长达 70h,每晚服 2~3mg 即可。③普拉克索,常用量 0.5~1.5mg/d,12 周内可见显著疗效。④吡贝地尔,睡前服 50mg 有效。⑤阿扑吗啡,可采用微泵持续皮下注射给药。此外,溴隐亭有效量 5~15mg/d,因较易引起症状反跳或加重,已不作首选。

(3)阿片类制剂:其能竞争内源性阿片与其受体结合,缓解 RLS 的感觉异常,可用于少数较顽固的、其他药治疗无效或以疼痛为主症者,因有成瘾性,选用应谨慎。可选药物有可待因、丙氧酚、羟考酮(16mg/d)、曲马多等。

阿片类制剂对许多患者有效,但是,由于其不良反应和潜在的成瘾性,其应用稍受限制。弱制剂如可卡因对于轻症患者或间歇发病的患者有效。高效制剂如氧可酮、美沙酮对于其他药物治疗无效的症状持续的患者有一定的疗效。

(4)镇静催眠药物:睡前服用苯二氮䓬类或受体激动剂对于减轻 RLS 可能有效,特别是合并有其他类型睡眠障碍的患者,如心理生理性失眠。大多数研究表明,这些药物可以减少 PMS 患者惊醒次数,而不能终止运动。对于轻中症患者可以应用,对于重症患者可以与左旋多巴和多巴胺激动剂联合应用。短效的镇静催眠药物,如三唑仑、扎来普隆、唑吡坦,可以改善 RLS 导致的睡眠启动阶段失眠(入睡困难);中效的镇静催眠药物,如替马西泮,有助于改善 RLS 导致的早醒。但是苯二氮䓬类药物可以加重阻塞性睡眠呼吸暂停综合征,其可与 RLS 并存,并可导致老年人夜间摔倒。

氯硝西泮最常用,可作为轻度、间歇发作、年轻或重症患者(尤其是有睡眠障碍而其他药疗效欠佳者)的补充治疗。常用量 0.5～2mg/d,因疗效不肯定,久用易出现药物依赖,不作为一线用药。

(5)抗癫痫药物:其治疗 RLS 的机制尚不清楚,适用于不能耐受 DA 能药物,尤其是以感觉症状为主的患者。目前加巴喷丁在 RLS 中的治疗作用是肯定的,主要用于症状较轻的患者。特别对于合并有痛性周围神经病、慢性疼痛综合征,或有帕金森病、痴呆的患者,效果较好。除非 RLS 症状长时间持续存在,加巴喷丁每日 1～2 次,晚上或睡前服用。起始剂量为 100～300mg,平均有效剂量为 1300～1800mg/d。该药主要不良反应是可能嗜睡、共济失调,尤其是老年人。如果加巴喷丁治疗效果不佳或不能耐受,可以换用多巴胺受体激动剂。也可选卡马西平(0.1～0.3g/d)、苯妥英钠(0.3～0.6g/d)或普瑞巴林(0.3～0.6g/d)。

(6)其他:可乐定适用于伴高血压的患者,有效量 0.5mg/d。此外,地巴唑、烟酸、肌醇、尼莫地平、山莨菪碱、胞二磷胆碱、氟桂利嗪、双嘧达莫、复方丹参、藻酸双酯钠、银杏黄酮苷、通心络、维生素 E、维生素 B_1、曲唑酮、阿米替林、巴氯芬及普萘洛尔等均有报告对 RLS 有效,但因相关研究病例数较少,其确切疗效有待考证,现主要用于继发性患者的治疗(表 9-15)。

表 9-15 治疗不宁腿综合征常用药物

药物	起始剂量	每日最大推荐剂量	半衰期	常见不良反应
多巴胺及受体激动剂				
美多芭、息宁	左旋多巴:50mg	左旋多巴:200mg,睡前	1.5～2h	恶心、呕吐、眼压升高、幻觉、症状加重、失眠
普拉克索*	0.125mg	1.5mg,分 2～3 次	8～10h(肾功能不全者可延长)	同左旋多巴,另有鼻塞、体液潴留
罗匹尼罗*	0.25mg	3.0mg,分 2～3 次	6～8h(肝功能不全者可延长)	同左旋多巴,另有鼻塞、体液潴留
镇静催眠药				
氯硝西泮	0.25mg	2mg,睡前	30～40h	耐受性、镇静、嗜睡、头昏、共济失调
奥沙西泮	10mg	40mg,睡前	5～10h	同氯硝西泮
扎来普隆	5mg	20mg,睡前	1h(肝功能不全者可延长)	眩晕、嗜睡、疲乏、头痛、镇静
唑吡坦	5mg	20mg,睡前	1.6h(肝功能不全者、老年人可延长)	眩晕、头痛、疲乏、恶心、呕吐、镇静
三唑仑	0.125mg	0.5mg,睡前	2～4h	同氯硝西泮
抗癫痫药				
加巴喷丁	100～300mg	3600mg,分 3 次 1500mg,1 次/d	5～7h(肾功能不全者可延长)	镇静、困倦、疲乏、共济失调、肌阵挛
阿片类制剂				

续表

药物	起始剂量	每日最大推荐剂量	半衰期	常见不良反应
右丙氧酚	100~200mg	600mg,分2~3次	6~12h(肝功能不全者可延长)	镇静、眩晕、恶心、呕吐、便秘、排尿困难、口干、皮肤瘙痒、精神和身体依赖性
氢可酮	5mg	20~30mg,分2~3次	3h(肝功能不全者可延长)	同右丙氧酚
可待因	30mg	180mg,分2~3次	2.5~3h(肝功能不全者可延长)	同右丙氧酚
曲马朵	50mg	300mg,分2~3次	5~8h(肝、肾功能不全者可延长)	同右丙氧酚
羟考酮	5mg	20~30mg,分2~3次	3h(肾功能不全者可延长)	同右丙氧酚
美沙酮+	2.5mg	20mg,分2次	16~22h(肝功能不全者、长期服用可延长)	同右丙氧酚

* 至少在睡前或症状出现前2h开始服用药物

3. RLS治疗药物选择

Earley提出根据RLS的症状、发作频率和特点,选择不同的药物(表9-16)。

表9-16 不宁腿综合征药物选择

症状频率和特点	药物选择顺序		
	首选	次选	第三选择
每天	多巴胺及受体激动剂	阿片类制剂	加巴喷丁、镇静催眠药
每周3~5次	镇静催眠药	阿片类制剂	左旋多巴
每周少于3次	左旋多巴	镇静催眠药	阿片类制剂
疼痛明显	加巴喷丁;阿片类制剂	多巴胺及受体激动剂	镇静催眠药

4. 原发病的治疗

RLS如果能找到病因,原发病的治疗和加重因素的去除对于减轻RLS患者的症状往往奏效,如缺铁患者的铁治疗,缺乏叶酸患者的叶酸补充等。

由于铁缺乏在RLS发病机制中起到一定作用,因此对于RLS的患者检测血清铁的含量。特别是有胃肠道出血史、月经过多、反复献血者等。如果实验室检测发现血清铁降低,应进行个体化的铁剂补充治疗。在口服铁剂治疗时,可给予维生素C 100~200mg,每日3次,增加铁的吸收率。治疗期间,最初间隔3~4个月,然后每隔6个月定期复查血清铁的含量,如果达到正常,应停止治疗,但是继续监测血清铁的含量。由于铁的口服吸收率仅为1%~2%,因此最近采用单剂量静脉注射右旋糖酐铁(1000mg)治疗RLS,60%患者完全缓解3~36个月。对于透析的患者预先静脉补充铁剂和给予促红细胞生成素(EPO)的治疗,可以减少RLS的发病率。

5. RLS治疗推荐

如表9-17所示。

表 9-17　不宁腿综合征治疗推荐

	推荐强度	证据等级	危害评估	FDA 状态
RLS 用于治疗的标准				
普拉克索	标准	高	有益	批准
罗匹尼罗	标准	高	有益	批准
RLS 不用于治疗的标准				
培高利特（心脏瓣膜损伤风险）	标准	高	有害	停止使用
RLS 治疗指南				
左旋多巴及多巴脱羧酶抑制剂	指南	高	有利有弊	批准,超适应证
阿片类药物	指南	低	有益	批准,超适应证
加巴喷丁、恩那卡朋	指南	高	不确定	批准
其他药物无效时可选用尼麦角林	指南	高	有利有弊	批准,超适应证
RLS 可选用的药物				
加巴喷丁	可选	低	不确定	批准,超适应证
普瑞巴林	可选	低	有利有弊	批准,超适应证
卡马西平	可选	低	有利有弊	批准,超适应证
可乐定	可选	低	不确定	批准,超适应证
补铁（低铁蛋白患者）	可选	非常低	不确定	批准,超适应证

6.中医药治疗

中医认为,此病辨证分型属肝肾阴虚,筋脉失养型。因为肾主藏精、主骨生髓,脑为髓海;肝藏血而主筋,且又藏志,肝又藏魂,均与意识活动相关。因此,肝肾亏虚不仅筋骨失养,同时脑髓亦空虚,大脑及神经功能障碍,进而影响正常的意识活动,使神经失用,发生下肢不自主摆动的不宁腿综合征。有人提出用柔筋养肝活血通络为基本治则,组方治疗 RLS36 例,每例用药 1～2 周,总有效率 91.7%。方中以白芍养肝柔筋为主药,配酸枣仁、甘草、归尾、鸡血藤、丹参养肝血、柔筋脉、和血络;丝瓜络、木瓜、牛膝活血通络,舒经缓急。作者认为诸药合用,养柔并用,通舒结合,使虚得养而平,滞得通而畅,筋得柔而适。现将"柔筋养肝汤"药物组成及用法摘录,供大家参考。基本方:白芍 20～30g,酸枣仁 10～20g,当归尾 10g,鸡血藤 30g,丝瓜络、丹参各 15～30g,木瓜 10～15g,牛膝 10g,甘草 8～10g。加味法:乏力明显者加黄芪、太子参;肢体重困苔腻者加薏苡仁、白术;酸胀麻痛严重者,加重木瓜、牛膝用量,另加葛根、僵蚕;肝肾阴虚症状明显者加山茱萸、女贞子;血虚者加枸杞、龙眼肉;因阴虚内热而局部灼热症状明显者加天冬、黄柏;麻差者加夜交藤、赤灵芝。用法:每日 1 剂,水煎,白天、晚上各服 1 次。局部酸麻疼痛较重者,同时用上方煎水外洗患处。每晚睡前 1 次,每次持续时间 20～30min。此外,针灸阳陵泉、京骨、承山、承筋、商丘或加中药熏蒸也有一定疗效。

七、预后

根据瑞士一项超过 3 年的随访,76% 的 RLS 患者症状得到控制,其中 40% 患者服用 1 种药物,34% 服用 2 种药物,15% 患者服用 3 种药物,11% 患者服用 4 种或以上药物。而且不合并 PLMS 的 RLS 患者对药物的长期反应性较好。

（申志远）

第九节 脑出血与睡眠障碍

脑出血是指原发性脑实质出血,占全部卒中的10%～30%,它不仅可以危及患者生命,还是导致患者残疾的主要疾病之一。有研究发现,脑出血与睡眠障碍之间存在密切联系,本节将对两者的关系进行阐述。

一、脑出血导致睡眠障碍

(一)概述

脑出血引起的睡眠障碍多表现为过度睡眠,约占67%。由于脑出血患者的大脑受到急性损伤,且出现血肿压迫、周围组织水肿,导致颅内压增高、脑组织缺血缺氧,临床表现为睡眠增多,并有不同程度的意识障碍,加之出现舌体后坠阻塞气道以及呼吸频率改变等,从而可并发睡眠呼吸暂停综合征(SAS)。这可以使脑缺氧进一步加重,缺氧加重又会使睡眠增多、意识障碍加深,形成恶性循环。睡眠呼吸障碍患者因存在长期慢性缺氧和高碳酸血症,且常合并有其他重要器官代偿功能低下,因此,一方面,脑出血的存在,诱发或加重了睡眠呼吸障碍;另一方面,睡眠呼吸障碍又可以延缓脑出血患者病情恢复、加重脑血管病并发症,从而增加短期内死亡危险,两者互相影响,致使并发SAS的脑出血患者病情通常重于普通患者,甚至采用降颅压药物也不能有效缓解高颅压状态。

(二)脑出血导致睡眠障碍的发病机制

脑出血急性期所致睡眠障碍,其发病机制尚不完全清楚。产生过度睡眠的可能原因有以下几点。

1.脑出血引起脑水肿阻断了特异性上行投射系统的传导,使唤醒大脑的刺激中断。

2.卒中后引起的脑水肿损害了下丘脑的"觉醒中枢"。

3.脑细胞死亡后使多巴胺、去甲肾上腺素和乙酰胆碱等与觉醒有关的神经递质的合成减少。

4.脑的中线结构受损,破坏了觉醒和非快速眼动睡眠(NREM)的机制,导致睡眠过多。

5.因脑出血后睡眠-觉醒节律颠倒,可致日间睡眠过多。

(三)脑出血与阻塞性睡眠呼吸暂停

Sander等对24名初次发生脑出血的患者在发病后48h内予以动态多导睡眠监测。这些患者ICH评分<4分、格拉斯哥昏迷评分(GCS)>8分,男:女为3:1,平均发病年龄(58.75±12.5)岁,出血部位包括壳核、丘脑和脑叶。所有阻塞性睡眠呼吸暂停(OSA)被定义为呼吸暂停低通气指数(AHI)>10。研究结果表明,睡眠相关性脑出血发生率为29.1%(7例),70.9%的患者有阻塞性睡眠呼吸暂停,并与打鼾史有关。由此可见,OSA在急性自发性脑出血患者中普遍存在。另有研究发现,急性脑出血患者常伴有血氧饱和度下降,且高血压脑出血患者常伴有鼾症史。Iranzo等对睡眠期间发病的卒中患者进行研究发现,卒中的发生仅与夜间呼吸睡眠异常有关,与其他卒中危险因素无关。但OSA是否是脑出血的独立危险因素亟待进一步研究。

(四)影响脑出血患者睡眠障碍的相关因素

研究结果显示,卒中急性期睡眠障碍的发生与卒中部位、性质、神经递质变化、神经功能缺损程度、情绪、年龄、病人的家庭及社会角色等有关。

1. 解剖部位

目前认为和睡眠有关的解剖部位相当广泛,包括额叶底部、眶部皮质、视交叉上核、中脑盖部巨细胞区、蓝斑、缝际核、延髓网状结构抑制区,以及上行网状系统等。脑干的中缝核、延髓的孤束核及端脑的基底部可能与睡眠的发动有关;上行网状系统及下丘脑的后部可能与促醒有关;交叉上核与睡眠周期的保持有关。有研究认为,卒中的部位及病变范围与卒中后睡眠障碍有密切关系。在卒中部位中,与睡眠障碍的相关性依次为丘脑、大脑半球、基底核和脑干。大脑皮质下卒中较皮质卒中的睡眠障碍发生率高,两者分别为26.10%和10.4%,差异有显著性($P<0.05$);大脑皮质下卒中较小脑卒中的睡眠障碍发生率高,两者分别为26.10%和5.00%,差异有显著性($P<0.05$);左半球卒中较右半球卒中的睡眠障碍发生率高,两者分别为28.00%和12.30%,差异有显著性($P<0.05$);卒中损害下丘脑或第三脑室侧壁,产生持久昏睡。脑桥顶盖部内侧病灶是引起睡眠周期减少的原因。

2. 卒中性质

脑出血患者较脑梗死患者睡眠障碍发生率高,两者分别为25.00%和15.00%,差异有显著性($P<0.05$)。

3. 神经递质的变化

与睡眠相关的递质包括:乙酰胆碱、多巴胺、去甲肾上腺素以及5羟色胺(5-HT)等。正常生理情况下,5-HT参与控制疲倦感和睡眠,维持觉醒状态必须依赖高水平的5-HT释放。觉醒时5-HT神经元的兴奋性最高,进入NREM睡眠期后其兴奋性开始下降,在REM睡眠期其兴奋性最低。故降低神经细胞外的5-HT浓度可以促进睡眠,兴奋5-HT能神经元可以使觉醒时间延长。同时5-HT又是产生NREM睡眠期的主要神经递质。卒中患者5-HT浓度下降,可导致睡眠异常。除5-HT、褪黑素外,前列腺素D_2(PGD_2)在睡眠节律中可能起诱导睡眠的作用,卒中可以通过影响这些神经递质,而影响睡眠。

Vogel等认为,去甲肾上腺素能神经元和5-HT能神经元胞体位于脑干,其轴突通过丘脑及基底节达到额叶皮质,病灶累及以上部位时,可影响区域内的去甲肾上腺素能和5-HT能神经通路,导致去甲肾上腺素和5-HT含量下降而导致抑郁。有些卒中后睡眠障碍与卒中后抑郁有关,睡眠障碍可能是抑郁的一个早期症状。卒中后抑郁与神经递质失调、5-HT下降有关,推测卒中后睡眠障碍也与5-HT下降有关,应用氟西汀治疗有效也证明了此推测。

4. 神经功能缺损程度

通常,神经功能缺损程度越重,睡眠障碍发生率越高;神经功能缺损程度越轻,睡眠障碍发生率越低。

5. 情绪

研究发现,卒中后患者出现的烦躁、沮丧、抑郁、焦虑、悲观等情绪变化,与患者的独立性和生活能力下降、安全感和价值感消失以及心理负担加重等有关,上述因素可导致患者出现睡眠障碍。Sandberg等提议设计一个试验,对卒中后合并睡眠呼吸暂停患者采用经鼻连续气道正压通气(CPAP)治疗,观察患者在治疗前后沮丧情绪、日常行为能力的变化。睡眠障碍在卒中患者——尤其是卒中后抑郁患者中极为普遍。

6. 年龄

年龄越大,睡眠障碍发生率越高,但50岁以前发生卒中者睡眠障碍发生率明显增高。有研究显示,卒中患者年龄越大,睡眠障碍多表现为睡眠过度,年龄越小睡眠障碍多表现为失眠。

7. 其他

家庭经济条件好、家庭和睦、家庭社会支持力度大的患者睡眠障碍发生率低。

而黄向东等对126例急性脑血管疾病患者进行研究后发现,脑梗死组与脑出血组的SAS发生率并无显著差异。而杨建学等在使用多元Logistic回归模型调整脑血管病相关危险因素，如：年龄、性别、吸烟等混杂因素的作用后发现，睡眠时间延长是脑梗死的危险因素，而与脑出血无显著相关，未发现午睡习惯与脑梗死和脑出血有相关性。

（五）脑出血预后与睡眠障碍

有学者对卒中后睡眠障碍的变化进行跟踪随访，发现大多数缺血性卒中患者在卒中发病后3个月时，其睡眠呼吸暂停的发生频率和严重程度均未随临床症状的好转而出现明显改善。在缺血性卒中研究组中，大部分患者在急性卒中发生即前有大声打鼾的病史，提示存在OSA。而在脑出血研究组中，卒中发生前有大声打鼾病史的患者仅为少数，发病后患者睡眠呼吸暂停的频率与严重程度可随临床症状的好转而有所改善。有研究者认为，出血性卒中和缺血性卒中的病理性呼吸暂停的临床表现是不同的，多数脑出血患者的"睡眠呼吸暂停"是因卒中而诱发的，因此，其睡眠呼吸障碍的症状常随卒中的好转而改善。而在缺血性卒中患者中，多数人既往就存在睡眠呼吸暂停，因此，即使神经功能缺损得以改善，睡眠呼吸暂停现象仍持续不缓解。研究者还观察到，急性缺血性卒中及脑出血3个月后，中枢性睡眠呼吸暂停可以得到改善，但阻塞性呼吸暂停无好转。因此，研究者经过综合分析后推测，脑出血可能主要导致中枢性睡眠呼吸暂停，在发病后只需要短期的特殊护理，睡眠呼吸暂停可能就会随着神经功能改善而好转；而缺血性卒中主要引起阻塞性睡眠呼吸暂停，必须根据情况对阻塞性睡眠呼吸暂停予以长期治疗。

二、睡眠障碍导致脑出血

（一）睡眠障碍增加脑出血风险

睡眠障碍可以增加清晨出血性卒中的风险。有研究表明，OSAS是原发性高血压发展的独立危险因素，而高血压又是导致脑出血的重要诱因。>50%的OS-AS患者患有高血压，尤其在药物抵抗性高血压病患者中，OSAS的发生率更高，在接受3~4种降压药物治疗的药物抵抗性高血压病患者中，>83%的患者存在OS-AS。睡眠呼吸障碍性疾病是导致高血压和脑血管病的危险因素，这可能与交感神经兴奋、内皮细胞和代谢异常有关，如：胰岛素抵抗以及糖耐量受损等。睡眠呼吸障碍患者上气道狭窄或阻塞，反复出现低氧血症、高碳酸血症和pH失代偿，由此刺激中枢和心血管化学感受器，使交感神经兴奋，儿茶酚胺分泌增加，周围血管收缩，心排血量增加，上述变化可引起夜间睡眠或醒后血压增高。以上情况每日反复，导致动脉硬化、动脉受损，一旦颅内动脉出血，止血困难，导致出血量大，病情重。

（二）睡眠习惯对脑出血的影响

Qureshi等发现，睡眠习惯模式对卒中危险有显著影响：睡眠时间>8h者比睡眠时间6~8h者卒中危险增加1.5倍，白天嗜睡与卒中危险亦相关，如果同时具备上述两项者，则卒中危险性显著增加。使用多元logistic回归模型调整脑血管病相关危险因素（如年龄、性别、吸烟等）的作用后发现，睡眠时间延长是脑梗死的危险因素，而与脑出血无显著相关，未发现午睡习惯与脑梗死和脑出血有显著相关性。

Omama等报道，大多数脑出血患者的发病时间为早8点到中午12点。而在中午12点到晚8点的时间段中，脑出血患者的发病数量逐渐降低，午夜是发病率最低的时间，因此，在1d24h的周期内，脑出血的发病大致仅出现上午一个高峰期。可是这项研究结果与日本的一项研究结果有所差异。日本的一项观察脑出血患者发病时间的研究发现，脑出血的发病有2个高峰，年龄≤65岁患者的发病高峰在早晨，可是对于所有的患者来讲，发病高峰在午后。这种差异可能与是否具有午睡习惯有关。研究显示，约10%的脑出血和蛛网膜下腔出血患者在睡眠中发病，睡眠时发生的脑出血预后不佳。

(三)睡眠障碍加重脑出血周围水肿

在脑出血患者中,血肿体积和血肿周围水肿的情况是决定脑出血致残率和死亡率的重要指标。一项采用 PSG 评价急性高血压性脑出血患者 OSA 发生频率和严重程度的研究发现,在脑出血急性期,OSA 的严重程度与发病后 24h 以及 4~5dCT 显示的血肿周围水肿的发展存在对应关系,OSA 越重则血肿周围水肿扩大越明显。在该研究纳入的高血压脑出血人群中,有鼾症史的患者所占比率很高(43.8%),而且有鼾症病史的患者与 PSG 监测到的 OSA 有关,这表明 OSA 在患者 ICH 发生前就已经存在了。是否 OSA 是导致脑出血发生的独立因素,需要进一步研究阐明。OSA 可以通过多种途径导致血肿周围水肿发生,OSA 患者在睡眠呼吸暂停过程中经历反复的缺氧/再氧合过程,这增加了机体氧化应激、激活凝血级联、炎症反应、破坏血管内皮细胞的修复能力,最近有学者提出 OSA 与基质金属蛋白酶-9(MMP-9)活性增加有关。总之,OSA 在非昏迷性高血压脑出血的急性期发生率很高,其严重程度与血肿周围水肿的发展有关。

(四)睡眠障碍与脑出血预后

蒋开夫等报道,合并有鼾症、睡眠呼吸暂停综合征以及长期服用阿司匹林者可能是引起脑出血血肿继续扩大的相关危险因素。另外,睡眠呼吸暂停也是影响脑出血患者预后不良的重要原因。急性卒中发病 3 个月后,虽然患者的临床症状有恢复,但是,在大多数缺血性卒中患者中,睡眠呼吸暂停的频率和严重程度并没有改变;而在出血组患者中,睡眠呼吸暂停的频率和严重程度也已随着临床症状的恢复而有明显改善。因此,有学者提出,缺血与出血两种卒中类型与病理性睡眠呼吸暂停具有相互不同的关系。但是,也有研究提出,OSAS 的严重程度与卒中亚型(TIA、缺血性卒中或出血性卒中)无关。该研究还发现卒中 3 个月后阻塞性睡眠呼吸暂停的频率并没有明显下降。因为比较基线和卒中发生后 3 个月时患者的阻塞性睡眠呼吸暂停情况,并没有发现显著性差异;另外,对卒中不同亚型和部位患者的阻塞性睡眠呼吸暂停情况进行比较,也没有发现显著性差异。由此,作者认为,阻塞性睡眠呼吸暂停在患者出现脑血管疾病前就已经存在,它更像是脑血管疾病的一个危险因素而不是结果。对于合并 SAS 的脑出血患者,应严密观察呼吸频率、节律、幅度及血氧饱和度变化,定时行血气分析,指导患者呼吸或行人工呼吸机辅助呼吸,以及对持续昏迷并自主呼吸障碍、潜在性呼吸衰竭者,及时实施气管切开可明显减少并发症,降低病死率。

三、脑出血与睡眠结构的关系

正常睡眠模式由 REM 和 NREM 两个阶段组成。在 REM 时,交感神经系占优势,各种梦可引起肾上腺素分泌,导致血管痉挛、血压升高、心率加快、呼吸不匀、瞳孔扩大和外阴充血等。如果加上被褥单薄、寒冷刺激和小便用力也可反射性引起血压升高,导致出血性脑血管病。对于清晨起床时出现急性脑血管病患者,其发病诱因则与醒后恢复第 1 次视觉时及清晨起床后血压急骤上升有关。研究发现,右侧半球较大病灶(25~122ml)的患者,双侧锯齿波(REM 的特征之一)减少,而左侧病灶者锯齿波减少仅发生在同侧,故认为锯齿波的产生更多依赖于右侧半球。此外,病灶侧 2 期睡眠的纺锤波也有减少。睡眠脑电的改变程度与病灶大小和病情严重程度呈正相关,病灶较大、病情较重者,NREM 2~4 期睡眠总时间以及纺锤波明显减少;病灶较小、病情较轻者,NREM2~4 睡眠总时间明显增多。丘脑旁中央部位缺血性脑血管病患者,睡眠(主要是 NREM1 期)增多,而 2、3、4 期睡眠和 2 期纺锤波数量减少,睡眠的变化程度与病情轻重程度平行,REM 期睡眠无明显变化,可能与其主要的发生部位位于脑干,而脑干未受影响有关。半球脑血管病时,除入睡困难、觉醒增多、睡眠表浅(NREM 2~4 期睡眠均减少,以至 NREM1 期比例明显增加)和睡眠总时间减少外,REM 也有显著改变,如:潜伏期缩短、睡眠周期次数、比例、活动度和密度减少,可持续至病后4周以后。研究还发现,左右两侧病灶引起的睡眠结构变化并不相同,右侧病变者,主要为NREM1期比例增多。

(方 伟)

第十节 脑梗死与睡眠障碍

睡眠障碍是个相当普遍的问题,在一般人群中的发生率为15%～20%;而国内外研究报道显示,睡眠障碍在脑梗死病人中的发生率显著高于一般人群。睡眠障碍不仅明显影响脑梗死患者的日常生活质量和身心健康,加重躯体疾病,更易加重诱发卒中,如加重高血压、糖尿病等疾病,从而导致卒中的再发,增加病死率。

一、脑梗死与睡眠障碍关系

1.脑梗死后睡眠障碍发生的机制及相关因素

脑梗死后睡眠障碍发生的机制十分复杂,并非单一因素引起,是多因素综合作用的结果。

(1)正常脑组织受到破坏,目前研究认为与睡眠有关的解剖部位相当广泛,至少包括额叶底部、眶部皮质、视上核、中脑被盖部巨细胞区蓝斑、缝际核、延髓网状结构抑制区、以及上行网状激动系统等。这些部位受到损害时,就会破坏正常的睡眠-觉醒系统,使睡眠结构发生紊乱。脑梗死后脑细胞发生不可逆损害释放大量氨基酸等毒性物质作用于网状激活系统,也是干扰睡眠-觉醒系统的机制之一。

(2)卒中后中枢神经递质和细胞因子失衡,牵涉的递质有5-羟色胺、褪黑素、乙酰胆碱、多巴胺、去甲肾上腺素、前列腺素D_2(PGD_2)、白细胞介素6(IL-6)等。

(3)脑血流的改变,一般情况下,正常人在睡眠时脑血流量、血流速度、血容量均会增加,而脑梗死后患者在睡眠时脑血流量、血流速度、血容量可能减少,可能影响了正常的睡眠-觉醒功能的维持。

(4)社会心理因素,目前研究认为,卒中后脑内去甲肾上腺素(NA)和5-HT含量下降,神经通路尤其是与情绪有关的神经受到影响,可导致患者产生抑郁。加之患者家庭、社会、生理、病后心理、病区环境、医护关系等诸多方面因素导致心理平衡失调,加重抑郁。因瘫痪后患者的独立性和生活能力下降,使其安全感和价值感消失,心理负担加重,患者易发生焦虑、恐惧、悲观等消极情绪,这也与卒中后睡眠障碍有关。

2.脑梗死的解剖部位与卒中后睡眠障碍的关系

有些学者通过对临床上卒中患者睡眠障碍的观察,发现卒中部位、病变范围与卒中后睡眠障碍发生有密切关系。在卒中部位中,与睡眠障碍的相关性依次为丘脑、大脑半球、基底核和脑干。大脑皮质下卒中睡眠障碍发生率较皮质卒中、小脑卒中睡眠障碍发生率高,左半球卒中较右半球卒中睡眠障碍发生率高。神经功能缺损程度越重,睡眠障碍发生率越高。

卒中的部位不同,睡眠障碍发生的形式也不尽相同。卒中损害下丘脑或第三脑室侧壁,产生持久昏睡。脑桥顶盖部内侧病灶是引起睡眠周期减少的原因。Bssrrti等报道丘脑旁中央部位缺血性脑血管病均发生睡眠(主要是NREM 1期)增多,而2、3、4期睡眠和2期纺锤波数量减少,睡眠的变化程度与病情轻重程度平行,REM无明显变化,可能与其主要的发生部位脑干未受影响有关。半球脑血管病时,除入睡困难、觉醒增多、睡眠表浅(2～4期睡眠均减少、以至1期比例明显增加)和睡眠总时间减少外,REM也有显著改变,如潜伏期缩短、睡眠周期次数、比例、活动度和密度减少,可持续至病后4周以后。

3.脑梗死后睡眠障碍的类型

脑梗死后睡眠障碍的主要临床表现：①失眠：入睡困难、早醒、睡眠维持障碍。②睡眠增多：是睡眠量过度增多，包括嗜睡或昏睡状态以及发作性睡病。③睡眠结构紊乱：浅睡眠时间增多，深睡眠时间减少，睡眠效率低，卒中患者多导睡眠图显示 REM 睡眠时间明显减少。④异态睡眠：睡眠中的发作性异常行为和运动障碍，如梦游症、梦呓（说梦话）、夜惊（在睡眠中突然骚动、惊叫、心跳加快、呼吸急促、全身出汗、定向错乱或出现幻觉）、梦魇（作噩梦）、磨牙、不自主笑、肌肉或肢体不自主跳动等。这些发作性异常行为不是出现在整夜睡眠中，而多是发生在一定的睡眠时期。⑤鼾症，包括单纯型和憋气型（睡眠时可观察到呼吸暂停）。⑥其他类型：夜里伴焦虑、烦躁、易激惹或沉默不语等精神症状。

4.脑梗死后睡眠障碍对预后的影响

有资料表明，健康人如果入睡时间延长，睡眠中觉醒次数增多，不能保持睡眠两个阶段足够的时间，心血管指数、心率和血压都发生显著改变，这可能是许多脑血管疾病的诱因。睡眠时间>8h 者比 6～8h 者脑梗死危险增加 3.78 倍，白天嗜睡与卒中危险性亦相关，两者兼有则卒中危险性显著增加。故卒中后睡眠障碍是否影响了心血管指数、心率和血压而成为卒中复发的危险因素有待进一步研究。此外，目前研究表明，睡眠不足或睡眠紊乱可使免疫力和糖耐量降低，与冠状动脉粥样硬化性心脏病、糖尿病发病密切相关，而冠状动脉粥样硬化性心脏病、糖尿病又是卒中复发的危险因素。临床资料显示，卒中复发多在卒中后 1～2 年发生，而首次卒中患者出现睡眠障碍在卒中后 3～4 个月常见，故卒中后睡眠障碍可能是卒中复发的又一危险因素。

二、脑梗死与睡眠结构异常

（一）睡眠结构概述

睡眠是一种复杂的状态，包含周而复始的不同阶段，各阶段均有特定的脑电活动特征，睡眠各阶段及其相互关系即为睡眠结构。睡眠分为非快动眼睡眠（NREM）和快动眼睡眠（REM），NREM 又分为 1、2、3、4 期（即 S_1 期、S_2 期、S_3 期、S_4 期），NREM-REM 周期反复循环，形成睡眠结构。正常的睡眠结构为：NREM 睡眠 1 期睡眠时间占 5%～10%，NREM 睡眠 2 期占 50%，NREM 睡眠（3、4 期）占 20%，REM 占 20%～25%。NREM 睡眠能消除疲劳，恢复体力，提高注意力、逻辑思维、语言、安排各种行为活动的计划能力，以及对环境变化的应变能力、迅速反应能力等；REM 期睡眠与记忆和神经系统发育成熟有关，REM 期延长有助于建立突触联系而促进和巩固记忆活动，促进精力的恢复并参与脑重塑。

（二）脑梗死后睡眠结构的变化

1.脑梗死后睡眠结构变化及发生机制

约 95% 脑梗死患者在发病后发生失眠和睡眠结构紊乱，脑梗死后发生睡眠结构紊乱的严重程度与病灶部位、大小、疾病严重程度和预后均有一定关系。

其发生机制可能是由于梗死后脑部缺血、缺氧发生不可逆损害，使大量兴奋性氨基酸等毒害性物质释放，致使与睡眠有关的网状结构、丘脑等处受损；REM 是脑部处于高度活动的时期，与大脑功能的保持与发展密切相关；脑血流量的减少，使需要血流量和代谢增加的 REM 受到影响。脑梗死的部位不同，睡眠障碍发生的形式也不尽相同。

2.脑梗死后睡眠结构方面研究

Schafer 等报道 10 例脑干梗死病例，部分快速眼动睡眠（REM）消失（正常占 20%～25%），部分睡眠表浅[即非快速眼动睡眠(NREM)的3～4期深睡减少或消失,正常约20%]或片断多醒。Autret等观察发现4例伴有侧视麻痹的脑干梗死患者,则NREM/REM周期减少(正常每晚3～6次),结合影像学表现和1例患者的尸检所见,认为脑桥顶盖部内侧病灶是引起睡眠周期减少的原因。病变损害下丘脑或第三脑室侧壁,产生持久昏睡。Bassetti等报道12例丘脑旁中央部位脑梗死患者均发生睡眠(主要是NREM 1期)增多,而2、3、4期睡眠和2期纺锤波数量减少,改变的程度与病情轻重程度平行;REM无明显变化,可能与其主要的发生部位脑干未受影响有关。半球脑血管病除入睡困难、觉醒增多、睡眠表浅(2～4期睡眠均减少,以至1期比例明显增加)和睡眠总时间减少外,REM也有显著改变:如潜伏期缩短,次数、比例、活动度和密度减少,可持续至病后4周以后。国内学者研究显示卒中患者睡眠潜伏期明显延长,觉醒次数增加,实际睡眠减少,睡眠效率降低,睡眠结构比例紊乱,S_1睡眠期间增多,S_3、S_4睡眠期减少,REM睡眠潜伏期缩短,REM睡眠时间和REM活动度减少。

此外,左右两侧病灶引起的睡眠结构变化并不相同。Domzal等发现左侧病变者NREM时间较短,而REM时间相对较长;右侧病变者则主要为1期比例增多。Bassetti等则发现,较大病灶的患者右侧病变时有双侧锯齿波(REM的特征之一)的减少,而左侧病灶则仅病灶侧锯齿波减少,故认为锯齿波的产生更多依赖于右侧半球。此外,病灶侧2期睡眠的纺锤波也有减少。

睡眠结构改变的程度,还与脑梗死病灶大小和病情严重程度呈正相关。病灶较大、病情较重者,2～4期睡眠总时间以及纺锤波的减少也越明显;反之,病灶较小、病情较轻、预后较好者,睡眠总时间和2期睡眠也明显增多。由上可见,绝大多数脑血管病均伴有失眠的不同表现和睡眠结构的紊乱。

三、脑梗死与失眠

(一)失眠的概述

失眠是最常见的睡眠障碍类型。失眠是患者自诉睡眠的发生和(或)维持出现障碍,睡眠的质和量不能满足生理需要,加之心理的影响,致使白日产生瞌睡和一系列神经症状。

失眠可分为入睡性、睡眠维持和早醒性3种,具体表现为入睡困难、睡眠表浅、频繁觉醒、多梦和早醒等,通常多合并发生。入睡困难:卧床后不能很快入睡,表现为入睡时间长达30～60min,而一旦入睡可获得较深的睡眠;早醒:清晨觉醒过早,早晨觉醒时间比以往正常时提前1h以上,且醒来后不能再度入睡;睡眠维持障碍:睡眠时间短,患者虽然有充分的睡眠时间,但一夜累计睡眠<5h,甚至整夜不睡或<2h;或睡眠中断,中途觉醒次数增多,一夜睡眠中觉醒达3次之上,呈片段性睡眠。

(二)脑梗死后失眠发生的机制及相关因素

脑梗死后失眠推测可能与以下因素有关:①卒中后神经递质失衡,如5-羟色胺下降,导致白天过度瞌睡、夜间失眠。②脑梗死患者在睡眠时脑血流量、血流速度、可能减少,可能影响了正常的睡眠-觉醒功能的维持。③目前研究认为,卒中后脑内去甲肾上腺素(NA)和5-HT含量下降,神经通路尤其是与情绪有关的神经受到影响,可导致患者产生抑郁。加之患者家庭、社会、生理、病后心理、病区环境、医护关系等诸多方面因素导致心理平衡失调,加重抑郁。④其他因素:有一些患者因肢体疼痛、运动障碍、肌强直或肌紧张、夜间疼痛性抽搐、翻身行动不便、夜尿多、起床困难、药物等均可影响睡眠。

(三)脑梗死后失眠的治疗

脑梗死后的失眠严重地影响患者的预后及生命质量,而研究表明脑梗死后睡眠障碍是可以干预治疗的;其治疗方法是包括病因治疗在内的综合治疗。①急性期积极治疗原发病,控制脑水肿,对症治疗;②了解患者心理反应及情感障碍的类型,帮助患者正确认识疾病、减轻心理负担和增强信心,可明显改善患者的睡眠质量,降低失眠的发生率;③创造舒适的环境,如保持卧室清洁、安静、远离噪声、避开光线刺激等;④对于部分较重的患者,应在医师指导下,短期、适量地使用催眠药或小剂量抗焦虑、抑郁药。

四、脑梗死与睡眠增多

(一)睡眠增多的概述

睡眠增多是睡眠量过度增多,是睡眠障碍的一种表现,是由各种脑病、内分泌障碍、代谢异常引起的嗜睡或昏睡状态;以及因脑病变所引起的发作性睡病。睡眠增多发生的时间一般均为脑梗死的急性期。入院时无意识障碍的患者多在入院后3～5d发生,有意识障碍的患者多在清醒后3d内发生,部分患者在4～14d发生。

嗜睡、昏睡状态是意识障碍的表现,嗜睡是程度最浅的一种意识障碍,患者经常处于睡眠状态,给予较轻微的刺激即可被唤醒,醒后意识活动接近正常,但对周围环境的鉴别能力较差,反应迟钝,刺激停止又复入睡。昏睡较嗜睡更深的意识障碍,表现为意识范围明显缩小,精神活动极迟钝,对较强刺激有反应。不易唤醒,醒时睁眼,但缺乏表情,对反复问话仅能做简单回答,回答时含混不清,常答非所问,各种反射活动存在。

发作性睡病表现为经常出现短时间(一般<15min)不可抗拒性的睡眠发作,往往伴有摔倒、睡眠瘫痪和入睡前幻觉等症状。睡眠发作:白天不能克制的困意和睡眠发作,在阅读、看电视、骑车或驾车、听课、吃饭或行走时均可出现,一段小睡(10～30min)可使精神振作;猝倒发作:常由于强烈情感刺激诱发,表现躯体肌张力突然丧失但意识清楚,不影响呼吸,通常发作持续数秒,发作后很快入睡,恢复完全;睡眠幻觉:可发生于从觉醒向睡眠转换(入睡前幻觉)或睡眠向觉醒转换时(醒后幻觉)为视、听、触或运动性幻觉,多为生动的不愉快感觉体验;睡眠麻痹:是从REM睡眠中醒来时发生的一过性全身不能活动或不能讲话,呼吸和眼球运动不受影响,持续数秒至数分钟。

(二)脑梗死后睡眠增多发生的机制及相关因素

1. 正常脑组织受到破坏

大面积脑梗死、丘脑梗死、脑干上行网状激活系统部位的梗死,可导致当脑干网状结构上行激活系统、丘脑投射系统或广泛性大脑皮质损害,从而影响睡眠-觉醒系统,引起嗜睡或昏睡。下丘脑前部的视交叉上核是调节人昼夜节律的生物钟。大面积脑梗死时,脑组织水肿,脑细胞受压并出现功能障碍。此外,病变侧或病变对侧脑血管痉挛,颅内动脉氧分压下降而引起与上行网状系统、第三脑室等部位缺氧、水肿及功能障碍,引起睡眠增多。双侧中线旁丘脑梗死可致睡眠过多,这是因为觉醒和非REM睡眠的机制破坏所致。中脑、第三脑室底和体部的损害,可致低血压、尿崩症、低体温或体温过高以及迁延性睡眠过多,可持续数周之久。这种病人可唤醒,但唤醒后迅速入睡。

2. 脑梗死后中枢神经递质和细胞因子失衡

正常生理情况下,5-HT参与控制疲倦感和睡眠,觉醒状态的维持必须依赖高水平的5-HT释放。觉醒时5-HT神经元的兴奋性最高,进入NREM睡眠期后其兴奋性开始下降,在REM睡眠期其兴奋性最低。故降低神经细胞外的5-HT浓度可以促进睡眠,兴奋5-HT能神经元可以使觉醒时间延长。脑梗死患者5-HT浓度下降,可导致睡眠增多。褪黑素与睡眠的关系一直引人注目。近年来,很多学者对不同的人群及不同种类的动物,给予不同剂量的褪黑素,观察了不同测量指标。结果表明,褪黑素有明显的催眠效果,当梗死涉及松果体部位,引起褪黑素增多时可引起睡眠增多。目前研究表明:除 5-HT、褪黑素外,前列腺素 D2(PGD2)在睡眠节律中可能起诱导睡眠的作用。低位脑干去甲肾上腺素能和乙酰胆碱能神经元在维持正常睡眠-觉醒中也起到重要作用。研究还证实细胞因子白细胞介素 1(IL-1)也是一种睡眠因子,对 NREM 睡眠有影响,对 REM 睡眠影响较弱。白细胞介素 6(IL-6)也参与睡眠调节,其调节效果与剂量有关,大剂量的 IL-6 可以显著延长 NREM 睡眠,小剂量 IL-6 仅引起发热反应,对睡眠无影响。脑梗死患者脑损伤影响了上述神经递质和神经肽的正常释放和合成时,可能导致睡眠增多,但需进一步研究证实。

3. orexin 与发作性睡病

近年来研究发现,orexln 基因敲除或是 orexln 水平降低均可导致动物发作样睡病的表现;orexln 由下丘脑合成和分泌的一种小分子神经肽,orexin 神经元密集投向参与睡眠的脑区。因此,我们推测脑梗死后发作性睡病与 orexln 水平降低有关。

(三)脑梗死后睡眠增多的治疗

脑梗死患者出现睡眠增多并发症是疾病较重的一个标志,临床上除了积极治疗原发病外,还应根据患者出现的睡眠增多的类型进行有针对性的治疗。针对睡眠增多者,可采用光疗、声疗、运动功能训练、疼痛刺激等方法剥夺过多的睡眠,刺激患者觉醒系统,延长觉醒时间。对于发作性睡病患者,可给予药物治疗,苯丙胺类兴奋药(单胺释放药)为主要药物,通过突触前机制增加单胺能的传递而抑制 REM 睡眠,主要减轻嗜睡。三环类药物如丙米嗪等可缓解猝倒发作、睡眠麻痹和入睡前幻觉,减少发作次数。

五、脑梗死与异态睡眠

(一)异态睡眠概述

异态睡眠是指睡眠中的发作性异常行为和运动障碍;其中睡眠行为异常包括:夜游症、夜惊、REM 期行为障碍、梦魇、梦话、睡眠进食症、觉醒后谵妄、睡眠期癫痫等;睡眠运动障碍包括:睡眠周期性肢体活动和夜间肌阵挛、下肢不宁综合征、睡眠惊动、夜间碰头症、睡眠磨牙和夜间遗尿症等。其中有关脑梗死后的异态睡眠的报道主要包括 REM 期行为障碍、睡眠周期性肢体活动和夜间肌阵挛以及下肢不宁综合征。

(二)脑梗死与快速动眼睡眠期行为障碍

快速动眼睡眠期行为障碍(RBD),正常人在快速眼动睡眠时,除了膈肌和眼外肌以外,其他部位的肌肉均处于一种无张力状态,而快速眼动睡眠障碍的患者则出现过度的运动,发作时的睡眠多导仪检测显示有肌张力的增高,但无癫痫样放电活动。发作的特点为伴随着生动鲜明的梦境而出现的以剧烈的危险动作为特点的行为,发作时的症状多种多样,可突然出现喊叫、发怒、击床、踢腿,可以坐起、跳下床、行走,甚至可以做出各种动作造成自己受伤或伤害他人。一般发作可以出现在入睡后约 90min 的第 1 个快速眼动睡眠期,在睡眠的后期,快速眼动睡眠增多时更易发生。发作可以持续数分钟。发作频率不等,可以数天 1 次到每晚数次。快速动眼睡眠期行为障碍多见于神经系统变性疾病;也有关于卒中后 RBD 的报道:1 例 68 岁的右侧脑桥旁正中部位的腔隙性脑梗死男性患者,在发病 2 个月后夜间睡眠中出现了"尖叫、四肢打击其配偶、从床上跌落,还说有动物袭击他"等症状,该患者被诊断为快速动眼睡眠期行为障碍。对于快速眼动睡眠障碍的治疗以苯二氮䓬类药物最为有效,对于绝大多数患者氯硝西泮有较好的治疗效果,另外,应该注意睡眠时周围环境的安全,防止发作时出现自伤或他伤。该患者在每晚服用 0.25mg 的氯硝西泮后症状消失。

(三)脑梗死与睡眠周期性肢体活动

睡眠期周期性肢体活动(PLM)是肢体特别是下肢在睡眠中反复周期性发生的一种异常运动,异常运动由足趾和足踝的重复性背曲组成,常扩展到膝和髋部,有时甚至涉及腕部和肘部。这些运动主要发生在浅睡的1和2期,深睡的3、4期逐步减少,几乎总是消失在REM睡眠。在特殊的病例,PLM持续进入REM睡眠期。有些人瞌睡时也可以发生,这时患者并未完全入睡,这些病例中,患者感到PLM的烦恼和入睡困难。在多导睡眠图记录中,肢体的肌电活动呈现不同的特点,可以表现为持续数百毫秒的肌肉紧张性活动,伴随或不伴随肌阵挛活动;或者首先是肌阵挛反射紧随其后是紧张性活动或表现为丛集性的几个肌阵挛活动。在胫骨前肌测得的肌电活动的时程为0.5~5s,此反射活动可以在两腿之间同时出现,或者分别出现,有时仅仅发生在一个肢体或一侧肢体或者交替于两侧之间。睡眠期周期性肢体活动的诊断至少需要4个重复的肢体抽动方可,通常PLM一夜发生数百次,它们最大的特点是浅睡期平均20~40s(4~90s)准周期性重复出现。

PLM的发生机制仍然不清,但被认为与中枢神经及周围神经均有关。研究证明,在患者屈曲反射和脊髓节段单、多突触反射的兴奋性增加,提示与脊髓之上的功能异常有关,可能是受锥体束的影响作用。PLM可以在个体被诱导产生,外源性刺激如在腓骨头处刺激腓神经,可以产生类似的特征性周期活动。PLM是由脊髓上升下降的信息调控其周期性的,可能是受网状结构的调节。这个假设得到功能MRI研究资料的支持,提示红核和其他脑干区域参与PLM的产生。另有研究认为PLM与帕金森病密切相关,因此,黑质-纹状体系参与该病的发病。据报道,小脑梗死患者可出现PLM,考虑小脑脊髓束及小脑核受损有关;丘脑梗死的患者也可在患肢侧出现PLM,可能由患肢的不舒服感觉刺激红核及脑干导致的。因此,PLM可发生在任何大脑半球基底节区、脑干及小脑梗死的患者。

一些药物影响PLM,可以用来控制此症状。对于PLM合并下肢不宁综合征的患者可以采取非手术治疗,多巴受体激动药和苯二氮䓬类药物有效。

(四)脑梗死与不宁腿综合征

不宁腿综合征(RLS)是另外一种内源性睡眠紊乱。RLS的特点是腿部感觉异常,特别在膝和踝部之间,但有时扩散到大腿和前臂,并被描述为深部疼痛、虫咬、灼烧和爬行感觉。它典型发生在休息时,特别在上床睡觉、瞌睡或斜靠在坐椅上时,可被下列活动缓解,如按摩、伸展、踢腿,大多数可以通过行走得到缓解。RLS的重要之处在于它和PLM的联系,至少80%的RLS患者做睡眠多导图检查时发现合并有PLM。更严重的情况是,RLS患者在清醒时也表现出腿部不安的活动,有时带有运动障碍特点。近年来较多研究表明,RLS与中枢神经系统多巴胺能神经损害有关,公认的机制之一是中枢神经系统非黑质-纹状体系多巴胺神经元损害,如间脑、视上核和视交叉多巴胺神经元的损伤。病灶累及上述部位的脑梗死患者常会出现RLS,这类患者通常会有帕金森样的临床症状,即合并帕金森病。最近研究报道,急性脑梗死后合并RLS的患者通常在发病前就有RLS的病史;且随访结果表明,合并RLS的脑梗死患者较对照组的临床预后要差。

基于上述机制,近年来的研究表明多巴胺能药物可达到较好的疗效,被认为是一线药物,主要药物有左旋多巴制剂和多巴胺受体激动药;左旋多巴能有效治疗RLS,但长期应用会导致症状反跳或加重,多巴胺受体激动药出现症状加重或反调的可能性小,可单独或联合应用。此外,苯二氮䓬类药物,尤其是氯硝西泮0.5~2mg睡前服用效果明显,除偶尔晨起嗜睡外无其他不良反应。长期(>6个月)效果已被证实。其他用于治疗RLS的药物包括卡马西平、巴氯芬、可乐定和类阿片(美沙酮、可待因、羟氢可待因、丙氧芬)药物,后者仅用于严重患者。

六、脑梗死与鼾症

（一）鼾症概述

鼾症是由于深度睡眠时，舌、咽喉和口腔根部的肌肉群会松弛。这种肌肉松弛会使咽喉部组织下垂。当人呼吸时，下垂组织会使气道变得狭窄，并发生振动或颤动，便会发出打鼾声。气道越窄，振动就会越大，鼾声就会越响。鼾症可分为单纯型和阻塞型（睡眠时可观察到呼吸暂停）；其中约有5%的鼾症患者兼有睡眠期间不同程度的憋气现象，称为阻塞性睡眠呼吸暂停综合征OSAS)。有关鼾症与脑梗死的关系目前已有许多研究报道。

（二）鼾症与脑梗死的相关性

1.临床研究

早在1991年国外就对177例脑梗死患者进行研究，研究发现脑梗死患者合并鼾症的比例明显高于对照组，说明鼾症可能是缺血性卒中的危险因素。但目前尚无鼾症与缺血性卒中大样本调查和长期随访研究。在国内，智铁铮等对1868位患者进行了20年的随访研究，示鼾症组缺血性卒中发生率（19.9%）显著高于对照组，提示鼾症与缺血性卒中密切相关。鼾症组和对照组缺血性卒中发生时间和总病死率情况比较，提示鼾症组缺血性卒中多发生在夜晚，比白天显著增多，鼾症患者缺血性卒中发生率增加，死亡率增高。鼾症组总病死率66.2%显著高于对照组33.1%卒中的发生，严重影响了患者的预后和生命质量，应引起足够重视。

2.鼾症导致缺血性卒中的机制

鼾症导致缺血性脑卒中发生率增加，其机制可能为：①鼾症患者睡眠时多伴有呼吸暂停，出现低氧血症和高碳酸血症，导致缩血管活性物质分泌增加，全身动脉收缩和血管平滑肌增生、狭窄，血压升高，直接损害脑血管内膜，易致脑动脉粥样硬化、斑块脱落，致缺血性卒中；②鼾症患者多肥胖，血脂增高，脂质易沉积于血管内膜，引起动脉粥样硬化，使心脑血管病增加；③缺氧刺激红细胞增多，血细胞比容和血黏度增加，血液呈高凝状态，血栓前状态增强，血液流变学异常，易发生血栓形成；④血小板聚集性增强，在睡眠时更易促发脑血栓形成；⑤睡眠时反复憋气、呼吸暂停，睡眠质量下降，有效睡眠减少，可出现白天嗜睡和运动减少，血流动力学异常，易并发缺血性卒中和多器官疾病。

对于无阻塞的单纯型鼾症患者与缺血性卒中的发生是否有关亦有研究报道。在国内对60例脑梗死病人和60例正常对照者的对比研究认为脑梗死和一般鼾症相关不明显，和阻塞型鼾症有明显相关，统计学差异显著。

3.脑梗死后鼾症

脑梗死后脑功能受损，常会引起鼾症；延髓梗死导致支配咽喉软腭肌肉的运动神经元-疑核功能障碍，以致在入睡后产生不同程度的咽喉肌肉张力松弛，瘫痪肌肉会使气道变得狭窄，并发生振动或颤动，便会发出打鼾声，引起鼾症；当延髓上梗死累及双侧皮质脑干束时也会引起上述肌肉瘫痪而引起打鼾。而大脑半球梗死患者易并发阻塞性睡眠呼吸暂停综合征，推测原因可能由于中枢神经功能障碍导致呼吸驱动依赖的化学感受器反射活动减弱，引起咽喉、软腭肌肉功能失调，产生不同程度的张力松弛和肌肉塌陷所致。脑梗死并发阻塞性睡眠呼吸暂停综合征时，SaO_2降低，使脑血流进一步下降，是导致患者症状进一步加重、造成再次卒中或神经功能恢复不全的原因。

鼾症，尤其是阻塞型鼾症（阻塞性睡眠呼吸暂停综合征）是心脑血管病的危险因素，因而应积极地治疗,包括药物治疗及手术治疗。

七、脑梗死与睡眠呼吸暂停综合征

(一)睡眠呼吸暂停综合征的概述

睡眠呼吸暂停综合征(SAS)是指睡眠状态下反复出现呼吸暂停(SA)和(或)低通气(SH),引起低氧血症和高碳酸血症,从而使机体发生一系列病理生理改变的临床综合征。呼吸暂停是指睡眠过程中口鼻呼吸气流停止至少≥10s;低通气是指睡眠中口鼻呼吸气流强度(幅度)较基础水平降低≥50%,并伴有血氧饱和度(SaO_2)较基础水平下降≥4%,持续≥10s。SAS是指每晚7h睡眠中SA每次发作>10s,反复发作>30次或SA-SH指数(AHI,即平均每小时SA+SH次数,又称呼吸紊乱指数)>5次。多导睡眠图(PSG)是诊断SAS的金标准。根据是否存在胸腹运动将SAS分为阻塞性睡眠呼吸暂停综合征(OSAS)、中枢性睡眠呼吸暂停综合征(CSAS)、混合性睡眠呼吸暂停综合征、单纯低通气4种类型,其中以OSAS相对多见,且被认为是高血压、冠状动脉粥样硬化性心脏病、充血性心力衰竭及卒中的危险因素。

(二)睡眠呼吸暂停综合征与脑梗死的相关性

近年来,SAS与脑梗死的相关性已受到广泛的重视。大量流行病学研究表明,SAS对脑血管病的影响大于吸烟和心脏病,是卒中发生的独立危险因素,同时也是预测卒中预后不良的独立指标。

1.睡眠呼吸暂停综合征对脑梗死的影响

耶鲁大学医学院Yaggi等对700人进行为期3年的前瞻性研究发现,所有睡眠呼吸暂停者发生卒中的风险加倍,而情况较严重者风险则升高3倍。加拿大Brodley等进行Wisconsin睡眠队列研究结果发现,重度OSAS患者发生卒中的危险显著高于无OSAS患者。该结果是首次前瞻性队列研究,充分证实OSAS是卒中的独立危险因素。此外,虽然卒中发病高峰大多在觉醒后的清晨,但13%~44%的卒中发生在睡眠之中,只是患者醒后自觉症状更加明显而已。夜间睡眠期间是卒中的好发时段,缺血性卒中有20%~40%发生在睡眠期间,而脑出血及蛛网膜下腔出血很少在夜间发生。因此,SAS更易引起缺血性卒中,SAS与脑梗死之间存在明显的相关关系。

2.睡眠呼吸暂停综合征引起脑梗死的病理生理学机制

研究表明,由SAS产生的呼吸暂停、低氧血症、高碳酸血症所引起的血压改变、脑血流动力学改变、脑自动调节功能减退及血液流变学的改变是卒中发生的主要机制。

(1)血压波动增大:正常人夜间睡眠时血压水平较觉醒时缓慢下降15%~20%,而在OSAS患者中无论有无高血压史,睡眠中血压常发生异常改变,失去正常的昼夜节律变化,在呼吸暂停过程中血压出现剧烈波动。据统计平均动脉压改变的最大幅度达40mmHg,血压波动增大是诱发心脑血管疾病的危险因素。这可能是反复出现低氧血症和高碳酸血症,同时胸腔负压增大,化学感受器受到刺激,导致交感神经活性增强,儿茶酚胺、肾素、血管紧张素和内皮素等血管活性物质分泌增多,心肌收缩力加强,心排血量增加,血管平滑肌发生重构和肥厚,血管阻力增加,血压升高,增加卒中的危险。

(2)脑血流动力学改变:夜间长时间的反复发作的呼吸暂停可导致严重的低氧血症,SaO_2可降至40%~70%,直接刺激脑血管收缩致脑血流量减少,成为发生缺血性脑血管病的危险因素之一。此外,OSAS患者因长期慢性缺氧可使红细胞生成素(EPO)分泌增加,引起继发性红细胞增多,血液黏稠度增加,血流减慢,易引起微栓子致血管狭窄,梗死灶形成。脑血流量降低也与心排血量减少有关。因为呼吸暂停时胸腔负压增加,回心血量增多,心脏前负荷加重,同时血压升高使心脏后负荷也增加,从而导致心肌收缩力下降,脑血流量降低。

(3)血小板活性改变:血小板在血栓形成中具有至关重要的作用。OSAS患者在缺血缺氧情况下,极易导致血管内皮受损,血小板被激活。激活的血小板a颗粒与致密颗粒释放的活性物质使血小板进一步聚集,随后纤维蛋白沉积,形成微血栓。同时,血小板的高黏附状态造成微循环淤滞,形成微血管病变。且SAS患者常因并发肥胖、高脂血症、糖尿病,更进一步加重血液高黏状态,诱导脑组织缺血甚至血栓形成。

(4)脑自动调节功能减退:正常人在体循环血压快速变化的情况下,脑可通过自主调节功能产生保护效应,因而脑血流量变化不大。OSAS患者长期处于低氧血症和高碳酸血症状态,脑血管化学感受器敏感性降低,脑血管的自动调节能力减退,从而使脑缺血的易感性增加,进一步削弱脑血管对代谢需求的适应能力。

(5)内皮素分泌增加:最近研究发现OSAS患者脑梗死早期血浆内皮素升高,并与病情严重程度密切相关。内皮素(ET)是一种强烈的血管收缩物质,可导致脑血管收缩,进而减少脑血流量。

(三)脑梗死后睡眠呼吸暂停综合征

1.脑梗死后睡眠呼吸暂停综合征高发

据报道,超过50%的急性缺血性卒中和短暂性脑缺血发作患者并发SAS。脑干作为呼吸与咽喉部肌肉的调节中枢,幕下的卒中,由于脑干中支配咽喉和上气道肌肉的运动中枢受累,易造成呼吸暂停。而大脑半球卒中患者易并发OSAS,推测原因可能由于中枢神经功能障碍导致呼吸驱动依赖的化学感受器反射活动减弱,引起咽喉、软腭肌肉功能失调,产生不同程度的张力松弛和肌肉塌陷所致。Mohsenin通过病例对照研究证明,在既往无呼吸暂停病史的大脑半球卒中患者中,80%在其恢复期发生OSAS。Dyken等报道的1项回顾性对照研究也显示了同样的结果,77%的卒中男性患者和64%的女性患者合并OSAS。

2.脑梗死部位、类型与睡眠呼吸暂停综合征

国内外大多数研究均表明脑梗死部位与SAHS的程度和类型无关。Parra等对116例患者进行了前瞻性研究,结果表明脑梗死患者SAS的严重程度与受累血管及梗死部位无关。Mohsenin对39例急性卒中患者进行前瞻性研究,发现28例幕上脑梗死患者和11例幕下脑梗死患者呼吸障碍的发病率和严重程度相似。Turkington等对卒中24h内的患者观察表明,卒中严重程度和临床亚型与卒中后上呼吸道阻塞无关。Martinez等对139例急性缺血性卒中患者的观察表明,严重卒中患者并没有更高的AHI和更低的夜间血氧饱和度,在卒中的范围和部位上也未发现差别。然而,于逢春等对102例急性脑梗死患者研究发现,脑梗死的严重程度、亚型与SAS的严重程度相关。

原因可能与呼吸中枢解剖学和生理学上的复杂性有关,不仅控制呼吸的神经元受损可导致呼吸障碍,而且相关的神经传导束损伤也可引起呼吸异常。

3.合并睡眠呼吸暂停综合征的脑梗死患者的预后

研究发现合并睡眠呼吸暂停综合征的脑梗死患者的预后差。研究表明在卒中后合并OSA的患者中,可降低认知能力和增加卒中复发和死亡的危险。Dyken等注意到不仅卒中后患者的OSA患病率较高,而且那些合并OSA的卒中患者的生存率显著降低。一项研究发现若AHI>30,其死亡率明显增加,而卒中后能够接受连续气道正压通气治疗则可改善预后。

原因是卒中并发SAS时,SaO_2降低,使脑血流进一步下降,是导致患者症状进一步加重、造成再次卒中或神经功能恢复不全的原因。卒中后不论是并发的还是卒中的结果,长期的睡眠低氧血症,必然进一步加重缺血对脑功能的影响,而它所继发的高黏血症、高血压和心律改变等心血管疾病以及糖尿病的进一步加重,也必将进一步加重卒中与SAS两者互相影响,形成恶性循环,加重了病情。

(四)脑梗死后 SAS 的治疗

1. 一般治疗

对轻症患者可先采用睡眠时侧卧位、减肥、戒烟、戒酒、睡前避免服用镇静药等措施。对可引起睡眠呼吸障碍的其他原发病则应同时加强原发病的治疗。

2. 无创呼吸及治疗

连续气道正压通气(CPAP)或双水平正压通气(BiPAP)呼吸机不仅可克服 OSAS 患者咽部狭窄造成的阻塞,也可因改善通气,去除导致呼吸控制失调的不稳定因素,对于阻塞性或中枢性睡眠呼吸暂停均有治疗作用。大部分患者对这种治疗方法是可以接受的,因其具有无创、高效、可携机回家长期治疗等优点,症状愈重则接受程度愈高。

3. 药物治疗

药物治疗疗效不确切,不作为常规治疗。常用药物包括:增加上气道开放,减低上气道阻力的药物如滴鼻药、麻黄碱、茶碱等。神经呼吸刺激药,如:甲羟孕酮、氯丙嗪等。

4. 手术治疗

卒中伴 SAS 患者急性期对悬雍垂腭咽成形术(UPPP)无法耐受。对于下颌后缩或颞颌关节强直患者,不仅存在面部畸形,牙齿咬𬌗错乱和(或)张口受限,常合并有较严重的 OSAS,正颌外科手术的指征是恢复面容及口颌系统功能,尽可能扩大狭窄的上气道以治疗 OSA。需要注意麻醉时的监测及并发症的处理,以增加手术的安全性。

5. 其他治疗

睡眠时带口腔矫治器或舌托,使下颌和舌前移,使上气道扩大并增加其稳定性,可不同程度缓解 OSAS 的发作,可作为轻、中度的 OSAS 患者及不耐受经 CPAP 治疗或经治疗病情减轻后的一种辅助治疗措施。

综上所述,SAS 是卒中不可忽视的危险因素之一和重要并发症。两者互为因果,形成恶性循环。因此,对卒中高危人群和卒中患者,应及早发现 SAS,及时治疗,防止形成恶性循环。

(方　伟)

第十章 癫痫

第一节 概述

癫痫是多种原因引起的慢性脑部疾病,是神经科的常见病和多发病。国际范围内的患病率为5‰～10‰,发病率为每年20～70/100000。而根据我国近年来的大规模流行病学调查,癫痫患病率为7‰,5年活动性的患病率为4.6‰,发病率为每年28.8/10000。癫痫的病程长,致残率高,死亡危险性为一般人群的2～3倍。临床反复出现的癫痫发作给患者造成巨大的生理和心理痛苦,也严重影响了患者的教育、就业、婚姻生育等,导致生活质量低下,同时,也对家庭和社会带来严重而深远的影响。

癫痫发作和癫痫综合征:不同大脑区域神经元的过度同步异常兴奋以及这种兴奋循着复杂的神经网络途径进行扩散和传播,导致了癫痫发作症状的多样性,而癫痫综合征则是基于病因、临床症状、脑电特征以及治疗和预后反应等的概念。癫痫的临床表现是如此地复杂,需要寻找规律去认识,并区分不同的类型。目前癫痫领域存在的问题很大一部分是诊断和分类诊断的问题,对于癫痫发作和非癫痫发作的识别不清,对于癫痫的类型区分不清,以及对于癫痫综合征的认识不足,导致了治疗效果差,甚至是错误的治疗。统一的分类不仅便于临床掌握和交流,也便于对于癫痫进行深入的基础和临床研究。从最初20世纪70年代Gastaut提出系统化的癫痫分类方案之至2010年的最新国际抗癫痫联盟(ILAE)分类建议,对于癫痫发作和癫痫综合征的分类就在不停地发展之中,不断有新的发作类型和综合征类型被描述,体现了人们认识的不断深入。

脑电生理:电生理异常是癫痫的核心问题,能够记录这种脑电生理异常的脑电图是癫痫最重要的检查手段。自1935年失神发作的特征性脑电图被发现以来,人们对于癫痫的认识由于脑电图的帮助进入了崭新的时代。通过癫痫性放电的出现方式、出现部位,以及异常放电模式等的细致分析,脑电生理不仅有助于判别是否癫痫,而且提供了分类的信息,并且能够加深我们对于不同临床发作类型和综合征类型的理解。目前,脑电图的理论已经发展的比较成熟,而脑电图的数字化、录像脑电图检测等技术方面的问题已经使临床的应用更为便利。常规的头皮电极能够满足于临床的一般需要,针对需要外科治疗的病例,颅内电极的临床应用一方面有助于更好地发现放电起源,放电特征以及记录和研究放电的异常传播,探讨癫痫发作电生理异常的机制,同时能够精确进行脑功能定位,近年来也有了快速进展。

神经影像学:神经影像学的出现和发展为癫痫的诊疗带来了另外一个突破性的进展。特别是高分辨率的头颅MRI检查,有助于发现癫痫相关病理灶,为病因的诊断和治疗提供了重要的帮助。目前,在体发现常见的癫痫病理灶,包括海马硬化、脑发育异常、脑肿瘤以及多种因素造成的脑损伤等,已经成为可能。但是,由于部分患者的病变部位轻微,如局灶性皮质发育不良,需要借助特殊序列以及参数调整,以突出病变特征。另外一方面,癫痫本质上反映了脑功能的异常,因此,除了了解结构影像学之外,功能影像学也有很大的价值,在近年来研究和应用也较为活跃。但是,功能学的检查尚不具有诊断癫痫的特异性,但有助于了解在癫痫诊断以后的功能变化,在癫痫术前评估中,能够有助于癫痫源和功能区的定位。

癫痫的药物治疗:除了少数已经很好地被认识,并且预后良好的年龄相关性特发性癫痫类型,如果发作稀少,可以不采取治疗而随诊观察,绝大多数癫痫患者,需要积极而适宜的正规治疗。尽管现在有多种治疗手段出现,但药物治疗是癫痫治疗的主流。习惯上将20世纪90年代后上市的药物称为抗癫痫新药。目前临床可以应用的抗癫痫药物有10余种,越来越多的抗癫痫药物对全面控制癫痫提供了更多的机会。在追求疗效的同时,药物不良反应也是一个需要重视的问题,患者面临着种种可能的不良作用威胁,极为罕见的是,有些不良作用甚至有致命性。总体来说,70%~80%的患者经过适宜的抗癫痫药物能够达到长期完全缓解。根据发作类型和根据综合征类型选择药物,单药治疗目前依然是开始癫痫治疗的标准,40%~50%的病例通过单药治疗能够缓解,但很多时候我们不得不采用具有不同机制的2种甚至2种以上的药物联合,使另外大约30%的患者能够获得良好的控制,但多药联合治疗易于产生更多的不良反应。大量的随机对照双盲试验(RCT)有助于我们选择更适宜的治疗,但是,应该强调的是,由于多种原因,RCT试验所得的证据并非完美,同时,同一发作类型或者同种综合征类型的不同患者,对于相同药物的反应也有个体差异性。因此,对于RCT的结论,既不能刻板遵照,也不能不予重视,客观评价现有的证据,在循证医学的基础上进行个体化的治疗。

癫痫的外科手术治疗:近年来,癫痫外科手术已经在我国蓬勃发展起来。根据国际的研究,癫痫外科的治疗并不仅仅限于药物难治的类型,对于某些有很好手术效果的类型,即适合于手术治疗的类型,经过适当的时间观察,也主张采取积极的手术态度,对此也有循证医学的证据。手术成败的关键在于术前全面而准确的癫痫源和功能区定位。目前运用的定位手段包括对于发作症状学的细致分析,寻找定侧和定位的线索;对于发作期和发作间歇期脑电变化细致分析,了解发作起源和扩散的信息;对于结构影像学和功能影像学的细致分析,寻找即使是细微的异常改变等。癫痫源是一个理论的概念,在临床实践中,人们已经观察到:发作间歇期的电生理异常与发作期的电生理异常的差别,提示发作间歇期的癫痫样放电区域(激动区)与发作期异常放电的起源部位(发作起始区)并不完全一致;产生发作症状的区域(发作症状区)并不一定等同于发作起始区;在原发的癫痫源之外,部分病例还存在可能的继发性癫痫源等。内外科以及多科充分协作,对于癫痫源理论认识的深入,无疑能够有效提高手术的成功率,并且有效地扩大手术适应证的范围。

癫痫发作的异常放电的出现和传播并非孤立,临床电生理和功能影像学研究提示癫痫涉及了复杂的神经网络结构参与,其中,不同的结构之间存在互相影响,通过对于其中一部分进行干预,进而调节癫痫源的兴奋性和抑制癫痫发作,是目前刺激治疗的理论基础。作为一种姑息手段,尽管难以全面控制发作,但对于不适合手术或者不能接受手术治疗的药物抵抗性癫痫患者,有机会通过刺激治疗手段而获得较好的发作减少和减轻的效果。其中,迷走神经刺激术已经用于临床,有一定的疗效。

癫痫的社会心理影响:癫痫患者的生活质量下降,特别是具有长期病程的成年癫痫患者,面临生活窘迫的困境,这在东西方社会都是一个普遍存在的问题。对此,既存在疾病本身生物学的因素,也存在治疗所带来不良因素影响,而更多的因素来自于患者在日常生活、学习和就业以及工作中长期所遭受的挫折感。尽管有效地控制发作是改善癫痫患者生活质量的根源,也是我们临床工作者的目标,但是,依然要重视患者的认知功能、社会心理问题,并积极地去改善。

癫痫发作:是因脑部神经元异常过度超同步化放电所造成的一过性症状和(或)体征。由于异常放电大脑中的起源部位不同以及传播通路不同，癫痫发作的临床表现多种多样，可以是运动、感觉、认知、精神或自主神经，并伴有或不伴有意识或者警觉程度的变化。癫痫发作有以下本质特征：①癫痫发作是一过性的临床现象，绝大多数的癫痫发作持续时间短于 5min；②尽管癫痫发作症状多种多样，但是在个体患者，发作呈现相对的刻板性；③癫痫发作总是伴有脑电的发作性异常放电，尽管有时不能从头皮电极可靠地记录。

癫痫：是一种慢性脑部疾病，其特点是持续存在能够产生癫痫发作的脑部持久性改变，并出现相应的神经生物、认知、心理及社会等方面的后果。尽管 ILAE 的新的定义建议，诊断癫痫至少需要有 1 次癫痫发作，但目前普遍观点倾向于，诊断癫痫以出现 1 次以上的癫痫发作为宜，能更好地反映反复癫痫发作的倾向。癫痫的具体特征包括：①癫痫的电生理基础是脑部神经元异常过度超同步化放电；②癫痫是脑部慢性的功能障碍，表现为反复出现的癫痫发作。单次/单簇的癫痫发作，因为不能证实存在反复发作特征，诊断为癫痫发作，而不诊断为癫痫。有病理性诱因，如发热、酒精戒断、低血糖或者高血糖等原因造成的癫痫发作，去除以上诱因后，发作也随之消失，不诊断为癫痫；③慢性脑功能障碍是癫痫的发病基础，除了会造成反复的癫痫发作以外，还会对大脑的其他功能产生不良影响，同时长期的癫痫发作也会对患者的躯体、认知、精神心理和社会功能等多方面的产生不良影响。

（陈陶艺）

第二节　癫痫的流行病学

全人群癫痫发病率的研究相对较少。在发达国家，初次诊断原发性癫痫的全人群年发病率为 20～70/10 万。其中主要的癫痫年发病率研究结果如下，芬兰 24/10 万，瑞典 34/10 万，美国 48/10 万，英国 48/10 万，冰岛 44/10 万。而在发展中国家，智利农村地区、坦桑尼亚和厄瓜多尔的癫痫年发病率分别为 114/10 万、77/10 万和 190/10 万，洪都拉斯、印度分别为 92.7/10 万和 49.3/10 万。由于各研究采用的癫痫的定义不尽相同，各研究之间的发病率无法比较，但发展中国家癫痫的发病率大约是发达国家的 2～3 倍。

我国大规模人群调查的资料显示，癫痫的年发病率农村和城市分别为 25/10 万和 35/10 万，处于国际中等水平。在我国农村和少数民族地区进行的调查中，显示了地区之间发病率的差异，高发地区有新疆、陕西、云南等地，年发病率在 60/10 万左右；发病率较低的是福建、浙江、贵州等地，年发病率在 10/10 万以下。而患病率是发病、缓解、死亡等因素相互作用的综合结果，我国癫痫流行病学调查结果显示，癫痫患病率为 0.9‰～4.8‰，与发展中国家相比处于较低水平。不同地区之间也存在明显差异，如农村六地区癫痫患病率调查显示，终身患病率为 4.7‰～8.5‰，宁夏、黑龙江、江苏的活动性癫痫患病率分别为 6.40‰、5.32‰ 和 5.22‰，而上海金山、河南、山西分别为 3.84‰、3.50‰ 和 3.65‰。回族、汉族流行病学对比分析结果表明，回族的患病率国际调整率为 8.48‰，明显高于汉族的 3.03‰。

许多研究报道的是特定年龄段人群的发病率，包括儿童、成人或老年人。年龄别发病率数据往往是整个人群发病率的重要组成部分。一些调查显示癫痫的年龄发病率从婴儿到青年有明显的下降，在此之后新发病例逐渐减少。而其他疾病发病率自婴儿期后基本不变，或者是随着年龄的增长而增加。在发达国家，癫痫发生的高峰在生命的两端。各地发病率在年轻人群中一致性较高，在刚出生的几个月中最高。1 岁以后发病率急剧下降，到 10 岁这段时间内相对稳定，并在青春期再次下降。儿童发生热性惊厥的危险性为 2%，在美国和欧洲有较大差异，表现为 1%～4% 之间。在日本、马里亚纳群岛和巴拿马印第安人的调查中显示该危险性分别为7%、11%和14%。从总体上看热性惊厥发病率男性与女性比为1.2:1。在绝大多数的研究中,发热惊厥中有1/3为周期性发热惊厥,而2%~4%的单纯性发热惊厥和11%的复杂性发热惊厥将转变为癫痫。

发达国家的成人期年龄别癫痫发病率是最低的。大部分西方国家的研究发现癫痫发病率在老年人中有一个高峰,且高于成人数倍之多。图13-1显示在明尼苏达州按年龄分组的癫痫的发病情况。癫痫在1岁内高发,在儿童期和青春期发病率逐渐下降,到55岁又呈上升趋势。癫痫的累积发病率在24岁前为1.2%,并逐渐增至4.4%(85岁)。75岁以上人群中将近有1.5%的人有癫痫频繁发作。在西方,约50%的癫痫病例起病于儿童或青少年,而70岁以上人群的癫痫发病率明显高于10岁以下者。一项英国的普查提示约25%新发症状性癫痫(非癫痫病)病例发生于60岁以上的人群。但发展中国家的情况却有所不同,在非洲和南美的调查中,癫痫的发病率高峰出现在青年人,且无第二个高峰,提示其发病模式和危险因素可能不同于西方国家。

大部分研究发现,对大多数类型的癫痫,在所有年龄段男性发病率比女性高15%。可能是因为男性易患脑外伤、脑卒中及中枢神经感染等危险因素。男女差异在多个研究中的一致性表明男性患原发性癫痫和癫痫病的危险性高于女性。但失神发作在女孩中的发病率是男孩的2倍。

大多数人群发病率研究的对象是欧洲世界的白种人,在亚洲和非洲的研究人种也较单纯。种族差异仅见于儿童发病率或队列研究。在国家围生期合作研究中,小于7岁者非热性惊厥的发病情况无种族差异。在针对东京儿童及罗彻斯特的高加索儿童研究中,年龄别发病率和各发作类型发病率在小于14岁者中基本是一致的。这两个研究尽管其方法学不同,使用的癫痫定义却相似。一个对美国康涅狄格州纽海文镇儿童的研究尽管使用的定义与上述其他研究不同,仍显示15岁以下黑种人癫痫的发病率是白种人的1.7倍。这项研究还根据社会平均经济状况进行了生态学比较,消除人种因素后,显示较低社会经济阶层发病率明显增高。

美国的罗彻斯特、丹麦法罗群岛及智利等地的研究表明,新发病例中部分性发作病例略高于50%。在瑞典对成人和儿童的调查数据汇总后发现部分性发作是主要的发作类型。明尼苏达研究发现:肌阵挛发作是1岁内最主要的发作类型,也是1~4岁年龄组最常见的类型,但到5岁后就罕见了。失神发作常见于1~4岁年龄组,并且不出现在20岁以上的患者中。复杂部分性发作(精神运动性发作)和全身强直阵挛发作在5~65岁发病情况无明显差异,为(5~15)/10万,同样在1~4岁间为高发年龄,而70岁以上发病率又急剧上升。全身强直阵挛发作的发病率曲线在原发性和继发性癫痫中大致相同。简单部分发作的发病率随年龄略有上升。

有关癫痫综合征的发病率数据并不多见。一项来自Bordeaux的研究表明:特发性局灶性癫痫和症状性局灶性癫痫的发病率分别是1.7/10万和13.6/10万,分别占7%和56%。如果使用目前绝大多数发病率研究标准的话,约60%的病例能归入部分性发作。青少年肌阵挛癫痫,觉醒期的全身强直阵挛性发作和West综合征各占新发病例的1%,其中约2%合并有失神发作。这些数据与美国罗彻斯特及其他全人群研究中所显示的癫痫综合征发病率的数据基本一致。在法国和美国罗彻斯特的研究中,非热性相关癫痫的发病率分别为30/10万和40/10万。单次的癫痫发作在上述两地的研究中发病率相近,为18/10万。West综合征在几个不同地区的研究显示,出生存活者发病率为(2~4)/10万。良性枕叶中央颞癫痫是多发生于儿童期的一种癫痫综合征。意大利的一项研究表明这种癫痫占4~15岁儿童癫痫的24%。在瑞典,良性枕叶中央颞癫痫在15岁以下儿童中的发病率为10.7/10万,占儿童期癫痫的14%。青少年肌阵挛的年发病率在丹麦法罗群岛、瑞典和美国罗彻斯特分别为1.1/10万、6/10万和1/10万。

美国、欧洲和亚洲的大多数研究报告癫痫的人群患病率为(5～9)/1000,而一些热带国家则较高,如巴拿马的印第安人社区的患病率为57/1000。男性和黑种人比女性和白种人患病率更高。痉挛发作的患病率为(3～9)/1000,在哥伦比亚的波哥大,患病率高达19.5/1000。在1979～1987年,发作性癫痫的患病率在意大利的Vecchiano为5.1/1000,法国的Beziers为6.48/1000,芬兰的库奥皮奥为6.3/1000;美国的罗彻斯特为6.8/1000;厄瓜多尔北部为8/1000。英国出生队列的随访研究显示10年内癫痫的患病率为4.3/1000。

我国癫痫流行病学调查结果显示,癫痫的患病率为(0.9～4.8)/1000,与发展中国家相比处于较低水平。不同地区之间也存在明显差异,如在农村六地区癫痫患病率调查显示,终身患病率为(4.7～8.5)/1000,宁夏、黑龙江、江苏的活动性癫痫患病率分别为6.40/1000、5.32/1000和5.22/1000,而上海郊区、河南、山西分别为3.84/1000、3.50/1000和3.65/1000。回、汉民流行病学对比分析结果,回族的患病率国际调整率为8.48/1000,明显高于汉族3.03/1000。

考虑到人群年龄结构的不同以致患病率有较大的变异度,因此必须应用年龄标化才能比较不同的研究结果。癫痫的年龄校正患病率变动范围从(2.7～40)/1000甚至以上.而大多数研究为(4～8)/1000。即使相同的研究者运用相同的癫痫定义和研究方法,活动性癫痫的患病率还是波动于(3.6～41.3)11000。在中国台湾,30～39岁活动性癫痫的患病率为2.77/1000,40～49岁为4.0/1000:在中国香港,活动性癫痫的患病率是3.94/1000;在巴拿马、厄瓜多尔、哥伦比亚和委内瑞拉使用标准的WHO方案进行的试验研究,报道了较高的患病率[(14～57)/1000]。在中、南美洲运用WHO方案得到的较高的癫痫患病率与方法学有关。在厄瓜多尔农村运用国际人群癫痫研究组(ICBERG)方案的一项研究发现患病率(8.0/1000)明显低于同一地区运用WHO方案的试验研究所报告的患病率(18.5/1000)。这个差别可能与在ICBERG研究中病例入选更严格有关。墨西哥农村的一个人群调查显示,按照1980年美国人口进行年龄校正后,活动性癫痫的患病率为5.9/1000。巴基斯坦的患病率约为10/1000,在埃塞俄比亚农村约为5/1000。

癫痫的死亡率据国外报告为(1～4.5)/10万,我国报告为(3～7.9)/10万。每年有0.1%的癫痫患者因癫痫而死亡,死亡率在不同年龄组中几乎相同。英美两国关于癫痫人群死亡趋势的调查表明:从1950—1994年两国癫痫死亡率变化总趋势很相似:20岁以下年轻人的死亡率大幅下降,但中年组下降幅度不大,老年人口中死亡率开始有所下降但后来又升高了,可能与医疗技术水平提高及期望寿命延长有关。

美国每年有10.5万～15.2万患者有癫痫持续状态。癫痫持续状态是神经科的急症,虽然治疗手段有了提高,但目前死亡率依然很高,30d内死亡的约占20%。癫痫持续状态后短期内死亡是由于潜在的急性病因。1965—1984年,在明尼苏达州的人群病例对照研究显示,40%的研究对象在癫痫持续状态后的30d内存活,却在10年内死亡。对于肌阵挛性癫痫持续状态,癫痫持续状态超过24h和有症状的癫痫持续状态的患者,远期死亡率更高。远期死亡率在惊厥性癫痫持续状态或非惊厥性癫痫持续状态患者中并不增高。这些结果表明癫痫持续状态本身并不影响远期死亡率。

许多疾病的死亡率可以反映疾病的严重程度,但癫痫则不完全如此。癫痫的死亡原因有多种:第一,癫痫的病因,尤其像脑肿瘤和脑血管疾病等直接导致了死亡;第二,发作时的意外事故,如溺水以及少数的婴儿癫痫持续状态导致了死亡。最近,在一些难治性癫痫病例、手术病例、接受新抗癫痫药物(AED)或迷走神经刺激治疗病例的队列研究中发现一个难以预料和解释的死亡现象。这些死亡通常发生在睡眠时或其他正常活动时,不能用窒息或冠心病等原因来解释,推测可能是由于一次短暂的发作所引起。有严重癫痫病的成人,这种癫痫的不明原因的突然死亡(SUDEP)的年发生率是2‰～10‰,比无发作性疾病的人群高出好几倍。Walczak等通过3个中心4578个患者的研究得出:强直-阵挛性发作可能是突然不明原因死亡的一个重要原因,其中大多是癫痫持续状态者,但更多的癫痫持续状态是由脑出血、外伤、脑肿瘤引起,而这些疾病本身可导致死亡。国外有作者分析突然死亡有下列因素引起:全面强直阵挛性发作、频繁发作、癫痫的初始年龄早、癫痫发作持续时间长、多药治疗(多药大剂量)、频繁改变AED药物的剂量、死亡前的发作、低于治疗的剂量、青少年、拟行癫痫外科手术治疗、伴有其他神经科疾病、男性、依从性差、颅脑外伤史、酗酒、在家、卧床、严重的发作、有病因的发作、起始于部分性发作者等。近年的观察研究及基础研究表明,SUDEP与脑、肺、心等器官功能失调有关,但其中的因果关系如何仍有待进一步的研究发现。

(白金娟)

第三节 癫痫的病因

对癫痫病因的寻找是癫痫诊断中的重要步骤和重要内容,特别是对于新出现的癫痫发作和具有部分性发作的病例。寻找癫痫病因对于选择治疗、判断预后都有帮助。

对于癫痫的病因,一方面,病史、家族史等都能提供帮助。例如,家族的遗传背景可以提供遗传倾向,有头颅外伤的病史、有中枢神经系统感染的病史可以提供明确的病因。另外一方面,现代高分辨率的影像学对于病因也有很好的提示,能够发现结构性异常,例如,对于皮质发育畸形的发现、对于新生肿物的发现等。

一、癫痫病因的分类

传统上,从病因的角度,癫痫可以分为特发性癫痫、症状性癫痫以及隐源性癫痫。

1. 特发性

是指除了存在或者可疑的遗传因素意外,缺乏其他的病因。多在青春期前起病,预后良好,但并不是临床查不到病因的就是特发性癫痫。现在的研究显示,特发性癫痫多为中枢神经系统的离子通道病。

2. 症状性

由于各种原因造成的中枢神经系统病变或者异常,包括脑结构异常或者影响脑功能的各种因素。在这一类,癫痫发作是其中的一个症状或者主要症状。值得注意的是,少部分遗传性疾病,但是造成了发育的异常、代谢的异常或者其他的进行性病程,仍然为症状性癫痫的范畴。随着医学的进步和检查手段的不断发展和丰富,能够寻找到病因的癫痫病例越来越多。

3. 隐源性

可能为症状性。尽管临床的某些特征提示为症状性的,但是,目前的手段难以寻找到病因。

在2010年ILAE的建议中,对于癫痫病因,进一步划分为遗传性、结构/代谢性和未知病因型。

二、与癫痫发作或癫痫综合征相关的疾病分类

与癫痫发作或癫痫综合征相关的疾病分类,见表10-1。

表 10-1 与癫痫发作或者癫痫综合征相关的常见疾病分类

疾病分组	具体的疾病
进行性肌阵挛癫痫	蜡样褐脂质积症
	Sialidosis(涎酸沉积症)
	Lafora 病
	Univerricht-Lundborg 病
	神经轴索营养不良
	肌阵挛癫痫伴破碎红纤维(MERRF)
	齿状核红核苍白球路易体萎缩
神经皮肤病变	结节性硬化
	神经纤维瘤病
	伊藤(Ito)黑色素减少症
	表皮痣综合征
	Sturge-Weber 综合征
皮质发育异常所致的畸形	孤立的无脑回畸形
	Miller-Dieker 综合征
	X-连锁无脑回畸形
	皮质下带状灰质异位
	局灶性灰质异位
	半侧巨脑回
	双侧大脑外侧裂周围综合征
	单侧多处小脑回畸形
	裂脑畸形
	局灶或多灶性皮质发育不良
遗传性代谢性疾病	菲酮性高甘氨酸血症
	甘氨酸血症
	丙酸血症
	亚硫酸盐氧化酶缺乏症
	果酸,二磷酸酶缺乏症
	其他有机酸尿症
	吡哆醇依赖症
	氨基酸病(枫糖尿症,苯丙酮尿症,其他)
	尿素循环障碍
	糖类代谢异常
	生物素代谢异常
	叶酸和维生素代谢异常

续表

疾病分组	具体的疾病
	葡萄糖转运蛋白缺乏病
	糖原贮积症病
	延胡索酸酶缺乏
	过氧化物体病
	综合征
	线粒体病（丙酮酸脱氢酶缺乏症，呼吸链缺陷）
其他大脑畸形	Aicardi 综合征
	PEHO 综合征
	肢端胼胝体综合征
	其他
肿瘤	胚胎发育不良神经上皮肿瘤（DNET）
	神经节细胞瘤
	神经胶质瘤
	海绵状血管瘤
	星形细胞瘤
	丘脑下部错构瘤（伴有痴笑发作）
	其他
染色体异常	部分性 4P 单体或 Wolf Hirschhorn 综合征
	12P 三体征
	15 染色体倒位复制综合征
	环状 20 染色体
	其他
伴复杂发病机制的	脆性 X 综合征
	单基因孟德尔遗传病
	Angelman 综合征
	Rett 综合征
	其他
出生前或围生期缺血或缺氧性损伤或大脑感染造成的非进行性脑病	脑穿通畸形
	脑室周围白质软化
	小头畸形
	弓形虫原虫病、脑血管意外、HIV 等造成大脑钙化和其他损伤

续表

疾病分组	具体的疾病
出生后感染	脑囊虫病
	疱疹性脑炎
	细菌性脑膜炎
	其他
其他出生后因素	头部外伤
	乙醇或其他药物滥用
	卒中
	其他
其他	腹部疾病（癫痫伴有枕叶钙化和腹部疾病）
	Northern 癫痫综合征
	Coffin-lowry 综合征
	Alzheimer 病
	Alper 病

三、常见病因

（一）遗传因素

遗传因素是导致癫痫，特别是经典的特发性癫痫的重要原因。分子遗传学研究发现，大部分遗传性癫痫的分子机制为离子通道或相关分子的结构或功能改变。已经发现的主要遗传性癫痫的致病基因见表10-2。鉴于癫痫遗传学的快速发展，癫痫的诊断将有可能由表型逐步向表型十基因型诊断方向发展，癫痫的基因型诊断不仅可以进行遗传咨询，而且有可能指导临床治疗。

（二）主要的癫痫结构性异常病因

1.海马硬化（HS）

尽管对于海马硬化是病因还是疾病的结果还存在争议，但海马硬化是最常见的癫痫性异常病理改变之一。目前通过高分辨率的头颅MRI，已经能够在体诊断。在影像学上，表现为海马萎缩，内部细微结构丧失，在FLAIR相海马信号增高，脑室颞角扩大等。

组织学上，海马硬化特征表现为CA1、CA3、CA4区神经元脱失和胶质细胞增生，而CA2区神经元相对保留。对于海马硬化，可以根据神经元的脱失程度和胶质细胞增生分类，或者根据内部区域神经元脱失和胶质细胞增生的差异性分类，如可以分为CA1为主型（神经元脱失主要局限于CA1区）；经典硬化型（A1、CA3、CA4区神经元脱失，而CA2区相对保留）；endfolium型（神经元脱失主要限于CA3、CA4区）以及全面硬化型（CA1-4神经元均脱失）。

2.大脑皮质发育不良（MCD）

MCD是在宫内大脑皮质形成过程中障碍而导致的皮质异常。遗传因素以及非遗传性因素干扰了神经干细胞增殖、迁移和分化的不同阶段过程，导致了不同类型的皮质异常，形成了非常广泛的疾病谱，如小头畸形、脑室周围灰质异位结节、偏侧巨脑症、脑穿通畸形、皮质下灰质异位带以及无脑回畸形等。

表 10-2 部分单基因和多基因遗传性癫痫的致病基因

癫痫类型	致病基因	基因产物
单基因遗传性癫痫		
良性家族性新生儿癫痫	KCNQ2,3	M 型钾通道 $Q_{2,3}$ 亚单位
良性家族性新生儿婴儿癫痫	SCN2A	Ⅱ型钠离子通道 α 亚单位
全面性癫痫伴热性惊厥附加症	SCN1B,SCN1A,SCN2A,AGBAG2	钠通道 β 亚单位，Ⅰ、Ⅱ 型钠通道 α 亚单位，GABAa 受体亚单位
婴儿重症肌阵挛癫痫	SCNIA	Ⅰ型钠通道 α 亚单位
常染色体显性遗传夜发性额叶癫痫	CHRNA4,CHRNB2	烟碱型乙酰胆碱受体 $α_1$,$β_2$ 亚单位
青少年肌阵挛癫痫	GABRA1	GABAa 亚单位
常染色体遗传性伴听觉特征的部分性癫痫	LGI1	富亮氨基酸胶质瘤失活蛋白
多基因性全面性癫痫		
特发性全面性癫痫	CLCN2,GABRD	氯离子通道
		GABAβ 亚单位
儿童失神癫痫	CACNAIH	T 型钙通道
青少年肌阵挛癫痫	BRD2	转录调控因子
	EFHC1,2	钙感受器等

大脑皮质发育异常患儿，多伴有体格发育迟缓、智能发育迟缓和癫痫发作。其中，癫痫发作往往趋于难治性，也是婴幼儿期、儿童期难治性癫痫的主要病因之一。

局灶性皮质发育不良(FCD)是 MCD 中的一种类型，与癫痫关系密切。80%～90% 在 10 岁以前发病，表现为趋于药物难治的局灶性发作，病变局灶的病例手术治疗有较好的效果，是儿童难治性癫痫手术治疗最常见的组织病理发现之一。病变发生于新皮质，中央沟附近多见。影像学，可以观察到局部皮质增厚、信号增高、灰白质边界模糊以及 transtmental 征(从皮质到脑室的逐渐减少的异常信号，为神经元在发育期迁移过程中遗留所致)等。有时病变轻微，影像学难以发现。而脑电图可以呈现发作间歇期阵发性或者节律/半节律性放电。

组织学上，FCD 表现为皮质构层异常和细胞异常。皮质构层异常为皮质Ⅰ～Ⅵ呈排列紊乱，锥体神经元散在于Ⅱ～Ⅵ层或者呈现异常线性排列，Ⅰ层即分子层细胞增多。细胞异常表现出现非成熟细胞、异形细胞、巨细胞以及气球样细胞。根据 2011 年的国际分类，FCD 划分为 3 型：①Ⅰa 为皮质的垂直构层异常(神经元异常的垂直于皮质表面的线状排列)；Ⅰb 型为皮质的水平构层异常；Ⅰc 型兼有上述两种特征。②Ⅱa 为伴有异形细胞；Ⅱb 为伴有异形细胞和气球样细胞。③Ⅲa 型为伴有海马硬化的颞叶皮质构层异常；Ⅲb 为胶质肿瘤或者神经胶质细胞混合瘤附近的皮质构层异常；Ⅲc 型为血管畸形附近的皮质构层异常；Ⅲd 型为其他在早期获得性病变，如外伤、缺血性损害以及脑炎等附近的皮质构层异常。

3.肿瘤

生长缓慢的低级别脑肿瘤更容易导致癫痫。而神经胶质混合细胞肿瘤，主要包括神经上皮发育不良肿瘤(DNT)、神经节细胞肿瘤等，属于发育性肿瘤，尽管从肿瘤分级的角度属于Ⅰ～Ⅱ级，但是造成药物难治的一个重要原因。特别是青少年、儿童和婴幼儿难治性患者中最常见的肿瘤类型。在影像学上，神经胶质混合细胞肿瘤多位于皮质，可有囊性改变、钙化，有轻度增强。

其他常见病因包括血管发育异常、各种原因造成的损伤等。

(秦 艳)

第四节 癫痫的发病机制

癫痫发作的类型十分复杂,但其共同点,是脑内某些神经元的异常持续兴奋性增高和阵发性放电。这些神经元兴奋性增高的原因以及这些兴奋性如何扩散至今尚不清楚,但突触间兴奋性传递障碍可能与之有关,主要有如下假设。

1.神经递质的失平衡

可能是癫痫发生的原因,γ-氨基丁酸(GABA)是中枢神经系统主要的抑制性递质,GABA型受体介导Cl-跨膜通过,发生膜的去极化,抑制神经细胞的兴奋性。GABA-A型受体还通过K^+通道与细胞内三磷酸鸟苷的蛋白结合,特异性调节以增加细胞的去极化。因此皮质中许多GABA能神经元通过前置与反馈通路的相互作用控制神经细胞兴奋性活动。谷氨酸是脑内主要的兴奋性递质,它通过许多受体亚型而兴奋神经元。N-甲基-D-天冬氨酸(NMDA)受体是一种离子载受体,它的拮抗剂有抗痫作用,而它的受体协同剂则有致痫作用。因此,脑内GABA受体兴奋性与NMDA受体兴奋性的失平衡是致痫的主要递质基础,而这两种受体功能的失平衡又因神经元突触传递的离子通道异常所致。

2.轴突发芽

可能是神经元异常放电的形态学基础,在人和动物的各个脑区,以海马CA3区的锥体神经元最易发生痫样活动。而齿状回的颗粒细胞上由于存在许多抑制性突触,从而抑制痫样放电的产生。海马硬化的病理改变中发现有苔藓状纤维发芽(MFS)现象。电刺激正常海马切片的颗粒细胞不能引起痫样放电,但在有MFS改变的海马切片中87%的颗粒细胞可引起痫样放电。在应用红藻氨酸处理致痫动物模型的海马切片中可以看见MFS。若以微量谷氨酸激活齿状回的颗粒细胞.64%的细胞出现兴奋性后突触电位频率的增高,这说明MFS使齿状回的颗粒细胞间建立了返回性兴奋性突触回路。局部外伤或药物刺激可能促使皮质MFS的形成,从而在神经元间形成返归性兴奋性突触回路而促使发生痫样活动。

3.遗传因素

是癫痫发生的内因,外因通过内因起作用亦是癫痫发生的基础。众所周知,许多癫痫患者有家族倾向。许多研究已证明了某些癫痫的遗传基因和基因定位。例如,良性家族性新生儿惊厥(BFNC)系由位于20q13.3和8q24位置上的K^+通道基因KCNQ2和KCNQ3基因突变所致,钾电流的减弱可诱发痫性发作。常染色体显性遗传夜发性额叶癫痫(ADNFLE)患者与位于20q13.2上编码烟碱型乙酰胆碱受体(nAChR)α_4亚单位的Ca^{2+}通道基因(CHRNA4)突变有关。近年来又发现位于1号染色体上编码nAChRβ_2亚单位的CHRNB2基因的突变也与ADNFLE的发生有关,位于突触前膜上的有些AChR具有促进末梢释放GABA的功能,在基因突变后Ca^{2+}经受体通道的内流减少,使突触的CABA释放减少,降低了抑制性递质而诱发痫性发作。近期的研究还发现特发性颞叶癫痫与K^+通道基因改变的关系也十分密切,编码内向整流K^+通道的KCNJ4基因在特发性TLE患者脑内表达水平明显下调,这种改变很可能导致神经细胞对过度钾离子负荷的缓冲能力下降,细胞兴奋性增加,最终导致异常放电发生。家族性伴热性惊厥的全身性癫痫附加症($CEFS^+$)系由2q24-q33位置上的SCNIA、SDN2A、SCN3A基因簇和19q13.1位置上编码Na^+通道亚型β_1亚单位的基因(SCN1B)突变,使得Na^+通道兴奋失活不能、神经元的去极化不能限制而致病。

另外有研究发现该综合征还与 GABA 受体变异有关,其中,特别是编码 $GABA_A$ 受体 γ2 亚单位的 GABRG2 基因突变是目前较为肯定的与 CEFS$^+$ 发生有关的遗传学证据,近年来的研究在散发性 GEFS$^+$ 病例中也检测到 CABRG2 基因的多态位点 C588T 等位基因频率与正常对照组比较有明显差异,突变前后其二级结构发生明显变化,破坏了 mRNA 二级结构的稳定性,引起相关蛋白表达水平改变从而影响功能。此外,尚有家族性成年肌阵挛发作与 8q、19q SCN1B 基因突变,良性中央回发作与 16q 等部位的基因异常有关。

4. 离子通道病学说

在遗传性癫痫发病机制中的重要性不言而喻。越来越多的研究表明,离子通道的改变是引起神经元内在的兴奋性不平衡的物质基础。大部分遗传性癫痫的分子机制为离子通道或相关分子的结构或功能改变,离子通道改变在继发性局灶性癫痫的发病中也起重要作用。目前研究已明确与癫痫密切相关的离子通道有以下几种。①钾通道异常:目前在人类已证实 M 型 VGKC 病变导致良性家族性新生儿癫痫,M 型钾通道由 2 个 Q2 与 2 个 Q3 亚单位组成,任何一个亚单位突变均可导致外向性钾电流减少,出现细胞兴奋性增高和癫痫。另外,A 型钾通道可产生瞬间的外向钾电流,阻断 A 型钾通道可导致严重的癫痫发作,其在皮质异位局灶性癫痫灶中的作用已被证实,A 型钾通道调节因素的作用也已逐渐在人类癫痫中证实,如 EFHC1、EFHC2 基因与青少年肌阵挛性癫痫有关。②钠通道异常:SCN1A、SCN2A 基因的突变可使钠通道失活延缓,从而在静息状态下产生持续性钠内流,使膜电位慢性去极化,细胞兴奋性增高,SCN1A、SCN2A 的异常可导致人类的婴儿重症肌阵挛癫痫(SME)、伴热性惊厥的全身性癫痫附加症(GEFS$^+$)、良性家族性新生儿婴儿癫痫、严重的癫痫性脑病等。而钠通道的 β 亚单位本身不构成通道,但参与通道开放的调节,SCN1B 的突变可使钠电流的时程延长,从而增加细胞的兴奋性,在人类 SCN1B 的异常可导致 GEFS$^+$,另外 SCN1B 可能与失神、肌肉阵挛等多种特发性癫痫类型有关。③钙通道异常:CACNA1H 基因突变与 T 型钙通道异常在儿童失神发作中的作用已得到临床和实验证实,目前尚无钙通道基因异常导致单基因疾病的报道。④配基门控型通道:配基门控型通道又称受体,通过与外源性作用物结合,使通道开放或关闭而产生相应的离子流与兴奋性的改变,如 γ-氨基丁酸(GABA)受体亚单位突变可导致 GEFS$^+$、SME(GABRG2 突变)、JME(GABRA1 突变)、特发性全面性癫痫(IGE)(GABRD 突变)以及儿童失神癫痫(CAE)(GABRG2 突变),还有烟碱型乙酰胆碱受体基因(CHRNA4、CHRNB2)异常导致常染色体显性遗传性夜间额叶癫痫,由于烟碱受体 $α_4$ 或 $β_2$ 亚基的异常,使其对激活物敏感性增加而出现癫痫。

癫痫的发生机制十分复杂,除上述因素外,免疫机制亦参与其发生,可能系自身抗体与神经细胞突触传递中的受体结合,导致受体破坏、再生和轴突发芽而使兴奋通路错误传递。

(胡翠平)

第五节 癫痫发作

一、大脑的功能解剖与发作症状

由于癫痫发作症状与大脑功能密切相关。一方面,对于功能解剖的属性,能够有助于解释和理解癫痫发作症状,而另外一方面,对于癫痫发作的研究和分析,也有助于加深对于大脑功能解剖的认识。特别是在局灶性发作的癫痫源定位中,更强调对神经功能解剖知识的掌握。

通过观察由于多种原因造成特定部位脑损伤而导致的神经功能缺损、神经心理学检查,以及电生理手段和功能影像学检查是研究脑功能的主要手段。Broca 和 Wernical 根据对于脑损伤患者的观察,定位了相关的语言区,而 20 世纪初,Broadman 通过病理手段,描绘了大脑皮质的细胞构层分区,为进一步研究脑功能提供了指导。20 世纪 40 年代,以 Penfield 为代表的癫痫病学家,开始运用皮质脑刺激技术对脑功能定位,对于深化脑功能解剖认识有很大帮助。目前已经识别了部分脑功能区,而仍然存在所谓的静区。相信,随着研究的深入,既往所认为的静区所负载的功能,主要是参与了高级皮质功能的过程,也逐步被认识。

癫痫发作症状即癫痫发作的具体表现。对于癫痫发作症状的全面细致的观察和描述,是深入认识癫痫、鉴别癫痫发作与非癫痫发作和分类癫痫发作的基础,特别是在定位局灶性癫痫发作的起源部位中,能够提供重要的价值。目前,随着录像脑电图记录技术的广泛应用,人们有更多的机会去观察和分析发作症状。癫痫发作涉及了大脑皮质、皮质下结构,以及局灶性或者双侧性神经网络。由于过度异常放电可以起源于不同的大脑区域,并循着复杂的神经网络途径进行扩散和传播,临床发作症状也异常复杂。癫痫发作症状既可能代表了发作起源区的异常功能表现,也可能代表了异常放电传播的结果,并反映了不同脑区通过神经网络共同作用的结果。因此,即使相同部位起源的癫痫发作,由于不同的传导,也可能出现不同的发作症状,而不同部位起源的发作,也可能传播到相同的功能区,而出现相似的症状。同时,随着发作中的时间进程,症状也往往发生改变。

在部分性发作中,产生癫痫发作症状的脑功能区域,也称之为发作症状区。但是,发作症状区,并不等同于发作起源区域。癫痫发作的起源既可以起源于脑功能区,也可能来自附近的区域,由于异常放电的传导所致。目前,主要借助于对于发作症状的观察和皮质电刺激的结果,人们已经认识到某些功能区受累出现的常见表现。

二、癫痫发作的分类

由国际抗癫痫联盟(ILAE)发布的癫痫发作、癫痫综合征的分类,将繁杂的癫痫发作症状,依照某种规律标准进行分类,为临床实践和研究提供了框架。癫痫发作多年来经历了多次修订,目前世界范围内广泛应用的癫痫发作分类方案仍是 1981 年由 ILAE 发布,在我国也已经普遍应用至今。

近年来,近来随着临床电生理、功能和结构影像学、遗传学等方面的发展,在 2001 年 ILAE 分别对癫痫发作和癫痫综合征的分类提出了新的建议,并在 2006 年进行修订。2010 年 ILAE 提出了新的方案,但是癫痫发作和癫痫的分类还没有最终完善,仍然是在不断发展和完善之中。相对于 2001 年和 2006 年的建议,2010 年发作方案的组织逻辑性较好,并保持了与 1981 年分类的延续性。

(一)1981 年 ILAE 分类中的癫痫发作

根据发作的临床-脑电图改变特征,原则性采用二分法,即发作起源症状和 EEG 改变提示由于"大脑半球部分神经元首先受累"的发作为部分性或局灶性发作;而由于"双侧大脑半球同时受累"的发作,则称之为全面性发作。

全面性发作:临床的发作表现提示全面性放电,脑电图的本质特征在于无论是发作间歇期或者发作期,异常放电均是以双侧半球同步对称的方式出现。意识障碍出现并且可能是最初的表现,运动症状为全身性或者双侧性。全面性发作既可以为单纯的发作性意识障碍,如失神发作;也可以以突出运动症状为主要表现(强直、阵挛、肌阵挛、失张力)。

1. 全面性发作

(1)失神发作:典型失神表现为动作突然中止,凝视,呼之不应,可有眨眼,不伴有或者仅伴有轻微的运动症状,结束也突然,持续 5~20s 多见,易为过度换气诱发。发作时 EEG 伴规律性的双侧半球的 3Hz 的棘慢波复合波节律。多发生于儿童和青少年,见于儿童失神癫痫、青少年失神以及青少年失神肌阵挛等。非典型失神的意识障碍发生与结束较缓慢,发作持续时间较典型失神发作长,可伴有轻度的运动症状或者自动症表现,发作时 EEG 提示为慢(1.0~2.5Hz)的棘慢波复合波节律。主要见于 L-G 综合征,也可见于其他多种儿童癫痫综合征。

(2)强直发作:表现为发作性躯体以及肢体双侧性肌肉的强直性持续收缩,躯体通常轴性伸展前屈或者背屈,持续时间在 2~60s,多持续 10 余秒,强直发作可以导致跌倒。发作时 EEG 显示双侧的低波幅快活动或者爆发性高波幅棘波节律。主要见于 L-G 综合征、大田原综合征等。

(3)阵挛发作:为发作性全身或者双侧肢体肌肉规律的交替性收缩与松弛,导致肢体表现为节律性抽动。发作期 EEG 为快波活动或者棘慢/多棘慢波复合波节律。单纯的阵挛发作婴儿期多见。

(4)全面性强直-阵挛发作(GTCS):以突发意识丧失,并序贯出现全身强直、阵挛为特征,典型的发作过程可分为"强直期-阵挛期-痉挛后期"。一次发作持续时间一般小于 5min,常伴有舌咬伤、大小便失禁等,并容易因窒息而造成伤害。发作期脑电活动多以全面的低波幅棘波节律或者电抑制(强直期)起始,棘波节律波幅逐渐增高,频率逐渐减慢,并出现棘慢复合波等(阵挛期)。发作后呈现电抑制现象。

(5)肌阵挛发作:表现为快速、短暂、触电样肌肉收缩,持续时间短于 400~500ms,可累及全身肌肉,也可以肌群受累为主,常成簇发生,节律不规则。发作期 EEG 表现为爆发新出现的全面性多棘慢复合波,与发作具有锁时关系。肌阵挛发作既可以见于预后良好的癫痫患者,如青少年肌阵挛癫痫,也可见于预后差、有弥散性脑损害的患者,如进行性肌阵挛癫痫等。

(6)失张力发作:是由于双侧性身体肌肉张力突然丧失,导致不能维持原有的姿势,出现跌倒、肢体下坠等表现,发作时间相对短,持续时间多在 1s 以内。EEG 表现为全面性爆发出现的多棘慢复合波节律、低波幅电活动或者电抑制。同时记录的肌电图有助于诊断和与其他发作类型鉴别诊断。

2. 部分性/局灶性发作

部分性发作:是指开始的临床症状和脑电图改变提示局限于一侧大脑半球的部分神经元最早受到激活而出现的发作。进一步,部分性发作依据在发作中是否有意识障碍划分简单部分性发作和复杂部分性发作,以及简单和复杂部分性发作进展为继发性全面强直-阵挛发作。

(1)简单部分性发作(SPS):发作时意识保留。简单部分发作的持续时间往往为数秒至数十秒。脑电图变化为局灶起源的异常电活动,短暂的简单部分性发作通过头皮电极有时记录不到异常放电。简单部分发作内容丰富多样,根据发作起源的部分不同,包括运动性、感觉性、自主神经性和精神性发作。

①运动性发作:发作累及躯体的某一部位,相对局限或伴有不同程度的扩散。

A. 仅为局灶性运动性发作:指局限于身体某一部位的发作,其性质多为阵挛性,即局灶性抽搐。身体任何部位均可见到局灶性抽搐,但多见于面部或者手部,因其在皮质相应的功能区面积较大。

B. 杰克逊发作:开始为身体某一部分抽搐,随后按照一定车次序逐渐向周围扩散。其扩散的顺序与大脑皮质运动区所支配的部位有关。如异常放电在原发性运动区由上至下传播,临床发作表现为从拇指向躯体、面部扩散。

C. 偏转性发作:眼、头甚至躯干向一侧偏转,有时身体可旋转一圈。发作往往累及了额叶的眼区。

D.姿势性发作:也称为不对称强直发作。发作呈现特殊的姿势,如击剑样姿势,表现为一侧上肢外展,一侧上肢屈曲,头眼偏转注视外展的上肢。发作往往累及了上肢外展对侧的辅助运动区。

E.发音性发作:可表现为重复语言、发出声音或者言语中断。其发作可以起源于额叶或者颞叶区。

②感觉性发作:发作起源于相应的感觉皮质,其性质为躯体感觉性或者特殊感觉性发作。

A.躯体感觉性发作:其性质为体表感觉异常,如麻木感、针刺感、电击感以及烧灼感等。发作可以局限于身体某一部位,也可以逐渐向周围部位扩散(感觉性杰克逊发作)。放电起源于对侧中央后回皮质。

B.视觉性发作:可以表现为简单视觉症状,如视野中暗点、黑矇、闪光等症状,发作起源于枕叶皮质。

C.听觉性发作:多表现为重复的噪声或者单调声音,如蝉鸣、嚷嚷以及咝咝声等。发作起源于颞上回。

D.嗅觉性发作:常表现为不愉快的嗅幻觉,如烧橡胶的气味等。放电起源于钩回的前上部。

E.味觉性发作:以苦味或金属味常见。单纯的味觉性发作少见,放电起源于岛叶或者周边。

F.眩晕性发作:常表现为坠入空间的感觉或者空间漂浮的感觉。放电多起源于颞顶叶交界皮质区。因单纯的眩晕性发作临床较少见,而眩晕的原因众多,对于诊断眩晕性发作必须谨慎。

③自主神经性发作:症状复杂多样,常表现为上腹部不适感或者压迫感、气往上涌感、肠鸣、恶心、呕吐、口角流涎、面色或者口唇苍白或潮红、出汗以及竖毛等。其放电起源于岛叶以及边缘系统多见。

④精神性发作:主要表现为高级皮质功能障碍,很少单独出现,多为继发或者作为复杂部分性发作的一部分。

A.情感性发作:常表现为愉悦或者不愉悦的感觉,如欣快感、恐惧感、愤怒感等。恐惧感是最多见的症状,发生突然,患者突然表情惊恐,甚至因为恐惧而逃离。发作常伴有自主神经症状,如瞳孔散大,面色苍白等。放电多起源于边缘系统以及颞叶基底以及外侧。

B.记忆障碍性发作:是一种记忆失真,主要表现为似曾相识感、似曾不相识感、记忆性幻觉等,放电起源于颞叶、海马等。

C.认知障碍性发作:常表现为梦样状态、时间失真感、非真实感等。

D.发作性错觉:由于知觉歪曲而使客观事物变形。如视物变大或者变小,变远或者变近,物体形态变化;声音变大或者变小,变远或者变近等。放电多起源于颞叶以及颞顶枕交界处。

E.结构性幻觉发作:表现为一定程度整合的认知经历,为复杂性幻觉。幻觉可以是躯体感觉性、视觉性、听觉性等,发作内容复杂,包括风景、任务以及音乐等。

(2)复杂部分性发作(CPS):发作时伴有不同程度的意识障碍,意识障碍可以是最早的临床症状,也可能是简单部分发作进展为复杂部分性发作(出现意识障碍)。尽管大多数的复杂部分性发作均起源于颞叶内侧或者边缘系统结构,但是复杂部分发作并不等同于颞叶发作,也可以起源于其他部位,如额叶等。发作期的脑电图变化为脑局部的异常放电,并可以扩散到附近脑区以及对侧大脑。

复杂部分性发作可以仅表现为简单部分性发作后出现意识障碍,或者突发的意识障碍。复杂部分性临床表现类似失神发作,但是,成年人的"失神样发作"往往均为复杂部分性发作,EEG可提供鉴别。

自动症:是一种癫痫发作的特殊的临床表现,是在意识障碍的状态下,出现的不自主、无目的的动作或行为,多出现在复杂部分性发作中或者发作后,也可以出现于其他的状态,例如,全面性强直阵挛发作后、非典型失神发作。常见的自动症包括①口咽自动症:最为常见,表现为不自主的舔唇、咂嘴、咀嚼、吞咽或者进食样动作,有时伴有流涎、清喉等动作;②姿势自动症:表现为躯体和四肢的大幅度扭动,常伴有恐惧面容和喊叫,容易出现于睡眠中,多见于额叶癫痫;③手部自动症:简单重复的手部动作,如摸索、擦脸、拍手、解衣扣等;④行走自动症:无目的地走动、奔跑等;⑤言语自动症:表现为自言自语,语言多为重复简单,或者单个词语或者不完整句子,语义不清。

(3) 继发性全面强直阵挛发作(SGTCS):简单或者复杂部分性发作均可以继发全面性发作。最常见的为继发全面性强直-阵挛性发作。发作时 EEG 可见局灶性异常放电迅速泛化为双侧半球全面性放电。SGTCS 本质上是部分性发作的全面化,患者发作前多有先兆或其他形式的发作。

3. 不能分类的癫痫发作

由于资料的缺乏或者不完整而不能分类,或者发作表现不符合现有的分类方案的癫痫发作,考虑为不能分类的癫痫发作,包括许多新生儿发作,例如节律性眼球运动、咀嚼和游泳样运动。

4. 反射性发作

反射性发作是指癫痫发作具有特殊的触发因素。每次发作均可以由某种特定感觉刺激所诱发,诱发因素包括视觉、思考、音乐等非病理性因素。可以是单纯的感觉刺激,也可以是复杂的智能活动刺激,如我国特有的麻将性癫痫。而病理性因素,如发热、酒精戒断等因素诱发的发作则不属于反射性发作。类似于自发性发作,反射性发作可以表现为全面性或者部分性。

(二) 2010 年 ILAE 分类中的癫痫发作

癫痫的分类(表 10-3)很大程度上取决于临床观察和专家意见。而随着录像脑电图监测的普遍应用、现代影像学进展、基因技术和分子生物学的进展,分类的变迁也反映了这种趋势。目前,一个固定的分类并不现实,而随着研究的进一步深入,2010 年 ILAE 的分类在今后也会进一步的修订。

在新的分类建议中,引入了神经网络的概念,重新阐述了全面性和局灶性发作:①全面性发作定义为发作起源于双侧分布网络中的某一点,并快速扩散至双侧神经网络。这种双侧性的网络可以包括皮质和皮质下结构,但并非意味着包括整个脑皮质。尽管个体发作可以表现为局灶或者偏侧特征,但在发作与发作之间,并不固定。全面性发作可以不对称。②局灶性发作定义为发作起源于一侧半球的网络。这种网络可以是明确的局灶性或者弥散性,局灶性发作也可以起源于皮质下结构。对于每一种发作类型,发作起源在发作之间保持固定,并存在可以累及对侧半球的优先传导模式。然而,部分患者可以有多于一种发作类型和神经网络,但每一发作类型都有一个固定起始点。

与 1981 年发作分类方案相比,主要有以下变化:①新生儿发作不再作为一个单独的实体。新生儿发作也应在目前的框架中分类诊断。②对既往失神发作的亚分类做了简化和改动。肌阵挛失神和眼睑肌阵挛类型现在得到公认。③这次分类包括了痉挛,由于痉挛可以延续到或者在婴儿期以后发生,"癫痫性痉挛"的概念代替了"婴儿痉挛",但是,目前的知识并不能将"婴儿痉挛"明确划分为局灶性或者全面性。癫痫性痉挛:表现为突然、短暂的躯干肌和双侧肢体强直性屈性或伸展性收缩,多表现为发作性点头,偶有发作性后仰,肌肉收缩在 0.5～2s 松弛,常成簇发作。常见于婴儿痉挛,偶见于其他癫痫综合征。④取消了局灶性发作的不同亚型之间的区分。但是,对个体患者以及特殊的目的(如癫痫性和非癫痫发作的鉴别、随机临床试验以及手术治疗等),认识到意识或警觉性障碍以及其他特征,仍然非常重要(表 10-4)。⑤肌阵挛-失张力发作类型被认可。

表 10-3　癫痫发作分类(ILAE,2010)

全面性发作
　强直-阵挛发作(多种联合出现形式)
　失神
　　典型

续表

不典型
　失神伴有特异性表现
　　肌阵挛失神
　　眼睑肌阵挛
肌阵挛
　肌阵挛-失张力
　肌阵挛强直
阵挛
强直
失张力
局灶性发作
未确定全面性或局灶性发作
　癫痫性痉挛

注：不能明确诊断为以上分类的发作，在获得进一步充分的信息之前，应考虑为不能分类

表10-4　根据发作中意识障碍的程度描述的局灶性发作（ILAE，2010）

不伴有意识或者警觉性障碍

　伴有可以观察到的运动或者自主神经成分（与"简单部分性发作"的概念大体相一致，如根据发作表现而描述的局灶运动性、自主神经性能够精确地反映这个概念）T

　仅累及主官感觉或者精神现象（与"先兆"的概念大体一致）

伴有意识或者警觉性障碍（与"复杂部分性发作"的概念大体一致）

累及双侧的惊厥性发作（包括强直、阵挛或强直和阵挛成分）这种表达可以替换"继发全面性发作"的概念

三、癫痫持续状态

癫痫持续状态（SE）是一种以持续的癫痫发作为特征的病理状态，是神经科的常见急症，持续的癫痫发作不仅可导致脑部神经元死亡，还可由于合并感染、电解质紊乱、酸碱平衡失调、呼吸循环衰竭、肝肾功能障碍等因素导致患者死亡。幸存者也常常遗留严重的神经功能障碍。根据是否有惊厥，可以分为惊厥性癫痫持续状态（CSE）和非惊厥性癫痫持续状态（NCSE）。其中，CSE的死亡率和致残率更高。

既往国内沿用的定义为出现两次以上的癫痫发作，而在发作间歇期意识未完全恢复；或者一次癫痫发作持续30min以上。ILAE在2001年建议，癫痫持续状态是"超过这种发作类型大多数患者发作持续时间后，发作仍然没有停止的临床征象或反复的癫痫发作在发作间期中枢神经系统的功能没有恢复到正常基线"。而基于癫痫持续状态的临床控制和对脑的保护，对于发作持续时间也有较多的争议，发作持续5min以上可以考虑为癫痫持续状态是较为积极的观点。

四、局灶性发作中的定位体征

癫痫发作是发作性脑功能异常的结果，而局灶性发作的症状能够提示相对应的脑功能异常区域。因此，在局灶性发作中，对于发作症状的仔细分析，能够获得发作症状的脑皮质功能区域定位信息（发作症状区）。目前，在长期的临床实践中，人们已经陆续识别了较多发作症状的定侧、定位价值，这对于难治性癫痫手术治疗的癫痫源定位有很大帮助。

下列表格列出了部分先兆（表10-5）、发作期症状（表10-6）、发作后症状（表10-7）提示的定位定侧价值。

表10-5　先兆的定侧定位

类型	癫痫灶定侧	可能的定位
一侧体感先兆	对侧	初级体感中枢
一侧听觉先兆	对侧	颞上回
一侧视野初级视觉先兆	对侧	距状回
复杂视觉先兆	不提示定侧	颞顶枕交界
发作性尿意/勃起	非优势半球	岛叶/内侧额、颞叶？
发作性立毛	同侧，右侧多见	扣带回，杏仁核？

表10-6　发作期症状的定侧定位

类型	癫痫灶定侧	可能的定位
强迫性偏转	偏转对侧	额叶眼区
一侧阵挛	对侧	原发性运动区
一侧强直	对侧	辅助运动区，原发性运动区
4字征（SGTC前）	（伸直肢体）对侧	辅助运动区或额叶前部（不对称传播）
一侧肌张力障碍性姿势	对侧	基底节
SGTC不对称结束	（末次阵挛肢体）同侧	可能为发作侧运动区功能耗竭
发作时一侧眨眼	同侧＞对侧	不明
一侧运动不能	对侧	负性运动区
发作时吐痰	非优势半球	岛叶受累可能
发作时呕吐	非优势半球	岛叶受累可能
一侧肢体自动症对侧肌张力障碍姿势	（MTLE）自动症同侧	扣带回前部/基底节区
自动症伴反应保留	（MTLE）非优势侧	不明
情感性面部不对称	（强直侧）对侧	不明
发作性发声	右侧半球	额叶Broca区
发作性失语/语言障碍	优势半球	语言区

表 10-7 发作后症状的定侧定位

类型	癫痫灶定侧	可能的定位
发作后一侧一侧 Todd'麻痹	对侧	初级运动区(功能耗竭?)
发作后偏盲	对侧	初级视皮质区(功能耗竭?)
发作后失语/语言障碍	优势半球	语言区(功能耗竭?)
发作后定向力障碍	非优势半球	不明
发作后情感淡漠	非优势半球	不明
发作后饮水	非优势半球	边缘系统,下丘脑?
发作后擦鼻子	(MTLE)同侧	不明
发作性眼震	快相对侧	扫视区受累可能?

五、癫痫发作的鉴别诊断

临床上存在多种多样的发作性事件,既包括癫痫发作,也包括非癫痫发作。非癫痫发作比较癫痫发作在各个年龄段都可以出现,其发病机制与癫痫发作完全不同,并非大脑的过度同步放电所致,脑电图不伴有与发大脑的异常放电。但非癫痫性发作症状与癫痫发作一样,在临床上,都有发作性的特点,发作的表现与癫痫发作有时也非常类似,并非常容易混淆。

非癫痫发作也包括多种的原因,其中一些是疾病状态,如晕厥、精神心理障碍、睡眠障碍等,另外一些是生理现象,多在婴儿或者儿童出现。鉴别发作性事件是否癫痫发作,一方面依靠临床的表现特征,既要对癫痫发作的特征,如发作的一过性、刻板性以及反复性,发作常见的持续时间有充分理解,同时也要掌握癫痫发作症状的表现,注意区分临床发作现象的细节和表现。另外一方面,EEG检查对于区分能够提供关键的信息。

常见的非癫痫发作如晕厥、短暂脑缺血发作(TIA)、癔症性发作、睡眠障碍、偏头痛、生理性发作性症状等。其中发作性运动障碍是近年来新认识的疾病,多于青少年期发病,于突然惊吓或者过度运动诱发,多出现手足一侧肢体肌张力障碍,舞蹈样不自主运动,意识正常,持续时间短暂,既往认为是运动诱发性癫痫,现在认为不属于癫痫的范畴。

(朱春记)

第六节 癫痫综合征

明确了一次发作性临床事件是癫痫发作以后,并不能提供关于病情的严重程度、预后、治疗时间长短的信息,以及不能给予遗传学检查和咨询等方面的重要指导,而这些对于患者的家庭、社会生活、教育和职业的选择都有明显的影响。因此,对于癫痫类型的诊断应该深化,综合征的诊断能有助于科学地分析潜在的疾病特征,以及临床病理和遗传特征,进一步为采用合理的临床治疗提供帮助。

1989 年的癫痫分类主要采用了两分法。

第一步分为具有全面性发作的癫痫类型(全面性癫痫)和具有部分性发作的癫痫类型(部位相关性、部分性或者局灶性癫痫)。

第二步将已知病因(症状性或者继发性癫痫)与特发性(原发性癫痫)以及隐源性癫痫分开。

一、癫痫综合征分类(表10-8)

癫痫综合征是指一组体征和症状组成的特定癫痫现象。对癫痫综合征和癫痫疾病的认识是癫痫病学发展的最重要里程碑。国际上第一次尝试进行的癫痫综合征分类的方案报道于1970年。ILAE的分类和名词委员会在1985年提出的癫痫和癫痫综合征的分类和有关定义,在1989年做了修订。

表10-8 癫痫综合征分类(1989,ILAE)

部位相关性(局灶性、部分性)癫痫

特发性(年龄依赖)
- 良性儿童癫痫伴有中央颞部棘波
- 儿童癫痫伴有枕部阵发性活动
- 原发性阅读性癫痫

症状性
- 儿童慢性进展性部分性癫痫持续状态(Kozhevnikov型综合征)
- 以特定因素诱发发作为特征的综合征
- 颞叶癫痫
- 额叶癫痫
- 顶叶癫痫
- 枕叶癫痫

隐源性

隐源性癫痫被猜测属于症状性,但是病因未知

全面性癫痫和综合征

特发性(年龄依赖性,根据发病的先后次序排列)
- 良性新生儿家族性惊厥
- 良性新生儿惊厥
- 婴儿期良性肌阵挛癫痫
- 儿童失神癫痫
- 青少年失神癫痫
- 青少年肌阵挛癫痫
- 觉醒期GTCS癫痫
- 不同于上述其他特发性全面性癫痫
- 由特定刺激模式诱发发作的癫痫

隐源性或者症状性(按发病年龄的先后次序排列)
- West综合征(婴儿痉挛症)
- Lennox-Gastaut综合征

部位相关性（局灶性、部分性）癫痫

- 肌阵挛-站立不能发作癫痫
- 肌阵挛失神癫痫

症状性

非特异性病因

- 早发性肌阵挛脑病
- 伴抑制爆发的早期婴儿脑病
- 不同于上述的症状性全颇性癫痫特异性综合征
- 癫痫发作伴随许多疾病状态。在此组，包括那些以癫痫发作为一种症状或者突出症状的疾病

不能分类为局灶性或者全面性的癫痫和综合征

继有全面性发作又有局灶性发作

- 新生儿发作
- 婴儿期严重肌阵挛癫痫
- 慢波睡眠中持续棘慢复合波的癫痫
- 获得性癫痫性失语（Landau Kleffner综合征）
- 不同于上述，但未能确定的癫痫

局灶性或者全面性的特征不明确有全面性强直-阵挛发作，但是临床和脑电图资料不能提供区分全顽性或者局灶性的所有病例。例如，许多有睡眠大发作的病例难以判断全面性或者局灶性起源

特殊的综合征

状态相关的发作

- 热性惊厥
- 孤立发作或者孤立癫痫持续状态
- 仅由于存在急性代谢性或者中毒

2010年的ILAE国际分类中，提出了"临床-电综合征"的概念，尝试代替"癫痫综合征"。"临床-电综合征"（表10-9）：是基于典型的发病年龄、特异性的EEG表现、发作类型识别的明确综合征，并常常与其他特征共同产生一个明确诊断。而这个综合征的诊断能够提示治疗以及预后。同时放弃了将癫痫综合征根据病因进行分类，而是强调了临床电综合征的年龄相关性。

表10-9 临床电综合征和癫痫分类（2010，ILAE）

根据发病时间持续的临床电生理综合征	特定的综合征
新生儿期	良性家族性新生儿癫痫（BFNE）
	早发性肌阵挛脑病（EME）
	大田原综合征
婴儿期	婴儿期癫痫伴游走性局灶发作
	West综合征
	婴儿期肌阵挛癫痫

续表

根据发病时间持续的临床电生理综合征	特定的综合征
儿童期	良性婴儿癫痫
	良性家族性婴儿癫痫
	Dravet综合征
	非进行性疾病中的肌阵挛脑病
	全面性癫痫伴热性惊厥附加症（可于婴儿期发病）
	Panayiotopoulos综合征
	癫痫伴有肌阵挛-失张力发作
	伴中央颞区棘波的癫痫（BECTS）
	常染色体显性遗传夜发性额叶癫痫（ADNFLE）
	晚发性儿童枕叶癫痫（Gastaut型）
	肌阵挛失神癫痫
	Lennox-Gastaut综合征（LGS）
	癫痫性脑病伴慢波睡眠中持续棘慢复合波（ECSWS）
	Landau-Kleffner综合征（LKS）
	儿童失神癫痫
青少年-成人期	青少年失神癫痫（JAE）
	青少年肌阵挛癫痫（JME）
	仅有全面性强直阵挛发作的癫痫
	进行性肌阵挛癫痫（PME）
	常染色体显性癫痫伴听觉症状（ADEAF）
	其他家族性颞叶癫痫
年龄非特性癫痫	家族性局灶癫痫伴可变局灶
	反射性癫痫
相对明确的诊断实体	伴海马硬化的内侧颞叶癫痫
	Rasmussen综合征
	痴笑发作伴下丘脑错构瘤
	偏侧惊厥-偏瘫癫痫
	不能归属于上述任何诊断实体的癫痫可以首先根据存在或者缺乏的已知结构或代谢异常，并根据主要的发作起源方式区分（局灶或全面）
由于代谢或者结构性病因的癫痫	皮质发育异常（偏侧巨脑征，灰质异位等）
	神经皮肤综合征（结节性硬化，sturge-weber等）肿瘤
	感染
	外伤
	血管瘤

续表

根据发病时间持续的临床电生理综合征	特定的综合征
	围生期损伤
	卒中等
病因未知的癫痫	
可不诊断为癫痫的发作	良性新生儿发作
	热性惊厥

二、部分癫痫综合征介绍

1.早发性肌阵挛脑病(EME)

罕见。发生在出生后的数天至数周,超过60%的病例在出生后10d内发病。无性别差异。病因是多因素,最常见的为严重的遗传性代谢障碍。表现为难治性频繁的游走性或节段性肌阵挛发作,脑电图表现为爆发抑制异常模式,多出现在睡眠期,或在睡眠期增强。病情严重,精神运动发育迟滞,缺乏有效的治疗,预后不良。与大田原综合征是癫痫性脑病的最早形式。

2.大田原综合征(Oahara综合征)

罕见。出生数天至数月发病,多发病于出生后10d左右。为症状性或者隐源性的病因,最常见病因为脑的发育性异常,如偏侧巨脑回、脑穿通畸形、无脑回畸形等,代谢性因素少见。影像学检查有帮助。临床表现以强直发作为主要特征,表现为持续1~10s的躯干向前强直性屈曲组成,发作频繁,单独或者丛集出现。肌阵挛发作罕见。脑电图也表现为清醒期和睡眠期的爆发抑制异常模式。患儿精神运动发育迟滞,缺乏有效的治疗,预后不良。

3.Dravet综合征(婴儿严重肌阵挛癫痫)

临床相对少见。大多数Dravet综合征由SCNIA基因的新发严重突变(错义、框移和无义突变)所致。发病高峰在出生后5个月。发病前发育正常,多具有热敏感性,最初的发作可以表现为热性惊厥,少部分病例在疫苗接种后特别是百白破疫苗后出现首次发作,随着病程的进展,并有多种其他的发作形式,包括全身强直-阵挛、肌阵挛发作、非典型失神发作以及发作具有局灶性特征等,出现进行性精神运动发育迟滞,对于药物的反应性差,而作用于钠离子通道的抗癫痫药物,如卡马西平、奥卡西平以及拉莫三嗪等加重发作。脑电图正常背景活动随着病程进展逐渐变慢,以全面性θ和δ波为主。阵发性的多棘波或棘慢波逐渐增多,并占优势,多呈短暂爆发,通常不对称,局灶或多灶性的尖波或棘慢波常见。

4.婴儿痉挛症(West综合征)

是一种多种原因导致的特异性癫痫性脑病,具有严格的年龄依赖性,多在3个月至1岁发病,70%的患儿在出生后6个月内发病,但出生后3个月内发病者少见。男婴儿占轻微优势。大多数可以找到明确的脑损伤因素,例围生期损伤、遗传代谢疾病、发育异常等,结节性硬化是常见病因之一。临床表现为频繁"点头"的癫痫性痉挛为特征性发作形式,为躯体和肢体突发而短暂的强直性收缩,持续时间介于肌阵挛和强直发作之间,往往呈丛集性发作特征。脑电图特征为高度失律,背景活动紊乱,脑电活动高波幅不同步,以及有多灶性的尖慢/棘慢复合波等。本综合征预后差,精神运动发育迟滞,为难治性类型,随着年龄增长,可以转化为LGS。ACTH是首选治疗药物。

5.Lennox-Gastaut综合征(LGS)

也为年龄相关性癫痫,多于3~8岁发病,3~5岁为发病高峰。男孩占轻度优势。病因与West综合征类似,多种脑损伤性因素都可以导致,少部分由West综合征演变而来。临床表现为多种形式的频繁癫痫发作,包括强直发作、非典型失神发作、肌阵挛发作和失张力发作等多种形式发作,发作时容易猝倒。发作间歇期脑电图表现为背景活动异常基础上的,慢棘慢复合波节律(1~2.5Hz),睡眠中可有快波节律。患儿智能发育迟滞。预后差,在丙戊酸基础用药上,添加其他药物联合治疗,但也为药物难治性类型,是癫痫性脑病的一种。临床需要与肌阵挛-失张力癫痫鉴别。与West综合征相似,如有肯定的局灶性病变并导致发病,可以考虑手术切除治疗。胼胝体部分切开术有助于缓解跌倒发作。

6.失神癫痫

根据发病年龄不同,可以分为儿童失神癫痫(CAE)和青少年失神癫痫(JAE)。CAE是儿童期最常见的癫痫类型之一,多在4~10岁发病,5~6岁为发病高峰。女性患儿有轻度发病优势。临床以典型失神发作为核心特征,表现为突发突止的短暂意识障碍,未经治疗的病例发作频繁,但缺乏其他的发作类型。充分的过度换气几乎均可以诱发发作,患儿体格智能发育正常,丙戊酸是治疗的首选,预后良好。脑电图为3Hz的棘慢波综合。JAE发病年龄多为9~13岁,主要表现为失神发作,大多数患者具有全身强直阵挛发作,大约1/5的患者有肌阵挛发作。未经治疗的病例,发作可能持续多年。

7.青少年肌阵挛癫痫(JME)

也为常见的癫痫类型,具有遗传背景,青少年起病,高峰为14~15岁,智能体格发育正常。JME以多在觉醒后出现肌阵挛发作为主要特征,波及下肢可以出现跌倒。绝大多数患者会有全面性强直阵挛发作,少部分病例有典型失神发作。疲劳、睡眠剥夺以及饮酒往往是明显的触发因素。脑电图特征为双侧性多棘慢波或者棘慢复合波。避免触发因素,丙戊酸为首选治疗。本类型预后良好,未经治疗的病例发作可能持续多年。

8.儿童良性癫痫伴有中央颞部棘波(BECTS)

是儿童期最常见的癫痫类型之一,具有遗传背景。5~10岁发病最为多见,7~9岁是发病高峰。临床核心特征是大多数病例仅在睡眠中发作,发作稀疏,经常是单次的局灶性发作,主要为单侧面部运动感觉症状,口-咽-喉表现,语言剥夺以及唾液分泌过多,偶尔全面化。患儿发育正常,预后良好,青春前期有自我缓解的趋势。脑电图的特征在于一侧中央颞部棘波,多为双相形态,并且在睡眠中频繁出现。少部分发作非常稀少的病例,不需要治疗。对于发作相对较多的病例,可以选择丙戊酸或者卡马西平等,后者偶尔可以导致发作增多以及负性肌阵挛。

9.儿童良性枕叶癫痫

是年龄相关性的预后良好的癫痫类型,患儿生长发育正常。根据发病时间,可以分为早发型(Panayioltopoulos型)和晚发型(Gastaut型)。Panayioltopoulos型起病年龄在1~14岁,高峰为4~5岁。无性别差异。其主要表现为局灶性发作,以自主神经发作,如发作性呕吐和自主神经发作持续状态为特征,以及头眼的偏转。脑电图显示功能性棘波,主要是多灶性高波幅尖慢复合波,在后头部更为突出。Gastaut型或称为特发性晚发型儿童枕叶癫痫,发病年龄在3~15岁,平均为8岁,无性别差异。发作症状表现为简单视幻觉、视盲,并常伴有眼睛偏转、发作后头痛以及呕吐。发作往往频繁,多在清醒中发作。脑电图显示一侧或者双侧枕区的癫痫样放电,预后相对良好,有自限性。

10.Rasmussen's综合征

是一种严重的,主要影响一侧大脑半球伴有药物难治性的癫痫,也是癫痫性脑病的一种。发病可能与病毒感染以及自身免疫异常有关。多起病于 1~15 岁，突出症状为难以控制的癫痫发作，多为单纯部分性运动性发作起病，易出现部分性局灶性运动发作持续状态(EPC)，也可继发其他类型发作。随着病情进展，患者出现轻偏瘫和神经心理恶化和认知、语言缺陷。影像学可以发现一侧或者局部大脑萎缩，脑电图呈现背景活动异常，一侧为主的癫痫样放电，病灶处神经外科活检显示慢性脑炎证据。早期的手术治疗能够缓解发作，改善预后。

11. 颞叶癫痫(TLE)

是指发作起源于颞叶的癫痫类型，是最常见的癫痫综合征之一。根据发作起源的解剖部位可以分为内侧颞叶癫痫(MTLE)和外侧颞叶癫痫(LTLE)，前者更为多见。MLTE 的病因多样化，多种损伤性因素，如脑炎、局部肿瘤等都可以导致发病，其中海马硬化是最多见的病理改变，患者往往幼年有热性惊厥的病史，在儿童期可以发病，对治疗的反应好，但在青春期前发作再次出现，并趋于多种抗癫痫药物难治，病情迁延。MTLE 的发作症状包括以自主神经症状(胸腹部不适感，胃气上涌感)以及精神症状(似曾相识/似曾不相识)等为特点的简单部分性发作，多伴有自动症的复杂部分性发作等。而 LTLE 的病因包括皮质发育不良、血管畸形以及肿瘤等，发作多以幻听为首发症状。对于药物治疗效果不好以及有特殊性病变的患者，手术治疗有较好的疗效。脑电图显示颞区的癫痫样放电。

12. 额叶癫痫(FLE)

是癫痫发作起源于额叶结构的癫痫类型。病因复杂。常染色体显性遗传夜发性额叶癫痫(ADNFLE)在 7~12 岁为发病高峰，临床表现为睡眠中频繁的癫痫发作，一夜可以几次到数十次，具体发作类型为运动性部分性发作，过度运动为主。脑电图大多正常或者存有额区的癫痫样放电。预后良好。而大多数额叶癫痫为症状性或者隐源性。任何导致额叶损伤的因素都有可能造成癫痫发作。由于额叶结构复杂，起源于不同亚区的发作可有不同的发作症状表现。例如，起源于原发运动区的发作以阵挛为主要表现，起源于辅助运动区的发作表现为不对称强直，起源于运动前区的发作可以表现为过度运动，起源于眶额回的发作也可以类似于颞叶发作的起源等。额叶发作发作时间相对短，持续 10 余秒以及数十秒，丛集发作，发作后意识恢复快以及多余睡眠中发作等。脑电图记录到额区的局灶性癫痫性放电对于诊断有帮助，而发作期记录到的节律性演变性放电节律有助于定位。

13. 获得性癫痫性失语

又称 Landau-Kleffner 综合征(LKS)，本病少见，是一种部分可逆的癫痫性脑病。2~8 岁发病，5~7 岁为发病高峰。男性患儿多于女性患儿。所有的患儿都有获得性的语言功能衰退，首发症状通常为听觉性词语失认，逐渐进展，出现言语表达障碍、错语、重复语言等，最终发展为完全性词聋，以及各种类型失语。多伴有行为和心理的障碍，多动-注意力缺陷常见。大约 3/4 的病例伴有稀少的癫痫发作，其形式包括部分性发作和全面性发作。脑电图以睡眠中连续出现的棘慢复合波节律为特征，多为双侧性，颞区占优势。本病为年龄依赖性，在一定的阶段对于抗癫痫药物的反应性差，青春前期趋于缓解，但可能遗留一定的语言功能缺陷，部分患者可以尝试激素以及免疫球蛋白治疗。本病的临床与慢波睡眠中持续棘慢复合波的癫痫性脑病(ECSWS)有重叠，区别点在于 LKS 的获得性失语为临床核心表现，后者其他认知行为异常表现突出，前者癫痫发作缺乏或者稀少，而后者癫痫发作出现率高。脑电图前者慢波睡眠中的持续放电颞区明显，而后者额区更为突出，获得性的失语并非特征性的临床表现。

14. 进行性肌阵挛癫痫(PME)

青少年期发病多见，患者临床以进行性加重的肌阵挛发作为特征，以及全身强直阵挛发作，并出现进行性认知功能衰退、小脑性共济失调以及锥体束症状等。脑电图呈现背景活动异常基础上的全面性以及多灶性棘慢/多棘慢波复合波。进行性肌阵挛见于蜡样褐脂质沉积症、Lafora病等几种遗传代谢病。

(胡翠平)

第七节 癫痫的诊断与鉴别诊断

癫痫的诊断对临床表现典型者来说一般并不困难,但发作表现复杂或不典型者,确定诊断也非易事。癫痫的诊断方法和其他疾病一样,主要是通过病史、体格检查与神经系统检查、实验室检查等几个方面收集资料,进行综合分析。癫痫诊断的思维程序,包括是否是癫痫,是何类型或综合征的癫痫和由何病因导致的癫痫。癫痫的诊断需要解决或回答下列问题。①其发作性症状是癫痫性的,还是非癫痫性的。②如为癫痫性的,是什么类型的发作,是否为一特殊的癫痫综合征。③是否有癫痫性病灶的证据,病因或病理变化是什么。④是否有特殊的诱发因素。

一、癫痫的诊断步骤

确定癫痫的诊断,主要依靠临床表现,脑电图波形和抗癫痫药物的效应。对一位患者来说,初步的诊断并非要求三项条件必备,但在诊断过程中,对不同的患者,三者都是重要的。尤其是最后诊断的确立,对多数患者来说,三项条件都是必不可少的。

(一)病史采集与体检

当前虽然有了良好的实验室条件,但病史采集和临床检查是无可替代的。癫痫患者就诊时均在发作以后而且体检大多数无异常所见。因此病史是十分重要的。由于患者发作时多数有意识障碍,叙述不清发作中的情况,甚至根本不知道自己有发作(如夜间入睡中的发作),因此必需详细询问患者的亲属或目击其发作的人,常需要很长时间了解患者的过去和现在。应该包括详细的发作中及发作后的表现,是否有先兆,发作次数及时间,发作有什么诱因与生理变化如月经和睡眠的关系如何,患者智力、生活能力及社会适应性如何,患者性格是否有变化等。但目击者往往由于缺乏医学专业培训,或是在目睹患者发作时由于惊慌等原因而不能提供充分、详尽、可靠的发作细节,甚至于对患者的发病情况描述错误,最终导致临床医生误诊,将痫性发作与非痫性发作相混淆,因此,对初诊断为癫痫的患者使用带录像的脑电图作较长时程的视频脑电图(V-EEG)就变得十分必要。国外还有建议对癫痫患者设立家庭录像,用以了解患者的发作情况。对病史搜集应注意的是:癫痫通常是一个慢性病的过程,患者的发作常不确定,因此在就诊时对每次发作的描述常有很大变异。因此对专科医师而言,每次与患者交谈时都应反复地询问患者及其家属对发作的描述,以便不断地修正诊断。由于移动电话的普及,可要求患者家属在发作时用其携带的摄影功能记录其发作情况,在就诊时交给医生不失为简便有效的方法。

还应了解过去患过什么病、是否有脑外伤史,母亲在怀孕期间及围生期是否有异常,以及患者的习惯、工作、营养状态等。家族史也同样重要,父母亲双方是否有癫痫或其他遗传病史。对上述细节的询问有助于临床医生进一步判断引起癫痫发作的可能病因。临床体检除可发现有无神经系统阳性体征外,还须注意患者的智能情况、心脏情况、皮肤和皮下结节、有无畸形、有无运动与协调功能障碍等。必须强调癫痫是临床诊断,如实验室报告与观察到的临床现象不符,则以后者为主。

(二)脑电检查

脑电图检查对癫痫的诊断有很大的价值,脑电图已成为癫痫的诊断和分型必不可少的检查方法,还广泛应用于指导选用抗癫痫药、估计预后、手术前定位,并用于阐明癫痫的病理生理。发作时记录的脑电图诊断意义最大,但这种机会甚少,大多在发作间歇期对患者进行脑电图检测。一次发作间歇期记录,历时20～40min,其发现癫痫样电活动的概率约50%,故不能据此作为确诊有无癫痫的手段。发作间歇期放电与患者发作时的放电有很多不同之处,两者相比较,前者持续时间短暂(一般不超过2～3s),甚至为单个散在出现,波形整齐,不伴有临床发作而且波形可与发作时放电完全不同,出现范围也不如后者广泛。而发作时放电持续时间通常在数10秒以上甚至数分钟,包括节律性重复性成分,波形不如发作间歇期放电整齐,出现范围广泛,常合并临床发作。

脑电图可以用来鉴别发作类型和明确致痫灶部位,常规脑电图常要多次重复记录,并结合缺睡诱发和睡眠记录,可使阳性率增加至85%左右,其余15%的患者,需应用长时监测(LTM)的方法来获取更多的信息,个别复杂部分性发作的患者甚至需要做脑深部电极记录方能确诊。除去某些特殊类型如儿童失神发作和婴儿痉挛症外,由于头皮电极所记录到的癫痫样电活动可能不来自皮质,而为远处病灶的传播所致,常规记录有其性能上的局限性,应用视频监护结合脑电图记录(V-EEG)为较理想的方法。

长时脑电图监测的目的是通过延长脑电图记录时间获得更多的信息,包括发作时和发作间期的异常发放,用于确定癫痫的诊断,进行癫痫发作的分类,也可有助于对脑内癫痫源病灶的定位,有助于患者在服用抗癫痫药物的过程中监测脑电变化等。LTM的方法可根据是在医院外还是院内监测以及所采用技术的不同而分为数种。院内的LTM需要患者在监测室或监测病房内,进行24h、数天至数周的监测;而院外监测最常用的是携带式脑电图(AEEG),由患者随身携带一个电子盒及记录设备,一般包含8～16个电极。AEEG监测的优点是允许患者在正常的环境中从事一些日常活动,同时进行EEG记录,特别是对于门诊患者。但因为在24h记录过程中缺乏同步的视频监测,对可能出现的伪差需要加以识别。其中包括眼动、眨眼、吞咽、咀嚼及其他身体运动均可产生伪差,故要求患者尽量在家中安静度过监测期,另外,在缺乏视频监测的情况下,AEEG对临床和脑电图之间关系的判断变得非常困难,不能仅仅通过AEEG的检测结果来鉴别癫痫性与非癫痫性临床发作。因此不确定的记录结果可能会给临床造成误导或误诊。24h脑电监测检查的适应证是:应选择在发作时可能有特征性的脑电图变化,发作时较少出现动作伪差并在发作后立即恢复正常状态的病例。脑电携带式监测为临床提供了有效的检查手段,用于癫痫及其相关发作性疾病的诊断,实现了脑电图在自然状态下的长时间监测。对于尚不能确定的病例应配合长时间视频脑电图监测。视频脑电图(VEEG)监测对癫痫的诊断有非常重要的意义,大多可以获得有助于诊断的信息,同时有助于鉴别非癫痫性发作及假性发作。对于反复常规EEG结果阴性的患者,长时间通过数小时、数天或数周的VEEG监测,可以对少见的发作期及发作间期的异常EEG进行分析,并通过增加电极数(包含32电极、64电极甚至更多的监测电极)来进行更为准确的癫痫灶定位。发作时的视频记录还可以获得癫痫发作时的症状学信息,并将其与当时的EEG进行对照研究。

(三)神经影像学检查

癫痫影像学检查的主要目的是寻找最可能与最重要的潜在病因,包括那些药物难治性癫痫需要接受手术治疗的患者。癫痫影像学检查方法有:常规X线摄影、脑血管造影、CT、MRI、正电子发射断层扫描(PET)、单光子发射断层扫描(SPECT)、功能MRI成像、MRS等。

电子计算机X线体层扫描(CT)有助于发现肿瘤或其他可能导致癫痫发生的结构性改变,但大多数癫痫患者的CT扫描结果正常。MRI较CT有更高的软组织分辨率,对于诊断脱髓鞘病(脑白质病变)、脑炎、缺血、早期脑梗死和低度分化胶质瘤等疾病，优于CT。此外，MRI还有多方位成像的优点，一次扫描可以分别获得横断面、冠状面、矢状面和任意方向的层面图像，MRI一般没有骨骼和金属产生的伪影。而SPECT与PET则对脑的生理、生化、化学递质、受体乃至基因改变的研究具有独特作用。

新发癫痫患者进行脑部影像学检查的指征包括：病史或脑电图提示有局灶性起源的依据，于婴儿期或是成人期首次发病者，神经系统体检有局灶性阳性体征者，经典抗癫痫药物正规治疗疗效不佳者，长期应用抗癫痫药物治疗癫痫得到控制，经过一段稳定期后发作再次频繁者或发作类型改变者。重复脑部影像学检查的指征有：癫痫复发，发作情况恶化，抗癫痫药物常规治疗出现难以解释的发作类型的变化，以及神经系统体检发现体征出现变化。在所有的影像学检查方法中，MRI技术为首选，可做颅脑或海马MRI，应该作为诊断癫痫的常规检查内容。对于部分不能接受MRI扫描的，或是怀疑有脑部结构性损害、情况紧急的患者可以选用CT扫描。功能影像检查则多用于癫痫手术时致痫灶的定位。

1.MRI

MRI已经成为评价癫痫患者（尤其是部分性发作的癫痫患者）最为重要的影像学检查技术。高清分辨率MRI能够对近80%行颞叶切除术的患者和近60%行额叶切除术的患者进行手术定位。MRI在诊断颞叶海马硬化方面具有重要作用，典型表现为与癫痫灶同一侧的中央海马不对称变小或萎缩，受累海马在T_2加权上为高信号。具有内侧面海马硬化（MTS）的难治性癫痫的MRI检出率约为90%，轻度的MTS可能不被MRI检出。约有90%颞叶癫痫的MRI发现与EEG改变相吻合，而颞叶外癫痫两者的一致性相对较低。其他能够被MRI成像检出的病变还包括：低级肿瘤、血管畸形、局限性损伤或胶质增生、脑皮质发育异常等。这些病变均是颞叶以外癫痫的重要病因，其中局部脑皮质发育异常较难被检出。

MRI影像的采集技术对于能否发现异常病灶至关重要，一般高分辨率MRI所需的磁场强度至少要达到1.5T，分别作冠状面、横断面和矢状面扫描（层厚≤1.5mm），T_1加权、T_2加权序列与FLAIR序列。根据解剖学特点，颞叶的MRI扫描取斜冠状位面的T_1加权像，扫描平面垂直于海马的长轴。

2.MRS

磁共振波谱仪（MRS）是一种评价体内组织和器官生化和代谢特征的非侵袭性与非损伤性检查方法，在颞叶癫痫的临床诊断方面具有越来越重要的地位。尽管许多原子核能够被MRS检测到，但用于颞叶癫痫的定侧诊断主要集中于^{1}HMRS波谱分析。H质子是生物界最普遍存在的原子核，具有最高的绝对敏感性，代谢物信号的相对频率位置又称化学位移，受原子核局部磁场环境的影响。^{1}HMRS主要有3个共振波：N,乙酰天冬氨酸（NAA），胆碱类物质——磷酸胆碱、甘油磷酸胆碱和乙酰胆碱，肌酸和磷酸肌酸（Cr+PCr）。其他一些更为复杂的代谢物波峰如果存在也能被检测到，如乳酸，谷氨酸，γ-氨基丁酸等。NAA被定位于神经元内。由于总肌酸（Cr+PCr）浓度在大脑不同代谢情况下基本保持不变，所以Cr+PCr常作为计算比值的标准，如NAA/Cr比值，也有用NAA/(Cr+Cho)比值来进行比较分析的。^{1}HMRS用于颞叶癫痫定侧诊断的标准多种多样，有绝对浓度比较、有信号强度比值的比较，但就目前的MRI设备而论，只能用NAA/(Cr+Cho)比值作为颞叶癫痫定侧诊断的标准。颞叶癫痫患者病侧颞叶NAA降低和（或）Cr、Cho的升高所造成的NAA/(Cr+Cho)比值降低较为敏感。磁共振波谱技术为颞叶癫痫的术前定位诊断提供了新的手段。

3.功能磁共振成像（fMRI）

近年来，功能性磁共振成像（fMRI）的应用已得到广泛开展，fMRI采用自体血氧水平依赖（BOLD）的方法，了解特殊任务引起的局部脑血流和代谢的改变，从而了解局部的脑功能。fMRI是完全非创伤性的，而且提供了足够的任务相关信号来实现脑功能的激发研究。fMRI对癫痫的早期研究是语言功能定侧，同时对颞叶癫痫患者术前的记忆功能评价也具有价值。fMRI 对颞叶癫痫的研究具有广阔的前景,其对手术预后的评价作用令人瞩目,对手术适应证的掌握和手术方案的选择也具有参考价值。

4.PET 及 SPECT

正电子断层显像(PET)属于功能显像范畴,采用不同的正电子显像剂进行脑部 PET 显像可反映脑功能方面的信息,包括血流、代谢及受体等功能。由此,PET 脑功能显像又可分为脑血流灌注显像(血流量、血容量)、脑代谢显像(葡萄糖代谢、氧代谢、氨基酸代谢)和脑受体显像(多巴胺、5-羟色胺、阿片等各类受体)。目前常用的方法有:用 ^{15}O-H$_2$O 来正确地测定局部脑血流灌注,用 ^{18}F-FDG(去氧葡萄糖)测定局部脑葡萄糖代谢率,用 ^{11}C-FMZ 来测定苯二氮卓受体密度,用 ^{11}C-Diprenorphine 来测定颞叶癫痫中阿片受体的变化等。癫痫患者发作间期 ^{18}F-FDG-PET 脑代谢研究最常见的异常是局部皮质下代谢降低而呈 FDG 摄取减少,通常低代谢区与发作源的部位相一致。

单光子发射电子计算机断层扫描(SPECT)是一种核医学检查,主要也是反映脑功能(如脑血流灌注、代谢、受体等)的变化。SPECT 的基本原理是将能衰变放出 γ 光子的放射性核素标记化合物静脉注射、吸入或服入体内,然后用探头从不同方向或角度接受被检查者部位释放出的 γ 光子,利用计算机特殊软件综合处理,重建核素立体分布的三维图像,测定单位体积的放射性活性(即浓度),SPECT 在癫痫中的应用主要包括癫痫的诊断、癫痫灶的手术定位、治疗后评估等。原发性局灶性癫痫在脑血流灌注 SPECT 中大多表现为发作间期局部血流灌注减少,发作期相应部位血流灌注异常增加。特别是发作期的 SPECT,能够给予较准确的定位。

PET 或 SPECT 功能显像的最有效用途之一就是无创性帮助识别癫痫灶的定位。有一部分癫痫是难治性的,其局限性病灶需外科手术治疗,手术成功的关键在于癫痫灶的准确定位,在手术前进行 PET 或 SPECT 检查就是为了确定手术的范围。脑电图(EEG)尤其是 24h 动态 EEG 有时难以准确定位,在有限的时间能否探测到癫痫发放仍是问题;CT、MRI 定位主要反映的是形态学与脑的结构性变化,对于那些仅有脑的功能或代谢改变而无形态学改变的病灶往往不能见到异常,而 PET 及 SPECT 在这方面具有明显的优越性。另外,对于复杂部分性发作的癫痫灶的探测,CT、MRI 都不及 PET 或 SPECT。PET 及 SPECT 对癫痫灶定位较为准确,与颅内 EEG 吻合率较高。结合 EEG,综合应用 MRI、MRS、PET 等手段可以提高癫痫特别是顽固性癫痫致痫灶切除术前定位诊断的准确率。

5.脑磁图检查

神经元膜的离子流动不仅产生电场,还产生磁场,形成脑磁图(MEG)。脑磁图是测量颅外磁场的方法,这个颅外磁场主要是由大脑的细胞内电流产生,场强极其微弱,只能通过特殊的感应器(超导量子干涉仪)进行测量。尽管 MEG 信号不受硬膜、头皮与颅骨等组织的影响,但是仍然会产生信号的衰减。与脑电图(EEG)测量一样,估计需要 6~8cm^2 的脑皮质同步放电才能产生 MEG 的信号。MEG 与 EEG 均可用于皮质偶极子定位,MEG 和 EEG 的产生基础相同,但是脑磁图信号是由磁场组成的,方向与颅骨垂直,磁场由与皮质表面呈切线方向的流动偶极子产生,而径向位辐射电流对脑磁图信号作用不大。脑电图信号是由切线位和径向位两种偶极子成分共同作用的结果。同相应的脑电波形相比,脑磁图波形活动较局限。大量研究结果表明,对癫痫起源的成功模拟在于脑电图和脑磁图各自优势的互补、联合,两者的最高灵敏度方向互相垂直,EEG 对水平、径向位偶极子敏感,EMG 对垂直、切线位偶极子敏感。但 EMG 描记要求在较短时间内完成,因为患者必须安静地躺卧或坐在杜瓦瓶下保持不动,不能像脑电描记那样可以长时间监测;另外,信号大小严重影响 EMG 的描记结果,为此采取的屏蔽措施与倾斜仪器等价格昂贵,大大限制了其使用,因此,目前脑磁图偶极子定位的应用仍具有局限性。

(四)其他实验室检查

1.催乳素(PRL)

癫痫发作,特别在强直阵挛发作后,血清 PRL 的水平明显升高,在发作后 20~30min 达到高峰,随后 1h 内逐渐降低回到基线。另外,垂体病变、药物使用、外伤、中毒等都可能影响 PRL 水平,须注意假阳性的可能。

2.神经元特异性烯醇化酶(NSE)

NSE 特异性地定位于神经元和神经内分泌细胞,主要参与糖酵解,在神经元坏死或损伤时进入脑脊液和血液。在癫痫发作后 NSE 明显升高。

(五)抗癫痫药物治疗反应

抗癫痫药物的治疗效应是癫痫最后诊断的一项根据。当然,不能认为一次药物治疗效果不好就否定癫痫的诊断。因为选药不当、药物剂量不足、代谢障碍以及患者对药物敏感性的差异等均可影响疗效。经验证明,正确的药物治疗可使 90% 以上的患者获得满意的效果。临床怀疑癫痫,但发作表现不典型,而脑电图检查又为阴性的病例,抗癫痫药物效应,往往成为确定诊断的主要依据。

二、鉴别诊断

临床上癫痫发作应与以下多种发作性疾病相鉴别(表 10-10),判断某种发作性疾病是否为癫痫,这是诊断中的重要问题,临床上要鉴别患者出现的发作性事件是否为癫痫,应注意与以下疾病相鉴别。

表 10-10 癫痫的鉴别诊断

1.脑氧利用率下降
 青紫型屏气发作
 反射性缺氧发作
 晕厥
 心律失常
2.偏头痛
3.一过性脑缺血(TIA)包括一过性全面遗忘症
 低血糖
 低血钙
4.睡眠障碍
 夜间恐怖
 梦游
 梦话
 梦魇
 睡眠呼吸暂停
 发作性肌能力障碍
 发作性睡病
 磨牙病

续表

　　夜间遗尿

　　良性婴儿睡眠肌阵挛

　　睡眠肢体周期运动综合征

5.与精神障碍有关的发作

　　假性癫痫发作

　　杜撰的癫痫发作

　　过度换气综合征

　　惊恐发作综合征

　　交叉摩腿综合征

　　儿童手淫

6.运动疾患

　　婴儿良性肌阵挛

　　良性阵发性眩晕

　　阵发性斜颈

　　发作性舞蹈手足徐动

　　战栗反应

　　惊恐反应

　　眼球运动失用症

　　抽动

　　一侧面肌痉挛

7.脑干受压的强直发作

8.胃食管反流

(朱春记)

第八节　癫痫的治疗

　　正确的癫痫发作以及综合征的分类诊断是治疗成功的前提。抗癫痫药物(AEDs)治疗是癫痫治疗的主流手段。癫痫的药物治疗是一个预防性的连续治疗方案,目的是达到癫痫发作完全控制,并且临床没有明显的不良反应。癫痫的药物治疗需要医师对于AEDs有全面而熟悉地掌握,包括药物作用机制、药动学、药物剂量、适应证、药物的相互作用和急性和慢性的不良反应。

　　经过合理的药物治疗,有70%左右的患者可以达到发作完全缓解。在余下的药物难治性患者中外科手术治疗能为15%~30%的患者提供发作完全缓解的机会。

　　在治疗中,也应该充分重视特殊的癫痫人群,儿童、老年人、女性(特别是孕龄期女性)以及有身心残障的患者需要针对自身的特点而选择合理和针对性的治疗方案。

一、癫痫的药物治疗

(一)抗癫痫药物介绍

近一个多世纪来,AEDs 有了很大的发展,使癫痫的治疗有了根本改变。其中,在 1990 年前上市的一般称之为传统抗癫痫药物,包括目前临床应用的苯巴比妥(PB)、苯妥英(PHT)、苯二氮䓬类、卡马西平(CBZ)以及丙戊酸(VPA)等,而 1990 年后上市的一般称之为抗癫痫新药,目前在我国上市的有托吡酯(TPM)、拉莫三嗪(LTG)、奥卡西平(OXC)以及左乙拉西坦(LVT)等。

(二)药物作用机制(表 10-11)

AEDs 主要通过作用于离子通道或通过神经递质受体间接作用于离子通道来降低神经元兴奋性。离子通道可分为电压门控和配体门控离子通道。电压门控离子通道靶点中,钠离子通道的作用尤其重要,是卡马西平、苯妥英等多种 AEDs 的作用靶点;乙琥胺及丙戊酸的作用位点是 T 型电压门控钙离子通道。γ-氨基丁酸(GABA)是脑内重要的神经递质,通过控制 Cl^- 离子通道发挥抑制作用,GABA 受体是许多 AEDs 的作用靶点,包括丙戊酸、苯巴比妥等。现有 AEDs 的作用靶点还包括兴奋性神经递质谷氨酸受体,突触囊泡蛋白 2A(SV2A)及以电压门控钙离子亚通道。

(三)药物不良作用

AEDs 均可能产生不良反应。其严重程度与药物以及个体患者相关。药物的不良反应是导致药物治疗失败的一个主要原因。治疗癫痫,应充分了解抗癫痫药物可能出现的副作用。相对来说,抗癫痫新药较传统抗癫痫药物的不良反应较少。

大部分 AEDs 的不良反应轻微,但是少数也可危及生命。常见的不良反应(表 10-12)包括以下 4 类。

1.剂量相关的不良反应

是对中枢神经系统的影响。例如,苯巴比妥的镇静作用,卡马西平、苯妥英引起的头晕、复视、共济失调等与剂量有关。从小剂量开始缓慢增加剂量,尽可能不超过说明书推荐的最大治疗剂量,可以减轻这类不良反应。

2.特异体质的不良反应

一般出现在开始治疗的前几周,与剂量无关。部分特异体质的不良反应虽然罕见,但可能危及生命。主要有皮肤损害、严重的肝毒性、血液系统损害等。部分严重者需要立即停药,并积极对症处理。

3.长期的不良反应

与累积剂量有关。

4.致畸作用

癫痫女性后代的畸形发生率是正常妇女的 2 倍左右。大多数研究认为,AEDs 是致畸的主要原因。

表 10-11 抗癫痫药物的主要作用机制

AED	主要的作用机制
卡马西平	阻滞电压依赖性 Na^+ 通道($\downarrow Na^+$)
氯巴占	通过 GABA 增强抑制功能($\uparrow$GABA)
氯硝西泮	通过 GABA 增强抑制功能($\uparrow$GABA)
乙琥胺	阻滞 T 型钙离子通道($\downarrow Ca^{2+}$)

续表

AED	主要的作用机制
加巴喷丁	多种机制(调节 Ca^{2+} 通道和神经递质释放)
拉莫三嗪	阻滞电压依赖性 Na^+ 通道($\downarrow Na^+$)
左乙拉西坦*	新颖的机制.与囊泡蛋白 SV2A 结合,通过调节 SV2A 的活性而发挥作用
奥卡西平	阻滞电压依赖性 Na^+ 通道($\downarrow Na^+$)
苯巴比妥	多种机制($\downarrow Na^+$;$\downarrow Ca^{2+}$;$\uparrow GABA$;$\downarrow$谷氨酸)
苯妥英	阻滞电压依赖性 Na^+ 通道($\downarrow Na^+$)
噻加宾	通过 GABA 增强抑制功能($\uparrow GABA$)-GABA 摄入神经元以及胶质细胞的蛋白抑制药
托比酯	多种机制($\downarrow Na^+$;$\downarrow Ca^{2+}$;$\uparrow GABA$;$\downarrow$谷氨酸)
丙戊酸	多种机制($\downarrow Na^+$;$\downarrow Ca^{2+}$;$\uparrow GABA$;$\downarrow$谷氨酸)
氨己烯酸	通过 GABA 增强抑制功能($\uparrow GABA$)-选择性并且不可逆的 GABA 转运抑制药,因此能增加整个大脑的 GABA 水平
唑尼沙胺	多种机制($\downarrow Na^+$;$\downarrow Ca^{2+}$)

表 10-12 抗癫痫药物主要的不良反应

AED	主要的不良反应	严重以及有时会危及生命的不良反应
卡马西平	特异体质性皮疹,镇静,头痛,共济失调,眼球震颤,复视,震颤,阳痿,低钠血症,心律失常	Stevens-Johnson 综合征,AHS,肝功能异常,血液系统异常
氯巴占	严重镇静,疲劳,嗜睡,行为和认知损害,不宁,攻击性,唾液过度分泌,共济障碍,药物依赖性和撤药综合征	无
氯硝西泮	同氯巴占	无
乙琥胺	特异体质性皮疹,胃肠道紊乱,厌食,体重减轻,困倦,视幻觉,头痛	Stevens-Johnson 综合征,AHS,肾和肝功能异常,血液系统异常
加巴喷丁	体重增加,肢端性水肿,行为改变	无
拉莫三嗪	特异体质性皮疹,抽动症,失眠,头晕,复视 Stevens-Johnson 综合征	AHS,肝功能异常
左乙拉西坦	易激惹,行为改变,失眠,无力,头晕	无
奥卡西平	特异体质性皮疹,头痛,头晕,无力,恶心,嗜睡,共济失调,复视,低钠血症	AHS,血液系统异常
苯巴比妥	特异体质性皮疹,严重困倦,镇静,认知和注意力障碍,儿童的亢奋激惹	Stevens-Johnson 综合征,AHS,血液系统异常
苯妥英	特异体质性皮疹,共济失调,困倦,倦怠,镇静,脑病,牙龈增生,多毛症,致畸性,佝偻病,骨质疏松	Stevens-Johnson 综合征,AHS,肝功能异常,血液系统异常
噻加宾	昏睡,无力	无
托吡酯	瞌睡,厌食,疲乏,紧张,注意力和集中力障碍,记忆力障碍,精神运动迟缓,代谢性酸中毒,体重降低,语言障碍,肾结石,急性闭角型青光眼和其他眼部疾病,感觉异常	肝功能异常,无汗症

续表

AED	主要的不良反应	严重以及有时会危及生命的不良反应
丙戊酸	恶心,呕吐,消化不良,体重增加,震颤,脱发,女性激素分泌紊乱	肝功能和胰腺功能异常
氨己烯酸	疲乏,困倦,体重增加,行为改变	不可逆的视野缺损
唑尼沙胺	特异体质性皮疹,困倦,厌食,激惹,光敏感,体重减轻,肾结石	Stevens-Johnson 综合征,AHS,无汗症

二、抗癫痫药物治疗原则

(一)开始抗癫痫药物治疗

癫痫药物治疗是系统而规范的治疗方案,开始抗癫痫药物治疗意味着需要长期每天服药。是否需要开始药物治疗,需要充分评价,需要基于对再次发作的可能性和治疗可能产生风险两者之间仔细地评估。选择抗癫痫药应该遵循最大的疗效和最小可能发生不良反应的原则。

在开始对一位新诊断癫痫的抗癫痫药物治疗以前,应该考虑以下方面:①患者具有肯定的癫痫发作。需要排除了其他与癫痫发作相似的其他发作症状。如果发作的性质难以确定,则应该进行一段时期的观察,再做决定。②如果癫痫再发的风险高于抗癫痫药物的不良作用的风险,应开始治疗。一般认为在出现第二次自发发作之后进行AEDs治疗。部分患者尽管有2次以上的自发性发作,但是发作的间隔时间在1年以上,由于发作期太长,对疗效判断以及利益风险的权衡,可以向患者及家属说明情况,暂时推迟治疗。③部分患者仅有1次发作后,可以考虑药物治疗:并非真正首次发作,在此之前,有被忽视的其他发作形式。部分性发作,有明确病因,影像学异常,脑电图有肯定的癫痫样放电等,预示再次发作的可能性大。虽然为首次发作,但其典型的临床和脑电图特征符合癫痫综合征的诊断,如LGS以及婴儿痉挛等,可以在首次发作后开始AEDs治疗。④有明确的触发因素,如停服某种药物、酒精戒断、代谢紊乱、睡眠剥夺或者有特定触发因素的反射性癫痫等,可能随潜在的代谢性疾病的纠正或者去除病因而使发作消失,并不需要立刻开始AEDs治疗。

(二)药物治疗的选择

1.单药治疗

选择适当的抗癫痫药物进行单药治疗,优势在于有利于减少AED的不良反应,减少抗癫痫药物之间和抗癫痫药物以及非抗癫痫药物之间的相互作用,方便对疗效和不良作用的判断,方案简单,经济负担轻,并且有更好的耐受性。

要充分重视循证医学提供的证据。选择一线的抗癫痫药物开始癫痫治疗,以小剂量开始,并逐渐达到推荐剂量。如果加量至尚能耐受的剂量水平仍然没有获益,则需要转换为另外一种一线抗癫痫药物或者联合用药。

2.药物的选择

大多数癫痫患者的长期预后与发作初期是否得到正规的抗癫痫治疗有关。在开始治疗之前应该充分向患者本人以及家属解释长期治疗的意义以及潜在的风险,以获得他们对治疗方案的认同,有利于保持良好的依从性。

根据发作类型和综合征类型分类选择药物是癫痫治疗的基本原则。

(1) 卡马西平、丙戊酸、拉莫三嗪、托吡酯、苯巴比妥、左乙拉西坦、左尼沙胺、加巴喷丁和奥卡西平可用于部分性发作和部分性癫痫的单药治疗。苯妥英尽管疗效确切，但由于其具有非线性药动学特点，容易引起不良反应，药物之间相互作用多，长期使用的副作用明显，已经逐步退出一线用药。

(2) 丙戊酸、拉莫三嗪、左乙拉西坦、托吡酯可以用于各种类型的全面性发作和全面性癫痫的单药治疗。

(3) 丙戊酸、拉莫三嗪、托吡酯和左乙拉西坦是广谱的AEDs，对局灶性和全面性发作均有效，可作为发作分类不明确时的选择。

3. 合理的多药联合治疗

尽管单药治疗有明显的优势，但是有20%～50%的癫痫患者接受单药治疗，仍然未能很好地控制发作，在这种情况下，可以考虑多药治疗（联合治疗或称为添加治疗）。但是，合用的药物越多，相互作用就越复杂，不良反应的发生率就越高。因此建议最多不要超过3种AEDs联合应用。

优先选择一种AED的需要考虑：①多种不同作用机制的药物联合应用：尽量选择与目前应用的AED具有不同作用机制的药物。如果添加的药物与现在应用的药物有相同的作用机制，那么不太可能有较好的疗效，不良反应将增加。②避免有相同不良反应、复杂相互作用和酐酶诱导的药物合用。③如果联合治疗仍然不能获得更好的疗效，建议转换为患者最能耐受的治疗，选择疗效与不良反应之间的最佳平衡点，并考虑手术治疗的可能性。

4. 药物相互作用

传统抗癫痫药物有复杂的药动学，例如，苯妥英、卡马西平、苯巴比妥以及扑米酮是肝酶诱导药，与许多常用的药物，如华法林、口服避孕药、钙通道拮抗药和一些化疗药物等产生相互作用，通过提高药物代谢酶的活性，造成药物代谢加快，从而降低了合并用药的血浆浓度，使联合用药复杂化。而丙戊酸是肝酶抑制药，能够抑制或者阻滞药物代谢的酶，从而造成同时应用的其他药物代谢速度下降，导致其血浆浓度增高。

新的抗癫痫药物有较少的或者无明显的药物相互作用（表10-13）。

表10-13 代谢途径、抗癫痫药物对于肝酶的影响以及药物-药物之间的相互作用（DDI）

AEDS	代谢途径	肝酶诱导或者肝酶抑制
卡马西平	肝	酶诱导（CYP2C，CYP3A，CYPIA2，=，UGTs）
氯巴占	肝	无
氯硝西泮	肝	无
乙琥胺	肝	无
加巴喷丁	肾	无
拉莫三嗪	肝	酶诱导（UGTs）
左乙拉西坦	肾	无
奥卡西平	肝	酶诱导（CYP3A4，UGTs）和酶抑制（CYP2C19）
苯巴比妥	肝	酶诱导（CYP2C，CYP3A1，=，UGTs）
苯妥英	肝	酶诱导（CYP2C，CYP3A，CYPIA2，=，UGTs）
噻加宾	肝	无
托比酯	肝＜肾	酶诱导（CYP3A4，UGTs）和酶抑制（CYP2C19）

续表

AEDS	代谢途径	肝酶诱导或者肝酶抑制
丙戊酸	肝	酶抑制(CYP2C9,=,UGTs)
氨基己酸	肾	无
唑尼沙胺	肝	无

5.治疗药物监测(TDM)

治疗药物监测是对治疗目标范围进行检测的手段。血药浓度的参考范围是从大多数人获得满意的癫痫发作控制效果时的浓度范围。

总体来说,TDM对于下述情况有价值:①获得成功稳定控制发作的患者中,明确基础的有效浓度,目的在将来发作缓解后再发、妊娠、需要与其他非抗癫痫药物合用时,提供参考;②评价疗效差可能的原因,如怀疑患者依从性差;③评价潜在中毒的原因;④评价疗效丧失潜在的原因;⑤判断继续调整药物剂量的余地。

尽管TDM具有指导价值,需要注意的是,因为患者个体之间有很大的差异,抗癫痫药物的有效剂量应该依靠临床标准判断。

(三)抗癫痫药物的调整

1.AEDs对中枢神经系统的不良影响在开始治疗的最初几周内最为明显,以后大部分逐渐消退,减少治疗初始阶段的不良作用可以提高患者的依从性。药物治疗应该从较小的剂量开始,缓慢地增加剂量直至发作控制或达到最大可耐受剂量。

2.治疗过程中患者如果出现剂量相关的副作用,可暂时停止增加剂量或酌情减少当前剂量,待副作用消退后再继续增加至目标剂量。

3.合理安排服药次数,既要方便治疗,提高依从性,又要保证疗效。如果发作或药物的不良反应表现为波动形式,则可以考虑选择缓释剂型或者调整服药时间和频率。

4.患者发作完全缓解超过3~5年;患者患有年龄相关性的癫痫综合征,并且已经到了发作自发缓解的年龄。中止抗癫痫药物应该非常缓慢,减药剂量和减药的时间间隔更长。减药速度越快,出现复发的概率就越大。苯巴比妥与苯二氮卓类药物更需要避免快速撤药。

在撤药以前,需要对患者进行全面的评估。患者即使存在非常轻微以及不频繁的发作,也提示了活动性的癫痫,不能停药。如果患者在撤药的过程中出现以上的发作表现,则很可能需要恢复先前的治疗。

(四)特殊人群的药物治疗

1.儿童癫痫的药物治疗

儿童正处于生长发育和学习的重要阶段,在选择抗癫痫药物时,应充分考虑到药物可能对认知功能的影响。苯巴比妥、苯二氮卓类以及托吡酯等,有导致认知功能的风险。

2.孕龄女性

一方面,服用酶诱导类的AEDs,能够减弱避孕效果。另一方面,服用AEDs的女性患者,其畸形率较正常高。因此,孕龄妇女应避免服用能够增加胎儿畸形风险的AEDs,如苯妥英、丙戊酸,而新型抗癫痫药物相对安全。服用AEDs的女性癫痫患者,应该在孕前3个月每天服用叶酸5mg,并且服用AEDs的女性所分娩的新生儿,建议出生后予以肌内注射维生素K 1mg。

3.老年人癫痫

针对老年人新发癫痫以及癫痫延续到老年期的患者,由于老年人在生理和病理方面的改变,在药物治疗应注意其特殊性。老年人体内 AEDs 蛋白结合率减少,药物分布容积减少,同时肝脏和肾脏药物清除率减低,因此,药物剂量应该减少至成年人的 1/2 左右。同时,由于老年人共患病多,应尽可能选择非酶诱导或者抑制的药物,减少药物之间的相互作用。同时,老年人对于 AEDs 的不良反应更为敏感,应减少或者避免应用对认知功能有影响的药物,同时避免造成或者加重骨质疏松的药物。由于老年人容易出现卡马西平以及奥卡西平导致的低钠血症,也应减少使用相关药物。根据推荐,拉莫三嗪以及左乙拉西坦在老年人中的应用有很好的安全性。

(五)癫痫持续状态(SE)的治疗

癫痫持续状态时神经科的急症,迅速明确的诊断是控制发作的前提。治疗原则包括:尽快终止发作,一般应在 SE 发生的 30min 以内终止发作;保护脑神经元;查找病因,去除促发因素。

1.全面性惊厥性癫痫持续状态的治疗

(1)一般措施:保持呼吸道通畅;给氧;监护生命体征:呼吸、血压、血氧及心脏功能等;建立静脉输液通道;对症治疗,维持生命体征和内环境的稳定;根据具体情况进行实验室检查,如全血细胞计数、尿常规、肝功能、血糖、血钙、凝血象、血气分析等。

(2)药物治疗

①在 30min 内终止发作的治疗

a.地西泮:为首选药物,起效快,1~3min 即可生效,但作用持续时间短。其副作用是呼吸抑制,建议给予患者心电、血压、呼吸监测。成年人首次静脉注射 10~20mg,注射速度<2~5mg/min,如癫痫持续或复发,可于 15min 后重复给药,或用 100~200mg 溶于 5% 葡萄糖溶液中,于 12h 内缓慢滴注。

b.丙戊酸:丙戊酸注射液 15~30mg/kg 静脉推注后,以 1mg/(kg·h)的速度静脉滴注维持。

c.劳拉西泮:静脉注射成年人推荐用药剂量 4mg,缓慢注射,注射速度<2mg/min,如癫痫持续或复发,可与 15min 后按相同剂量充分给药。如再无效果,则采取其他措施。12h 内用量不超过 8mg,18 岁以下患者不推荐。作用时间较地西泮长,副作用类似于地西泮。

d.苯妥英:成年人静脉注射每次 150~250mg,注射速度<50mg/min,必要时 30min 后可以再次静脉注射 100~150mg,一日总量不超过 500mg。静脉注射速度过快易导致房室传导阻滞、低血压、心动过缓,甚至心搏骤停、呼吸抑制,有引起结节性动脉周围炎的报道。注意监测心电图及血压。无呼吸抑制以及对意识影响作用。

e.水合氯醛:10% 水合氯醛 20~30ml 加等量植物油保留灌肠。

②发作超过 30min 的治疗

a.请专科医生会诊、治疗,如有条件进入监护病房。

b.必要时请麻醉科协助诊治,可酌情选用下列药物:咪达唑仑、异丙酚、硫喷妥等。

c.对有条件者,进行 EEG 监护。

(3)维持治疗:在应用上述方法控制发作后,应立即应用长效 AEDs 苯巴比妥 0.1~0.2g 肌内注射,每 6~8h 一次,以巩固和维持疗效。同时,根据患者发作类型选择口服 AEDs,必要时可鼻饲给药,达到有效血浓度后逐渐停止肌内注射苯巴比妥。

(4)病因治疗:积极寻找病因,并针对病因治疗。

2.非惊厥癫痫持续状态的治疗

静脉注射地西泮,用法同惊厥性癫痫持续状态。

三、癫痫的外科治疗

近10余年来,由于人们对于癫痫理解的加深,神经结构和功能影像学、EEG监测技术以及外科技术的快速发展,外科手术治疗成为治疗难治性癫痫的有力手段。根据循证医学推荐等级为1的一项外科治疗内侧颞叶癫痫的随机对照试验研究,结果显示64%接受手术治疗的患者失能性发作消失,而随机分组后继续药物治疗的患者,仅有8%达到了这个效果。接受手术治疗的患者中,其生活质量和社会功能都得到了很大的改善。

尽管癫痫外科手术的效果、安全性都有很大的提高,但是癫痫外科手术的临床应用仍然不足。既要反对适应证选择不严格,评估不充分的盲目态度,又要反对过分保守,适合手术的患者迟迟得不到有效的治疗。早期成功的手术治疗,也能够预防或者逆转由于长期未控制的发作造成的社会心理功能障碍。

(一)癫痫外科治疗适应证

成功的癫痫外科手术涉及了诸多的环节,但手术患者的选择和手术时机的把握依然是手术成功的关键因素。尽管现在我们仍然缺乏严格的选择患者标准,但是随着技术的进步和接受外科治疗病例的快速上升,在把握"药物难治性""有较频繁的失能性发作"以及"具有可切除癫痫灶"的总体原则下,认识的角度也呈现多样化。

1. 药物难治性癫痫

药物难治性癫痫普遍被定义为至少应用两种一线适宜于本癫痫类型的抗癫痫药物,单药或者联合治疗,至少2年的治疗观察,症状仍达不到持续的缓解。

为提高医疗质量、促进临床研究,ILAE进一步阐述了耐药性癫痫的定义。此定义包含2个层面的意义:①抗癫痫药物的疗效分类;②耐药性癫痫的核心定义为两种正确选择、可耐受的抗癫痫药物经足够疗程及剂量的单药或联合用药仍未能控制发作的癫痫。

2. 适合外科治疗癫痫综合征

"适合于外科治疗的癫痫综合征"的概念,是针对局灶性癫痫,其特征包括具有相对明确的病理生理机制,经几种抗癫痫药物治疗失败后,进一步药物治疗的预后差,而手术治疗效果很好。适合手术治疗癫痫综合征的提出,强调了对上述癫痫类型,可以适当早期地采用手术治疗。

主要的适合外科治疗癫痫综合征主要包括以下几种类型,而全面性癫痫不适合手术切除治疗:①伴有海马硬化的内侧颞叶癫痫(MTLE),是主要的类型。MTLE也是人类癫痫最常见的类型,也是最多见的难治性类型。早期就可以通过无创性手段确立诊断,在定侧定位准确的情况下,采用外科手术治疗的效果良好。②某些局灶性癫痫,具有明确易于切除的结构性损害。③婴幼儿期,可以通过大脑半球切除术治疗的癫痫类型。

(二)术前评估

应该在具有相关资质的中心进行手术前评估和手术治疗。术前评估的目的在于两个方面:准确定位癫痫源,使手术治疗有最佳的疗效;定位功能区,减少和避免手术可能带来的神经功能缺损。准确定位癫痫源和功能区是手术成功的关键。

手术前评估应该包括临床资料、神经影像学、神经生理学以及神经心理学方面。具体说来,术前评估分为两个步骤。

步骤一:无创性评估。①通过对发作症状学、头皮脑电图、结构以及功能影像学、神经心理学等细致分析,有条件的单位可以应用脑磁图,对癫痫源和功能区评估;②在成熟的癫痫中心,70%左右的患者,通过无创性评估可以准确定位癫痫源,进行手术治疗。

来自于无创性阶段的评估,如果各项检查结果不一致,癫痫源定位不明确,或者功能区与癫痫源临近,需要进一步精确评价,则考虑进入有创性评估阶段。

步骤二:有创性评估。①颅内脑电图:需要通过手术的方式,植入颅内电极,精确定位癫痫源和功能区;②有条件的可以应用异戊巴比妥实验,对语言区和记忆功能定侧。

(三)外科手术方式

总体来说,根据外科治疗目标,外科手术可以分为以下几种。

1.切除性手术

是指局灶切除癫痫源的外科程序,目的在于消除癫痫源从而消除发作;是最普通,也是所有癫痫外科治疗中最有价值的方法。

适合切除手术的类型包括局灶性癫痫,并且局灶单一,癫痫灶定位明确的患者。切除手术能够显著的控制发作。目的是尽可能切除整个癫痫灶,并最终消除发作,如内侧颞叶癫痫的选择性海马切除。

脑半球切除术的主要适应证是由于一侧大脑半球严重损伤出现难治性发作,并造成对侧的严重神经功能障碍的情况。在手术前,应对打算切除半球的对侧半球功能进行充分评估。在过去的50年内,脑半球切除术的手术方法得到了一定程度的改进,切除一侧脑组织越来越少,而采用功能性半球切除的逐渐增多。

2.姑息性手术

是通过离断神经连接的方式(如胼胝体切开以及多处软膜下横切),减少发作的强度和某种类型发作的频率。

胼胝体切开术是用手术的方法将部分胼胝体离断。是改善由于强直、失张力发作导致猝倒、脑外伤的主要手段。接受治疗的患者60%~80%发作能够减少50%以上,偶尔发作能够完全缓解。同时,手术后,特别是早期进行手术治疗的患者,其行为以及认知功能也能够获得整体的改善。

多处软膜下横切术(MST):主要的适应证是针对癫痫源累及了功能区皮质,如语言区皮质以及运动感觉皮质的难治性局灶性癫痫和LKS综合征。通过外科手术方法,在位于功能皮质的癫痫源内,间隔一定的距离,离断水平的纤维联系,能够长期破坏皮质内神经网络的神经元共同放电以及放电传播的环路,这种手术方法可以减少异常放电的过度同步化和减少癫痫发作的传播,而同时保留了脑生理功能。

3.电刺激术

目前临床已经应用的如迷走神经电刺激,可选择性应用于无法精确定位或不能接受手术切除治疗的患者。

(鹿跟涛)

第九节 预后

一般而言,无严重或进行性脑部病因的癫痫患者,学习工作能力和平均寿命不比一般人差。发作时的突然意识丧失可能造成意外,持续状态可致生命危险。若能及早诊断,在熟悉其病情的医师指导下,坚持长期、正规的治疗,应根据发作类型正确选择抗痫药物,首次选药正确与否对于疾病预后关系重大,大约

70%的患者在用药后可获得发作完全控制,一般而言,预后大致可分为:

(1) 属良性自限性疾病,发作频率少,发作后可缓解,并不一定需要抗癫痫药物治疗。如良性新生儿家族性惊厥、良性部分性发作、急性症状性发作、药物和高热引起的发作等。这部分病例占20%～30%。

(2) 30%～40%的病例对抗癫痫药物较敏感,发作易控制,在发作控制后抗痫药可逐渐撤除。比较容易控制的发作类型包括失神发作、GTCS和一些隐源性或症状性局限性癫痫。

(3) 有10%～20%的患者使用抗癫痫药物治疗后能抑制其发作,但停药后会复发,需要终身服用抗痫药,此类包括青少年肌阵挛性癫痫,以及大多数与部位相关的癫痫(隐源性或症状性)。

(4) 另有约20%的患者预后不佳,即属于难治性癫痫,抗癫痫药物仅能减轻而不能抑制其发作,包括West综合征,Lennox-Gastaut综合征,复杂部分性发作,先天性神经功能缺损(如结节性硬化、Sturge-Weber综合征、脑发育不全)所致的发作,以及部分性持续性癫痫,进行性肌阵挛性癫痫和以失张力/强直发作为特征的综合征,另外还包括有显著结构性损伤的部位相关性发作与部位相关性隐源性癫痫。

(陈陶艺)

第十一章　神经-肌肉接头和肌肉疾病

第一节　概述

骨骼肌疾病的诊断和治疗需要掌握相关的基础知识,特别是疾病的临床表现、电生理和病理改变特点。最近几年,随着分子技术的发展,加深了我们对肌肉病的临床、病理以及发病机制的认识,在遗传性肌肉病基于蛋白分子的改变提出了大量新的类型,在获得性炎性肌肉病按照抗体或炎细胞亚型的改变也增加了许多疾病分类,更有利于疾病的治疗。学科间的交融使肌肉病的诊断和治疗不仅和神经科医师的工作相关,而且和其他临床学科有密切的关系,新知识的增加也是医师考试的主要内容之一。

一、肌肉病发展历史

肌学自从 19 世纪下半叶开始形成,肌肉病的形态学研究基本依靠标本的甲醛固定和石蜡包埋,由于肌纤维结构显示不清以及存在大量假象,主要用于诊断炎性肌肉病等少数肌肉疾病。肌肉电生理的发展虽然加深了人们对肌肉病的认识,延伸了定位诊断范围,只能把骨骼肌病变区别为肌源性和神经源性损害。

在 20 世纪 50～60 年代随着电镜和酶组织化学引入到肌肉病理学的研究中,出现第一次肌肉病研究的飞速发展,依据形态学改变发现了一大批新的神经肌肉病,在 20 世纪 60～70 年代生化检查开始应用于肌肉病的研究,为大量代谢性肌肉病的诊断提供了帮助,逐渐发现了多种代谢性肌肉病的酶学改变。

在 20 世纪 80 年代中期随着抗肌萎缩蛋白和抗肌萎缩蛋白基因的发现,导致了免疫组织化学和基因技术的广泛开展,形成了肌肉病的电生理、病理、蛋白和基因综合检查方法,免疫组织化学染色对蛋白聚集性肌肉病的不同蛋白、肌营养不良不同类型以及炎性肌肉病的不同炎性细胞加以分析。代谢性肌肉病在研究基因改变的同时,对不同疾病酶学的阐述更加精确。致病基因的确定并不是研究工作的终结,对不同基因编码蛋白的分析是目前遗传性肌肉病研究的中心并成为疾病分类的依据。分子生物学和免疫学的应用改变了我们对疾病临床症状的认识,不同的生化和基因改变可以出现类似临床表现,相同生化和基因改变可以出现不同的临床表现,这些都改变了我们对肌肉病临床表现的传统认识,基于基因和蛋白的分子诊断扩大了疾病的临床表现范畴。

分子学和免疫学的研究成果加深了我们对肌肉疾病的认识,促进了肌肉病治疗的发展,遗传病不再是只能诊断,不能治疗的疾病,在一些代谢性疾病已经可以采取替代疗法,完全使患者康复。在炎性肌肉病依据不同抗体和细胞亚型选择不同药物也明显提高了患者治疗效果,而对皮肌炎微血管病变的认识不再和多发性肌炎混为一团,许多结缔组织病可以伴随出现骨骼肌炎性损害,一些肌营养不良也可以出现炎细胞浸润,目前看来特发性多发性肌炎并不是常见疾病。而疾病治疗观念的改变,特别是向提高生存质量为目标的转换,使康复措施在肌肉病治疗中获得快速发展,增加了新的治疗手段。

二、肌肉病的形态学基础

人类肌纤维的正常直径,在新生儿为 $7.5\mu m$,青少年和成年人为 $30\sim80\mu m$。人类骨骼肌根据肌纤维的功能进行了不同的分化,区别为缓慢收缩而且耐受疲劳的Ⅰ型肌纤维和快速收缩的Ⅱ型肌纤维,Ⅱ型肌纤维又分为耐疲劳的Ⅱa肌纤维和易疲劳的Ⅱb肌纤维。在电镜下肌纤维由肌膜、肌浆网系统、肌原纤维、细胞骨架和亚细胞器以及细胞核组成。

在病理状态下肌肉表现为肌纤维直径变异加大、肌型分布异常、肌纤维变性坏死和再生,肌纤维的结构出现分裂、环状、涡旋状、靶样和虫噬样改变,可以看到肌纤维出现核内移或空泡形成以及异常蛋白聚集,特殊病理改变包括中央轴空、杆状体、胞质体、指纹体、降解体、管聚集和线粒体改变,出现脂肪和糖原的堆积。肌纤维之间出现间质增生、炎细胞浸润、血管和肌间神经末梢改变以及存在异常沉积物。尽管肌肉病的种类非常繁多,基本可以把相似肌肉的病理形态学改变归为五大类。

1.肌营养不良组织综合征或肌营养不良样病理改变:肌营养不良主要指遗传因素导致的肌纤维蛋白缺乏性骨骼肌疾病,共同的病理改变特点是肌纤维直径变异明显加大、间质结缔组织明显增生,可以出现肌纤维坏死和再生,一般没有炎细胞浸润。免疫组织化学检查可以发现不同类型肌营养不良的肌纤维存在特殊的蛋白缺乏。

2.肌病组织综合征或肌病样病理改变:包括存在显著病理改变或没有特殊病理改变的两大类肌病。有形态学改变的肌病是由于遗传因素导致的骨骼肌蛋白过剩而出现的骨骼肌疾病,为蛋白聚集性肌肉病,也可以是存在特殊结构改变的肌病。病理改变特点是肌纤维内出现特征性的改变,包括出现蛋白聚集或各种特殊结构,前者主要是肌原纤维肌病,免疫组织化学染色可以发现多种蛋白的聚集;后者包括中央核肌病、中央轴空病和杆状体肌病等,一般肌纤维直径变异小,肌纤维直径出现单峰分布,没有间质的增生和炎细胞浸润。

3.肌炎组织综合征或肌炎样病理改变:肌肉炎性损害可以由于肌纤维本身的炎性坏死导致,也可以是间质的血管炎性损害导致。主要病理改变为肌纤维坏死、再生以及炎细胞浸润,可以看到炎细胞浸润非坏死肌纤维,肌纤维的直径变异不明显,间质增生一般也不明显。免疫组织化学染色可以发现不同的炎细胞亚型出现在肌纤维内或周围。

4.神经源性组织综合征或神经源性骨骼肌损害:由于脊髓前角细胞或轴索损害导致,肌纤维的直径呈现双峰分布特点,部分肌纤维出现小角状萎缩,萎缩肌纤维成组分布并累及两型,可以出现群组化改变。部分肌纤维正常大小或肥大,一般没有肌纤维坏死、再生、间质增生和炎细胞浸润。

5.间质损害导致的骨骼肌病变,主要是间质内的血管存在炎性损害导致肌纤维的缺血病变,如微血管病变导致的皮肌炎,各种类型的结缔组织病伴随的血管改变导致骨骼肌的损害,也可以是间质成纤维细胞损害导致骨骼肌的病变。

三、临床表现特点

首先应当了解家族遗传史,在既往病史的询问中有过疫苗接种应当考虑患者的局灶性肌肉损害可能为单核细胞性肌筋膜炎,而长期给予丙戊酸钠可能导致骨骼肌的肉碱缺乏而出现肢体的无力,饮酒、毒品注射以及他汀类的降脂药等毒素可以导致骨骼肌急性或慢性的损害;而以前存在血管炎或系统性结缔组织病可以导致伴随或重叠出现骨骼肌炎性损害。此外骨骼肌损害叠加其他系统的损害,常常提示代谢性或细胞骨架疾病。

肌无力:首先确定不是肌肉疲劳,应当注意肌肉无力的分布和发展的规律,近端肌无力指骨盆带肌、肩带肌、大腿肌和上臂肌的无力,常出现在肌肉病和肌炎,也见于近端型的进行性脊髓性肌萎缩。远端肌无力指累及小腿、前臂以及手和足部肌肉,多见于神经源性肌萎缩,一般双侧对称出现,也可以出现在各种类型的远端性肌肉病。中轴肌无力指躯干肌肉的无力,导致屈颈无力、弯腰费力和呼吸肌的瘫痪。单肢体肌无力常出现在神经源性肌肉损害。肌无力发病迅速提示存在骨骼肌溶解或周期性瘫痪,亚急性发病提示多发性肌炎或皮肌炎,也可以出现在代谢性肌肉病,慢性发病是包涵体肌炎和肌营养不良的特点。肌无力出现周期性变化或出现波动见于周期性瘫痪和重症肌无力等离子通道病以及代谢性的肌肉病。肌疲劳指活动后肌肉的疲乏无力,一般在清晨或休息后肌无力恢复,常见于重症肌无力和肌无力综合征,也出现在慢性疲劳现象以及各种代谢性肌肉病。应当和下肢血管疾病以及椎管狭窄导致的下肢间歇性跛行进行鉴别。

肌萎缩和肥大:神经源性肌萎缩出现严重肌萎缩,而肌无力不明显,萎缩早于肌无力,多出现在四肢远端。内分泌性肌肉病、重症肌无力或肌炎出现的肌无力非常严重,肌萎缩相对不明显,儿童发病的肌营养不良由于间质大量增生也常常没有明显肌萎缩,但发病比较晚的肌营养不良常常出现四肢近端的肌萎缩。全身性的肌肥大见于先天性肌强直和家族性周期性瘫痪,局限性肌肥大出现在 Duchenne 型或 Duchenne 型样的肌营养不良,也出现在儿童型进行性脊髓性肌萎缩、高钾性周期性瘫痪以及局灶增生性肌炎,假性肌肥大硬度大,而真性肌肥大的硬度和正常骨骼肌相同,肌肉超声和 MRI 有助于鉴别两者。

肌肉不自主运动:肌束颤动是一个运动单位的肌纤维自发性短暂性快速的收缩,常常无规律反复出现在身体许多部位,表现为肌肉表面细小的肌肉跳动,出现在运动性前角细胞的变性病变以及运动神经的周围部分,通过注射胆碱酯酶抑制药可以诱发出来,健康人也可以在腓肠肌和手部肌肉出现功能性的肌束颤。对肌束颤的观察,肌肉超声检查优于肌电图和肉眼观察。肌肉颤徐表现为肌肉比较大范围的缓慢蠕动样运动。肌强直是肌肉活动后不能及时而迅速放松,常持续几秒到一分钟,一般在寒冷状态下易出现,叩击肌腹可以诱发出来。肌肉痉挛指单个肌肉不自主的疼痛性收缩,是神经兴奋性过高所致,见于周围神经、神经根和前角细胞病变,中枢运动神经系统病变也可以导致肌肉痉挛。

肌张力:肌肉病后者的肌张力正常或下降,肌张力的观察对于新生儿肌肉病诊断非常有帮助,肌张力低下提示存在神经肌肉病。肌张力增高或肌张力障碍一般不出现在肌肉病患者。

肌肉疼痛:肌肉疼痛通过脑、脊髓、周围神经、肌间神经和精神因素而引起,肌肉疼痛分为安静和活动状态下出现,结缔组织病和恶性肿瘤可以出现肌肉疼痛,严重的肌肉疼痛出现在风湿性多肌痛、病毒性肌炎和肌筋膜炎,肾性和血管炎导致的缺血性肌肉病可以伴有肌肉疼痛,进行性肌营养不良和进行性脊髓性肌萎缩也可以出现肌肉疼痛,代谢性肌肉病和肌病伴管聚集常出现活动后肌肉疼痛。甲状旁腺功能亢进症导致的肌肉和骨骼疼痛在站立状态更显著。

关节畸形和肌肉挛缩:关节畸形常常和肌肉无力以及肌张力低的发生有关,可以出现在任何慢性周围神经和骨骼肌病,多出现在先天性肌营养不良、先天性肌病以及传性运动感觉性周围神经病,关节畸形一般和脊柱侧弯畸形同时存在。脊柱强直可以伴随肌营养不良。肌肉挛缩是肌肉间质内结缔组织增生而致,不同于肌强直,一般没有肌纤维膜除极,见于不同神经肌肉病的晚期。

骨骼肌钙化：应当注意是否存在骨骼肌的钙化，弥漫性的骨骼肌钙化可以出现进行性骨化性纤维发育不良，也出现在没有正规治疗的皮肌炎患者。

其他系统：肌肉病可以伴随心脏、肺、皮肤、眼的异常以及中枢神经系统损害的症状和体征。先天性肌营养不良可以出现智力发育的异常以及严重的周围神经病；肌原纤维肌病可以伴随严重的心脏病；而在代谢性肌肉病可以出现心血管以及中枢神经系统的损害。皮肌炎或结缔组织病伴随的骨骼肌损害有可能存在肺间质纤维化以及关节和皮肤的损害。

四、辅助检查

1. 常规实验室检查

对于肌肉病应当检查血清肌酸激酶，确定是否存在肌纤维损害，一般超过正常的 10 倍基本都是肌肉病，但肌酸激酶的升高多和骨骼肌的损害程度不平行。考虑到自身免疫性肌肉病的可能性，应当检查血沉、免疫球蛋白以及其他的自身免疫指标，肌炎患者应当检查各种肌炎相关抗体，而考虑到嗜酸性肌筋膜炎应当查全血嗜酸性细胞计数。如果考虑到代谢性肌肉病，应当检查血乳酸丙酮酸，在脂肪代谢性肌肉病应当进行血肉碱测定。

2. 电生理检查

肌电图检查在多数情况下协助判断是否存在肌肉的损害，通过电生理检查确定病变的范围，以鉴别不同疾病。在肌酸激酶增加 10 倍以上的患者没有必要进行肌电图检查，一般都是肌源性损害。对于肌肉活检没有明显病理改变的神经肌肉接头病和以骨骼肌兴奋异常为主要表现的肌肉病，电生理检查具有重要的诊断价值，低频重频刺激出现递减现象见于重症肌无力，而在癌性肌无力综合征在高频刺激出现递增现象，骨骼肌离子通道病可以通过各种诱发试验协助诊断。

3. 肌肉活检

肌肉活检适应证是先天性肌病、肌炎和线粒体肌病，某些特定的代谢性肌肉病也可以采取肌肉活检方法进行诊断。肌营养不良和神经源性肌萎缩在临床诊断不清楚的情况下，也可以选择进行。骨骼肌兴奋性异常为主的肌肉病、内分泌肌肉病和中毒性肌肉病不能发现具有病理诊断价值的形态学改变，一般不进行肌肉活检。肌肉活检首先是选择肌肉受到中度累及的部位。不应当在进行过肌电图检查或外伤的部位进行，这两种情况都可以导致假象的出现。活检方法是在局部麻醉下进行，小孩一般需要用镇静药或全身麻醉。标本可用于电镜检查、组织化学、酶组织化学、免疫组织化学检查，在特殊情况下进行肌肉生化、基因和体外电生理检查。所取的标本应尽快送到附近的神经病理实验室，一般不要超过 2h。为了预防并发症的出现患者应当在活检后休息 1～2d。

4. 最小运动量试验

通过乳酸丙酮酸的最小运动量检查确定肌病是否存在能量代谢的异常，糖原贮积症一般存在糖的无氧酵解异常，在无氧运动时存在乳酸明显的增加，而线粒体病存在有氧代谢异常，在有氧状态下出现明显异常。

5. 生化检查

需要采取活检的新鲜肌肉标本，标本需要冷冻保存或马上处理。目前采取血液也可以进行酶学检查。目前采用酶生化检查用于线粒体细胞病、糖原沉积病和脂肪代谢性肌肉病的研究，在脂肪代谢性肌肉病可以确定是否存在肉碱缺乏或戊二酸尿症。

6.基因检测

多数肌营养不良、强直性肌营养不良和周期性瘫痪、线粒体细胞病、先天性肌无力综合征可以通过基因检查加以确定诊断,对这些疾病电生理和分子遗传技术结合可以代替肌肉活检进行诊断。需要的标本是新鲜的抗凝血和骨骼肌,其他组织也可以被采用。由于目前许多疾病的致病基因改变还没有完全阐明,常规检查一般只检查几个热点突变,一些已知的致病基因出现的阳性率不高还有一些基因突变可能没有明确的病理意义,所以阳性的结果可以帮助确定诊断,而阴性的结果不能除外疾病的诊断。

7.医学影像学

计算机断层扫描、磁共振和肌肉超声检查作为非创伤性检查方法目前已经开始广泛应用于肌肉病的辅助诊断,可以确定不同肌肉病的骨骼肌损害在全身的宏观分布规律以及代谢的异常改变,指导肌电图和肌肉活检部位的确定,也指导进一步的基因检查。

五、诊断和鉴别诊断

诊断疾病的基础还是病史、家族史以及对患者的详细查体,临床资料和家族史在肌肉病的诊断中发挥不可替代的重要的作用,各种不同的辅助检查手段为最终的病理或分子诊断提供依据。不同的检查均具有其长处和局限性,其中肌肉活检、基因检查和酶学检查对肌肉病的诊断具有更为重要的价值。

通常首先需要依靠临床症状和体征确定下列几个问题。

依据肌肉无力和萎缩的分布、肌酶的增加以及肌电图的肌源性改变特点判断是否为肌营养不良、肌病、炎性肌肉病。

依据肌无力的波动性和血乳酸的增加确定是否为代谢性肌肉病,依据症状的周期性改变或肌强直现象,结合肌酶和肌电图改变确定疾病是否为离子通道病;依据肌肉无力的疲劳性和肌电图重频刺激的显著递减现象确定是否为神经肌肉接头疾病。

确定患者为非离子通道病后,进行病理检查,确定肌肉病的病理改变性质。

在遗传性肌肉病,首先确定患者的临床和病理表型,而后进一步做生化和基因检查,最后在诊断不清楚的情况下进行肌肉病理检查。

六、治疗

应当尽可能在诊断清楚的基础上进行相应的治疗,多数炎性肌肉病和部分代谢性肌肉病可以得到很好控制。炎性肌肉病可以给予调节免疫治疗,脂肪代谢性肌肉病可以进行左旋肉碱和维生素 B_2 的替代治疗。糖原累积病2型可以给予酶替代治疗。所有肌肉病在手术中应防止恶性高热发生。其他肌肉病缺乏有效的药物治疗方法,治疗重点放在物理治疗、矫形和心理治疗方面,通过医生、护士、患者和社会的配合来提高病人的生存质量。

骨骼肌疾病的干细胞治疗以及基因治疗是充满希望的治疗方法,但明确还没有获得满意的疗效。

(张 丽)

第二节 炎性肌肉病

肌炎或炎性肌肉病分为自身免疫性肌炎和感染性肌炎。自身免疫性肌炎比感染性肌炎常见，年发病率为 2.18～7.7/100 万，免疫性肌炎包括皮肌炎、包涵体肌炎、多发性肌炎、免疫性坏死性肌肉病和多发性肌炎合并其他结缔组织病，少见类型包括嗜酸性肌炎、结节性肌炎、风湿性多肌痛及其他。感染性肌炎包括病毒性肌炎、细菌性肌炎、真菌性肌炎、寄生虫肌炎、病毒感染后疲劳综合征，相对少见。

一、皮肌炎

皮肌炎(DM)是一种主要累及皮肤和骨骼肌的炎性微血管病，属于特发性炎性肌肉病范畴。包括成年人皮肌炎、青少年皮肌炎、皮肌炎伴恶性肿瘤、皮肌炎叠加其他胶原血管病、无肌病皮肌炎、药物相关的皮肌炎和 Wong 型皮肌炎。皮肌炎占炎性肌肉病的 90%，儿童期发病率高峰在 5～14 岁，成人期发病高峰为 30～50 岁。本病女性患者多于男性，男女之比为 1：1.9。

【病因和发病机制】

皮肌炎的发病主要和体液免疫异常激活有关，因补体激活和膜攻击复合物形成，导致毛细血管内皮细胞破坏和微栓塞形成，出现以骨骼肌和皮肤为主的多系统损害。在皮肌炎的肌肉组织中可检测到白细胞介素-1α、IL-1β、转化生长因子 β、巨噬细胞炎症蛋白 1d，说明促炎症细胞因子在 DM 发病中也有一定作用。遗传因素在 DM 的发病机制中也起重要作用。

【病理改变】

主要病理改变是炎细胞浸润、毛细血管坏死和肌纤维变性，束周肌纤维病变是皮肌炎的典型病理改变，其特征是 2～10 层的纤维萎缩在肌束周围。而血管内皮细胞坏死是此病的特征病理改变，导致大量的毛细血管闭塞消失，在部分残存的血管内皮细胞内可以看到管网包涵体，肌纤维的改变是由于血管闭塞导致的缺血损害，儿童皮肌炎还可以看到骨骼肌和皮肤的钙化。皮肤的表皮基底细胞层空泡变性，角质形成细胞坏死，血管扩张，出现活化的 $CD4^+$ 辅助淋巴细胞和中性粒细胞浸润。

【临床表现】

急性或亚急性发病。常呈对称性损害四肢近端肌肉，四肢远端肌肉力量相对较好，但晚期也受累及，可以发生吞咽困难和呼吸肌无力。腱反射存在，但在一些严重的肌无力或肌萎缩患者，腱反射消失。肌痛不常见，发生率不超过 30%。

皮肌炎存在特征性的皮疹，25% 的病人最先的主诉是皮疹。包括：①睑淡紫色皮疹，一侧或双侧眼睑出现，常伴发眼睑或面部水肿；②Gottron 征，位于关节伸面，多见于肘、掌指、近端指间关节处，慢性期表现为伴有鳞屑的红斑，皮肤萎缩，色素减退；③暴露部位皮疹，面、颈、前胸(V 字区)或背、肩(披肩征)红斑，暴露在太阳下红斑加重，伴随瘙痒；④技工手，手指的侧面、掌面皮肤过度角化、变厚、脱屑、粗糙伴皲裂，类似技术工人的手；⑤甲周毛细血管扩张和甲周红斑，常见于成年人皮肌炎；⑥皮肤异色病样改变，可能是淡紫色红斑区皮肤慢性活动性的结果，导致花斑状的低色素、高色素、毛细血管扩张和萎缩，伴或不伴鳞屑。罕见的皮肤改变包括获得性鱼鳞病，手掌黏蛋白样丘疹和斑块、手指掌面的皱褶、全身性水肿。不常见的皮肤损害表现包括萎缩性头皮的皮肤病伴非瘢痕性脱发、脂膜炎和网状青斑。38% 的儿童存在瘙痒，瘙痒有助于鉴别皮肌炎和系统性红斑狼疮，后者罕见瘙痒。皮下钙化出现在长期没有治疗的患者,一些病例出现皮肤溃疡形成、感染和疼痛,特别在受压部位。

皮肌炎可以伴发血管炎,出现消化道出血、胃肠黏膜坏死、胃肠穿孔或视网膜血管炎等。部分皮肌炎患者可出现关节挛缩。由于累及到口咽部骨骼肌和食管上部可出现吞咽困难。心脏损害出现房室传导阻滞、快速性心律失常、心肌炎。肺脏间质损害导致间质性肺炎、肺纤维化、弥漫性肺泡损伤。当皮肌炎伴发其他结缔组织病时,出现发热、不适、体重减轻、关节疼痛、雷诺现象。

特殊类型皮肌炎如下。

①无肌病皮肌炎,具有特征性的皮肌炎的皮损,持续6个月以上,不包括最初的6个月经过系统的免疫抑制药治疗连续2个月以上者以及使用能导致皮肌炎样皮肤损害的药物如羟基脲、他汀类降脂药。无肌无力的临床证据,肌电图、肌活检、磁共振结果正常。

②叠加综合征:女性明显高于男性,比例为9:1。重叠的其他结缔组织病依次为系统性硬化症、类风湿关节炎、系统性红斑狼疮、干燥综合征、结节性多动脉炎。

③药物性皮肌炎:D-青霉胺、青霉素、磺胺、异烟肼、他莫昔芬、氯丙嗪、安他唑啉、克立咪唑、保泰松、干扰素-α2B均可以导致皮肌炎样综合征。

④Wong型皮肌炎:特点是红斑、过度角化、滤泡丘疹,有一些报道滤泡丘疹仅出现在膝关节和肘关节的伸侧面皮肤。

【辅助检查】

1.血清肌酶

肌酸肌酶在活动期可升高到50倍。虽然肌酸肌酶浓度常与疾病活动性相平行,但在某些活动性皮肌炎患者可以正常。

2.肌电图

针极肌电图显示自发电活动增多伴纤颤电位,复合重复放电,正锐波。运动单位电位为低波幅、短时限、多相电位。

3.肌肉活检

肌活检对诊断最重要,浸润的炎细胞主要在血管周围或肌束衣,此外可见束周肌纤维变性,伴随毛细血管密度明显下降。电镜检查可见血管内皮细胞内管网包涵体。

4.影像学研究

MRI在T_2加权像和短T_1翻转复原像显示活动性病变为高信号,其信号强度与疾病活动性呈正相关。MRI的T_2弛豫时间可作为检测肌肉炎症的定量指标,与疾病活动性相关。

5.肌炎特异性抗体

①抗合成酶抗体是最常见的肌炎特异性抗体,依据氨基酸的不同,抗合成酶抗体分成若干亚型,出现在25%～30%的特发性炎性肌肉病的患者;②抗Mi-2抗体,出现在15%～20%的皮肌炎患者;③抗信号识别颗粒抗体,在皮肌炎患者中阳性率为2%左右;④其他少见的肌炎特异性抗体,抗CADM-140抗体主要在非肌炎性皮肌炎患者表达。抗p155/140抗体出现在13%～21%的皮肌炎患者。抗p140抗体主要在青少年肌炎患者。抗SAE抗体出现在8.4%的皮肌炎患者表达,在多发性肌炎或重叠综合征的不表达。

【诊断和鉴别诊断】

结合患者的临床表现,即出现皮肤和骨骼肌的联合损害,皮肤改变具有DM的典型皮疹,在临床上就可以提出诊断。诊断按照下列标准,如果为男性,大于45岁,伴随恶性肿瘤的可能性加大。此外抗体的检查不仅可以进一步协助诊断，而且还可以指导进一步的治疗药物选择。

其鉴别诊断主要排除多发性肌炎、其他结缔组织病合并的多发性肌炎以及肌营养不良，这些患者的皮肤损害一般不出现 DM 的典型皮疹，此外骨骼肌病理改变一般没有典型 DM 的束周肌纤维损害特点。

【治疗】

1. 皮质类固醇激素

是治疗皮肌炎的一线用药。大剂量泼尼松能改善肌力和功能，短期静脉用甲泼尼龙也有效。58%～100%的皮肌炎患者至少有部分反应；单独应用泼尼松治疗 30%～66%的病人恢复正常，开始治疗 3～6 个月症状改善。初始泼尼松 0.75～1.5mg/(kg·d)，最高到 100mg/d，维持 3～4 周。对于重症患者或有威胁生命的系统并发症患者，可选择甲泼尼龙冲击 1.0g/d，连续 3d。在大剂量泼尼松治疗 3～4 周后，开始递减剂量，10 周可递减到隔日用药 1mg/kg，如果有效，且无严重不良反应，再进一步将隔日剂量以每 3～4 周减 5～10mg 的速度递减，当泼尼松减至 20mg 隔日 1 次以后，递减速度不超过每 2～3 周减 2.5mg。一般在治疗后 3～6 个月患者肌力和活动能力开始明显恢复。如果泼尼松治疗 4～6 个月后病情客观上无改善或者再减量期间病情恶化，则需要加二线药物。泼尼松剂量加倍，每日给药，至少 2 周，才能减量到隔日一次。一旦病人恢复肌力，再开始缓慢减量。泼尼松和其他免疫抑制药的剂量调整应该根据客观的临床检查，而不是 CK 水平或病人的主观反应。如果没有肌力恶化，不要轻易增加免疫抑制药的用量。

在应用糖皮质激素过程中要补钙 1g/d 和维生素 D 400～800U/d，必要时补钾。监测血压、血糖和电解质。建议低钠、低糖类和高蛋白饮食，控制体重增长。对有基础间质性肺病或应用糖皮质激素联合其他免疫抑制药治疗的患者，可以用复方新诺明预防肺孢子虫病的机会感染。如果在糖皮质激素减量过程中患者出现肌无力加重，并且 CK 升高，EMG 显示自发电位增多，需要考虑肌炎活动。当大剂量泼尼松治疗无反应时，应当考虑诊断是否正确。在活动性肌炎病人，皮质类固醇很少能引起近端肌无力。病人 CK 和肌电图正常，出现皮质类固醇中毒的其他表现如库欣面容，则应考虑可能是类固醇疾病。物理治疗、保持体力活动、小剂量应用皮质类固醇将有助于防止肌肉失用。

2. 免疫抑制药

为治疗皮肌炎的二线用药。应用免疫抑制药的指征包括：对糖皮质激素治疗反应差、在糖皮质激素减量过程中病情复发、重症患者和有系统性威胁生命的并发症的患者，可以在开始就联合应用糖皮质激素和二线治疗；绝经后妇女和 50 岁以上男性、X 线片提示骨质疏松明显、有可能需要停用糖皮质激素的患者，也可以选择免疫抑制药。①甲氨蝶呤：对 71%～80%的患者有效，而且起效较快。推荐方案为从 7.5mg/周开始，渐递增 2.5mg/1～4 周，最高可达 20mg/周，依据耐受性和病情需要决定剂量。如果口服剂量无效或病情严重，可以采用肌内或静脉用药。大剂量用药需要注意监测药物的不良反应，应注意甲氨蝶呤可以导致间质性肺病，所以伴有间质性肺病的患者不宜使用。②硫唑嘌呤，回顾性研究显示硫唑嘌呤对部分皮肌炎和多发性肌炎病人有效。推荐方案为开始 50mg/d，逐渐递增剂量，达到 2～3mg/(kg·d)。同样需要监测药物反应和不良反应。

3. 静脉滴注入丙种球蛋白

大剂量 IVIg 对治疗皮肌炎有效，起效快，用于合并危及生命的系统并发症的重症患者，可与糖皮质激素和免疫抑制药联合应用。静脉注射连用 5d，尔后 1 个月一次，共 6 个月。不良反应包括流感样症状、无菌脑膜炎和肾功能受损等。

4. 康复治疗

在急性期只能进行被动性的肢体康复训练，后期可以进行物理治疗和有规律地进行游泳，这些治疗必须在病人的稳定期逐渐进行，部分病人出现营养缺乏、体重下降、弛缓性便秘和吞咽困难，对这些病人应当进行特殊的饮食治疗。

【预后】

急性期经过治疗肌力恢复正常并处于稳定状态，可恢复正常工作的 50%，经过 2 年没有复发，可全天工作，一般 60%～70% 的病人可达标。约 2/3 的病人在病程 3 年后还有轻度的肢体活动障碍；约 10% 的病人病程超过 10 年病变还处于活动状态；25% 的病人在病后 2～3 年症状再次恶化；20%～30% 的病人在病后几年内死亡，死因多为心肌梗死、吞咽和呼吸麻痹以及恶性肿瘤，4% 死亡病人由糖皮质激素的不良反应引起。

二、多发性肌炎

多发性肌炎是一种散发性的骨骼肌免疫性炎性变性疾病，是免疫介导的炎性疾病的罕见类型，多数情况下是其他自身免疫性疾病伴随骨骼肌炎性损害。

【病因和发病机制】

多发性肌炎由 T 细胞介导，CD8-T 细胞介导的抗原定向和 MHC-I 限制性的细胞毒性反应。多种炎性趋化因子和前炎性因子参与了肌纤维局部炎性环境的形成，从而能促使 T 细胞的浸润。T 细胞浸润以肌内衣为主，可以突破肌纤维的基底膜进入肌纤维内部并释放多种可以导致肌纤维坏死的物质。而多发性肌炎患者的肌纤维不仅参与了 T 细胞的募集、抗原呈递和共刺激过程，并且可以通过释放刺激细胞因子活化 T 细胞，还可以分泌前炎性因子，促进活化的 T 细胞向肌纤维募集，维持肌内衣的炎性环境。肌纤维不仅是受到 T 细胞浸润攻击的靶单位，也可以通过分泌细胞因子来形成前炎性微环境，促使炎性反应的形成。病毒感染可以导致肌肉组织自身免疫反应。此外肌炎表型与相应的单倍型相关有研究提示多发性肌炎可能与 HLA-B7 和 HLA-DRw6 有关。

【病理改变】

肌肉的主要病理改变是炎细胞浸润和肌纤维坏死。炎细胞浸润以肌内衣和血管周围为主，浸润的炎细胞以 CD8$^+$T 细胞为主，也可以见到巨噬细胞。肌纤维的坏死一般分散出现，伴随淋巴细胞和单核细胞的浸润，可见炎细胞侵入非坏死性肌纤维。肌纤维膜表达 MHC-I。肌纤维的肥大一般不明显，少数患者的骨骼肌存在线粒体异常，出现破碎红纤维。间质结缔组织增生也不显著。

【临床表现】

多发性肌炎多为成年人发病，发病年龄通常大于 20 岁，儿童罕见。

急性或亚急性发病，临床表现为在几周和几个月内迅速发展的肌无力，肌无力双侧对称，近端重于远端，如骨盆带、肩带肌、上肢或前臂肌肉。此外肌肉无力还可以累及躯干肌颈部肌肉和吞咽肌，极个别的病人累及面肌眼外肌。在疾病晚期，有时也在早期出现呼吸肌受累及表现，个别患者呼吸肌受累可以作为首发症状。少数病人出现面肩肱型分布，大约 1/3 的病人开始表现为远端肌肉受累及。20%～30% 的病人出现肌肉持续性钝痛和一过性肌肉疼痛，极个别病人肌肉疼痛作为首发症状出现。合并结缔组织病患者更容易出现肌痛。

多发性肌炎患者可以合并其他系统性损害，心肌受累可以出现心律失常、心肌炎；呼吸系统表现为呼吸肌力弱或肺间质纤维化，消化系统损害导致胃肠道症状和食管运动下降以及吞咽困难。

多发性肌炎可以合并红斑性狼疮、干燥综合征、抗磷脂抗体综合征和自身免疫性甲状腺炎等免疫性疾病,也可以合并恶性肿瘤,但较皮肌炎少见。对于拟诊多发性肌炎的患者还需要做必要的筛查和随诊观察。

【辅助检查】

1. 血清肌酶

最敏感的肌酶化验是肌酸磷酸肌酶(CK),在活动期可升高到50倍。天冬氨酸转氨酶、丙氨酸转氨酶、乳酸脱氢酶也升高。

2. 肌炎特异性抗体

①Jo-1抗体出现在25%～30%的特发性炎性肌肉病的患者;②抗Mi-2抗体出现在9%的特发性肌炎患者表达该抗体;③抗信号识别颗粒抗体在多发性肌炎患者中阳性率为7%～9%。

3. 肌电图

出现多相电位增加、小活动电位、插入活动增多、纤颤电位、正相波、假肌强直放电,肌源性损害合并失神经现象也是肌炎的特点。

4. 影像学

可以发现骨骼肌出现水肿改变,一般没有骨骼肌的钙化。

5. 肌肉活检

肌活检对是诊断多发性肌炎最重要的方法,MHC-I/CD8$^+$T复合物是诊断多发性肌炎的重要病理表现。其中抗颗粒信号识别抗体阳性的肌炎以坏死性肌肉病为特点,可以没有炎细胞浸润。

【诊断和鉴别诊断】

首先根据患者急性或亚急性发病的特点、伴随出现四肢近端无力、血清CK升高和肌源性肌电图损害规律,在临床上提出多发性肌炎的诊断。肌肉活检可以进一步明确诊断。在此基础上应注意是否合并其他结缔组织病和恶性肿瘤,通过抗体检查进一步确定不同炎性肌肉病的亚型。2003年Dalakas等提出的诊断标准见表11-1。

表11-1 Dalakas等提出的多发性肌炎诊断标准(2003)

	确诊的多发性肌炎	可能的多发性肌炎
肌无力	有	有
肌电图	肌源性损害	肌源性损害
肌酸肌酶	升高(高于正常50倍以上)	升高(高于正常50倍以上)
肌肉病理	原发性炎症,伴有CD8/MHC-Ⅰ复合体,无空泡	广泛MHC-Ⅰ表达,无CD8$^+$细胞浸润或空泡
皮损或钙化	无	无

在临床工作中不是多发性肌炎被漏诊,而是许多其他肌肉病被误诊为多发性肌炎。鉴别诊断包括下列疾病。

1. 包涵体肌炎

一般在成年晚期缓慢发病,早期出现手指屈肌和股四头肌的无力,CK轻度增加。病理检查可以发现肌纤维内出现镶边空泡、肌内衣为主的炎细胞浸润以及肌纤维内的类淀粉蛋白沉积,电镜检查可以发现肌纤维内管丝包涵体。MHC-I在部分肌纤维表达。对糖皮质激素治疗没有效果。

2. 肢带型肌营养不良

青少年慢性发病,出现进行性加重的肢带肌肉无力,CK存在不同程度的增加,一般肌炎的免疫学检查不能发现抗体的显著增加。病理检查可以发现肌纤维肥大、萎缩和间质增生和炎细胞浸润,MHC-I在肌纤维不表达。对糖皮质激素治疗没有效果。

3. 脂肪累积性肌病

亚急性发病，出现四肢无力和恶心表现以及 CK 的增加，症状在休息后可以自行缓解，给予糖皮质激素治疗后症状迅速改善，肌肉活检可以发现肌纤维内大量的脂肪滴沉积，缺乏炎细胞浸润。

【治疗】

目前主要应用皮质激素、硫唑嘌呤及其他免疫抑制药治疗，比较科学的治疗方法是根据抗体的类型选择治疗措施，多数抗体类型的多发性肌炎可用大剂量甲泼尼龙冲击治疗，而后改为长期口服，并逐渐减少药物剂量，递减速度可视病情及血清 CK 水平而定。待减至 20mg/d 时，应稳定一段时间再逐渐减量直至停药，总疗程至少需要 2 年。

对于抗信号识别颗粒抗体阳性的坏死性肌炎，因对糖皮质激素耐药，需要采取其他免疫抑制药或丙种球蛋白静脉滴注。给予硫唑嘌呤或其他免疫抑制药治疗时应定期监测周围血象，尤其是白细胞计数和肝功能，如出现白细胞低于正常或肝功能异常时应停用。

【预后】

多发性肌炎一般没有皮肌炎合并恶性肿瘤那样常见。不同类型的多发性肌炎的预后存在差异，抗信号识别颗粒抗体阳性的多发性肌炎预后相对差。

三、包涵体肌炎

【概论】

散发性包涵体肌炎（s-IBM）是一组 50 岁以上人群最常见的慢性、进行性骨骼肌炎性疾病。韩国、南美洲、中东和南地中海地区的发病率较北欧、北美白种人和澳洲白种人人口低。已经报道的发病率在 4.9～13/100 万，而 50 岁人群的发病率在 39.5/100 万。s-IBM 占特发性炎性肌肉病的 30%。

【病因和发病机制】

包涵体肌炎是一种原发的炎性肌病还是一种变性性肌病继发炎性反应还不清楚。浸润的炎细胞具有同源限制性，提示该病的发病和细胞毒性 T 细胞原发介导有关。另外有观点认为包涵体肌炎是一组肌纤维变性疾病，患者的肌纤维存在"Alzheimer 特征样蛋白"，包括 β-类淀粉蛋白、β-类淀粉前体蛋白、异常磷酸化的 tau 蛋白、α-1 抗凝乳蛋白酶、载脂蛋白 E、泛素和细胞朊蛋白，推测肌纤维产生过多的 β-类淀粉前体蛋白，其被切割后所产生得异常 β-类淀粉蛋白在肌纤维聚积并对肌纤维产生毒性作用。空泡肌纤维出现硝基酪氨酸增加，提示一氧化氮诱导的氧化应激也在疾病发生中起到了一定作用。反转录病毒感染和小儿麻痹症后期综合征的患者其肌肉活检的改变可以和包涵体肌炎十分相似，也有推测此病和病毒感染有关。遗传因素也可能在疾病的发生中起到一定作用，包涵体肌炎与 HLA-DR3、8·1MHC 祖先单倍型高度相关。

【病理改变】

骨骼肌的病理改变特点是出现肌内衣为主的炎细胞浸润，以 $CD8^+$ T 细胞和单核细胞为主，可见成组分布的小角状萎缩肌纤维以及肌纤维内出现镶边空泡，在空泡肌纤维和细胞核内发现"Alzheimer 特征样蛋白"。电镜下观察到管丝样包涵体是该病主要病理特点，包括含有 Aβ 蛋白的斑片状包涵体和包含 p-Tau 蛋白的弯曲线形包涵体，前者为 6～10nm 的淀粉样原纤维及非结晶物质，后者为 15～21nm 的双股螺旋丝。

【临床表现】

发病年龄在十几岁至80岁,最大发病年龄可达87岁,绝大多数患者的发病年龄超过50岁。老年男性更易罹患此病,男女性别比例为3:1。多数患者起病隐袭,进展缓慢,出现四肢的近端和远端力弱。股四头肌和前臂屈肌(腕屈肌、指屈肌)力弱和萎缩是包涵体肌炎的特征性临床表现。踝背屈力弱也可以在疾病早期出现。80%以上的患者肌无力为非对称性分布,以非优势侧受累为主。至少40%的患者因口咽部骨骼肌及食管肌肉受累出现吞咽困难。30%的患者可以出现轻度面肌无力。此外30%左右的患者存在四肢感觉障碍。除膝腱反射可能因股四头肌力弱而减低外,其他腱反射很少出现异常。

5%左右的患者存在潜在的自身免疫疾病,例如红斑性狼疮、干燥综合征、硬皮病、结节病和血小板减少症等。但与皮肌炎、多发性肌炎不同,很少出现心肌炎、肺部病变和恶性肿瘤。

【辅助检查】

1. 肌酸激酶

多数患者的血肌酸肌酶水平正常或轻度升高,特别在老年病人,升高的幅度一般不超过正常的10倍。

2. 电生理检查

肌电图检查可见自发电位和插入电活动增加,出现短小的多相运动单位动作电位和早期募集现象。在30%的患者也可以出现宽大的多相运动单位动作电位。30%的患者进行神经传导速度检查可以发现轻度的轴索性感觉神经病。

3. 影像学

MRI可以显示受累肌肉由于炎性或水肿改变而出现的异常信号,也可以显示肌肉组织的纤维化改变。MRI检查可以帮助选择进行活检的部位。

4. 肌肉活检

发现包涵体肌炎典型炎性损害,许多肌纤维出现MHC-1的表达。发现镶边空泡和其内出现管丝包涵体为疾病诊断的金标准。

【诊断和鉴别诊断】

包涵体肌炎的诊断是在临床表现的基础上进行骨骼肌病理检查,一般在30岁以后发病,多数年龄>50岁,缓慢发病,肌酸激酶升高,一般不超过12倍。其诊断标准见表11-2。

表11-2 包涵体肌炎的诊断标准

确定诊断	典型临床表现,年龄>30岁,股四头肌和前臂屈肌力弱。典型病理,出现MHC-Ⅰ/CD8$^+$T复合物、镶边空泡、COX阴性肌纤维、淀粉样蛋白沉积或管丝包涵体
	不典型力弱和肌萎缩,病理改变典型
可能诊断	典型临床表现和实验室检查,但病理改变特点不全
可疑诊断	不典型临床表现和不全的病理改变特点

鉴别诊断:肢体出现无力的患者不是常被误诊为包涵体肌炎,而是包涵体肌炎常被误诊为其他疾病,特别是运动神经元病、慢性炎性脱髓鞘神经病、糖尿病性肌萎缩、伴随线粒体异常的多发性肌炎,其次是酸性麦芽糖酶缺乏、遗传性包涵体肌肉病、眼咽型肌营养不良、多种远端型肌肉病和慢性萎缩性结节病肌肉病。

对激素治疗无反应的多发性肌炎提示散发性包涵体肌炎,需要重新做肌肉活检,以明确诊断。家族性包涵体肌病是一个疾病综合征,发病年龄早,具有家族性,其肌肉病理改变和包涵体肌炎类似,其不同仅在于没有炎细胞浸润。13%的包涵体肌炎患者常被误诊为运动神经元病,出现不对称性的肢体无力和肢体远端的无力以及吞咽困难和肌肉束颤,常规肌电图检查发现纤颤电位和正锐波,但没有锥体束的体征,疾病进展缓慢和出现严重的屈指无力,肌肉活检可以帮助诊断。

【治疗】

目前尚无研究表明皮质类固醇激素或其他免疫抑制药可以显著改善包涵体肌炎患者的临床症状。但皮质类固醇激素可疑轻度或短暂改善患者症状,只有存在骨骼肌特异性抗体的患者,可以获得良好的治疗效果。

包涵体肌炎的双盲安慰剂对照试验研究证实部分患者对IVIG有效。

康复治疗:有报道显示家庭锻炼可以有助于肌力的恢复,但仍需进一步证实。

【预后】

包涵体肌炎患者的预期寿命不会受到影响。但不幸的是其对免疫抑制药和免疫调节药治疗均不敏感。部分患者在病程10~15年需要轮椅辅助。

(白金娟)

第三节 重症肌无力

一、概述

重症肌无力(MG)是一种获得性自身免疫性神经肌肉接头疾病,患病率为(4~7)/10万,发病率为(0.2~0.5)/10万。其病理改变主要为神经肌肉接头的突触后膜的AchR受到抗AchR抗体的破坏,导致突触后膜破坏和AchR减少。主要临床特点为肌无力和活动后的肌疲劳现象,通过休息和给予胆碱酯酶抑制药可以使症状改善。

二、病因与发病机制

MG病人的终板在突触后膜存在IgG和补体的沉积,在血清中发现80%~90%的病人存在抗AchR抗体,由于体内产生了抗AchR抗体而破坏了神经肌肉接头突触后膜的AchR,导致突触后膜受体减少和后膜破坏,造成神经肌肉接头处的信息传递障碍,在临床上产生骨骼肌收缩易疲劳。抗AchR抗体由IgG的不同亚型构成,仅几种抗体可以结合到突触后膜α银环蛇毒素的结合点,所以MG的抗AchR抗体为多克隆抗体。在抗AchR抗体阴性的全身型MG患者中,15%~20%可检测到抗肌肉特异性酪氨酸激酶(MuSK)抗体,后者也可以导致AchR的减少。

MG的发生推测和病毒感染有关,病毒感染胸腺上皮细胞后,通过"分子模拟"机制诱发了针对"肌样细胞"表面AchR的局部炎症反应,打破了正常状态下AchR的自身耐受,进而在辅助性T细胞的协助下刺激外周淋巴器官的浆细胞,产生针对AchR的多克隆IgG抗体,与AchR抗原决定簇结合,直接阻断AchR或通过补体破坏AchR而导致MG发病。MG患者的调节性T细胞也存在异常,促进免疫耐受的丧失。

许多MG病人和HLA型相关,提示遗传因素也在发病中具有一定的作用,在病人健康的家族成员也发现存在电生理和免疫的异常。此外MG病人的睡眠受到干扰,经过糖皮质激素治疗后好转提示中枢神经系统的乙酰胆碱突触也受到部分抑制。不同的临床资料显示胸腺在 MG 发病中具有一定的作用,胸腺含有肌源性细胞,其表面 AchR,作为抗原刺激单核细胞和 T-淋巴细胞导致此病发病。

三、病理改变

少部分 MG 病人的骨骼肌出现淋巴溢现象和个别肌纤维变性改变,此外可见肌病改变、神经源性肌萎缩,神经末梢出现萎缩和终板加大。电镜检查和神经肌肉接头的形态计量分析显示神经末梢和突触后膜萎缩,突触后膜变短,AchR 抗体脱失,出现免疫复合物沉积,此外肌间神经和毛细血管也出现异常改变。在增生的胸腺可以发现淋巴生发中心增生,内有 B 淋巴细胞。在胸腺瘤可见肿瘤细胞取代整个胸腺。

四、临床表现

1. 临床症状

可以出现在从显示儿童到老年的任何年龄组,女性病人的多数发病年龄在 15~35 岁,男性发病年龄比较晚,我国儿童期(<15 岁)起病者可达 30%~40%,且多为眼肌型,男女比例接近。男性在 60~70 岁达到发病高峰,女性发病多于男性(3:2)。

①肌肉无力:多数病人表现为骨骼肌的病理性易疲劳现象或持续性的肌无力在活动后加重,精神负担、高热、月经、感染、刺眼的光线可以诱发肌无力反应或加重病情,开始病人常表现为眼睑下垂、复视、讲话弱带鼻音和肢体无力,症状在夜间睡眠后或长时间休息后消失或明显改善,活动后症状出现或加重。偶尔病人在早晨睡眠后症状最明显,有时面肌、舌肌、咽喉肌和咀嚼肌群单独或与其他骨骼肌一起受累及,鼓膜张肌受累导致低频范围出现听觉减退,镫骨肌受累导致听觉过敏,讲话很快出现疲劳、变弱和鼻音,长时间讲话出现完全失语。在 MG 晚期也是一定的肌群受累,常出现不同肌群交替出现症状或从一处扩展到另一处肌群。四肢肌肉的肌疲劳现象常常近端肌群重于远端肌群,双侧同时受累及多于一侧受累及,肢带肌和颈部肌肉受累及单纯从临床上很难和其他肌肉病区别,在没有眼咽部症状时很难作出正确诊断,这些患者应当特别注意病人的呼吸功能,观察最大呼气和吸气时的胸廓活动情况、随意的咳出力量,以及呼吸和心跳频率。咽喉部肌肉无力可以导致吞咽危险和窒息。吞咽困难可以通过吃凉的食品如冰激凌而得到改善。

②其他症状:腱反射一般存在或比较活跃,个别病人出现面手麻木感或二便失禁。个别病人出现肌肉疼痛,肌肉萎缩一般不出现在肌疲劳前,仅出现在晚期,在发病后 6 个月和 1 年后 14% 的病人出现肌肉萎缩。

③合并其他疾病:70% 的 MG 病人存在胸腺的异常,包括淋巴细胞和浆细胞增多伴随出现大量的生发中心高,提示存在慢性炎症。胸腺肿瘤出现在 10%~40% 的 MG 病人中,但很少出现在儿童患者,在这些胸腺中也可以找到胸腺肿瘤的组织学改变,小部分胸腺瘤如果不马上进行手术可以浸润胸膜、心包膜和其他的纵隔结构。10%~15% 的 MG 病人合并甲状腺疾病,5% 伴有甲状腺功能亢进性、5% 伴有甲状腺功能减退(尸体解剖发现 19% 的 MG 合并出现甲状腺炎)。其他合并的疾病包括红斑性狼疮、多发性肌炎和皮肌炎、肌病伴管聚集、Sjogren 综合征、天疱疮、溃疡性结肠炎、Lambert-Eaton 综合征、Sneddon 综合征、结节病和急慢性的周围神经病。

2.临床分型

MG 分 4 个亚型，一般Ⅰ型和Ⅱa 型占病人的 55%，Ⅱb 型为 21%，24% 为Ⅲ~Ⅳ型。死亡率在Ⅲ型最高，其次为Ⅳ和Ⅱ型。

Ⅰ型，眼型，典型临床表现为一侧或双侧眼睑下垂，有时伴有眼外肌无力和复视，预后良好。轻度的骨骼肌无力和疲劳现象以及肌电图显示肌无力的递减现象不能除外眼肌型 MG，但可能发展为全身型，约 40% 的眼肌型 MG 可以发展成全身型 MG，但如果在发病后 2 年内没有进行性加重，多数病人不会继续发展成全身型。可分为以下两型：①Ⅱa 型，轻度全身型，缓慢进展，伴随眼外肌和球部肌肉的肌无力和肌疲劳现象，死亡率极低；②Ⅱb 型，中度全身型，开始进行性发展，常常伴有眼部症状，从其他肌肉和球部肌肉的中度扩展到重度 MG，常常出现构音障碍、吞咽困难和咀嚼困难，呼吸肌一般不受到累及，病人的生活受到限制，死亡率低。

Ⅲ型，急性快速进展型，在几周和几个月内急性开始迅速发展的球部肌肉、全身骨骼肌和呼吸肌的无力，常合并胸腺瘤，出现胆碱能危象和肌无力危象，死亡率高。

Ⅳ型，慢性严重型，开始为眼肌型或轻度全身型，2 年后或更长时间后病情突然恶化，常合并胸腺瘤，预后不好。

3.特殊类型

①一过性新生儿型 MG：大约 12% 患 MG 的母亲生的新生儿出现一过性新生儿型 MG，临床症状在出生后 3~6 周自发消失，患病的新生儿表现为面具样面容、吸奶和吞咽无力（87%）、出现全身性肌无力（69%）、呼吸功能不全（65%）、哭泣无力（60%）、肌病面容（54%）和眼睑下垂（15%），这些症状在生后几小时到 3 天出现，在 1 周内有很高的死亡率。

②MG 危象：患者发生呼吸无力和（或）吞咽困难，不能维持通气功能和保护气道时，称为危象。尽管采取各种治疗，20% 的 MG 患者可以出现危象。主要包括两个类型：a.MG 危象，是 MG 患者死亡的主要原因。呼吸肌和咽喉肌无力急性加重，通气不足且气道分泌物增加阻塞气道，AchEⅠ的剂量可改善症状。b.胆碱能危象，由 AchEⅠ过量所致，多见于 MG 症状加重增加抗胆碱酯酶的药物时[溴吡斯的明 6~8mg/（kg·d）以上]，出现药物中毒表现，在呼吸困难加重的同时，分泌物明显增加且伴有胆碱能亢进的其他症状（瞳孔缩小、多汗、腹痛、肌肉震颤等）。

③抗生素和药物引起的神经肌肉接头传导阻滞：不同药物通过抑制突触前膜乙酰胆碱的释放和阻滞突触后膜乙酰胆碱的作用从而导致神经肌肉接头信息传导受阻，在临床上使无症状的 MG 表现出来严重者出现肌无力危象，此类药物也可以使明确诊断的 MG 临床症状突然恶化。

④其他类型的 MG：肢带型 MG 患者仅出现四肢的无力，没有眼睑下垂表现。颈臂炎性肌肉病也是 MG 的一个亚型，肌无力主要出现在上肢的近端和颈部肌肉。

五、辅助检查

1.疲劳试验

反复活动受累肌肉可诱发症状加重。疲劳试验还有助于观察病情改变，尽可能在没有给予抗胆碱酯酶药物的情况进行。一般哪块肌肉无力明显就检查哪块肌肉。

2.药物试验

先停用抗胆碱酯酶药物 6~8h，而后进行药物试验。国内常用的方法是新斯的明 0.02~0.03mg/kg 体重肌内注射,注射20min后开始观察主要被累及肌群的无力改善程度。至少2个肌群改善50%以上或1个肌群改善70%以上才可以确定有意义,注射1.5~2h后改善的肌无力又恢复到注射前水平可判定为阳性。为防止因饥饿或过度劳累对结果判断的干扰,应在检查前让患者吃饭且适当休息。为预防抗胆碱酯酶药物的不良反应,可先肌内注射阿托品0.5~1mg。肌疲劳试验阳性没有绝对特异性,阳性反应可以出现在肌萎缩侧索硬化、脊髓灰质炎、先天性肌无力综合征和Lambert-Eaton综合征。

3.神经电生理检查

以2~5Hz的频率进行神经刺激在正常人的波幅没有改变或轻度升高,在MG病人10Hz以上频率刺激没有改变,在2~5Hz重复刺激的开始阶段出现波幅递减现象,递减的幅度至少在10%以上,肌内注射新斯的明后递减现象改善为阳性。一般对MG的检查采取3/s刺激5~6次的方法,常用检查部位为三角肌和斜方肌,眼轮匝肌、口轮匝肌、额肌和大小鱼际肌也可以应用于检查,活动后、加热和缺血情况下可以增加阳性率。肌电图结果对MG无无特异性。严重的MG病人通过给予胆碱酯酶药物也不能改善临床症状,肌电图可以显示肌源性改变,在该情况下应当应用单纤维肌电图进行检查,单纤维肌电图是最敏感的MG检查方法,主要表现为颤抖增宽和(或)传导阻滞,阳性率可达95%~99%,但特异性差,阴性时可排除MG。

4.血清抗体检查

80%~90%的病人出现抗AchR抗体阳性,在缓解期仅24%的病人阳性,眼肌型约50%阳性,轻度全身型阳性率为80%,中度严重和急性全身型100%阳性,慢性严重型89%阳性。血清抗体滴度下降50%并持续1年以上多数病人的临床症状可以缓解,而且在糖皮质激素、免疫抑制药、血清置换和胸腺切除后临床症状的改善和血清抗体滴度的下降相关。不同的试验方法和抗原的不同其检查结果也不同。AchR抗体见于少数自身免疫性甲状腺疾病、服青霉胺者、胸腺瘤患者及家族性患者的无症状同胞。常规方法不能检测到抗AchR抗体的MG患者,可能有针对神经肌肉接头处低亲和力抗AchR或MuSK抗体,但日本的报道阳性率只有2%~3%。部分MG患者有胸腺瘤,特别是成年患者,可以出现有抗连接素抗体和抗里阿诺碱受体抗体等针对骨骼肌抗原的抗体。30%~40%的MG患者存在甲状腺球蛋白抗体。

5.胸部CT检查

25%的胸腺瘤在前后位和侧位X线检查阴性,CT检查有助于胸腺瘤的诊断。胸腺瘤CT检查的阳性率可达90%左右。10%~15%的MG患者伴胸腺瘤,60%伴胸腺增生,在50岁以后发病的患者的胸腺通常正常或萎缩。

6.其他检查

全身型MG有必要测定病人的肺活量和进行血气分析。一般MG患者不需要进行该检查,但在颈臂炎性肌肉病的肌肉病理检查可以发现肌纤维的坏死和炎性细胞浸润。

六、诊断和鉴别诊断

MG的诊断主要依靠患者的病史,患者出现特殊的肌肉无力,而且活动可以加重。有这些临床特点的患者应当进行肌电图、新斯的明药物试验和血清抗AchR抗体测定,根据病人出现肌无力和肌疲劳、药物试验阳性、肌电图的递减现象可以诊断MG,出现抗AchR抗体可以进一步证实此病的存在,但没有一项实验室检查是100%阳性,肌电图正常和抗体阴性不能否定MG的诊断。为了除外其他出现肌疲劳现象的疾病和MG伴随疾病,需要进行其他免疫学检查、甲状腺检查和胸腺检查。肌无力症状复发时,如果原来有效的疗法没有效果，需考虑是否合并其他疾病。

除临床表现和肌电图改变象提示 MG 外，如果还有其他的肌肉病、肌炎和周围神经病的依据，应当进行肌肉活检和血清酶学检查，如果没有眼外肌受累或仅眼外肌受累及，临床症状没有晨轻暮重现象，同时出现不典型的神经系统损害的症状，在没有肌疲劳现象和抗 AchR 抗体阳性的情况下，即使肌电图显示有递减现象和依酚氯铵试验阳性，MG 的诊断不能确定。这种情况下为了诊断或除外 MG 应当进行详细的电生理和形态学检查。

眼睑下垂和眼外肌瘫痪为主要表现的患者，应当排除慢性进行性眼外肌瘫痪、Meige 综合征、动眼神经麻痹、Horner 综合征、先天性睑下垂、眼咽型肌营养不良、甲状腺眼病、眼眶内占位病变、眶肌炎和 Miller Fisher 综合征。咽喉肌无力为主要表现者应当排除脑干梗死、后组脑神经麻痹和进行性延髓性麻痹。四肢肌肉无力为主要表现的患者需要排除 Lambert-Eaton 综合征、线粒体肌病、脂肪累积肌病、多发性肌炎、运动神经元病和肉毒中毒等，还需要与慢性疲劳现象鉴别，后者多伴随焦虑抑郁症状，一般无眼睑下垂。呼吸困难的鉴别包括运动神经元病、心功能不全等。儿童或青少年起病者还要与先天性肌无力综合征鉴别，后者没有抗体，此外药物治疗效果也不好。

七、治疗

所有患者均首先给予抗胆碱酯酶抑制药。其次是考虑病人是否适合进行胸腺切除治疗、糖皮质激素、免疫抑制药和血浆置换。通常要先达到诱导缓解，再维持这种缓解，缓解 1~2 年后可逐渐减量。胸腺瘤患者行胸腺切除。年轻的全身型 MG 患者如果 AchEI 疗效不佳，也可以进行胸腺切除，最好在发病后 1 年内完成。进展性加重的所有类型 MG 患者均要给予免疫治疗，同时给予药物预防药物的不良反应。此外，应当关注病人的精神状态。

（一）对症治疗

最常用的对症治疗药物是溴比斯的明，对球部和四肢骨骼肌无力效果好，新斯的明起效快，对四肢肌无力效果好，阿奴斯的明对四肢肌无力效果好。3,4-二氨基吡啶可促进突触前膜释放 Ach，在先天性肌无力综合征患者有效。首先应当单一用药，个别情况下联合用药。在病人躯体和精神负担加大、感染和月经期间应当加大用药剂量，怀孕时用药剂量可以升高也可以降低，此外应当根据病人的临床症状加重和缓解而调节用药的剂量，由于每个病人对胆碱酯酶抑制药的反应不同，必须对每个病人进行详细观察，而后选择最佳剂量和作用最充分的药物，应当经常对病人对药物的反应进行检查控制。

溴比斯的明，片剂为 10mg、60mg 和 180mg 三种。此药起效慢，不良反应比新斯的明小，开始从小剂量开始，一日 3 次，每次 10mg，而后逐渐加大剂量到稳定在身体可以耐受的剂量，由于此药的作用持续 3~6h，有必要一天服用 4 次和多次，并且和病人的生活习惯相适应。轻中度的 MG 每天药物总量为 120~360mg。新斯的明的片剂为 15mg，针剂为 5mg/2ml，此药发挥作用快，口服后 15~30min 显效，可以迅速扭转 MG 反应，清晨服用一次可以使病人迅速穿衣和吃早饭，如果作为常规用药应当每 2~3 小时应用一次，新斯的明引起的肌肉方面的不良反应比溴比斯的明常见。阿伯农斯的明的剂量为 10mg 片剂，作用持续 6~8h 每 6 小时服药一次。

由于胆碱酯酶抑制药抑制乙酰胆碱的水解，导致乙酰胆碱在副交感神经末梢、神经节前突触、终板和中枢神经系统堆积，出现不良反应（表 11-3）。毒蕈碱（毒蘑菇的毒素）作用在神经节后副交感神经受体，不作用在烟碱神经节和运动终板，为了描述乙酰胆碱的不同作用，习惯称作用于神经节后副交感神经受体的作用为毒蕈碱样作用,作用于神经节和运动终板称烟碱样作用。毒蕈碱样不良反应一般出现在开始应用胆碱酯酶抑制药达到治疗剂量时,应采取抗副交感神经药物进行治疗。不良反应比较轻,可以给予 L-莨菪碱一日 3 次,一次一片,严重不良反应可以给予阿托品 0.5mg 肌内注射或 L-莨菪碱肌内或静脉注射,根据经验胆碱酯酶抑制药的毒蕈碱样不良反应随着时间的延长而逐渐减轻。烟碱样不良反应和中枢神经系统的中毒表现一般出现在长期用药的病人,该不良反应常被抗副交感神经药物所掩盖,只有当出现胆碱能危象伴随呼吸肌瘫痪或中枢性呼吸麻痹时才被诊断出,可能是病人突然死亡的原因。

表 11-3 胆碱酯酶抑制药的不良反应

毒蕈碱样	烟碱样	中枢神经系统
瞳孔缩小	肌无力	不安静
分泌过多(唾液过多、大汗、气管内分泌物增多)	呼吸肌无力	恐惧
	肌疲劳现象	头晕
消化道症状(腹泻、腹部痉挛、恶心、呕吐、厌食、大小便失禁)	肌束颤	失眠
	肌肉痉挛	头痛
呼吸困难	震颤	意识障碍
心动过缓和低血压	构音障碍	或昏迷
	吞咽困难	癫痫

(二)针对免疫异常的治疗

1. 糖皮质激素

作为首选药物,适于小到中等剂量的胆碱酯酶抑制药不能获得满意疗效、胸腺切除术前或术后恶化者以及不能手术者。以较大剂量开始时,MG 病情可短暂加重或诱发危象,通常发生在给药后的 4~10d。对 Ⅱb、Ⅲ 和 Ⅳ 型患者从小剂量 20mg/d 开始逐渐增加,而后每 6 天增加 12.5mg,最后增加到每 2 天 100mg 或 60~80mg/d 或 1mg/(kg·d),有时在剂量达到每 2 天 100mg 以前临床症状已经明显好转,就没有必要继续增加剂量。如果患者病情较重需要更大剂量激素,可以合用血浆置换或静脉滴注免疫球蛋白(IVIg)以减少短暂加重的风险。Ⅰ 和 Ⅱa 型患者可从 60~80mg/d 或 1mg/(kg·d)开始或大剂量甲泼尼龙冲击疗法。通常在 4~6 周出现改善,在此期间剂量维持在 50~80mg/2d,多数病人在临床症状改善后 3 个月抗体水平下降,为了维持好转后的状态,糖皮质激素必须缓慢减量至维持量,一般降至每 2 天 15~30mg,维持治疗 1 年后再经过数月逐渐减量停药,维持在 0.2mg/kg 一般没有任何不良反应。1 年不能减少到该剂量以下者要联合使用免疫抑制药。糖皮质激素的不良反应包括体重增加、体液潴留、电解质紊乱、高血压、糖尿病、焦虑、失眠、神经质、青光眼、白内障、胃肠道出血和穿孔、类固醇肌病、机会性感染和股骨头坏死。对此在治疗以前一定要明确告诉病人,同时应当告诉病人有 80%~90% 的病人可以获得满意的疗效。骨质疏松可用碳酸钙 1500mg/d 和维生素 D 400~800U/d。胃肠道并发症可以用制酸药物和胃黏膜保护药预防。大剂量冲击时有猝死可能,故冲击治疗期间应进行心电监护。此外病人应当低盐和高蛋白饮食,补充钾。使用糖皮质激素前应先进行肝炎病毒学相关检查,如果存在病毒肝炎,应该请传染科给予抗病毒治疗后再进行免疫抑制药治疗。

2. 免疫抑制药

适于糖皮质激素疗效差及糖皮质激素依赖患者的长期治疗。骨髓抑制是此类药物常见的不良反应,白细胞低于 4×10^9/L、血小板低于 100×10^9/L 时应该减药并使用药物提升血细胞数量。如果白细胞低于 2500/L 应当停药。其次是肝肾功能的异常,应定期复查(开始每周一次,其后改为 2~4 周一次)。肝功能

＞正常高限的 2 倍和肾功能＞正常高限时要立即停药并给予相应治疗,肝功能异常未增高到上述水平时可用药同时联合保肝治疗,肝肾功能恢复正常后可尝试从小剂量重新开始原来的免疫抑制药。使用免疫抑制药前也应先检查是否存在病毒性肝炎,对于肝炎请传染科给予抗病毒治疗后,肝炎稳定后再进行免疫抑制药治疗。由于此类药有潜在致畸作用,所以对男女均应当避孕。所有免疫抑制药均存在致癌性的潜在风险。

硫唑嘌呤主要抑制 T 细胞的功能。硫唑嘌呤与糖皮质激素合用者的功能恢复优于单用糖皮质激素者,用于全身型 MG。一般合用两者时,先逐渐减少糖皮质激素的用量,而保持硫唑嘌呤的用量。硫唑嘌呤一般 50mg/d 开始,逐渐增加剂量到 2～4mg/(kg·d),分 2～3 次给药,起效时间为 2～6 个月,治疗应当维持至少 1～2 年。不良反应有流感样症状、胃肠道不适和胰腺炎,通常在开始治疗后的数周内出现。还有患者出现肝功能异常、白细胞减少、贫血、血小板减少或全血细胞减少,通常在减量后改善。环孢素用于硫唑嘌呤无效或不能耐受者,主要通过抑制钙神经素信号通路而抑制 T 细胞的功能,可显著改善肌力且降低 AchR 抗体的滴度。50mg,bid 开始,逐渐增加到 4～6mg/(kg·d)。不良反应主要为肾脏毒性和高血压,震颤、牙龈增生和多毛也较常见。他克莫司在其他药物疗效不佳的患者尝试,主要是在 RyR 抗体阳性患者。与环孢素一样属于大环内酯类,抑制激活的 T 细胞的增殖。他克莫司亦可作用于 RyR 受体介导的钙离子释放过程,还有加强兴奋收缩耦联的作用。3mg/d,开始 tid,不良反应与环孢素相似但明显较环孢素轻。麦考酚酸莫酯用于不能耐受硫唑嘌呤无效或不能耐受者,其代谢产物霉酚酸可以抑制嘌呤合成,从而选择性影响淋巴细胞增殖。一般 500mg,bid 开始,逐渐增加到 2000～3000mg/d。主要不良反应是腹泻,骨髓抑制作用较弱。环磷酰胺用于糖皮质激素加硫唑嘌呤、环孢素或麦考酚酸莫酯无效或不能耐受这些药物者。能够抑制 B 细胞活性和抗体的产生,在大剂量还能够抑制 T 细胞,显著改善肌力和减少糖皮质激素用量。0.2g/次,每周静脉注射 3 次;或 0.8～1.0g/次,每月一次,总剂量为 8～10g。其不良反应包括胃肠道反应、骨髓抑制、机会性感染、膀胱刺激、引起不育以及诱发恶性肿瘤的潜在可能性。甲氨蝶呤疗效不佳,每周给予 10～15mg。在上述药物治疗无效的患者可试用。

3.血浆置换和静脉滴注免疫球蛋白(IVIg)

主要用于非常严重的全身型和暴发型 MG 以及合并危象时,上述方法不能很快获得治疗效果,由于作用短暂,仅在特别危重的病人应用,协助诱导缓解和准备手术。一般血浆置换的第一周病情好转,治疗方法通常为成年人每次置换 3～5L 血浆,隔日或每日一次,共 4～6 次。作用持续 1～3 个月,经过几次置换后疗效可以得到巩固。不良反应包括低血压、血浆成分过敏、低钙血症、低蛋白血症、心功能不全、置管处感染以及传播病毒感染的潜在风险等。IVIg 的适应证与血浆置换相同,不良反应较少,因此常常被首选,在危象时血浆置换起效更快。IVIg 的有效性与血浆置换无显著性差异,与口服甲泼尼龙的疗效也没有差异,1g/kg 和 2g/kg 剂量的疗效无显著性差异。

MG 的早期治疗策略是在疾病的早期给予血浆置换或 IVLg,而后给予糖皮质激素可以获得更好的效果,糖皮质激素的不良反应更小。

4.胸腺切除

一般在 Ⅱb、Ⅲ 和 Ⅳ 型 MG 病人如果在 6 个月内症状没有缓解应当进行手术治疗,Ⅰ 和 Ⅱa 型一般不进行手术治疗。60 岁以上的病人胸腺出现退休性改变,没有必要进行手术治疗。AchR 抗体阴性的患者胸腺切除术的疗效尚未确定,MuSK 抗体阳性患者不需要胸腺切除术治疗。对严重的 MG 通过重症监护和辅助呼吸以及泼尼松治疗,预后也比较好,手术和非手术组症状改善没有明显差别,胸腺手术只在极严重的 MG 进行。76% 的病人在手术后症状消失或改善,病理检查显示许多生发中心,临床症状缓解比较缓慢,生发中心少,缓解迅速,在手术前进行放疗预后更好,单独放疗只应用于病人不能耐受手术治疗。

伴有胸腺瘤的患者均需要胸腺切除。应该在 MG 稳定后行胸腺瘤切除术。手术前调整胆碱酯酶抑制药的最小有效剂量,在手术前留有充足的时间是病人达到最佳的营养和健康状态,手术当天不给予胆碱酯酶抑制药。手术期间应当有一名有治疗 MG 经验的医生对病人进行不断的观察,手术后由于病人呼吸功能不全和分泌物阻塞应当进行气管插管,手术后在密切观察病情变化状态下可以给予胆碱酯酶抑制药,开始给予足量,几天后逐渐减量,许多病人在手术后 24h 临床症状明显改善并维持几天,在这期间胆碱能反应的危险比较高,所以病人离开手术观察室后还要密切观察病情变化,手术后效果开始出现,胆碱酯酶抑制药的剂量应当及时减量。手术后如果必须应用抗生素,一般选择合成青霉素。镇静药应用也应当小心。

5. MG 危象和胆碱能危象

无论何种危象,均要及时进行气管插管、人工辅助呼吸和停用抗胆碱酯酶药物。只有在进行了气管插管并清除了气管内分泌物后,才能开始寻找导致危象发生的原因及进行其他治疗措施。在危急状态下有时很难根据临床和药理学经验来区别是肌无力危象还是胆碱能危象,因为两种危象可以出现在同一个病人的不同肌肉,在此情况下应当停止胆碱酯酶抑制药数天。长时间应用胆碱酯酶抑制药可以引起运动终板对乙酰胆碱暂时的不敏感,在进行持续监护情况下停止所有药物 14d 会再次敏感。危象不能被马上控制,气管切开必须进行。新的治疗在应用胆碱酯酶抑制药的同时,要早期给予血浆置换或 IVIg,及时控制感染,亦可使用大剂量甲泼尼龙冲击治疗。待患者力量恢复达到一定程度,可逐渐增加胆碱酯酶抑制药的剂量,尝试脱离人工通气,应尽早常规给予口服糖皮质激素和其他免疫抑制药。

肌无力危象可以出现在 MG 病人,也可以出现在健康人感染或麻醉期间应用抗生素和肌松药的情况下,肌无力危象确诊后首先静脉注射新斯的明 0.25mg 或溴比斯的明 1mg,而后非常小心地增加剂量,从静脉注射到肌内注射剂量应当增加 1.5 倍到 2 倍,如果出现生命危险应当进行血浆置换。胆碱能危象是通过胆碱酯酶抑制药过量产生烟碱样运动终板阻断作用而引起,常常和出现严重的肌无力相关,当抗副交感神经药物治疗毒蕈碱样表现过量时,没有及时发现胆碱能危象发展的危险很大,一般先给予阿托品 1mg 静脉注射,5min 后如果有必要可以再静脉注射 0.5mg,而后的剂量必须符合毒蕈碱样表现,烟碱样表现可以通过应用双复磷(胆碱酯酶激活药)而改善。

6. 避免使用的药物

有些药物通过抑制突触前膜 Ach 的释放和阻滞突触后膜 Ach 的结合而导致神经-肌肉接头传导阻滞加重,引起 MG 症状突然恶化或诱发 MG,这些药物包括:糖皮质激素、抗生素(四环素、链霉素、新霉素、庆大霉素、卡那霉素、紫霉素、妥布霉素、氨苄西林、杆菌肽、多黏菌素等)、抗心律失常药物(奎尼丁、普鲁卡因胺、利多卡因、普罗帕酮)、β受体阻滞药(普萘洛尔)、神经精神类药物(巴比妥类、苯二氮卓类)、镇痛药(吗啡、哌替啶等)以及青霉胺、奎宁和氯喹等。

八、预后

在眼肌型 MG 患者中 10%~20%可以自愈,20%~30%始终局限于眼外肌,80%的患者在发病后 3 年内逐渐发展成为全身型 MG。眼肌型 MG 给予糖皮质激素和免疫抑制药能够改善眼外肌症状,防止向全身型 MG 发展的疗效尚不肯定。患者的生活质量由于抑郁和运动的障碍而出现下降。70%的 MG 患者在发病 1 年内达到最严重,发生危象的患者中 20%~30%在发病 1 年内出现首次危象。随着机械通气、重症监护技术以及免疫抑制药的广泛应用,MG 死亡率至 3%以下,预后差的主要原因是伴随恶性胸腺瘤。

(张 丽)

第四节 重症肌无力危象

重症肌无力(MG)是一种神经-肌肉接头传递功能障碍的获得性自身免疫性疾病。主要由神经-肌肉接头突触后膜上乙酰胆碱受体(AChR)受损引起的一种抗体介导、补体参与的获得性自身免疫性疾病,多由于胸腺发育异常或其他原因导致机体产生乙酰胆碱受体抗体,进而破坏骨骼肌运动终板突触后膜上的乙酰胆碱受体,导致出现一系列骨骼肌无力的临床症状。

一、救治流程

1. 主诉

肌肉活动后疲劳无力。

2. 病史

隐袭起病,晨轻暮重。

3. 体征

眼外肌或受累骨骼肌疲劳试验阳性,严重时出现呼吸肌麻痹。

4. 辅助检查

①常规肌电图检测基本正常,神经传导速度正常;②重复电刺激:为常用的具有确诊价值的检查方法,典型改变为动作电位波幅第5波比第1波在低频刺激时递减10%以上,或高频刺激递减30%以上,90%的重症肌无力患者低频刺激时为阳性;③单纤维肌电图检查:表现为间隔时间延长;④AChR抗体滴度的检测:对重症肌无力的诊断有特征性意义,85%以上全身型重症肌无力患者血清中AChR抗体浓度明显升高,但眼肌型患者升高不明显,抗体滴度高低与临床症状的严重程度不一致;⑤胸腺CT、MRI检查,发现胸腺增生和肥大;⑥其他检查:5%患者有甲状腺功能亢进症,部分患者甲状腺抗体和抗核抗体阳性。

5. 诊断

MG患者受累肌肉的分布与某一运动神经受损后出现肌无力不相符,临床特点为受累肌肉在活动后出现疲劳无力,休息或胆碱酯酶抑制剂治疗可以缓解,肌无力表现为"晨轻暮重"的波动现象。结合药物试验、肌电图以及免疫学等检查的典型表现可以作出诊断。

6. 制订详细的治疗方案

①呼吸机辅助呼吸;②免疫治疗;③抗感染治疗;④糖皮质激素治疗;⑤胸腺切除。

7. 急救措施

①气管切开,呼吸机辅助呼吸;②血浆置换、大剂量静脉滴注免疫球蛋白;③糖皮质激素治疗。

二、救治关键

(一)病情判断

1. 一般特点

重症肌无力起病隐袭,部分或全身骨骼肌易疲劳,呈波动性肌无力,具有活动后加重、休息后减轻和晨轻暮重等特点。

2.临床类型

(1)首发症状:最早受到侵犯的是眼外肌,表现为一侧或双侧的眼外肌麻痹,如眼睑下垂;斜视和复视,重者眼球运动明显受限。甚至眼球固定,但瞳孔括约肌一般不受累,双侧眼症状多不对称。10岁以下小儿眼肌受损较为常见。

(2)脑神经所支配的肌群受累,如面肌受累表现为皱纹减少。表情动作困难、表情淡漠、苦笑面容;咀嚼肌受损影响连续咀嚼经常中断;咽喉和舌部肌群受累时,出现吞咽困难、饮力呛咳、讲话语音减弱、声音嘶哑或带鼻音等。

(3)颈肌受损时抬头困难,肢体肌群也可受累,如肩胛带肌无力,上臂不能持久抬举,下肢多为髋部的屈肌无力,一般上肢较下肢为重;近端较远端为重。依症状出现先后顺序一般是眼外肌、咽喉肌、咀嚼肌、肩胛带肌、躯干骨骼肌和呼吸肌等。

(4)呼吸肌受累可出现咳嗽无力、呼吸困难,需呼吸机辅助呼吸,重症可因呼吸肌麻痹或继发吸入性肺炎而死亡,心肌偶可受累,常引起突然死亡。一般平滑肌和括约肌均不受累。

(5)患者如急骤发生呼吸肌严重无力,以致不能维持换气功能为危象。发生危象后如不及时抢救可危及生命;危象是 MG 常见的死因。肺部感染或手术(包括胸腺切除术)、精神紧张、全身疾病等可诱发危象,情绪波动和系统性疾病可使症状加重。

(二)急诊检查

1.AChR-抗体检测

滴度增高支持 MG 的诊断,特异性可高达 99%,敏感性为 88%,但滴度正常不能排除诊断,且一般基层医院不能开展此项检查。

2.重复神经电刺激

为常用的具有诊断价值的检查方法。应在停用胆碱酯酶抑制剂 17 小时后检查,神经重复电刺激试验,低频衰减 10% 以上或高频递减 30% 以上为阳性,且与病情轻重相关。

3.疲劳试验

受累肌肉重复活动后肌无力症状明显加重。

4.抗胆碱酯酶药物试验

(1)新斯的明试验:新斯的明 0.5~1mg 肌内注射,20 分钟后肌力改善为阳性,可持续 2 小时;同时阿托品 0.5mg 肌内注射,可拮抗流涎增多、腹泻和恶心等毒蕈碱样反应。

(2)依酚氯铵试验:依酚氯铵 10mg 用注射用水稀释至 1ml,静脉注射,先给予 2mg 试验剂量,观察 20s,如无出汗、唾液增多等不良反应,注射其余 8mg。1 分钟观察肌力的改善,并持续约 10 分钟,症状迅速缓解为阳性。

5.胸腺 CT 或 X 线检查

可发现胸腺瘤、胸腺增生等,常见于 40 岁以上患者。

6.血、尿和脑脊液常规检查均正常。

三、重症肌无力危象的诊治

重症肌无力危象是指重症肌无力患者病情恶化,全身肌无力累及呼吸肌以致呼吸衰竭,是导致 MG 患者死亡的主要原因。20%~30%的 MG 患者一生中出现过肌无力危象,在早期发病的年轻人病程早期和晚期发病的老年人病程的晚期更多见。发生危象的患者之前大多数已确诊 MG。许多患者在发展至呼吸衰竭的前几个月已经出现肌无力症状。偶有以肌无力危象为首发症状的 MG 患者。而 MG 患者手术后因呼吸肌无力延迟拔管超过 24 小时者也被认为存在危象。怀孕与大约 1/3 的女性 MG 患者的病情加重有关,围产期发生危象的死亡率更高。

重症肌无力危象是因呼吸肌、上呼吸道肌肉或两者均受累所致。它可由一系列因素所促发,包括:全身型 MG 的控制不良、治疗的反应(激素和抗胆碱酯酶药物)、药物、感染、误吸、手术创伤、精神应激、甲状腺功能亢进等,其中以感染最常见,尤其是呼吸道感染。但也有约 1/3 的患者没有明确的诱因。MG 患者有许多药物应当禁用或慎用,包括:氨基糖苷类、大环内酯类、喹诺酮类抗生素、抗疟疾药、抗癫痫药苯妥英钠和卡马西平、抗精神病药氯丙嗪、舒必利及氯氮平、锂剂、β 阻滞剂、钙通道阻滞剂、神经肌肉阻滞剂、利多卡因、长效的苯二氮卓类、巴氯芬、肉毒毒素等。

重症肌无力危象分为肌无力危象、胆碱能危象及反拗危象。以往,诊断为 MG 并服用胆碱酯酶抑制剂治疗的患者通常都要进行肌无力危象和胆碱能危象的鉴别。静脉注射 1~2mg 依酚氯铵,如果肌无力改善,则可能是肌无力危象,需要增加抗胆碱酯酶药物的剂量。如果没有改善或肌无力症状加重,则可能是胆碱能危象。这一方法在现在已很少用于已恶化的 MG 患者。胆碱能危象在现今的治疗中也并不常见,主要因为全身型 MG 患者优先接受免疫治疗,抗胆碱酯酶药物被大大限制在短期用于症状的控制。少数大剂量口服抗胆碱酯酶药物的患者的临床表现也足以与肌无力危象鉴别,前者常有瞳孔缩小、肌束震颤、唾液分泌增加、心动过缓、腹泻及大小便失禁等。而患者一旦出现呼吸肌无力需要呼吸支持时,这两种危象鉴别的价值有限,因为这两种情况下的初始治疗方案是一样的,即首先停用抗胆碱酯酶药物。

(一)呼吸支持

重症肌无力危象最重要的治疗是处理呼吸衰竭,快速识别将要发生的呼吸肌麻痹是成功治疗重症肌无力危象的关键。AChR-MG 呼吸肌无力首先出现在肋间肌和附属呼吸肌,然后是膈肌。MuSK-MG 在呼吸衰竭之前会出现延髓肌的无力。一旦患者诊断为重症肌无力危象,就必须给予选择性通气并评估是否需要立即气管插管。动脉血气分析对于诊断呼吸衰竭必不可少,但仔细观察患者的脉率和血压以及呼吸功能监测比反复的血气分析监测更重要。最简单和直接评估呼吸功能的方法是床边肺活量测定。20/30/40 规则对于指导何时气管插管很有价值。在发生呼吸衰竭前,观测到呼吸功能的减退更重要。与 GBS 患者不同,症状恶化的 MG 患者若能在早期给予无创正压通气,则有可能避免气管插管。当肺活量降低至 15ml/kg 以下时,通常需要气管插管并予机械通气。

意识清醒的患者可考虑经鼻气管插管,除了患者更舒适外,出现插管运动移位的可能性也更小。机械通气的基本目标是帮助肺扩张并使呼吸肌得到休息。呼吸机可以选择 SIMV 或 AC 模式,设置高通气量,建议附加压力支持。可以参考如下设置:潮气量 12ml/kg,初始呼吸频率 12 次/分,呼气末正压 5~15cmH$_2$O,吸气峰流 30~40L/分。如果患者气管插管时间超过两周,或对气管插管难以耐受、吸痰困难、气管插管失败的则需要考虑气管切开。紧急情况下,如果无法气管插管,可以行环甲膜穿刺。在仅给予机械通气而无特异性治疗的情况下,小部分患者在几天后就能自主呼吸并耐受拔管,两周左右,这一比例能达到 50% 左右。床边肺功能检测能帮助判断是否可以脱机和拔管。具体的指标可参考表 11-4。发现以下危险因素与延长插管时间有关:插管前血清碳酸氢盐≥30mg/dL、插管后最大肺活量<25ml/kg 及年龄>50 岁。

表 11-4 重症肌无力患者肺功能测试

指标	正常值	气管插管标准	脱机标准	拔管标准
肺活量	>60ml/kg	≤20ml/kg	≥10ml/kg	~25ml/kg
最大吸气压力	>70cmH$_2$O	<30cmH$_2$O	≥20cmH$_2$O	40cmH$_2$O
最大呼气压力	>100cmH$_2$O	<40cmH$_2$O	≥40cmH$_2$O	50cmH$_2$O

（二）胆碱酯酶抑制剂

一旦患者气管插管机械通气就应该停用胆碱酯酶抑制剂，在症状改善后逐渐重新给药。重新使用该药的最佳时间还不确定。溴吡斯的明的最大有效剂量能达到每3小时120mg，但可导致口腔、支气管的分泌液增多，加重呼吸道阻塞。在某些治疗中心，持续性使用胆碱酯酶抑制剂作为重症肌无力危象的方法是有争议的。一是增加了心脏并发症的风险，可能诱发冠状动脉痉挛致心律失常和心肌梗死，二是导致唾液和气道黏液的过多分泌，增加了吸入性肺炎的风险。

（三）特异性治疗

1.血浆置换

血浆置换在MG中的应用尚缺乏循证医学的证据，主要是缺乏大规模的随机对照研究。但许多非对照临床系列研究都表明其对MG有效，尤其是对重症肌无力危象。血浆置换被推荐用于MG的短期治疗，尤其是严重病例用于缓解症状以及用于手术前准备。与免疫抑制剂的合用也未显示较单用免疫抑制剂有任何长期获益。血浆置换的疗效短暂，在一周内即可出现改善，效果持续1~3个月。血浆置换后，与免疫抑制剂相关的早期症状恶化发生率明显下降。血浆置换的应用方法与GBS中类似。

2.IVIg

IVIg的应用适应证与血浆置换相同。一些回顾性研究表明在重症肌无力危象的患者中血浆置换可能优于IVIg，然而，更大量的研究显示IVIg和血浆置换的效果是相当的，这其中有一项是前瞻性研究。没有足够的证据表明序贯使用血浆置换和IVIg能带来更多的获益。但有一些小型的病例研究发现，在IVIg治疗失败后，使用血浆置换可产生显著的效果。IVIg推荐的治疗总剂量是2g/kg。

3.肾上腺皮质激素和免疫抑制剂

尽管从没有在任何双盲、安慰剂对照试验中研究过肾上腺皮质激素的有效性，但大量的观察性研究表明口服泼尼松对70%~80% MG患者的症状缓解高度有效。重症肌无力危象予血浆置换或IVIg治疗5天仍无改善者，应开始给予肾上腺皮质激素治疗，通常为泼尼松60mg/d。在MG治疗中需要应用免疫抑制剂时，口服泼尼松是首选药物。有10%~15%的患者在治疗初期有一过性的症状恶化，如果没有气管插管则应该密切监测其呼吸功能。对于应用的剂量一直存有争议。有研究表明大剂量的甲强龙冲击治疗较常规泼尼松治疗并没有明显的优越性。具体的治疗可参考如下方案：对危象患者，不管是否应用血浆置换或IVIg，都应给予肾上腺皮质激素。严重危象患者，可每日给予1mg/kg泼尼松，显著的症状改善在10~14天后才会出现。如果有改善，患者持续治疗至少4周后再缓慢减量至最低有效剂量长期维持。减量过程要慢，可先改为2mg/kg隔日给药，然后每2周减2.5mg。症状较轻和使用血浆置换或IVIg治疗后迅速缓解的患者，起始剂量可稍微减少。在出现危象前就一直使用肾上腺皮质激素的患者应继续用药，或增加剂量。对于顽固性病例，可以加用免疫抑制剂。硫唑嘌呤是唯一进行过双盲对照临床研究，并被证明有效的药物。它和肾上腺皮质激素的联合用药较单用肾上腺皮质激素更为有效，且可以减少后者的用量。硫唑嘌呤起效较慢，通常延迟到4~12个月后，6~24个月获得最佳疗效，这限制了它在危象治疗中的应用。其他的免疫抑制剂如甲氨蝶呤、环孢素、吗替麦考酚酯等在小规模的临床试验中也被证明有效。

4. 胸腺切除

胸腺切除可以去除患者自身免疫反应的始动抗原，术后多数患者病情缓和和改善，单纯眼肌型和轻度重症肌无力者效果不明显。推荐对合并胸腺瘤的患者，不论病情如何都应实施胸腺切除。AchR抗体阳性早发全身型MG和对胆碱酯酶抑制剂反应差的患者建议胸腺切除，理想的是在起病的第一年实施。美国神经病学学会指南认为，在非胸腺瘤患者，为增加症状缓解和改善可能性，胸腺切除可作为一种选择。MuSK-MG患者，胸腺切除的作用尚不明确。胸腺切除后疗效在数月至数年后才能体现。胸腺切除应在病情平稳时实施，手术本身可诱发危象。术前有肌无力危象史和延髓肌无力症状是术后出现危象的预测因子。然而，有证据显示，非胸腺切除患者可能有更高的复发危象的风险，且出现危象后病情更重，需要更长时间的机械通气和住院时间。

5. 一般治疗

对有吞咽障碍者，放置鼻胃管并给予肠内营养，预防消化道并发症。长期卧床者要预防深静脉血栓的形成。对于应用胆碱酯酶抑制剂导致腹泻或分泌物增多的患者可给予格隆溴铵或阿托品对症处理。对于长期肾上腺皮质激素治疗的，要积极预防并发症。加强护理，勤吸痰，湿化气道。合并呼吸道感染者，选择对神经-肌肉接头无阻滞作用的抗生素积极控制感染。密切监测患者的生命体征，及时处理可能出现的自主神经功能紊乱症状，如血压波动、心律失常等。

重症肌无力危象的治疗无疑是神经重症监护的成功典型案例，死亡率从过去的30%下降到现在的5%左右。早期气管插管防止吸入性肺炎和积极的治疗可能是导致死亡率下降的原因。死亡的主要原因包括肺炎、肺栓塞、肾上腺皮质激素相关的消化道出血、心律失常及静脉置管并发症等。

表11-5 重症肌无力危象的神经重症管理

(1) 进入NICU以观察呼吸功能
(2) 显著吞咽困难时评估呼吸通路
(3) 分泌物显著增多或考虑为胆碱能危象时停用吡啶斯的明
(4) 查心电图、胸片及基本实验室检查
(5) 每3～8小时检查肺活量及呼气正压/吸气负压
(6) 监测动脉血气分析；如果出现自主神经功能紊乱症状：
1) 在可耐受范围内尽量静脉补充血容量
2) 纠正低血钾、低血钙或低血镁
3) 如果有必要应给予血管升压治疗或静脉内抗高血压药物以调控血压
4) 必要时给予抗心律失常药物
(7) 肺功能下降或高碳酸血症加重时应考虑选择性气管插管
1) 尽量避免药物性瘫痪
2) 呼吸功能下降缓慢且已开始治疗者可考虑尝试双水平气道正压通气
(8) 放置中心静脉导管进行血浆置换治疗
1) 血浆置换治疗方案可选择隔天一次，共5次；或者连续3天，隔天一次，共5次
2) 如果没有改善，开始一个5天疗程的IVIg
3) 予泼尼松60mg/d
4) 考虑长期免疫抑制药物

续表

(9) 重症监护单元医嘱

1) 放置鼻胃管并开始鼻饲肠内营养

2) 开始胃肠道并发症和深静脉血栓形成的预防措施

3) 开始胸部理疗和物理治疗方案

4) 必要时抗感染治疗。选择对神经-肌肉接头处影响最小的抗生素

(10) 当四肢或呼吸肌肌力改善后可尝试脱机

1) 再次给予吡啶斯的明 60mg,q4h~q6h

2) 如果存在腹泻或呼吸道分泌物增加时给予格隆溴铵 1mg,q8h

(张 丽)

第五节 Lambert-Eaton 肌无力综合征

Lambert-Eaton 肌无力综合征（LEMS）是由抗钙通道自身抗体介导的自身免疫疾病，自身抗体 IgG 作用于神经末梢突触前的电压门控性钙通道（P/Q 型），使乙酰胆碱释放减少，导致终板去极化受损。

典型临床表现为肢体近端肌肉渐进性无力，绝大多数患者以下肢无力为首发，大多数患者有自主神经功能障碍（如口干、便秘及性功能障碍等），少数患者有眼肌无力、肌痛及手足感觉异常，罕有呼吸麻痹。体格检查可发现腱反射降低或消失（重症肌无力患者的腱反射不受影响），无力肌肉持续收缩后肌力明显增加，反射也可出现。

LEMS 可伴发肿瘤及自身免疫疾病。LEMS 分为两大类：①副肿瘤性。占大约 60%。大多数患者吸烟，半数患者有小细胞肺癌（癌性 LEMS），也可伴发于淋巴瘤。此类患者的发病年龄多为 40 岁后，男性多见。②非肿瘤性。称为非癌性 LEMS，任何年龄均可发病，常有特定器官的自身免疫疾病，如 Hashimoto 甲状腺炎、恶性贫血、白斑及青春期前卵巢衰竭。

一、诊断

诊断依据：①临床表现为近端肌无力（下肢重于上肢），自主神经功能异常，腱反射消失；②伴发有小细胞肺癌及自身免疫疾病；③血清中存在抗电压门控性钙通道抗体（具有诊断价值）；④电生理检查表现为 10Hz 以上频率的重复电刺激后波幅增加超过 100%，或肌肉活动后复合肌肉动作电位波幅增加 50% 以上。

二、治疗

（一）症状治疗

症状治疗是通过增加肌肉终板的乙酰胆碱浓度来改善症状。首选乙酰胆碱酯酶抑制剂，其中多个安慰剂对照试验证实有效的药物并被欧洲神经病学会推荐为首选的是 3,4-二氨基吡啶，所有患者的症状（运动症状和自主神经症状）都可能得到一定程度的改善。该药通过阻断电压门控性钾通道，增加乙酰胆碱递质释放，延长神经动作电位。成人起始剂量为 10mg，每日 4~5 次，然后逐渐增加剂量，最大剂量为每日

80mg。不良反应与剂量有关,可有感觉异常、疲劳、胃肠道不适(腹泻、腹痛),过量可引起焦虑、兴奋及抽搐。所有的不良反应均是可逆的,减量后症状可消失。

其他药物对 LEMS 症状的改善效果轻微,可选用的药物有:①溴化吡啶斯的明 30～120mg,每日 3～6 次。仅用于其他方法无效或有禁忌者。②胍乙啶可增加乙酰胆碱递质释放,每日 5～15mg/kg,分 2 次口服。因不良反应(共济失调、感觉异常、胃肠道不适,意识模糊,皮肤干燥,心房纤颤,低血压,骨髓抑制及肾炎等),较少应用。

(二)免疫治疗

适用于严重的患者。

1.免疫抑制剂

可用泼尼松、硫唑嘌呤或环孢菌素,非肿瘤患者应在 4 年后应用,剂量及方法同重症肌无力。

2.血浆交换

用于病情严重的难治性患者。方法同重症肌无力,起效较重症肌无力慢。

3.静脉内免疫球蛋白

被随机对照试验证实有效。几天内起效,2 周后可得到明显改善,对大多数患者具有缓解作用。2g/kg 分 2～5d 静脉滴注可使病情缓解达 10 周,但一般应随后每月一次(0.4mg/kg)以维持疗效。

(三)治疗伴发疾病

对伴发疾病进行治疗可改善甚至恢复神经症状。

(张　丽)

第六节　先天性肌无力综合征

先天性肌无力综合征(CMS)是由于突触前、突触或突触后缺陷所致的一组异质性遗传性疾病。其缺陷包括:乙酰胆碱进入突触囊泡的合成或包装、乙酰胆碱释放、乙酰胆碱引起突触后去极化的效力。

一、分类

CMS 的分类如下。

(一)突触前缺陷

胆碱乙酰转移酶缺乏(CMS 伴发作性呼吸暂停)。

突触囊泡缺乏伴释放减少。

类 Lambert-Eaton 综合征。

其他突触前缺陷。

(二)突触缺陷

终板乙酰胆碱酯酶缺乏。

(三)突触后缺陷

通道异常伴或不伴乙酰胆碱受体缺乏。

乙酰胆碱受体缺陷伴或不伴轻度通道异常。

缔合蛋白缺陷。

网格蛋白缺陷。

突触后慢通道 CMS 为显性遗传所致的不同乙酰胆碱受体亚单位功能获得性突变,其他 CMS 为隐性遗传所致的终板特异性蛋白功能丧失性突变。

典型的 CMS 临床上表现为婴儿或幼儿开始出现肌无力症状,运动功能发育正常或延迟,有时病情可进展至成人。有些类型的 CMS 患者的肌无力症状轻,但可突然加重,甚至出现呼吸无力发作。其肌无力仅累及骨骼肌,不累及心肌和平滑肌。血清抗乙酰胆碱受体抗体或抗 Musk 抗体阴性。慢通道综合征可在 10～30 岁发病。胆碱乙酰转移酶缺乏所致的 CMS 症状为发作性。有些 CMS 有特征性临床表现(见诊断部分)。

二、诊断

(一)典型患者

婴幼儿期发病的眼肌、延髓肌及肢体肌疲劳性无力。

有家族史。

肌电图检查 2～3Hz 刺激有降低反应。

抗乙酰胆碱受体抗体阴性。

(二)非典型患者

少数 CMS 起病年龄延迟。

缺乏家族史。

所有肌肉肌电图无异常或间断性异常。

无力局限于特定的肌肉。

(三)提示特征性诊断的线索

1. 终板乙酰胆碱酯酶缺乏

重复复合肌肉动作电位;对胆碱酯酶抑制剂无反应;瞳孔光反应延迟。

2. 慢通道 CMS

重复复合肌肉动作电位;大多数患者其颈、腕及指伸肌选择性严重受累;显性遗传。

3. 终板胆碱乙酰转移酶缺乏(CMS 伴发作性呼吸暂停)

反复呼吸暂停发作,自发性或伴发热、呕吐、兴奋;发作间期没有或有程度不同的肌无力,眼球运动不受影响;10Hz 刺激 5min 出现明显的复合肌肉动作电位降低,随后缓慢恢复,休息时 2Hz 刺激肌电图无降低,10Hz 刺激 5min 后降低出现,然后缓慢消失。

对 CMS 患者进行相关的基因检测(包括产前),目前临床上已可应用。

在诊断 CMS 时,新生儿、婴儿及儿童患者需与下列疾病鉴别:脊肌萎缩、先天性肌病、先天性肌营养不良、婴儿强直性肌营养不良、线粒体肌病、婴儿肉毒中毒、自身免疫性重症肌无力;大龄患者需与下列疾病鉴别:运动神经元病、周围神经病、肢带型或面肩肱型肌营养不良、线粒体肌病、慢性疲劳综合征、自身免疫性重症肌无力。

三、治疗

由于 CMS 有多种类型，同一药物对某一种 CMS 有效，对另一种 CMS 可能为禁忌。因此，在进行合理治疗前须明确诊断。

CMS 患者对乙酰胆碱的突触反应可增加或降低。突触反应降低者可应用增加乙酰胆碱激活受体数量的抗胆碱酯酶药或增加乙酰胆碱释放数量的 3,4-二氨基吡啶，因慢通道型分子缺陷者其突触反应增加，需应用奎尼丁，它是一种长效的乙酰胆碱受体通道开放的阻断剂，禁忌用于其他类型的 CMS，抗胆碱酯酶药及 3,4-二氨基吡啶对慢通道 CMS 也有害。

（一）药物治疗

1. 胆碱乙酰转移酶缺乏（CMS 伴发作性呼吸暂停）

可预防性应用溴化吡啶斯的明。因呼吸暂停可突然发生，故患者应备有充气式抢救包及面罩。并教会患者肌内注射新斯的明。有条件在家中应安置呼吸暂停监测仪。

2. 突触囊泡缺乏伴释放减少

对抗胆碱酯酶药有部分反应。因 3,4-二氨基吡啶可进一步减少突触囊泡的储备，故禁用。

3. 类 Lambert-Eaton 综合征

对 3,4-二氨基吡啶应有反应，但有无效的个例报道。

4. 终板乙酰胆碱酯酶缺乏

此病无满意的治疗药物。部分患者应用麻黄碱（25mg，每日 2～3 次）后有主观的改善。部分患者应用泼尼松隔日疗法可获得轻微改善，但也有无效或症状加重的报道。依赖呼吸器的严重患儿，间断性应用乙酰胆碱受体阻断剂阿曲库铵，可防止乙酰胆碱受体过度暴露于乙酰胆碱，使症状得到改善，暂时脱离呼吸器。

5. 慢通道 CMS

奎尼丁可缩短通道开放时间，其作用与剂量呈依赖关系。成人用法为 200mg，tid，1 周后逐渐加量，维持血清水平在 $2.5\mu g/ml(3\sim 7.5\mu mol/L)$，血药浓度达到满意水平后可换用缓释剂。儿童剂量为每日 15～60mg/kg，分 4～6 次服用，缓释剂剂量为 10～15mg/kg，分 3 次服用。

奎尼丁不能用于其他类型的 CMS。不良反应有：胃肠道反应，高敏反应（发热、肝功能损害、溶血性贫血、粒细胞缺乏、血小板减少性紫癜、皮疹），心脏反应（房室传导阻滞、QT 间期延长、室性心律失常）。奎尼丁对细胞色素 P450IIDA 有抑制作用，可损害某些药物的代谢（如可待因、三环类抗抑郁剂、抗心律失常药及地高辛），增强华法林的抗凝作用。维拉帕米、西咪替丁及尿碱化药可升高奎尼丁的血清水平。

不能耐受奎尼丁者可应用氟西丁，逐渐加量到每日 100mg。其效果及起效时间均不如奎尼丁。不良反应有恶心、神经质、失眠、性功能障碍，老年患者可能发生低钠血症。

6. 快通道 CMS

溴化吡啶斯的明与 3,4-二氨基吡啶（每日 1mg/kg 分次服用）联合治疗对快通道 CMS 有较好效果，不伴终板乙酰胆碱受体缺乏者的效果更好。

7. 乙酰胆碱受体缺陷伴或不伴轻度通道异常

大多数患者对抗胆碱酯酶药有不完全的反应，加用 3,4-二氨基吡啶（每日 1mg/kg 分次服用）对 1/3 患者可产生进一步的改善。3,4-二氨基吡啶可增加肌肉的耐力，减轻睑下垂，但眼外肌的反应较肢体肌肉差。

部分患者持续治疗后其效果会降低。

(二)一般治疗

严重者有呼吸受累,吞咽障碍,进行性脊柱畸形。部分婴儿出生后不能呼吸,但数月后可逐渐脱离呼吸器;而后期发生呼吸麻痹者,开始仅在夜间需辅助呼吸,以后白天也需辅助呼吸。脊柱畸形需注意监测,如进行性发展且较严重,需进行矫正手术。手术最好选择在椎骨生长停止后少年早期进行。严重的吞咽障碍者需安置胃造瘘管。

早期诊断和治疗,可缓解或避免上述威胁生命的并发症。

(张 丽)

第七节 代谢性肌肉病

代谢性肌肉病主要是指和能量代谢相关的肌肉病,包括线粒体病、糖代谢性肌肉病和脂肪代谢性肌肉病,这些疾病的临床特点除骨骼肌损害外,还常常存在其他系统的损害,特别是心脏。

一、线粒体病

【概论】

线粒体病是由于遗传因素导致的线粒体呼吸链功能障碍性疾病,也称为线粒体细胞病。临床上一般都出现多系统损害的特点,出现不同的临床综合征,其中比较常见的临床综合征是线粒体脑肌肉病伴随乳酸血征和卒中样发作(MELAS)、亚急性坏死性脑脊髓病(Leigh'disease)和慢性进行性眼外肌瘫痪(CPO)。线粒体基因突变相关疾病的发病率在6~17/100000人。

【病因和发病机制】

线粒体作为一个重要的细胞器,除承担许多代谢功能外,还产生ATP、产生95%的活性氧、调节细胞内的氧化还原平衡以及调控细胞凋亡。线粒体的功能因基因突变出现异常均可以出现细胞代谢的紊乱。其发生和线粒体基因以及核基因突变有关,其中线粒体基因的遗传具有母系遗传特点。线粒体DNA突变导致的呼吸链功能缺陷和氧化磷酸化酶异常具有极限效应,即突变线粒体基因的比例必须超过临界极限才能产生临床症状。一个细胞或一个组织的突变型和野生型mtDNA比例不同,导致患者之间各个器官的损害程度也存在差异,这种情况称为遗传异质性。当突变型mtDNA比例增高达到一定的阈值时,才表现出临床症状和体征。一般代谢高的组织如脑和心脏通常对mtDNA突变有较低的耐受性,是线粒体疾病易受累的组织和器官。

【病理改变】

骨骼肌出现线粒体增生,可以看到和破碎红纤维和细胞色素氧化酶阴性肌纤维。电镜下可以发现巨大线粒体,线粒体内出现类结晶包涵体。脑损害表现为皮质或基底节的海绵样坏死伴随毛细血管的显著增生。脑组织出现灰质区域的海绵样改变。

【临床表现】

线粒体基因突变导致不同的临床综合征。有的患者出现多系统损害,有的患者仅出现内分泌异常、心肌损害、听神经和视神经损害。

线粒体脑肌肉病伴随乳酸血征和卒中样发作（MELAS）：遗传特点是母系遗传。发病年龄平均10岁，一般在2～40岁。首发症状表现为偏头痛样发作和呕吐、癫痫、遍身无力或偏盲。主要临床表现包括：①脑病，表现为发作性头痛或呕吐、意识丧失和癫痫，类似卒中的脑局部症状表现为皮质盲或偏盲、偏瘫。部分病人有听力丧失、痴呆或智能发育迟缓。②其他系统损害，出现色素视网膜病、心肌病、身材矮小和糖尿病。可以孤立或联合表现。③肌肉病，多数患者的肌肉损害为亚临床改变或被突出的脑病症状所掩盖，表现为运动不耐受或近端对称性无力；死亡原因是心力衰竭和癫痫持续状态。

慢性进行性眼外肌瘫痪（CPO）：多数患者散发出现，也可以表现为常染色体遗传或母系遗传。可以在不同年龄发病，主要表现是出现进行性发展的眼睑下垂和眼球活动障碍。在少数患者伴随出现感觉共济失调神经病，少数患者在晚期出现四肢无力、神经性耳聋、构音障碍和轻度面无力。一些病人出现白内障、酮症酸中毒、甲状腺肿。

Leigh病多在婴儿期发病，出现呼吸异常、眼球运动障碍、呕吐以及四肢无力表现。部分患者存在癫痫发作。

线粒体肌病，发病年龄可从儿童到成年，性别无差别。最主要的临床症状为轻度活动后即感到极度疲乏，例如行走数百米或上楼时感到极度困难，休息一段时间才能继续活动，而且常常伴有肌肉酸痛。有少数病人肌无力的症状呈周期性发作。部分病人肌肉有压痛，仅少数病人出现肌萎缩，有时伴有深层感觉减退。

【辅助检查】

1.生化检查

高乳酸/丙酮酸（＞50∶1）提示呼吸链阻断，正常不除外线粒体疾病。脑肌病者CSF中乳酸含量也增高。血清CK正常或轻度升高，线粒体DNA丢失可以非常高。

2.电生理检查

肌电图检查在部分病人出现肌源性损害。心电图检查在部分病人异常。脑电图也可以发现癫痫波。

3.基因检查

临床表现为典型的母系遗传的线粒体病，应当首先进行相关的线粒体基因检查。如果临床表现提示核基因异常，也应当进行基因检查。

4.MRI检查

大脑半球后部卒中样损害提示MELAS。

5.肌肉活检

出现骨骼肌损害者可以通过肌肉活检进行协助诊断，发现破碎红纤维可以明确诊断，但阴性不能排除诊断。

【诊断和鉴别诊断】

当患者出现骨骼肌、心脏或脑损害，辅助检查发现血乳酸异常增高，临床、MRI以及电生理检查提示疾病累及多个毫不相关的器官，并难以解释相互联系，应当考虑到线粒体病的可能性。要确定诊断需要结合患者可能的临床分类进行基因热点突变的检查，当伴随骨骼肌损害表现，也可以通过肌肉活检加以确诊。

MELAS需要和病毒性脑炎加以区别，枕叶皮质损害为主以及临床表现的波动性是MELAS的特点，尽管该病出现卒中样发作，但从不出现真正的脑梗死改变。慢性进行性眼外肌瘫痪需要和重症肌无力加以区别，但眼外肌瘫痪症状没有晨轻暮重特点而不同，后者需要进行AChR抗体或肌电图的重频刺激加以确定。Leigh病主要和儿童发病的脑炎鉴别，后者发病更急，前者眼球活动障碍更突出。线粒体肌病需要和进行性肌营养不良鉴别,后者的无力表现多持续存在。

【治疗】

应当防止感染和精神刺激的发生。药物可以导致线粒体或能量代谢的异常,如丙戊酸类药物应当尽可能不要采用。有氧耐力锻炼可以提高组织毛细血管的密度、增加血管的通透性及线粒体氧化磷酸化相关酶的活性水平,提高患者的肌力。饮食成分中糖类降低,脂肪含量升高。癫痫、血糖、酸中毒、心脏损害、胃肠症状和肺部感染的控制对于患者均可能是挽救生命的治疗。眼外肌瘫痪可以做整形手术,听力丧失可以做耳蜗植入术等。

给予辅酶 Q_{10}、烟酸、肉碱、维生素 C、维生素 B_1、维生素 B_2、维生素 E、维生素 K 等药物治疗。辅酶 Q_{10} 能抑制脂质的过氧化、抗自由基和直接传递电子给复合酶Ⅲ,维持线粒体内腺苷酸浓度,增加 ATP 的合成和减少细胞的钙超载。一般 50~200mg tid,重度患者可达 1000mg/d,可以提高患者运动耐力,降低血乳酸,使卒中样发作和癫痫停止。维生素 C 和维生素 E 为氧化还原剂,一般给予维生素 C 10mg/(kg·d)或 100~400mg/d。维生素 E 为 200~1200U/d。维生素 K 是 NADH 向辅酶 Q 和细胞色素 C 传递电子的重要载体,维生素 K_1 为 10mg/(kg·d),治疗酶复合体Ⅰ或Ⅲ缺陷型的线粒体病,维生素 K_3 为 5~80mg/d。左旋肉碱 300~1000mg tid,维生素 B_1 为 20~50mg tid,维生素 B_2 为 50~200mg/d。

【预后】

单纯的线粒体肌病和慢性进行性眼外肌瘫痪一般预后相对良好,而线粒体脑肌病和脑病预后相对差。可以因为癫痫持续状态或心脏病而死亡。

二、脂肪代谢性肌病

【概述】

脂质沉积性肌病是由于肌肉中长链脂肪酸代谢障碍,导致大量脂质沉积在肌纤维中而引起的一组骨骼肌疾病。

【病因和发病机制】

骨骼肌的脂肪酸代谢包括三个过程:①肌纤维摄取和激活脂肪酸;②脂肪酸在肌纤维内进入线粒体;③脂肪酸在线粒体内参加 β 氧化,其终产物乙酰辅酶 A 进入三羧酸循环生成 ATP。该过程的任何异常都可以导致脂肪代谢的异常。在众多脂肪代谢性肌病中最多见的类型是多种酰基辅酶 A 脱氢酶缺乏,致病基因包括电子转移黄素蛋白的电子黄素蛋白 A、电子转移黄素蛋白的电子黄素蛋白 B 基因和电子转移黄素蛋白脱氢酶基因(ET-FDH)。

【病理改变】

主要病理表现为肌纤维中过多的脂肪颗粒沉积,肌纤维大小正常或略小于正常,没有间质结缔组织增生和炎细胞浸润。电镜下可见脂肪滴存在于肌原纤维之间。肌膜及肌纤维间成堆无膜空泡呈簇状排列。脂肪空泡周围肌纤维受挤压使肌节间距长短不等。肝细胞、肾脏上皮细胞、心肌纤维和外周血白细胞中也有脂肪聚集。

【临床表现】

1.肉毒碱缺乏综合征

原发性肉毒碱缺乏:①肌肉的肉毒碱缺乏,典型表现为儿童后期或青年期开始出现的进行性四肢近端肌无力,面肌和呼吸肌可受累,可以出现肌肉痉挛和不能耐受疲劳,偶见新生儿和婴儿期出现肌张力低下和运动迟缓。②系统性肉毒碱缺乏,多在婴儿期或儿童期起病,反复发作性肝性脑病、肝增大和肾衰竭,心肌受累较少见。肌肉病表现为非特异性,面肌和近端肌肉可受累,但多被急性脑病的症状所掩盖。婴儿患者无明显肌病表现,仅表现为轻度力弱和肌张力减低。

继发性肉毒碱缺乏:包括戊二酸尿症1型、线粒体呼吸链缺陷,长期使丙戊酸或其他药物、肾Fanconi综合征和透析、肝硬化营养不良,妊娠和免疫抑制药治疗。这类患者也可以出现肢体无力,但常常被原发病所掩盖。

2.β氧化酶的缺陷

β氧化酶的缺陷出现在多种疾病:①短链酰基辅酶A脱氢酶缺乏,分为新生儿型和成人型。新生儿型在出生后几天内出现进食减少、呕吐和代谢性酸中毒。6个月内出现较明显进行性肌无力和肌张力减低。成人型主要表现为近端型肌无力和显著的肌肉疼痛。②中链酰基辅酶A脱氢酶缺乏,是最常见的脂肪酸氧化代谢异常的疾病。典型症状包括不能耐受饥饿,恶心,呕吐,低酮低血糖,疲劳和昏迷。肝增大伴肝细胞内脂肪沉积为其特征性表现。③长链酰基辅酶A脱氢酶缺乏,发病年龄更早、症状更为严重。患儿不能耐受饥饿,脂肪酸代谢缺陷,肝、心脏增大。疾病早期非酮症性低血糖发作更常见,可有发育迟滞,后期出现近端性肌肉病,肌痛、肌痉挛和反复肌红蛋白尿,肌无力和肌张力减低可以很显著。静脉注射葡萄糖可以缓解部分患者急性期肌肉症状。④极长链酰基辅酶A脱氢酶缺乏:患者多在2岁左右发病,主要分为两种类型,轻型表现为非酮症性低血糖,不伴有心肌病。严重早发型表现为非酮症性低血糖,伴有扩张型心肌病,死亡率较高。⑤多个酰基辅酶A脱氢酶缺乏,青少年或成年发病的患者不易与其他脂肪酸代谢障碍导致的肌肉病相区分。主要症状为肌肉疼痛,不耐受疲劳,可伴有进行性肌无力。维生素B_2可以部分或完全恢复酶的活性。⑥3-羟酰基辅酶A脱氢酶缺乏,发病年龄多在2岁以下,临床表现包括低酮低血糖,肌肉病和(或)心肌病以及猝死。

3.肉毒碱酰基肉毒碱易位酶缺陷

肉毒碱酰基肉毒碱易位酶协助酰基肉毒碱转运通过线粒体内膜与肉毒碱交换。患者多为新生儿和婴儿,出现严重的低酮低血糖症,伴心肌病。脂肪沉积累及多系统,包括肝、心脏、骨骼肌和心肌。

4.Chanarin病和多系统三酰甘油沉积病

常染色体隐性遗传。主要表现是:①肌纤维、肝细胞、胃肠道上皮、子宫内膜、表皮基底细胞和颗粒细胞、骨髓细胞和培养的肌细胞和成纤维细胞中性脂肪沉积;②鱼鳞病;③不同神经系统症状包括儿童期精神运动发育迟滞,眼震,共济失调,神经感觉性耳聋,小头和肌病。近端肌肉缓慢进行性力弱,颈部和轴部肌肉多不受累。

5.肉毒碱棕榈转移酶(CPT)缺乏

有两个临床表型:晚发型20岁以后发病,出现饥饿和持续运动诱发的反复肌肉疼痛和肌红蛋白尿并导致肾衰竭,可伴有肌痉挛;婴儿型特征为发作性肝衰竭伴有非酮症性低血糖和昏迷。

【辅助检查】

1.肌酸激酶

出现不同程度的增加。

2.肌电图

肌电图多为肌源性损害,有时可伴有神经源性损害。

3.肉碱测定

在肉碱缺乏患者出现下降。

4.肌肉活检

多数患者可以发现肌纤维内脂肪滴增加。

5.基因检查

可以发现不同类型患者的基因突变。

【诊断和鉴别诊断】

本病目前的诊断多在临床表现的基础上，结合肌肉活检结果即可考虑到此病。进一步分型有待血清和肌肉中肉毒碱测定和基因检查。诊断本病时应该注意到影响脂肪酸转运和代谢的疾病均有可能导致肌纤维内脂肪滴沉积。

鉴别诊断包括：①多发性肌炎，临床特点是对称性近端肌无力，伴或不伴吞咽困难和呼吸肌无力，糖皮质激素治疗效果慢，肌肉病理改变为炎性细胞浸润，肌纤维破坏坏死、萎缩，没有大量脂肪滴沉积。②肢带型肌营养不良，临床上以肩胛带和骨盆带肌不同程度的持续性无力或萎缩为主要特点，没有症状的波动性。肌肉病理表现为肌纤维的坏死、再生、直径变异增大，肌纤维内脂肪滴增多不明显。③糖原贮积症，在高强度运动等葡萄糖需求较大时发病，运动诱发的肌无力、痛性痉挛或骨骼肌溶解。可合并脑、心脏、肝等多系统受累。肌肉病理可见大量糖原沉积，脂肪滴不多。④线粒体肌病，表现为肌无力以及运动不耐受，常累及眼外肌，多伴有糖尿病、卒中样发作、视神经萎缩、听力下降、胃肠道症状等多系统受累表现。肌肉病理以MGT染色出现破碎红纤维为特点。

【治疗】

一般不要进食太多的动物脂肪，不要在饥饿状态下进行剧烈活动。长期进行低长链脂肪酸饮食可控制疾病发展，减少脂肪在肌肉的沉积，从而控制疾病发展。

肉毒碱缺乏补充肉毒碱、中链脂肪酸饮食或给予泼尼松治疗。左旋肉毒碱推荐治疗剂量为成年人1~4g/d，儿童100mg/(kg·d)，需要终身治疗。部分患者肌无力症状可以显著缓解，但不能减少脑病的反复发作。糖皮质激素可以增加线粒体膜对脂肪酸的通透性，也可激活肌肉内三酰甘油脂肪酶，加速脂肪酸的分解，可能对本病有疗效。多种酰基辅酶A脱氢酶缺乏症对维生素B_2有明显的效果。

【预后】

部分类型可以有良好的治疗效果，但中性脂肪沉积病没有好的治疗效果。因伴随的心脏病而死亡。

三、糖原累积病

糖原累积病是因先天性糖原代谢障碍而引起的一组疾病，是罕见病。多数病例由于缺乏糖原分解酶而导致糖原在溶酶体内贮积，造成细胞代谢功能缺陷。根据不同类型的酶缺陷，目前本组疾病的分类已达10余种。据报道，以肝、心肌和骨骼肌最常受累，约50%的病人以慢性进行性疾病为主要临床表现。

(一)糖原累积病第Ⅱ型

糖原累积病第Ⅱ型，也称为Pompe病，由酸性麦芽糖酶缺陷造成。

【病因和发病机制】

麦芽糖酶分为酸性和中型两种，能分解α-1,4糖苷键和α-1,6-糖苷键而使葡萄糖分子游离。致病基因定位于染色体17q2上，编码蛋白为酸性麦芽糖酶，基因突变后导致溶酶体缺乏酸性麦芽糖酶，不能分解糖原而使糖原沉积于溶酶体内，使溶酶体增生、破坏，造成细胞功能缺陷。

【病理改变】

病理改变以婴儿型最严重，肌纤维出现大量空泡，PAS 染色显示空泡内糖原增多，肌纤维直径变异小，没有明显的间质结缔组织增生。电镜下可见溶酶体中充满糖原颗粒，溶酶体增生破坏，糖原沉积以Ⅰ型纤维严重。心肌、肝、脊髓和脑神经细胞内大量糖原贮积。

【临床表现】

为常染色体隐性遗传，也可散发。临床上可分婴儿型、儿童性和成年型。

1. 婴儿型，最严重。起病于出生后 1～6 个月。首发症状为呼吸困难和发绀，骨骼肌张力低下、无力。体检可见巨舌、肝大，存在心肌病。本病进展迅速，常于数月内死亡。

2. 儿童型，常在 1 岁以后发病，开始行走的时间晚于正常儿童。肩带和盆带肌和躯干肌缓慢进行性力弱，走路姿势呈鸭步，常伴腓肠肌肥大。舌肌、心、肝受累，均轻于婴儿型。存活时间可达 20 年以上，多死于呼吸衰竭。

3. 成年型，成年发病，以四肢近端及躯干肌受累为主，即无力呈缓慢进行性加重，心肌和肝多不受累。存活时间较长。个别患者也可以出现严重的呼吸肌功能障碍。

【辅助检查】

1. 血生化检查

血清 CK 正常或轻度升高。剧烈运动后部分病人可出现肌红蛋白尿。前臂缺血运动试验在运动前和运动后血乳酸水平不增高，正常人在运动后血乳酸水平升高 3～5 倍。

2. 肌电图

肌原性损害，可见纤颤电位及肌强直电位。

3. 肌肉活检

肌纤维内糖原沉积，糖原沉积在肌纤维内形成镶边空泡，Ⅲ型表现为肌纤维内团块样沉积。

4. 骨骼肌生化检查

肌肉、血液和成纤维细胞内酸性麦芽糖酶减少或缺乏，10% 的患者可以发现酶活性正常。

5. 基因检查

在糖原累积病Ⅱ型可以发现酸性麦芽糖酶基因突变。

【诊断和鉴别诊断】

本病诊断以临床表现、肌活检缩减以及肌肉中酸性麦芽糖酶减少为依据。婴儿型患者的白细胞、成纤维细胞和尿内酸性麦芽糖酶均缺乏，中性麦芽糖酶也缺乏。儿童性在肌肉、心、肝和白细胞内，酸性麦芽糖酶下降。成年型患者只在肌肉、肝内酸性麦芽糖酶下降，而中性麦芽糖酶活性存在，可据此来鉴别本病的不同类型。

鉴别诊断主要排除其他类型的空泡肌肉病，Danon 病的临床表现为肌肉无力、心脏病以及部分患者出现周围神经病，病理检查也是出现肌纤维内空泡形成，但酸性麦芽糖酶正常。脂肪代谢性肌肉病可以出现波动性四肢无力，肌肉病理可以发现大量脂肪滴沉积。此外肢带型肌营养不良的个别类型也存在含有大量空泡的肌纤维，但没有膜性包裹的糖原。

本病可见大量糖原堆积及溶酶体增生和破坏。

【治疗】

可以给予 α-酸性麦芽糖酶进行酶替代治疗，对所有类型的患者都有效，可以改善心肌的病理改变，大幅度延长婴儿型患者的寿命，但对于骨骼肌无力症状效果不好。有氧训练增加循环能力，给予一水肌酸可以改善症状增加缺血耐受,对抗运动诱发的骨骼肌溶解,但大剂量可以诱发肌痛。防止肌肉等容积运动以及最大有氧运动。给予高糖类食物对患者有利。

预防此病的继续遗传首先要做产前检查,一般在妊娠14～16周做宫内羊水穿刺和羊水细胞培养,测定其酸性麦芽糖酶活性,若发现活性降低则应终止妊娠。

【预后】

婴儿型在不进行酶替代治疗的情况下多在1岁死亡,儿童型一般可以维持生存20年,成年型更长,最后多因为呼吸衰竭而死亡。

(二)糖原累积病第Ⅴ型

糖原累积病第ⅤⅤ型,也称为McArdle病。由磷酸化酶缺陷造成。

【病因和发病机制】

本病系常染色体隐性遗传病,基因定位于11q13。磷酸化酶是糖原在水解过程中最重要的酶,它分解 X-1,4糖苷键,生成自由基葡萄糖分子。磷酸化酶分布于骨骼肌、肝、肾等其他组织,但本病仅限于骨骼肌内磷酸化酶缺乏,造成糖原在肌细胞内堆积而发病。一般继续活动后身体为调整肌肉代谢而心搏出量增加,动员体内自由脂肪酸氧化提供肌肉能量,因而症状减轻,为临床"二阵风"现象的产生原因。

【病理改变】

特征性骨骼肌病理改变为肌纤维膜下出现空泡形成,空泡内贮积大量糖原颗粒。肌纤维的直径变异不大,没有间质结缔组织增生。电镜下大量糖原颗粒堆积于肌膜下及肌原纤维间。

【临床表现】

起病年龄不一,可有儿童至成年人发病。首发症状为活动后四肢肌力弱、僵硬和疼痛。在休息状态下,肌肉的收缩和放松正常,但在剧烈活动后,尤其在缺血条件下,发生肌痉挛。以上现象往往持续数分钟至数小时不等。偶尔可累及咀嚼肌和吞咽肌。如继续进行四肢轻度活动数分钟后,四肢无力症状减轻或消失,称为继减现象或"二阵风"现象。部分病例可出现肌肉假性肥大,触之坚硬,晚期可见肌萎缩。部分病人有心动过速、呼吸困难。

【辅助检查】

1. 血生化检查

血清CK正常或轻度升高。剧烈运动后部分病人可出现肌红蛋白尿,该现象出现在50%的患者。前臂缺血运动试验在运动前和运动后血乳酸水平不增高。

2. 肌电图

在肌肉放松势呈正常电位,前臂缺血运动试验室肌电图呈电静息,重复神经电刺激显示诱发电位波幅递减。

3. 肌肉活检

糖原主要集中在肌纤维膜下。

4. 骨骼肌生化检查

在Ⅴ型可以发现磷酸化酶缺乏。

5. 基因检查

存在磷酸化酶的基因缺陷。

【诊断与鉴别诊断】

本病诊断主要是根据临床表现,即剧烈运动后肌痉挛及疼痛,继续运动后出现继减现象,生化检查发现肌肉磷酸化酶缺陷。

鉴别诊断需要排除：①Tarui病，后者为常染色体隐性遗传，由于磷酸果糖及酶缺陷引起。临床症状和McArdle病相同，但肌肉的组织化学染色可显示磷酸果糖及酶缺乏。②神经性肌强直，该病常有肌纤维颤搐，出汗过多，甚至在休息时已出现肌纤维颤动和肌痉挛，服用苯妥英钠、卡马西平和普鲁卡因胺等可使症状缓解，肌活检组化染色正常。③脂肪代谢性肌肉病，可以出现四肢无力，无力症状有波动性，肌无力没有"二阵风"现象，肌肉的痉挛症状不明显，肌肉病理可以发现大量脂肪滴沉积。

【治疗】

迄今为止尚无根本治疗方法。在运动前可试服葡萄糖和乳糖，可防止症状发生，运动前即刻吃蔗糖增加运动的耐力，过多吃可以导致体重增加。有氧训练增加循环能力，给予一水肌酸可以改善症状增加缺血耐受，对抗运动诱发的骨骼肌溶解。防止肌肉等容积运动以及最大有氧运动。给予高糖类食物对患者有利。

【预后】

糖原累积病Ⅲ型和Ⅴ型的预后比Ⅱ型好，很少死亡。

（史艳霞）

第八节　肌营养不良

【概述】

肌营养不良（MD）是一类由遗传基因突变导致的原发性进行性骨骼肌疾病。不同类型的MD出现特定肌群的肌力进行性丧失，肌酸激酶呈不同程度升高。发病年龄可从新生儿至成年晚期。根据主要受累肌群的不同以及发病年龄，肌营养不良分为多个类型，比较常见的类型包括抗肌萎缩蛋白病、强直性肌营养不良、面肩肱型肌营养不良和肢带型肌营养不良，其他少见的类型还有Emery-Dreifuss型肌营养不良、远端型肌营养不良、眼咽型肌营养不良、先天性肌营养不良。

一、抗肌萎缩蛋白病

【概述】

抗肌萎缩蛋白病是一种性连锁隐性遗传性肌病，主要包括Duchenne型肌营养不良（DMD）和Becker型肌营养不良（BMD）。DMD是我国最常见的X连锁隐性遗传性肌病，发病率约为1/3500活产男婴。BMD相对少见，预期患病率约1/17500活产男婴。

【病因和发病机制】

DMD是已知最大的基因，全长2.4～3.0Mb，占整个基因组DNA的0.1%，含79个外显子，转录成14kb的mRNA，编码3685个氨基酸，产生427kD的抗肌萎缩蛋白。抗肌萎缩蛋白是肌膜下肌浆内的细胞骨架蛋白，它与肌膜上抗肌萎缩相关糖蛋白结合，形成紧密连接的抗肌萎缩蛋白-糖蛋白复合体，后者在细胞外与基质中层粘连蛋白2结合，在细胞内与肌动蛋白等连接，对维持细胞膜的完整性以及力量的传递具有重要作用。人类有4种全长的和4种截断的抗肌萎缩蛋白剪切体。抗肌萎缩蛋白有4个结构域，即N端肌动蛋白结合区、杆状区、半胱氨酸富集区和C端区。半胱氨酸富集区含钙结合部位，其N端和杆状区的 C 端共同参与连接膜蛋白 β-抗肌萎缩相关糖蛋白。C 端区有很多磷酸化位点，与多种膜蛋白结合。DMD 基因突变主要导致 DMD 和 BMD。90% DMD 是由框外突变所致，这些突变产生提前终止密码，导致过早停止转录信使 RNA，产生了可以被迅速降解的不稳定的 RNA，最终导致不能合成抗肌萎缩蛋白。如果突变保持翻译阅读，出现框内缺失，则产生质和量均降低的抗肌萎缩蛋白，导致 BMD。尽管最常见的遗传模式为 X 连锁隐性遗传，但该病有较高的散发突变率，占近 30%。这与 DMD 基因太大，容易发生随机突变事件有关。非家族性 DMD 患者还可能由生殖细胞的 X 染色体嵌合引起。

抗肌萎缩蛋白缺陷后引起一系列继发改变（如机械性膜损伤，钙离子通透性异常和慢性细胞内钙超载，异常免疫反应，信号转导功能异常等）而导致进行性肌纤维坏死，另外慢性炎症和肌纤维变性后出现异常纤维化，丧失再生能力，从而使临床症状恶化。在不同肌纤维中及不同年龄阶段时死亡肌纤维（凋亡和坏死）有所不同，相邻肌群中可出现完全正常和成片坏死的肌纤维。

【病理改变】

主要病理改变是肌纤维出现肥大、发育不良、坏死、再生和嗜酸性改变，伴随出现慢性炎症和结缔组织增生。其中 DMD 的肌纤维坏死和再生多为灶性分布，而 BMD 的肌纤维再生和坏死多轻微或分散出现。肌纤维的抗肌萎缩蛋白缺乏或减少。

【临床表现】

DMD 起病于儿童早期（3～5 岁），多数病人在出生后有运动发育延迟，在 3 岁前可以站立和行走，但随后出现运动发育停止并倒退，多不能正常跑步，或跑步时易跌倒。6～11 岁出现对称性持续性肌力下降，肌无力在躯干和四肢近端为主，下肢重于上肢。由于髂腰肌和股四头肌无力而登楼梯及蹲位站立困难，行走时腰椎前突，身体向两侧摇摆，形似鸭步；由仰卧站立时须先转为俯卧位，然后屈曲膝关节及髋关节，同时用手支撑躯干呈俯跪位，接着双手顺次支撑双足背、双小腿、双膝和双大腿，方能直立（Gower 征阳性）。肩胛带肌肉受累，出现举臂无力，因前锯肌和斜方肌无力，不能固定肩胛内缘，使肩胛游离呈翼状支于背部，出现翼状肩胛。腓肠肌假性肥大见于 90% 以上患儿。膝腱反射常在病程早期即减弱或消失，跟腱反射可存在多年。疾病早期肌萎缩多不明显，随病情发展伴随出现四肢近端肌萎缩和大关节挛缩。多在 12 岁前发展至不能独立行走。10 余岁时出现心肌病变，18 岁后均有心肌病表现。所有患者存在一定程度非进展性认知障碍。因活动减少，故骨密度减低，容易骨折。

BMD 发病在 5～19 岁，病情进展较慢，肌无力开始出现在盆带肌和下肢肌。5～10 年后发展到肩带肌和上肢肌，晚期躯干肌、胸锁乳突肌和肢体远端肌也受到累及。屈颈肌力保存。常伴腓肠肌肥大，可出现运动诱发的肌痉挛。病程晚期可出现肘关节挛缩，常合并有弓形足、心脏和智能异常。

其他少见类型：肌痉挛疼痛综合征，早期出现肌肉疼痛和痉挛，没有肌肉力量下降。DMD 相关扩张型心肌病，以左心室扩张和充血性心力衰竭为特点，男性患儿在 10 余岁时病情迅速进展，诊断后 1～2 年死于心力衰竭。平均死亡年龄为 30～40 岁。早期因平滑肌受累出现胃动力障碍，也可以出现巨结肠、肠扭转、肠痉挛和吸收障碍等。大部分女性携带者无症状，但由于逃避 X 染色体失活，肌纤维中超过 50% 的 X 染色体表达突变基因，可表现出不同程度的肌无力。少数女性可有典型 DMD 表型，可能是包含 Xp21.2 在内的 X 染色体的重组或缺失，X 染色体完全缺失如 Turner 综合征，或 X 染色体单亲二倍体。DMD 突变的女性携带者发生扩张型心肌病的概率较高。邻近基因缺失综合征伴其他 X 连锁疾病包括色素性视网膜炎、慢性肉芽肿病、McLeod 表型、甘油激酶缺乏症及肾上腺发育不良。

【辅助检查】

1.血生化

早期 CK 水平可达正常人的 50 倍以上，出生后即可不正常，疾病晚期逐渐下降。CK 升高的程度与病情严重性无关。

2.电生理检查

肌电图出现肌源性损害的表现,如果 CK 升高达数千,没有必要进行该检查。心电图但可以发现窦性心动过速等异常。

3.肌肉活检

骨骼肌呈肌营养不良样病理改变,抗 Dystrophin 抗体进行免疫组化染色可见 DMD 的肌纤维缺乏抗肌萎缩蛋白,在 BMD 只有部分肌纤维膜缺乏该蛋白。

4.基因检查

65%~70%的患者基因检查阳性。DMD 基因突变包括整个基因缺失、1 个或多个外显子缺失或重复、小片段缺失、插入及单个碱基改变。在 DMD/BMD,部分缺失或重复集中在 2 个重组热点,1 个接近 5'端,包含 2~20 外显子(30%),另一个包含 44~53 外显子(70%)。多重 PCR,Southern 杂交和 FISH 可被用于检测缺失;Southern 杂交和定量 PCR 可用于检测重复;基因测序用于检测小的缺失或插入,单个碱基变化或剪切突变。

【诊断及鉴别诊断】

一般根据,5 岁前发病、缓慢发展的四肢无力、腓肠肌肥大、血清 CK 显著增高可以初步考虑 DMD,如果在 5 岁后发病,疾病发展相对缓慢和 CK 升高不显著,可以初步考虑为 BMD。在此基础上首先进行 DMD 基因检查,所有的 DMD 以及 85% 的 BMD 可以通过基因检查而明确诊断。

鉴别诊断应当除外:①肢带型肌营养不良,也出现四肢近端的肌无力,部分类型可以出现腓肠肌肥大,CK 不同程度的增加,肌肉的病理检查可以发现部分类型出现少数肌纤维的抗肌萎缩蛋白丢失。②先天性肌营养不良,出生后就出现四肢的无力,多无腓肠肌肥大,CK 轻至中度增加,肌肉的病理检查不会出现显著的抗肌萎缩蛋白丢失。DMD 基因检查正常。③近端型脊髓性肌萎缩,出现四肢近端的无力,个别患者出现腓肠肌肥大,CK 不高,肌电图为神经源性损害。

【治疗】

治疗前应行各种检查对肌肉、心脏、脑进行评估,适宜的治疗可延长生命,改善生活质量。

1.低脂肪、低糖饮食,多吃蔬菜、水果,摄取丰富的维生素,少量多餐,避免肥胖,加重运动困难。保证维生素 D 和钙剂的摄入,防止骨折。

2.物理康复:尽可能保持肌肉功能,防止肌肉萎缩和关节挛缩。热疗有助于改善局部血液循环,按摩对于防止关节挛缩有帮助。水下运动有助于克服阻力进行运动锻炼。支具的应用对防止畸形和挛缩有重要价值。严重的脊柱侧弯应行手术矫形,以改善呼吸功能,跟腱松解术有助于维持运动功能,在一定时间内可提高生活质量。呼吸肌瘫痪者早期应用呼吸机辅助呼吸可以有效延长患者的生存时间。

3.药物治疗:糖皮质激素对延缓疾病发展的作用已得到肯定,可改善肌肉力量和功能,延长行走能力 2~3 年,将 DMD 患儿的平均死亡年龄从 16 岁延长到 25 岁。一般可于 5 岁后应用,具体用法为每周用 5~10mg/(kg·周),在周五和周六两天用 2.5~5mg/(kg·d),不良反应比每天用要少,也不影响生长。也可以按照 0.75mg/(kg·d)用 10d,停 10d 的方法用。更多的主张是连续用药,效果更好,在 BMD 患儿应用疗效有限。促蛋白质合成同化激素如氧甲氢龙也获得了暂时性疗效。

4.用药禁忌:DMD 患者易患恶性高热,因此在给予全身麻醉前应进行适宜的评估和准备。心脏毒性药物如氟烷禁用。抗胆碱能药物和神经节阻滞药等可降低肌张力,应禁止使用。

【预后】

DMD 多在 9～13 岁不能独立行走。在 15～25 岁死亡，常死于呼吸和心力衰竭，30% 的患者死于心脏病。应用呼吸机可使寿命延长 6～25 年。BMD 一般在 16 岁以后不能独立行走，病程可达 25 年以上，平均死亡年龄为 45 岁，50% 的患者多死于心脏病。

二、强直性肌营养不良

【概论】

强直性肌营养不良（DM）是一种常染色体显性遗传性骨骼肌疾病，为第二常见的肌营养不良，属于 RNA 介导的疾病范畴。主要包括 DM1 和 DM2 两种类型。DM1 的患病率大约是 1：7400，而 DM2 相对罕见。

【病因和发病机制】

DM1 和 DM2 都由三核苷酸重复扩展引起。DM1 由 19 号染色体长臂上一个基因的 3'端非翻译区出现 CTG 重复扩展造成，在正常状态下该基因 CTG 的重复次数为 4～40 次，重复增加到 50 次以上就可以导致疾病发生。DM2 则是 3 号染色体长臂上的锌指蛋白 9 基因的第一个内含子中 CCTG 重复扩展引起，正常人 CCTG 的重复扩展次数从 10～30 次，扩展次数超出该范围就可以导致疾病发生。重复扩展产生的"有毒 RNA"可以干扰其他蛋白的合成，导致骨骼肌出现特征性的多个核内移现象和肌浆块形成，伴随肌纤维的肥大和萎缩，伴随结缔组织增生。其中先天性强直性肌营养不良类似中央核肌肉病。

【病理改变】

可见肌病组织综合征出现肌纤维直径病理性变化，如肥大和萎缩，核内移和核链形成，肌浆块和环状肌纤维。此外可见肌纤维坏死和再生、吞噬胞质体，间质出现脂肪和结缔组织增生，以及炎细胞浸润。所有改变没有特异性，在个别病人可见梭内肌纤维明显增多和出现神经源性组织综合征样的小灶状肌纤维萎缩。酶组织化学检查发现肌纤维不成熟和 I 型肌纤维发育不良。

【临床表现】

1.先天性强直性肌营养不良

出生时即表现严重的全身肌张力低下和肌无力，2/3 的母亲在分娩时没有临床表现，虽然有高 CTG 重复，但重复的程度和临床严重程度无关，因为双侧面肌瘫痪，可出现上唇呈倒置的"V"形，又称"鱼形嘴"，常伴呼吸功能不全而早期死亡。腱反射通常存在。存活者运动功能逐渐改善，可独走，但最终还是发生进行性肌病，6 岁以后肌强直明显，成年期出现典型的强直性肌营养不良表现。50%～60% 患儿可有智力低下。

2.DM1 型

多为 20～40 岁起病，多有家族史，起病隐袭，缓慢进展。最常见的临床表现为肌强直、全身肌无力和肌萎缩。

肌强直是随意收缩或电刺激后肌肉延迟放松，主要累及面和颈肌，肢体肌肉以远端受累及为主，面肌、前臂肌和手部肌肉受累不如先天性肌强直明显，肌肉僵直常常在寒冷状态下明显，个别病人可能一次检查表现不出来，体检发现用力闭眼后睁眼延迟，双眼上视后突然下视眼睑处于收缩状态，握拳后不能迅速松开，反复活动出现肌强直的肌肉，肌强直反应会逐渐减轻，用叩诊锤叩击肌肉可以诱发出肌强直现象。在严重肌无力的肌肉一般无肌强直。

肌无力和萎缩：主要累及面肌、口咽肌、颞肌、胸锁乳突肌和四肢远端肌，面肌无力和萎缩出现睡眠松弛表情和张口,闭眼时睫毛外露。颞肌萎缩,瘦长脸型,称为"斧型脸"。胸锁乳突肌萎缩出现细颈,头前倾,由于相应肌肉受累及可以有构音障碍如鼻音和吞咽困难,四肢远端肌肉无力,出现前臂和手部小肌肉萎缩,导致伸指无力和足下垂,行走时有跨阈步态。多数病人远端肌肉萎缩非常明显,肌肉肥大罕见。呼吸肌也可受累,出现肺泡通气下降和睡眠过度。疾病后期累及四肢近端肌肉,多数病人保留行走能力。

其他症状:伴随中枢神经系统、内分泌系统、眼、骨骼、皮肤、呼吸器官、免疫和造血系统异常。出现白内障,应用裂隙灯检查98%的病人出现白内障,瞳孔紧张反应通过瞳孔照相可以发现,常常存在眼压下降,此外可见视网膜变性、角膜溶解和睑炎。心脏异常,表现为心脏传导阻滞、心肌病。内分泌异常,出现秃顶、糖尿病。50%~80%的男性患者睾丸萎缩和性功能减退。50%的女性出现月经紊乱,妊娠期可出现羊水过多、胎动减少、臀位、宫缩乏力致产程延长、早产及流产。胃肠道症状出现便秘和肛门括约肌松弛。骨骼改变出现胸部脊柱后突畸形。神经系统损害导致听力下降和周围神经病,少数患者出现智力下降。83%的男性和16%的女性病人出现宽额头。常可见心脏功能异常,58%~87%的病人出现心电图改变,除心脏传导异常外偶尔可见心肌病和二尖瓣脱垂。

3.DM2型

DM2通常也有肌强直,早期近端肌肉受累,面肌无力在DM2很罕见,白内障也有发生,出现前额秃顶、性腺萎缩和心脏受累。心脏功能障碍和中枢神经系统受累也不如DM1常见。常常合并自身免疫性疾病。

【辅助检查】

1.血生化

CK正常或轻度升高。

2.内分泌检查

促卵泡释放激素、绒毛膜促性腺激素升高,35%的患者糖耐量异常或胰岛素升高。

3.肌电图

肌源性损害和短电位高频放电,动作电位出现波幅大小、频率和短促爆炸样杂音的典型转换。

4.肌肉活检

肱二头肌的病理改变最明显,可见肌纤维出现肥大和萎缩,大量多核内移现象,肌浆块和环状肌纤维。

5.基因检测

发现DM1和DM2相关基因突变。

【诊断和鉴别诊断】

主要诊断标准依据包括:①DNA检查发现异常的[CTG]n重复扩增;②临床检查发现肌肉及其他系统损害表现;③肌电图证实肌强直;④裂隙灯下检查发现特征性白内障。次要的诊断标准依据包括:①血清CK水平轻度增高;②肌活检显示,中央核增加,Ⅰ型肌纤维萎缩以及环形纤维出现。可见肌浆块。

鉴别诊断首先排除:①先天性肌强直性,肌萎缩和无力不明显,CK正常,肌电图主要为肌强直放电,没有肌源性损害。肌肉病理检查一般不会发现大量的肌纤维核内移现象。②面肩肱型肌营养不良,出现面部和肢体近端的肌肉无力,少有肌强直现象和白内障。肌肉活检没有明显的肌纤维核内移现象。

【治疗】

肌强直影响日常生活及工作可服用卡马西平及苯妥英钠;肌痛可服用加巴喷丁或三环抗抑郁药;肌无力可试用改善脂肪线粒体代谢药物。白内障影响视力可手术治疗。若男性患者睾酮下降出现症状可行替代治疗。每年查空腹血糖及糖化血红蛋白,若确诊糖尿病可服控制血糖药;合并甲状腺功能低下会使部分患者肌无力加重,甲状腺功能减退症纠正后能部分恢复肌力。女性患者需定期做好产前检查;女性患者较男性患者生育出先天性强直性肌营养不良的患儿可能性大,必要时做产前诊断。麻醉问题:强直性肌营养不良患者全麻时出现肺不张、肺部感染等肺部并发症的概率较正常人增加;且需慎用新斯的明、维库溴铵、氟烷等。

【预后】

DM1患者的寿命缩短,尤其是发病早及近端肌受累者。多数病人在40~60岁时出现行动和工作困难,而且由于心力衰竭、心律失常、呼吸无力、肺部感染而过早死亡。老年起病者症状较轻微,有的仅表现为白内障。

三、面肩肱型肌营养不良

【概述】

面肩肱型肌营养不良(FSHD)是第三常见的肌营养不良类型,而且有着很高的散发概率。仅次于强直性肌营养不良和抗肌萎缩蛋白病,其发病率是1~5/10万。在英国北部达3.95/10万。

【病因和发病机制】

面肩肱型肌营养不良的分子缺陷是在4号染色体长臂的亚端粒区3.3kb的DNA重复片断的复制缺失(D4Z4)。通过影响邻近基因的表达而发病。

【病理改变】

肌肉活检可以发现病理改变变异非常大,有的患者出现明显的肌营养不良改变,也可以表现为非常小的肌纤维分散出现在大肌纤维之间,部分患者伴随炎细胞浸润。少数患者的肌纤维出现镶边空泡或嗜酸性的沉积物。

【临床表现】

临床表现的外显率具有年龄依赖性,发病年龄在10~50岁,多在20岁以前出现临床症状。在一些家系中可以看到在10岁以前发病的婴儿病例。疾病进展快慢不一,有些人可能缓慢和轻微,而另一些人进行性加重。男性多见,具有遗传早显现象,即在连续几代的病例中发病年龄提前。

面部和肩带肌无力是该病标志性症状。症状的发展规律多从面肌到上肢肌肉,再到盆带肌肉,95%的患者在30岁出现面肌无力,特别是眼眶周围的肌肉,睡眠的时候睁着眼,导致角膜得损害。查体发现睫毛征阳性、不能吹哨、皱嘴和鼓腮,伴随构音障碍,试图笑的时候,稍稍噘起的嘴角会出现特征性肌病面容。肩带肌肉无力会导致手臂上抬困难,出现翼状肩胛。累及躯干和骨盆的肌肉,造成严重的脊椎前弯和无法步行,特别是上下楼困难。腹部肌无力常出现在疾病的晚期。该病可以单独影响脊柱旁肌肉,导致中轴肌病和弯腰综合征。

个别患者出现心肌病。个别患者会有听力丧失、视网膜微血管病变,智力下降以及癫痫发生。

【辅助检查】

1.血生化

血CK正常或升高于正常高限的5倍。

2.肌电图

多为肌源性损害,个别患者神经源性损害。

3.MRI

可以证实该病的骨骼肌分布特点,出现中轴肌肉损害的患者可以表现为脊柱旁肌肉的显著萎缩。

4.肌肉活检

肌肉活检可以发现病理改变变异非常大，有的患者出现明显的肌营养不良改变。也有的患者仅出现个别小的肌纤维。

5.基因检查

是目前的主要确诊手段，EcoRl/Blnl 双酶切＋p13E-11 杂交已成为常规检测方法。可以诊断 95％ 的病例，其中 70％～90％ 遗传自父母，10％～30％ 为自发新突变。少数家系与 4q 染色体没有连锁，但现在没有发现其位点。发病的患者有 50％ 的可能遗传给下一代。

【诊断】

根据典型的面部和肩带肌无力表现、血清 CK 轻度升高和肌源性肌电图改变可以初步考虑到 FSHD 的可能性，通过基因检查可以确定诊断。鉴别诊断需要排除其他青少年或成年发病以累及面肌为特点的骨骼肌疾病。强直性肌营养不良也出现面肌瘫痪，但四肢远端肌肉存在显著的肌强直现象和肌无力，此外伴随秃头和内分泌异常。基因检查可以发现 DM1 和 DM2 相关基因突变。眼咽型肌营养不良以眼球运动障碍为主，伴随出现吞咽困难，但面肌无力不显著，四肢近端的无力仅出现在部分患者。基因检查可以发现多聚腺苷酸结合蛋白核 1 基因第一外显子（GCG）的异常扩增或（GCA）插入。眼咽型远端型肌营养不良以眼球运动障碍、吞咽困难和四肢远端无力为主要表现。

【治疗】

重点进行康复治疗，目前没有任何药物证明可以延缓疾病的发展，包括糖皮质激素。对于患者的闭眼困难，应当防止干燥性眼炎的发生，可以在患者睡眠时用胶纸把眼睛暂时封起来，防止角膜干燥。

对于翼状肩胛采取手术治疗，把肩胛骨固定在胸壁上可以改善上肢的活动。

此病可以进行产前诊断。

【预后】

有些患者累及躯干和骨盆带肌肉，造成严重的脊椎前弯和无法步行。腹部肌无力常出现在疾病的晚期。患者寿命一般不缩短。极个别病人发展迅速，在 20 岁即不能行走。

四、肢带型肌营养不良

【概论】

肢带型肌营养不良（LGMD）是一组以累及盆带和肩带肌为主要临床特点的遗传性肌肉病。显性遗传型被归为 LGMD1，隐性遗传型则被归为 LGMD2。每个位点按字母顺序加以后缀而命名。现在已经确定了由不同基因突变所致的 7 个显性（LGMD1A～1G）和 14 个隐性遗传类型（LGMD2A～2N）。LGMD 属于第四常见的肌营养不良类型，发病率较面肩肱型肌营养不良低。发病率在英国北部为 2.27/10 万，不同类型的 LGMDs 其发病率具有很大的差异，不同地区存在某种特定亚型的高发病率。LGMD2A 和 LGMD2B 在欧洲以及我国都是最多见类型，LGMD2I 在欧洲个别国家常见，但 LGMD2I 在我国罕见。

【病因和发病机制】

LGMD 不同亚型存在各自的突变基因，其中部分类型的编码蛋白不清楚。不同的基因突变导致各种肌纤维细胞外基质蛋白、肌膜蛋白、肌节相关蛋白、核膜蛋白及酶等缺陷，出现不同的肌纤维的发育障碍。

【病理改变】

肌纤维出现发育不良、肥大，伴随间质增生。可以存在肌纤维的坏死和再生改变，LGMD2A 存在分叶样肌纤维,LGMD2B可以发现大量的炎细胞浸润,LGMD2I的肌纤维可以发现许多空泡。在部分类型免疫组织化学或蛋白定量分析可以发现蛋白的缺乏,LGMD2A的骨骼肌成长Calpain-3蛋白缺失,LGMD2B存在Dysferlin缺乏,LGMD1C出现Caveilin-3在肌膜上缺如或部分减少。但许多膜蛋白可以出现继发性脱失。

【临床表现】

所有LGMDs类似均起病隐匿,可以儿童或成年人发病,共同临床特征是骨盆和肩胛带肌肉的不同程度的进行性无力,表现为行走、跑步及爬楼梯困难,部分患者可见肌肉肥大,跟腱挛缩出现用脚尖走路。在LGMD2B/Miyoshi肌病中患者不能用脚尖行走,在LGMD2A和LGMD2C-2F中翼状肩胛最明显,在LGMD1A、LGMD2A和/Miyoshi肌病中可有腓肠肌萎缩。面部肌肉通常不受累。部分亚型可以出现多系统受累,包括心脏、呼吸系统。各种亚型的临床表现略有差异。LGMD2C-F统称为Sarcoglycan肌病,部分患者的临床表现和DMD类似,起病于1~15岁,表现为不同程度的躯干以及四肢近端无力,可有腓肠肌肥大、翼状肩胛以及脊柱前突,多数病人在发病10年后不能行走,心脏受累常见。LGMD2N和LGMD2B/Miyoshi肌病的临床表现以及病理改变类似。

【辅助检查】

1. 血清CK

呈不同程度升高。

2. 肌电图

肌源性损害的特点。个别类型LGMD患者中呈神经源性损害。

3. 肌肉MRI

可以协助确定肌肉病变的分布特点,并对诊断加以提示。

4. 肌肉活检

可以发现肌纤维出现肌营养不良改变。不同类型的LGMD可以通过免疫组织化学染色以及Westernblot检测明确缺陷蛋白。

5. 基因检查

可以协助LGMD的诊断。但是存在相同基因缺陷因等位基因的变异而出现极端不同的临床表型。

【诊断和鉴别诊断】

患者出现缓慢进展的四肢近端无力、CK升高和肌电图呈肌源性损害,首先应当进行肌肉活检,确定是否为肌营养不良,而后首先排除性连锁的抗肌萎缩蛋白病,再确定是LGMD。不同LGMD亚型的诊断主要依靠骨骼肌的免疫组织化学或免疫荧光染色确定是那种蛋白的脱失,部分类型可以进行基因检查,肌肉活检加基因检查基本可以使76%的LGMD明确类型。不同类型的LGMD应当在基因检查后进行病理检查,以确定蛋白丢失的程度。

鉴别诊断包括:①抗肌萎缩蛋白病,患者发病后出现四肢近端无力,其中DMD存在腓肠肌肥大,基因检查可以发现DMD基因突变。肌肉活检发现肌纤维膜出现抗肌萎缩蛋白脱失可以明确诊断。②先天性肌病,出生后发病,出现肢带型的肌肉无力,但进展缓慢或不进展,肌电图为肌源性损害,但肌肉活检可以发现疾病特征性的病理改变。③多发性肌炎,一般发病比较急,出现四肢近端的无力。肌肉活检可以发现肌纤维坏死和炎细胞浸润,肌纤维的肥大不明显,也没有明显的间质增生。④肌原纤维肌病,出现四肢近端或远端的无力,多伴随心脏损害或周围神经病,CK轻度增加,肌肉病理检查可以发现肌纤维内出现异常蛋白沉积,肌纤维膜没有蛋白的脱失。

【治疗】

主要在于延长寿命,改善生活质量。

一般治疗包括控制饮食防止肥胖。物理康复和伸展训练提高关节活动性和维持肌肉力量,防止挛缩。应用机械辅助装置协助行走和活动。此外还需要进行呼吸机辅助呼吸、亚临床心肌病的监测以及社会和心理支持和鼓励。关节挛缩可以进行整形外科治疗。

药物治疗,丙种球蛋白在个别患者可以增加肌肉力量和延缓疾病的发展,可能和药物的抗炎和减轻纤维化的作用有关。一水肌酸口服可以提高肌肉的力量。

【预后】

根据疾病不同的亚型其预后也有很大的差异,心肌、呼吸肌受累可能会影响寿命。LGMD2C 型和 LGMD2F 型 20 岁前死亡。

(张 丽)

第十二章　内科疾病神经系统并发症

第一节　酒精中毒的神经系统疾病和综合征

一、脑血管病

酒精与脑血管病有密切关系。Hillbom 和 Kaste 等认为酒精中毒是青壮年缺血性脑血管病的危险因素。43%的脑梗死患者发病前 24min 有慢性酒精中毒史。在大量的临床资料调查中表明：发现近期饮酒者脑血管病的发生率为 65.39%。关于酒精中毒诱发缺血性脑血管病目前在我国还没有确切统计数字，但据资料表明，酒精中毒是发生脑血管病的又一危险因素，尤其对青年人的危害不容忽视。酒精饮用过量或长期酗酒对于血管和心脏易产并发症，而这些并发症则又是脑血管病的危险因素。长期酗酒酒精中毒可引起高血压，从而加快动脉硬化的发生和发展，这也是导致脑血管病发生的病理基础。

有学者认为大量饮酒或长期酗酒可导致收缩压和舒张压都明显升高，酒后血浆皮质醇、肾素和醛固酮浓度增加，加压素和肾上腺素能活性增强，从而血压升高，心理失常往往易发生在酒精中毒消退期，容易引起心脏内的栓子形成，另外可引起严重的心血管并发症，当房颤及心肌病变引起栓子脱落并且随血循环至脑部时即可引起脑梗死。另外当血压升高时，使本来因动脉硬化已经出现病理改变的血管壁破裂而形成颅内出血。

也有报道，酒精引起跳跃性血小板增多是血栓形成的重要因素。有证据说明过量饮酒可导致局部脑血流量降低，酒精可直接作用于脑血管平滑肌而引起血管痉挛，这种作用在软脑膜和颅内动脉最为显著，并且随着酒精浓度增加而局部脑血流量逐渐下降。另外酒精中毒可增加血细胞比容和纤维蛋白原浓度，降低红细胞的柔韧性，上述各种因素又是脑血管病发生及发展的必要条件和病理基础，因此，酒精中毒是发生脑血管病的重要危险因素之一。

二、癫痫

酒精中毒所致癫痫发作，临床上可分为一个亚型。观察表明酒精中毒可伴发癫痫发作，但对引起癫痫发作的看法不一致，有些学者把酒精中毒的抽搐与潜隐性癫痫或高度抽搐准备状态联系起来。另一些则认为酒精本身就可以引起癫痫发作并具有本身的特点，即酒精中毒性癫痫。按不同学者的资料为 2%～30%。有人将酒精中毒性癫痫的病因归纳为几种：①酒精过量引起的癫痫发作；②酒精诱发的潜隐性抽搐准备状态；③酒精中毒和癫痫偶然巧合；④戒断性谵妄的前驱症状；⑤既无潜隐性抽搐倾向，又无大脑失调，而抽搐发作与戒断或酒精过量有关，属显性酒精中毒性癫痫。

慢性酒精中毒的病人首次癫痫发作，一般发生在严重的急性酒精中毒之后。慢性酒精中毒症状明显后，癫痫发作失去了与酗酒的外在联系。慢性酒精中毒不但可以导致间断的痫样发作，而且还可以作为癫痫发生的条件。有学者认为酒精中毒性癫痫病人，酒精中毒持续时间不应少于 8 年，病人年龄在 25 岁以上，每天饮酒不少于 350g。

癫痫发作的类型是多样的，但以小发作或精神运动性发作占多数，作者认为这可能与脑局部组织的功能与结构发生异常所致，当然其中存在着许多因素，如局部浅层血管病变，局部脑组织的氧和葡萄糖代谢问题等均有可能。

对于癫痫的治疗主要是药物，以控制发作为目的。最根本的是要戒酒，以改善和恢复脑部的正常功能。

三、脑桥中央髓鞘溶解症

本病与 1959 年有 Adams 等最先报道，其主要临床表现为迅速的发生双下肢轻瘫或四肢瘫，伴有明显的假性延髓性麻痹症状，如构音障碍，吞咽困难。有些患者伴有严重的水电解质代谢紊乱及低血压。酒精中毒是产生本病的一个危险因素。有学者统计 50% 以上患者在慢性酒精中毒的晚期发病，还有一部分患者同时伴有 Wernicke 脑病及多发性周围神经病变。

本病呈散发性发病，以 35～60 岁发病率较高，男性居多数。早在 1967 年，Mclormick 和 Danncel 就提出本病脑桥损害症状及体征：①反射的变化；②病理反射的出现；③四肢瘫或四肢轻瘫；④眼外肌麻痹及瞳孔改变；⑤抽搐；⑥震颤；⑦构音障碍；⑧吞咽困难；⑨小便失禁；⑩缄默症。本病最显著的病理特征为病变呈局限性及对称性地分布在脑桥基底部，病变范围仅限于从中脑的下缘至脑桥的下部。少数病例侵犯脑桥被盖部，而脑桥的周缘部组织则不受侵犯。在病变部位所有神经纤维包括皮质脑干束、皮质脊髓束、小脑脑桥束及三叉神经脊束核等均有明显的髓鞘脱失，并出现巨噬细胞，但轴索、神经元以及血管都无变化，亦无炎症征象等特征。病灶内常缺乏少突胶质细胞，或可见到变性及固缩的少突胶质细胞。在病灶的边缘可见有少突胶质细胞，但其细胞核变小，而且染色亦变得较深。

关于本病的病因问题，多数学者认为酒精中毒和营养不良是本病的发病原因。临床诊断的依据是：①有酒精中毒史或营养不良史；②有呕吐、电解质紊乱及伴有低钠血症；③抽搐及意识障碍；④反射的变化、出现锥体束征；⑤有四肢瘫或四肢轻瘫；⑥眼外肌麻痹及瞳孔变化；⑦构音障碍及吞咽困难；⑧小便失禁；⑨闭锁综合征；⑩感觉系统功能无异常。实验室检查：脑脊液压力轻度升高，蛋白也可升高，少数患者有细胞数增多。影像学特别是磁共振检查可见脑干部位在 T_2 加权像呈高信号变化。电生理检查脑干听诱发电位，听觉传导速度减慢。

本病常合并肺部感染、败血症及泌尿系感染，还可有伴发肿瘤。多数病人病情不断发展，常于发病 3～4 周后死亡。

本病无特殊治疗，目前临床主要采用补充 B 族维生素、减轻水肿及纠正电解质紊乱，另外控制本病的感染并发症也是一个重要的措施。

四、酒精中毒性肌病

酒精中毒可累及肌肉组织,发生各种不同的肌肉损害,称为酒精中毒性肌病。本病男性多见,主要发生于20岁以上的成年人,患者多有数年至数十年的长期嗜酒史。临床主要类型有三种。

1. 急性型

多为长期酗酒者于一次大量饮酒后发生。主要表现为急性起病的肌肉疼痛、触痛和肿胀及继而产生的运动障碍。严重者出现痛性痉挛、发热、酱油色尿及急性肾功能障碍。

2. 慢性型

多为慢性酒精中毒者,也可由急性型演变而来。主要表现:①肌无力,早期多为弥散性肌无力,病情进行性发展到具有特征性的近端肌无力。尤以骨盆带肌为显著,其次是肩胛带肌,偶可累及面肌。常使患者行走困难,重者不能站立及坐起,直至完全瘫痪。②肌萎缩,最为常见,萎缩程度一般与肌无力程度相一致。③肌触痛,较急性型为轻,有的病例可无肌触痛,少数患者可有痛性痉挛。④腱反射减弱或消失,与肌萎缩程度基本相符。此外慢性型患者常伴有中枢及周围神经系统病变。

3. 低钾型

此型与低钾性周期性麻痹临床表现极为相似。常为急性起病,亦有亚急性或慢性起病者。主要表现为四肢弥散性肌无力,一般近端重于远端,下肢重于上肢,颈肌也可受累。患者一般无明显的肌触痛,腱反射常常减弱或消失。

实验室检查可见血清酶特别是磷酸肌酸激酶升高尤为明显,而且有重要的诊断价值。肌电图检查可表现为运动单位减少,有短程低幅的多相电位,偶见肌纤维震颤及正性尖波。有的还可出现运动神经传导速度减慢。肌肉活检:急性型患者肌肉组织显示节段性纤维坏死与空泡性变,严重的细胞内肿胀,线粒体及肌丝破坏,并有巨噬细胞、多形核细胞、大单核细胞与淋巴细胞浸润。慢性型患者则表现为小区域的陈旧性坏死与萎缩,小纤维排列不整,并有主动性再生过程。低钾型患者钾含量呈中度或重度减少,有的伴血钙、镁、氯、钠含量减少,心电图出现 P-R 间期延长,T 波低平与明显的 U 波等低钾血症的改变。

关于发病机制,有些学者提出:酒精中毒所造成的营养不良及各种维生素缺乏是肌病的发病原因。急性型患者出现肌肉疼痛,触痛甚至痛性痉挛是由于血中乳酸对局部缺血性运动反应减低,导致乳酸堆积而产生上述症状。肌无力的原因主要是肌肉低钾导致肌坏死伴空泡性变所致。

本病的治疗均为对症性,急性型及低血钾型预后较良好。低血钾型患者经补钾后肌力迅速恢复,肌活检显示肌组织可恢复正常。慢性型预后较差,多为进行性加重,最后死于瘫痪及并发症,可加用激素治疗肌无力及疼痛,但远期效果不佳。

五、小脑变性

长期超量饮酒者常可发生小脑皮质变性,尤其是前蚓部、上蚓部及邻近小脑半球。病理检查约占27%的长期酗酒者显示小脑变性,男性较女性为多。此病临床特征是宽基底步态和躯干性共济失调,下肢受累较上肢为多,可伴有眼球震颤,发音障碍和肢体震颤。通常经数月或数年缓慢地进展。一旦由于蚓部浦肯野纤维及细胞丧失或戒酒,病变则平稳,典型症状可数年不变。有些急性病例可表现出体重下降并且可发生在出现共济失调之前,还有些病例可出现急性共济失调。停止饮酒或增加营养,症状便可改善甚至有些可以消失。另外在 Wernicke 脑病和 Korsakoff 综合征中亦常常出现小脑性共济失调。

六、酒精中毒性周围神经病

此病是慢性酒精中毒者累及神经系统最常见的疾病之一，也是临床工作中最易遇到的周围神经病中，病因最为明确的一种神经系统疾病。早期症状表现如同一般的多发性神经病，可表现为肢体远端麻木、疼痛及无力，病症呈逐渐缓慢进展，如不问及病史，往往误认为是一般的周围神经病，甚至对症治疗后还能够有所好转。一旦停止治疗或病情严重者，可出现对称性远端运动功能障碍，肌肉萎缩。如出现自主神经功能障碍，可有直立性低血压，大小便功能障碍、阳痿等。临床检查中可有肢体深反射消失或减弱，还可有根性刺激症状，存在末梢性感觉障碍或手套袜套型感觉障碍，少数病例可伴有脑神经损害症状，如眼球运动障碍或吞咽功能障碍。

实验室检查：脑脊液中蛋白质可增高，免疫球蛋白可有不同程度的改变，但主要是 IgG 改变明显。肌电图检查可出现感觉及运动神经波幅和传导速度减慢甚至消失。神经活检可见远端神经轴索变性，呈继发性节段性脱髓鞘改变。本病的治疗基本原则是补充 B 族维生素，改善患者的营养状态，并要坚持戒酒。

七、烟酸缺乏症

烟酸缺乏症（糙皮病，又称 Pellagra 病）分布较广，见于世界各地，我国也偶见发病者。根据我们的观察，此类患者多见于长期酗酒者，长期缺乏维生素类，主要是维生素 B_2，其中最主要是烟草酸缺乏所引起。它所表现的临床症状一般来讲可分为三大类。①皮肤症状：在早期暴露在外面的皮肤发红，以后逐渐出现皮炎样改变，色素增多，皮肤颜色自浅褐色慢慢变为深褐色。皮肤表面粗糙，有鳞屑和裂纹。有时也可形成水疱甚至溃疡。皮肤的病变最常见于手背、手腕、前臂的下面、面部、颈部等处，但也可见于膝部、小腿和足部。②消化道症状：常常出现于神经系统症状之前，可见舌红肿，舌体上有小红点，呈舌炎样改变。口腔烧灼痛、牙龈出血、口角有裂纹，常表现口腔炎、食欲缺乏、呕吐，多有胃炎表现。腹泻、大便中常有黏液或血液，多类似肠炎。③神经症状：有周围神经炎的症状，肢体常有针刺、麻木和灼痛的感觉。肌肉软弱甚至萎缩，下肢较为显著。偶有感觉丧失。脊髓病变可表现反射亢进。脑部症状可表现为视神经萎缩、复视、眼球震颤、面肌无力、肌肉震颤、舞蹈样运动及手足徐动症。还可有抑郁、躁狂、痴呆等精神症状。

神经病理学观察到：周围神经有脱髓鞘、神经纤维肿胀、断裂，神经外膜和内膜变厚。脊神经节中的神经细胞变性，色素沉积。脊髓后索变化也较显著，有散在的脱髓鞘。脑部可见到细胞肿胀，中央尼氏小体溶解，细胞萎缩甚至消失，细胞内色素增多。这些变化可见于脑神经核、大脑皮质的锥体细胞和小脑的浦肯野细胞。

关于治疗问题主要是补充维生素，特别是维生素 B_2 及烟酸，并给予早期大量服用，可使临床症状明显改善，使许多的器官功能得到很好的恢复。

八、胼胝体变性

此病尚属神经系统疾病中的一种罕见病，欧美国家有些报道。在 20 世纪被 Marchia-fava-Bignamlns 所发现，他们是在长期饮酒者的尸检中得到启示。后来在 20 世纪 50 年代中期又被另外两名学者证实，我国在20世纪90年代中期也曾报道此种病的临床、影像和病理改变。此病仅见于长期酗酒的慢性酒精中毒患者,早期可出现智能减退、记忆力下降、肢体不自主抖动,甚至出现癫痫发作。往往病程发展较慢,许多为进行性发展。后期呈完全痴呆,四肢强直,肌肉萎缩,以致不能行走,完全卧床,最后死于并发症,如肺部感染、电解质紊乱、低蛋白血症。如果护理得当,注意饮食供给,大量补充高营养食物和维生素,患者存活的时间也可能较长些。由于胼胝体出现萎缩变性甚至坏死,那么作为联系两侧大脑半球的神经纤维也就失去功能,致使皮质功能也大幅度的减退,故临床上可见到患者呈去皮质状态,以上肢屈曲,下肢强直或屈曲状,接受刺激后呈强哭强笑表现。

有学者将此病分为不同程度损害期。

急性期:可以出现突然昏迷,常发生剧烈的变化。可出现单独发作或复杂发作并持续数月,通常昏迷得到恢复后可出现肌张力高。有些病人出现昏迷时就伴随肌张力增高,锥体束征,强握反射和吞咽困难,患者通常有缄默,但有时可以讲极少数的词,并伴有严重的发音困难,有时甚至在数天内死亡。

亚急性期:此期是最为常见的,往往在痴呆的基础上,病情进展较快,有时在急性期出现短暂昏迷后发展到此期。这种严重的痴呆往往在发展过程中临床上有时出现短暂的混乱状态。

临床常可有严重的发音困难,有时病人莫名其妙地叽噜几句,但很难听明白。四肢肌张力高,包括颈部僵硬,基本上在每个患者都具有这种特点,可以严重影响肢体的伸缩运动。值得注意的是不存在眼运动麻痹。

慢性期:此期病人占本病的比例不少于10%,类似上述表现如痴呆、强直、起立及行走不能,但病情的发展是缓慢进行的并且可持续数年。理解能力和情感反应的退变是由于胼胝体坏死所致,但是此病与慢性酒精中毒患者的比例目前还是未知数,对于这种慢性期的疾病还在进一步研究。有学者观察到强直和短暂的混乱状态,当强直状态消失后,持久的痴呆和发音困难最长可维持10年。

本病的神经电生理检查主要是脑电图和脑干诱发电位均有不同程度的改变,出现弥散性的损害。有时甚至出现周期性三相波,潜伏期延长或电位传导消失。CT扫描可见双侧脑室扩大,两额角间呈萎缩低密度改变,半球也表现明显的萎缩。MRI检查可明显地观察到胼胝体变窄,变薄,有局限性萎缩,在胼胝体的体部可见低信号片状影。从病理学观察到胼胝体呈脱髓鞘及坏死的改变。

关于治疗方面,除症状治疗外,要给予维生素和高营养摄入,积极治疗合并症,对于胼胝体的坏死没有特殊的治疗。

(李 晶)

第二节 Wernicke脑病

Wernike脑病是由于维生素B_1缺乏而引起神经系统病变的急性代谢性脑病。慢性酒精中毒和妊娠呕吐患者为Wernike脑病最常见的病因。其他能引起维生素B_1缺乏的疾病还有严重营养不良、胃肠道疾病、神经性厌食、饮食精细单一、过度烹饪、长期发热、长期静脉营养、大面积烧伤、尿毒症、血液透析、艾滋病、白血病等恶性疾病患者。主要病理变化为丘脑、丘脑下部、乳头体和第三脑室、中脑导水管周围灰质、第四脑室底部和小脑等部位点状出血、细胞变性坏死,小胶质细胞增生,神经纤维髓鞘脱失等。

【诊断要点】

1.典型的Wernike脑病患者可以出现三组特征性的变化,即精神和意识障碍,小脑性共济失调和眼球运动障碍,称为 Wernike 脑病三联征。若患者同时存在周围神经病的表现,如多发性神经炎则称 Wernike 脑病四联征。若出现记忆力减退和学习障碍,则称 Korsakoff 精神病。Korsakoff 精神病是 Wernike 脑病精神症状的组成部分,当眼肌运动、共济失调和遗忘症状均具备时,也称为 Wernick-Korsakoff 症候群。

2. 影像学特征如下。

(1) 早期三脑室及中脑导水管周围长 T_1、长 T_2 信号,多呈对称分布,经 B_1 治疗后异常信号可减退或消失。

(2) 中期可显示乳头体,第四脑室周围,视交叉,皮质下白质,小脑白质长 T_1、长 T_2 异常信号。

(3) 晚期中脑被盖部萎缩和第三脑室扩大。

(李 晶)

第三节 一氧化碳中毒后迟发性脑病

急性一氧化碳中毒后迟发性脑病(DEACMP),是指急性 CO 中毒后,经过数小时至数周的症状消失或基本消失的假愈期后再次出现的以急性痴呆为主的一组神经精神症状群。

【诊断要点】

临床表现以智能障碍、精神症状、震颤、肌张力障碍、大小便失禁、瘫痪为主,也可出现癫痫、自主神经症状及视力下降等表现。

影像学特征如下。

1. 轻度

MRI 可见脑白质边界不清楚或脑萎缩。

2. 中度

MRI 表现为双侧脑室周围白质和半卵圆中心对称性点状、斑片状病灶,T_1WI 低信号、T_2WI 高信号。

3. 重度

MRI 表现为苍白球变性坏死伴脑白质广泛性脱髓鞘。

【内科疾病神经系统并发症的治疗原则】

主要以治疗原发病,预防发生并发症为原则。治疗以对症治疗和神经营养为主。

(李 晶)

第十三章 神经内科危重症疾病的监护及治疗

第一节 神经重症监护病房的发热和感染

发热和感染是神经重症日常治疗所要解决的主要问题。随着对体温升高可给急性脑损伤患者带来潜在危害的认识的提高，近年来，人们逐渐意识到控制神经重症患者体温的重要性。

脑缺血和脑外伤(TBI)的动物试验显示，体温仅升高 1~2℃，就会对预后带来不利影响。这种相关性在人类身上更明显，许多研究均显示，对缺血性卒中、脑出血(ICH)和动脉瘤性蛛网膜下腔出血(SAH)的患者来说，发热与功能恢复不良有关，而且 SAH 和 TBI 后，脑温的升高与颅内压的升高有关，以上均提示急性脑损伤患者应尽可能地积极防治发热。

一、中枢性发热

"中枢性发热"在临床工作中不仅常见，而且是常规的鉴别诊断。但是由于缺乏明确的诊断依据，所以对"中枢性发热"的使用存在很大争议。一部分专家建议，完全避免使用中枢性发热这样的定义。但是，大量幕上或脑干出血发生后即刻出现难治性高热(体温超过 42℃)，具有显著特点，这些病例支持一下观点：急性脑损伤可以引起发热，但没有全身炎症反应和感染。笔者所见过的这类发热，最严重的是 1 例大脑前动脉瘤破裂引起大量脑出血患者，其临终前的体温超过 41℃。

二、神经重症监护病房患者的发热和感染的发病率

前瞻性临床流行病学研究表明，N-ICU 患者发热的最终发生率在 25%~50%。patrick 与同事们对 428 位连续住院的神经外科 ICU 患者进行病例研究，他们发现，其中 47%的患者至少发热 1 次，而且随着在 ICU 住院时间以及脑损伤(和对于脊髓损伤)过程的延长，发热的发生率增加。Commichau 与同事们发现，在 587 位神经内科 ICU 患者中，发热的发生率是 23%，其中 52%是由感染引起的，这与发热内科 ICU 患者的感染发生率差不多。神经内科 ICU 患者的感染性发热主要是由肺感染引起的(82%)，与卒中患者的发热原因一样。而在发热内科 ICU 患者中，感染性发热的原因则是各种类型的医院内感染。昏迷和机械通气可增加 N-ICU 患者感染性发热的危险，这或许反映出机械通气相关性肺炎高发的相关危险因素。具体诊断中，在其他的可能因素得到控制后，SAH 是唯一的可增加感染性发热，或不明原因发热危险的因素，提示这些患者的整个体温调节系统出现紊乱。

Dettenkofer 与同事们采用疾病控制中心(CDC)的标准,计算出 545 例神经外科 ICU 病例中,总的医院内感染发生率为 20.7%,未超出内科 ICU 发表的总的医院内感染发生率范围。肺炎是最常见的感染形式(表 13-1),根据培养结果,大肠杆菌、肠球菌和金黄色葡萄球菌是最常见的病原菌。

表 13-1 神经外科重症监护病房患者不同部位的医院内感染发病率

	每 100 名患者中的发病率	每 1000 天(或疾病过程)中的发病密度
肺炎	9.0	15.1(使用呼吸机的天数)
尿路感染	7.3	8.5(尿道插管的天数)
血行感染	1.0	0.9(中枢神经系统插管天数)
脑膜炎	1.1	NC
脑脓肿/脑室炎	0.7	NC
其他	1.7	NC
总计	20.7	NC

三、对发热的神经外科 ICU 患者的评价

对神经重症护理医生来说,评价发热的首要任务是确定发热原因。虽然感染通常是造成发热的主要原因,但也必须考虑很多引起发热的非感染性因素,特别是由药物引起的发热(见表 13-2)。除对住院患者的感染发热进行传统的初步评价(通过胸片、尿液分析、血培养、痰培养和尿培养)外,临床医生还应该通过护理人员及家属了解患者近期的病史,进行详细的体格检查,了解患者目前的用药情况。只要多花费些时间,了解这些"经常被忽略"的临床实践中的基础性问题,就会发现多数引起非感染性发热的原因。这样做,精明的临床医生可以杜绝一些像肺栓塞这样潜在的严重内科并发症的发生,或者至少避免一些没有必要的经验性抗生素治疗。

表 13-2 神经重症患者发热的非感染性原因

生理状况	诊断的关键
常见	
血液制品反应	近期输血时
可卡因中毒	毒理学筛查
中枢性发热	排除
深静脉血栓形成	下肢多普勒检查
药物性发热	皮疹,嗜酸性粒细胞增多,转氨酶升高
痛风或假痛风	关节发红疼痛
术后局部组织损伤	局部组织发红疼痛.但是培养阴性
肺栓塞伴梗死	低氧血症,胸 CT 血管造影检查
腹膜后出血	血细胞比容检查,腹部/骨盆 CT 扫描
无菌性脑膜炎	假性脑膜炎表现
全身炎症反应综合征	白细胞增多,心动过速,呼吸急促

续表

生理状况	诊断的关键
少见	
肾上腺皮质功能不全	病史,血清电解质
肠缺血	腹痛和板状腹
抗精神病药恶性综合征	肌紧张和肌强直
恶性肿瘤(淋巴瘤、白血病)	全血细胞计数,胸/腹部CT扫描
恶性高热	麻醉剂接触时
心肌梗死	心电图
胰腺炎	血清淀粉酶测定
心包炎	心包摩擦音,心电图
甲状腺危象	甲状腺功能测试

四、发热的非感染性原因

蛛网膜下隙出血、脑室出血和后颅窝手术均可引起无菌性脑膜炎,其特点是脑脊液白细胞计数逐渐增多和糖减少。无菌性脑膜炎是由红细胞破裂及再吸收引起的,并与鞘内合成促炎细胞因子有关,如肿瘤坏死因子、IL-1和IL-6。除发热外,逐渐加重的头痛和假性脑膜炎是典型表现,有些病例还可出现精神异常,上述症状用地塞米松往往有良好的疗效。总之任何类型的手术之后,往往都会出低热,而且大部分病例的这种低热与肺不张和感染无关,术后发热是由于手术部位局部的炎症和损伤造成的。尽管术后常常出现肺不张,但是肺不张的发病和严重程度都与术后发热无关。典型的术后发热往往为低热,而且通常在72小时内消退。尽管如此,胸部物理治疗仍适用于所有的发热患者,特别是缺乏明显的发热原因的患者。

五、诊断性研究

院内感染发病率在住院3日后明显增加。在住院患者当中,ICU患者的院内感染可能性最大,这是因为ICU患者不仅活动少,而且进行有创检查和治疗的概率远远高于其他患者。最常见的医院获得性感染包括尿路感染(特别是带有尿管的患者)、肺感染(特别是机械通气的患者)、动静脉置管相关性血液感染、抗生素相关的难辨梭状芽孢杆菌性结肠炎和伤口感染。其次,还可能出现褥疮破溃感染、与经鼻插管本有关的医院内感染性鼻窦炎及非结石性胆囊炎。除胸片、尿液分析、血培养、尿培养和痰培养外,根据检查发现,还应该进行另外一些检测和有针对性的培养。不管是感染性还是非感染性,白细胞读数以及血沉增加都可反映出全身炎症反应的存在。一旦怀疑感染存在,应该更换尿管,去除所有留置的中心静脉导管,并行血液或尿液培养。如果出现腹泻,则需检测难辨梭状芽孢杆菌毒素。近期曾行开颅手术,或留置有脑室外引流管,或有外伤性脑脊液漏的患者,应进行腰穿检查排除脑膜炎的存在。脊髓手术后,脊髓炎可能成为潜在的发热源,并且很难被检测出来。脊髓炎患者血沉加快,磁共振成像(MRI)显示,相邻椎间盘的髓内信号发生变化,变化特点与肿瘤侵袭不同。当体格检查有阳性发现时,可以相应地进行鼻窦、胸、腹、骨盆的CT检查,排除鼻窦炎、脓胸、非结石性胆囊炎或是其他疾患的可能,但是这些辅助检查,应该建立在体格检查的基础上。

六、院内感染

在过去的30年,院内感染在流行病学、发病机制和病理生理学研究方面得到了长足的发展。目前,虽然可以采取一些有效降低感染风险的措施,但医院内获得性感染的发病率和死亡率仍然很高,不能完全预防。预防的原则应根据医院内感染的发病、解剖和微生物学特点制定。在一些病例中,院内感染是致病因素与机体局部防御系统直接对抗造成的结果。导致感染的病原体,通常可在破损的皮肤黏膜表面发现。很多情况下,病原体是通过留置的各种导管侵入机体。这种医院内获得性感染,既可以是机体本身正常菌群引起的内源性感染,也可以是医院内外源性病原体侵入造成的感染。

(一)呼吸道感染

1.流行病

学到目前为止,肺感染是神经危重症患者最常见的院内感染形式。大约一半的院内肺感染的发生与机械通气有关,称之为机械通气相关性肺炎(VAP)。气管插管使患者的肺感染发生率增加5～20倍,并且随机械通气时间的延长而增加。经粗略统计,气管插管患者中,每天有1%～3%的人可能会发生VAP。

Berrouane相同事们对569例神经外科ICU患者进行为期1年的研究发现,肺感染的发生率为22%,在气管插管和昏迷TBI患者中的危险性最高。进入ICU后的最初3天的危险性最高,其次为第5和6天。在这项研究中,TBI患者的院内肺感染的发生率(平均34.2%/1000机械通气日)是所有ICU患者中最高的。

2.发病机制和预防

菌血症、通过气管插管或气管镜细菌直接种植,均可引起医院内肺感染,但从口咽部和胃部细菌误吸,仍然是目前最常见的医院内肺感染的原因,很明显,神经科患者的吞咽功能和咳嗽反射受损,显著增加了误吸发生的危险,大部分的误吸,是由亚临床的"微误吸"造成的,而与呕吐和吞咽呛咳等主要误吸因素无关。误吸酸性胃内容物后,在食物颗粒阻塞气道和急性胃酸灼伤的联合作用下,可迅速导致广泛的肺浸润。在这些患者中,有些出现肺感染,而有些则不出现,所以预防性应用抗生素的效果不明确。抗组胺药和质子泵抑制剂,可导致胃内定植菌的迁移,从而增加误吸的危险,但对于那些机械通气、凝血病或有消化性溃疡病史的患者可能益大于弊。

大部分发生在住院早期的肺感染,是由对青霉素高度敏感的菌群引起的,包括肺炎球菌、链球菌,以及各种对青霉素敏感的微需氧、厌氧菌群(表13-3)。有些情况则是例外,如流行性感冒可使患者对葡萄球菌性肺部易感,酗酒等特殊患者发生革兰阴性细菌性肺感染的几率增加。发生早期院内肺感染的神经内科重症监护病房的患者中,好像革兰阴性细菌感染的比例也比较高。有一项研究报道,在早期院内肺感染中,23%为嗜血杆菌感染,另外19%为革兰阴性细菌感染。

表13-3 医院内感染的经验性治疗

危险因素	常见病原菌	抗生素
无(早期感染)	链球菌	头孢曲松或氨苄西林/舒巴坦
	流感嗜血杆菌	
	非假单胞革兰阴性杆菌a	

续表

危险因素	常见病原菌	抗生素
长期住重症监护病房或先前使用抗生素（迟发感染）	金黄色葡萄球菌 非假单胞革兰阴性杆菌铜绿假单胞菌	头孢他啶、哌拉西林、氨曲南、美罗培南、环丙沙星、妥布霉素 b
误吸	没有危险因素的病原菌加厌氧菌	按照无危险因素处理加克林霉素或甲硝唑

进入 ICU 病房 3 天后发生的肺感染，50% 以上是由革兰阴性细菌引起的。病情进行性恶化的患者和使用抗生素治疗的患者，口咽部菌群发生改变，出现肠道革兰阴性杆菌。气管切开部位周围的伤口感染，是一种特殊的危险因素，因为伤口处的病原体可通过导管口周围，直接进入下呼吸道，因此这类患者发生获得性继发肺感染的危险性可能很高。加湿器、雾化器、气切导管和自来水的污染，都可导致军团菌性肺感染的暴发，军团菌性肺感染是一种特殊的致病力强的坏死性肺感染。

预防院内肺感染主要有三条途径：首先，直立位、经常吸痰和胸部物理治疗有助于减少上呼吸道分泌物的产生及流入下呼吸道。其次，在对患者进行呼吸方面的护理及操作前要先洗手，呼吸道局部操作时需特别注意避免污染，按照标准操作规程更换和清洗气切导管和雾化器，以上措施均可降低带入更多微生物的危险。最后，仔细选择气切导管穿过上呼吸道的方式和位置，也可预防医院内肺感染。持续抽吸气管插管部位以上，蓄积在声门下的分泌物，可降低发生 VAP 的危险。与经鼻气管插管不同，经口进食和气管插管，可减少微生物经鼻咽部进入下呼吸道的机会，还可降低患鼻窦炎的危险。预防性地应用抗生素并不能预防 VAP，却可能使未来出现具有更强抗药性的感染。

3.诊断

医院内肺感染的临床诊断标准包括发热、白细胞计数增多、脓痰以及胸片上的持续肺浸润，但是，文献报道仅有不到 30% 的患者出现这些特点，所以有些医院内肺感染的诊断很难确定。有时，胸部 CT 扫描有助于区分胸膜渗出、肺梗死及肺水肿。目前，临床上常从气管内吸取分泌物培养，进行病原学检查，但样本易受口咽部及和上呼吸道菌群的污染，从而误导临床治疗。因此，诊断医院内肺感染的金标准是通过支气管肺泡灌洗或支气管镜留取肺深部样本，进行定量培养。但是，目前临床上广泛应用广谱抗生素，进行经验性治疗，所以这种侵入式诊断方法在日常临床工作中所起到的作用存在争议。

4.治疗

由于医院内肺感染常由多种微生物引起，并且具有隐匿性，所以临床基础治疗通常采用经验性以及联合抗生素治疗。因为可引发抗生素相关性药物热、药物副作用以及细菌耐药引起的迟发感染，所以临床并不推荐这种不加选择的经验性治疗。

（二）尿路感染

1.发病机制和预防

医院内尿路感染（UTIs）多数发生于长期留置尿管的患者。初次插入 Foley 导尿管有两种危险：微生物直接侵入膀胱，或导尿造成短暂的菌血症，特别是在已有尿液感染的情况下。初次导尿不易引起显著的尿菌，门诊患者的发生率在 1%~2%，而住院患者可能达到 5%。

长期留置尿管，即使护理很细致也经常会出现菌尿，而且随着留置尿管时间的延长，菌尿的发生率提高。尽管留置的尿管是一个完全封闭的系统，但每天明显出现菌尿的患者比例好像也要在 3%~5%。留置尿管 10 天后，将近 50% 的患者出现明显的菌尿，女性比例略高于男性。反复破坏尿管系统的封闭性有增加尿路感染的趋势，但打破封闭性的方式对菌尿发生率的影响程度尚不清楚。其他的操作失误，如尿袋位置过高,也可增加出现菌尿的危险。

病原菌常存在于尿管外周,以及尿管和尿道黏膜之间的尿液中。尿道口定植菌与继发性膀胱感染密切相关,这些细菌可在尿液中检测出来。

除了尽早拔除尿管,医院内 UTI 没有更有效的预防方法,目前,临床上普遍推荐使用清洁外阴、膀胱冲洗或在尿道周围使用抗菌剂的方法,但实际上这些方法并不能有效地减少尿路感染的发生。使用抗菌材料制造的尿管、预防性应用抗生素、使用含抗生素的溶液或润滑剂进行局部膀胱冲洗的方法也都被证明无效。

2.诊断和治疗

尿路感染常无症状,而一旦出现脓尿(脓细胞超过 10 个/ml)、发热或白细胞增多,就应该进行药物治疗。在 ICU 患者中,早期诊断的简单的 UTI 可用甲氧苄啶 160mg。磺胺甲基异噁唑 800mg 或环丙沙星 100mg 治疗,每日 2 次,3~7 天。医院内 UTIs 常见大肠杆菌和奇异变形杆菌感染,而已用抗生素治疗的患者,则可能是耐药的铜绿假单胞菌、黏质沙雷菌和肠杆菌属感染。应根据以前的培养和药敏检测结果制订治疗方案,对简单的尿路感染经验性用药卫(表 13-4)。考虑到生物利用度,医院内 UTI 的治疗通常应静脉给药 7~10 天。

表 13-4 医院内尿路感染的经验性用药

药物	静脉给药剂量
庆大霉素	1~1.5mg/kg,q8h
头孢曲松	1~2g,q12~14h
环丙沙星	0.2~0.4g,q12h

(三)血液感染

1.流行病学

中心静脉导管(CVC)引起的血液感染(BSI)的发生率为 5.3 次/1000 导管日,可使 LOS 的发生率加倍,其中 12%~25% 的患者病情危重。

2.发病机制和预防

菌血症可由机体任何部位的感染引发,但最常见于静脉内或动脉内导管的感染。血液感染与化脓性感染或静脉炎的相关性并不明确,但大多数严重的 BSI 均与 CVC 引起的败血症有关。动静脉导管引起的 BSI,常见病原菌包括表皮葡萄球菌(37%)、金黄色葡萄球菌(13%)、肠球菌(13%)、克雷白杆菌(11%)、念珠菌(8%)和沙雷菌(5%)。

一项对 160 名患者的前瞻性研究发现,每 3 天常规更换一次 CVC 非但不能预防 BSI,通过导丝反而增加血液感染的危险。近年来达成的共识是,锁骨下 CVC,出现血液感染的危险低于股动脉或颈内动脉插管,但发生机械并发症如气胸的危险增高,因此,目前主要根据临床情况(如颈强直或需要监测中心静脉压)和经验决定插入导管的部位。以下措施可以最大限度地降低发生动静脉导管 BSI 的危险:①插管时严格无菌操作,包括戴口罩、穿无菌手术衣,使用洗必泰(不用聚维酮碘)消毒手术区域;②密切监测有无局部感染情况;③对预期留置导管超过 4 天的 ICU 患者使用抗生素浸渍导管。

3.诊断

血管内导管留置超过 48 小时的患者,一旦出现不明原因的发热,应考虑动静脉导管 BSI 的可能。在放置导管处和远离导管的静脉穿刺处,均应留取血培养,而且如果出现局部化浓、红斑或败血综合征,应拔除留置的导管。在洁净环境中留取的血液和导管末端培养出现阳性结果,即可确诊为动静脉导管 BSI。可以使用半定量培养技术,这有助于区分导管败血症细菌学结果和拔管时造成污染。

4.治疗

头孢他啶每8小时2g和万古霉素每12小时1g是首选的经验性抗生素治案。感染性休克患者,应该考虑同时选择具有抗假单胞菌活性的抗生素,根据血培养结果进一步调整药物。活性蛋白C(除栓素注射剂drotrecoginα)每小时200μg/kg持续静滴96小时以上,可降低有败血症诱导的器官功能不全(血压过低、少尿、急性呼吸窘迫综合征、酸中毒或血小板减少)患者的死亡率。

(四)医院内胃肠道感染

1.发病机制和预防

腹泻通常提示医院内胃肠道感染的可能,但并不意味着一定具有传染性,最可能的原因为难辨梭状芽孢杆菌感染。难辨梭状芽孢杆菌性结肠炎的临床表现较轻,仅出现水样泻和发热,较严重的病例出现白细胞增多和腹部压痛。抗生素治疗是难辨梭状芽孢杆菌性结肠炎的主要危险因素,但有些病例是由于患者之间的相互传染引起的。使用第2代和第3代头孢菌素较克林霉素更易引发难辨梭状芽孢杆菌性结肠炎。

2.诊断和治疗

难辨梭状芽孢杆菌性结肠炎,结肠镜下表现为黏膜炎症和伪膜性改变。在结肠镜检查确诊的难辨梭状芽孢杆菌性结肠炎患者中,仅30%~60%可在血中检测到难辨梭状芽孢杆菌毒素。因此,无论是否检测出毒素,都应核进行经验性抗生素治疗、难辨梭状芽孢杆菌性结肠炎的治疗应从甲硝唑开始,每6小时口服500mg,治疗10天,若为耐药菌感染,则用万古霉素每6小时口服250mg。

(五)造瘘术感染

1.流行病学

造瘘术感染常见于神经科ICU,最近对如何预防以及治疗造瘘术感染有了很多了解。造瘘术引起的脑膜炎或脑室膜炎的发生率大约为8%。虽然各种研究的结果互相矛盾,但都发现造瘘术感染的危险在导管置入后的最初10天里,随时间的延长而增加,10天后则不再增加。相对于脑室外引流术,非流式脑实质颅压监测发生感染的危险非常小(5天的发生率大约为1%)。

2.发病机制和预防

皮肤表面细菌通过导管进入蛛网膜下隙或脑室内,使用已被污染的注射器进行灌洗,造成细菌种植是感染的两个可能原因。EVD引起脑室脑膜炎的其他危险因素包括脑室出血或蛛网膜下隙出血、颅骨骨折造成的脑脊液漏、颅骨切开术、全身感染和导管灌洗。预防性地更换导管似乎并不能减少EVD感染的危险。与皮肤表面菌群相同,脑脊液培养可见多数为革兰阳性球菌(表皮葡萄球菌、痤疮丙酸杆菌、金黄色葡萄球菌)。革兰阴性细菌性脑室膜炎,好发于预防性应用青霉素治疗的患者,且十分凶险。尽管如此,多数神经科重症监护病房的医生们,对有脑室外引流的患者,仍使用具有抗革兰阴性细菌作用的抗生素进行预防性治疗,如苯唑西林,每6小时1~2g。1972年,Wylerl和Kelly研究发现,预防性应用抗生素治疗,使脑室外引流术后的感染率从27%下降至9%。在近期一项涉及228名脑室外引流术患者的临床试验中,Poon相同事们发现,氨苄西林-舒巴坦使继发性脑脊液感染率大幅减低(从11%降至3%)针对这个问题进行的其他试验,其结果均不足以说明问题。一项小型但精心设计的随机临床试验发现,每隔5天更换一次脑室外引流管并不能降低感染率。实际上,在平均第11天时,常规更换引流管组的感染率是7.8%,而不更换引流管组的感染率是3.8%。

3.诊断

造瘘术感染的诊断必须包括出现感染的全身性表现(发热和白细胞增多)或意识水平下降,以及脑脊液培养阳性、脑脊液的白细胞计数增多和糖减少,确诊造瘘术感染比较困难,因为有些情况下,无菌性脑膜炎也会造成脑脊液出现相似的炎性改变,有时,部分使用抗生素治疗的病例,脑脊液培养呈阴性结果。脑脊液乳酸水平升高有助排除无菌性炎症,确诊细菌感染,但尚缺乏该项检查的经验。

4.治疗

头孢他啶每 8 小时 2mg,联合万古霉素,每 12 小时 1g 是常用的经验性抗生素治疗方案。其他的治疗还包括拔除感染的导管,如果临床提示持续脑积水,应行连续腰穿治疗或脑脊液引流治疗。目前,一致的观点是药物治疗至少需要 14 天。

(六)全身性感染的控制

以上讨论了各种特殊感染的控制方法,但只是整个感染控制制度的一部分,而感染控制是医院质量评估体系中的重要组成部分。每一个医院和病房都应该建立这样的感染预防制度。感染预防制度由各个独立的组成部分构成,出如洗手,有些人认为是控制医院内感染的最有效的一种方法。对耐甲氧西林金黄色葡萄球菌、耐万古霉素粪肠球菌或难辨梭状芽孢杆菌感染的患者进行隔离,可有效预防由护理人员造成的对其他患者的交叉污染。最后,传染病和护理方面的流行病学专家,应该在全医院范围对每个病房进行感染监测和控制。

(黄 毅)

第二节 重症脑血管疾病

一、脑出血

脑出血(ICH)是指原发于脑实质内的出血,故又称为自发性脑出血。原发性脑出血的病理机制复杂,病因多样,但高血压性小动脉硬化和破裂是本病最常见的原因,故也称作高血压性脑出血。脑淀粉样血管病、动静脉畸形、动脉瘤、血液病、凝血功能异常、脑动脉炎、药物滥用,以及肿瘤和脑梗死等也可导致脑内出血。

自发性脑出血的出血部位以壳核最多见,约占脑出血的 60%,其次为丘脑、尾状核、半球白质、脑桥、小脑和脑室等。典型的脑出血的表现是突发局灶性神经功能缺损,多在情绪激动或活动中突然发病,发病后病情常于数分钟至数小时内达到高峰,伴随头痛、恶心、呕吐、意识水平下降和血压升高等症状,自发性脑出血的症状、体征发展迅速,需快速分诊救治。按出血部位可分为以下类型。

1.基底节区出血

(1)壳核出血:为高血压性脑出血最常见类型。多由豆纹动脉尤其是外侧支破裂所致;血肿可局限于壳核本身,也可扩延累及内囊、放射冠、半卵圆中心、颞叶或破入脑室。血肿向内压迫内囊出现典型的临床表现,为对侧轻偏瘫或偏瘫、感觉障碍和偏盲。急性期伴有两眼向血肿侧凝视,位于优势半球可出现失语;非优势半球可出现失用和失认、视野忽略和结构性失用。

(2)丘脑出血:由丘脑膝状体动脉和丘脑穿通动脉破裂所致,丘脑病变时因感觉核团损害部位、范围、性质的不同而表现为各种感觉受损的症状;常见的临床表现以多寡为序有:轻偏瘫或偏瘫、半身感觉缺失、上凝视麻痹、瞳孔异常(瞳孔缩小和对光反射消失)、失语、眼球向病灶侧凝视(与壳核出血同)、偏盲和缄默。

(3)尾状核头出血:多由高血压动脉硬化和血管畸形破裂所致,常有头痛、呕吐、颈强直、精神症状。

2.脑叶出血

老年人常由高血压动脉硬化或淀粉样变血管病引起,青壮年多由先天性脑血管畸形所致。出血以顶叶最常见,其次为颞叶、枕叶、额叶。少量出血症状轻,酷似腔隙性脑梗死。大量出血呈现各种脑叶功能受损的征象。

(1)额叶出血:额叶出血可出现前额痛,以血肿侧为重,对侧偏瘫,双眼向血肿侧凝视,大小便失禁,意识障碍及癫痫。

(2)顶叶出血:可造成对侧偏身感觉缺失和对侧视野忽略,也可出现对侧同向偏盲或象限盲,轻微的偏瘫和疾病感缺失。

(3)颞叶出血:可造成双眼同向性上象限的视野缺失。可出现血肿侧以耳前或耳周为主的头痛,优势半球出血可导致Wernicke失语,非优势半球出血可有意识模糊和认知障碍。

(4)枕叶出血:血肿同侧眼眶部疼痛和对侧同向偏盲,可有短暂性黑矇和视物变形,有时有感觉缺失、书写障碍等。

3.脑干出血

(1)脑桥出血:是脑干出血最高发的部位,多由基底动脉脑桥支破裂所致,脑桥出血的临床症状和体征,因血肿的大小、定位、破入脑室与否和有无脑积水而有很大差异、大量出血可迅速出现昏迷、四肢瘫痪、双瞳孔针尖样大、中枢性呼吸障碍;数小时内死亡。少量出血可无意识障碍;脑桥少量出血症状较轻,临床上较易与腔隙性梗死混淆。

(2)中脑出血:少见,常有头痛、呕吐、意识障碍。

(3)延髓出血:更少见。

4.小脑出血

多由小脑上动脉分支破裂所致。临床表现因定位、血肿大小、血肿扩延、脑干受累、出血破入第四脑室与否,以及有无脑积水等多种因素而变化很大。小脑出血最多发生在齿状核。多发生于一侧半球,突然出现站立及步态不稳、肢体共济失调、构音障碍、眼球震颤,伴头痛、头晕或眩晕、恶心、呕吐。起病突然,可伴有枕部疼痛。

5.脑室出血

多为继发性,也可呈原发性,症状随出血部位、脑室积血量及是否阻塞脑脊液通路而异,常有头痛、呕吐。临床上易误诊为蛛网膜下隙出血。

【救治流程】

1.主诉

头痛、恶心、呕吐、不同程度的意识障碍。

2.病史

多有高血压病史,多在情绪激动或活动中突然发病。

3.体征

偏瘫、偏身感觉障碍、失语、意识障碍等。

4.急救措施

保持呼吸道通畅,气管插管或机械通气,必要时吸氧;降低颅内压、减轻脑水肿。

5.辅助检查

首选头部CT检查,可清楚显示出血部位、出血量、血肿形态及占位效应等。

6.诊断

50岁以上中老年患者,活动或情绪激动时突然发病,迅速出现局灶性神经功能缺损症状及头痛、呕吐等高颅压症状,结合头颅CT确诊。

7.治疗方案

①一般支持治疗;②调整血压;③减轻脑水肿、降低颅内压;④防治并发症,对症治疗;⑤手术治疗;⑥康复治疗。

【救治关键】

(一)病情判断

脑出血经常是引起早期神经功能恶化的临床急症。

1.50岁以上中老年患者,通常有长期的高血压动脉硬化病史。

2.活动中或情绪激动时急性起病,一般可于数小时内达高峰;个别患者因继续出血和血肿扩大,临床症状进行性加重,持续6~12小时。

3.除少量脑出血外,大部分患者均有不同程度的意识障碍。意识障碍的程度是判断病情轻重和预后的重要指标。

4.头痛和呕吐是脑出血最常见的症状,它可单独或合并出现。脑叶和小脑出血头痛最重,少量出血可以无头痛。头痛和呕吐同时出现是颅内压增高的指征之一。

5.血压增高是脑出血常见的原因与伴发病。血压增高和心跳及脉搏缓慢同时存在,往往是颅内压增高的重要指征。

6.脑出血者可出现癫痫发作,癫痫发作多为局灶性和继发性全身发作。以脑叶出血和深部出血最多见。

病史是临床诊断的重要依据,典型表现是血压明显升高,迅速出现偏瘫、失语等局灶性神经功能缺损症状,出现头痛、恶心、呕吐等高颅压的表现,可伴有意识障碍,应高度怀疑脑出血。病情发展迅速,结合头颅CT检查通常可作出临床诊断。同时应排除其他须与脑出血鉴别的疾病。

(二)急诊检查

45分钟内完成头颅CT、血常规、急诊生化、凝血功能等急诊检查。依据检查结果作出进一步的诊断分析,以决定是否需要急诊处理。

1.病史及体格检查

判断有无脑出血,脑内出血患者的最初临床评价包括发病时症状及当时的活动情况,卒中发作的时间、年龄及其他危险因素。应询问患者或目击者;关于患者的下述情况:如是否有外伤,既往是否有高血压、缺血性卒中、糖尿病、吸烟及药物史,是否服用华法林、阿司匹林或其他抗凝药物,是否存在凝血功能障碍及其他诱发出血的内科疾病如肝病等。完善神经系统体格检查。

2.影像学检查

小脑出血者应定期做CT检查,至少每周复查1次;病情变化时随时复查,除注意观察血肿本身的变化外,应特别注意观察有无脑室对称性扩大等脑积水征象,以指导治疗。

(1)头部CT检查:头部CT检查对于怀疑脑血管病的患者应作为首选的影像学诊断手段,它可以发现绝大部分颅内出血,并且有助于鉴别神经系统的一些非脑血管病。头颅CT是诊断脑出血的首选检查,可清楚显示出血部位、出血量多少、血肿形态、是否破入脑室以及血肿周围有无低密度水肿带和占位效应等。临床如怀疑脑出血应立即行头颅 CT 检查,对指导治疗、估计预后有重要价值。根据病程分为三期。

①急性期(<1 周):新鲜血肿平扫呈边界清楚、均匀一致的高密度影,圆形或软圆形,周围常有一低密度环。半球血肿或蚓部血肿较大时;均可产生占位效应,一般 3~7 日达到高峰,可压迫第四脑室和脑干,甚至发生小脑扁桃体疝。血肿可向前破入脑室;若少量积血,CT 显示脑室内局限高密度影,出血量大可发生脑室铸型时,全脑室呈均匀一致的高密度影,血肿与脑室相连的高密度影,为血肿破入脑室的通道。伴发脑积水时,则脑室系统扩大。出血进入蛛网膜下隙时则显示相应的高密度影。

②血肿吸收期(2 周至 2 个月):约 2 周时(或更早一些),血肿周边溶解,血肿变小,密度变低,边缘较模糊,第四脑室受压者,脑室形态可有恢复。3~4 周后,血肿可完全溶解,病灶呈低密度。

③囊肿形成期(>2 个月):6~8 周后,低密度灶明显缩小,无占位表现,最后呈低密度囊腔,边缘较清晰,CT 值接近脑脊液。小病灶形成瘢痕。

(2)头部磁共振成像(MRI):同 CT 一样,也可明确出血部位、范围,脑水肿及脑室情况。对发现结构异常,明确脑出血的病因很有帮助。对检出脑干或小脑的出血灶和监测脑出血的演进过程优于 CT 扫描,对急性脑出血诊断不及 CT。在高磁场强度下,磁化率序列对脑出血敏感,是由脱氧血红蛋白的顺磁效应所决定的,其在血肿发生的最初几个小时就存在。T_1 加权像呈等密度,T_2 加权像呈略高密度影。脑出血时 MRI 影像变化规律如下。

①超急性期(<24 小时):为长 T_1、长 T_2 信号,T_1 加权像上血肿呈略低或等信号,T_2 加权像为高或混合信号。此期核心层和核外层表现相仿,但无边缘层的信号减低带,早期阶段可无水肿带,数小时后出现轻度水肿,与脑梗死、水肿不易鉴别。

②急性期(2~7 日):为等 T_1、短 T_2 信号,此期血肿周围有较明显的血管源水肿。

③亚急性期(8 日至 4 周):为短 T_1、长 T_2 信号,T_1 加权像上周围水肿带可不甚明显或为一低信号带,T_2 加权像上绕一高信号的周围水肿带。

④慢性期(>4 周):为长 T_1、长 T_2 信号,T_1 加权像为均匀一致的高信号,不显示边缘层,无周围带。T_2 加权像上边缘层显示低信号,组织水肿不明显或无水肿,此种情况可持续数周或更长,此后形成囊腔,T_1 加权像和 T_2 加权像均为低信号。

3.实验室检查

脑出血患者常规实验室检查包括血常规、血液生化、凝血功能、心电图检查和胸部 X 线摄片检查。血糖升高能是机体的应激反应或脑出血严重性的反应;外周白细胞计数可暂时升高;尿素氮水平也可暂时升高,凝血活酶时间和部分凝血活酶时间异常,提示有凝血功能障碍。在没有条件时可进行腰椎穿刺协助诊断,但脑脊液正常者不能否定脑出血的诊断。颅内压增高、脑干受压者禁忌腰椎穿刺。非高血压性脑出血,应注意血液学、免疫学及颅内血管的检查以明确病因。

(三)治疗关键

1.气道和呼吸

保持患者时呼吸道通畅,清理呼吸道分泌物。有明显呼吸困难、窒息时,可采用气管插管或机械通气以保障通气;呕吐或上消化道出血的患者,应及时吸出呕吐物,保持气道通畅,预防吸入性肺炎;对缺氧者予以吸氧,必要时应辅以机械通气。

2.心脏功能

应常规检查心电图。有严重的心律失常、心力衰竭或心脏缺血时应及时进行处理,必要时请心内科医师会诊。

3.血压调控

调控血压时应考虑患者的年龄、有无高血压史、有无颅内高压、出血原因及发病时间等因素。若颅内压增高时,应先降低颅内压,再根据血压情况决定是否进行降压治疗。一般对原血压正常又无严重颅内压增高的患者,将血压控制在出血前原有水平或略高;原有高血压者将血压控制在 150～160mmHg/90～100mmHg 为宜;当血压＜180/105mmHg 时,可暂不使用降压药。收缩压在 180～200mmHg 或舒张压 100～110mmHg 之间时,需密切监测血压;即使应用降压药治疗,也需避免应用强降压药,防止因血压下降过快引起脑低灌注;收缩压＜90mmHg,有急性循环功能不全征象,应及时补充血容量,适当给予升压药治疗,维持足够的脑灌注。

4.需紧急处理的情况

如严重脑水肿、高颅压、高血压、消化道出血、血糖异常等,需紧急处理。

【救治方案】

脑出血一旦确诊后,下一步是治疗开始前对脑出血原因的认识。危及生命的血肿是否能做手术,患者有无肝衰竭导致的凝血机制障碍或是否曾服用抗凝药物。其次,要考虑患者是否像脑血管淀粉样变的脑出血,因为其在血肿手术后易发生另一处新的脑出血。治疗原则为安静卧床、脱水降低颅内压、调整血压、防止继续出血,并强护理防治并发症,以挽救生命,降低死亡率、残疾率和减少复发。

(一)一般治疗

1.一般应卧床 2～4 周,保持安静,避免情绪激动和血压升高。

2.严密观察体温、脉搏、呼吸和血压等生命征,注意瞳孔变化和意识改变。

3.维持水、电解质平衡,保持大小便通畅,预防和及时治疗压疮、泌尿道和呼吸道感染等。

4.血糖过高或过低者应及时纠正,维持血糖水平在 6～9mmol/L。

5.明显头痛、过度烦躁不安者;可酌情适当给予镇静止痛剂。

6.有昏迷或肢体瘫痪者,应勤翻身,早期行床上肢体功能活动,按摩,以防压疮或下肢静脉血栓形成。注意口腔清洁;保持大小便通畅。

(二)降低颅内压

较大的脑内血肿周围会出现脑水肿,多于出血后 3～4 日到达高峰,严重时造成颅内压过高和脑疝,可危及生命。积极控制脑水肿、降低颅内压是脑出血急性期治疗的重要环节。

降低颅内压的主要治疗措施包括有控制的过度通气、渗透性利尿剂和静脉注射巴比妥酸盐。如果需要手术治疗,这些措施可以为手术争取时间。目前仍不推荐使用糖皮质激素。

1.过度通气:是最有效的快速降低颅内压的方法之一,血管对 CO_2 的反应是其作用机制。实验证明血管对 CO_2 的反应是非常明显的,是通过改变细胞外液的 pH 来实现的。尽管此方法有效,但治疗同时可造成 CBF 下降,治疗效应也较为短暂,限制了此方法的应用。过度通气的 CO_2 水平的目标值为 30～35mmHg,不推荐更低水平的 CO_2。

2.临床上有指征使用脱水剂时,必须根据颅内压增高的程度和心、肾功能等全身情况来考虑选用脱水剂及其剂量。

(1)甘露醇:最常用,它可使水从水肿或非水肿的脑组织中渗透到血管中。此外,它能提高心脏的前负荷及脑灌注压,因此通过自身调节降低颅内压。通常 125～250ml,静脉滴注,每 6～8 小时 1 次,注意尿量、血钾及心、肾功能;如有脑疝形成征象可快速加压静脉滴注或静脉注射;冠心病、心肌梗死、心力衰竭和肾功能不全者慎用。

(2)甘油果糖:500ml 静脉滴注,每日 1～2 次,3～6 小时滴完,脱水、降低颅内压作用较甘露醇缓和,用于轻、重症患者的病情好转期和肾功能不全患者。

(3)利尿剂:呋塞米较常用,每次 20～40mg,每日 2～4 次静脉注射,常与甘露醇交替使用可增强脱水效果,用药过程中应注意监测肾功能和水电解质平衡。

(4)20%人血白蛋白:10～20g,每日 1 次,对低蛋白血症患者更适用,作用较持久,有条件情况下可使用。

脱水时要注意血浆渗透压的变化,若临床脱水效果不好,可适当增加用药剂量,一旦收敛,应维持高渗透状态。为避免脑细胞肿胀和颅内压反跳性增加,使用脱水剂时应逐渐减量,一般需用 1～2 周。

(三)调整血压

脑出血急性期的血压多增高;对血压高的处理应个体化,应参照患者原来有无高血压、有无颅内压增高、年龄、发病时间、原发疾病与合并疾病具体而定。若颅内压高时,应先降颅内压,再根据血压情况决定是否进行降血压治疗。处理时,过高血压有可能使破裂的小动脉继续出血或再出血而导致血肿扩大;而过低的血压又会使脑灌注压降低和加重脑损害,应权衡利弊慎重处理。

一般对原血压正常又无严重颅内压增高的患者,将血压控制在出血前原有水平或略高。原有高血压者将血压控制在 150～160mmHg/90～100mmHg 为宜。血压≥200/110mmHg 时,在降颅内压的同时可慎重平稳地降血压治疗/使血压维持在高于发病前水平或 180/105mmHg 左右;收缩压在 170～200mmHg 或舒张压 100～110mmHg 时,暂可不用降压药,先脱水降颅内压,并密切观察血压情况,必要时再用降压药。血压增高是因颅内压增高引起时,应以积极降低颅内压治疗为主。收缩压＜165mmHg 或舒张压＜95mmHg 时,不宜降血压治疗。脑出血患者偶可见血压低应积极寻找原因,并适当给予升压处理。

(四)控制体温

体温降低后脑代谢降低,耗氧量减少,有利于脑细胞恢复和减轻脑水肿。但对脑出血,应用药物做冬眠降温时不良反应很多,如冬眠合剂中的哌替啶可抑制呼吸,氯丙嗪可降低血压等。全身降温可影响心脏功能,易发生肺炎等并发症,故临床多用冰毯或冰帽物理降温。头颅局部降温是脑出血的重要治疗措施,但体温不宜低于 34℃,并发肺炎及其他部位感染时常造成体温增高,应积极抗感染治疗。近来亚低温疗法的应用,可能有一定效果,但不推荐常规应用。

(五)止血治疗

已经尝试使用各种止血药物如 6-氨基己酸、氨甲苯酸、巴曲酶(立止血)等治疗脑出血,但作用不大。如果有凝血功能障碍,可针对性地给予止血药物治疗,例如肝素治疗并发的脑出血可用鱼精蛋白中和,华法林治疗并发的脑出血可用维生素 K_1 拮抗。

(六)癫痫发作的预防和处理

早期癫痫发作提示脑叶出血和再出血等神经系统并发症,目前尚不推荐所有患者早期预防性给予抗癫痫治疗,但是可以选择性应用于脑叶出血的患者。如出现癫痫发作,应给予苯妥英钠或卡马西平等二线抗癫痫药处理。

(七)并发症的处理

1.感染

重症脑出血,尤其是意识障碍、吞咽困难的患者,口腔或气管内分泌物不易及时清除,易导致吸入性肺炎。原先患有慢性支气管炎、肺气肿等的老年人脑出血后更易继发肺部感染,或因导尿等易合并尿路感染;可给予预防性抗生素治疗;如果已经出现系统感染,可根据经验或痰培养、尿培养及药物敏感试验结果选用抗生素;尿潴留者要留置导尿管,必要时进行膀胱冲洗。

2.消化道出血

重症自发性脑出血常合并胃肠道出血,病死率明显升高,其原因多归于胃肠道应激性糜烂、溃疡。用抗酸剂H_2受体拮抗药的预防治疗,可明显降低危重患者临床出血发生率,已证明H_2受体拮抗药在降低临床出血方面优于抗酸剂;一旦出血应按上消化道出血的治疗常规进行处理,可给予质子泵抑制剂,还可应用冰盐水洗胃及局部止血药等。

3.抗利尿激素分泌异常综合征

又称稀释性低钠血症;因经尿排钠增多,血钠降低,加重脑水肿,应限制水摄入量在800~1000m/d,补钠9~12g/d。低钠血症宜缓慢纠正;否则可导致脑桥中央髓鞘溶解症。

4.其他

有些脑出血患者可出现心功能损害、肺栓塞或水肿、痫性发作、中枢性高热及下肢深静脉血栓形成,应注意及时相应的治疗。

(八)手术治疗

首先确定能否手术,年龄已不是手术禁忌,血肿危及生命、内科治疗不能有效地控制颅内压增高时,应手术治疗。但临床上已出现了不可逆的变化时手术效果不佳。抗凝剂所致的脑出血和血管淀粉样变会诱发其他部位脑组织再出血要慎重手术,且手术难奏效。

1.手术治疗目的

脑出血外科治疗主要是清除血肿、降低颅内压、挽救生命,早期减少卒中对周围脑组织的压迫,降低致残率。同时针对脑出血的病因进行治疗。主要采取的方法有传统开颅手术、小骨窗开颅血肿清除术、内镜辅助下血肿吸除术、微创颅内血肿清除术和脑室穿刺引流术等。

2.手术适应证

目前对于外科手术适应证;方法和时机的选择尚无一致性意见,一般认为手术宜在超早期(发病后6~24小时内)进行。以下情况可考虑手术治疗。

(1)基底节区中等量出血(壳核出血≥30ml,丘脑内出血≥15ml):根据病情及出血部位,选择合适时机进行微创穿刺血肿清除术,及时清除血肿;大量出血或有脑疝形成者,多需采用去骨瓣减压血肿清除术来挽救生命。

(2)小脑非动脉瘤出血:如果出血量≥10ml,或者血肿直径>2cm,出现神经系统功能障碍或影像学提示幕下脑脊液传导通路闭塞,应考虑手术治疗。

(3)脑叶出血:高龄患者常为淀粉样血管病出血,除血肿较大危及生命或者由血管畸形引起的脑出血需外科手术治疗外,多行内科保守治疗。

(4)脑室出血:因血凝块常阻塞导水管,发生脑积水很常见,故应保持导水管通畅。通过脑室外引流,使用尿激酶或rt-PA进行脑室内溶栓是有效的。但还需要更多的试验来证实。

(九)康复

脑出血患者只要生命征平稳、病情不再进展,应给予早期康复治疗,除非有颅内压升高的表现。对于有神经功能损伤的患者应早期行康复治疗,遵循个体化原则,制定短期和长期治疗计划,分阶段、因地制宜地选择治疗方法,对患者进行针对性体能和技能训练,降低致残率,促进神经功能恢复,提高生活质量。

二、脑梗死

脑梗死是指脑部供血中断,有无充分侧支循环代偿供血时导致的脑组织缺血、缺氧性坏死和脑软化,而产生的神经系统症状群。不包括全脑性缺血和缺氧性坏死,如窒息和心跳、呼吸暂停引起的全脑病损。脑梗死的主要临床表现可分为前循环和后循环,或称颈动脉系统和椎-基底动脉系统症状。

1.颈动脉系统脑梗死

主要表现为病变对侧肢体瘫痪或感觉障碍;主半球病变常伴不同程度的失语,非主半球病变可出现失用或认知障碍等高级皮质功能障碍。其他少见的临床表现包括意识障碍、共济失调、不随意运动及偏盲等。

2.椎-基底动脉系统脑梗死

累及枕叶可出现皮质盲、偏盲;累及颞叶内侧海马结构,可出现近记忆力下降;累及脑干或小脑可出现眩晕、复视、吞咽困难、霍纳综合征、双侧运动不能、交叉性感觉及运动障碍、共济失调等;累及脑干上行网状激活系统易出现意识障碍。

【救治流程】

脑梗死是神经科常见的急症,在急诊时,即应尽快采集病史、完成必要的检查、作出正确诊断、及时进行抢救或收住院治疗。

1.主诉

偏瘫、偏身感觉障碍、失语、共济失调等局灶性神经功能缺损的症状。

2.病史

多数静态或少数动态下急性起病,既往有高血压、糖尿病、冠心病等病史。

3.体征

局灶性神经功能缺损体征。

4.急救措施

①保持呼吸道通畅;②建立静脉液路。

5.辅助检查

①头颅CT:24小时可显示低密度梗死灶,发病后2~15日可见均匀片状或楔形明显低密度灶,大面积脑梗死有脑水肿和占位效应,出血性梗死呈混杂密度;②头颅MRI平扫:梗死灶T_1呈低信号、T_2呈高信号,DWI呈亮信号。

6.诊断

根据临床表现、辅助检查即可确诊。

7.制订详细的治疗方案

①一般处理及对症治疗;②改善脑血循环;③减轻脑水肿,降低颅内压。

【救治关键】

(一)病情判断

1.多数在静态下急性起病,动态起病者以心源性脑梗死多见,部分病例在发病前可有TIA发作。

2.病情多在几小时或几日内达到高峰,部分患者症状可进行性加重或波动。

3.临床表现决定于梗死灶的大小和部位,主要为局灶性神经功能缺损的症状和体征,如偏瘫、偏身感觉障碍、失语、共济失调等部分可有头痛、呕吐、昏迷等全脑症状。

因此,临床病史仍然是诊断的重要依据。典型者是突然发病,迅速进展的脑部受损的征象,如意识障碍、局灶体征。而进行神经系统检查时,重点是发现脑部受损征象,如偏瘫、失语、意识障碍、颅内高压、脑膜刺激征等。同时应排除其他系统疾病。为了避免延误治疗时间,应尽快进行病史采集和体格检查。

(二)急诊检查

除非有其他原因不能检查或患者条件不允许搬动;所有疑为卒中的患者都应尽快(45分钟内)进行头部影像学(CT/MRI)检查,观察有无脑梗死、脑出血或蛛网膜下隙出血。

脑的影像学检查可以直观地显示脑梗死的范围、部位、血管分布、有无出血、陈旧和新鲜梗死灶等,帮助临床判断组织缺血后是否可逆、血管状况,以及血流动力学改变。帮助选择溶栓患者评估继发出血的危险程度。

1.头颅计算机断层扫描(CT)

头颅CT平扫是最常用的检查。但是对超早期缺血性病变和皮质或皮质下小的梗死灶不敏感,特别是颅后窝的脑干和小脑梗死更难检出。

在超早期阶段(发病6小时内),CT可以发现一些轻微的改变,如大脑中动脉高密度征、皮层边缘(尤其是岛叶)以及豆状核区灰白质分界不清楚、脑沟消失等。

2.磁共振(MRI)

标准的MRI序列(T_1、T_2和质子相)对发病几个小时内的脑梗死不敏感。弥散加权成像(DMI)可以早期显示缺血组织的大小、部位,甚至可显示皮层下、脑干和小脑的梗死灶。早期梗死的诊断敏感性达到88%~100%,特异性达到95%~100%。

灌注加权成像(PW)是静脉注射顺磁性造影剂后显示脑组织相对血流动力学改变的成像,灌注加权改变的区域较弥散加权改变的区域范围大,目前认为弥散—灌注不匹配区域为半暗带。

3.病因检查

(1)血液成分:包括血常规、红细胞沉降率、凝血象、血生化等。根据患者的临床情况可适当地增加相应的检查项目,如抗心磷脂抗体、蛋白G、蛋白S、抗凝血酶M、血红蛋白电泳、血清电泳和同型半胱氨酸测定。

(2)心脏:首先可做心电图、超声心动图检查,必要时可做24小时心电监测,了解心脏节律的变化,若既往有心房颤动、附壁血栓或本次怀疑脑栓塞者在条件允许时可做经食管超声心动图检查,以了解反常栓子的来源。

(3)脑动脉和脑血流检查:可做颈部多普勒超声、经颅多普勒超声(TCD)、CTA、磁共振血管造影(MRA或MRV)等。必要时可行数字减影脑血管造影(DSA),明确梗死血管。

4.全身情况检查

心脏、血生化、血气、各种免疫指标、胸部X线片及腹部B超等。了解患者其他系统,器官功能情况。

(三)救治关键

1.基本生命支持

(1)气道和呼吸

①确保患者的气道通畅:呕吐或上消化道出血的患者,应及时吸出呕吐物,预防吸入性肺炎。

②有明显呼吸困难、窒息时,可采用气管插管或机械通气以保障通气。

(2)心脏功能:脑卒中患者应观察心脏情况,常规检查心电图。有严重的心律失常、心力衰竭或心脏缺血时应及时进行处理,必要时请心脏内科医师会诊。

(3)血压调控:原则上如收缩压在185~210mmHg或舒张压在115~120mmHg,可不必急于降血压治疗,但应严密观察血压变化;如果高于220/120mmHg,则应给予缓慢降血压治疗,并严密观察血压变化,尤其防止血压降得过低。

2.需紧急处理的情况

如严重高颅压、消化道出血、癫痫、血糖异常、发热等,需紧急对症处理。

【救治方案】

脑梗死的治疗不能一概而论,应根据不同的病因、发病机制、临床类型、发病时间等确定针对性强的治疗方案,实施以分型、分期为核心的个体化治疗。在一般内科支持治疗的基础上,可酌情选用改善脑循环、脑保护、抗脑水肿降低颅内压等措施。通常按病程可分为急性期(1个月)、恢复期(2~6个月)和后遗症期(6个月以后)。重点是急性期的分型治疗,腔隙性脑梗死不宜脱水,主要是改善循环;大、中梗死应积极抗脑水肿降低颅内压,防止脑疝形成。在3~6小时的时间窗内有适应证者可行溶栓治疗。

(一)一般治疗

1.一般护理

床头抬高30°~45°,防止吸入性肺炎,保持呼吸道通畅,减轻脑缺氧,监测血气;加强全身和皮肤护理,防治压疮、呼吸道感染及尿路感染、肺栓塞、下肢深静脉血栓形成等;保证充足的热量及均衡的营养,保持正常的水、电解质及酸碱平衡。

2.控制血糖

急性期血糖过高或过低对脑组织皆有害,可参考原先血糖情况给予相应的处理,一般维持血糖在6.7mmol/L(120mg/dl)水平为宜。

3.控制体温

无论任何原因引起的体温增高,都应积极处理,维持体温在正常范围。亚低体温治疗的效果和不良反应有争论,不宜常规应用。

4.抗癫痫

大脑主干动脉梗死造成的脑梗死常有痫性发作。有癫痫发作者可用抗癫痫药,如苯妥英钠和卡马西平。

5.调整血压

应特别注意血压的调控。脑血管病患者多伴血压升高,由于合并高血压的机制及相关因素比较复杂,在处理高血压时,难以有一个统一的方案,必须进行个体化治疗,才能达到较理想的血压水平,有利于脑血管病的总体治疗和康复。

(1)脑血管病合并高血压的处理原则:①积极平稳地控制过高的血压;②防止降血压过低、过快;③严密监测血压变化,尤其在降血压治疗过程中;④降血压宜缓慢进行,因为此类患者的血压自动调节功能差,急速大幅降血压则易导致脑缺血;⑤降血压要个体化治疗,因为每个患者的基础血压不同,对原有降血压药物敏感性不同,以及合并其他不同的疾病等;⑥维持降血压效果的平稳性,一般主张采用长效降血压药物;⑦在降血压过程中应注意对靶器官的保护,尤其是脑、心、肾。

(2)在选择降血压药物方面,无统一规范应用的药物。应用降血压药物的原则是既要有效、持久地降低血压,又不至于影响重要器官的血流量。血压控制的具体方法和维持水平依不同类型的脑血管病而有所不同,具体如下:

①早期脑梗死：许多脑梗死患者在发病早期，其血压均有不同程度的升高，且其升高的程度与脑梗死病灶大小、部位及病前是否患有高血压病有关。脑梗死早期的高血压处理取决于血压升高的程度及患者的整体情况和基础血压。如收缩压在185~210mmHg或舒张压在115~120mmHg之间，也可不必急于降血压治疗，但应严密观察血压变化；如果血压＞220/120mmHg，则应给予缓慢降血压治疗，必要时可静脉使用短效药物并严密观察血压变化，尤其防止血压降得过低。

常用的药物有：拉贝洛尔10~20mg，5~10分钟，静脉注射，每10分钟可重复1次或双剂量，最大剂量不超过300mg。尼卡地平5mg/h，静脉注射，逐步加量，每5~15分钟增加2.5mg/h，最大量15mg/h。当控制到目标血压时，减少至3mg/h。硝普钠$0.5\mu g/(kg \cdot min)$静脉滴注维持。

②出血性脑梗死：多见于脑栓塞，大片脑梗死和溶栓治疗后。一旦发生脑梗死，可静脉使用短效药物（如拉贝洛尔、尼卡地平等）使收缩压≥180mmHg或舒张压≤105mmHg。

③溶栓治疗前后：在溶栓治疗前后，如果收缩压＞180mmHg或舒张压＞105mmHg，则应及时降血压治疗，以防止发生继发性出血。

④脑梗死恢复期：脑梗死进入恢复期后，均按高血压病的常规治疗要求，口服病前所用的降血压药或重新调整降血压药物，使血压缓慢平稳下降，一般应使血压控制在正常范围以内或可耐受的水平，以尽可能预防脑梗死复发。

6.伴发疾病和并发症的处理

可伴发急性或慢性心脏病、糖尿病、慢性阻塞性肺疾病、睡眠呼吸暂停综合征、肥胖、肾病以及某些使脑血流量下降的疾患，如对低血压、休克、心力衰竭等均应积极进行相应处理。

（二）减轻脑水肿、降低颅内高压

脑水肿一般在发病后3~5日达到高峰。脑水肿的处理原则：减轻颅内压，维持足够的脑血液灌注，避免缺血恶化，预防脑疝。脑梗死急性期应限制液体入量，5%葡萄糖液可能加重脑水肿，故应慎用。对可能增加颅内压的某些因素（如缺氧、高二氧化碳血症及高热等）应予以纠正。

1.一般处理

(1)卧床，避免头颈部过度扭曲。

(2)避免引起颅内压增高的其他因素，如：激动、用力、发热、癫痫、呼吸道不通畅、咳嗽、便秘等。

(3)有条件情况下给予亚低温治疗。

2.脱水治疗

必须根据颅内压增高的程度和心肾功能状况选用脱水剂的种类和剂量。

(1)甘露醇：是最常便用的脱水剂，其渗透压约为血浆的4倍，用药后血浆渗透压明显增高，使脑组织的水分迅速进入血液中，经肾排出。一般约每8g甘露醇可带出100ml水分。一般用药后10分钟开始利尿，2~3小时作用达高峰，维持4~6小时，有反跳现象。可用20%甘露醇125~250ml快速静脉滴注，6~8小时1次，一般情况应用5~7日为宜；颅内压增高明显或有脑疝形成时；可加大剂量，快速静脉注射，使用时间也可延长。

(2)丁呋塞米：一般用20~40mg，静脉注射，6~8小时1次，与甘露醇交替使用可减轻两者的不良反应。

(3)甘油果糖：也是一种高渗脱水剂，其渗透压约相当于血浆的7倍，起作用的时间较慢，约30分钟，但持续时间较长（6~12小时）。可用250~500ml，静脉滴注，每日1~2次，脱水作用温和，一般无反跳现象，并可提供一定的热量，肾功能不全者也可考虑使用。甘油盐水溶血作用较多，不推荐使用。

(4)其他:①应用七叶皂甙钠,该药具有抗感染、抗渗出及消除肿胀的作用,常用量为10~20mg加入生理盐水100ml中静脉滴注,每日1~2次;②糖皮质激素虽可减轻脑水肿,但易引起感染、升高血糖、诱发应激性溃疡等,故多不主张使用;③大量白蛋白(20g,每日2次),可佐治脱水,但价格较贵,可酌情考虑使用。

在使用脱水药物时,应注意心肾功能,特别是老年患者大量使用甘露醇易致心肾衰竭,应记出入量,观察心律及心率变化;甘油盐水滴注过快时可导致溶血;呋塞米易致水电解质紊乱,特别是低血钾,均应高度重视。

3.外科治疗

若经内科治疗效果不理想时,可请脑外科会诊,给予外科治疗。对于大脑半球的大面积脑梗死,可采用开颅减压术和(或)部分脑组织切除术;较大的小脑梗死或小脑出血,尤其是影响到脑干功能或引起脑脊液循环阻塞的,可行颅后窝开颅减压和(或)直接切除部分梗死的小脑,以解除脑干压迫;伴有脑积水或具有脑积水危险的患者应进行脑室引流。

(三)改善脑血液循环

脑梗死是由缺血所致,恢复或改善缺血组织的灌注成为治疗的重心,应贯彻于全过程,以保持良好的脑灌注压。临床常用的措施可归纳为下列几方面:

1.溶栓治疗

梗死组织周边存在半暗带是缺血性卒中现代治疗的基础。即使是脑梗死早期,病变中心部位已经是不可逆性损害。但是,及时恢复血流和改善组织代谢就可以抢救梗死周围仅有功能改变的半暗带组织,避免形成坏死。大多数脑梗死是血栓栓塞引起的颅内动脉闭塞。因此,血管再通复流是最合理的治疗方法。

(1)禁忌证:①既往有颅内出血,包括可疑蛛网膜下隙出血;近3个月有头颅外伤史;近3周内有胃肠或泌尿系统出血;近2周内进行过大的外科手术;近1周内有不可压迫部位的动脉穿刺。②近3个月有脑梗死或心肌梗死史,但陈旧小腔隙未遗留神经功能体征者除外。③严重心、肾、肝功能不全或严重糖尿病史。④体检发现有活动性出血或外伤(如骨折)的证据。⑤已口服抗凝药,且INR>1.5;48小时内接受过肝素治疗(APTT超出正常范围)。⑥血小板计数低于$100×10^9/L$,血糖<2.7mmol/L。⑦收缩压>180mmHg,或舒张压>100mmHg。⑧妊娠。⑨不合作。

(2)溶栓药物治疗方法

①尿激酶:100万~150万U,溶于生理盐水100~200ml中,持续静脉滴注30分钟。

②rt-PA:剂量为0.9mg/kg(最大剂量90mg),先静脉注射10%(1分钟),其余剂量连续静脉滴注,60分钟滴完。

(3)溶栓治疗时的注意事项

①将患者收到ICU或者卒中单元进行监测。

②定期进行神经功能评估,在静脉点滴溶栓药物过程中15分钟1次;随后6小时内,30分钟1次;此后60分钟1次,直至24小时。

③患者出现严重的头痛、急性血压增高、恶心或呕吐,应立即停用溶栓药物,紧急进行头颅CT检查。

④血压的监测:溶栓的最初2小时内每15分钟1次,随后6小时内为30分钟1次,此后60分钟1次,直至24小时。如果收缩压≥185mmHg或者舒张压≥105mmHg,更应多次检查血压。可酌情选用β-受体拮抗药,如拉贝洛尔、乌拉地尔等。如果收缩压>230mmHg或舒张压>140mmHg,可静脉滴注硝普钠。

⑤静脉溶栓后,继续综合治疗,根据病情选择个体化方案。

⑥溶栓治疗后24小时内不用抗凝、抗血小板药,24小时后无禁忌证者可用阿司匹林300mg/d,共10

日,以后改为维持量 75～100mg/d。

⑦不要太早放置鼻胃管、导尿管或动脉内测压导管。

(4) 选择溶栓治疗的原则

①对经过严格选择的发 3 小时内的急性缺血性脑卒中患者应积极采用静脉溶栓治疗。首选 rt-PA,无条件采用 rt-PA 时,可用尿激酶替代。

②发病 3～6 小时的急性缺血性脑卒中患者可应用静脉尿激酶溶栓治疗,但选择患者应该更严格。

③对发病 3～6 小时的急性缺血性脑卒中患者,在有经验和有条件的单位,可以考虑进行动脉内溶栓治疗研究。

④基底动脉血栓形成的溶栓治疗时间窗和适应证可以适当放宽。

⑤超过时间窗溶栓多不会增加治疗效果,且会增加再灌注损伤和出血并发症,不宜溶栓,恢复期患者应禁用溶栓治疗。

2.降纤治疗

很多证据显示脑梗死急性期血浆中纤维蛋白原和血液黏滞度增高。蛇毒制剂可以显著降低血浆纤维蛋白原水平,尚有增加纤溶活性及抑制血栓形成作用,更适用于合并高纤维蛋白原血症患者。脑梗死早期(特别是 12 小时以内)可选用降纤治疗。

(1) 巴曲酶:国内已应用多年,积累了一定临床经验。

(2) 降纤酶:发病 6 小时内效果更佳。值得注意的是纤维蛋白原降至 130mg/dl 以下时增加了出血倾向。

(3) 其他降纤制剂:如尿激酶等临床也有应用。

3.抗凝治疗

抗凝治疗的目的主要是防止缺血性卒中的早期复发、血栓的延长及防止堵塞远端的小血管继发血栓形成,促进侧支循环。但急性期抗凝治疗虽已广泛应用多年,但一直存在争议。目前,不作为首选。

(1) 下列情况若无禁忌证(如出血倾向、有严重肝肾疾病、血压＞180/100mmHg)时,可考虑选择性使用抗凝剂。

①心源性梗死(如人工瓣膜、心房颤动,心肌梗死伴附壁血栓、左心房血栓形成等)患者,容易复发卒中。

②缺血性卒中伴有蛋白 C 缺乏、蛋白 S 缺乏、活性蛋白 C 抵抗等易栓症患者;症状性颅外夹层动脉瘤患者;颅内外动脉狭窄患者。

③卧床的脑梗死患者可使用低剂量肝素或相应剂量的 LMW 预防深静脉血栓形成和肺栓塞。

(2) 治疗方法

①肝素:100mg 加入生理盐水 500ml 中静脉滴注,20～30 滴/分,紧急时可用 50mg,静脉注射。当达到肝素化后,再用 50smg 静脉滴注,8～15 滴/分。每日至少测定一队部分凝血活酶时间[APTT,根据 APTT 调整剂量,维持治疗前 APTT 值的 1.5～2.5 倍(100mg/d 以内)],5 日后可用低分子肝素 4000～5000U 皮下注射,每日 2 次;腹壁皮下注射,连用 7～10 日。

②低分子肝素:4000～5000U 皮下注射,每日 2 次;腹壁皮下注射,连用 7～10 日。

③华法林:6～12mg/d,口服,3～5 日后改为 2～6mg/d 维持,逐步调整 INR,使之控制在 2.0～3.0 之间。不能使用华法林时,可用抗血小板药物氯吡格雷 75mg/d。

静脉溶栓后使用肝素,可以增加血管再通率,但是出血并发症也增加,对防止血管再闭塞的作用尚需进行更多的临床试验。溶栓后24小时内不主张使用抗凝治疗。使用抗凝治疗时,应该密切监测,使用抗凝剂量要因人而异,因此抗凝仅作为辅助治疗。

4. 抗血小板制剂

多数无禁忌证的不溶栓患者应在卒中后尽早(最好48小时内)开始使用阿司匹林。溶栓的患者应在溶栓24小时后使用阿司匹林,或阿司匹林与双嘧达莫缓释剂的复合制剂。

(1)发病后尽早口服阿司匹林150~300mg/d。急性期后可改服预防剂量50~150mg/d。

(2)对阿司匹林不能耐受者可选用氯吡格雷,75mg/d。

(3)也可使用小剂量阿司匹林(25mg)加双嘧达莫缓释剂(200mg)的复合制剂(片剂或胶囊),每日2次。

5. 扩容

对一般缺血性脑梗死患者而言,目前尚无充分的随机临床对照研究支持扩容升压可改善预后。但对于脑血流低灌注所致的急性脑梗死;如分水岭梗死可酌情考虑扩容治疗,用低分子右旋糖酐500ml静脉滴注。但应注意可能加重脑水肿、心力衰竭等并发症。

6. 中药治疗

动物实验已经显示一些中药单成分或者多种药物组合,如丹参、川芎嗪、三七、葛根素、银杏叶制剂等可以降低血小板聚集、抗凝、改善脑血流、降低血黏滞度等作用。临床经验也显示对缺血性卒中的预后有帮助。但是,目前没有大样本、随机对照研究显示临床效果和安全性。

7. 神经保护剂

已经进行了许多实验及临床研究,探讨了各种神经保护剂的效果,目前常用的有胞磷胆碱、都可喜、脑复康、钙通道阻滞药等,尚缺乏有说服力的大样本临床观察资料,确切疗效有待研究。亚低温和高压氧可能是有前途的治疗方法,有关研究正在进行。

总之,使用神经保护剂可能减少细胞损伤、加强溶栓效果,或者改善脑血流;但是目前尚没有成功的临床试验的结果。

8. 外科治疗

国际上对缺血性脑血管病的外科治疗始于20世纪50~60年代,包括颈动脉内膜切除术(CEA)和一度进行的颅内—外动脉搭桥手术等。国内有关单位自20世纪70年代始相继开展了这方面的工作,并纳入了国家"九五"攻关课题。缺血性脑血管病的外科治疗是现代神经外科的重要组成部分,CEA是治疗颈动脉狭窄性疾病的重要手段,应予以重视。

(1)颈动脉内膜切除术(CEA)的适应证:①反复发作性(在4个月以内)的大脑半球或视网膜短暂性缺血发作(TIA),或轻度无残疾的完全性卒中;病变同侧颈动脉狭窄程度<70%者;全身状况较好,无症状性的颈动脉狭窄程度>70%者;②双侧颈动脉狭窄者;有症状的一侧先手术;症状严重的一侧伴发明显血流动力学改变先手术;③一侧颈动脉闭塞,另一侧出现狭窄者应慎重选择手术治疗;④紧急颈动脉内膜切除术适用于已证实的颈动脉闭塞急性发作,伴有以往明显的颈动脉杂音消失或颈动脉近端严重狭窄(>90%)或完全闭塞者;但此种手术时间窗限于3小时以内,风险较大,疗效尚未确定,目前不宜常规应用。

(2)动脉血管成形术(PTA)的适应证:①有症状的老年(≥75岁)患者,伴有其他外科手术的高度风险;②复发的颈动脉狭窄或因放射引起的狭窄;③进行性脑卒中伴有严重的系统性疾病,配合溶栓治疗。

(3)开颅去骨片减压术的适应证:开颅去骨片减压术能增加颅脑容积,减轻颅内高压,增加脑组织的有效灌注和改善缺血。对于顽固性的大脑或小脑半球梗死经内科治疗无效者,可能有一定疗效。此类患者均有明显的颅内高压,发生早期脑疝或脑干压迫症状,CT表现为大面积梗死和水肿。其疗效目前尚缺乏系统性评价结论。

9.血管内介入治疗

(1)颈动脉支架放置术:支架放置术治疗颈动脉粥样硬化狭窄性疾病,是近年新问世的技术,目前尚缺乏大宗病例的长期随访结果,故应慎重选择。Wholey发表了欧美和亚洲地区36个医疗中心的5210例颈动脉支架放置术的调查结果,30日围术期的死亡率为0.86%,严重脑卒中1.49%;轻度脑卒中2.72%,6个月和12个月的再狭窄率分别为1.99%和3.46%。该结果仍明显优于颈动脉内膜切除术。从目前的资料看,颈动脉支架放置术同颈动脉内膜切除术相比有以下几个方面的优势。

①支架放置术无脑神经损伤的危险,而颈动脉内膜切除术所造成的脑神经损伤为2%~12.5%。

②可治疗手术难以到达的病变,如颅内段动脉狭窄。

③不需要全麻,操作过程中可随时观察患者的神经功能状况,一旦出现意外情况可随时终止治疗。

④术后恢复快。

(2)适应证

①颈动脉狭窄:颈动脉狭窄>70%,患者有与狭窄有关的神经系统症状;有与狭窄有关的脑实质缺血影像学表现;少数颈动脉狭窄<70%,但出现明显的相关神经系统症状者,有条件的医院也可考虑行血管内介入治疗术。

②椎动脉颅外段血管成形术:椎基底动脉系统缺血症状或反复发作的后循环脑卒中,内科抗凝或抗血小板治疗无效;一侧椎动脉开口狭窄程度超过70%,另外一侧发育不良或完全闭塞;双侧椎动脉开口狭窄超过50%。

(3)禁忌证:①狭窄部位伴有软血栓;②合并Ehlers-Danlos综合征(一种罕见的遗传性结缔组织病,特征为血管脆弱伴出血倾向);③严重血管迂曲;④凝血障碍或造影剂过敏;⑤合并严重的全身器质性疾病,如心、肝、肾功能障碍;⑥双侧颈动脉闭塞或双侧椎动脉闭塞;⑦CT或MRI显示严重的梗死灶;⑧3周之内有严重的卒中发作;⑨严重的神经功能障碍。

(4)治疗方法

①颈动脉狭窄可在局麻下手术,而椎动脉狭窄一般在全麻下手术。

②选择适当的指引导管放置在颈总动脉或椎动脉,将相应的指引导丝通过狭窄部位,沿指引导丝将选择的支架放置在狭窄部位;位置满意后,释放支架,造影评价治疗效果。

③支架放置术的具体操作规程尚未统一。支架植入术前即给予氯吡格雷和阿司匹林联用,持续至术后至少3个月,之后单独使用氯吡格雷至少12个月。

(5)并发症及处理

①脑梗死:多由于动脉粥样硬化斑块脱落所致。支架放置前先放置保护伞可减少其发生率。可进行溶栓治疗。

②脑出血:多由于正常灌注压突破所致。狭窄严重并伴有高血压者,支架放置后应给予适当降压治疗。

③急性血管闭塞:必要时,进行球囊扩张。

④心动过缓、血压下降:给予阿托品,必要时给予升压药。

三、脑栓塞

脑栓塞是各种栓子随血流进入颅内动脉使血管腔急性闭塞，引起相应供血区脑组织缺血坏死及脑功能障碍。栓塞性脑梗死占脑梗死的15%～20%。只要产生栓子的病原不消除，脑栓塞就有反复发病的可能。2/3的复发均发生在第1次发病后的1年之内。

【救治流程】

1.主诉

患者主诉多为面瘫、上肢单瘫、偏瘫、失语、抽搐等症状。

2.病史

大多数患者有风湿性心脏病史。

3.体征

多表现为完全性卒中，意识清楚或轻度意识模糊。

4.急救措施

应积极脱水、降颅压治疗，必要时需行去骨瓣减压术。

5.辅助检查

发病3～5日内复查CT可早期发现继发梗死后出血。

6.诊断

根据临床表现及辅助检查即可确诊。

7.制订详细的治疗方案

①一般治疗；②抗凝治疗。

【救治关键】

(一)病情判断

大多数患者伴有风湿性心脏病、冠心病和严重心律失常、心脏手术、长骨骨折、血管内介入治疗等栓子来源，以及肺栓塞(气急、发绀、胸痛、咯血和胸膜摩擦音等)、肾栓塞(腰痛、血尿等)、肠系膜栓塞(腹痛、便血等)、皮肤栓塞(出血点或瘀斑)等体征。

1.一般特点

脑栓塞可发生于任何年龄，以青壮年多见。多在活动中急性发病，无前驱症状，局灶性神经体征在数秒至数分钟达到高峰，多表现为完全性卒中，意识清楚或轻度意识模糊，颈内动脉或大脑中动脉主干栓塞导致大面积脑梗死，可发生严重脑水肿、颅内压增高，甚至脑疝和昏迷，常见痫性发作；椎-基底动脉系统栓塞常发生昏迷。个别病例局灶性体征稳定或一度好转后又出现加重提示栓塞再发或继发出血。

2.临床类型

(1)约4/5的脑栓塞发生于前循环，特别是大脑中动脉，出现偏瘫、偏身感觉障碍、失语或局灶性癫痫发作等，偏瘫以面部和上肢较重。

(2)栓子进入一侧或两侧大脑后动脉导致同向性偏盲或皮质盲，基底动脉主干栓塞导致突然昏迷、四肢瘫或基底动脉尖综合征。

(二)急诊检查

1.CT、MRI检查

可显示缺血性梗死或出血性梗死改变，合并出血性梗死高度支持脑栓塞诊断。许多患者继发出血性梗死临床症状并未加重,发病3～5日内复查CT可早期发现继发梗死后出血,应及时调整治疗方案。

2.心电图、彩色多普勒、超声心动图检查

心电图应作为常规检查,是确定心肌梗死、风湿性心脏病、心律失常的依据。脑栓塞作为心肌梗死首发症状并不少见,更须注意无症状性心肌梗死。超声心动图检查可证实存在心源性栓子。颈动脉超声检查可评价颈动脉管腔狭窄程度及动脉斑块,对证实颈动脉性栓塞有提示意义。

(三)治疗关键

1.早期预防干预

是指一开始就要针对栓塞危险因素如风湿性心脏病、心房颤动、骨折等及时采取预防性干预,减少病残率和复发率。

2.脑保护治疗

包括降低脑代谢、控制脑水肿,防止脑疝形成,保护脑细胞等。

3.个体化原则

根据患者基础疾病、栓子类型、病情程度等采取最适当的治疗。

4.整体化观念

要考虑脑与心、肺及其他器官功能的相互联系,如脑栓塞和心肌梗死同时发生、脑栓塞和肺梗死同时发生等,治疗上要同时兼顾。

【救治方案】

1.一般治疗

包括治疗原发病、维持生命功能和处理并发症。一般治疗与脑血栓形成相同,颈内动脉或大脑中动脉栓塞可导致大面积脑梗死,引起严重脑水肿和继发脑疝,小脑梗死也易发生脑疝,应积极脱水、降颅压治疗,必要时需行大颅瓣切除减压术。心房颤动患者可用抗心律失常药物治疗;心源性脑栓塞发病后数小时内可用血管扩张剂罂粟碱或烟酸600～900mg,静脉滴注,可能收到较满意疗效;也可采用脑保护性治疗。

2.抗凝治疗

预防随后发生的栓塞性卒中,心房颤动或有再栓塞风险的心源性病因、动脉夹层或高度狭窄的患者可用肝素预防再栓塞或栓塞继发血栓形成,栓塞复发的高度风险可完全抵消发生出血的风险。最近证据表明,脑栓塞患者抗凝治疗导致梗死区出血很少给最终转归带来不良影响。治疗中要定期监测凝血功能并调整剂量。抗血小板聚集药阿司匹林也可试用,可能预防再栓塞。

3.气栓处理时

患者应取头低、左侧卧位,如为减压病应尽快行高压氧治疗,减少气栓,增加脑含氧量,气栓常引起癫痫发作,应严密观察并抗癫痫治疗。脂肪栓处理可用扩容剂、血管扩张剂静脉滴注。感染性栓塞需选用足量有效的抗生素治疗。

四、短暂脑缺血发作

短暂性脑缺血发作(TA)是局灶性脑和视网膜缺血导致的突发短暂性、可逆性神经功能障碍。发作持续数分钟,通常在30分钟内完全恢复,超过2小时常遗留轻微神经功能缺损表现或CT及MRI显示脑组织缺血征象。传统TIA定义时限为24小时内恢复。

【救治流程】

1. 主诉

患者主诉多为语言不利、肢体麻木、无力、眩晕、黑矇、跌扑。

2. 病史

患者可有高血压、糖尿病、心脏病和高脂血症等。

3. 体征

因缺血部位不同,可有不同临床表现,如意识障碍、吞咽困难、遗忘、感觉障碍、视力障碍、共济失调等。

4. 急救措施

①控制引起卒中的危险因素;②建立静脉通路。

5. 辅助检查

心电图及超声心动图检查可以发现动脉粥样硬化斑块、心脏瓣膜病变及心肌病变。

6. 诊断

根据临床表现及辅助检查即可确诊。

7. 制订详细的治疗方案

①病因治疗;②药物治疗;③手术治疗。

【救治关键】

(一)病情判断

1. 一般特点

TIA多发于中老年人(50～70岁),男性较多。发病突然,迅速出现局限性神经功能缺失症状体征,数分钟达到高峰,持续数分钟或十余分钟缓解,不留后遗症;反复发作,每次发作症状相似。

2. 临床症状

(1)颈内动脉系统TIA:通常持续时间短,发作频率少,较多进展为脑梗死。

①常见症状:对侧单肢无力或轻偏瘫,可伴对侧面部轻瘫,为大脑中动脉供血区或大脑中动脉前动脉皮质支分水岭区缺血表现。

②特征性症状:a.眼动脉交叉瘫(病变侧单眼一过性黑矇、对侧偏瘫及感觉障碍)和Horner征交叉瘫(病变侧Horner征、对侧偏瘫)。b.主侧优势半球受累出现失语症(Broca失语、Wernicke失语及传导性失语),为大脑中动脉皮质支缺血累及大脑外侧裂周围区。

③可能出现的症状:对侧偏身麻木或感觉减退,为大脑中动脉供血区或大脑中-后动脉皮质支分水岭区缺血;对侧同向性偏盲,较少见,为大脑中、后动脉皮质支或大脑前中后动脉皮质支分水岭区缺血使顶-枕-颞交界区受累所致。

(2)椎-基底动脉系统TIA:持续时间长,发作频繁,进展至脑梗死机会少。

①常见症状:眩晕平衡障碍,大多不伴耳鸣(脑干前庭系统缺血),少数伴耳鸣(内听动脉缺血使内耳受累)。

②持续性症状:a.跌倒发作:患者转头或仰头时下肢突然失去张力而跌倒,无意识丧失,可很快自行站起(脑干网状结构缺血);b.短暂性全面性遗忘症(TGA),发作性短时间记忆缺失,持续数分钟至数十分钟,患者对此有自知力,伴时间、地点定向障碍,谈话、书写和计算能力正常(大脑后动脉颞支缺血累及颞叶内侧、海马);c.双眼视力障碍(双侧大脑后动脉距状支缺血累及枕叶视皮质)。

③可能出现的症状:a.急性发生的吞咽困难、饮水呛咳及构音障碍(椎动脉或小脑后下动脉缺血导致短

暂的真性球麻痹);b.小脑性共济失调(椎基底动脉小脑分支缺血导致小脑或小脑-脑干联系纤维受损);c.意识障碍伴或不伴瞳孔缩小(高位脑干网状结构缺血累及网状激活系统及交感神经下行纤维);d.一侧或双侧面、口周麻木及交叉性感觉障碍(病侧三叉神经脊束核及对侧已交叉的脊髓丘脑束受损,小脑后下动脉或椎动脉缺血导致延髓背外侧综合征);e.眼外肌麻痹及复视(脑干旁正中动脉缺血累及动眼、滑车及展神经核);f.交叉性瘫痪(一侧脑干缺血典型表现,如WeberFoville综合征等)。

(二)急诊检查

1.CT或MRI检查

大多正常,部分患者(发作时间超过20分钟)在MRI弥散加权图像上(DMI)可显示片状缺血灶;数字减影血管造影(DSA)可见颈内动脉粥样硬化斑块、狭窄等。

2.彩色经颅多普勒(TCD)脑血流检查

可显示血管狭窄、动脉粥样硬化斑,发作频繁的TIA患者可行微栓子监测。

3.单光子发射计算机断层扫描(SPECT)

可发现局部脑灌流减少程度及缺血部位,正电子发射断层扫描(PET)可显示局灶性代谢障碍。

4.血常规、血脂及血液流变学、血液成分及流变学的关系。

5.颈椎X线检查

颈椎病变对椎动脉的影响。

(三)治疗关键

消除病因,减少及预防复发,保护脑功能。对短时间内反复发作的病例尤其应采取积极、有效治疗,防止脑梗死发生。

【救治方案】

1.病因治疗

病因明确者应针对病因治疗,控制卒中危险因素,如动脉粥样硬化、高血压、心脏病、糖尿病、高脂血症和颈椎病等,消除微栓子来源和血流动力学障碍,戒除烟酒,坚持体育锻炼等。

2.药物治疗

预防进展或复发,防止TIA后再灌注损伤,保护脑组织。

(1)抗血小板聚集药:可减少微栓子及TIA复发。

①阿司匹林:75~150mg/d,晚餐后服用,仍有TIA时可加大剂量;不良反应包括消化不良、恶心、腹痛、腹泻、皮疹、消化性溃疡、胃炎及胃肠出血等。

②盐酸噻氯匹定:250mg/d,预防TIA和卒中较阿司匹林有效,不良反应为皮疹、腹泻,偶可发生严重但可逆的中性粒细胞减少症,用药后3个月应定期检查血象。

③氯吡格雷:75mg/d,口服,通过不可逆地结合血小板表面二磷腺苷(ADP)受体抑制血小板聚集,减少缺血性卒中发病率;腹泻、皮疹等不良反应较阿司匹林常见。

④阿司匹林+双嘧达莫联合应用,药理上胜过单独制剂,几乎是阿司匹林、双嘧达莫的两倍,且耐受性好。

(2)抗凝药物:用于心源性栓子引起TIA、预防TIA复发和一过性黑矇发展为卒中。首选肝素100mg加入生理盐水500ml静脉滴注,每分20~30滴,紧急时可用50mg静脉注射,达到快速肝素化,再用50mg,静脉滴注,滴速每分8~15滴;每日至少测定部分凝血活酶时间(APTT),根据APTT调整剂量,维持治疗前APTT值1.5~2.5倍(100mg/d以内)。5日后可用低分子肝素4000~5000U,每日2次,腹壁皮下注射,连用7～10日。华法林6～12mg,每晚1次口服,3～5日改为2～6mg维持;剂量调整至每晨凝血酶原时间(PT)为对照组1.5倍或国际标准化比值(INR)2.0～3.0,用药4～6周逐渐减量,可用于长期治疗;消化性溃疡病或严重高血压为禁忌证。

(3)血管扩张药:如脉通或烟酸600～900mg,静脉滴注;扩容药低分子右旋糖酐500ml,静脉滴注,可扩充血容量、稀释血液和改善微循环。中成药川芎嗪注射液、复方丹参注射液、通心络胶囊等可根据病情辩证选用。

(4)高纤维蛋白原血症可选用降纤药改善血液高凝状态,如巴曲酶、安克洛和蚓激酶等。

(5)脑保护治疗:缺血再灌注使钙离子大量内流引起细胞内钙超载,可加重脑组织损伤,可用钙通道拮抗药(如尼莫地平、氟桂利嗪等)治疗。

3.手术治疗

TIA频繁发作,经以上治疗效果不佳且患者血管造影证实为中至重度(50%～99%)狭窄病变,可考虑手术治疗。手术方法有颈动脉内膜切除术、血管成形术和血管内支架植入术等,均宜慎重选择。

4.预防

TIA复发应重视高血压、糖尿病、高胆固醇血症和心脏病等致病因素的治疗,纠正不良生活习惯(如吸烟、过量饮酒),适当运动。已发生TIA的患者或高危人群如无特殊禁忌可长期服用抗血小板药,如阿司匹林或噻氯匹定。

(黄 毅)

第三节 颅内高压综合征

颅内高压是颅内容物(脑组织、脑脊液及脑血容量)体积增加或颅内占位性病变引起颅内压力增高所致的一系列临床表现,表现为头痛、呕吐、视盘水肿的临床三大主征。正常成人颅内压为80～180mmH$_2$O(6～13.5mmHg),当颅内压力超过此值即形成颅内高压。

一、救治流程

1.主诉

头痛、呕吐、视力障碍。

2.病史

急性、亚急性、慢性起病。

3.体征

视盘水肿、血压高、缓脉。

4.急救措施

迅速降低颅内压;对症治疗;手术减压,病因治疗。

5.辅助检查

①体检有血压上升、心率缓慢、视盘水肿等脑神经受损体征。②腰穿测脑脊液压力增高或颅内压监护压力增高。

6.诊断

根据临床表现及辅助检查即可确诊。

7.制订详细的治疗方案

①对症处理,降低颅内压;②去除病因,手术或药物治疗。

二、救治关键

(一)病情判断

1.临床特点

颅内压增高由于病因不同而有急性和慢性之分、局部和全脑之分,其临床症状有轻重之分。

(1)头痛:急性颅内压增高者可突然出现头痛,慢性者头痛缓慢发展。多为跳痛、胀痛或爆裂样痛,用力咳嗽、喷嚏、排便可使头痛加重。平卧或侧卧头低位也可使头痛加重;坐姿时减轻。早期头痛在后半夜或清晨时明显,随后头痛为持续性伴阵发性加剧。头痛机制可能与颅内压增高使颅内痛觉敏感组织受到刺激或牵拉有关。

(2)呕吐:多在头痛剧烈时发生,常呈喷射状,吐前多无恶心,与进食无关。儿童头痛多不明显,而仅有呕吐。其机制可能为颅内压增高刺激延髓呕吐中枢所致。颅后窝肿瘤,呕吐多见。

(3)视神经盘水肿:视神经盘水肿早期表现为眼底视网膜静脉扩张、视盘充血、边缘模糊,继之生理凹陷消失,视盘隆起(可达8~10屈光度),静脉中断,视网膜有渗出物,视盘内及附近可见片状或火焰出血。早期视为正常或有一过性黑矇,如颅内压增高无改善,可出现视力减退,继发性神经萎缩,以致失明。

(4)生命征变化

①脉搏、血压及呼吸的变化:急性或亚急性颅内压增高时,脉搏缓慢(50~60次/min),若压力继续增高,脉搏可以增快;颅内压迅速增高时血压亦常增高。呼吸多为频率改变,先深而慢,随后出现潮式呼吸,也可浅而快,过度换气亦不少见。

②意识及精神障碍:颅内压急剧增高时可致昏迷,或呈不同程度的意识障碍,如意识模糊、嗜睡等,慢性颅内压增高时,轻者记忆力减退、注意力不集中,重者可呈进行性痴呆、情感淡漠、大小便失禁。老年及中年患者精神症状多见。

③瞳孔:早期忽大忽小或缩小。如一侧散大,对光反射消失说明形成了颞叶钩回疝。

(5)其他:癫痫大发作、眩晕、一侧或两侧展神经麻痹、双侧病理反射或抓握反射阳性等。

2.临床分型

脑疝形成,当颅内压增高超过一定的代偿能力或继续增高时,脑组织受挤压并向邻近阻力最小的方向移动,若被挤入硬膜或颅腔内生理裂隙,即为脑疝形成。

(二)急诊检查

1.脑脊液检查

患者有头痛、呕吐及视盘水肿等典型表现腰穿脑脊液压力>200mmH$_2$O,通常可诊断颅高压综合征。脑脊液常规化验检查多正常。于颅内压增高的患者,腰椎穿刺有促使脑疝发生的危险。对于临床怀疑颅内压增高,而其他检查如无阳性发现者,在无颅后窝体征或颈强直时,可以考虑慎重进行。应在给予脱水剂后进行腰穿密闭测压为妥。

2. 依据可能的病因选择必要的检查

血常规、电解质、血糖、免疫项目检查,有鉴别诊断意义。

(三)治疗关键

1. 迅速降低颅内压。
2. 尽快寻找病因,针对病因治疗。

三、救治方案

(一)迅速降低颅内压

1. 高渗性降低颅内压的药物

临床上最常应用的是高渗脱水治疗,简单实用,其目的是使脑组织脱水,减少正常脑组织的容积,为成功治疗赢得时间。甘露醇和甘油果糖是临床上最常选用的降低颅内压的药物,两者各有利弊。

(1)甘露醇:是单糖,在体内不被吸收,无代谢活性;绝大多数以原形从肾排出,是渗透性利尿剂。它通过提高血浆胶体渗透压,使脑组织内水分进入血管内,脑组织体积相对缩小而达到降低颅内压目的,降低颅内压速度快。快速静脉注射后15分钟内出现降低颅内压作用,30~60分钟达到高峰;可维持3~8小时,半衰期为100分钟。因此,根据患者病情每日可用3~6次;每次用量按0.25~1.0g/kg酌情给药。甘露醇最大的不良反应是引起肾功能损害,甚至导致急性肾功能不全;同时由于影响水电解质的重吸收,大量电解质从尿液中丢失,使血电解质发生紊乱。对需要立即降低颅内压的患者,如果没有肾功损害和心功能障碍的客观依据,应首选甘露醇。甘露醇可迅速发挥降压效果,对急性脑疝非常有效,但停药后会很快出现反跳(颅内压又恢复到用药前的水平)需要重复使用。

(2)甘油果糖:为一种复方制剂,与甘露醇相比,起效慢,注射后(0.59±0.39)小时颅内压开始下降,2小时左右达高峰,降低颅内压可持续(6.03±1.5)小时,比甘露醇约长2小时。治疗脑水肿时每次250ml,每日1~2次。甘油果糖不增加肾负担,一般无肾损伤作用。甘油果糖通过血-脑脊液屏障进入脑组织还能参与脑代谢提供热量。由于甘油果糖起效慢;需要紧急降低颅内压的情况难以奏效,但它作用时间长,无反跳现象,可以与甘露醇交替使用。甘油果糖适用于有心功能障碍不能耐受快速静脉输注甘露醇或伴有肾功损害,不需要立即降低颅内压挽救患者生命。国外有研究认为,降低颅内压首选甘油果糖。仅在出现脑疝时才先予甘露醇脱水。建议甘油果糖为降低颅内压的一线用药,但在脑水肿急性期甘油果糖应配合甘露醇使用,既防止甘露醇带来的不良反应,又能及时有效地降低颅内压。

2. 利尿性降低颅内压药物

呋塞米是一种非渗透性脱水剂,主要作用于肾髓袢升支髓质部;使大量的盐和水分排出体外而改善脑水肿,是伴有心、肺、肾基础疾病者的首选药物,对于尿量减少者,待尿量增加后再选用甘露醇或白蛋白等制剂,后两者使血容量增加加重心脏负担,常用每次20~40mg;静脉注射,作用较温和,一般不单独用于降低颅内压/可作为辅助用药。呋塞米与甘露醇合用有协同作用,有研究证实在降低颅内压的效率、药效持续时间、颅内压反跳方面甘露醇与呋塞米合用优于单用甘露醇。

两者合用能增强降低颅内压的作用机制可能和以下几点有关:①呋塞米能抑制脑脊液内转移而减少脑脊液生成,降低脑室内压,这种作用与甘露醇合用时显著;②甘露醇作用迅速,用药15分钟后颅内压既开始下降,而呋塞米对颅内压的作用多在用药1小时后才出现,两者发挥相辅相成的作用,从而延长了降压时间;③两者合用能延缓血液和脑组织的渗透压差逆转,使其能维持更长时间。脑疝时需用呋塞米与甘露醇交替静脉注射。

3. 人血白蛋白和浓缩血浆

通过提高血浆胶体渗透压使脑组织间液水分进入血循环,达到脱水降颅压作用。提高胶体渗透压可较长时间保持完好的血流动力学和氧输送,扩张血容量后,使抗利尿激素分泌减少而利尿。尤其适用于血容量不足、低蛋白血症的颅内高压、脑水肿患者。一般用10%人血白蛋白50ml,或浓缩血浆100~200ml,静脉注射,每日1~2次。因可增加心脏负荷,心功能不全者慎用。血-脑脊液屏障严重破坏的病变可使白蛋白自毛细血管漏出而加剧颅内高压,需慎用。

4. 激素

国内有研究结果显示甲泼尼龙可以抑制损伤脑组织肿瘤坏死因子活性增加,有效地阻止其生物学作用的发挥,减少白细胞向损伤脑组织的浸润,从而减轻颅脑创伤后继发炎症反应引起的神经细胞损害和脑水肿。然而,近来国内外多个临床医学中心曾开展类固醇激素治疗颅脑损伤患者的临床研究,其疗效仍存在较大争议。地塞米松和其他类固醇激素在颅内压很高、脑水肿明显时可酌情使用,不应作为颅内高压症治疗的常规用药。类固醇激素对脑肿瘤或脑脓肿引起的血管源性水肿较敏感,地塞米松(4~20mg/6h)可减少病灶体积并降低颅内压(ICP)。对脑梗死、脑出血、脑外伤等细胞毒性水肿引起的容积效应无效。

5. 其他

包括冬眠、低温,抬高头位,镇静治疗,口服醋氮酰胺(乙酰唑胺)有利尿及减少脑脊液产生的作用,可作为治疗颅内高压的辅助用药。成人剂量250~500mg,口服,每日2~3次,服用时应同时补钾。

(二)去除颅内压增高病因

1. 手术减压

脑脊液引流主要适用于颅脑外伤或脑积水伴颅内高压者,特别是正在进行脑室CSF颅内压监护的患者。可直接放出脑脊液使脑室缩小,达到降低颅内压的目的,同时在外伤与脑缺血后,脑组织与CSF中乳酸增高可加重水肿,CSF引流可减少CSF中乳酸及其他代谢产物,有利于脑组织的恢复,但要注意防止感染,避免引流管堵塞。

颅骨去骨瓣减压术(DC)是一种物理方法,去除部分颅骨,使脑膜和部分脑组织膨出,达到减压目的,虽不能阻止颅脑损伤后分子水平的继发性病理损害反应,但通过减压窗可达到降低颅内压的作用,使中线移位回复,以改善脑灌注压,提升脑的供血、供氧,有利于静脉回流,避免了脑干受压,从而改善病情,挽救患者生命。

2. 去除病因

对于各种颅高压,应积极寻找各种病因并针对其病因进行治疗,并积极抗感染(抗病毒、抗细菌、抗结核、抗真菌)治疗,纠正机体缺血、缺氧状态,清除颅内血肿、硬膜下(外)积血(液)、肿瘤占位病灶等。

(黄 毅)

第四节 神经系统危重病的并发症

在重症监护中,可遇到很多引起严重神经系统功能紊乱的情况,造成紊乱的原因大多数很明确,常与危重病有关,而少数几种不常见的情况则在本章中不进行过多探讨。一个问题是由于原发病(例如出现脑病的代谢紊乱延误脑出血的诊断)或治疗的影响(例如使患者与呼吸机同步而使用的镇静剂)常常掩盖了突发的神经系统并发症；其他的神经系统问题（例如危重病多发一性神经病）常发展得很隐蔽，只能病情好转的时候才能发现。同样，神经系统异常是在一段时间内显现，但是被错误地认为是原发内科病的表现。要解决这些问题，重症监护医师应该接受专业训练，就像理解氧饱和度下降或白细胞数升高的缘由一样，应该深入了解意识水平或肢体运动变化的原因。

一、脓毒症和脓毒症性脑病

在过去的30年里，关于细胞因子机制的临床研究有助于我们了解脓毒症的病因及发病机制，但脓毒症性脑病的病因仍然不明。虽然以前认为菌血症是脓毒症的必要条件，继发于局部感染，但是我们能清楚地看到很多患者出现相同的血管收缩功能紊乱和器官功能障碍的表现，而血培养呈阴性。Bone将脓毒症定义为："存在感染的临床证据，如呼吸急促、心动过速和体温过高或过低"。他进一步将脓毒症综合征定义为"脓毒症伴器官血流灌注改变"。后来的学者在这些定义基础上，经过推敲重新定义，并增加了更多的定量因素有助于指导临床研究。根据这一观点，脓毒症综合征关键的全身性改变是血流分布的异常（微循环异常）、内皮损伤和实质损伤。这些问题的发病机制是进一步研究的课题，但是关于全身表现最令人信服的假说是肿瘤坏死因子、多种白介素、血小板激活因子和其他炎性介质效应。

本书引用的流行病学数据以及许多其他研究，表明脓毒症性脑病是在内科重症监护病房中最常见的神经系统功能紊乱，也是对其了解甚少的疾病之一。脓毒症性脑病曾经在1827年被报道过，但直到最近才引起神经科的关注。Young等在一所大学医院的MICU中对这一疾病进行了全面的前瞻性研究，并且引起了当代医学界的重视。研究对象为发热和血培养阳性患者，因为对脓毒症的定义非常严格，使他们可以对一组同类患者进行研究分析。排除的患者包括脑病；经常应用镇静剂或鸦片制剂；肺、肝或肾衰竭；心内膜炎；或可能发生脂肪栓塞的长骨骨折。

这些研究人员用31个月的时间对69名脓毒症患者，通过临床检查，确定其中20人无脑病发生，17人均轻度脑病，32人为重度脑病。几组患者间年龄、研究开始时的血压和体温无明显差异。与未发生脑病组相比，轻度和重度脑病组的舒张压和收缩压的最低值，从数据上看明显降低（但从生物学角度看可能并不重要）。脑病的种类与死亡率有关：未发生脑病组无死亡，轻度和重度脑病组死亡率分别35%和53%。有意思的是一些实验室数据与脑病的严重程度呈线性相关，包括白细胞计数、氧分压、血尿素氮、肌酸、胆红素、碱性磷酸酶和血钾。血清蛋白浓度与脑病呈正相关。脑病组脑脊液蛋白含量轻度升高（60~85mg/dl）。

对于中枢神经系统功能障碍来说，脑电图是比临床检查更为敏感的检测手段，因此能更准确地预测存活率。脓毒症患者的诱发电位研究显示，脑功能异常比由脑电图检测出的更为广泛，84%患者有诱发电位异常。Sprung及其同事在VACS研究中发现精神状态的改变在脓毒症患者中很常见，并且伴有较高的死亡率。

Eidelman等对50名严重的脓毒症患者进行了研究分析，发现脑病与菌血症、肝功能障碍有关。用Glasgow Coma评分分法评定的脑病严重程度与死亡率直接相关。他们发现59%的脑病患者有菌血症，而精神状态正常的患者仅13%有菌血症。

二、病理学和病理生理学

脓毒症性脑病的病理学基础尚不清楚。Jackson等对12例死于严重的长期脓毒症患者进行了尸检，发现8例脑部微脓肿,另有3例星形胶质细胞和小胶质细胞增生,这些发现提示可能发生了转移性感染。这些患者中的3例伴有脑桥中央髓鞘溶解症,3例伴有脑梗死。其余患者显示有紫癜性损害,其损害的影响尚不明了(笔者记录到几例死于葡萄球菌脓毒症且有广泛脑部紫癜的病例,但由于所有患者都在死亡前昏迷,所以它与临床之间的联系还不清楚)。在8例有脑电图的病例中3例显示多灶性癫痫样活动。

关于脓毒症性脑病的病理生理学,可能包括已经提到的一些炎症介质,他们中的大部分可破坏血脑屏障。血脑屏障破坏在脓毒症早期的动物模型中已有记载。不同神经解剖部位产生细胞因子的作用不同。但都有下丘脑的产热行为(颤抖)以及与蓝斑部位有关的瞌睡。干扰素还能改变皮质和海马的神经元功能,表明可能对记忆和情绪产生影响。脓毒症主脑病患者的脑血流量和脑组织氧摄取降低,并在一定程度上与脑水肿的发生和血脑屏障的破不是相平行的。脑血管自身调节障碍很可能加重这些紊乱,导致脑缺血。脑水肿和血脑屏障的破坏可能与星形胶质细胞足突的破坏有关,脑血流量和脑组织氧摄取改变的原因还不十分清楚,这些生理改变的临床意义还不能解释。局部细胞内游离钙离子的增加可能在引起神经元功能障碍,也可造成细胞凋亡或坏死性细胞缺失。腺苷酸A1受体的激活可能在局部的中枢神经系统炎症反应中起重要作用。尽管细胞因子被认为是介质,但对肿瘤坏死因子效应的研究还不能证实这一点。在一项研究中发现的脑脊液抗坏血酸浓度下降,可能反映出因细胞因子和NO过多而导致的氧自由基清除障碍。

有观点认为脓毒症时全身代谢异常可能是中枢神经系统功能障碍的原因之一。另外一些研究也证实了并且发现这些改变和前降钙素及白介素-6的浓度有关。与很多其他生化和免疫学发现一样,这些关于脑病发病机制的相关研究的意义仍不明确,但它们为今后的研究奠定了基础。几位学者曾认,肝性脑病和脓毒症性脑病患者,都会出现芳香族氨基酸在肝脏和肌肉的代谢异常,但是这种假说遭到质疑,在下面的章节将对此进行讨论。

三、肝衰竭和中枢神经系统

当前关于肝性脑病发病机制的争论对临床神经科医师意义重大,在暴发性肝衰竭的患者中,颅内压增高,成为等待肝移植患者死亡的主要原因。颅内压增高的患者可在移植后存活,但会遗留中枢神经系统损害。

在暴发性肝衰竭中发生脑水肿的机制仍然未知,但是需要积极治疗。类固醇激素无效,甘露醇在某些病例中有效。过度通气以前被认为会在这种情况下增加死亡率,但一项对照实验表明了该治疗有一定的益处。根据临床经验,如果甘露醇和过度通气不能控制颅内压增高,大剂量巴比妥类药可能会有效。体位对于颅内压增高的效果还不确定,CT扫描被证实不能准确显示颅内高压的严重性;还没有证据证明通过血液滤过减少细胞外液容量以降低颅内压增高的尝试有效。当前尚没有能替代暴发性肝衰竭3级(昏睡)或4级(昏迷)患者有创监测颅内压的手段。这种有创颅内压监测需要持续移植手术全过程,直到至少术后第一天。

急性肝衰竭患者的内生性1,4-苯二氮卓水平升高,一些专家认为这是那些没有颅内压升高的患者昏睡或昏迷的原因。γ-氨基丁酸(GABA)和高浓度的氨之间的和互作用可能对急性和慢性肝性脑病都很重要。

慢性肝性脑病除非继发颅内出血,一般不会引起颅内压升高。发生急性肝病时,内生性苯二氮卓类化合物(GABAA拮抗剂)很可能发挥作用,GABA拮抗剂的应用正在积极研究中,但还没有成为逆转昏睡和昏迷状态的常用手段。当给予氟马西尼后约70%慢性肝性脑病患者很快苏醒,但很短暂,只是在药物的作用期间。这些患者伴有可能引起脑病的许多其他代谢异常,包括三羧酸循环和蛋氨酸代谢异常。

四、重症监护（ICU）中的癫痫发作

在之前提到的流行病学研究中,34名患者有单纯部分性发作（伴有或不伴有继发性全身性发作）。6人有复杂部分性发作（伴有或不伴有继发性全身性发作）。在内科重症监护（MICU）中,20名患者表现为全身性发作,6人发展为癫痫持续状态,所有患者至少需要各种药物终止发作（通常是苯二氮卓和苯妥英钠）。其中2名患者发展成为难治性癫痫状态并用戊巴比妥治疗。3名患者在接受了每分钟25~50mg苯妥英钠输注以后,因为出现难以控制的低血压,按常规进入内科重症监护病房。这些患者的血压,单用液体复苏手段不能得到缓解,都滴注了几小时的多巴胺以维持血压和全身性灌注。

与笔者对其他住院患者的研究分析不同,对伴有继发性泛化的部分性发作的局部癫痫通常有详细记录。这给治疗提供了有用的指导,因为部分性发作的癫痫患者常反复发作,很可能从抗惊厥治疗中获益。

与其他癫痫患者相比,对重症监护患者癫痫发作的诊断和治疗应该有区别。笔者曾希望制定一些措施以预测哪些患者在重症监护中可能癫痫发作,可以不用影像检查就能做出判断,但是没有实现,因为大多数日患者的癫痫发作有血管性或感染性原因。所有在重症监护中出现单次发作的患者都给予某种形式的抗惊厥治疗,这样做的理由是,如果再次发作,他们的病情会加重。笔者认为这构成了过度积极治疗,而且造成医护人员不能及时正确地寻找病因。例如,所有3名由非酮症性高血糖症引起的反复发作的癫痫患者至少用了两种抗惊厥药治疗,众所周知,在这种情况下这些药是无效的。

当ICU中癫痫患者需要治疗时,苯妥英钠仍然应该成为首选。不过对于大多数患者笔者使用了二线药苯巴比妥。氯羟安定有利于于抑制癫痫发作,但持续使用此药,使苯妥英钠或苯巴比妥的最佳使用剂量没有得到足够重视。

戊巴比妥昏迷被认为是治疗重症监护患者难治性癫痫发作的选择。但是在这种情况下,笔者用大剂量咪达唑仑替代了戊巴比妥昏迷。这种办法似乎比戊巴比妥或异丙酚起效更迅速,并且不利影响更少,程度更轻好。

五、脓毒症神经肌肉并发症

这些神经肌肉并发症可以根据解剖学分类。危重病多发性神经病是一种轴突病变,影响感觉和运动神经。如之前提到,这种情况的电生理表现出现在约70%的脓毒症患者中,但因肌肉无力影响撤机或行走的比例不高,膈神经受累最严重。ICU中神经肌肉接头功能障碍是神经肌肉接头（NMI）阻滞剂持续作用的结果,通常是由于清除受损。危重病患者的肌病最常见于那些在严重哮喘的治疗中接受了神经肌肉接头阻滞剂和反质类固醇激素的患者。虽然这种病最常被报道在使用维库溴铵之后,也发生在使用不依赖肾或肝排泄（如阿曲库铵）的神经肌肉接头阻滞剂之后。肌病也可以发生在某些病毒性感染的情况下（如流感）,毫无疑问,潜在的神经肌肉疾病如重症肌无力,如果伴有另一种疾病或在重症监护病房（ICU）治疗中用过如神经肌肉接头阻滞剂的药物,其症状可能变得很明显。

器官移植后,没有发生脓毒症的患者中出现危重病多发性神经病的情况也有报道。

据统计,虽然出现危重病多发性神经病的大都是成年人,但是这种情况在儿童中的发病率也在增加。

与脓毒症性脑病实验研究不同,对脓毒症神经肌肉并发症的发病机制知之甚少。高血糖症与危重病多发性神经病的发展是相互关联的,但也可能是原发疾病严重性的独立标志。周围神经的微环境与脑细胞外的微环境是类似的,所以引起脓毒症性脑病的改变。同样也可能引起危重病多发性神经病。危重病肌病可能是由于神经肌肉接头阻滞引起的功能性去神经化,似乎并不能将它简单地看做是类固醇肌病的严重形式。

六、诊断、鉴别诊断和预后

脓毒症神经肌肉并发症的发现一般是在发病初期需呼吸机支持的危重患者开始恢复的时候。当患者的呼吸力学、临床状态和气体交换提示可以撤机,而患者却不能耐受时,应首先怀疑有危重病多发性神经病的可能。在查体时,常见的表现为肢体远端和近端无力,但程度不一,笔者的经验是许多患者因仅有轻度无力而未引起注意。腱反射通常减弱或消失,但危重病多发性神经病可以没有反射的改变。感觉消失的程度大多很轻微,面部和眼部肌肉不会受严重影响。当患者有潜在的糖尿病或其他慢性神经病时的临床表现有所不同。

诊断依靠电生理检查,它可显示轴突病变。膈肌肌电图研究证实为失神经改变,鉴别诊断应首先考虑Guillain-Barre综合征的轴索型,Guillain-Barre综合征的轴索型通常引起比危重病多发性神经病更加严重的全身无力,并且以脑脊液蛋白含量升高为特征,而危重病多发性神经病的蛋白含量是正常的或仅轻度升高。空肠弯曲杆菌前期感染经常出现在Guillain-Barre。综合征轴索型的患者中。其他鉴别诊断考虑是肉毒中毒。它影响突触前乙酰胆碱的释放;还有重症肌无力,其运动终极被破坏。这些疾病的神经传导各有特点,结合其肌电图特征,有助于与危重病多发性神经病鉴别。

危重病多发性神经病没有特效治疗,根据观察,行血浆置换或静脉应用免疫球蛋白不是很好的方法,但还没有明确的试验。几乎所有的患者最终都能恢复,但对于严重的病例可能需要6个月或更长时间的呼吸机支持。笔者最近有一例患者应用呼吸机超过10个月,现用助行架辅助行走,其原发病为冠状动脉搭桥术后胸骨伤口感染。

之所以怀疑神经肌肉接头阻滞剂的效应会持续很长时间,是由于腱反射抑制或消失,用床旁肌电图检查尚不能引起肌肉收缩现象的发生。如果诊断有疑问,可通过神经传导检查来证实,而神经传导检查显示出对刺激的完全阻滞,或反应减少。对此还没有特效治疗方法,但相关的阻滞剂被确定后,问题可得到解决。

危重病肌病通常伴有血清肌酸激酶浓度的明显升高,以此可与类固醇肌病和区别,后者的肌酸激酶浓度通常是正常的。要进行诊断性检查有肌电图就足够了,极少需要肌肉活检,同样没有特效治疗方法。但是这种情况会被解决;减少或停用全身性类固醇,是否能加速解决问题尚不清楚。肌肉活检可确诊,可在床旁经穿刺技术实施,除日患者在急性发病前有慢性肌肉性病变的病史。笔者最近有一例45岁的患者,有进行性近端肌肉无力的病史,术后不能撤除呼吸机,经肌肉活检证实为酸性麦芽糖酶缺乏。这类患者活检时需要更多地对活检组织进一步研究。笔者只在一些为数不多的、肌酸激酶检验不可靠和情况不明(使用神经肌肉接头阻滞剂和/或类固醇)时考虑活检。

在重症监护治疗期间,还可出现许多其他神经系统问题影响撤机。Kelly和Matthay等前瞻性地研究了66个需要超48小时机械通气的连续成人病例,以寻找他们出现呼吸问题的原因。在需要呼吸支持的患者中,有32%其主要原因是神经系统问题和主要的脑病,另有41%与此两者相关。尽管这一研究对象不是那些在解决了原发病后仍然无法撤机的患者,但该研究重点是神经系统疾病对危重病早期的影响。Spitzer等研究了21名不能撤机的患者,重症监护(ICU)医师认为这些患者目前病情已经改善,不再需要机械通气。其中13例(62%)出现神经肌肉病变,并且是造成无法撤机的重要原因。这13例中仅有7例为危重病多发性神经病,还发现其他神经病变和意料之外的运动神经元病。大多数重症监护(ICU)医师对不常见的、但可以使危重病复杂化的急性肌病也很熟悉,急性肌病特别容易发生在那些神经肌肉接头被阻滞的患者中。

传统意义上,营养因素和低血钾被认为是不能撤机的主要原因,因而在出现这些问题或全身无力时不应被忽视。

新近发现的被称之为急性四肢麻痹性肌病综合征也可能与类固醇有关,在这种情况下,即使是直接刺激也不能使肌肉产生电兴奋。在组织学上,神经是正常的,但肌肉粗肌丝缺失。尽管不知如何治疗,它恢复的速度比危重病多发性神经病或肌病要快。

(李 晶)

第十四章 脑血管疾病的中医治疗

第一节 短暂性脑缺血发作

短暂性脑缺血发作(TIA)是由脑血管病变引起的短暂性、一过性、局灶性脑血液供应不足而引起的神经系统定位体征,临床表现为反复性、发作性、短暂性、可逆性的脑功能或视网膜功能障碍。每次发作时临床症状持续10~20min,多在1h内缓解,最长不超过24h,完全恢复,不遗留神经功能后遗症。CT、MRI影像学检查无责任病灶。

TIA多见于老年人,我国TIA国民患病率每年约为180/10万,男性患病率高于女性,男女比例约为3:1。TIA的发病率会随着年龄的增加而增高。TIA是脑卒中的先兆,TIA发作一次后,1个月内发生脑卒中的概率为4%~8%,1a内发生脑卒中的概率为12%~13%,5a内发生脑卒中的概率为24%~29%,TIA发作频繁者,2天内发生脑卒中的概率可达到50%。

短暂性脑缺血发作在中医学中属眩晕、中风等范畴,中医学的现代研究对其进行了深入的研究。结合现代的医学观点和其发病时出现的眩晕、头痛、偏瘫、单瘫、偏身感觉和运动功能等障碍,将其归属于眩晕、中风先兆、中风等范畴。

一、病因病机

本病属于中医学中中风、眩晕等范畴,多是在积损正衰的情况下因劳倦内伤,饮食不节,情志过极等诱发。使脏腑阴阳失调,出现肝阳暴亢、阴虚生风、风痰上扰、痰瘀互结、郁而化火、横窜经络、蒙蔽清窍、眩晕、头痛、突然昏仆、半身不遂等症状。

1.积损正衰,气虚血瘀

患者素体气血两虚,气虚则清阳不升,血虚则脑失所养;气血不足则血液运行不畅,以致瘀血停滞;脉络空虚,风邪乘虚入中经络,气血痹阻,肌肉筋脉失于濡养,出现眩晕、头痛、突然昏仆、半身不遂等症状,故发生本病。

2.情志过极,肝阳偏亢

患者素体阴虚,复因情志过激,心火暴亢,引动内风,发为本病;平素肝失调达,情致不遂,郁而化火,则见肝阳偏亢,上扰于头目则突发为本病,出现眩晕、偏瘫、失语等。

3.脾失健运,痰浊内生

患者平素嗜食肥甘醇酒,饱饥劳倦,伤于脾胃,以致脾失健运,水谷不能化于精微,津液输布异常,聚湿生痰，清阳不升，浊阴不降，发为本病，出现眩晕、偏瘫、失语等。

4.劳倦内伤，风阳升张

劳倦太过，耗气伤阴，则阳气旺盛，久之阳气暴亢，引动风阳，使气血上逆，阻碍清窍，发为本病，出现眩晕、头痛、突然昏仆、半身不遂等症状。

本病之所以随发随止，是因为气血尚未衰败；反复发作，是因为体内致病因素一直存在；无意识障碍，是因为病在经络，未中脏腑。

二、临床表现

本病多发于中老年人，多在50岁以上，且随年龄增长而有增加的趋势，男性多于女性。患者常有高血压、糖尿病、高血脂、动脉粥样硬化等危害脑血管的因素。其临床特点为起病突然，迅速出现症状，持续时间短暂，最长时间不超过24h，出现发作性言语、运动和感觉障碍，不出现以意识障碍为主的全脑症状，症状和体征出现后迅速达到高峰，恢复快，不留任何神经功能的缺损，多数病例每天发作2～3次，也有数十次者，每次发作表现基本相似。根据病变部位不同，临床上可分为颈内动脉系统TIA和椎-基底动脉系统TIA。

1.颈内动脉系统TIA典型表现

临床症状与病变所累及的血管分布有关。颈内动脉系统TIA发生频率高，时间短，易进展；大脑中动脉最好发，其供血区的TIA出现三偏、失语，即对侧肢体单瘫、轻偏瘫、面瘫和舌瘫；优势半球受损出现失语。大脑前动脉缺血出现对侧下肢无力和人格情感障碍。颈内动脉主干TIA出现"交叉瘫"，即眼动脉交叉瘫，表现为病侧单眼一过性黑矇、失明或对侧偏瘫及感觉障碍；Horner交叉瘫，表现为病侧Horner征，对侧偏瘫。

2.椎-基底动脉系统TIA典型表现

椎-基底动脉系统TIA发生频率低、时间长、不易进展。脑干缺血最常见。前庭系统TIA常出现眩晕和共济失调；旁中线动脉TIA临床表现为眼球运动异常和复视；此外还可出现单侧或双侧面部唇周麻木，或伴有对侧肢体运动障碍、感觉障碍。

椎-基底动脉系统TIA还可发生以下几种特殊临床表现：

(1)转头或仰头时下肢突然失去张力而跌倒，简称跌倒发作；无意识丧失，无瘫痪，系脑干网状结构缺血所致。

(2)发作时出现短暂的记忆丧失，持续数分钟乃至数十分钟，对时间、地点定向障碍，其他功能正常，称短暂性全面遗忘；系颞叶下部海马、海马旁回及穹隆缺血所致。

(3)发作时出现双眼黑矇，系椎-基底动脉缺血所致。

三、治疗

1.治疗总则

本病主要病机是肝肾阴虚、本虚标实、虚实夹杂之证，故辨证应辨其相关脏腑的虚实。本病多与心、肝、脾、肾等脏腑功能密切相关，多以气血不足为本，风、火、痰、瘀等邪气壅实为标。但见肝阳上亢，气虚血瘀，痰浊阻络，痰热腑实，阴虚风动，血虚生风等证，脑络瘀阻，继而发病。

2.辨证论治

(1)肝阳上亢证。突然昏仆,眩晕,头目胀痛,肢体麻木,半身不遂,舌强语謇,口角歪斜,面红目赤,心烦急躁易怒,口干口苦,便干尿黄,舌红或绛,苔黄,脉弦或数。

治法:平肝潜阳,滋水涵木。

方药:天麻钩藤饮加减。天麻、钩藤、石决明平肝潜阳,息风降火;杜仲、牛膝、桑寄生滋补肝肾;黄芩、栀子清肝泻火;茯神、夜交藤养心安神;益母草清热活血。加减:出现肝火上炎症状,心烦易怒,口苦加白芍、丹皮、夏枯草。便秘加生大黄;痰多加胆南星、瓜蒌;肝肾阴虚较甚,出现腰膝酸软,耳鸣等可加何首乌、生地黄、玄参;见手足麻木,肢麻震颤加水蛭、蜈蚣、羚羊角、龙骨、牡蛎等。

常用药:天麻、钩藤、石决明、杜仲、黄芩、栀子、益母草、茯神、川牛膝、夜交藤。

临证事宜:本证多为高血压患者发展而来,故极易生风转危,除了合理的药物治疗外,还须谨慎起居,避免情绪刺激。

(2)风痰阻络证。突然昏仆,头重昏蒙,半身不遂,口角歪斜,舌强语謇,肢体麻木或手足拘挛,头晕目眩,舌暗淡苔白腻,脉弦滑。

治法:化痰通络,祛风活血。

方药:化痰通络汤加减。方中半夏、白术、茯苓健脾化痰;天麻平肝息风,治内外之风;大黄、南星、天竺黄清热化痰,秦艽、葛根祛风湿通经络。舌质紫暗或瘀点加桃仁、红花、赤芍;舌苔黄,烦躁者加黄芩、栀子;头痛加夏枯草、菊花。

常用药:法半夏、白术、天麻、胆南星、香附、茯苓、酒大黄、天竺黄、秦艽、葛根。

临证事宜:本证治疗以化痰为主,辅以活血通络,在祛痰药的运用中当以祛风痰为主,酌用全蝎、僵蚕等搜剔药物。

(3)痰热腑实证。突然昏仆,头晕目眩,半身不遂,舌强语謇或失语,口舌歪斜,偏身麻木,口黏痰多,腹胀便秘,头晕目眩,舌红苔黄腻,脉滑数。

治法:清热化痰,活血通络。

方药:星蒌承气汤加减。方中瓜蒌、胆南星清热化痰,大黄、芒硝通腑泻热。热象明显加黄芩、栀子;津液大伤加生地、玄参、麦门冬;舌强语謇加郁金、石菖蒲。

常用药:瓜蒌、胆南星、大黄、芒硝、丹参、天竺黄、鸡血藤、地龙。

临证事宜:本证运用承气汤通腑泻下,宜中病即止,不可久服,以免伤正。

(4)气虚血瘀证。突然昏仆,头晕目眩,半身不遂,口舌歪斜,言语謇涩或不语。偏身麻木,面色淡白,气短乏力,心悸自汗,手足无力,舌淡,苔薄白或白腻,脉细涩。

治法:益气活血。

方药:补阳还五汤加减。方中君药黄芪益气温阳,当归补血,地龙、桃仁、红花、川芎、芍药活血化瘀,全方取气行则血行之意。患肢软弱加桑寄生、牛膝等;言语不利加石菖蒲、远志;肢体拘挛加杜仲、川断、淮牛膝;便秘加肉苁蓉、何首乌。

常用药:黄芪、红花、桃仁、当归、赤芍、川芎、地龙、乌梢蛇、太子参。

临证事宜:补阳还五汤中重用黄芪为主药,其用量由小渐大,且补气药量宜大,活血药量宜小。

(5)阴虚风动证。突然昏仆,半身不遂,口舌歪斜,舌强语謇或不语,偏身麻木,五心烦热,失眠多梦,眩晕耳鸣,手足拘挛或蠕动,舌红,苔少,脉弦细数。

治法:滋阴潜阳,息风通络。

方药：大定风珠加减。方中生地、玄参滋阴生津，白芍敛阴，女贞子益肝肾，清虚热，桑寄生补肝肾，强筋骨。虚热较甚加地骨皮、胡黄连；兼气虚者加太子参；心中烦热加栀子、莲子心、黄芩；舌质紫暗加川牛膝、川芎；舌强不语加石菖蒲、远志。

常用药：生地、玄参、白芍、女贞子、桑寄生、丹参、鸡血藤、生牡蛎、阿胶。

临证事宜：本证主要因肝肾不足，真阴亏耗而致，故治用味厚滋补之品以滋补肝肾，摄敛浮阳，但应注意补阴药物往往腻胃，有碍饮食，可酌加理气消导药。

3.中成药

(1)华佗再造丸。具有活血化瘀通络、行气止痛的作用。本品主要成分为川芎、当归、红花、吴茱萸、冰片、胆南星、马钱子等。每次8g，每天3次。

(2)消栓再造丸。具有活血化瘀，消栓通脉，息风开窍的作用。本品主要成分有丹参、三七、当归、川芎、天麻、黄芪、白花蛇、安息香、沉香、人参、泽泻等，每丸重9g，每次1丸，每天2次。

(3)复方丹参滴丸。能活血化瘀，理气止痛。本品主要成分为丹参、三七、冰片，能活血化瘀，理气止痛，可降低血小板凝集性，有明显降脂作用，每丸25mg，每次服10粒，每天3次。

(4)通心络胶囊。具有益气活血，通络止痛的功效。本品主要成分为人参、水蛭、全蝎、赤芍、蝉蜕、土鳖虫、蜈蚣、檀香、降香、乳香、酸枣仁、冰片，口服1次2～4粒，每天3次。

4.针灸疗法

中脏腑基本处方：水沟、百会、内关、足三里。

闭证：加十宣、合谷、太冲、丰隆、十二井穴，毫针泻法。

脱证：关元、神阙、气海、关元、太冲、涌泉艾灸法。

肝阳暴亢：行间、侠溪、太阳、风池。

风痰阻络：风池、丰隆、内关。

痰热腑实：丰隆、阴陵泉、天枢、中脘、行间。

气虚血瘀：关元、足三里、脾俞、胃俞、血海、三阴交、合谷、太冲。

阴虚风动：照海、太溪、三阴交。

舌强语謇：廉泉、金津、玉液。

口角歪斜：颊车、地仓、水沟。

手拘挛不开：合谷透后溪、三间透后溪、后溪透合谷、太溪透劳宫。

拇指无力：阳溪。

手指麻木肿胀：八邪。

上肢麻木不遂：天鼎、肩髃、臂臑、手五里、曲池、手三里、上廉、下廉、偏历、小海、外关、合谷。

下肢麻木不遂：秩边、环跳、髀关、伏兔、梁丘、风市、阳陵泉、条口、悬钟、昆仑。

足下垂：解溪。

足内外翻：商丘、丘墟。

四、预防与调护

定期体检，发现指标异常时要积极配合医生进行治疗。

1.预防

TIA 的主要病因由脑动脉硬化和高血压等引起,所以预防脑动脉粥样硬化和高血压是防止 TIA 发生的关键因素。保持收缩压在 140mmHg 以下,舒张压在 90mmHg 以下。低盐低脂饮食,减小动脉粥样硬化的患病率。

2.调护

生活作息正常,劳逸结合,适当进行体育锻炼,保持良好的心情,避免精神刺激使情绪激动,饮食要营养,少食肥甘厚味,避免吸烟饮酒。

(刘　清)

第二节　蛛网膜下腔出血

蛛网膜下腔出血(SAH)是指各种原因引起的血液流入蛛网膜下腔的统称。临床上可分为自发性 SAH 与外伤性 SAH 两类。自发性 SAH 又分为原发性与继发性两种。由于各种原因引起软脑膜即脑底部或脑表面血管破裂,血液流入蛛网膜下腔者称原发性蛛网膜下腔出血;因脑内出血经过脑实质,血液穿破脑组织流入蛛网膜下腔者称继发性蛛网膜下腔出血。一般的蛛网膜下腔出血指的是原发性蛛网膜下腔出血。临床以剧烈头痛、恶心、呕吐、抽搐、多汗、腹胀、尿潴留等植物神经障碍及脑膜刺激征、肢体瘫痪等表现为主。蛛网膜下腔出血最常见的原因是脑动脉瘤,其次是高血压、脑动脉粥样硬化、脑血管畸形、烟雾病、血液病、颅内肿瘤、脑动静脉的炎症性及过敏性疾病等造成的血管破裂。蛛网膜下腔出血任何年龄均可发生,以中年人群多见,其发病率仅次于脑梗塞和脑出血,约占急性脑卒中的 10%。本病亦属于中医学的中风、卒中、偏枯范畴。

一、病因及发病机制

中医学认为,本病是由于情志内伤,肝失调达,郁而化火,肝阳暴亢,血随气逆,气血并行于上,导致脑脉受损血溢于内,蒙闭脑窍所致,或肾阴不足,水不涵木,阴虚阳亢,致使脑脉绌急,清空失旷,心神昏冒则猝倒无知。发病归结起来主要为风、火、痰、瘀、虚几个方面,而血热妄行、络损血溢是本病的根本。

1.病因

①积损正衰。患者年老气血两虚,脉络空虚,风邪乘虚入中经络,气血上逆,上蒙清窍,突发本病;久之血虚生风,出现眩晕、头痛,突然昏仆,不省人事,半身不遂等症状。

②情志过极。患者素体肝肾阴虚,日久阴虚引动内风;或因情志过极,心火暴亢,引动内风,发为本病;平素肝失调达,情志不遂,郁而化火,则见肝阳偏亢,上扰于头目则突发为本病,出现眩晕、偏瘫、失语等。

③饮食不节。患者平素嗜食肥甘醇酒,饱饥劳倦,伤于脾胃,以致脾失健运,水谷不能化于精微,津液输布异常,聚湿生痰,清阳不升,浊阴不降,蒙蔽清窍,发为本病;或肝阳素旺,横逆犯脾,脾运失司,内生痰浊,或肝火内炽炼液成痰,以致肝风挟痰火,横窜经络,蒙蔽清窍,突然昏仆,歪僻不遂等,发为本病。

④劳倦内伤。劳倦太过,耗气伤阴,则阳气旺盛,久之阳气暴亢,引动风阳,使气血上逆,阻碍清窍,发为本病,出现眩晕、头痛,突然昏仆,半身不遂等症状。

2.病机

①虚。虚分为气血阴阳之虚。而在本病中以气血亏虚和肾精不足两个症状为多见。气血亏虚者,或因先天禀赋不足,年老体弱而脾胃变虚,无力运化水谷,不能正常地化生气血,气血生化乏源;或因久病耗伤气血;或因思虑太过,饮食不节等原因使脾胃功能损伤;或因失血之后,气随血脱。气虚则清阳不升,血虚则不能荣养脑窍。阴虚则阴不制阳,虚阳上亢,阳化风动,上蒙元神而发病。气虚则生痰,并且气虚则血行阻滞,发为偏枯。

②火。火亦有虚火和实火之分。实火:因情志不遂,肝郁化火,肝火上炎,上犯清阳;或因嗜食肥甘厚味,生湿生痰,痰阻气机,痰气交阻,郁而化火,上蒙清窍。虚火:因禀赋不足、劳倦过度、年老体衰、久病失养等导致肾阴不足,阴虚阳亢,虚火上延。风火相煽,热盛动风,气血并走于上而发卒中。

③痰。痰为"有形之痰"和"无形之痰"之分。痰的产生与肺、脾、肾和三焦密切相关。生痰的原因有多种:可因感受外邪或长期吸烟导致肺气不足,肺失宣降,水液不能正常输布,聚湿生痰;或因长期饮食、情志、劳倦等因素,致脾胃虚弱,脾失健运,不能运化水液,水反为湿,聚湿成痰;或因久病、房劳,致肾气不足,肾气不足则不能发挥正常的气化功能,水湿内停;水的正常运行要依靠三焦的功能正常,肝气郁滞,三焦气机不畅,影响水液的代谢,气郁湿滞,痰浊内生。内风与痰浊相挟,或痰湿郁而化热,或气虚而痰浊内生,痰浊横窜经络,塞心窍而发中风。

④风。风有外风和内风之分。正气不足,卫外不固,外风入中经络,多以头面阳经为主,风邪入中较浅。火热极盛或肝阳暴涨或血虚液燥,内风旋动,气火俱浮,迫血上涌,发为卒中。

⑤瘀。血瘀对于中风发病极为重要。气郁不畅可致血瘀;气虚血行不畅可致血瘀;寒邪收引,血行不畅形成血瘀。血瘀日久而生内热以致血瘀风动等均可致中风。

综上所述,虚、火、痰、风、瘀在一定条件下,互相影响,相互作用而发为本病。

二、临床表现

蛛网膜下腔出血任何年龄都可发病,多见于青中年人且临床表现差异性比较大,约有48%的患者在发病前数天可出现先兆征象,常见为全头痛、局限性头痛、恶心、嗜睡、眼球运动障碍、三叉神经分布区疼痛及项背疼痛等症状。

1.头痛

头痛多为突发的爆裂样剧烈疼痛,可放射致颈部或枕后,继而变为搏动性痛或钝痛,头部疼痛开始可以是局限性,而后变为全头痛,2周后逐渐减轻,若头痛再次加重,提示再次出血;多伴有一过性意识障碍,但一般较轻,历时较短,重者也可昏迷,少数患者可有谵妄,定向力障碍及精神错乱等,意识障碍一般持续数小时或数日,其障碍程度与颅内压增高水平有关。发病1周后意识障碍持续或加重,多提示有脑血管痉挛等合并症。常见恶心、呕吐,多为喷射状呕吐,少数患者呕吐咖啡样液体,提示预后较差。

2.癫痫发作

部分患者在发病后短时间内出现全身性或部分性癫痫发作。

3.植物神经障碍

由于出血后血液的直接刺激引起血管痉挛而致丘脑下部缺血,或出血侵犯了丘脑下部,可出现植物神经功能失调的症状,如面色苍白或充血、多汗、寒战、高热、腹胀、便秘、脉搏血压不稳等症状。

4.脑膜刺激征

患者出现颈项强直,科尼格征和布鲁津斯基征等脑膜刺激征,以颈项强直最为多见,由于血液刺激脑膜所致,在发病后数小时至1~2d出现,3~4周逐渐消失。

5.肢体瘫痪

可出现偏瘫、单瘫、截瘫、四肢瘫、失语等,一般程度较轻,持续时间较短,发生率在20%~30%,常为血块压迫或脑血管痉挛引起。肢体瘫痪的持续或加重,多提示有脑内血肿或脑梗死等合并症。

6.眼部症状

主要是视网膜下与玻璃体下片状出血或视乳头水肿,发病1h即可出现。水肿系由血液阻塞神经梢的蛛网膜下腔,使视网膜静脉回流受阻所致。玻璃体下片状出血是本病的特征之一。

7.颅神经麻痹

颅神经受损发生率占1/2以上,其中以动眼神经麻痹最常见,其次为面神经、视神经与听神经等。

8.常见并发症

常见并发症有再出血,脑血管痉挛,急性或亚急性脑积水等。

9.其他症状

部分患者出现欣快、谵妄、幻觉等精神症状,起病2~3周后消失。少数患者出现消化道出血、脑心综合征、急性肺水肿等。

三、治疗

1.辨证论治

蛛网膜下腔出血无意识障碍者多属于中医头痛范畴,出现意识障碍及肢体瘫痪者属中医中风范畴。

2.中药治疗

(1)肝阳头痛证。

头胀痛、头侧为重,心烦易怒,睡眠不宁,恶心呕吐,或兼胁痛,口干口苦,舌苔黄,脉弦有力。

治法:平肝潜阳。

方药:天麻钩藤饮加减。方中天麻、钩藤、石决明平肝潜阳;山栀子、黄芩清泻肝火;牛膝引火下行;夜交藤、茯神养心安神。加减:若肝肾阴虚,头痛朝轻暮重,脉弦细,舌质红可酌加生地、旱莲草、何首乌。若见头痛剧烈、口苦面赤、便秘、苔黄、脉弦数酌加夏枯草、龙胆草、郁金。

常用药:天麻、钩藤、石决明、山栀子、牛膝、竹茹、夜交藤、茯神、黄芩。

(2)痰浊头痛证。

头痛昏蒙,胸脘痞闷,呕恶痰涎,舌苔白腻,脉滑或弦滑。

治法:健脾燥湿,化痰降逆止痛。

方药:半夏白术天麻汤加减。方中半夏、白术、茯苓、陈皮、生姜健脾化痰、降逆止呕;天麻、白蒺藜、蔓荆子平肝息风、止痛定眩;甘草调和诸药。加减:痰涎壅盛可酌加胆南星、天竺黄。痰浊郁而化热,舌红苔黄腻,脉滑数者加黄芩、竹茹、胆南星。

常用药:半夏、白术、茯苓、陈皮、天麻、白蒺藜、蔓荆子、生姜、甘草。

(3)瘀血头痛证。

头痛经久不愈,痛处固定不移,痛如针刺,夜间加重,或者有头部外伤史,舌质紫暗或瘀斑瘀点,苔薄白,脉细或涩。

治法:活血化瘀,通窍止痛。

方药:通窍活血汤加减。方中桃仁、红花、川芎、赤芍、丹皮、益母草活血化瘀、通络止痛;当归活血养血。加减:若头痛较剧烈可加钩藤、白芍等以缓急止痛。若失眠、头晕可加酸枣仁、天麻以养心安神。头部畏寒可酌加桂枝、细辛、附子等。

常用药:桃仁、红花、郁金、益母草、当归、川芎、赤芍、丹皮。

3.针灸治疗

头痛主穴:列缺、百会、太阳、风池。

前头痛:合谷、内庭、印堂、攒竹。

后头痛:天柱、后溪、申脉、昆仑、玉枕。

偏头痛:侠溪、率谷、足临泣、颔厌、曲鬓。

头顶痛:太冲、内关、四神聪。

脑空痛:太溪、复溜、四神聪。

四、预防与调护

1.监测血压、血脂、血糖,将其控制在正常的范围,低盐低脂低胆固醇饮食。
2.戒烟戒酒,适量体育锻炼,劳逸结合,睡眠充足。
3.有心脏疾病的人群要注意积极治疗。

(刘 清)

第三节 高血压脑病

高血压是一种以动脉血压增高为主的临床综合征。世界卫生组织的标准,舒张压在95mmHg或收缩压在160mmHg以上为高血压,其中两者居一即可确诊。成年人的正常血压应在140/90mmHg或以下。血压介于高血压和正常血压之间为临界高血压。

高血压分为原发性和继发性两类。原发性高血压是指病因尚未十分明确的高血压,约占高血压病人的90%,由其他已知疾病所致的血压升高,则称为继发性或症状性高血压病,不属本病范围。中医学属"眩晕""头痛"范畴。

一、诊断

根据起病和病情进展缓急,分为缓进型和急进型两类,后者少见。

1.缓进型高血压病

起病隐匿,病程进展缓慢。早期仅在精神紧张,情绪波动或劳累后出现轻度而暂时的血压升高,去除原因或休息后可恢复。以后血压可逐步升高并持续不降或仅有小幅度波动。有些病人有头痛、头晕、头胀、耳鸣、眼花、健忘、失眠、烦闷、乏力、心悸等。后期血压持续在高水平,可出现脑、心、肾等脏器的器质性损害和功能障碍。本病如并发主动脉粥样硬化时,收缩压增高显著;并发心肌梗死后,血压可降至正常。

2.急进型高血压病

基本上与缓进型高血压相似。但各种症状更加明显,病情严重,舒张压常在130mmHg以上,发展迅速,有视网膜病变和肾功能恶化快速,故亦称恶性高血压。本型高血压多见于年轻人。

3.高血压的分期

1期:血压达到确诊高血压水平,临床无心、脑、肾并发症。

2期:血压达到确诊高血压水平,并有下列一项者:左心室肥大;眼底动脉普遍或局部变窄;蛋白尿或血浆肌酐浓度轻度升高。

3期:血压达到确诊高血压水平,并有下列一项者:急性脑血管疾病或高血压脑病;左侧心力衰竭;肾衰竭;眼底出血或渗出,或有视神经乳头水肿。

二、治疗

1.中医药治疗

中医学认为本病由于情志内伤,阴阳失调,肝阳上亢;或由肝肾阴虚,水不涵木,阴虚阳亢均可发病。

(1)辨证论治

①肝阳上亢:主证为头晕头痛,视物昏花,面赤耳鸣,心悸多梦,舌苔黄,脉弦。

治疗:平肝潜阳。用天麻钩藤饮。

②阴虚阳亢:主证为头晕眼花、耳鸣心悸,腰酸膝软,五心烦热,舌质红,少津,脉弦细。

治疗:滋肾养肝。用杞菊地黄丸加味。熟地黄、山药、山茱萸、泽泻、茯苓、牡丹皮、枸杞子、菊花、黄芩、桑寄生。

③血瘀生风:主证为头晕耳鸣,面紫肢肿,舌质紫暗,舌体肿大,脉弦细。

治疗:活血息风。用七物降下汤。钩藤、黄柏、黄芪、地黄、当归、川芎、白芍。

(2)中药药理分析:天麻钩藤饮的每一味药药理实验证明均有降血压和镇静作用。

杞菊地黄丸中六味地黄丸有明显的降大鼠动脉狭窄性高血压及改善肾功能的作用。枸杞子有降血压、血脂、血糖的作用,菊花有降血压、扩张血管的作用。七物降下汤有2味药利尿,4味药镇静,6味药扩张血管,7味药均有降压效果。因为,高血压有多种因素,因此,治疗上多采用综合用药,本方对舒张期高血压有效。本法符合"治风先活血,血行风自灭"的治法。

临床上尚应随证加减,如头痛重加延胡索;项强加葛根、白芍、防己;耳鸣加葛根、骨碎补;失眠加丹参、延胡索、石菖蒲;心率快加葛根、酸枣仁、当归;烦躁加龙胆草、石菖蒲;有出血倾向(眼结膜出血、鼻出血)加地榆、槐花;脉结代(心律失常)加苦参、黄连。白蒺藜、天麻、钩藤3药相比,功效各有侧重,治头痛用白蒺藜,治头晕用天麻,降血压用钩藤。钩藤与牛膝同用,有明显的降压作用。重症高血压可用钩藤30~90g,加羚羊粉、大黄等使血压下降,可解一时之危。钩藤对肾性高血压疗效较好。

2.针灸治疗

(1)毫针疗法:用上下取穴法。取穴:1组:曲池、足三里。2组:合谷、太冲。

操作:两组交替使用,局部产生针感后留针20分钟,每日1次,10次为1个疗程,休息3日。

针刺上述4个穴位使针感向远端传导均可使血压下降。

(2)艾灸疗法:取足三里、绝骨、太冲、三阴交穴。

操作:用艾卷每日灸1次,雀啄式,共20～30分钟。血压下降后巩固2周。

(3)电针疗法:取曲池、丰隆穴。

操作:正极连曲池,负极连丰隆,选密波,电流以病人能耐受为度。每日1次,每次30分钟,10次为1个疗程。

三、讨论

1.高血压是一种慢性、终身性疾病,需长期服药。西药降压作用快,但改善症状慢。可加用中药一段时间,症状改善后,长期服用西药,维持治疗。重症高血压服用西药,血压仍然高者加中药钩藤30～90g,加大黄5g,可使血压下降。

2.针刺的降压效应有一定的穴位特异性。针刺涌泉、曲池、丰隆、足三里、三阴交、太冲、神门、人迎、风池、肩井、肝俞、膈俞、肾俞等均有较好的降压作用,以曲池、丰隆的降压作用为突出。通过静脉注射去甲肾上腺素造成大鼠急性实验性高血压后,电针曲池、丰隆穴,分别观察单独及协同的降压作用,结果表明单独电针这两个穴位有显著的降压作用,两穴协同的降压作用明显优于单独电针曲池或丰隆穴。同时还观察到协同组穴电针对自发性高血压大鼠亦有显著降压作用,而且停针以后降压效应持续30分钟以上。

3.笔者临床试验也证明,曲池、足三里、太冲有显著降压作用,同时观察到与补泻手法无关,出针后30分钟时降压效果最显著,可持续2小时。

(刘　清)

第四节　脑梗死

脑梗死又称缺血性脑卒中、脑梗塞,是指由各种原因导致脑动脉血管狭窄或闭塞后,引起相应部位的脑组织缺血坏死,又常称作缺血性脑血管病或闭塞性脑血管病。根据脑梗死的发病机制和临床表现不同,可以区分为脑动脉血栓形成、脑栓塞和腔隙性脑梗塞。脑梗死患者多在50岁之上的人群,男性患病率高于女性,患者多患有动脉硬化,高血压,心脏病等病史,患病前多数出现头晕、头痛、短暂的肢体麻木等前驱症状。脑梗死的病死率在10%左右,残疾率在50%以上,存活患者中约有40%的复发率,复发次数越多患者死亡率和残疾率越高。脑梗死属于中医学中中风、卒中、偏风、偏枯等病证的范畴。

一、病因病机

脑梗死的病变部位在脑,但与心、肝、脾、肾等脏腑密切相关。本病的发生多由脏腑阴阳严重失调,气血运行失常,或忧思恼怒,气机失调;或嗜食肥甘厚味,痰湿内盛;或劳役过度,虚邪内生;或外邪侵袭等诱因,致使阴亏于下,阳浮于上,肝阳暴张,阳化风动,气血逆乱,挟痰挟火,火性炎上,上冲于脑,蒙蔽清窍,横窜经络,而发生猝然昏仆,半身不遂等症。病因病机如下:

1.正气不足,风邪入中

禀赋不足,年老体衰,劳役过度,久病体虚等,均可导致正气虚弱,气血不足,营卫失调,腠理不密,卫外不固,风邪乘虚而入,经络气血痹阻,肌肤筋脉大于濡养,而见偏枯之证;或因素体形盛气衰,痰湿内盛,外风引动痰湿流窜经络,而出现口眼歪斜,半身不遂等症状。

2.内伤积损,阴阳失调

年迈体衰,肾元不固;思虑烦劳,心血亏耗,真气耗散,元气虚衰,复因调摄失度,虚风内生,气血上逆,神明不用,昏聩仆倒而发病。亦有恣意纵欲,阴精亏耗,水不涵木,肝阳偏亢,加之情志过极,劳倦过度,使阴亏于下,阳亢于上,肝阳上张,阳化风动,气血上冲,神明昏冒,发为中风。

3.痰湿内盛,蒙窍阻经

饥饱失节,嗜食肥甘,过度饮酒,脾胃损伤,聚湿生痰;思虑劳倦,伤及脾气,形盛气弱,中气不足,木旺乘土,脾失健运,痰浊内生,郁而化热,热盛动风,蒙蔽清窍,阻滞经络;或肝火内炽,炼液成痰,肝风夹杂痰火横窜经络,蒙蔽消窍而猝仆神昏,歪僻不遂。

4.情志郁怒,五志化火

五志过极,心火暴盛,或暴怒伤肝,肝阳暴张,风火相煽,气热郁逆,气血并走于上,神识昏冒而猝倒无知。

总之,本病的病因病机虽然复杂,但归纳起来不外虚(阴虚、气虚)、火(肝火、心火)、气(气逆)、血(血瘀)、风(肝风、外风)、痰(风痰、湿痰)6方面。这些病因在一定条件下,相互影响,相互作用而发病。本虚标实,下虚上实是本病的基本病机。

二、临床表现

本病多在安静或睡眠中发病,部分患者会出现麻木、无力等前驱症状,常在发病后10余小时或1～2d达到高峰,患者一般意识清楚,仅有轻度意识障碍。

1.脑动脉血栓形成性脑梗死

本病95%以上发生于50岁以后,男性多于女性。约60%的患者起病前有某种诱因可查,如过度劳累、饮食过饱、气候变化、情绪激动、服降压药过多等。部分患者会出现前驱症状,如头痛、眩晕、肢体麻木无力等,约25%的患者有短暂性脑缺血发作病史,既往史中可有高血压及糖尿病。起病缓慢,常于夜间或晨醒后发现偏瘫、失语等。有时亦可急骤起病,局灶症状多在数小时或2～3d内达到高峰。以后不再发展,称为稳定型脑卒中。有些病例可表现为进展型,病情较危重。典型的临床表现多数无意识障碍和头痛、呕吐等颅压增高症状,或有轻度意识障碍,但恢复较快。梗死可发生于脑动脉的任何分支,不同部位脑梗死可有不同的临床症状和定位体征,临床常见的脑动脉血栓形成有以下几种。

(1)颈内动脉血栓形成。颈内动脉血栓形成约占缺血性脑血管病的20%,以颈动脉窦及颈内外动脉分叉处最常见(占90%),其次为虹吸部(占8%),严重程度差异性较大,取决于侧支循环状况。颈内动脉供应天幕以上大部分区域,包括额叶、顶叶、部分颞叶、基底节、内囊、间脑前半部以及眼球。可出现单眼一过性黑矇,或永久性视力丧失;可出现一侧视力丧失,或霍纳综合征和对侧肢体偏瘫,偏身感觉障碍及对侧同向偏盲等。优势半球受累尚可有体像障碍。

(2)大脑中动脉血栓形成。大脑中动脉是颈内动脉的直接延续,供应大脑半球血流量的80%左右,是血栓形成和栓塞的常见发病部位。它分为主干闭塞、皮质支和深穿支三大组。主干闭塞较少见,会导致对侧偏瘫,偏深感觉障碍及偏盲症状,伴有凝视病灶,优势半球受累会出现失语症,非优势半球受累会出现体像障碍。皮质支上部分闭塞出现对侧面部和四肢瘫痪及感觉缺失,伴有Broca失语,体像障碍,通常不伴有意识障碍和偏盲；皮质支下部分闭塞出现对侧同向偏盲，伴有 Wernicke 失语和意识模糊。深穿支闭塞出现对侧偏瘫，偏身感觉障碍及偏盲、失语。

(3) 大脑前动脉血栓形成。分出前交通动脉前闭塞，双侧同时闭塞出现双下肢截瘫，二便失禁，运动性失语和人格改变。分出前交通动脉后大脑前动脉远端闭塞，出现对侧足部和下肢感觉运动障碍，尿失禁，情感障碍。皮质支闭塞，出现对侧中枢性下肢瘫，感觉障碍，短暂性共济失调，精神症状及强握反射。深穿支闭塞出现中枢性面舌瘫，上肢近端轻瘫。

(4) 大脑后动脉血栓形成。大脑后动脉与大脑前、中动脉间有广泛吻合，一般不易出现全部供血区梗死，其血栓形成仅占全部脑梗死的 3% 左右，但由于该动脉供血区范围内结构复杂，故临床表现多异，大脑后动脉中央支血栓形成可出现下列综合征：

①Weber 氏综合征（大脑脚底综合征）。表现为病侧动眼神经麻痹与对侧偏瘫（包括中枢性面瘫、舌瘫及上下肢瘫），此乃中脑支旁正中动脉阻塞，致大脑脚内侧梗死，损害了动眼神经传出纤维与锥体束。

②Benedikt 综合征。表现为动眼神经麻痹与对侧锥体外系统证候，如半身舞蹈、徐动或静止性震颤，伴肌张力增高与运动减少，此乃中脑支短周边动脉阻塞，损害了动眼神经与黑质的结果。

③Parinaud 综合征（中脑顶盖综合征）。表现为双眼上视不能，伴会聚麻痹，此乃四叠体动脉或中脑支长周边动脉阻塞，损害了顶盖区与上下丘的结果。

④Claud 综合征（中脑背例综合征）。表现为病侧动眼神经麻痹及对侧肢体共济失调，若伴有对侧偏身感觉障碍，则称为红核丘脑综合征，此乃后内侧中央支阻塞，损害了动眼神经、红核或脊髓丘脑束的结果。

⑤丘脑综合征。表现为对侧肢体感觉障碍，以深感觉最重，实体觉次之，浅感觉最轻，常伴感觉过度现象，此乃丘脑腹后外侧核受累之故。另一表现为剧烈自发性疼痛，可能为腹后外侧核从皮层抑制下释放的结果。第三为对侧轻度共济失调，乃丘脑外侧核梗死损害了结合臂终末纤维之故。第四为舞蹈样或手足徐动症，乃苍白球—丘脑纤维受损之故。若梗死累及邻近的内囊，还可引起对侧轻偏瘫。总之，丘脑综合征是后外侧中央支即丘脑膝状体动脉阻塞的结果。

⑥双侧丘脑旁正中综合征。丘脑旁正中区由前丘脑、下丘脑旁正中动脉供血，一旦形成血栓，即可引起双侧丘脑旁正中区梗死，累及丘脑背侧核、板内核及乳头状丘脑束。典型的临床表现为急性发病，深度木僵或昏迷，持续数小时或数天后发展为淡漠、无欲状态伴嗜睡。部分患者出现短暂性复视，然后意识丧失。神志清醒后虽常见最显著的特征是出现遗忘性虚构综合征（即 Korsakoff 氏综合征）：患者有顺行及逆行性遗忘，伴语言性或非语言性记忆障碍与虚构。另一特征为淡漠无欲、洞察力丧失及注意力不集中。患者表现为皮层下痴呆、缺乏主动，思维及反应迟钝，面部呆滞，表情减少。眼球运动异常，主要为垂直凝视麻痹，尤其是下视麻痹伴会聚障碍。

(5) 椎基底动脉血栓形成。椎基底动脉比椎动脉分支多，主要为桥脑支、内听动脉、小脑前下动脉、小脑上动脉及大脑后动脉。该动脉发生闭塞的临床症状复杂，亦较少见。其主干闭塞可引起广脑干梗死，出现眩晕、呕吐、四肢瘫痪、眼肌瘫痪、瞳孔缩小、共济失调、消化道出血等症状。严重者可迅速昏迷，高热达 41～42℃ 以致死亡。椎-基底动脉因部分阻碍引起桥脑腹侧广泛软化，临床可产生闭锁综合征，患者四肢瘫痪，舌下神经瘫痪，但神志清楚，双侧面神经瘫痪，仅能以自主性眼球活动示意。基底动脉的一侧分支闭塞，可因脑干受累部位不同而出现相应的体征，以交叉性瘫痪为主要特征，结合脑干的血液供应及血管性病变，临床上产生的症状较为典型的脑干综合征有以下几种：

①延髓外侧部综合征（Wallerberg 综合征）。这是延髓病变中最常见的一种临床综合征。病变部位位于延髓外侧部。其产生的临床症状有以下几种：其一，为眩晕、恶心、呕吐、水平性或旋转性眼球震颤。其

二,症见同侧面部感觉缺失。其三,症见对侧面部以下痛、温觉缺失。其四,见小脑症状、同侧肢体共济失调。其五,见软腭及声带麻痹、吞咽困难、声音嘶哑、咽反射消失。

②桥脑腹内侧部综合征(Forille综合征)。病变位于桥脑一侧近中线处。病变损害外展神经及其核上神经通路——内侧纵束,产生两眼向病灶侧水平协同运动麻痹,同时损害锥体束而产生对侧偏瘫,凝视瘫痪。

③桥脑腹外侧部综合征(Millard-Gubier综合征)。因桥脑旁中央动脉闭塞而致,引起同侧外展神经和面神经麻痹,对侧偏瘫。

④中脑腹侧部综合征(weber综合征)。因中脑穿通动脉闭塞,或因颅底动脉瘤或肿瘤引起病侧动眼神经麻痹,对侧肢体瘫痪。

(6)椎动脉与小脑后下动脉血栓形成。椎动脉或小脑后下动脉阻塞最常引起外侧延髓梗死,可伴小脑后下部梗死。患者突起眩晕、恶心、呕吐、发音嘶哑和吞咽困难。体检可见眼球震颤,病侧软腭和声带麻痹,肢体共济失调,霍纳综合征,面部和对侧身体痛、温觉减迟,称Wallenberg综合征(延髓外侧综合征)。其偶或引起内侧延髓梗死,出现对侧上下肢瘫痪,病侧舌肌麻痹和对侧身体的深感觉障碍。

(7)小脑梗死。出现眩晕、呕吐、眼震、共济失调、站立不稳、肌张力降低以及脑干受压和颅内压升高症状。

2.腔隙性脑梗死

腔隙性脑梗死的临床表现可分为5型。

(1)单纯运动障碍。最为常见,约占全部病例的2/3。突起一侧的面、臂、腿肌无力,很少伴有或不伴有感觉障碍。病灶多在内囊或桥脑基底部。

(2)单纯感觉障碍。约占10%,突起一侧面、臂、腿部感觉异常或减退,多数不伴有运动障碍。病灶在丘脑腹后核区。

(3)感觉运动型。突起一侧面、臂、腿部肌肉无力,伴有同侧相同部位或偏身感觉异常及减退。病变在内囊。

(4)构音障碍-手笨拙综合征。突起的构音不清,吞咽发呛,一侧(常为右侧)中枢性面、舌肌轻瘫,手动作笨拙但无明显的肢体瘫痪。病灶在桥脑。

(5)共济失调性轻偏瘫。突起下肢为重的轻偏瘫,伴同侧肢体的共济失调。病处在

三、诊断要点

中风病的病因病机十分复杂,故其临床证候轻重不一,缓急有别,临床辨证时要辨病位深浅、辨闭证脱证、辨病势顺逆、辨标本虚实,审证求因,审因论治。

1.辨病位深浅

病位的浅深就是指中经络和中脏腑,其辨别的最主要标志就是有无神志障碍,其次根据临床表现加以辨别。手足麻木,口角歪斜,半身不遂,偏身麻木,言语謇涩,神志清醒者为中经络;神志不清,朦胧嗜睡者是中脏腑,若突然昏仆而半身不遂者,是为中脏腑。中经络者病位浅,病情轻,预后较好;中脏腑者病位深,病情危重,预后较差。鉴别要点为有无神智障碍。

2.辨中脏腑的闭证与脱证

闭证与脱证是中风中脏腑阶段的两种不同表现,虽然两者都可见有突然昏仆、不省人事,但闭证为邪

闭于内,会出现牙关紧闭,口噤不开,肢体强痉,大小便闭属于实证,当开窍启闭;而脱证是阳脱于外,出现目合口张,面色苍白,手撒至软,大小便自遗属于虚证,应回阳救脱,急宜扶正。闭证与脱证是中风病中的危急重症,准确判断,及时处置,是抢救中风的关键,脱证多由闭证加重导致,预后凶险。

3.辨病势顺逆

辨别病势逆顺是关系到确定中风救治原则和判断疾病预后的问题,辨中风病的顺逆,主要依其临床表现和发展趋势来辨识。先中脏腑,神志逐渐清醒,半身不遂未加重者,病位由中脏腑转为中经络,预后较好;若见手足逆冷,抽搐,呃逆或戴阳证,预后较差。

4.辨标本虚实

中风属本虚标实,下虚上盛之证。本虚指肝肾不足,气血亏虚,标实指风、火、痰、瘀,横窜经络,蒙蔽清窍;下虚是指肝肾亏虚,上盛是指气血逆乱于脑。更重要的是分清标本缓急,实证以平肝息风、化痰去瘀为主;虚证以扶正为主,当健脾益气,益精填髓。中风发病有急有缓,患者常于卒中前数日至数小时内出现中风先兆,如头痛、烦躁、眩晕、肢体麻木等症。中经络起病较慢,常于数日之内发展而成,以半身不遂、口眼㖞斜、言语謇涩无力为主症。中脏腑起病急,多突然昏仆,病势凶险,常因亡阴亡阳、阴阳离绝而死亡;若救治得当,神志转清,病情稳定后,转为中经络,出现半身不遂、言语謇涩、口舌㖞斜等后遗症,严重影响患者的生活质量,加重家庭的负担,应积极治疗。

四、治 疗

中风病属本虚标实的证候,因年老肝肾不足导致气血亏虚,遇风、火、痰、瘀等实邪引发中风。中风病急性期虽有本虚之证,但其以风阳、痰热、腑实、血瘀等标实证为主,风、火、痰、瘀横窜经络,上蒙清窍,气血逆乱于脑,症状明显,采取"急则治其标"之法。首先祛除邪气,可用平肝息风、清热涤痰、通腑化瘀、活血通络等法;此时邪盛证实,病情危重,故治无缓法,但祛邪不可伤正,当中病即止。急性期过后,证候多由急转缓,由实转虚,此期以本虚为主兼有标实之证;虚证多为气虚、血虚、阴虚;标实常见痰浊、血瘀;故治疗宜标本兼顾,以扶正为主,祛邪为辅,可用益气活血、滋阴潜阳、育阴通络、健脾化痰等法对此期进行治疗。

1.中药治疗

(1)中经络。

①中风先兆证。突然昏仆,眩晕,头目涨痛,一侧肢体麻木,活动不利,半身不遂,舌强语謇,口角㖞斜,口角流涎,面红目赤,心烦急躁易怒,心烦健忘,舌红或绛,苔黄,脉弦滑。

治法:滋水涵木,息风潜阳。

方药:镇肝息风汤加减。出现肝火上炎症状,心烦易怒,口苦加白芍、丹皮、夏枯草;便秘加生大黄;痰多加胆南星、瓜蒌;肝肾阴虚较甚,出现腰膝酸软,耳鸣等可加何首乌、生地黄、玄参;见手足麻木,肢麻震颤加水蛭、蜈蚣、羚羊角等。

常用药:牛膝、生赭石、生龙骨、生牡蛎、生龟板、生杭芍、玄参、天冬、川楝子、生麦芽、茵陈、甘草。

临证事宜:本证多为高血压患者发展而来,故极易生风转危,除了合理的药物治疗外,还需注意起居,避免情绪刺激,饮食适当,避免过度劳累。

②肝阳上亢证。突然昏仆,眩晕,头目涨痛,肢体麻木,半身不遂,舌强语謇,口角㖞斜,面红目赤,心烦急躁易怒,口干口苦,便干尿黄,舌红或绛,苔黄,脉弦或数。

治法:平肝潜阳,滋水涵木。

方药：天麻钩藤饮加减。天麻、钩藤、石决明平肝潜阳，息风降火；杜仲、牛膝、桑寄生滋补肝肾；黄芩、栀子清肝泻火；茯神、夜交藤养心安神；益母草清热活血。加减：出现肝火上炎症状，心烦易怒，口苦加白芍、丹皮、夏枯草。便秘加生大黄；痰多加胆南星、瓜蒌；肝肾阴虚较甚，出现腰膝酸软，耳鸣等可加何首乌、生地黄、玄参；见手足麻木，肢麻震颤加水蛭、蜈蚣、羚羊角、龙骨、牡蛎等。

常用药：天麻、钩藤、石决明、杜仲、黄芩、栀子、益母草、茯神、川牛膝、夜交藤。

临证事宜：本证多为高血压患者发展而来，故极易生风转危，除了合理的药物治疗外，还需慎起居，避免情绪刺激。

③风痰阻络证。突然昏仆，头重昏朦，半身不遂，口角㖞斜，舌强语謇，肢体麻木或手足拘挛，头晕目眩，舌暗淡苔白腻，脉弦滑。

治法：化痰通络，祛风活血。

方药：化痰通络汤加减。舌质紫暗或瘀点加桃仁、红花、赤芍；舌苔黄，烦躁者加黄芩、栀子；头痛加夏枯草、菊花。

常用药：法半夏、白术、天麻、胆南星、香附、茯苓、酒大黄、天竺黄、秦艽、葛根。

临证事宜：本证治疗以化痰为主，辅以活血通络，在祛痰药的运用中当以祛风痰为主，酌用全蝎、僵蚕等搜剔药物。

④痰热腑实证。突然昏仆，头晕目眩，半身不遂，舌强语謇或失语，口舌㖞斜，偏身麻木，口黏痰多，腹胀便秘，头晕目眩，舌红苔黄腻，脉滑数。

治法：清热化痰，活血通络。

方药：星蒌承气汤加减。方中大黄通腑泻热，芒硝软坚；瓜蒌、胆南星、天竺黄清热化痰；丹参活血通络；鸡血藤补血，活血，通络；地龙活血通络。热象明显加黄芩、栀子；津液大伤加生地、玄参、麦门冬；舌强语謇加郁金、石菖蒲。

常用药：瓜蒌、胆南星、生大黄、芒硝、丹参、天竺黄、鸡血藤、地龙。

临证事宜：本证运用承气汤通腑泻下，宜中病即止，不可久服，以免伤正。

⑤气虚血瘀证。突然昏仆，头晕目眩，半身不遂，口舌㖞斜，言语謇涩或不语，偏身麻木，面色淡白，气短乏力，心悸自汗，手足无力，舌淡，苔薄白或白腻，脉细涩。

治法：益气活血。

方药：补阳还五汤加减。患肢软弱加桑寄生、牛膝等，言语不利加石菖蒲、远志；肢体拘挛加杜仲、川断、淮牛膝；便秘加肉苁蓉、何首乌。

常用药：黄芪、红花、桃仁、当归、赤芍、川芎、地龙、乌梢蛇、太子参。

临证事宜：补阳还五汤中重用黄芪为主药，其用量由小渐大，且补气药量宜大，活血药量宜小。

⑥阴虚风动症。突然昏仆，半身不遂，口舌㖞斜，舌强语謇或不语，偏身麻木，五心烦热，失眠多梦，眩晕耳鸣，手足拘挛或蠕动，舌红，苔少，脉弦细数。

治法：滋阴潜阳，息风通络。

方药：大定风珠加减。虚热较甚加地骨皮、胡黄连；兼气虚者加太子参；心中烦热加栀子、莲子心、黄芩；舌质紫暗加川牛膝、川芎；舌强不语加石菖蒲、远志。

常用药：生地、玄参、白芍、贞子、桑寄生、丹参、鸡血藤、生牡蛎、阿胶。

临证事宜：本证主要因肝肾不足，真阴亏耗而致，故治用味厚滋补之品以滋补肝肾，摄敛浮阳，但应注意补阴药物往往腻胃，有碍饮食，可酌加理气消导药。

(2)中脏腑。

①闭证。

a.阳闭。神志恍惚,迷蒙,口眼歪斜,语言不利,偏身麻木,甚至昏迷,不省人事,声粗息涌,喉中痰鸣,牙关紧闭,口噤不开,两手握固,手足厥冷,肢体强痉,面赤身热,口臭气粗,二便秘塞,躁扰不宁,舌缩,苔黄腻,脉结代欲绝。

治法:平肝息风,豁痰开窍。

方药:先用安宫牛黄丸或至宝丹灌服或鼻饲,并用羚羊角汤加减。强痉,抽搐者加僵蚕、全蝎、蜈蚣;痰多者,加胆南星、天竺黄、竹沥;痰热阻于气道,喉中痰鸣加竹沥水、胆南星;二便闭结者,加大黄、芒硝;高热者,加赤芍、生地、连翘;肝火旺盛加龙胆草、山栀子、夏枯草、代赭石;痰热腹实,腹胀便秘加生大黄、枳实;痰热伤津加麦门冬、生地黄、玄参、石斛等。

常用药:羚羊角、龟板、生地黄、牡丹皮、白芍、夏枯草、蝉蜕、菊花、石决明。

临证事宜:若患者服药困难,可用鼻饲法。病情危重者,宜中西医结合治疗。

b.阴闭。神志恍惚,迷蒙,口眼歪斜,语言不利,偏身麻木,甚至昏迷,不省人事,面白唇暗,静卧不烦,四肢逆冷,肢体松懈,痰涎壅盛,汗出如油,苔白腻,舌缩,脉结代欲绝。

治法:化痰息风,辛温开窍。

方药:先用苏合香丸灌服或鼻饲,并以涤痰汤加减。若痰涎壅盛,可加蛇胆陈皮末、皂荚炭以加强化痰之力;若见风动者,可加天麻、钩藤、僵蚕以平肝息风;出现热象,加黄芩、黄连;见戴阳者是病情恶化的表现,宜急进参附汤。

常用药:半夏、橘红、茯苓、竹茹、石菖蒲、胆南星、枳实、生姜、甘草。

临证事宜:本型病因是痰浊蒙蔽清窍,故重在豁痰以治其本,临证时可酌配健脾药。

c.脱证。神志恍惚,迷蒙,口眼歪斜,语言不利,偏身麻木,甚至昏迷,不省人事,面色苍白,气息微弱,目合口张,手撒,四肢厥冷,遗尿,鼻鼾息微,甚则冷汗如油,舌痿,脉微欲绝。

治法:益气回阳,扶正固脱。

方药:参附汤加减。汗多不止加黄芪、山茱萸、龙骨、牡蛎;冷汗如油加麦门冬、五味子;见血瘀症状加丹参、三七。

常用药:人参、制附子、干姜、大枣。

临证事宜:脱症出现后宜分清是阳脱,还是阴竭,还是阴阳俱脱。阳脱以参附汤为主,阴竭以地黄饮子滋养真阴为主,阴阳俱脱则以参附汤酌配生脉饮为主。

②中风后遗症。中风患者经临床救治,病程超过6个月,仍遗留部分临床症状和体征,则为中风后遗症。

a.语言不利。

(a)痰瘀阻络证。舌强语謇或失语,舌体不灵,肢体麻木,口舌歪斜,舌暗淡,苔白腻,脉弦或滑。

治法:祛风除痰,宣窍通络。

方药:解语丹加减。

常用药:白附子、石菖蒲、远志、天麻、全蝎、木香、丹参、当归、赤芍、地龙、胆南星。

(b)肾精亏损证。喑哑失语,心悸气短,腰膝酸软,失眠多梦,舌体痿软短缩,脉细数或沉细。

治法:滋补肾精,开窍启语。

方药:地黄饮子加减。

常用药：生地、熟地、枸杞子、山茱萸、麦门冬、石斛、五味子、远志、巴戟天、玉竹、杏仁、桔梗、木蝴蝶、郁金。

临证事宜：语言不利一证，当分清虚实，虚则滋阴，实则除痰。

b.口眼歪斜。口眼歪斜，半肌麻痹，口角歪斜。

治法：活血祛风，通络除痰。

方药：牵正散加减。

2.中成药治疗

(1)华佗再造丸。本品主要成分为川芎、当归、红花、吴茱萸、冰片、南星、马钱子等。有活血化瘀通络、行气止痛的作用。每次8g，每天3次。

(2)消栓再造丸。本品主要成分有丹参、三七、血竭、当归、川芎、天麻、黄芪、白花蛇、安息香、沉香、人参、泽泻等。具有活血化瘀，消全通脉，息风开窍的作用。每丸重9g，每次1丸，每天2次。

(3)复方丹参滴丸。本品主要成分为丹参、三七、冰片。能活血化瘀，理气止痛，可降低血小板凝集性，有明显降脂作用。每丸25mg，每次服10粒，每天3次。

(4)通心络胶囊。具有益气活血，通络止痛的功效。主要成分有人参、水蛭、全蝎、赤芍、蝉蜕、土鳖虫、蜈蚣、檀香、降香、乳香(制)、酸枣仁(炒)、冰片。口服1次2～4粒，每日3次。

(5)苏合香丸。由苏合香、安息香、麝香、檀香、木香、沉香、丁香、犀角等组成。每丸重3g，每服1丸，姜汤或温开水送下，每日2次。具有温通行气，开脑醒神的作用。

3.针灸

(1)中脏腑。水沟、百会、内关、足三里。

闭证：加十宣、合谷、太冲、丰隆、十二井穴，毫针泻法。

脱证：关元、神阙、气海、关元、太冲、涌泉，艾灸法。

(2)中经络。肝阳暴亢：行间、侠溪、太阳、风池。

风痰阻络：风池、丰隆、内关。

痰热腑实：丰隆、阴陵泉、天枢、中脘、行间。

气虚血瘀：关元、足三里、脾俞、胃俞、血海、三阴交、合谷、太冲。

阴虚风动：照海、太溪、三阴交。

舌强语謇：廉泉、金津、玉液。

口角歪斜：颊车、地仓、水沟。

手拘挛不开：合谷透后溪、三间透后溪、后溪透合谷、太溪透劳宫。

拇指无力：阳溪。

手指麻木肿胀：八邪。

上肢麻木不遂：天鼎、肩髃、臂臑、手五里、曲池、手三里、上廉、下廉、偏历、小海、外关、合谷。

下肢麻木不遂：秩边、环跳、髀关、伏兔、梁丘、风市、阳陵泉、条口、悬钟、昆仑。

足下垂：解溪。

足内外翻：商丘、丘墟。

五、预防与调护

1.预防

脑栓塞多由情志不遂诱发，而且情志不遂也可加重患者的病情，故保持情志舒畅是预防和减缓本病的重要因素。生活作息、饮食规律同样是预防本病的重要因素,要劳逸结合,保证睡眠充足,饮食不可过于肥甘厚味,戒烟戒酒,适当的体育锻炼,都可以加强患者身体素质。

2.调护

急性期的患者要卧床。脑梗死致残率非常高,所以要尽早进行康复治疗,一般认为在发病1周后若无脑水肿即可进行康复治疗,康复治疗事宜遵医嘱即可。同时还要关注患者的心理护理,使患者心情愉悦,以利于疾病的康复。

(刘 清)

第五节 脑栓塞

脑栓塞是指颅外其他部位各种栓子随血流进入颅内动脉,造成脑血管阻塞。心源性栓子者多见。本病多属中医学中"中风"的"中经络"型。

一、诊断

突然起病是其主要特征,在数秒或数分钟内症状发展到最高峰,是所有脑血管疾病中发病最快的。多属完全性卒中,个别病例可逐渐进展,可能是栓塞部位继发血栓向近端伸延(称逆行性血栓形成),脑梗死扩大或脑水肿加剧之故。起因风湿性心脏病者年龄较轻;起因动脉粥样硬化、心肌梗死者多见于老年人。常有不同程度的意识障碍,但持续时间远比脑出血短。发病时可有头痛、部分性癫痫。常见偏瘫、失语、偏身感觉障碍、偏盲等,症状取决于栓塞的部位。

原发疾病的相应表现甚多。如心源性脑栓塞同时可有心脏病的症状和体征;脂肪栓塞则多发生于长骨骨折或手术后,除可有突然昏迷、全身抽搐、颅内压增高等脑部症状以外,亦可有肺部症状如胸痛、气短、咯血等。皮肤和黏膜可见到瘀斑,病人多有高热。

脑脊液可完全正常,亦可有压力增高,出血性梗死者红细胞增多,感染性梗死者白细胞增多。从心电图可了解有无心律失常、心肌梗死等改变。头部 CT 于 24~48 小时后即可见低密度梗死区,并发出血性梗死者在低密度缺血区内尚可见高密度出血影。一侧脑水肿严重时,胸部 X 线检查有助于了解心脏情况及肺部有无癌肿。超声心动图检查有助于显示二尖瓣脱垂。

二、治疗

1.中医药治疗

中医学将本病多列入中风中经络型。治疗可参阅本章脑梗死。选用下方治疗,有抗凝、溶栓(破血、逐瘀)的作用。

处方:水蛭粉 1g。

用法:每日 3 次,饭后服。

2.针灸治疗

同脑梗死。

三、讨论

1. 脑栓塞病人既往有心脏病，体质较弱，对针刺的耐受性差，不宜施强刺激的泻法。因不能耐受久坐，针刺期间容易晕针，应特别注意，最好让病人平卧针刺，并注意观察，一有晕针现象应及时出针。若有危急情况发生，应配合内科医生进行急救。

2. 心脏病病情较重者，应待病情稳定后再进行针刺治疗，不宜用电针。

3. 本病治疗区别于脑梗死的方法主要是注意产生栓子的原发疾病，防止栓子再次脱落，尤其是心脏病病人。

（刘　清）

第六节　脑出血

脑出血（ICH）一般指原发性非外伤的脑实质和脑室内出血。临床表现为突然发病，一般在数分钟至数小时达高峰，多表现为突然头痛、头晕、恶心、呕吐、偏瘫、失语、意识障碍、大小便失禁等。

脑出血占全脑卒中的20%～30%，急性期的病死率为30%～40%，我国脑出血的患病率由北向南逐渐降低，患病率城市低于农村，但是死亡率农村与城市相仿。

脑出血属中医中风、卒中、偏枯范畴，有关记载首见《内经》。《灵枢·刺节真邪》云："虚邪偏客于身半，其入深，内居营卫，营卫稍衰，则真气去，邪气独留，发为偏枯。"《素问·通评虚实论》指出："……仆击，偏枯……肥贵人则膏粱之疾也。"《素问·生气通天论》云："阳气者，大怒则形气绝，而血菀于上，使人薄厥。"《素问·调经论》云："血之与气，并走于上，则为大厥，厥则暴死，气复返则生，不返则死。"本病的发生，主要因素在于患者平素气血亏虚，心、肝、脾、肾脏腑阴阳失调，加之忧思恼怒，饮酒饱食，房室劳累，外邪侵袭等诱因，以致气血逆乱，阴阳失衡，肌肤筋脉失于濡养，或阴亏于下，肝阳暴张，阳化风动，而形成上实下虚，阴阳互不维系的危急证候。

一、病因病机

脑出血为出血性脑卒中，中医认为脑出血的发生主要为患者情志不调，心肝气郁，久而化火酿痰，或因素体肥胖，多湿多痰，郁而生热。中年以后肝肾阴虚，致肝阳上亢，若再有饮食起居失常、情志失调，则易诱发中风。

1. 病因

（1）积损正衰。患者年老气血两虚，脉络空虚，风邪乘虚入中经络，气血上逆，上蒙清窍，突发本病；久之血虚生风，出现眩晕、头痛、突然昏仆、不省人事、半身不遂等症状。

（2）情志过极。患者素体肝肾阴虚，日久阴虚引动内风；或因情志过极，心火暴亢，引动内风，发为本病；平素肝失调达，情志不遂，郁而化火，则见肝阳偏亢，上扰于头目则突发为本病，出现眩晕、偏瘫、失语等。

（3）饮食不节。患者平素嗜食肥甘醇酒，饱饥劳倦，伤于脾胃，以致脾失健运，水谷不能化为精微，津液输布异常,聚湿生痰,清阳不升,浊阴不降,蒙蔽清窍,发为本病;或肝阳素旺,横逆犯脾,脾运失司,内生痰浊,或肝火内炽,炼液成痰,以致肝风挟痰火,横窜经络,蒙蔽清窍,突然昏仆,歪僻不遂等,发为本病。

(4)劳倦内伤。劳倦太过,耗气伤阴,则阳气旺盛,久之阳气暴亢,引动风阳,使气血上逆,阻碍清窍,发为本病,出现眩晕、头痛、突然昏仆、半身不遂等症状。

2.病机

(1)虚。虚分为气血阴阳之虚。而在本病中以气血亏虚和肾精不足两种症状为多见。气血亏虚者,或因先天禀赋不足,年老体弱而脾胃变虚,无力运化水谷,不能正常地化生气血,气血生化乏源;或因久病耗伤气血;或因思虑太过,饮食不洁等原因使脾胃功能损伤;或因失血之后,气随血脱。气虚则清阳不升,血虚则不能荣养脑窍。阴虚则阴不制阳,虚阳上亢,阳化风动,上蒙元神而发病。气虚则生痰,并且气虚则血行阻滞,发为偏枯。

(2)火。火亦有虚火和实火之分。实火:因情志不遂,肝郁化火,肝火上炎,上犯清阳;或因嗜食肥甘厚味,生湿生痰,痰阻气机,痰气交阻,郁而化火,上蒙清窍。虚火:因禀赋不足、劳倦过度、年老体衰、久病失养等导致肾阴不足,阴虚阳亢,虚火上炎。风火相煽,热盛动风,气血并走于上而发卒中。

(3)痰。痰为有形之痰和无形之痰之分。痰的产生也与肺、脾、肾和三焦密切相关。生痰的原因有多种:可因感受外邪或长期吸烟导致肺气不足,肺失宣降,水液不能正常输布,聚湿生痰;或因长期饮食、情志、劳倦等因素,致脾胃虚弱,脾失健运,不能运化水液,水反为湿,聚湿成痰;或因久病、房劳,致肾气不足,肾气不足则不能发挥正常的气化功能,水湿内停;水的正常运行要依靠三焦的功能正常,肝气郁滞,三焦气机不畅,影响水液的代谢,气郁湿滞,痰浊内生。内风与痰浊相挟,或痰湿郁而化热,或气虚而痰浊内生,痰浊横窜经络,阻塞心窍而发中风。

(4)风。风有外风和内风之分。正气不足,卫外不固,外风入中经络,多以头面阳经为主,风邪入中较浅。火热极盛或肝阳暴张或血虚液燥,内风旋动,气火俱浮,迫血上涌,发为卒中。

(5)气。肝气不畅,郁则生火,气郁火盛则动风,气逆则血随气逆上壅清窍。

(6)瘀。血瘀对于中风发病极为重要。由气郁不畅可致血瘀;气虚血行不畅可致血瘀;寒邪收引,血行不畅形成血瘀。血瘀日久而生内热以致血瘀风动等均可致中风。

综上所述,虚、火、痰、风、气、瘀在一定条件下,互相影响,相互作用而发为本病。

二、临床表现

1.一般表现

脑出血好发年龄为50~70岁,男性多于女性,冬、春两季发病率较高,患者多有高血压病史。发病突然,因情绪激动、用力过度等诱发。症状是突然剧烈头痛、头晕、恶心呕吐、意识障碍等高颅压征和神经系统定位征。半数患者可有不同程度意识障碍,如嗜睡或昏迷。20%可有抽搐发作。少数患者可出现精神症状,如烦躁不安,定向力障碍等。病情常在数分钟至1h达到高峰。脑膜刺激征明显,常在1~2d内即出现。10%~20%的患者可见视乳头水肿。瞳孔可不等大,双瞳缩小或增大。有急性脑血管病引起的内脏综合征者常出现心律不齐,呃逆,呕吐咖啡色物,呼吸节律紊乱,体温速升及心电图异常等。60岁以上的老年患者临床症状常不典型,头痛、呕吐、脑膜刺激征都可能不明显,会表现出精神症状异常或意识障碍。

2.不同部位脑出血的临床表现

(1)基底节区出血。

①壳核出血。壳核出血最为常见,几乎占高血压脑出血的半数以上。主要由于豆纹动脉尤其是外侧支血管破裂所致。该支动脉是大脑中动脉的小分支,穿入脑内,主要供血壳核、内囊后支的背侧及腹侧部以及部分尾状核等,它们垂直离开大脑中动脉,管壁肌层常因有缺陷,故在高血压冲击下颇易形成微动脉瘤,因此壳核出血便成为好发部位。可分为局限型和扩展型。出血常破入内囊和侧脑室。当出血量较小而只局限在壳核时,临床症状较轻,常呈病变对侧轻偏瘫,且多能基本恢复;当出血量较多,血肿向后上方发展而破坏内囊后支甚至丘脑部位,严重者血肿穿破侧脑室壁而血液流入脑室内。临床表现则依血肿损坏的范围而程度轻重不一,典型表现为病灶对侧"三偏、失语和凝视",偏瘫且以下肢较上肢为重,偏身感觉障碍及同向偏盲,双眼向病灶侧同向凝视不能,但常常不同时存在。优势半球受累可出现运动性失语;辅侧半球受损则易出现各种体象障碍,如偏侧不识症、偏瘫失语症、自体部位失认症及多肢幻觉等。体象障碍见于急性期神志清晰的患者。血肿破入脑室者常有轻重不同的意识障碍,可有意识朦胧、嗜睡至不同程度的深浅昏迷。若病灶侧瞳孔稍大及病灶同侧出现病理反射甚至强迫头位,应考虑已发展至小脑幕切迹疝及枕骨大孔疝的可能。

②丘脑出血。约占脑出血病例的1/10,主要由于丘脑膝状体动脉和丘脑穿通动脉破裂导致出血。常破入第三脑室、侧脑室和内囊。其临床表现根据出血大小、丘脑受损范围及其扩展方向决定。出血量少,丘脑中间腹侧核受累出现运动性震颤和帕金森综合征样表现;只局限在丘脑外侧核或内侧核,一般表现为表情淡漠、嗜睡、欣快及尿失禁,病变对侧偏身感觉缺失等;累及丘脑底核或纹状体出现偏身投掷样运动;优势侧丘脑出血出现失语,认知及精神障碍和人格改变等。当血肿范围损及内囊可出现偏瘫,损及外侧膝状体出现对侧视野同向偏盲,损及中脑背侧常出现双目向上凝视、瞳孔大小不等及眼睑下垂,偶见丘脑内侧核出血,血液直接破入脑室,其症状轻,甚至无意识障碍。全丘脑出血症状严重,其意识障碍也严重,可出现四肢瘫痪、抽搐、去脑强直发作、眼位障碍、瞳孔大小不等、呕吐、脑膜刺激征及高热等症状。血肿压迫第三脑室移位可累及丘脑下部出现高热、脉搏增速及血压升高等生命体征改变,常提示预后不良。

③尾状核出血。较少见,多因为高血压动脉硬化和血管畸形破裂出血导致。临床出现头痛,呕吐,颈项强直,精神症状,注意与蛛网膜下腔出血鉴别。

④脑叶出血。约占脑出血病例的1/20,又称脑白质或皮质下出血,此型出血尤易见于中、青年患者。常由脑动静脉畸形、血管淀粉样病变、血液病等导致。以顶叶出血最常见,额、颞、枕或跨叶也可出血,可以一侧,也可两侧同时发生。额叶出血见剧烈头痛、呕吐、抽搐发作及精神异常,偏瘫,尿便障碍,Broca失语等;颞叶出血对侧偏瘫、偏身感觉障碍,精神症状,癫痫,Wernicke失语症,对侧上象限盲;顶叶出血则轻偏瘫、偏身感觉障碍、对侧下象限盲;枕叶出血以出血对侧视野同向偏盲为主。

(2)脑干出血。

①桥脑出血。为脑干出血最常见的部位,约占脑出血病例的1/10。因供血桥脑的基底动脉发出的旁正中穿支和短旋支的侧穿支破裂出血所引起。出血灶多位于桥脑基底部与被盖部之间。起病急骤,可先有剧烈头痛及呕吐,多迅速陷入昏迷,出现双侧针尖样瞳孔,呕吐咖啡样内容物,核性面神经瘫痪及四肢弛缓性或痉挛性瘫痪,双侧巴氏征阳性,中枢性高热及呼吸节律紊乱,眼球浮动,桥脑出血也可先在一侧再扩展至对侧,故先呈一侧外展及面神经伴对侧上下肢瘫痪即交叉性瘫痪和去大脑强直发作。出血量大时,可向中脑下部,甚至丘脑部位发展,血液可直接破入第四脑室并累及延髓者预后极差。小量局限性桥脑出血,出现交叉性瘫痪和共济失调性偏瘫,向病灶侧凝视麻痹或核间性眼肌麻痹。

②中脑出血。较少见,轻者动眼神经不全麻痹,同侧肢体共济失调;重者深昏迷,四肢瘫痪,可迅速死亡。

③延髓出血。更少见,出现突然意识障碍,影响生命体征,严重时死亡。

(3)小脑出血。约占脑出血病例的1/10,因为小脑上动脉破裂所致。出血多位于一侧小脑半球齿状核及其附近,起病突然,多以头疼,眩晕,剧烈呕吐、眩晕、难以站立及行走的共济失调症状而突然发病。发病之初神志清晰,可诉一侧枕部剧痛。检查可有说话欠清,眼球震颤,偶见双眼凝视障碍,颈项强直及病变侧肢体共济失调,但随病情发展在数小时后转成昏迷。由于小脑出血在意识发生障碍前局部无力及感觉缺失,可借此和大脑出血相区别。当出血量大并扩展到对侧小脑、破入第四脑室、堵塞大脑导水管和压迫脑干时,症状随之迅速转重,甚至形成天幕上疝及枕大孔疝。随进行性意识丧失,可出现眼球运动障碍如眼球偏斜、凝视麻痹,一侧或双侧瞳孔缩小,双侧巴氏征阳性,去皮质状态及呼吸节律紊乱等危及生命的证候。

(4)脑室内出血。分原发性和继发性两类。原发性脑室内出血常见的病因是脉络丛动脉瘤、动静脉畸形及脑室壁血管破裂,继发性者主要由于脑实质出血破入脑室所致。原发性脑室内出血发病年龄较继发者低。原发性患者临床表现轻时只出现头痛,呕吐,而无局灶性体征;严重者可出现意识障碍如深昏迷、瞳孔缩小或大小不等、脑膜刺激征、偏瘫、抽搐、双侧巴氏征阳性、高热、呼吸不规则等证候。注意与蛛网膜下腔出血鉴别。继发性脑室内出血应当有以出血灶部位为主的临床症状与体征。

三、诊断及鉴别诊断

由于中风的病因病机相当复杂,临床对中风辨证,应首辨缓急,分清表里虚实。

1. 辨病期

本病起病急骤,变证多端,分为急性期、恢复期和后遗症期。发病2周内为急性期,2周以上半年以下为恢复期,半年以上为后遗症期。中脏腑与中经络主要鉴别点为有无神志昏迷,中脏腑又当辨闭证与脱证。一般情况下,闭证以开闭祛邪,治标为主,脱证以固脱扶正,治本为先。

2. 辨表里虚实

中风病位在心,脑,与肝、脾、肾三脏密切相关。因风、火、痰、虚、瘀、血、气相互影响而发病。多为本虚标实;主要因肝肾阴虚,出现气血不足,虚阳上亢,但见风、火、痰、瘀、气导致气血逆乱发为本病。

3. 辨病势

先中脏腑,神志逐渐清醒,半身不遂未加重者,病位由中脏腑转为中经络,预后较好;若见手足逆冷,抽搐,呃逆或戴阳证,预后较差。

四、治疗

1. 辨证论治

本病的发生,病情有轻重缓急的差别。辨证时注意确定属于中经络或中脏腑,根据不同病期兼顾标本缓急分别进行论治和坚持"急则治其标,缓则治其本"的原则,采用扶正祛邪的方法,急性期常以清热化痰、通腑泻热、镇肝息风、活血化瘀等方法,对清窍闭塞者,以开窍为先,对元气脱衰者,以温阳固气为主,对后遗症及恢复期患者,则需标本兼顾。

2.中药治疗

(1)中脏腑。窍闭神逆,神不导气。

1)阳闭。神志恍惚,迷蒙,口眼歪斜,语言不利,偏身麻木,甚至昏迷,不省人事,声粗息涌,喉中痰鸣,牙关紧闭,口噤不开,两手握固,手足厥冷,肢体强痉,面赤身热,口臭气粗,二便秘塞,躁扰不宁,舌缩,苔黄腻,脉结代欲绝。

治法:平肝息风,豁痰开窍。

方药:先用安宫牛黄丸或至宝丹灌服或鼻饲,并用羚羊角汤加减。羚羊角平肝息风,清热,解毒;龟板滋阴潜阳,补肾;生地黄清热凉血;牡丹皮清虚热;夏枯草清肝火。强痉,抽搐者加僵蚕、全蝎、蜈蚣;痰多者,加胆南星、天竺黄、竹沥;痰热阻于气道,喉中痰鸣加竹沥水,胆南星;二便闭结者,加大黄、芒硝;高热者,加赤芍、生地、连翘;肝火旺盛加龙胆草、山栀子、夏枯草、代赭石;痰热腑实,腹胀便秘加生大黄、枳实;痰热伤津加麦门冬、生地黄、玄参、石斛等。

常用药:羚羊角、龟板、生地黄、牡丹皮、白芍、夏枯草、蝉蜕、菊花、石决明。

临证事宜:若患者服药困难,可用鼻饲法;病情危重者,宜中西医结合治疗。

2)阴闭。神志恍惚,迷蒙,口眼歪斜,语言不利,偏身麻木,甚至昏迷,不省人事,面白唇暗,静卧不烦,四肢逆冷,肢体松懈,痰涎壅盛,汗出如油,苔白腻,舌缩,脉结代欲绝。

治法:化痰息风,辛温开窍。

方药:先用苏合香丸灌服或鼻饲,并以涤痰汤加减。方中半夏、橘红化湿祛痰;茯苓健脾燥湿;竹茹清痰热;石菖蒲化痰开窍;枳实破气,涤痰;胆南星清热化痰,息风定惊。若痰涎壅盛,可加蛇胆陈皮末,皂荚炭以加强化痰之力;若见风动者,可加天麻、钩藤、僵蚕以平肝息风;出现热象,加黄芩、黄连;见戴阳者是病情恶化的表现,宜急进参附汤。

常用药:半夏、橘红、茯苓、竹茹、石菖蒲、胆南星、枳实、生姜、甘草。

临证事宜:本型病因是痰浊蒙蔽清窍,故重在豁痰以治其本,临证时可酌配健脾药。

3)脱证。神志恍惚,迷蒙,口眼歪斜,语言不利,偏身麻木,甚至昏迷,不省人事,面色苍白,气息微弱,目合口张,手撒,四肢厥冷,遗尿,鼻鼾息微,甚则冷汗如油,舌痿,脉微欲绝。

治法:益气回阳,扶正固脱。

方药:参附汤加减。方中人参大补元气;附子温壮元阳,二药相配共奏回阳固脱之效。汗多不止加黄芪、山茱萸、龙骨、牡蛎;冷汗如油加麦门冬、五味子;见血瘀症状加丹参、三七。

常用药:人参、制附子、干姜、大枣。

临证事宜:脱证出现后宜分清是阳脱,还是阴竭,还是阴阳俱脱。阳脱以参附汤为主,阴竭以地黄饮子滋养真阴为主。阴阳俱脱则以参附汤酌配生脉饮为主。

(2)中经络。脑络阻滞,神失其用。

1)中风先兆。突然昏仆,眩晕,头目胀痛,一侧肢体麻木,活动不利,半身不遂,舌强语謇,口角歪斜,口角流涎,面红目赤,心烦急躁易怒,健忘,舌红或绛,苔黄,脉弦滑。

治法:滋水涵木,息风潜阳。

方药:镇肝息风汤加减。方中牛膝重用以引血下行,并有补肝肾之效;代赭石镇肝息风;龙骨、牡蛎、龟板、白芍益阴潜阳,镇肝息风;玄参、天冬滋阴清热,壮水涵木;茵陈、川楝子、生麦芽清泄肝热,疏肝理气;甘草调和诸药,与麦芽相配和胃调中,防金石类药物碍胃之弊。出现肝火上炎症状,心烦易怒,口苦加白芍、丹皮、夏枯草;便秘加生大黄;痰多加胆南星、瓜蒌;肝肾阴虚较甚,出现腰膝酸软、耳鸣等可加何首乌、生地黄、玄参;见手足麻木,肢麻震颤加水蛭、蜈蚣、羚羊角等。

常用药:牛膝、代赭石、生龙骨、生牡蛎、龟板、生杭芍、玄参、天冬、川楝子、生麦芽、茵陈、甘草。

临证事宜:本证多为高血压患者发展而来,故极易生风转危,除了合理的药物治疗外,还需慎起居,避免情绪刺激,饮食适当,避免过度劳累。

2)肝阳上亢证。突然昏仆,眩晕,头目胀痛,肢体麻木,半身不遂,舌强语謇,口角歪斜,面红目赤,心烦急躁易怒,口干口苦,便干尿黄,舌红或绛,苔黄,脉弦或数。

治法:平肝潜阳,滋水涵木。

方药:天麻钩藤饮加减。天麻、钩藤、石决明平肝潜阳,息风降火;杜仲、牛膝、桑寄生滋补肝肾;黄芩、栀子清肝泻火;茯神、夜交藤养心安神;益母草清热活血。加减:出现肝火上炎症状,心烦易怒,口苦加白芍、丹皮、夏枯草。便秘加生大黄;痰多加胆南星、瓜蒌;肝肾阴虚较甚,出现腰膝酸软,耳鸣等可加何首乌、生地黄、玄参;见手足麻木,肢麻震颤加水蛭、蜈蚣、羚羊角、龙骨、牡蛎等。

常用药:天麻、钩藤、石决明、杜仲、黄芩、栀子、益母草、茯神、川牛膝、夜交藤。

临证事宜:本证多为高血压患者发展而来,故极易生风转危,除了合理的药物治疗外,还需慎起居,避免情绪刺激。

3)风痰阻络证。突然昏仆,头重昏蒙,半身不遂,口角歪斜,舌强语謇,肢体麻木或手足拘挛,头晕目眩,舌暗淡苔白腻,脉弦滑。

治法:化痰通络,祛风活血。

方药:化痰通络汤加减。方中半夏、橘红、茯苓、枳实化痰祛湿;丹参、川芎、红花活血化瘀;石菖蒲、远志交通心肾;党参、甘草补气健脾以助化运之力,有助祛除痰湿之邪。舌质紫暗或瘀点加桃仁、红花、赤芍;舌苔黄,烦躁者加黄芩、栀子;头痛加夏枯草、菊花。

常用药:法半夏、白术、天麻、胆南星、香附、茯苓、酒大黄、天竺黄、秦艽、葛根。

临证事宜:本证治疗以化痰为主,辅以活血通络,在祛痰药的运用中当以祛风痰为主,酌用全蝎、僵蚕等搜剔药物。

4)痰热腑实证。突然昏仆,头晕目眩,半身不遂,舌强语謇或失语,口舌歪斜,偏身麻木,口黏痰多,腹胀便秘,头晕目眩,舌红苔黄腻,脉滑数。

治法:清热化痰,活血通络。

方药:星蒌承气汤加减。热象明显加黄芩、栀子;津液大伤加生地、玄参、麦门冬;舌强语謇加郁金、石菖蒲。

常用药:瓜蒌、胆南星、大黄、芒硝、丹参、天竺黄、鸡血藤、地龙。

临证事宜:本证运用承气汤通腑泻下,宜中病即止,不可久服,以免伤正。

5)气虚血瘀证。突然昏仆,头晕目眩,半身不遂,口舌歪斜,言语謇涩或不语,偏身麻木,面色淡白,气短乏力,心悸自汗,手足无力,舌淡,苔薄白或白腻,脉细涩。

治法:益气活血。

方药:补阳还五汤加减。本方重用生黄芪,补益元气,意在气旺则血行,瘀去络通,为君药。当归尾活血通络而不伤血,用为臣药。赤芍、川芎、桃仁、红花协同当归尾以活血祛瘀;地龙通经活络,力专善走,周行全身,以行药力,亦为佐药。患肢软弱加桑寄生、牛膝等,言语不利加石菖蒲、远志;肢体拘挛加杜仲、川断、淮牛膝;便秘加肉苁蓉、何首乌。

常用药:黄芪、红花、桃仁、当归、赤芍、川芎、地龙、乌梢蛇、太子参。

临证事宜:补阳还五汤中重用黄芪为主药,其用量由小渐大,且补气药量宜大,活血药量宜小。

6)阴虚风动证。突然昏仆,半身不遂,口舌歪斜,舌强语謇或不语,偏身麻木,五心烦热,失眠多梦,眩晕耳鸣,手足拘挛或蠕动,舌红,苔少,脉弦细数。

治法:滋阴潜阳,息风通络。

方药:大定风珠加减。方用血肉有情之品鸡子黄、阿胶为君,吴鞠通自释鸡子黄"为血肉有情,生生不已,乃奠安中焦之圣品,……能上通心气,下达肾气……其气焦臭,故上补心,其味咸寒,故下补肾",阿胶甘平滋润,入肝补血,入肾滋阴。二药合用,为滋阴息风的主要配伍。臣以麦门冬、生地、白芍滋阴增液,养血柔肝。生龟板、生鳖甲、生牡蛎益阴潜阳,平肝息风,六者共助君药滋阴息风之效。佐以麻子仁养阴润燥,五味子酸收,收敛欲脱之阴。甘草调和诸药。虚热较甚加地骨皮、胡黄连;兼气虚者加太子参;心中烦热加栀子、莲子心、黄芩;舌质紫暗加川牛膝、川芎;舌强不语加石菖蒲、远志。

常用药:生鸡子黄、生白芍、干地黄、麦门冬、麻仁、五味子、生龟板、生牡蛎、炙甘草、鳖甲、阿胶。

临证事宜:本证主要因肝肾不足,真阴亏耗而致,故治用味厚滋补之品以滋补肝肾,摄敛浮阳,但应注意补阴药物往往腻胃,有碍饮食,可酌加理气消导药。

7)中风后遗症。中风患者经临床救治,病程超过6个月,仍遗留部分临床症状和体征,则为中风后遗症。

a.语言不利。

a)痰瘀阻络证。舌强语謇或失语,舌体不灵,肢体麻木,口舌歪斜,舌暗淡,苔白腻,脉弦或滑。

治法:祛风除痰,宣窍通络。

方药:解语丹加减。天麻,全蝎,胆南星平肝熄风祛痰;白附子祛风化痰,善治头面之风;远志,石菖蒲,木香宣窍化痰,行气通络;羌活祛风;甘草调和诸药。

常用药:白附子、石菖蒲、远志、天麻、全蝎、木香、甘草、胆南星。

b)肾精亏损证。暗哑失语,心悸气短,腰膝酸软,失眠多梦,舌体痿软短缩,脉细数或沉细。

治法:滋补肾精,开窍启语。

方药:地黄饮子加减。方用熟地黄、山茱萸滋补肾阴,肉苁蓉、巴戟天温壮肾阳,四味共为君药。配伍附子、肉桂之辛热,以助温养下元,摄纳浮阳,引火归源;石斛、麦门冬、五味子滋养肺肾,金水相生,壮水以济火,均为臣药。石菖蒲与远志、茯苓合用,是开窍化痰,交通心肾的常用组合,是为佐药。姜、枣和中调药,功兼佐使。

常用药:熟地、肉苁蓉、山茱萸、麦门冬、石斛、五味子、远志、巴戟天、附子、白茯苓、菖蒲、官桂。

临证事宜:语言不利一证,当分清虚实,虚则滋阴,实则除痰。

b.口眼歪斜。口眼歪斜,面肌麻痹。

治法:活血祛风,通络除痰。

方药:牵正散加减。方中白附子辛温燥烈,入阳明经而走头面,以祛风化痰,尤其善散头面之风为君。全蝎、僵蚕均能祛风止痉,其中全蝎长于通络,僵蚕且能化痰,合用既助君药祛风化痰之力,又能通络止痉,共为臣药。用热酒调服,以助宣通血脉,并能引药入络,直达病所,以为佐使。气虚者加入参、茯苓、白术等;血虚者加生地、白芍、当归;阴虚者加制首乌、麦门冬、女贞子、旱莲草;痰涎壅盛者加陈皮、半夏、茯苓;热盛者加胆南星、瓜蒌;日久不愈者加水蛭、蜈蚣等虫类搜风通络。

常用药:白附子、白僵蚕、全蝎、鸡血藤、天麻。

临证事宜:中风后遗症某一症状可单一出现,亦能合并发生,临床可以根据情况参考各证型合并或组合用药。

3.中成药

(1)安宫牛黄丸。由牛黄、犀角、黄连、黄芩、生栀子、朱砂、珍珠、麝香、冰片等组成。具有清热开窍、镇心安神的作用,口服每服1丸,温开水送下,日服2次。

(2)至宝丹。由牛黄、犀角、玳瑁、麝香、安息香、冰片、雄黄粉、朱砂粉、琥珀粉组成,有清热解毒、开窍镇惊的作用。口服每次1丸,日服2次。

(3)紫雪丹。由生寒水石、生石膏、生磁石、滑石、羚羊角、犀角、麝香、青木香、沉香等组成。具有清热解毒、开窍镇惊作用。口服每服1.5~3.0g,温开水冲服,每日1次。

(4)通心络胶囊。具有益气活血,通络止痛的功效。药物组成有:人参、水蛭、全蝎、赤芍、蝉蜕、土鳖虫、蜈蚣、檀香、降香、乳香(制)、酸枣仁(炒)、冰片,口服1次2~4粒,每日3次。

(5)苏合香丸。由苏合香、安息香、麝香、檀香、木香、沉香、丁香、犀角等组成。每丸重3g,每服1丸,姜汤或温开水送下,每日2次。具有温通行气,开脑醒神的作用。

4.针灸治疗

中脏腑基本处方:水沟、百会、内关、足三里。

闭证:加十宣、合谷、太冲、丰隆、十二井穴,毫针泻法。

脱证:关元、神阙、气海、关元、太冲、涌泉,艾灸法。

中经络基本处方:

肝阳暴亢:行间、侠溪、太阳、风池。

风痰阻络:风池、丰隆、内关。

痰热腑实:丰隆、阴陵泉、天枢、中脘、行间。

气虚血瘀:关元、足三里、脾俞、胃俞、血海、三阴交、合谷、太冲。

阴虚风动:照海、太溪、三阴交。

舌强语謇:廉泉、金津、玉液。

面肌麻痹:颊车、地仓、水沟、颧髎、牵正、翳风、禾髎、鱼腰、丝竹空。

手拘挛不开:合谷透后溪、三间透后溪、后溪透合谷、太溪透劳宫。

拇指无力:阳溪。

手指麻木肿胀:八邪。

上肢麻木不遂:天鼎、肩髃、臂臑、手五里、曲池、手三里、上廉、下廉、偏历、小海、外关、合谷。

下肢麻木不遂:秩边、环跳、髀关、伏兔、梁丘、风市、阳陵泉、条口、悬钟、昆仑。

足下垂:解溪。

足内外翻:商丘、丘墟。

某医院针灸科用"醒脑开窍"针法,以泻人中、双侧内关,补双侧三阴交为主,辅以泻极泉、委中、尺泽;吞咽困难加风池、翳风、完骨;手指握固加合谷;语言謇涩在金律、玉液点刺放血。

五、预防与调护

1.预防

脑出血的发病率和死亡率比较高,所以加强预防本病有较深远的意义。注意清淡饮食,起居得宜,避免劳逸过度、情志过极；要积极养生保健；加强中风先兆的预防，出现脑出血前驱症状要及时服药防止中风的发生。

2. 调护

脑出血致死率在40%左右，主要因为脑水肿、颅内压增高发生脑疝引起。脑出血急性期要卧床，尽量不移动患者，并进行密切观测。患者情志舒畅，饮食得宜，尽早进行康复治疗，使患者生活自理。

（刘　清）

第十五章　神经内科疾病中西医结合治疗

第一节　癫痫

癫痫是脑部神经元反复发作异常放电,导致暂时性中枢神经系统功能失常为特征的慢性脑部疾病和综合征,其表现为运动、感觉、意识、自主神经等功能障碍及精神异常,具有突然发生、反复发作的特点,每次发作或每种发作称为痫性发作,患者可有一种或数种痫性发作作为其临床症状。

癫痫属于中医学"痫证"范畴。是因风痰伏阻脏腑,脏腑受损,神机受累,元神失控所致的病证。临床表现以发作突然意识丧失,仆倒不省人事,两目上视,口吐涎沫,四肢抽搐,或口中怪叫,移时苏醒,一如常人为主要表现的一种发作性疾病。又称"痫证"、"癫痫"、"羊癫风"。

【病因和发病机制】

(一)病因

西医认为本病可由遗传因素和获得性因素引起。依据现有检查方法,按有无病因而将癫痫分为原发性癫痫和继发性癫痫两大类。

1.原发性癫痫

又称"特发性"或"隐源性"癫痫。目前在这组患者的脑部尚未发现可以解释本病的病理变化或代谢异常的原因,推测与遗传因素密切相关。可能是由于遗传了较低的抽搐阈度;或某些遗传特性构成了某些特异性原发性癫痫的基础,或是脑的遗传性疾病中产生癫痫发作的结构性障碍等。此类型癫痫多见于幼儿及青少年期发病。

2.继发性癫痫

又称症状性癫痫,见于多种脑部疾病和引起脑组织代谢障碍的一些全身性疾病,占癫痫的大多数,可发生于各个年龄组。其病理因素主要包括以下几方面。

(1)先天性损害:脑先天性损害是胎儿发育中各种病因导致脑穿通畸形、小头畸形、先天性脑积水、胼胝体阙如及大脑皮质发育不全,围产期胎儿脑损伤等,以及母亲妊娠期药物毒性反应及放射线照射等引起的获得性发育缺陷。

(2)高热惊厥后遗症:严重和持久的高热惊厥导致脑神经元缺失和胶质增生的脑损害,主要在额叶内侧面,尤其在海马体。

(3)颅脑外伤:分娩时产伤是婴儿期癫痫的常见病因,颅脑外伤是成人癫痫发生的主要原因,绝大多数病例在外伤后2年内出现。

(4)感染:各种中枢神经系统细菌、病毒、真菌、寄生虫、螺旋体感染及获得性免疫缺陷综合征神经系统并发症等。

(5) 中毒：一些重金属和药物，如铅、汞、一氧化碳（CO）、乙醇、士的宁（番木鳖碱）、异烟肼中毒以及全身性疾病如妊娠高血压综合征、尿毒症等。以及不恰当的停用镇静性药物或服用致抽搐药等。

(6) 颅内肿瘤：为中年发生癫痫的常见病因，生长于额叶及中央回皮质附近的胶质细胞瘤、脑膜瘤、星形细胞瘤和转移性肿瘤等较为多见。

(7) 脑血管疾病：如脑动静脉畸形、脑梗死和脑出血等。癫痫发作可发生于卒中的急性期，亦可见于卒中后1年左右。急性脑血管病中以蛛网膜下腔出血和脑栓塞引起癫痫较多见，此外颅内静脉窦及静脉血栓形成亦可引发癫痫，高血压脑病也常诱发癫痫。

(8) 营养代谢性疾病：儿童患佝偻病时常发生癫痫。在成人中，胰岛细胞瘤所致低血糖、糖尿病、甲亢、甲减和维生素 B_6 缺乏症等可产生发作。

(9) 脑部变性疾病：如胶原血管病、变态反应性脑病、多发性硬化、急性播散性脑脊髓炎等也是癫痫发生的原因。

(二) 发病机制

1. 神经元膜的兴奋性增高

如体液中钙离子和二氧化碳张力降低，甲状腺素、雌激素增加以及脑内乙酰胆碱和脑腓肽含量增加可使神经元膜的兴奋性升高，使兴奋性电位易于扩布。

2. 抑制性冲动不足

如癫痫灶中 γ-氨基丁酸、牛磺酸、甘氨酸等抑制性递质含量减少；以及损害了正常情况下发出抑制性冲动的神经元群（如小脑齿状核）或其通路，从而降低了神经元的兴奋阈，有利于癫痫样放电的形成和扩散。

3. 神经元膜电位不稳定

全身代谢障碍如低血糖或缺氧影响神经元的能源供应，多种中毒阻碍了神经元的酶代谢，结果不能维持膜电位稳定，从而使神经元膜难以维持相对稳定的极化状态，易形成自发性、长期的电位波动。

4. 遗传素质

遗传的易感性能使较轻的代谢紊乱和上述异常变化易于导致癫痫发作。

5. 痫性活动的停止

发作终止主要由于各层的抑制作用，包括痫灶周围抑制性神经细胞的活动，胶质细胞对兴奋性物质的回收，以及痫灶外抑制系统的参与。

【病理】

在正常人可因电刺激或化学刺激而诱发癫痫发作。因此，正常脑可能具有产生发作的解剖——生理基础，易受各种刺激而触发。一定频率和电流强度刺激脑产生的发作放电在刺激停止后仍持续放电，导致全身强直性发作。减弱刺激参数后可能只出现简短后放电。

癫痫病灶中，一组病态神经元异常过度放电，并能导致其周围以及远处的许多神经元同步放电。痫性活动仅涉及大脑皮质某一区域而不扩散，此为单纯部分性发作；如在皮质突触环内长期运转，则造成持续性部分性癫痫。痫性活动时常由皮质通过下行投射纤维传播到丘脑和中脑网状结构，引起意识丧失，再经弥散性丘脑投射系统扩散至整个大脑皮质，产生继发全面性强直-阵挛发作。痫性放电源于中脑及丘脑网状结构，再经丘脑投射系统扩布至双侧大脑皮质，此为原发的全面性强直-阵挛发作。失神发作痫性放电传播至网状结构内即被抑制。

【临床表现】

（一）症状

癫痫在20岁以前发病率高，特别是10岁前的婴幼儿最高。这与婴幼儿大脑发育特点、先天性疾病、遗传因素等有关。20~50岁发病率相对较低和50岁以后再次升高。后者与颅脑外伤、脑血管病、脑瘤发病率增高有关。其中原发性癫痫多数为多基因遗传，仅少数家族呈现单基因遗传，故癫痫亲属患病率远高于一般人群。

影响癫痫发作的因素可概括为遗传和环境两个方面。

1.遗传因素

癫痫有着明显的家族遗传性，这在特发性癫痫尤其明显。大量研究发现癫痫患者亲属患病率远高于群体患病率，其中一级亲属为2.28%~6.86%，二级亲属为0.66%~1.03%。

2.环境因素

目前研究认为癫痫的发生是多因素作用的结果（除一些特殊表型外），即遗传和环境共同作用，这在继发性癫痫中体现更明显。

（1）大脑发育过程的影响：多种特发性癫痫的发病率和年龄密切相关，如儿童期失神癫痫多在6~7岁出现，约半数成年以后自动痊愈，另半数青春期后转为全身性强直-阵挛发作。

（2）内分泌：在女性患者中，许多类型发作与性激素代谢有关。雌激素低落和孕酮急降时最易发作。少数女性患者仅在经期内发作，称为经期性癫痫；有些仅在妊娠早期方发作，又称为妊娠性癫痫。

（3）睡眠：特发性强直-阵挛发作和肌阵挛发作常在晨醒后发生，婴儿痉挛症常在醒后和睡前发作，良性儿童期中央颞部癫痫多在睡眠中发作，颞叶癫痫常在日间表现为精神运动性发作，而在夜间发生强直-阵挛发作。

（4）诱发因素：疲劳、饥饿、过饱、饮酒、缺睡、便秘、情感冲动、过度换气，以及各种一过性代谢紊乱和过敏反应都可能诱发发作，一些患者对闪光也有诱发作用。

（二）体征

1.部分性发作

或称为局灶性、局限性发作。为以皮质某一区神经元激活起始的发作，临床症状决定于受涉及皮质区。因此，可根据局限性发作时的特异神经症状确定发作活动所起源的皮质局限区域而区分：

（1）简单部分性发作：发作一般不超过1分钟，意识保持清醒，不失去对周围环境的知觉，可有四个方面的症状表现：运动性症状、感觉性症状、自主神经症状、精神症状等。

1）单纯部分性运动性发作：局部肢体抽动，多见于一侧口角、眼睑、手指或足趾，也可累及一侧肢体，有时表现为言语中断。发作自一处开始后沿大脑皮质运动区的分布扩散，如一侧拇指-上肢-面部-下肢，称为杰克逊癫痫。局限性运动性发作连续不断而患者意识始终清醒者称为部分性癫痫连续发作。一次严重的局限性运动性发作后可出现抽动肢体的短时间瘫痪。

2）单纯部分性感觉性发作：放电发生在与感觉有关的皮质区可引起对侧身体局限部位的感觉异常，如发作性麻木感、针刺感、冷感、触电感等，也有的表现为发作性眩晕或简单视幻觉、听幻觉或嗅幻觉。

3）精神性发作：发作放电始自颞叶或额叶皮质有关结构时可引起发作性的精神症状，如恐惧、愤怒、似曾相识感、陌生感、各种错觉、复杂的幻觉（例如，听到他人呼唤自己名字或说话）。

4）自主神经性发作：发作性自主神经功能紊乱，表现为皮肤发红或苍白、血压升高、心悸、多汗、恶心、呕吐、腹痛、大便失禁、头痛、嗜睡等。这类发作多为伴随症状，易扩散出现意识障碍。

(2)复杂部分性发作:有意识障碍,发作时患者对外界刺激无反应,发作后不能或部分不能复述发作的细节,病灶多在颞叶及边缘系统。发作开始时可能先出现简单部分性发作的嗅幻觉或精神症状,患者意识到自己又将发作。患者往往先瞪视不动,然后进行一些无意识的动作,如咂嘴、咀嚼、吞咽、舔舌、流涎,抚摸衣扣或身体某个部位,或机械地继续其发作前正在进行的活动,如行走、骑车或进餐等。有的突然外出,无理吵闹、唱歌、脱衣裸体、爬墙跳楼等。每次发作持续达数分钟或更长时间后,神志逐渐清醒,对发作经过无记忆。

(3)部分性发作继而全身性发作:简单和复杂部分性发作两者均可转为全身性发作。患者意识丧失,全身强直-阵挛,与原发性全身性发作相同,患者常有发作后记忆丧失而忘却先出现的部分性发作症状。

2.原发性全身性发作

(1)全身性强直-阵挛性发作:发作开始时突然大叫一声伴意识丧失、跌倒,躯体和肢体双侧强直性伸展性强硬。强硬几秒钟后,转入阵挛期,阵挛期震颤幅度增大并延及全身,发作呈对称性、节律性四肢抽动,先快后慢。不同肌群强直和松弛交替出现,阵挛频率渐慢,松弛期逐渐延长,本期持续0.5~1分钟;最后一次强烈阵挛后抽搐停止,所有肌肉松弛。在强直期间,可伴紫绀、口吐白沫、二便失禁。若舌或颊部被咬破,则口吐血沫。自发作开始至意识恢复经历5~10分钟,偶有几小时,甚至一天或更长。意识逐渐转为清醒的过程中可能出现失定向或无意识的动作、行为。完全清醒后对整个发作经过无记忆,有时对发作前一段时间内的事也失去记忆,患者常感头痛、周身酸软,嗜睡。全身性强直-阵挛性发作若在短期内频繁发生,以致发作间歇期内意识持续昏迷者,称为癫痫持续状态。常伴有高热、脱水、血白细胞增多和酸中毒。

(2)强直性发作:突然发生的肢体或躯干强直收缩,其后不出现阵挛期,时间较全身性强直-阵挛性发作为短。

(3)肌阵挛发作:为身体一部分或全身肌肉突然、短暂的单次或重复收缩。患者可因全身肌阵挛发作而突然跌倒。常与其他发作形式合并存在。

(4)失神发作:见于5~14岁的儿童。失神发作是短暂的意识中断,失去对周围的知觉,但无惊厥,也不会跌倒。病孩突然停止原来的活动,中断谈话,面色变白,双目凝视,手中所持物件可能跌落,有时眼睑、口角或上肢出现不易觉察的颤动,也可能机械地从事原先的活动,一般持续10秒。在青春期趋于消失,且少有致残。

(5)非典型失神:表现与失神发作相似,发作和停止可能不如前者迅速。

(6)失张力性发作:多在儿童期起病,表现为意识和姿位张力的突然丧失,造成颈垂、张口、肢体下垂或全身跌倒,不发生肌肉的强直性收缩,很快恢复正常。

【实验室及其他检查】

(一)脑电图

脑电图是诊断癫痫的一种重要方法。它不仅可以用于明确癫痫的诊断,也可用于确定癫痫的类型、监测治疗效果、客观评价预后。常见的癫痫放电类型有:棘波、尖波、棘-慢综合波、多棘-慢综合波、多棘波群等。脑电图检查可为诊断本病提供依据,但必须结合临床症状。

(二)CT和MRI

有助于发现新发癫痫的青少年和成人发作癫痫的病灶,对于有明确的病史和体征等提示为原发性全身性发作的可不作此项检查。

(三)SPECT和PET

SPECT可检出致痫灶间歇期血流量减少,发作期血流量增加。PET可发现复杂部分性发作致痫灶间歇期葡萄糖代谢减低,发作期代谢增加。

【诊断与鉴别诊断】

(一)诊断

1.病史

癫痫诊断主要根据发作史,目击者对发作过程提供可靠的详细描述,包括发作的环境、过程,发作时姿态、面色、声音,有无肢体抽搐及大致顺序,发作后表现,有无怪异行为和精神失常,既往的发作史,发作的年龄、诱因,发作频率,有无产伤、头颅外伤、脑膜炎、脑炎、寄生虫感染史以及家族史等。

2.脑电图

脑电图是诊断癫痫最重要的辅助诊断依据。结合多种激发方法,特殊电极、长程或录像脑电图,阳性率在80%以上。即使在发作间歇期,50%以上的癫痫患者仍有异常的脑电图,脑电图对癫痫的发作类型及局限性癫痫的定位有重要意义。

3.影像学及实验室检查

通常脑部影像学检查如CT、MRI、SPECT及各种化验有助于明确继发性癫痫的病因。

(二)鉴别诊断

1.癔症

复杂部分性发作有时需与癔症鉴别。癔症为发作性,突发突止,发作时无意识丧失,常有一定的情绪因素,总有他人在场,有夸张色彩,哭叫、挥臂踢腿,逐渐跌倒而不致伤,脸色正常,无咬舌、血沫,无尿失禁,发作时间相当长,经抚慰或暗示治疗后好转,能回忆发作经过。癔症发作时EEG无异常,而癫痫发作时EEG多有异常改变。

2.晕厥

晕厥因全脑短暂缺血引起意识丧失和跌倒。起病和恢复都较缓慢,大多有一定的原因(见血、疼痛刺激、湿热环境中久立、排尿等)。一开始可能有头昏、眼前发黑、心慌胸闷、恶心或冷汗等症状,平卧后可逐渐恢复。清醒后常有肢体发冷、乏力等。

【中医病因病机】

本病发病多与下列因素有关。

1.七情所伤

主要责之于惊恐。由于突然受大惊大恐,造成气机逆乱,肝肾受损,则易致阴不敛阳而生热生风。脾胃受损,则易致精微不布,痰浊内聚,一遇诱因,痰浊随气逆,或随火炎,或随风动,蒙蔽心神清窍,诱发痫证。小儿脏腑娇嫩,元气未充,神气怯弱,或素蕴风痰,受惊后易发痫证。

2.先天因素

痫证幼年发病者与先天因素有密切关系,也就是说"病从胎气而得之",古人多责之于"在母腹中时,其母有所大惊"所致,若母体突受惊恐,一则致气机逆乱,一则致精伤而肾亏,所谓"恐则精却",母体精气耗伤,必使胎儿发育不良,出生后,易发病证。

3.脑部外伤

跌仆撞击,或出生时难产,颅脑受损伤,使神志逆乱,昏不知人,气血瘀阻,则络脉不和,肢体抽搐,遂发痫证。

本病的基本病机为气机逆乱,风痰闭窍,元神失控。其病位在心、脾、肝、肾。不同的证类,病位中心有所不同,但大多数均影响于心而发病。一般而言,心、肝、肾、脾亏虚是本病主要病理基础,并由此而产生之风阳、痰火、血瘀是本病的重要因素。本病以风痰伏阻脏腑,感邪即发或感而不发,故临床可有先兆症状或无先兆症状,但无论有无先兆症状,都以起病急骤为特点。故其病性以肝风痰浊为主,又可以寒化或热化,总的病势是由实转虚,虚实夹杂。初起痰瘀阻滞,继则伤及心、脾,最终导致肝肾阴虚。

至于发作时间的久暂,间歇期的长短,则与气机顺逆和痰浊内聚程度、正气的盛衰有密切关系。久发耗伤精气,可致心肾亏虚;或气血不足,而见心脾两虚。

痫证的病机转化决定于正气的盛衰及风痰伏邪深浅。发病初期,风痰阻窍,肝郁化火生风,或痰火炽盛等以实证为主,因正气尚足,痰浊尚浅,易于康复;若日久不愈,损伤正气,首伤心脾,继损肝肾,加以伏邪凝结胶痼,表现虚实夹杂,则治愈较难,甚至神情呆滞,智力减退。

【中医诊断及病证鉴别】

多有先天因素或家族史,尤其病发于幼年者,关系密切。每因惊恐、劳累、情志过极、饮食不节或不洁、或头部外伤、或劳欲过度等诱发。起病多骤急,发作前常有眩晕、胸闷、叹息等先兆。癫痫的辨证首当辨别病情轻重。而判别本病的轻重取决于以下两个方面:一是病发持续时间之长短,一般持续时间长则病重,短则病轻;二是发作间隔时间之久暂,即间隔时间久则病轻,短暂则病重。其次,应辨证候之虚实。痫证之风痰闭阻、痰火扰神属实,而心脾两虚、肝肾亏虚属虚。发作期多实或实中夹虚,休止期多虚或虚中夹实,阳痫发作多实,阴痫发作多虚。

病证鉴别

1. 中风病

痫证重证需与中风病相鉴别。本病重证与中风中脏腑均有突然仆倒、昏不知人的主症,而本病无半身不遂、口舌歪斜等症。中风病一般亦无本病之口吐涎沫、两目上视或发作怪叫等症。

2. 厥证

厥证亦见突然仆倒、昏不知人,伴有面色苍白、四肢厥冷,而无口吐涎沫、两目上视、四肢抽搐和怪叫之见症。

3. 痉证

都具有时发时止、四肢抽搐等相同症状。痫证口吐涎沫及类似猪羊叫声,且醒后与常人无别。痉证发时则四肢抽搐、角弓反张、身体强直,一般经治疗方可恢复,但往往有原发疾病的存在。

【治疗】

(一)治疗思路

不论是原发性或继发性癫痫,中西医目前尚未能根治,其最重要的治疗是控制发作。应用抗癫痫药物治疗,是控制发作的最主要手段。药物治疗约70%的癫痫患者发作能获得控制,而有些部分性发作或症状性癫痫,可继续发展成为难治性癫痫。若经过充分正规的药物治疗,仍不能使发作控制于较为合理程度,甚至严重影响到日常生活的患者,或有明显固定的局限性癫痫灶的患者,可考虑外科手术治疗。同时可结合中医的辨证施治优势,在西药控制发作的前提下,可减低发作频率和延长发病的间隔时间。针对痫证发作时而言,以开窍复苏与息风定痫为重点。在发作时要控制发作,开窍醒神治其标,辅以豁痰息风,开窍定痫。在缓解期,祛邪补虚以治其本,可采用健脾化痰、补益肝肾、养心安神法治疗。

(二)西医治疗

1. 发作时的处理

一般原则不少发作的时间极短,等他人发现时已经终止。若无意识障碍,无需特殊照顾。全身性强直-阵挛性发作应防止患者意识丧失、跌倒而遭受伤害。应让患者取侧卧位,防止唾液和呕吐物误吸入气管。

将手帕或其他软物塞入患者张开的上下臼齿间,以防痉挛时的舌部咬伤,并将衣领及裤带解松,不要强按患者抽动的肢体。发作短时后自行终止,适当休息即可恢复。

2.病因治疗

代谢紊乱如低血糖、低血钙等引起的发作,治疗要针对病因,代谢功能恢复后,会停止不发,脑瘤、囊肿或血管畸形在手术切除后也可能消除发作。服用酚噻嗪类、苯丙胺类、抗组胺类或氨茶碱等药物,铅、砷、四氯化碳或杀昆虫剂等中毒诱发的癫痫发作,应立即停止用药或接触。颅内感染给予针对致病因素的有效治疗。

3.预防复发

在没有诱因情况下出现2次癫痫发作的患者,必须给予正规抗痫药物治疗,但发作稀疏,如1年或数年1次者,则无必要。

4.药物控制

药物治疗为预防癫痫发作的基本手段,最理想的用药是以单个抗痫药物的最低有效剂量完全控制发作而无任何副作用,但临床上治疗上往往是以患者能耐受药物最少的副作用取得发作最大治疗效果,因此在单独应用可供选择的抗痫药物不理想时,应考虑合并药物治疗。联合用药时应逐渐调整剂量,密切注意药物的相互影响和可能出现的副作用和毒性反应。药物的选择:

(1)全身性强直-阵挛性发作:多数患者可用以下一种药的适当剂量得到控制,但要具体根据患者对何种药物的副反应为最轻而选用。

1)苯妥英钠:儿童开始剂量:50~100mg,每晚,用1周;然后每周增加25~50mg。儿童维持剂量:5~8mg/(kg·d),每日分2~3次服。成人剂量:3~5mg/(kg·d)。

2)卡马西平:儿童开始剂量:50mg每晚,用1周,然后每周增加50mg。儿童维持剂量:1岁以内100~200mg;1~5岁200~400mg;5~10岁400~600mg;10~15岁600~800mg,每日分2~3次服。成人剂量:10~20mg/(kg·d)。

3)苯巴比妥:儿童开始剂量:每晚15mg,用1周,然后每周增加15mg。儿童维持剂量:3~5mg/(kg·d),每晚1次或每日分2次服;成人剂量:1.5~3mg/(kg·d)。

4)丙戊酸钠:儿童开始剂量:每日100~200mg,用1周,然后每周增加100mg。儿童维持剂量:20~30mg/(kg·d),每日分3次服。成人剂量:10~20mg/(kg·d)。

(2)其他原发性全身性发作:失神发作的首选药物为乙琥胺,其次为丙戊酸钠;二线药物为氯硝西泮。苯妥英钠、苯巴比妥可加重失神发作。非典型失神和肌阵挛发作较难控制,选用丙戊酸钠,也可应用氯硝西泮,但易产生耐药性。

(3)部分性发作:简单部分性发作首选卡马西平,其次为苯妥英钠或苯巴比妥;二线为氯硝西泮。复杂部分性发作首选卡马西平,其次苯妥英钠;二线为扑痫酮或苯巴比妥。

(4)癫痫持续状态:多数是由于癫痫患者的突然停用或减少原来长期在服用的抗痫药物,少数患者是因脑部感染、颅脑外伤或代谢性脑病等。除病因治疗外,应在最短时间内终止发作,并保持连续24小时以上。

1)地西泮:为癫痫持续状态急救的首选药物。地西泮首剂量10~20mg,注射速度<2mg/min。地西泮静脉注射有效时间为30~60分钟,如静脉注射后发作未控制,半小时后可重复一次,或50~100mg地西泮溶于5%葡萄糖生理盐水500ml中,于12小时内静脉滴注完。地西泮对呼吸有抑止作用,甚至引起呼吸停顿。应有抢救呼吸的手段。使用时密切观察呼吸和血压。

2)苯妥英钠:为长作用抗痫药。在注射地西泮控制发作后,通常需要防止其复发。在癫痫大发作持续状态时,主要用静脉注射,首次剂量为150～250mg,速度不超过50mg/min,达到总量750～1250mg(15～18mg/kg)。此药不产生呼吸抑制,但对心脏有明显影响,能降低心肌传导性,如果注射较快,能使心率减慢、血压下降,注射速度过快时,可引起严重低血压、甚至心跳停止,因此,在缓慢静脉注射过程中,应严密注意心率和血压变化,应在心电图监护下注射。有糖尿病者忌用。

3)异戊巴比妥钠:0.5～1.0g,溶于注射用水10～20ml内缓慢静脉注射。根据患者发作情况、呼吸、心率和血压调节注射速度。

4)水合氯醛:多与上述药物配合使用,成人量2～3g,儿童为0.05g/kg,配成10%溶液,加等量生理盐水保留灌肠。大剂量使用可引起呼吸抑制、血压下降和抑制心肌收缩力。

发作难于控制者,必要时在EEG监护下全身麻醉,达到惊厥和痫样电活动都消失的程度。一开始应注意维护患者的呼吸道畅通和监测血压、心脏。反复全身性强直-阵挛性发作会引起脑水肿而使发作不易控制,可静脉快滴甘露醇等。

(三)中医治疗

辨证论治

(1)发作期

1)阳痫

证候:病发前期多有眩晕,头痛而胀,胸闷乏力,喜呻欠等先兆症状,或无明显症状,旋即仆倒,不省人事,面色潮红或紫红,继之转为青紫或苍白,口唇青紫,牙关紧闭,两目上视,项背强直,四肢抽搐,口吐涎沫,或喉中痰鸣,或发猪羊叫,甚则二便自遗,移时苏醒。苏醒后除感疲乏、头痛外,一如常人,舌质红,苔多白腻或黄腻,脉弦或滑。

治法:急以开窍醒神,继以泻热涤痰息风。

方药:黄连解毒汤合定痫丸加减。

药用黄连、黄芩、黄柏、山栀子、贝母、胆南星、半夏、茯苓、橘皮、生姜、天麻、全蝎、僵蚕、琥珀、石菖蒲、远志、甘草等。热甚加清开灵注射液,或灌服安宫牛黄丸以清热醒脑开窍,或灌服紫雪丹清热镇痉。

2)阴痫

证候:发作时面色晦暗青灰,手足厥冷,昏愦,僵卧,肢体拘急,或抽搐时作,口吐涎沫。也有仅为呆木无知,不闻不见,不动不语;或动作中断,手中物件落地;或头突然向前倾下,又迅速抬起;或二目上吊数秒及至数分钟即可恢复,病发后对上述症状全然无知,多一日频作十数次或数十次。醒后周身疲乏,或如常人,舌质淡,苔白腻,脉多沉细或沉迟。

治法:息风涤痰,定痫开窍。

方药:半夏白术天麻汤合涤痰汤加减。

药用半夏、胆南星、橘红、茯苓、白术、党参、天麻、全蝎、蜈蚣、远志、石菖蒲等。昏愦,手足厥冷者,灌服苏合香丸芳香温化开窍,或加用参附注射液温阳补气固脱;出汗多者加参麦注射液益气固表;呕吐痰涎者加姜竹茹、白芥子化痰开结。

3)脱证

证候:持续不省人事,频频抽搐。偏阳衰者:伴面色苍白,汗出肢冷,鼻鼾息微,脉微欲绝;偏阴竭者:伴面红身热,躁动不安;息粗痰鸣,呕吐频频。

治法:益气固脱,化痰祛风,醒神开窍。

方药:予灌服安宫牛黄丸;偏阳衰者,予参附注射液静脉推注或静脉滴注;偏阴竭者,予参麦注射液静脉滴注。

抽搐甚者予紫雪丹;喉中痰声沥沥者予竹沥膏开水化溶后灌服。待苏醒后始按上述辨证方案给药。

(2)恢复期

1)痰火扰神

证候:急躁易怒,心烦失眠,咳痰不爽,口苦咽干,便秘溲黄。病发后,症情加重,甚则彻夜难眠,目赤,舌红,苔黄腻,脉多沉滑而数。

治法:清泻肝火,化痰宁神。

方药:当归龙荟丸加减。

药用龙胆草、芦荟、青黛、大黄、黄连、黄芩、黄柏、山栀子、木香、当归、麝香等。若痰火壅实,大便秘结,方中大黄宜后下,取其迫下泻热之功用;彻夜难眠者加柏子仁、酸枣仁宁心定志。

2)风痰闭阻

证候:平素多有眩晕,胸闷,乏力,痰多,郁闷不悦,舌质红,苔白腻,脉滑有力。

治法:涤痰息风,镇痫开窍。

方药:定痫丸加减。

药用天麻、川贝母、全蝎、僵蚕、半夏、胆南星、橘红、石菖蒲、琥珀、远志、茯神、丹参、麦冬、姜汁、炙甘草等。抑郁者加香附、郁金以行气解郁;眩晕明显者加刺蒺藜平肝定眩;腹胀者加青皮、枳壳以行气消胀。

(3)休止期

1)心脾两虚

证候:反复发痫不愈,神疲乏力,心悸失眠,面色苍白,体瘦,纳呆,大便溏薄,舌质淡,苔白腻,脉细无力。

治法:补益心脾。

方药:归脾汤加减。

药用黄芪、党参、白术、茯苓、龙眼肉、炙甘草、酸枣仁、木香、当归、远志等。头晕痰多者加天麻、半夏、橘红息风涤痰;夜寐不安者加生龙骨、夜交藤以重镇安神;舌质淡黯,有瘀斑者,加丹参、红花行气活血化瘀。

2)肝肾阴虚

证候:痫病频作,神思恍惚,面色晦暗,头晕目眩,两目干涩,耳轮焦枯不泽,健忘失眠,腰膝酸软,大便干燥,舌红,苔薄黄,脉沉细而数。

治法:滋养肝肾。

方药:大补元煎加减。

药用人参、熟地黄、枸杞子、山药、当归、山茱萸、杜仲、炙甘草等。若肾精不足,大便干结者,加肉苁蓉以养阴润燥通便;手足心热甚者加地骨皮、丹皮清虚热;腰膝酸软明显者加桑寄生、续断补肾强腰;兼有痰热者可加天竺黄、竹茹清热化痰。

(王　强)

第二节　急性脑血管病

急性脑血管病，又称脑卒中，是指因脑部血液循环障碍引起急性脑功能损伤的一组疾病。其临床特点为起病急骤，迅速出现神经功能缺失症状。脑卒中又称中风，分为缺血性卒中和出血性卒中。前者又称为脑梗死，包括动脉血栓性脑梗死和脑栓塞；后者包括脑出血和蛛网膜下腔出血。本组疾病是具高发病率、高死亡率、高致残率和高复发率的严重疾病，是人类三大死亡原因之一的疾病。

急性脑血管病属于中医学"中风"病证范畴。本病是由于突发脏腑气血逆乱，产生风、火、痰、瘀导致脑脉痹阻或血溢脑脉之外，临床表现以突然昏仆、半身不遂、口舌㖞斜、言语謇涩或不语、偏身麻木为主症。根据脑髓神机受损程度的不同，分为中经络、中脏腑。此外，亦有称本病为"暴厥"、"薄厥"、"偏枯"、"卒中"、"半身不遂"等。

【病因和发病机制】

(一)病因

1.脑出血

高血压是脑出血的主要原因，仅有少数为其他原因所致，如先天性脑血管畸形、脑动脉瘤、血液病(白血病、再生障碍性贫血、血小板减少性紫癜和血友病等)、梗死性出血、抗凝或溶栓治疗、类淀粉样血管病、脑底异常血管网病及脑动脉炎等导致出血。

2.脑梗死

(1)脑血栓形成：最常见的病因是动脉粥样硬化，少见病因有细菌、病毒感染和结缔组织病等引起的血管炎，使脑动脉内膜粗糙、血流缓慢、血管痉挛和出现高凝血症。脑动脉粥样硬化斑块以动脉分叉处多见，如大脑中动脉、前后动脉起始部、颈内动脉等。

(2)心源性脑栓塞：心源性脑栓塞，以风湿性心脏病二尖瓣狭窄伴房颤所形成的附壁血栓脱落及瓣膜病并发感染性心内膜炎的赘生物脱落多见。心肌病、左房黏液瘤、心脏手术、心导管检查、人工瓣膜术后形成的附壁血栓也可成为栓子来源。

(二)发病机制

1.脑出血

高血压患者在长期高血压下，小动脉平滑肌透明性变，局部因纤维素样坏死或透明性变而变薄的小动脉壁和微小动脉瘤，在血压突然升高时破裂，这是引起脑出血最常见的原因。若出血量大形成大血肿压迫周围脑组织，引起脑组织缺血、缺氧、水肿、颅内压升高，又阻碍了静脉回流，增大脑灌流阻力，更加重脑缺血，与脑水肿、颅内高压形成恶性循环导致脑疝和继发脑干出血而危及生命。

2.脑梗死

(1)脑血栓形成

1)在长期动脉粥样硬化或其他动脉病变引起的血管壁损伤的基础上，血管内膜斑块、炎症、损伤及溃疡等因素，引起释放各种凝血因子启动凝血过程，导致局部血栓形成，使血管腔狭窄、闭塞，血流停滞，供血区脑组织缺血坏死。

2)动脉粥样硬化斑块碎片或血栓脱落栓塞远端较小动脉，或血压下降、血流缓慢、脱水等血液黏度增加，致供血减少或促进血栓形成的情况下，使其供血的部分脑区缺血坏死。

(2)心源性脑栓塞

1)风湿性心瓣膜病变的附壁血栓。

2)心脏换瓣术后人工瓣膜上血栓。

3)各种心内膜炎瓣膜赘生物。

4)各种心脏病导致的心房纤颤、心律不齐引起的心内血栓。

5)心内膜下心肌梗死,所致心内膜表面附壁血栓。

【病理】

(一)脑出血

脑组织局部出血及血肿形成引起脑水肿,导致脑组织受压、推移、软化和坏死,新近出血的脑组织呈不规则腔,内为冻状液化血液,腔周为软化带。脑出血破入脑室系统或脑组织因肿胀自大脑镰下嵌向对侧,或经天幕孔向下嵌压脑干(天幕裂孔疝)导致脑干缺血、出血和坏死,常是脑出血致死原因。脑出血若短时间内停止,则急性期过后血块收缩,组织水肿消退,腔壁由胶质细胞和纤维构成,内有含铁血黄素。

(二)脑梗死

脑组织在缺血6~12小时局部苍白轻度肿胀,24~48小时脑组织水肿更明显,灰暗变软,灰白质界限不清,梗死范围大者,脑组织高度水肿,压迫中线移位,甚至形成脑疝。7~21天梗死中心区组织坏死、液化,坏死组织被吞噬细胞清除,逐渐出现新生毛细血管和增生的胶质细胞,1~2个月小梗死灶可变为胶质瘢痕,大的病灶成为中风囊。少数梗死在1~2周内,病灶内出现点状、片状或融合成大片出血,称为出血性梗死,多数灰质重于白质,周边重于中央。

【临床表现】

(一)症状

急性脑血管病起病急骤,变化迅速,并因为人体侧支循环不同及血管解剖异常的存在,临床表现差异极大。即使同一部位的病变,临床表现亦可完全不同,这取决于脑部受损血管的部位、大小、程度及侧支循环等因素的情况。

1.脑出血

脑出血者多数有长期高血压史和有脑出血或脑梗死发作的病史,男多于女,几乎都是在清醒、活动时发病。可能有情绪激动、费劲用力的诱因。通常突然起病,在几分钟至数小时发展达顶峰,有些经24~48小时缓慢进行。出血严重的患者发生头痛、呕吐后,短时间内进入昏迷。较轻的患者可能在头痛、头昏后,先发生肢体的无力,逐渐产生意识障碍,出血量小的患者可以始终意识清醒。

2.脑梗死

脑梗死患者多有高血压、糖尿病或心脏病史,常在安静或睡眠中起病。发病时多无头痛、呕吐、昏迷,起病即有昏迷的多为脑干梗死,大片半球梗死多在局灶症状出现后意识障碍逐渐加深,直至昏迷。定位症状和体征取决于血栓栓塞的血管、梗死灶的大小,可在数小时至3天内逐渐加重。

(二)体征

1.脑出血

(1)壳核-外囊出血:即内囊外侧型出血,为高血压性脑出血最常见类型。多由豆纹动脉外侧枝破裂引起。患者在几分钟至几小时内昏迷,血肿向内压迫内囊导致典型的对侧偏瘫和偏身感觉障碍,如为优势半球可有失语;如扩展至额、颞叶或破入脑室可致颅高压、昏迷;压迫上位脑干时,昏迷加深,瞳孔散大、固定,双侧肌张力增高,巴宾斯基征阳性,呈间歇、不规则呼吸。

(2)丘脑-内囊出血：即内囊内侧型出血，为第二常见出血类型。典型症状以偏身感觉障碍起病，向外压迫内囊可致偏瘫；主侧半球出血可发生失语，非主侧半球损害可出现自身疾病认识不能或对侧忽视。向内破入脑室或蔓延至中脑，引起垂直注视麻痹、瞳孔改变、昏迷。

(3)脑叶出血（皮质下白质出血）：老年人多为高血压动脉硬化或淀粉样变血管病引起，青壮年多由先天性脑血管畸形所致。病者几乎都有头痛，意识障碍却极少见。额叶出血表现额部头痛，对侧单肢或偏身轻瘫。颞叶出血开始可有同侧耳痛，检查可发现对侧同向象限盲或偏盲，主侧颞叶出血可有言语障碍。顶叶出血可有同侧颞顶部头痛，并有对侧单肢或偏身的感觉障碍或有手的运用障碍。枕叶出血的头痛可位于同侧眼区，可有不同程度的对侧同向偏盲。

(4)脑桥出血：脑桥出血多由高血压致基底动脉旁中央支破裂引起，可立刻昏迷、四肢瘫痪、针尖大瞳孔，数小时内死亡。也有小出血者，症状轻微，预后良好。

(5)小脑出血：小脑出血多发生于一侧半球，急起后枕痛、头晕、反复呕吐和站立不能，行走不稳，检查可发现构音障碍、辨距不良和两眼同向偏斜等。很少在早期出现意识障碍和明确的肢体肌力减退。病程中可由于压迫脑干或出现枕骨大孔疝或出现向上的天幕裂孔疝使脑干功能衰竭，呼吸心跳突然停止。

(6)脑室出血：脑室出血多为继发性，偶见原发的，症状视原出血部位、脑室积血量及是否阻塞脑脊液通路而异，并非一定预后不良。

2.脑梗死

(1)颈内动脉系统：包括颈内动脉、大脑前、中动脉及其分支。梗死灶在同侧额、顶、颞叶或基底节区。

1)构音障碍或失语（优势半球）；对侧中枢性面瘫、舌瘫。

2)双眼向对侧注视障碍（向病灶侧同向偏视），偏盲。

3)对侧中枢性偏瘫和偏身感觉障碍。

(2)椎基动脉系统：梗死灶在脑干、小脑、丘脑、枕叶及颞顶枕叶交界处。

1)出现眩晕、复视、呕吐、声嘶、吞咽困难、共济失调等。

2)体征：①交叉性瘫痪：同侧周围性颅神经瘫痪，对侧中枢性偏瘫；②交叉性感觉障碍；③四肢感觉运动障碍；④小脑共济失调：眼震、平衡障碍、四肢肌张力降低等。

(3)腔隙性脑梗死：较常见的腔隙性脑梗死类型有：

1)纯运动性轻偏瘫：以同侧的面部、肩和腿完全或不完全的瘫痪为主，不伴有其他缺失体征，在脑卒中的任何时间无嗜睡。

2)纯感觉性卒中：以偏侧感觉减退和（或）感觉异常为主要表现。

3)感觉运动性卒中：出现偏身感觉障碍合并轻偏瘫。

4)共济失调性偏瘫：可有同侧共济失调-脚轻瘫或构音障碍-笨拙手综合征。

【实验室及其他检查】

(一)CT

CT对脑血管疾病的检出率较高，不但能够明确病变的部位、范围和大小，还能够明确脑血管病的性质，为临床诊断与治疗提供可靠的指征。

1.脑出血

CT显示血肿为高密度。在起病后1周内能正确诊断大脑或小脑半球内直径大于1cm血肿，2周后CT诊断率即不高。CT对脑出血的最大特点是能直接显示出血灶，观察血肿形成、吸收和囊变3个阶段的过程及是否破入脑室及蛛网膜下腔，能够显示血肿周围的水肿、中线结构是否移位。

2.脑梗死

CT 显示梗死灶为低密度,可以明确病变的部位、形状及大小,较大的梗死灶可使脑室受压、变形及中线结构移位。但脑梗死起病 4~6 小时内,只有部分病例可见边界不清的稍低密度灶,而大部分的病例在 24 小时后才能显示边界较清的低密度灶。早期 CT 检查目的是排除脑出血、硬脑膜下血肿、颅内肿瘤等类似脑梗死的疾病。CT 优点为方便、迅速,适用于重危患者、不合作患者。

3.出血性梗死

系闭塞血管再通后血液渗入梗死区所致。CT 表现为大片低密度区内有不规则斑片状高密度区,与脑血肿的不同点为低密度区较宽广及出血灶呈散在小片状。

(二)MRI

MRI 的图像与 CT 的图像相似,但磁共振更能显示出脑干、后颅凹及脊髓的病变,没有骨骼伪影,这是 CT 不能比拟的。

1.脑出血

随发病时间的变化,血肿及其边缘周围 MRI 上有不同的表现。在急性期血肿呈现低信号及等信号;血肿吸收期为高信号;瘢痕期为低信号。在出血急性期诊断不如 CT 敏感、准确。但对于脑干内小的血肿或血块已变为和脑组织等密度时,MRI 的诊断比 CT 可靠。

2.缺血性脑血管病

MRI 在起病 1 小时内就可能显示皮质表面和后颅凹的梗死。起病 6 小时后的梗死几乎都能被 MRI 显示,表现为了 T_1 加权低信号和 T_2 加权高信号。MRI 不适用于重危患者、不合作者和装有金属义齿和心电起搏器的患者。但 MRI 可以检出可逆性和短暂性缺血改变,这也是 CT 所不及的。

(三)非创伤性血管检查

双功超声可用于评估颅外段颈动脉病变及狭窄程度,经颅多普勒(TCD)可检测颅底大动脉血流流速,发现大脑中动脉主干、椎动脉远端段和基底动脉狭窄或阻断,可评估侧支循环情况。双焦探头 TCD 仪、双通道或四通道 TCD 仪可用于检测无症状栓子和推测栓子的心源性或动脉源性。磁共振血管造影(MRA)可用于检查颅外和颅内供血大动脉的病变。

【诊断与鉴别诊断】

(一)诊断

1.脑出血

(1)多数为 50 岁以上高血压患者,在活动或情绪激动时突然发病。

(2)突然出现头痛、呕吐、意识障碍和偏瘫、失语等局灶性神经缺失症状,病程发展迅速。

(3)CT 检查可见脑内高密度区。

2.脑梗死

(1)有动脉硬化、高血压、糖尿病、心房颤动等病史。

(2)常有 TIA 中风病史。

(3)突然起病(脑栓塞几秒或几分钟,脑血栓几小时),出现局限性神经缺失症状,并持续 24 小时以上。神经症状和体征可用某一血管综合征解释(脑栓塞多为完全性卒中)。意识常清楚或轻度障碍,多无脑膜刺激征。起病 3~4 日后又恶化者以脑出血为更多见。

(4)脑部 CT、MRI 检查可显示梗死部位和范围,并可排除脑出血、肿瘤和炎症性疾病。腔隙性梗死诊断需依据 CT 或 MRI。

（二）鉴别诊断

1. 脑出血与脑梗死

脑梗死大多在安静休息状态发病，可有 TIA 的病史，多数无意识障碍、头痛、呕吐或脑膜刺激征。脑出血多发生于活动状态，可能有一定诱因，常无前驱症状，起病时多有头痛和（或）呕吐，进展较快，大多有意识障碍。血压正常者脑梗死的机会多于脑出血。昏迷患者缺乏脑局灶症状者，脑出血的机会多于脑梗死。作头颅 CT 或 MRI 可作鉴别。

2. 中枢性面瘫与周围性面瘫

脑卒中引起的面瘫为中枢性面瘫，表现病灶对侧眼裂以下面瘫，皱眉和闭眼动作正常，常伴舌瘫和偏瘫；周围性面瘫表现为同侧表情肌瘫痪、额纹减少或消失、眼睑闭合不全，无偏瘫。

【中医病因病机】

本病发病多与下列因素有关。

1. 积损正衰

年高体弱，肾精亏虚；或久病气血亏损，元气耗伤。男子八八、女子七七之期后，肾精亏虚，不能生化阳气和阴血，气虚则运血无力，血流不畅，而致脑脉瘀滞不通，阴血亏虚，则阴不制阳，内风动越，痰浊瘀血上扰清窍，突发本病。

2. 劳倦内伤

"阳气者，烦劳则张"。烦劳过度，使阳气不能收藏，升腾上越，引动风阳，内风旋动，则气挟痰浊、瘀血上扰清窍，或因而肝阳暴张，血气上涌骤，而中风。

3. 脾失健运，痰浊内生

素体肥胖，或脾胃虚弱，运化失职；或过食肥甘醇酒，致使脾胃受伤，脾失运化，痰浊内生，郁久化火。痰热互结，阻滞经脉，上蒙清窍；或素体肝旺，克伐脾土，痰浊内生；或肝郁化热，炼津成痰，痰郁互结，夹风阳之邪，窜扰经脉，发为本病。

4. 七情过极

长期七情失调，肝失条达，血行不畅，瘀结脑脉，暴怒则肝阳暴张，或心火暴盛，风火相煽，血随气逆上冲均易引起气血逆乱发病。

5. 外邪侵袭

风邪乘虚人中经络，至经络痹阻，气血运行不畅，肌肉筋脉失于濡养；或外邪引动痰湿，痹阻经络，而致㖞僻不遂，此即古人所谓"真中"。

中风的形成虽有上述各种原因，但其基本病机总属阴阳失调，气血逆乱。病位在心脑，与肝脾肾密切相关，病理基础则为肝肾阴虚。因肝肾之阴虚，则肝阳易于上亢，复加饮食起居不当，情志刺激或感受外邪，气血上冲于脑，神窍闭阻，故猝然昏仆，不省人事。病理因素主要为风、火、痰、气、瘀，其形成与脏腑功能失调有关。如肝肾阴虚，阳亢化火生风，或五志化火动风。脾失健运，痰浊内生，或火热炼液为痰。暴怒则血菀于上，或气虚无力推动，皆可致瘀血停滞。四者之间可互相影响或兼见同病，如风火相煽，痰瘀互结等。严重时风阳痰火与气血阻于脑窍，横窜经络，出现昏仆、失语、㖞僻不遂。

病理性质多属本虚标实。肝肾阴虚，气血衰少为致病之本，风、火、痰、气、瘀为发病之标，两者可互为因果。发病之初，邪气鸱张，风阳痰火炽盛，气血上菀，故以标实为主；如病情剧变，在病邪极盛致正气损伤，出现以正虚为主，甚则正气虚脱。后期因正气未复而邪气独留，可留后遗症。由于病位浅深、病情轻重的不同，中风又有中经络和中脏腑之别。轻者中经络，重者中脏腑。中经络之证，表现为半身不遂，口眼歪斜,不伴神志障碍;中脏腑之证,见络损血溢,瘀阻脑络,而致猝然昏倒,不省人事。因邪正虚实的不同,而有闭脱之分及由闭转脱的演变。闭证之中腑者,因肝阳暴亢或痰热腑实,风痰上扰,见喎僻不遂,神志欠清,大便不通;中脏者,风阳痰火内闭神窍,脑络瘀阻,则见昏仆、不省人事、肢体拘急等症。因于痰火瘀热者,为阳闭;因于痰浊瘀阻者,为阴闭。若风阳痰火炽盛,进一步耗灼阴精,阴虚及阳,阴竭阳亡,阴阳离决,则出现脱证,表现为口开目合,手撒肢冷,气息微弱等虚脱症状。由此可见,中风的发生,病机虽然复杂,但归纳起来不外虚(阴虚、血虚)、火(肝火、心火)、风(肝风、外风)、痰(风痰、湿痰)、气(气逆、气滞)、血(血瘀)六端。

恢复期因气血亏虚,血脉不畅而产生半身不遂,口喎或不语等后遗症。中脏腑者病情危重,但经积极抢救治疗,往往可使患者脱离危险,神志渐趋清醒,但因肝肾阴虚,气血亏损未复,风、火、痰、瘀之邪留滞经络,气血运行不畅,后遗症一般恢复较难。

【中医诊断及病证鉴别】

本病多急性起病。以40岁以上年龄为多见。病发多有诱因,病前常有头晕、头痛、肢体麻木、力弱等先兆症。临床按脑髓神机受损的程度与有无神识昏蒙分为中经络与中脏腑两大类型。中络、中经合称中经络,是无神识昏蒙者;中腑、中脏合称中脏腑,有神识昏蒙。

1. 中经络

(1)中络:偏身或一侧手足麻木,或兼有一侧肢体力弱,或兼有口舌歪斜者。

(2)中经:以半身不遂、口舌歪斜、舌强言謇或不语、偏身麻木为主症。

2. 中脏腑

(1)中腑:以半身不遂、口舌歪斜、舌强言謇或不语、偏身麻木、神识恍惚或迷蒙为主症者。

(2)中脏:必有神昏或昏愦,并见半身不遂、口舌歪斜、舌强言謇或不语等症。

病证鉴别

1. 痫证

都有猝然昏仆的见症。痫证患者虽起病急骤,突然昏仆倒地,但神昏多为时短暂,移时自行苏醒,醒后如常人;中风患者昏仆倒地,其神昏症状重,持续时间长,多难以自行苏醒。痫证者多伴有肢体抽搐、口吐白沫、四肢僵直、两手握拳、双目上视、小便失禁,一般多无半身不遂、口舌歪斜等症;发病者以儿童、青少年居多,且有多次相似发作的病史可寻。中风患者多数为老龄人,有一侧肢体瘫痪、言语不利和口眼歪斜,需要长时间才能恢复。

2. 厥证

神昏常伴有四肢逆冷,一般移时苏醒,醒后无半身不遂、口舌歪斜、言语不利等症。

3. 痉证

以四肢抽搐,项背强直,甚至角弓反张为主症。病发亦可伴神昏,但多出现在抽搐以后,无半身不遂、口舌歪斜等症状。中风闭证者多起病即有神昏,而后出现抽搐。痉证者抽搐时间长,中风病者抽搐时间短。

4. 痿证

痿证有肢体瘫痪,活动无力,但多起病缓慢,起病时无神昏,以双下肢瘫或四肢瘫为多见,或见有患肢肌肉萎缩,或见筋惕肉瞤。中风病肢体瘫痪多起病急骤,且以一侧肢体偏瘫不遂为多见,并常有不同程度的神昏;亦有见一侧肢体肌肉萎缩者,多于后遗症期由长期卧床废用所致。

【治疗】

(一)治疗思路

在本病急性期,注意调整好血压,改善循环,加强护理,防治并发症。脑出血者防止继续出血,积极抗脑水肿,减低颅压,必要时行脑血肿清除术。脑梗死要防止血栓进展及减少梗死范围(主要是减小半影区),对大面积梗死应减轻脑水肿。中医药治疗当根据证型,处以平肝息风、清化痰热、化痰通腑、活血通络、醒神开窍等治疗方法,中经络以平肝息风,化痰祛瘀通络为主。中脏腑者,闭证当以息风清火、豁痰开窍、通腑泻热为主;脱证宜救阴回阳固脱。若闭证开始转为脱证之时,可闭、脱治疗互相参用。如昏迷渐醒,闭、脱症状缓解,可根据病情,标本同治,如平肝息风、清热化痰,同时滋养肝肾或补气养血。恢复期及后遗症期,多为虚实兼夹,当扶正祛邪,标本兼顾,平肝息风,化痰祛瘀与滋养肝肾,益气养血并用。

(二)西医治疗

1.脑出血

急性期的治疗原则:保持安静,防止继续出血;积极抗脑水肿,减低颅压;调整血压,改善循环;加强护理,防治并发症。

(1)对症治疗

1)保持气道通畅:摆好头位,避免舌根后坠,吸氧。昏迷患者因换气不足和高碳酸血症更增加颅内压,应气管内插管和辅助呼吸。

2)高血压的处理:对严重高血压应积极处理,静脉给拉贝洛尔或避光滴注硝普钠。

3)上消化道出血的处理:多数由于脑干或丘脑下部受累所致,控制脑水肿是最根本的预防措施。对症处理可停留胃管密切观察出血量,选用奥美拉唑、西咪替丁或雷尼替丁控制胃液 pH 在 5~7,多可止血;也可从胃管注入凝血酶。

4)脱水降颅压治疗:包括控制出入水量,使用脱水降颅压药物甘露醇、呋塞米以及类固醇激素脱水降颅内压。

①呋塞米:40~80mg,加入 25% 葡萄糖液中静脉注射,常与甘露醇交替使用,2~3 次/日。

②20%甘露醇:每次 1g/kg,15~20 分钟内快速静脉推注或静脉滴注,2~4 次/日,多与呋塞米交替。若剂量过大、持续时间过长易出现肾损害、水电解质紊乱等严重不良反应。有心、肾功能不全者慎用。

③甘油:10%甘油按 1g/kg 体重,缓慢静脉滴注。降颅压作用相对较迟缓但较持久。

④地塞米松:抗脑水肿治疗,首剂 20~30mg,以后 10mg,每天 1~2 次,3~5 天停药,同时用西咪替丁或雷尼替丁保护胃黏膜。

(2)外科疗法:无论行血肿清除术或血肿抽吸术,其目的都在于清除血肿,降低颅内压,使受压而未破坏的神经元恢复功能,对某些危重患者,不但可以挽救生命,而且可以提高生存质量。其适应证为:

1)意识状态:清醒者多不考虑手术;嗜睡或昏睡逐渐加深;浅或中度昏迷尚未形成脑疝者应紧急CT检查,积极手术。

2)出血量:大脑半球出血量大于 30ml;小脑出血大于 10ml 有手术指征。

3)病情演变:进展迅猛、大血肿的昏迷患者,若立即行床边锥颅穿刺引流术,能抽出血肿的 60%~70%,有可能挽救生命并避免血肿骤然减压诱发再出血。深昏迷,生命体征趋于衰竭,血压、呼吸需药物及人工维持的不考虑手术。

脑出血的预后主要决定于血肿大小、部位和意识状态,无明显意识障碍的小量出血者无需特殊治疗,预后良好;有明显意识障碍尚未出现脑疝的较大血肿者外科治疗优于内科治疗;深昏迷脑疝已形成的大量出血者内外科治疗效果均欠佳。

2.脑梗死

(1)基础治疗:维持呼吸、血压、血容量及心肺功能稳定,防治合并症,帮助机体渡过调控障碍的难关。

1)保持呼吸道通畅:昏迷患者要保持气管通畅,必要时气管插管或气管切开。

2)保持血压稳定:若舒张压不大于16kPa(120mmHg),一般不用降压药,否则引起血压下降,会减少脑灌流,导致脑缺血加重。

3)保持血容量稳定和水电解质平衡:这是维持足够心排出量和脑灌流压的基础。应避免过分扩容及过度脱水。

4)饮食营养:尽量经口或鼻胃管喂养易消化的食物。避免大量输入葡萄糖,高血糖会使梗死灶扩大。

5)防治并发症:积极防治各种并发症如上呼吸道和泌尿道感染、褥疮的发生,对降低卒中死亡率、避免缺血脑细胞受到进一步损害和为缺损脑功能更好恢复创造有利条件极其重要。

(2)脱水降颅压治疗:多数脑梗死发生脑水肿,但通常并不成为问题,特别老年患者已有不同程度脑萎缩能顺应不严重的脑肿胀。若患者有大脑、小脑半球的大片梗死,在发病后48小时～5日为脑水肿高峰期,可因颅内压增高所致脑疝而死亡。可参照脑出血治疗颅内高压的方案应用脱水降颅压药物甘露醇、呋塞米以及类固醇激素脱水降颅内压。

(3)再通复流治疗

1)溶栓治疗:包括尿激酶、链激酶、蛇毒制剂、组织型纤溶酶原激活剂等,患者又是在发病即时就诊的,可在4～6小时的时间窗内进行以下急救治疗。

2)抗血小板聚集治疗:缺血性卒中早期使用阿司匹林可降低致死率和致残率,且症状性脑出血未显著增加。副作用为胃肠道刺激症状和出血等。溶栓及抗凝治疗时不要合用阿司匹林,因为合用可增加出血机会。

3)抗凝治疗:肝素、华法林等,除心源性脑栓塞可预防血栓扩展和再发外,对急性缺血脑损害本身无效。

4)血液稀释疗法:能减低血黏度以增加脑血流。适用于血黏度高的患者、因血流动力学因素引起的脑梗死、腔隙梗死,大动脉粥样硬化性脑梗死不适用。常用稀释液为白蛋白、低分子右旋糖酐和羟乙基淀粉40氯化钠注射液等。血液稀释虽可增加脑血流量,但降低血氧容量,实际脑供氧量并无增加。因可增加血容量,加大心脏负荷,冠心病、高血压患者慎用。

(4)缺血脑保护治疗

1)钙通道阻滞药:常用的有尼莫地平、尼卡地平、氟桂利嗪等,主要通过阻滞血管平滑肌钙通道,抑制钙离子内流,使血管扩张,血流增加。

2)自由基清除剂:常用的药物包括抗氧化剂维生素E、维生素C和甘露醇等,SOD(超氧化物歧化酶)是最有效的自由基清除剂。

3)胰岛素:胰岛素有以下作用:①矫正脑缺血后高糖无氧代谢引起的严重细胞内乳酸酸中毒;②兴奋垂体肾上腺轴,促进分泌肾上腺皮质激素,后者是自由基清除剂;③减少血小板的聚集性,缓解血管痉挛,改善半暗带的供血。

4)神经节苷脂:有膜保护功能,可以减轻脑水肿,纠正离子失衡,增加脑血流量。

（三）中医治疗

辨证论治

1. 中风卒中期

（1）风痰瘀血，痹阻脉络

证候：半身不遂，口舌歪斜，舌强语謇或不语，偏身麻木，头晕目眩，舌质暗淡，舌苔薄白或白腻，脉弦滑。

治法：活血祛风，化痰通络。

方药：化痰通络汤。

药用法半夏、橘红、枳壳、川芎、红花、远志、石菖蒲、茯神、党参、丹参、炙甘草等。瘀血重，舌质紫黯或有瘀斑者，加桃仁、红花、赤芍以活血化瘀；舌苔黄腻、烦躁不安等有热象者，加黄芩、山栀子以清热泻火；头晕，头痛，加菊花、夏枯草以平肝息风；风痰互结，瘀血阻滞，易从阳化热，故临床上用药不宜过于温燥，以免助热生火。

（2）肝阳暴亢，风火上扰

证候：半身不遂，偏身麻木，舌强语謇或不语，或口舌歪斜，眩晕头痛，面红目赤，口苦咽干，心烦易怒，尿赤便干。舌红或红绛，舌苔薄黄，脉弦有力。

治法：平肝息风，泻火通络。

方药：天麻钩藤饮。

药用天麻、栀子、黄芩、杜仲、益母草、桑寄生、夜交藤、朱茯神、川牛膝、钩藤、石决明等。伴头晕头痛者加菊花、桑叶疏风清热；心烦易怒加丹皮、白芍清热凉血；便干便秘加生大黄通下。若症见神识恍惚、迷蒙者，为风火上扰清窍，由中经络向中脏腑转化，配合灌服牛黄清心丸或安宫牛黄丸以开窍醒神。

（3）痰热腑实，风痰上扰

证候：半身不遂，口舌歪斜，言语謇涩或不语，偏身麻木，腹胀便秘，头晕目眩，咯痰或痰多，舌质黯红或暗淡，苔黄或黄腻，脉弦滑。

治法：化痰通腑。

方药：星蒌承气汤。

药用全瓜蒌、胆南星、生大黄、芒硝等。舌苔黄腻、脉弦滑、便秘是本证的三大特征。热象明显者加山栀子、黄芩清泄三焦之热；年老体弱津亏者加生地、麦冬、玄参养阴生津。

（4）气虚血瘀

证候：半身不遂，口舌歪斜，言语謇涩或不语，偏身麻木，面色㿠白，气短乏力；口角流涎，自汗出，心悸便溏，手足肿胀，舌质暗淡，有瘀斑或瘀点，舌苔薄白或白腻，脉沉细、细缓或细弦。

治法：益气活血，扶正祛邪。

方药：补阳还五汤。

药用黄芪、归尾、赤芍、地龙、川芎、桃仁、红花等。气虚明显者加党参以益气通络；言语不利加远志、石菖蒲、郁金以祛痰利窍；心悸、喘息，加桂枝、炙甘草以温经通阳；肢体麻木者加木瓜、伸筋草、防己以舒筋活络；上肢偏废者加桂枝以通络；下肢瘫软乏力者加川断、桑寄生、杜仲、牛膝以强壮筋骨；小便失禁者加桑螵蛸、益智仁以温肾固涩；血瘀重者加莪术、水蛭、鸡血藤等破血通络之品。

（5）阴虚风动

证候：半身不遂，口舌歪斜，舌强言謇或不语，偏身麻木，烦躁失眠，眩晕耳鸣，手足心热，舌质红绛或黯红,少苔或无苔,脉细弦或细弦数。

治法:滋养肝肾,潜阳息风。

方药:镇肝熄风汤。

药用怀牛膝、代赭石、生龙骨、生牡蛎、生龟板、白芍、元参、天冬、川楝子、生麦芽、茵陈、甘草等。夹有痰热者加天竺黄、竹沥、川贝母以清化痰热;心烦失眠者加黄芩、山栀以清心除烦,夜交藤、珍珠母以镇心安神;头痛重者加生石决明、夏枯草以清肝息风。

(6)络脉空虚,风邪入中

证候:手足麻木,肌肤不仁,或突然口眼歪斜,语言不利,口角流涎,甚则半身不遂。或兼见恶寒发热,肢体拘急,关节酸痛等症,舌苔薄白,脉浮弦或弦细。

治法:祛风通络,养血和营。

方药:大秦艽汤加减。

药用川芎、独活、当归、白芍、石膏、甘草、秦艽、羌活、防风、白芷、黄芩、白术、茯苓、生地、熟地、细辛等。若兼表热者加银花、连翘、薄荷以疏散风热,必要时加红花以活血化瘀。

(7)痰热内闭清窍

证候:起病急骤,神昏或昏愦,半身不遂,鼻鼾痰鸣,肢体强痉拘急,项背身热,躁扰不宁,甚则手足厥冷,频繁抽搐,偶见呕血,舌质红绛,舌苔黄腻或干腻,脉弦滑数。

治法:清热化痰,醒神开窍。

方药:羚羊角汤配合灌服或鼻饲安宫牛黄丸。

药用羚羊角、珍珠母、竹茹、天竺黄、石菖蒲、远志、夏枯草、丹皮等。阳闭者可参考此证治疗。痰多者加竹沥、胆南星;热甚者加黄芩、山栀;神昏重加郁金。

(8)痰湿蒙塞心神

证候:素体阳虚,湿痰内蕴。发病神昏,半身不遂,肢体松懈,瘫软不温,甚则四肢厥冷,面白唇暗,痰涎壅盛,舌质暗淡,舌苔白腻,脉沉滑或沉缓。

治法:温阳化痰,醒神开窍。

方药:涤痰汤配合灌服或鼻饲苏合香丸。

药用半夏、陈皮、茯苓、胆南星、枳实、竹茹、石菖蒲、人参、甘草、生姜等。阴闭者可参考此证治疗。寒象明显加桂枝温阳化饮;兼有动风迹象者加天麻、钩藤平肝息风。

(9)元气败脱,神明散乱

证候:突然神昏或昏愦,肢体瘫软,手撒肢冷汗多,重则周身湿冷,二便失禁,舌痿,舌质紫黯,苔白腻,脉沉缓、沉微。

治法:益气回阳固脱。

方药:参附汤。

药用人参、炮附子。急救时水煎服。

2.中风后遗症期

(1)气虚血滞,脉络瘀阻

证候:偏枯不用,肢软无力,面色萎黄,或见肢体麻木,舌淡紫或有瘀斑,苔白,脉细涩或虚弱。

治法:益气活血通络。

方药:补阳还五汤加味。

药用黄芪、当归尾、川芎、桃仁、地龙、赤芍、红花。血虚甚加枸杞、首乌藤以补血；肢冷，阳失温煦，加桂枝温经通络。

(2) 阴虚阳亢，脉络瘀阻

证候：半身不遂，患侧僵硬拘挛，语言謇涩，口眼歪斜，头痛头晕，耳鸣，舌红，苔黄，脉弦数有力。

治法：滋阴潜阳，活血通络。

方药：虎潜丸加减。

药用熟地、龟甲、黄柏、知母、白芍、锁阳、陈皮、石斛、牛膝、当归、生龙牡、桃仁、红花。腰酸腿软较甚加杜仲、桑寄生补肾壮腰；夹有痰浊加菖蒲、远志、茯苓化痰开窍。

(3) 风痰阻窍，络脉瘀阻

证候：舌强语謇，肢体麻木，或口眼歪斜，舌黯，苔腻，脉弦滑。

治法：息风化痰，活血通络。

方药：解语丹加减。

药用白附子、石菖蒲、远志、天麻、全蝎、木香、甘草、南星、羌活。痰热偏盛者加全瓜蒌、竹茹、川贝清热化痰；咽干口燥加天花粉、天冬养阴润燥。

【转归、预防与调护】

中风病的康复是一个漫长而艰难的过程，而往往又是至关重要的，在此过程中，必须在亲朋、社会的大力支持下，帮助患者树立战胜疾病的信心、坚强的意志，在康复医师指导下以科学的方法进行康复治疗，循序渐进，长期坚持，可望获得较好的疗效。对老年人康复要采取积极态度，重视康复对老年人生活质量的正面意义。尽早开始肢体被动活动、主动运动和各种功能活动，有针对性地开展运动、言语、认知等缺损脑功能的康复治疗。调动病员主观能动性，家庭和社会的积极性，坚持长期、逐步增加难度的功能锻炼。根据病情和客观条件进行针灸、推拿、体疗、理疗、气功、神经心理治疗、职业医疗和言语治疗等。并在恢复期针对原发病（如高血压、糖尿病等）制订切实可行的防治措施，以预防复发。在卒中后存在相当长时间的脑功能缺损，仍存在改善的前景。

（王　强）

第三节　重症肌无力

重症肌无力（MG）是乙酰胆碱受体抗体（AchR-Ab）介导的、细胞免疫依赖的及补体参与的一种神经-肌肉接头（NMJ）处传递障碍的自身免疫性疾病，病变主要累及 NMJ 突触后膜上乙酰胆碱受体（AchR）。临床特征为部分或全身骨骼肌易于疲劳，呈波动性肌无力，常具有活动后加重、休息后减轻和晨轻暮重等特点。

本病属于中医学"痿证"范畴，是以肢体筋脉迟缓、软弱无力，不能随意运动，或伴有肌肉萎缩的一种病证。

【病因和发病机制】

（一）病因

早在 20 世纪 20~30 年代，曾有人提出 MG 病因为箭毒中毒学说、乙酰胆碱合成障碍学说、内分泌代谢紊乱学说，但未曾有实验证实。1960 年 Simpson 和 Nastuk 提出了 MG 可能是一种自身免疫性疾病的假说,后来得到了实验证实。1971年Miledi等成功从美洲电鳗鱼中纯化了AchR。1973年,Partnck等用纯化的电鳗鱼AchR反复接种家兔,制作了MG动物模型,之后,Lennon成功制作大白鼠和豚鼠的MG模型,从而肯定了AchR在MG发病中的地位。

(二)发病机制

1.AchR抗体异常机制

MG患者中,胸腺几乎都有异常,10%~15% MG患者合并胸腺瘤,约70%患者有胸腺肥大,淋巴滤泡增生。正常的胸腺是T细胞成熟的场所,T细胞可介导免疫耐受以免发生自身免疫反应,而AchR-Ab由B细胞在增生的胸腺中产生。在胸腺中已检测到AchR亚单位的mRNA,在正常和增生的胸腺中都能发现"肌样细胞",具有横纹并载有AchR,因此,推测在一些特定的遗传素质的个体中,由于病毒或其他非特异性因子感染胸腺后,导致"肌样细胞"表面的AchR构型发生变化,刺激机体的免疫系统产生AchR-Ab。

2.免疫调节异常机制

AchR的IgG抗体是由周围淋巴器官、骨髓、胸腺的浆细胞产生,由抗原特异性T辅助细胞(CD4+)激活,后者通过与AchR抗原肽序列(抗原决定簇)结合而被激活。如把MG患者的胸腺移植给先天性免疫缺陷小鼠亦会产生AchR-Ab。胸腺激素在正常情况下促进T辅助细胞的分化,但长期过量合成可引起自身免疫反应,可能发生MG;另外,终板AchR抗原免疫原性的改变也是可能的诱发因素。

MG患者常合并其他自身免疫性疾病如甲状腺功能亢进、系统性红斑狼疮、类风湿关节炎、恶性贫血等,也提示MG是一种自身免疫病。MG患者HLA基因型的频率较高提示其发病可能与遗传因素有关。

【病理】

约70%成人型MG患者的胸腺不退化,重量较正常人重,腺体有淋巴细胞增殖;约10% MG患者的胸腺含有淋巴上皮细胞型的胸腺瘤,其淋巴细胞是T细胞,新生的成分是上皮细胞,良性胸腺瘤组织几乎替代了正常的腺体;胸腺瘤好发于年龄较大的患者。

约50%病例肌肉内有淋巴细胞聚集,其周围有小坏死灶,但无周围血管受累。少数病例,尤其是无胸腺瘤的患者,有散在的肌纤维坏死伴炎性细胞浸润。NMJ处的病理改变明显,突触后膜皱褶丧失或减少,突触间隙加宽。在残余的突触皱褶中,用免疫化学方法可证实有抗体和免疫复合物存在。

【临床表现】

(一)症状

任何年龄组均可发病,但有两个发病年龄高峰,即20~40岁和40~60岁,前者女性多于男性,后者男性多见。10岁以下前发病者仅占10%。年龄大者易伴有胸腺瘤。

初次发病者一般没有明显的诱因,部分患者或复发的患者可先有感染、精神创伤、过度疲劳、妊娠和分娩史。大多数为隐匿起病,呈进展性或缓解与复发交替性发展,部分可呈持续性。偶有亚急性起病,进展较快。部分患者发病后2~3年可自然缓解。仅表现为眼外肌麻痹者可持续3年左右,且多数不发展至全身肌肉。病程长短不一,可数月,数年,甚至10年。

(二)体征

(1)本病大多起病隐匿,首发症状多为一侧或双侧眼外肌麻痹,如上睑下垂、斜视和复视,重者眼球运动明显受限,甚至眼球固定,但瞳孔括约肌一般不受累,双侧眼症状多不对称,10岁以下小儿眼肌受损较为常见。

主要临床特征是受累肌肉呈病态疲劳,连续收缩后发生严重无力甚至瘫痪,经短期休息后又可好转;症状多于下午或傍晚劳累后加重,早晨和休息后减轻,呈现较规律的晨轻暮重波动性变化。受累肌肉常明显地局限于某一组,如眼肌、延髓肌和颈肌等。常因面肌、咽肌受累,表现为面肌皱纹减少,表情动作困难,闭眼和示齿无力,连续咀嚼困难使进食经常中断,以及构音障碍、饮水呛咳、吞咽困难、声音嘶哑或带鼻音。颈肌受损时抬头困难。肢体无力很少单独出现,一般上肢重于下肢,近端重于远端。

(2) 肌无力危象:一些患者在发病早期迅速恶化或进展过程中突然加重,出现呼吸肌的受累,以致不能维持正常的换气功能时,称为重症肌无力危象。发生危象后如不及时抢救可危及患者生命,危象是 MG 死亡的常见原因。肺部感染或手术(如胸腺切除术)可诱发危象,情绪波动和系统性疾病可加重症状。药理学特点是胆碱酯酶抑制剂治疗有效和对箭毒类药物的超敏感性。

【实验室及其他检查】

(一) 血、尿和脑脊液常规检查

血、尿和脑脊液常规检查均正常。胸部 CT 可发现胸腺瘤,常见于年龄大于 40 岁患者。

(二) 电生理检查

电生理检查可见特征性异常,3Hz 或 5Hz 重复电刺激时,约 90% 全身型 MG 患者出现衰减反应;微小终板电位降低,单纤维肌电图显示颤抖增宽或阻滞,阻滞数目在 MG 肌肉中增加。

(三) 全身型 MG 患者肌肉 AchR-Ab 检测

全身型 MC 患者肌肉 AchR-Ab 检测阳性率为 85%～90%。一般无假阳性。一些眼肌型、胸腺瘤切除后缓解期患者,甚至有严重症状者可能测不出抗体,抗体滴度与临床症状不一致,临床完全缓解的患者其抗体滴度可能很高。肌纤蛋白(如肌凝蛋白、肌球蛋白、肌动蛋白)抗体可见于 85% 胸腺瘤患者,是某些胸腺瘤最早表现。抗核抗体、类风湿因子、甲状腺抗体也较正常者多见。

(四) 神经-肌肉接头处活检

诊断有困难的患者,还可作神经-肌肉接头处活检,可见突触后膜皱褶减少、变平坦和其上乙酰胆碱受体数目减少。

【诊断与鉴别诊断】

(一) 诊断

根据病变主要侵犯骨骼肌、症状波动性及晨轻暮重的特点诊断不难。下述检查有助于确诊。

1. 疲劳试验

受累肌肉重复活动后肌无力明显加重。具体做法有几种:如嘱患者用力眨眼 30 次后,眼裂明显变小;两臂持续平举后出现上臂下垂,休息后恢复则为阳性;起蹲 10～20 次后,则不能再继续进行。

2. 高滴度 AchR 抗体

支持 MG 的诊断,但正常滴度不能排除诊断。其特异性可达 99% 以上,敏感性为 88%。

3. 神经重复电刺激

常规检查分别用低频(2～3Hz 和 5Hz)和高频(10Hz 以上)重复刺激尺神经、腋神经或面神经,如出现动作电位波幅递减 10% 以上为阳性。约 80% MG 患者于低频刺激时出现阳性反应。应在停用新斯的明 24 小时后检查,否则可出现假阴性。

4. 新斯的明试验

是最常采用的方法。一次性注射甲基硫酸新斯的明 1～2mg,10～20 分钟后肌力改善为阳性,可持续 2 小时。因其所需时间较长,主要用于对肢体、呼吸肌的评估;可同时肌内注射阿托品 0.4mg 以对抗新斯的明的毒蕈碱样反应。

(二)鉴别诊断

1.慢性炎性肌肉病

主要包括慢性多发性肌炎，皮肌炎及包涵体肌炎。与重症肌无力一样，可表现为明显的四肢无力，但本病还可有全身反应现象，如肌肉压痛，血清激酶(CK、LDH)明显升高，肌电图提示明显的肌源性受损，但无晨轻暮重现象，神经重复电刺激阴性，血清 AchR 抗体滴度不高，抗胆碱酯酶药物治疗无效等可资区别。

2.兰伯特-伊顿综合征

又称肌无力综合征。该病也是一组自身免疫性疾病，主要表现为：以下肢近端肌无力为主，活动后即疲劳，但短暂用力收缩后肌力反而增强，而持续收缩后又呈疲劳状态。脑神经支配的肌肉很少受累。男性患者多见，约 2/3 患者伴发癌肿。新斯的明实验可阳性，但不如重症肌无力典型。血清 AchR 抗体阴性。以上这些特征可与重症肌无力鉴别。

3.肉毒杆菌中毒

肉毒杆菌的毒素作用于突触前膜，导致神经-肌肉接头的传递功能障碍，出现骨骼肌瘫痪，此类患者通过询问病史可以发现肉毒杆菌中毒的流行病学史，突然发病，伴有相关中毒症状可以鉴别。

【中医病因病机】

本病发病多与下列因素有关。

1.感受温毒

温热毒邪内侵，或病后余邪未尽，余热不解，或温病高热持续不退，皆令内热燔灼，伤津耗气，肺热叶焦，津伤失布，不能润泽五脏，五体失养而痿弱不用。

2.湿热浸淫

久处湿地或涉水冒雨，感受外来湿邪，湿热浸淫经脉，营卫运行受阻，或郁遏生热，或痰热内停，蕴湿积热，导致湿热相蒸，久则浸淫筋脉，气血运行不畅，致筋脉失于滋养而成痿。正如《素问·痿论》所言："有渐于湿，以水为事，若有所留，居处潮湿，肌肉濡渍，痹而不仁，发为肉痿。"

3.饮食、毒物所伤

脾胃为后天之本，素体脾胃虚弱或饮食不节，劳倦思虑过度，或久病致虚，中气受损，脾胃受纳、运化、输布水谷精微的功能失常，气血津液生化之源不足，无以濡养五脏，以致筋骨肌肉失养；脾胃虚弱，不能运化水湿，聚湿成痰，痰湿内停，客于经脉；或饮食不节，过食肥甘，嗜酒辛辣，损伤脾胃，运化失职，湿热内生，均可致痿。此外，服用或接触毒性药物，损伤气血经脉，经气运行不利，脉道失畅，亦可致痿。

4.久病房劳

先天不足，或久病体虚，或房劳太过，耗伤阴精，肾水亏虚，筋脉失于灌溉濡养，伤及肝肾，精损难复。

5.跌仆瘀阻

跌打损伤，瘀血阻络，新血不生，经气运行不利，脑失神明之用，发为痿证；或产后恶露未尽，瘀血流注于腰膝，以致气血瘀阻不畅，脉道不利，四肢失其濡润滋养。

痿证病变部位在筋脉肌肉，但根本在于五脏虚损。肺主皮毛，脾主肌肉，肝主筋，肾主骨，心主血脉，五脏病变，皆能致痿，且脏腑间常相互影响。上述各种致病因素，耗伤五脏精气，致使精血津液亏损。而五脏受损，功能失调，生化乏源，又加重了精血津液的不足，筋脉肌肉因之失养而弛纵，不能束骨而利关节，以致肌肉软弱无力，消瘦枯萎，发为痿证。

一般而言，本病以热证、虚证为多，虚实夹杂者亦不少见。外感温邪、湿热所致者，病初阴津耗伤不甚，邪热偏重，故属实证；但久延肺胃津伤，肝肾阴血耗损，则由实转虚，或虚实夹杂。内伤致病，脾胃虚弱，肝肾亏损，病久不已，气血阴精亏耗，则以虚证为主，但可夹湿、夹热、夹痰、夹瘀，表现为本虚标实之候。故临床常呈现因实致虚、因虚致实和虚实错杂的复杂病机。

痿证病变累及五脏，且常常相互传变。如肺热叶焦，精津失其宣布，久则五脏失濡而致痿；热邪内盛，肾水下亏，水不制火，则火灼肺金，又可加重肺热津伤；湿热亦能下注于肾，伤及肾阴；温热毒邪，灼伤阴津，或湿热久稽，化热伤津，易致阴津耗损；脾胃虚弱，运化无力，又可津停成痰，痹阻经脉；肝肾阴虚，虚火内炽，灼伤津液，而致津亏血瘀，脉络失畅，致使病程缠绵难愈。

久痿虚极，脾肾精气虚败，病情危笃。足少阴脉贯行舌根，足太阴脉上行夹咽，散于舌下。脾肾精气虚损，则舌体失去支持，脾气虚损，无力升清，肾气虚衰，宗气不足，可见舌体瘫软、呼吸和吞咽困难等凶险之候。

【中医诊断及病证鉴别】

本病部分患者发病前有感冒、腹泻病史，有的患者有神经毒性药物接触史或家族遗传史。

临床表现为患者肢体筋脉弛缓不收，下肢或上肢，一侧或双侧，软弱无力，甚则瘫痪，部分患者伴有肌肉萎缩。由于肌肉痿软无力，可有睑废、声嘶低喑、抬头无力等症状，甚则影响呼吸、吞咽功能。痿证初起，若见发热，咳嗽，咽痛，或热病后出现肢体软弱不用，病位多在肺；若见四肢痿软，食少便溏，下肢浮肿，腹胀纳呆，病位多在脾胃；若以下肢痿软无力明显，不能久站，腰脊酸软，头晕耳鸣，遗精阳痿，月经不调，咽干目眩，病位多在肝肾。痿证多以本虚为主，或本虚标实。因感受温热邪毒或湿热浸淫，发病急，病程短者，多为实证。内伤积损，久病不愈，多为虚证，但因夹杂湿热、痰浊、瘀血，可虚中有实，或虚实夹杂。

病证鉴别

1. 偏枯

偏枯亦称半身不遂，久则患肢肌肉枯瘦，病见一侧上下肢偏废不用，常伴有语言謇涩、口眼歪斜。其瘫痪是由于中风而致，两者临床不难鉴别。

2. 痹证

痹证后期，由于肢体关节疼痛，不能运动，肢体长期废用，亦有类似痿证之瘦削枯萎。但痿证肢体关节一般不痛，痹证则均有疼痛，其病因病机，治法也不相同，可予鉴别。

【治疗】

（一）治疗思路

目前，西医治疗重症肌无力方法虽多，但多数药物疗效不够满意，存在疗效低、副作用多、复发率高等许多问题。故中西医结合已成为目前治疗MG的主要手段。一般主张中药与激素、免疫抑制剂联合应用。在使用激素、免疫抑制剂的同时，配合中药分阶段辨证治疗，可减轻激素、免疫抑制剂的副作用，保证激素、免疫抑制剂的治疗疗程完成；在激素撤减阶段，或使用激素后仍然反复发作，或激素无效、激素依赖的患者，或不符合激素及免疫抑制剂应用指征者，中药的治疗应作为主要治疗手段。

（二）西医治疗

1. 胆碱酯酶抑制剂

主要是改善症状。常用新斯的明、溴吡斯的明、溴化新斯的明。溴吡斯的明最常用，成人每次60~120mg，每日3~4次，可在进餐前30分钟服用。其毒蕈碱样副作用表现为腹痛、腹泻、恶心、呕吐、流涎、支气管分泌物增多、流泪、瞳孔缩小和出汗等，预先给予阿托品0.4mg可缓解其毒蕈碱症状，但阿托品过量可引起精神症状。

2.病因治疗

(1)糖皮质激素:通常对所有年龄的中至重度 MG 患者,特别是 40 岁以上的成人有效,不论其是否做过胸腺切除,均可应用,且较安全,常同时合用抗胆碱酯酶药。目前采用的治疗方法有三种:①大剂量递减隔日疗法:隔日服泼尼松 60~80mg/d 开始,症状改善多在 1 个月内出现,常于数月后疗效达到高峰,此时可逐渐减少剂量,直至隔日服 20~40mg/d 的维持量,维持量的选择标准是不引起症状恶化的最少剂量;②小剂量递增隔日疗法:隔日服泼尼松 20mg/d 开始,每周递增 10mg 直至隔日服 70~80mg/d 或取得明显疗效为止;该法病情改善速度减慢,最大疗效常见于用药后 5 个月;使病情加重的几率较少,但病情恶化的日期可能推迟,使医生和患者的警惕性削弱,故较推崇大剂量隔日疗法;③大剂量冲击疗法:大剂量冲击疗法用于不能缓解或反复发生危象的病例,可试用甲泼尼龙 1000mg/d,连用 3~5 天的冲击疗法。1 个疗程常不能取得满意效果,隔 2 周再重复 1 个疗程,可治疗 2~3 个疗程。用药剂量、间隔时间及疗程次数等均应根据患者的具体情况作个体化处理。应注意皮质类固醇副作用如库欣综合征、高血压、糖尿病、白内障、骨质疏松、股骨头无菌性坏死、精神症状、胃溃疡等。可与 H2 受体拮抗剂如雷尼替丁等合用。预防骨质疏松和股骨头无菌性坏死可给予维生素 D 和钙剂。

(2)免疫抑制剂:激素治疗半年内无改善,应考虑选用硫唑嘌呤。每次口服 50~100mg,每日 1 次,可长期应用,也可用环磷酰胺。需注意其骨髓抑制及感染易感性,应定期检查血象,还应注意肝、肾功能的变化。

(3)血浆置换:通过正常人血浆或血浆代用品置换患者血浆,以清除血浆中的 AchR 抗体及免疫复合物。该治疗起效快,近期疗效好,但不持久。疗效维持 1 周至 2 个月,之后随抗体水平逐渐增高而症状复现。血浆交换量平均每次 2L,每周 1~2 次,连用 3~8 次,适用于肌无力危象和难治性重症肌无力。如与糖皮质激素等合用,取长补短,可获长期缓解。对于老人由于有血流动力学不稳定,低血压休克和血管通路难以保持而受到限制。

(4)免疫球蛋白:外源性免疫球蛋白可使 AchR 抗体的结合功能紊乱而干扰免疫反应,达到治疗效果。具体用法为每次静脉滴注免疫球蛋白,0.4mg/(kg·d),3~5 日为 1 个疗程可每月重复 1 个疗程。该法较血浆置换简单易行,2 种疗法在病情加重时都可使用。其副作用轻微,发生率为 3%~12%,表现为发热、皮疹、偶有头痛,对症处理可减轻。

(5)胸腺治疗:主要用于伴有胸腺瘤、胸腺增生、药物治疗困难者,但对于 18 岁以下,既没有肿瘤也无严重增生,且病情不严重者,不采用此治疗。70% 的患者胸腺治疗后症状缓解或治愈;但部分患者治疗后,效果仍不佳,甚至加重,因此,还仍须应用药物治疗。胸腺治疗包括胸腺切除和胸腺放射治疗,前者适用于大多数患者,后者主要用于少数不能进行手术或术后复发者。

3.危象的处理

一旦发生危象,出现吞咽和呼吸肌的进行性无力,以至不能排除分泌物和维持足够的换气功能的严重呼吸困难状态,应立即气管切开,用人工呼吸器辅助呼吸,并依不同类型的危象采用不同处理方法。

(1)肌无力危象:最常见,约 1% MG 患者出现,常因抗胆碱酯酶药量不足引起,注射依酚氯铵后症状减轻可证实。有构音障碍、吞咽困难和呼吸肌无力的患者有可能出现肌无力危象,可能由于这些患者易吸入口腔分泌物;危象也常发生在肺部感染或大手术(包括胸腺切除术)后的患者。气管插管和正压呼吸开始后应停用胆碱能药物,避免刺激呼吸道分泌物增加。维持呼吸功能、预防及控制感染直到患者从危象中自然康复。无呼吸道并发症者不需用辅助呼吸。

(2)胆碱能危象:抗胆碱酯酶药过量所致。患者肌无力加重,出现肌束震颤及毒蕈碱样反应。静脉注射依酚氯铵2mg,如症状加重则立即停用抗胆碱酯酶药物,待药物排出后应重新调整剂量,或改用其他疗法。

在危象的处理过程中应保证气管切开护理的无菌操作、雾化吸入、及时吸痰。保持呼吸道通畅,防止肺不张、肺部感染等并发症是抢救成功的关键。

(三)中医治疗

辨证论治

1.肺热津伤

证候:发病急,病起发热,或热后突然出现肢体软弱无力,可较快发生肌肉瘦削,皮肤干燥,心烦口渴,咳呛少痰,咽干不利,小便黄赤或热痛,大便干结,舌质红,苔黄,脉细数。

治法:清热润燥,养阴生津。

方药:清燥救肺汤加减。

药用桑叶、石膏、杏仁、甘草、麦冬、人参、阿胶、炒胡麻仁、炙枇杷叶等。若身热未退,高热,口渴有汗,可重用生石膏,加银花、连翘、知母以清气分之热,解毒祛邪;咳嗽痰多加瓜蒌、桑白皮、川贝母宣肺清热化痰;咳呛少痰,咽喉干燥,加桑白皮、天花粉、芦根以润肺清热。若身热已退,兼见食欲减退,口干咽干较甚,此胃阴亦伤,宜用益胃汤加石斛、薏苡仁、山药、麦芽。

2.湿热浸淫

证候:起病较缓,逐渐出现肢体困重,痿软无力,尤以下肢或两足痿弱为甚,兼见微肿,手足麻木,扪及微热,喜凉恶热,或有发热,胸脘痞闷,小便黄赤、热痛,舌质红,舌苔黄腻,脉濡数或滑数。

治法:清热利湿,通利经脉。

方药:加味二妙散加减。

药用黄柏、当归、苍术、牛膝、防己、萆薢、龟板等。若湿邪偏盛,胸脘痞闷,肢重且肿,加厚朴、茯苓、枳壳、陈皮以理气化湿;夏令季节加藿香、佩兰芳香化浊,健脾祛湿;热邪偏盛,身热肢重,小便赤涩热痛,加忍冬藤、连翘、蒲公英、赤小豆清热解毒利湿;湿热伤阴,兼见两足心发热,心烦口干,舌质红,苔中剥,脉细数,可去苍术,重用龟板,加元参、山药、生地;若病史较久,兼有瘀血阻滞者,肌肉顽痹不仁,关节活动不利或有痛感,舌质紫黯,脉涩,加丹参、鸡血藤、赤芍、当归、桃仁。

3.脾胃虚弱

证候:起病缓慢,肢体软弱无力逐渐加重,神疲肢倦,肌肉萎缩,少气懒言,纳呆便溏,面色㿠白或萎黄无华,面浮,舌淡,苔薄白,脉细弱。

治法:补中益气,健脾升清。

方药:参苓白术散合补中益气汤加减。

药用人参、白术、茯苓、山药、莲肉、扁豆、砂仁、薏苡仁、桔梗、陈皮、甘草等。脾胃虚者,易兼夹食积不运,当健脾助运,导其食滞,酌佐麦芽、山楂、神曲;气血虚甚者重用黄芪、人参,加阿胶;气血不足兼有血瘀,唇舌紫黯,脉兼涩象者,如丹参、川芎、川牛膝;肥人痰多或脾虚湿盛,可用二陈汤或六君汤加减。

4.肝肾亏损

证候:起病缓慢,渐见肢体痿软无力,下肢尤甚,腰膝酸软,不能久立,甚至步履全废,腿胫大肉渐脱,或伴有眩晕耳鸣,舌咽干燥,遗精或遗尿,或妇女月经不调,舌红少苔,脉细。

治法:补益肝肾,滋阴清热。

方药:虎潜丸加减。

药用龟板、黄柏、知母、熟地黄、白芍药、锁阳、陈皮、干姜等。若病久阴损及阳,阴阳两虚,兼有神疲,怯寒怕冷,阳痿早泄,尿频而清,妇女月经不调,脉沉细无力,不可过用寒凉以伐生气,去黄柏、知母,加仙灵脾、鹿角霜、紫河车、附子、肉桂,或服用鹿角胶丸、加味四斤丸;若症见面色无华或萎黄,头昏心悸,加黄芪、党参、首乌、龙眼肉、当归以补气养血;腰脊酸软加续断、补骨脂、狗脊补肾壮腰;热甚者,可去锁阳、干姜,或服用六味地黄丸加牛骨髓、鹿角胶、枸杞子滋阴补肾,以去虚火;阳虚畏寒,脉沉弱,加右归丸加减。

5.脉络瘀阻

证候:久病体虚,四肢痿弱,肌肉瘦削,手足麻木不适,四肢青筋显露,舌痿不能伸缩,舌质暗淡或有瘀点、瘀斑,脉细涩。

治法:益气养营,活血行瘀。

方药:圣愈汤合补阳还五汤加减。

药用人参、黄芪、当归、白芍药、熟地黄、川芎、桃仁、地龙、赤芍、红花等。若手足麻木,舌苔厚腻者,加橘络、木瓜;下肢痿软无力加杜仲、锁阳、桑寄生;若见肌肤甲错,形体消瘦,手足痿弱,为瘀血久留,可用圣愈汤送服大黄䗪虫丸,补虚活血。

(王　强)

第四节　帕金森病

帕金森综合征:由多种病因导致的以震颤、肌强直、运动迟缓为特征的综合征。

帕金森病(PD)又称震颤麻痹,是由中脑黑质多巴胺能神经元退行性变而引起的一种进行性的中枢神经系统疾病,好发于60岁以上的老年人。

【诊断要点】

1.运动迟缓。

2.肌强直。

3.静止性震颤。

4.姿势不稳。

5.病程呈进行性。

6.对左旋多巴的治疗反应良好。

【治疗原则】

综合治疗:药物治疗、康复治疗、心理治疗、手术治疗等。其中药物治疗是首选且是主要的治疗手段。药物治疗目标是延缓疾病进展、控制症状,改善生活质量,同时尽量避免和减少药物副作用和并发症的发生;从小剂量开始用药,逐渐缓慢增加用药剂量,应以"最小剂量达到满意效果"为原则;药物选择不仅要考虑病情特点,而且要考虑患者的年龄、就业情况、经济承受能力等因素。

1.保护性治疗

一旦诊断帕金森病就应及早进行保护性治疗,但目前疗效尚不确定;作为保护性治疗的药物主要是单胺氧化酶B型(MAO-B)抑制药:司来吉兰;多巴胺受体激动药和辅酶Q_{10}也可能有神经保护作用;辅酶Q_{10}还能延缓运动功能的恶化。

2.症状性治疗

若疾病影响患者的日常生活和工作能力,则应开始症状性治疗。

老年前(<65岁)患者,且不伴智能减退,可选用:①多巴胺受体激动药。②司来吉兰。③金刚烷胺和(或)抗胆碱能药:适用于震颤或强直明显的患者。④复方左旋多巴:一般在①②③方案治疗效果不佳时加用。但在某些患者,如果出现认知功能减退,或因特殊工作之需,需要显著改善运动症状,复方左旋多巴也可作为首选。⑤复方左旋多巴+儿茶酚-氧位-甲基转移酶(COMT)抑制药。

老年(≥65岁)患者,或伴智能减退:首选复方左旋多巴,必要时可加用多巴胺受体激动药、MAO-B抑制药或COMT抑制药。抗胆碱能药(苯海索)和金刚烷胺(在70岁以上患者)尽可能不用,尤其老年男性患者,除非有严重震颤,并明显影响患者的日常生活能力。

3.对可能合并的抑郁、精神症状、便秘等采取相应的对症治疗措施。

【西药治疗】

1.抗胆碱能药物

有助于维持纹状体内的神经递质平衡,主要用于早期轻症患者,对震颤效果较好,但对肌强直和运动迟缓效果差。常用药物苯海索主要不良反应有口干,视物模糊,便秘,排尿困难,严重者有幻觉、妄想。长期应用可能影响认知功能,因此70岁以上老年人慎用。适用于震颤或强直明显的患者。

2.金刚烷胺

主要用于早期患者。对少动、强直症状疗效比对震颤好。主要不良反应包括嗜睡、幻觉、谵妄和焦虑等,与抗胆碱能药物合用时易出现。长期服用可有下肢网状青斑或踝部水肿等。适用于震颤或强直明显的患者。

3.多巴胺受体激动药

可以作为帕金森病的首选单药治疗或用于左旋多巴治疗疗效减退或出现长期运动并发症时的添加治疗。常用药物:普拉克索,吡贝地尔缓释片。多巴胺受体激动药的主要不良反应为胃肠道反应如呕吐、腹泻,直立性低血压,精神症状等。

4.单胺氧化酶2B抑制药

主要用于帕金森病的早期单药或合并治疗,可能具有神经元保护作用。常用药物司来吉兰。主要不良反应有口干、食欲缺乏、直立性低血压等。

5.多巴胺替代疗法

在上述方案治疗效果不佳时加用。但在某些患者,如果出现认知功能减退,或因特殊工作之需,需要显著改善运动症状,复方左旋多巴也可作为首选。一般采用左旋多巴加脱羧酶抑制药的复方制剂,目前常用的有左旋多巴/苄丝肼(左旋多巴200mg,苄丝肼50mg)和卡比多巴/左旋多巴控释剂(左旋多巴200mg和卡比多巴50mg)。左旋多巴/苄丝肼适用于各种类型和阶段的帕金森病患者,卡比多巴/左旋多巴控释剂适用于帕金森病伴有症状波动的患者。左旋多巴类药物的主要短期不良反应包括恶心、呕吐、腹部不适,直立性低血压,幻觉、妄想等。长期服用左旋多巴制剂可引起症状波动和异动症等,称为左旋多巴长期治疗综合征。

6.复方左旋多巴+儿茶酚胺-氧位-甲基转移酶抑制药

用于左旋多巴治疗疗效减退,出现运动波动的患者。主要药物恩他卡朋,随每剂左旋多巴服用。

7.其他药物

辅酶Q_{10}被认为是一种神经保护剂可用于临床治疗,司来吉兰、普抗克索也具有神经保护作用。此外,苯海拉明、氯苯那敏也可获一定疗效。

【中医分证论治】

中医学认为，颤震是以头身肢体不自主的摇动颤抖甚则不能持物为主要临床表现的一种病证。亦称"颤振""颤掉"。

1. 阴虚风动证

证候：头摇肢颤，不能自止，肢体拘急强直，腰膝酸软，耳鸣，头晕脑胀，口干舌燥，或面红，急躁易怒，或项强不舒，舌质红，少苔或黄，脉弦。

治法：滋补肝肾，平肝息风。

方药：六味地黄汤，风阳上扰合天麻钩藤饮，阴虚合大定风珠。

中成药：天麻钩藤颗粒，天王补心丸。

2. 阳虚风动证

证候：头摇肢颤，筋脉拘挛，畏寒肢冷，四肢麻木，心悸懒言，动则气短，自汗，小便清长或自遗，大便溏，舌淡苔薄白，脉沉细无力。

治法：补肾助阳，温煦筋脉。

方药：地黄饮子加减。

中成药：天麻祛风补片，金匮肾气丸，活力苏口服液，川黄口服液。

3. 气血亏虚证

证候：眩晕，心悸而烦，动则气短懒言，头摇肢颤，纳呆，乏力，畏寒肢冷，汗出，溲便失常，舌体胖大，苔薄白滑，脉沉濡无力或沉细。

治法：益气养血，息风止颤。

方药：归脾汤合天麻钩藤饮。

中成药：归脾丸，八珍颗粒，当归补血口服液，活力苏口服液。

4. 痰热动风证

证候：头晕目眩，头摇，肢体震颤，手不能持物，甚至四肢不知痛痒，胸闷泛恶，甚则呕吐痰涎，咳嗽，痰涎如缕如丝，吹拂不断，舌体胖大有齿痕，舌质红，苔厚腻或白或黄，脉沉滑或沉濡。

治法：豁痰息风。

方药：导痰汤。

中成药：全天麻胶囊，消眩止晕片，眩晕宁片，醒脑再造胶囊。

【中医临床要点】

首辨标本：以病象而言，头摇肢颤为标，脑髓与肝脾肾脏受损为本。从病因病机而言，精气血亏虚为病之本，内风痰热为标。次辨虚实：本病为本虚标实之病，即机体脏气虚损属正虚，痰热动风属邪实。

本病治疗当以扶正祛邪，标本兼顾为主要原则，常采用填精补髓、益肾调肝、补气养血以扶正，息风止痰、清化痰热以祛邪。

（王 强）

第五节 多发性硬化

多发性硬化（MS）是中枢神经系统的一种炎性脱髓鞘性疾病，主要是细胞免疫介导的免疫性疾病。主要临床特征为反复发作缓解的脑、脊髓和(或)视神经受损。

【诊断要点】

1.MS 诊断的要点在于其病灶具有如下 3 个特点：时间的多发性；空间的多发性；排除其他可能。

2.MS 的诊断必须以患者的病史，症状和体征为基础；当临床证据尚不足以作出诊断时，应寻找其他亚临床的证据，如 MRI、诱发电位、脑脊液检查等。

【治疗原则】

1.非药物治疗

(1)患者教育，包括和患者讨论社会心理、职业、教育等问题。

(2)给予康复治疗，减轻神经功能障碍。

2.药物治疗

(1)急性期：MS 急性期的治疗首选方案为大剂量甲泼尼龙冲击治疗，对严重的顽固性发作(对激素反应差)可用 IVIg 或血浆交换。

(2)缓解期：没有任何一种药物可保持稳定的缓解、阻止病情的进展或缓解永久性功能障碍。治疗目的是抑制炎症性脱髓鞘病变的进展，防止急性期病变及缓解期复发。开始治疗前应向患者讲解治疗的利弊。

①干扰素-β。

②那他珠单抗。

③免疫抑制药：硫唑嘌呤、环磷酰胺。

④静脉输注免疫球蛋白。

【西药治疗】

1.糖皮质激素

激素治疗的原则为大剂量，短疗程，不主张小剂量长时间应用激素。静脉-口服序贯给药。适用于 MS 的糖皮质激素为甲泼尼龙。

2.血浆置换

包括淋巴细胞清除、特异性淋巴细胞去除、免疫活性物质去除等。疗效不肯定，一般不作为急性期的首选治疗，用于严重的顽固性发作(对激素反应差)。

3.静脉注射大剂量免疫球蛋白

从目前的资料看，IVIg 的总体疗效仍不明确，仅作为一种可选择的治疗手段。用于严重的顽固性发作(对激素反应差)。

4.干扰素-β

用于治疗 MS 的干扰素有干扰素-$β_{1a}$ 和干扰素-$β_{1b}$。干扰素-$β_{1a}$ 是糖基化的重组哺乳动物细胞 CHO 产物，与天然干扰素的氨基酸序列完全相同。干扰素-β 对 MS 的早期治疗主要针对隐匿的病理状态，这种状态在临床上可能尚未表现出来，但在 MRI 上已经可以看到明显的病理进展，早期干扰素-β 治疗可减缓或阻止这种进展。最近的临床研究证实，干扰素-β 治疗后脑萎缩进程明显减慢。近期的广泛研究显示，干扰素治疗 MS 是通过其免疫调节的作用，这种免疫调节作用通过多重机制实现，其中包括对细胞因子的调节、抑制细胞迁移进入脑内、抑制 T 细胞的活化、抑制其他炎性 T 细胞等。

5.环磷酰胺(CTX)和硫唑嘌呤

目前缺乏足够的临床证据证实其对 MS 有效。

6.对症治疗药物

(1)疼痛:可用卡马西平、地西泮类药等。对比较剧烈的三叉神经痛、神经根性疼痛,还可应用加巴喷丁等其他抗癫药物。

(2)精神症状:可按精神疾病治疗,特别有严重抑郁者应预防自杀,并选择氟西汀、盐酸帕罗西汀等抗抑郁药物疗。

(3)疲劳症状:疲劳是 MS 患者较明显的症状,金刚烷胺每次 0.1g,每日 3 次,可供推荐。

【中医分证论治】

多发性硬化病灶多发,临床表现多样。其中以肢体瘫痪或无力为主者,归属于中医学中"痿症";以视力下降,复视或失明为主者,可归属于"视瞻昏渺""青盲";以眩晕为主者,可归属于"眩晕";以吞咽困难,构音障碍,步态不稳为主者,可归属于"喑痱""风痱"的范畴。

(王　强)

第六节　周围神经疾病

一、特发性面神经麻痹

面神经麻痹,又称 Bell 麻痹是因茎乳孔内的面神经非特异性炎症所致的周围性面神经麻痹,其病因不清。

【诊断要点】

本病发病年龄以 20～40 岁居多,男多于女,一般单侧,偶为双侧,面瘫往往突如其来,起病前常有受凉、受潮、吹冷风史或有情绪激动,或有上呼吸道感染史,根据起病形式和临床特点,诊断多无困难。

但需与下述疾病鉴别:中枢性面瘫;其他原因引起的周围性面瘫:如急性感染性多发性神经根神经炎、脑桥损害、小脑桥脑角损害、面神经管邻近的结构病变、茎乳孔以外的病变等。

【治疗原则】

促使局部炎症、水肿及早消退,促使面神经功能的恢复。增强体质,寒冷季节注意颜面及耳后部位保暖、避免头朝风口窗隙久坐或睡眠,以防发病或复发。

【西药治疗】

1.早期口服类固醇激素,很可能有效改善面肌功能;一般使用泼尼松,每日 50～60mg,连续 5～6d,然后逐渐减量,每天递减 5～10mg,5～6d 减药完毕而停药。

2.疑有病毒感染所致者,早期阿昔洛韦与泼尼松联合用药。阿昔洛韦,每次 0.2g,每日 3 次,连续 7～10d。

3.神经营养代谢药物:维生素 B_1,维生素 B_{12},胞二磷胆碱,辅酶 Q 等。

4.血管扩张药。

【中医分证论治】

面神经麻痹(面神经炎)归属于中医学中的"口僻""面瘫""口眼㖞斜""吊线风"等范畴。

1. 风寒袭络

证候：突然口眼㖞斜，眼睑闭合不全，可伴有恶风寒，发热，肢体拘谨，肌肉关节疼痛等兼症，舌质淡红，苔薄白，脉浮紧。

治法：疏风散寒，温经通络。

方药：牵正散加味

2. 风热袭络

证候：突然口眼㖞斜，眼睑闭合不全，伴恶风，口咽干燥，口苦，肌肉关节酸痛，耳下有压痛等兼症，舌边尖微红，舌薄黄，脉浮数或弦数。

治法：祛风清热，活血通络。

方药：牵正散合银翘散加减

3. 风痰袭络

证候：突然口眼㖞斜，眼睑闭合不全，口角流涎，常伴有颜面部麻木作胀，头重如裹，胸脘满闷，呕吐痰涎，舌苔白腻或滑，脉弦或滑。

治法：疏风化痰通络。

方药：牵正散合二陈汤加减

中成药：大洛络胶囊。

4. 经虚络滞

证候：口眼㖞斜，眼睑闭合不全，病久迁移不愈，面部拘紧或时有抽动，舌黯淡，苔薄白，脉细涩或细弱。

治法：益气养血，搜风通络。

方药：补阳还五汤加减。

中成药：脑心通胶囊、通心络胶囊，七十味珍珠丸，龙生蛭胶囊。

【中医临床要点】

一般初期以疏散风邪，活血通络为主，后期应标本兼顾，益气养血活血为主。该病在治疗中，配合针灸治疗，往往能取得较好疗效。

二、急性炎性脱髓鞘性多发性神经病

急性炎症性脱髓鞘性多发性神经病（AIDP）是以周围神经和神经根的脱髓鞘及小血管周围淋巴细胞及巨噬细胞浸润的炎性反应为病理特点的自身免疫病。又称吉兰-巴雷综合征（GBS）。

【诊断要点】

1. 根据病前 1～4 周有感染史。
2. 急性或亚急性起病，四肢对称性弛缓性瘫，可有感觉异常、末梢型感觉障碍、脑神经受累。
3. 常有脑脊液蛋白细胞分离。
4. 早期 F 波或 H 反射延迟、神经传导速度减慢、运动末端潜伏期延长及 CMAP 波幅下降等电生理改变。

【治疗原则】

急性期患者，无禁忌者，静脉注射大剂量人免疫球蛋白是有效的手段。加强护理，预防并发症，当呼吸肌受累出现呼吸困难时，应行气管插管或气管切开，及早使用呼吸机辅助呼吸。早期进行肢体康复防止挛缩。

【西药治疗】

1.静脉注射免疫球蛋白：急性期患者，无免疫球蛋白过敏或先天性 IgA 缺乏等禁忌者，静脉注射大剂量人免疫球蛋白，是治疗 GBS 有效的手段。成年人按体重一日 0.4g/kg 计算，连续 3～5d。

2.血浆置换：每次置换血浆量按 40ml/kg 体重或 1～1.5 倍血浆容量计算，根据病情程度决定血浆置换的频率和次数。通常采用每日 1 次或隔日 1 次，连续 3～5 次。禁忌证是严重感染、严重心律失常、心功能不全及凝血系统疾病。

3.皮质类固醇：皮质激素治疗 GBS 的疗效不确定，因此，AIDP 患者不宜首先推荐应用。急性期无糖皮质激素禁忌者，可试用地塞米松 1 次 10～15mg 或甲泼尼龙 500～1000mg 静脉滴注，1 日 1 次，连续 5d 后逐减剂量，以后改为泼尼松口服一次 30～50mg，隔日服用。视病情逐渐减量，疗程在 1 个月左右。需要注意的是：大剂量激素对本病的疗效有待证实。

4.急性期还可应用足量 B 族维生素、辅酶 A、三磷腺苷等。

【中医分证论治】

根据 GBS 的临床表现，可归属于中医学中的"痿证"范畴。

三、慢性炎症性脱髓鞘性多发性神经病

慢性炎症性脱髓鞘性多发性神经病（CIDP），为慢性进行性、脱髓鞘性感觉运动性周围神经病，常累及四肢，对激素治疗敏感。

【诊断要点】

主要根据病情缓慢进展，或缓解、复发历时 6 个月以上，多发性周围神经病，脑脊液检查提示蛋白细胞分离现象，电生理检查见神经传导速度减慢，对激素治疗效果明显等。有时需神经活检确诊。

【治疗原则】

通过一般治疗、病因治疗、对症治疗及康复治疗缓解症状及促进神经功能恢复。

【西药治疗】

1.皮质类固醇激素。

2.血浆置换。

3.静脉注射免疫球蛋白。

4.免疫抑制药。

四、多发性神经病

多发性神经病也称末梢神经炎或多发性神经炎。多发性神经病是由各种原因所致的周围神经病。

【诊断要点】

1.根据病史和起病的特点。

2.周围神经病的典型临床表现。

3.肌电图和神经传导速度测定结果。

4.腓肠神经活检等。

5.病因诊断：周围神经病的病因诊断非常重要，是进行治疗的主要依据。

【治疗原则】

通过一般治疗、病因治疗、对症治疗及康复治疗缓解症状，减轻与预防神经病变的进展与恶化，促进神经功能恢复。

【西药治疗】

1.病因治疗

(1)中毒性周围神经病：应采取措施停止毒物继续进入体内，并加速排除和应用可能的解毒剂。砷中毒可用二巯基丙醇。铅中毒可用二巯丁二酸钠。

(2)急性感染性脱髓鞘性多发性神经病(GBS)：可进行血浆置换，免疫球蛋白静脉滴注以及应用皮质类固醇激素等。

(3)营养缺乏和代谢障碍应补充各种维生素类以及对原发病如糖尿病和尿毒症等进行治疗。已有严重神经病变的糖尿病患者应采用胰岛素治疗。

2.神经营养和抗氧化剂

联合使用以下药物有助于纠正神经病变的多种病理生理异常，改善症状和体征。

(1)神经修复药物：如甲钴胺和复方维生素B。

(2)抗氧化剂：常用药物有α-硫辛酸、维生素E、维生素C。

(3)醛糖还原酶抑制药：依帕司他。

(4)神经营养药物：如神经生长因子，神经节苷脂。

3.改善神经微循环的药物

(1)己酮可可碱。

(2)前列地尔。

(3)西洛他唑。

(4)其他药物：钙拮抗药、山莨菪碱等。

4.对症治疗药物

(1)镇痛药：可用双氯芬酸、对乙酰氨基酚、布洛芬等或阿片类镇痛药。

(2)抗惊厥药：作为二线药物使用。可用卡马西平、奥卡西平、丙戊酸盐、加巴喷丁。

(3)抗抑郁药：作为二线药物使用。可用三环类抗抑郁药、去甲肾上腺素再摄取抑制药、选择性5-羟色胺再摄取抑制药。

(4)其他药物：如牛痘疫苗致炎兔皮提取物注射液。

【中医分证论治】

根据其主要临床表现和特征，本病归属于中医学中"痿证""痹证""麻木"等范畴。"痿症"见相关章节，下面简述麻木分证论治：

麻木多因外受风寒湿热诸邪或内生痰瘀之邪，或气血阴阳亏虚，导致气血运行不畅，皮肉筋脉不能充养引起局部或周身肌肤发麻有如虫行、甚至全然不知痛痒的一类疾患。

麻木既可以是一个独立的病证，又常为继发于其他疾病的主要症状，成为该病某阶段的主要表现。

1.风寒湿邪，痹阻经络

证候：肢体麻木、重着、酸楚，或腰脊如板，活动不灵，或下肢自臀而下时作麻痹，状如触电，常与痹证共存，随阴天雨湿而症状加重，可先见疼痛，继以麻木为主症；病久入深者，则关节不利，麻木不仁，局部喜温恶寒,伴有手足凉,腰膝冷痛,肢体困重酸楚,苔薄白或白腻,舌质淡,脉多浮缓、弦滑或沉迟、濡缓。

治法:祛风除湿,散寒通络。

方药:蠲痹汤加减。

中成药:小活络丸,大活络胶囊

2.营卫失调,风邪入络

证候:突然发病,手足麻木,多浅在肌表,或口眼㖞斜,半侧颜面麻木不仁,甚流涎,平素多恶风自汗,易伤风感冒,舌淡,脉浮。

治法:调和营卫,祛风通络。

方药:桂枝汤与大秦艽汤加减。

中成药:桂枝合剂。

3.湿热阻滞

证候:麻木以下肢或两脚为主,重则手麻不能持物、足麻不能履地,自觉麻木沉重,伴疼痛或有灼热感,扪之肌肤热甚,得冷稍舒,甚则爱踏凉地而缓解,每于热天或雨天或患处近热后诸症状加重,口渴饮水不多,口苦烦热,兼见头身困重,身热不扬,脘闷,舌质红,苔黄腻,脉弦数、濡数或细数。

治法:清热利湿,舒筋活络。

方药:加味二妙散加减。

中成药:四妙丸。

4.气滞血瘀

证候:肢体麻木不仁,重按之则稍减,部位固定不移,夜间更甚,肌肤甲错,或僵硬,甚则不用,肤色紫黯,或不知痛痒,口唇青紫面色黧黑,舌质黯,或瘀点瘀斑,脉细涩、沉涩,或弦涩,或结、代。

治法:活血化瘀,行气通经。

方药:补阳还五汤加减。

中成药:灯盏生脉胶囊,逐瘀通脉胶囊,七十味珍珠丸,通塞脉片,龙生蛭胶囊。

5.痰瘀阻滞

证候:麻木日久,麻木处固定不移,尤以入夜加重,患处可有郁胀,按之稍舒,甚者针之不痛,掐之不觉,肌肤粗糙,头晕肢沉闷痛,口干时渴,舌质黯、紫或有瘀斑,舌下脉络增粗成团,舌滑腻,脉沉涩或弦滑。

治法:涤痰逐瘀通络。

方药:双合散加减。

中成药:大活络胶囊,扎冲十三味丸,通络化痰胶囊,七十味珍珠丸。

6.气虚不运

证候:肢体发麻,犹如虫行皮肉之中,四肢不温,受寒、过度疲劳或大病之后上述症状加重,伴面色㿠白,短气乏力懒言,眩晕,倦怠嗜卧,精神萎顿,形寒自汗畏寒,易感冒,动则气短,纳少,便溏,或先干后溏,舌淡或淡黯,舌体胖大,边有齿痕,苔薄白,脉弱。

治法:补气固卫,助运养血。

方药:补中益气汤加减。

中成药:补中益气颗粒,活力苏口服液,川黄口服液。

7.血虚不荣

证候:手足麻木,关节拘急不利,甚则筋惕肉瞤,手足震颤,面白无华或萎黄,口唇眼睑淡白,爪甲不荣,皮肤偏干,头晕目眩,耳鸣心悸,失眠健忘,妇人经血量少,色淡,愆期或经闭,舌嫩红,苔薄白,脉细无力或兼有数象。

治法:养血益精,祛风通络。

方药:四物汤加减。

中成药:八珍颗粒,当归补血口服液,参归养血片。

【中医临床要点】

麻木的发病,多与其他疾病兼见,在临床中可参考其主病的治疗,多做为某些疾病的兼证出现。

(王　强)

第十六章　精神障碍性疾病

第一节　精神分裂症

精神分裂症是一组病因未明的精神病，以基本个性改变，思维、情感、行为的分裂，精神活动与环境的不协调为主要特征。精神分裂症是常见的精神病之一。据全国精神疾病流行病学调查资料显示：人的终身患病率为0.655%，城市高于农村，女多于男性。

精神分裂症无器质性改变，为一种功能性精神病，本病患者一般无意识和智能方面的障碍，但发作时不仅影响本人的劳动能力，且对家庭和社会也有影响。如早期发现尽早给予合理治疗，多数患者预后较为乐观；少数患者由于治疗不及时、不合理，使病情缓慢进展，甚至失去了治疗良机，出现精神衰退，成为精神上的残疾。

一、病因和发病机制

病因未明，可能与下列因素有关。

（一）遗传因素

遗传因素在本病的发病中起着重要作用。国内外有关精神分裂症的家系调查，发现患者近亲中的患病率为一般居民的数倍，且血缘关系越近，患病率越高。研究发现单卵双生子的同病率为双卵双生子的4~6倍。将精神分裂症母亲所生的子女从小寄养在精神健康家庭环境中，成年后精神分裂症和人格障碍仍有较高的患病率，提示遗传因素在本病发病中的主要作用。

（二）神经生化方面的异常

中枢多巴胺（DA）活动过度假说，研究表明精神分裂症患者血清高香草酸增高，推测脑内DA亢进与精神症状有关。抗精神病药物（如氯丙嗪、舒必利和氟哌啶醇）均是通过阻断DA受体发挥治疗作用的。其他还有5-羟色胺（5-HT）假说、脑神经递质紊乱假说。

精神分裂症是个非常复杂的疾病，涉及的范围非常广，上述学说仍处在假说阶段。这些神经递质的变化是因、是果，还是相关因素，仍无最后定论。

（三）脑形态学改变

CT和MRI发现精神分裂症患者出现脑室的扩大和回沟的增宽，轻度的脑萎缩等现象。

（四）子宫内感染与产伤

研究发现母孕期曾患病毒感染者及产科并发症高的新生儿，成年后患本病的比例高于对照组。

(五) 心理社会因素

尽管有越来越多的证据表明生物学因素在精神分裂症的发病中占有重要地位,但环境因素在病因学中仍具有一定的作用,精神分裂症与社会阶层、经济状况有关,临床上发现,多数精神分裂症患者的病前性格多表现为内向、孤僻、敏感多疑,很多患者病前6个月可追溯到相应的生活事件。国内调查发现,精神分裂症发病有精神因素者占40%~80%。当然目前没有证据表明精神因素就是病因,但精神因素对精神分裂症的发生可能起到了诱发作用。

二、临床表现

精神分裂症的临床表现多样,不仅不同的患者症状不一样,就是同一患者,每次患病及同次患病的不同时期表现也不一样。

(一) 早期

大部分患者在无明显诱因下缓慢起病,被发现很多时候独自呆坐、生活较前懒散、注意力不集中、学习成绩下降或与其谈话话题不多,语句简单、内容单调或话语不可理解、有奇怪的行为等异常。部分患者可因躯体有病或精神受刺激等因素诱发,突然出现失眠、兴奋、言语与行为明显异常,少数会出现短暂意识不清并有片断性幻觉妄想或木僵状态。

(二) 发展期

1. 临床表现

此期主要是出现思维障碍、情感障碍、意志行为障碍等明显精神病性的"阳性症状"。

(1) 思维障碍:也称联想过程障碍,思维联想过程缺乏连贯性和逻辑性是本病最具有特征性的症状。病状较轻时,表现为思维散漫,病者讲话或写文章时,每句话文法结构尚通顺,但上下句之间或上下文之间缺乏连贯性,因而整段讲话或文章使人无法理解其中心内容;严重时,出现言语支离破碎、个别语句间缺乏联系、逻辑推理荒谬离奇、联想过程突然中断、大量涌现强制进入的思想、赋予特殊意义的无关的词语的拼凑等思维形式障碍。部分病者还存在被害妄想、夸大妄想、嫉妒妄想等思维内容的障碍。

(2) 情感障碍:情感表现与思维活动、意志行为、周围环境不协调是本症特征。患者表现出对周围事物的情感反应迟钝,对生活、工作和学习的兴趣减退,对亲人、朋友缺乏关心。严重时,对一切都无动于衷,甚至丧失对周围环境的情感联系。

(3) 意志行为障碍:多呈精神运动性抑制表现,即意志活动减退:终日呆坐少动,沉默寡言,孤独退缩,独居一处,与关系密切的也不交往,甚至呈木僵状态。相反,可因幻觉、妄想的影响出现不协调性兴奋,如躁动不安、冲动毁物、自伤、殴人或出现紧张综合征。

(4) 其他症状:幻觉见于50%以上的患者,最常见的是言语性幻听,行为可受幻听的影响,有时可有幻视、幻味、幻嗅,但较少见;以患者全身肌紧张力增高为特征的紧张综合征,包括紧张性木僵及紧张性兴奋,表现为缄默、不动、违拗、被动服从、模仿言语、模仿动作或突然暴发的兴奋行为、动作杂乱、做作。

2. 分型

为了治疗与护理的方便,在精神分裂症的发展期,常把典型表现的患者分为几种类型。

(1) 单纯型:青少年期缓慢起病,病程缓慢,持续进展,一般无明显诱因,早期常有头痛、头晕、失眠、全身无力等神经衰弱症状群,逐渐出现日益加重的孤僻、懒散、冷淡、思维贫乏、意志缺乏等"阴性症状",一般无幻觉和妄想等明显的"阳性症状"。早期不易被发觉,而一旦发觉病情已较为严重,其治疗效果和预后较差。

(2) 青春型:多在青春期发病,大多急性起病,临床表现主要是思维、情感和行为障碍:言语杂乱、内容离奇、情绪波动大、喜乐无常、动作幼稚、毁物、性欲亢进等。此型发展较快,如不及时治疗,一般数年后即可出现精神衰退。

(3) 紧张型:起病较急,多在青壮年期发病,以动作、行为障碍为主要表现。初期患者出现言语动作明显减少,严重时可出现躺着不言、不动、不食、无表情的木僵状态,木僵一段时间后可有一段时间的紧张兴奋性冲动行为,二者交替出现。此型病程长短不一,可自动缓解。

(4) 偏执型:又称妄想型,为精神分裂症中最常见的类型。多在青壮年发病,起病缓慢开始表现敏感多疑,逐步发展至关系妄想、被害妄想、自罪妄想、嫉妒妄想,其情感行为常受妄想支配,多数伴有以内容对其不利的言语性幻听,也可出现幻视、幻触、幻嗅等。本型发展较缓慢,部分患者在发病数年后的相当长时间内尚保存部分工作能力,人格变化较轻微,如治疗及时可获得较满意的效果。

(5) 未定型:部分患者可同时具有上述各型部分症状,很难归入上述任何一型。

(三)后期

发展期症状如不缓解,或病情多次复发,迁延多年后,可呈所谓慢性期或衰退期精神分裂症。此时,发展期的症状大部分消退,出现思维贫乏、低声自语、情感淡漠或空笑、意志和行为缺乏自发性、孤独退缩、生活需人照顾等人格幼稚化及精神活动减退。

三、诊断和鉴别诊断

精神分裂症的诊断主要根据详细病史与精神症状,再参考发病年龄、病期、病程等综合考虑。CCMD-3有关精神分裂症的诊断标准如下。

(一)症状标准

至少有下列 2 项,并非继发于意识障碍、智能障碍、情感高涨或低落,单纯型分裂症另有规定:①反复出现的言语性幻听;②明显的思维松弛、思维破裂、言语不连贯,或思维贫乏或思维内容贫乏;③思想被插入、被撤走、被播散、思维中断,或强制性思维;④被动、被控制,或被洞悉体验;⑤原发性妄想(包括妄想知觉、妄想心境)或其他荒谬的妄想;⑥思维逻辑倒错、病理性象征性思维,或语词新作;⑦情感倒错,或明显的情感淡漠;⑧紧张综合征、怪异行为,或愚蠢行为;⑨明显的意志减退或缺乏。

(二)严重标准

自知力障碍,并有社会功能严重受损或无法进行有效交谈。

(三)病程标准

(1) 符合症状标准和严重标准至少已持续 1 个月,单纯型另有规定。

(2) 若同时符合分裂症和情感性精神障碍的症状标准,当情感症状减轻到不能满足情感性精神障碍症状标准时,分裂症状需继续满足分裂症的症状标准至少 2 周以上,方可诊断为分裂症。

(四)排除标准

排除器质性精神障碍及精神活性物质和非成瘾物质所致精神障碍。尚未缓解的分裂症患者,若又罹患本项中前述两类疾病,应并列诊断。

(五)鉴别诊断

精神分裂症需与以下疾病做鉴别。

1. 神经衰弱

单纯型精神分裂症初期常可出现头痛、失眠、记忆减退等类似神经衰弱的表现，但诉说简短不主动，无强烈的情感反应，对治疗要求也不迫切，若仔细追问病史，则可发现早已有对环境兴趣减少，情感迟钝，行为孤僻，或思维离奇等症状，而神经衰弱患者自知有病，诉说病情时主动详尽，情感焦虑，病情时轻时重，要求治疗心切。

2. 反应性精神病

有时精神分裂症在某种精神刺激后起病，可被误诊为反应性精神病，但后者是在强烈精神创伤后急剧起病，症状内容反映精神创伤的情感体验，情绪反应色彩浓厚，既往无类似发作，病程短、预后佳、不复发。

3. 器质性精神病

在脑器质性精神病和症状性精神病的病程中可出现精神分裂症样症状。脑器质性精神病患者常有智力障碍，症状性精神病常意识障碍，并伴有神经系统体征或躯体疾病的阳性发现，而精神分裂症一般无意识和智力障碍，再结合辅助检查，可资鉴别。

四、治疗

目前尚无病因治疗。抗精神病药物治疗是本病的主要治疗，辅以心理治疗、技巧训练和康复措施，目的在于减少复发，提高患者的社会适应能力和生活质量。

（一）药物治疗

能有效地控制急性和慢性精神症状，提高精神分裂症的临床缓解率；缓解期内坚持维持治疗者多可避免复发；在防止精神衰退治疗中常发挥出积极作用。常用药物：对于兴奋躁动的患者，可肌内注射氟哌啶醇 10mg，2～4次/d；也可用复方氯丙嗪（盐酸氯丙嗪与盐酸异丙嗪混合液）做臀区深层肌内注射，每次50～100mg，或溶于 0.9% 氯化钠 20ml 中，缓慢静脉注射，兴奋控制后改为口服法给药。对于紧张症患者，可用舒必利 600～1000mg，溶于 5% 糖盐水中静脉滴注。静脉注射地西泮 10mg，常可迅速、暂时缓解紧张症状。对慢性患者，可选用长效制剂氟奋乃静癸酸酯 25～50mg，每 15d 肌内注射 1 次。药物治疗过程中，如出现急性肌张力障碍和帕金森病综合征，可口服苯海索 4mg，2次/d，或口服地西泮 2.5～5mg，2次/d。临床用药要从小剂量开始，逐渐增至治疗量。一般不主张联合用药。通常药物足量，维持 4～6 周无效才考虑更换药物。缓解期的维持治疗在半年以上，维持剂量一般为急性期治疗量的 1/4～1/2。

（二）电抽搐治疗

对紧张性兴奋和木僵、兴奋躁动、伤人、自伤和消极情绪严重者的疗效显著。对某些慢性患者也有一定疗效。3次/周，6～12次为1个疗程。症状控制后应配合精神药物治疗。

（三）胰岛素昏迷治疗

对妄想型和青春型精神分裂症疗效较好。由于治疗方法复杂，需要专门设施和受过训练的人员监护、治疗期长等因素的限制现几乎已被方便、更安全抗精神病药物取代。

（四）心理治疗

针对疾病的不同阶段，采取不同的方法；对病情好转合作的患者，帮助他们提高对疾病的认识，增强战胜疾病的信心，并协助解决家庭和工作环境中的不良心理应激；对症状缓解进入恢复期的患者，帮助其了解与发病有关的应激因素，促进其自知力的恢复，巩固疗效，防止复发；对以缺损和衰退为主要症状的患者，应鼓励其参加集体劳动，促进与社会环境的接触，以减轻衰退。

（王常红）

第二节 癔症

癔症又称歇斯底里，系由于明显的精神因素、内心冲突或强烈的情绪体验、暗示或自我暗示等作用于个体引起的精神障碍，主要表现有解离症状和转换症状。"解离"指部分或完全丧失对自我身份、当今环境的识别和对过去的记忆；"转换"指生活事件或处境引起的情绪反应转化为躯体症状，情绪反应反而不明显。这些症状均缺乏相应的器质性基础。

一、病因和发病机制

(一)心理因素

强烈的情感体验与精神刺激如委屈、气愤、羞愧、窘迫、悲伤、恐惧等精神刺激均可直接引起癔症发作，成为第一次发病的诱因。部分患者多次发病后可无明显诱发因素，可因回忆、触景生情、联想，或自我暗示而发病。

(二)性格特征

癔症性格有以下特征：情感丰富、暗示性高、自我中心及富于幻想等。具有癔症性格特征的人，在精神因素的影响下较易发生癔症。

二、临床表现

癔症症状复杂多样，可分为2类。

(一)分离型障碍

1. 意识障碍

癔症的意识障碍包括对周围环境的意识障碍和自我意识障碍。对周围环境的意识障碍又称为意识状态改变，主要指意识范围的狭窄，以朦胧状态或昏睡较多见，严重的可出现癔症性木僵，有的患者可表现为癔症性漫游。自我意识障碍，又称癔症性身份障碍，包括交替人格、双重人格、多重人格等。双重或多重人格表现为患者在某一时间以一种身份或人格出现，在另一时间又以另一种身份或人格出现；两种身份或人格完全独立，互不联系，但可交替出现。

2. 情感爆发

常在与人争吵或情绪激动时突然发作，表现以尽情发泄内心愤懑情绪为特点，如嚎啕痛哭，大吵大闹，甚至扯头发、撕衣毁物、捶胸顿足、以头撞墙，或在地上打滚。在人多围观的场合发作尤为剧烈，一般历时几十分钟。

3. 癔症性痴呆

为假性痴呆的一种。在精神创伤之后突然出现严重智能障碍，甚至连最简单的问题和自身状况也不能正确回答。有2种特殊的表现形式：①刚塞尔综合征，表现对所提的简单问题常给予近似的回答；②童样痴呆，在精神创伤后表现出幼稚言语、行为。

4.癔症性遗忘

某一阶段的经历(阶段性或选择性)遗忘,尤其是对自己经历的精神创伤事件失去记忆。

5.癔症性神游

患者突然从家中或工作单位无目的出走,旅行到熟悉或有情感意义的地方。患者的意识范围缩小,但可维持日常的基本生活如饮食和起居,也能进行简单的社交接触如问路、购票等。有的患者忘记了自己以往的经历,以新的身份出现。他人看不出其言行和外表有明显异常。漫游突然发生,突然停止。历时数小时到数天。清醒后对发病的经过不能回忆。

6.癔症性精神病

有明显的精神创伤,常急性起病;有意识障碍,如意识朦胧或意识模糊或意识范围狭窄;常有错觉、片断幻觉,以视幻觉为主,可有幻想性说谎,或幻想性的生活情节;有时可有妄想等精神病性症状,内容多与精神创伤有关,富于情感色彩。病程呈发作性,时而清醒,时而不清,间隙期如常人,自知存在;病程短暂,历时数日即止,尤其当医师使其迅速镇静或睡眠后,即可迅速恢复正常。

(二)转换型障碍

1.感觉障碍

可出现各种感觉异常。

(1)感觉缺失:表现为全身或半身或局部的感觉缺失。

(2)感觉过敏:表现为局部皮肤对触摸特别敏感,如轻微抚摸可引起剧烈疼痛。

(3)感觉异常:表现为偏侧或肢体麻木感、头部紧箍感,咽喉部有异物感或梗阻感(癔症球)。

(4)癔症性失明:表现为弱视、失明,常突然发生,可自行或暗示治疗后恢复正常。

(5)癔症性耳聋:表现为突然听力丧失。

2.运动障碍

(1)癔症性痉挛发作:常因受刺激或暗示后突然发生,发作时常突然倒地、全身僵直,呈角弓反张,四肢不规则抖动,呼吸急促,呼之不应,有时扯头发、撕胸衣,表情痛苦,双目噙泪,大多经过十几分钟或数十分钟后,可自行缓解,发作可1d多次;但发作时意识并未丧失,无咬伤唇舌,无跌伤,无大小便失禁。

(2)癔症性瘫痪:以单肢瘫、偏瘫和截瘫多见。瘫痪呈弛缓性,可轻可重。轻者可活动但无力,重者则完全不能活动。有的患者卧床并无明显瘫痪,但不能站立和行走,称癔症性立行不能症。

(3)癔症性失声:患者突然不能说话(失声症),保持沉默,以手势或书写表达自己的思想(缄默症),有些患者并非完全不能说话,而是用一种特别的喉音或耳语声说话。

三、诊断

癔症的症状缺乏特异性,可见于多种精神疾病和躯体疾病,因此对癔症诊断应十分慎重。临床上如患者病前有明确的心理诱因、找不到器质性病变的证据、有暗示性特征时要想到癔症的可能。其诊断标准如下。

(一)症状标准

(1)有心理社会因素作为诱因,并至少有下列1项综合征:①癔症性遗忘。②癔症性漫游。③癔症性多重人格。④癔症性精神病。⑤癔症性运动和感觉障碍。⑥其他癔症形式。

(2)没有可解释上述症状的躯体疾病。

（二）严重标准

社会功能受损。

（三）病程标准

起病与应激事件之间有明确联系，病程多反复迁延。

（四）排除标准

排除器质性精神障碍（如癫痫所致精神障碍）、诈病。

四、鉴别诊断

1. 癫痫大发作

癔症性的痉挛发作，应与癫痫大发作相鉴别。癫痫大发作时意识完全丧失。瞳孔多散大和对光反应消失，发病多在夜间，有强直、痉挛和恢复3个阶段。痉挛时四肢呈有规则的抽搐，常伴有咬破唇舌，跌伤和大小便失禁，发作后完全不能回忆。脑电图检查有特征变化，更可资鉴别。

2. 应急相关障碍

应与癔症性意识障碍相鉴别。反应性精神病不具有癔症性格特点，无癔症患者那样的情感色彩，无表演和夸大特点，缺乏暗示性，无反复发作史，发作病程持续较长。

3. 诈病

癔症的某些症状，由于患者的夸张或表演色彩，给人以一种伪装的感觉。但诈病者常有明确的目的，表现的症状受意志的控制，因人、因时、因地而异，在露面的公开场所常矫揉造作，无一定的疾病过程与规律。

五、治疗

癔症的症状是功能性的，因此治疗以心理治疗为主，辅以必要的药物治疗。

（一）心理治疗

常使用解释性的心理疗法，以便引导患者正确认识和对待治病的精神因素，认识疾病的性质，帮助患者分析个性缺陷及其改变途径和方法。暗示疗法是消除患者癔症性躯体障碍的有效办法。暗示疗法可借助于某些物理治疗器械或药物。催眠疗法可用于治疗癔症患者的遗忘症和多重人格。循序渐进、逐步强化的行为疗法适用于暗示疗法无效、有肢体功能障碍的慢性患者。

（二）药物治疗

对癔症的精神发作、激情或兴奋状态、抽搐发作等最好作紧急处理，如注射氯丙嗪 25～50mg 或安定 10～20mg，待安静后，可口弱安定剂或心理治疗。

（王常红）

第三节 焦虑症

焦虑症是一种以焦虑情绪为主的神经症，以持续广泛性焦虑或反复惊恐发作为主要特征，常伴有自主神经紊乱、肌肉紧张与运动性不安;患者的紧张不安和惊恐并非由实际威胁所引起,或其程度与现实事件很不相称。临床分为广泛性焦虑障碍与惊恐障碍两种主要形式。

一、病因和发病机制

病因未明。惊恐障碍有遗传倾向,国外报告有遗传史占15%,女性遗传史多于男性,广泛性焦虑症则不明显。交感神经系统和副交感神经系统活动普遍增强。病前的性格特点:敏感多疑,胆小怕事,依赖性强,过分关心自己,情绪不稳。广泛性焦虑症的发生常与引起紧张的事件有关,持续存在心理社会因素也可使焦虑症转为慢性。

焦虑症的发生可能与苯二氮卓受体功能障碍有关;还同去甲肾上腺素能神经活动增加以及5-羟色胺功能异常有关。

二、临床表现

本病可发生于任何年龄,以20~40岁发病者为多,女性多于男性。临床表现可分为广泛性焦虑症和惊恐发作。

(一)广泛性焦虑症

又称慢性焦虑症,是焦虑症最常见的表现形式,以经常或持续存在的焦虑为主要临床相。

1.精神焦虑

精神上的过度担心是焦虑症状的核心。焦虑是既无确定对象又无具体内容的面向未来的恐惧。患者预感到大祸临头或者总担心会出现最坏的事情,因此紧张不安和恐惧,但又不知道"大祸"或"坏事"的内容。有些患者的担忧似乎和现实有些联系,如担心子女出门会发生车祸,但其担忧的程度远远超过了实际情况。患者因种种担心而整日忧心忡忡,心慌意乱。

2.躯体焦虑

表现为运动性不安。表现为坐卧不宁、来回走动或搓手顿足;可见眼睑、面肌或手指震颤,双眉紧锁。患者可出现肌肉抽动或战栗。由于肢体长时间处于紧张状态,患者感到疲乏、头痛或全身疼痛。

3.自主神经功能紊乱

表现为心悸、气促、窒息感、头晕、多汗、面色苍白或潮红、口干、吞咽梗阻感、胃部不适、恶心、腹痛、腹泻、尿频等。男性患者可出现阳痿、早泄和性欲缺乏,女性患者出现月经紊乱和性欲缺乏。

4.过分警觉

表现为惶恐,易受惊吓,对外界刺激出现惊跳反应。注意力难集中,难入睡和易惊醒。

(二)惊恐障碍

又称急性焦虑障碍、惊恐发作。其特点是发作的不可预测性和突然性,反应程度强烈,患者常体会到濒临灾难性结局的害怕和恐惧,而终止亦迅速。

常在无特殊的恐惧性处境时,突然感到一种突如其来的惊恐体验,伴濒死感或失控感以及严重的自主神经功能紊乱症状。患者好像觉得大难临头,或奔走、惊叫、四处呼救,伴胸闷、心动过速、心跳不规则、呼吸困难或过度换气、头痛、头昏、眩晕、四肢麻木和感觉异常、出汗、肉跳、全身发抖或全身无力等自主神经症状。惊恐发作通常起病急骤,终止也迅速,一般历时5~20min,很少超过1h,但不久又可突然再发。发作期间始终意识清晰,高度警觉,发作后仍心有余悸,担心再发,不过此时焦虑的体验不再突出,而代之以虚弱无力,需数小时到数天才能恢复。

三、诊断和鉴别诊断

(一)诊断

根据临床特点,诊断一般不难。

广泛性焦虑症的诊断依据是:原发性的持续焦虑伴有运动性不安和交感神经功能亢进的表现,病期不少于 6 个月;焦虑症的焦虑症状是原发的,凡继发于躯体疾病和其他精神障碍如妄想、抑郁、强迫等,均不能诊断为焦虑症。

惊恐障碍的诊断依据是:1 个月内至少有 3 次明显惊恐发作,或首次发作后继发害怕再发的焦虑持续 1 个月;惊恐发作不是由器质性疾病所致,也不是其他精神障碍的并发症。

(二)鉴别诊断

需要鉴别的疾病有:很多躯体疾病如甲状腺功能亢进,嗜铬细胞瘤以及冠心病等均可有焦虑表现,临床上对初诊、年龄大、无心理应激因素、病前个性素质良好的患者,要高度警惕焦虑是否继发于躯体疾病;焦虑症状或惊恐发作还可见于多种精神障碍如抑郁症、精神分裂症、强迫症、恐怖症,但焦虑表现只是其中的一个症状,而不是其主要临床表现。

四、治疗

(一)心理治疗

常用健康教育和认知治疗、行为治疗等心理治疗方法。

1. 健康教育

焦虑症患者一般容易接受新的信息,尤其是有助于解释或减轻焦虑程度的信息,因此,对这类患者进行健康教育是必要的。内容应包括对疾病性质的讲解,同时要了解患者自身对疾病的理解,及时洞悉患者的某些不良认知,指导患者进行一些简单实用的应付焦虑的方法。

2. 认知治疗

焦虑症患者对事物的一些歪曲的认知,是造成疾病迁延不愈的原因之一,治疗者应帮助患者改变不良认知或进行认知重建。

3. 行为治疗

焦虑症患者往往有焦虑引起的肌肉紧张、自主神经功能紊乱。运用呼吸训练、放松训练、分散注意技术等行为治疗方法常常有效。对于因焦虑或惊恐发作而回避社交的患者,可以应用系统脱敏(暴露)治疗。

(二)药物治疗

1. 苯二氮䓬类

最常用。氯硝西泮、劳拉西泮、艾司唑仑、地西泮等有很好的抗焦虑作用,阿普唑仑对惊恐发作效果较好。阿普唑仑 0.4～0.6mg 口服,1d 2～3 次。短期应用,以免成瘾。临床应用一般从小剂量开始,逐渐加大到最佳治疗量,维持 2～6 周后逐渐停药,以防成瘾。停药过程不应短于 2 周,以防症状反跳。常用的苯二氮䓬类药物见表 16-1。

表 16-1　常用的苯二氮䓬类药物

药名	常用剂量（mg/d）	药名	常用剂量（mg/d）
地西泮	5～15	阿普唑仑	0.8～2.4
氯氮䓬	5～30	艾司唑仑	2～6
氟地西泮	15～30	劳拉西泮	1～6
硝西泮	5～10	奥沙西泮	30～90
氯硝西泮	2～8	咪达唑仑	15～30

2.三环抗抑郁剂

小剂量三环抗抑郁药如丙米嗪、氯米帕明、阿米替林和多塞平均有抗焦虑作用。抗抑郁药起效较慢，但无成瘾性，而苯二氮䓬类起效快，但长期使用有成瘾性的特点，临床上多采用在早期将苯二氮䓬类与三环类或SSRIs类药物合用，然后逐渐停用苯二氮䓬药物。而很少单独应用苯二氮䓬类药物作为一种长期的治疗手段。

3.其他药物

丁螺环酮为非苯二氮䓬类抗焦虑药，抗焦虑效果较好，且无镇静催眠作用。丁螺环酮5～10mg口服，1d 2～3次，老年人一日剂量不超过15mg。选择性5-羟色胺重摄取抑制剂SSRIs药物如氟西汀亦有良好效果。氟西汀10mg口服，每晨1次。β-肾上腺素能受体阻滞剂如普萘洛尔10mg口服，1d 2～3次，可减轻交感神经亢进症状，如心动过速、震颤、多汗等，但抗焦虑作用弱。有心动过缓、哮喘史者禁用。

五、预后

预后尚好，广泛性焦虑症可持续数年，惊恐障碍多为发作性，间歇期精神状态正常。

（王常红）

第四节　恐惧症

恐惧症原称恐怖性神经症，是一种以过分和不合理地惧怕外界某种客观事物或情境为主要表现是神经症。患者明知这种恐惧反应是过分的或不合理的，但在相同场合下仍反复出现，难以控制。恐惧发作时常常伴有明显的焦虑和自主神经症状。患者极力回避恐惧的客观事物或情境，或是带着畏惧去忍受，因而影响其正常活动。

一、病因和发病机制

病因未明。部分研究表明本症可能与遗传因素有关。条件反射学说认为当患者遭遇到某一恐惧性刺激时，当时情景中另一些并非恐惧的刺激（无关刺激）也同时作用于患者的大脑皮层，形成条件反射，故今后凡遇到这种情景，即便是只有无关刺激，也能引起强烈的恐惧情绪；某些研究发现，社交恐惧症患者出现恐惧症状时血浆肾上腺素水平升高，提示本病患者可能有去甲肾上腺素功能失调。

二、临床表现

恐惧症患者所恐惧的对象达数百种之多。通常将其归纳为3大类。

（一）场所恐惧症

最常见，约占60%。主要表现为对某些特定环境的恐惧，如高处、广场、密闭的环境和拥挤的公共场所等。患者害怕离家或独处，害怕进入商店、剧场、车站或乘坐公共交通工具，因为患者担心在这些场所出现恐惧感，得不到帮助，无法逃避，因而回避这些环境，甚至根本不敢出门。恐惧发作时还常伴有抑郁、强迫、人格解体等症状。

（二）社交恐惧症

主要表现是在社交场所感到紧张害怕，因而避免参与社交活动。

（三）单纯恐惧症

恐惧对象主要为某些特定的物体或情境，最常见的是恐惧小动物或昆虫，如狗、猫、鼠、蛇、蜘蛛等，或者恐惧一些特殊的物体如利刃等，或者恐怖一些特殊的情境如高处、黑暗、雷电等。

单纯恐惧症尤其是动物恐惧症常起病于童年；社交恐惧症多起病于青春前期；场所恐惧症多在20~40岁起病。

三、诊断和鉴别诊断

恐惧症以恐惧症状为主要临床相，表现为对某些客体或处境有强烈恐惧，恐惧的程度与实际危险不相称；发作时有焦虑和自主神经症状；有反复或持续的回避行为；知道恐惧过分或不必要，但无法控制。

恐惧症需与其他类型神经症的鉴别。恐惧症和焦虑症都以焦虑为核心症状，但恐惧症的焦虑由特定的对象或处境引起，呈境遇性和发作性，而焦虑症的焦虑常没有明确的对象，常持续存在。强迫症的强迫性恐惧源于自己内心的某些思想或观念，怕的是失去自我控制，并非对外界事物恐惧。疑病症患者由于对自身状况的过分关注而可能表现出对疾病的恐惧，但这类患者有以下特点可与恐惧症鉴别：认为他们的怀疑和担忧是合理的；所恐惧的只是自身的身体状况而非外界客体或情境；恐惧情绪通常较轻。

四、治疗

（一）药物治疗

控制紧张、焦虑或惊恐发作，可选用三环类抗抑郁剂米帕明和氯米帕明或苯二氮卓类阿普唑仑1.2~2.4mg/d，社交恐怖者在进入公共场所前1h口服心得安20mg，有良好的镇静作用。

（二）行为疗法

系统脱敏疗法、暴露冲击疗法可消除恐惧对象与焦虑恐惧反应的条件性联系，同时对抗回避反应，对恐惧症效果良好。

五、预后

恐惧症多数病程迁延，有慢性化发展的趋势，病程越长预后越差。儿童期起病者、单一恐惧者预后较好,广泛性的恐惧症预后较差。

(王常红)

第五节　神经衰弱

一、分类地位的变迁

20世纪30年代,美国的精神病学分类把本病列入精神神经症一类。然而,1952年,神经衰弱却在美国精神疾病诊断分类系统DSM-Ⅰ中被取消。1968年,DSM-Ⅱ中恢复了神经衰弱在分类中的地位,1980年,DSM-Ⅲ中这一病名又消失了。然而,大量研究表明,在临床上确实存在着这样一组患者,他们以慢性疲劳为主诉,体查与相应的实验室检查未发现异常,无明显特征性情绪症状。DSM-Ⅳ中无任何一种精神障碍的诊断,提示神经衰弱作为一种疾病实体,但确实存在于临床实践中。我国精神病学家基于对历史与事实的尊重,在中国精神疾病分类系统(CCMD)中保留了神经衰弱这一诊断,并制定了规范化的诊断标准。国际疾病分类系统ICD-10,也保留了这一诊断名称。调查表明,神经衰弱仍是常见的神经症之一。

二、病因与发病机制

神经衰弱的病因与发病机制至今尚无定论。归纳以往研究,主要有以下几个方面。

1.神经衰弱患者病前常有某些个性特征或易感素质。一些人自童年或幼年起就出现疲劳、无力、精神不振的性格特征,具有这些素质的人到了青春发育期,内分泌变化较大,自主神经不稳定性增加,情绪易波动,尤其到了脱离家庭走向社会开始独立生活时,大多在环境因素的作用下,使这些有神经质的人发生神经衰弱。

2.生活事件与神经衰弱的关系几乎已是不争的事实。个人的不幸、家庭的纠纷、人际关系的紧张、生活工作中的激烈竞争,以及生活受挫等引起患者的负性情绪,长时间的内心冲突而导致神经衰弱,而且生活事件的刺激量与患者症状的严重程度呈正相关。或许是精神压力促发了神经衰弱,或许是患了神经衰弱而徒增了许多烦恼,孰因孰果,尚待深究。那么,多数学者认为,神经衰弱系心理社会因素加上遗传易感素质使然,而内在的易感遗传素质因素与外在的社会心理因素可能呈相互消长的关系,即具有易感遗传素质的人,在相对弱的外界因素作用下发病,而没有这种内在基础的人,在很强的外界作用下也可能发病。

3.除了上述因素外,神经衰弱还可能与某些生物学因素有关。研究发现神经衰弱的症状可能与Epstein-Barr病毒感染存在着某种关系。

神经衰弱的核心症状是慢性疲劳。这种疲劳有别于正常人劳累后的生理性疲劳。可能是因某种病理机制使得个体的能力水平无法通过有效的休息得以恢复至正常状态,而导致精神、躯体活动的效能降低,出现疲劳感等神经衰弱的症状。有研究认为精神疲劳可能与外周氨基酸系统失衡而导致大脑5-HT生成量增加有关,而氨基酸又是机体能量的重要来源之一。此类报道将对于以精神疲劳为主要表现的神经衰弱病理机制的研究具有启发与参考作用。

三、临床表现

神经衰弱患者通常表现有多种精神与躯体症状,大致可归纳为3个方面,即脑功能衰弱症状、情绪症状、心理生理症状。

(一)脑功能衰弱症状

脑功能衰弱症状主要表现为精神易兴奋,脑力易疲劳。

1. 精神易兴奋

(1)患者的精神活动的兴奋阈值较低,易于发动。周围一些小的无关刺激也能引起患者较为强烈或较为持久的反应,常使患者的注意力涣散,不由自主的联想与回忆增多。在进行指向性的思考或专注于某一主题的同时,思绪却会像脱缰的野马,驰骋于纷乱的联想与回忆之中。患者常诉"注意力不大集中"、"该记的记不住,该忘的又忘不掉",为此而苦恼不堪。

(2)有些患者可表现感觉过敏,即对机体内外的刺激信号均较为敏感。在正常情况下,一些正常的生理活动通常是感觉不到的,如胃肠蠕动、心脏跳动、肺呼吸、血液流动等。这是因为有脑干网状结构的过滤作用,只让那些与机体关联重要的信息才能被传入大脑皮质,而那些次要的或无关的信息则被拒之门外。这样可免除许多无谓的干扰,保持清晰的头脑、最佳的意识状态和敏锐的思维活动。然而不幸的是,神经衰弱患者恰在此关口出了问题,大量的感觉信号未经有效筛选便直冲而入,而且还多有感觉放大效应。对机体内部信息的敏感导致患者的躯体主诉多,表现为内感性不适症状,继而容易出现疑病心理,担心自己患了相应的躯体疾病。对机体外部的声、光信号亦敏感,患者畏声、畏光,如正常的关门声也让患者心惊肉跳,汽车的喇叭声犹如放炮,阳光下无法睁眼。即使居住环境较为安静,患者仍觉身处闹市。有患者诉"恨不得住在深山老林里,这样才感觉清静"。

2. 脑力易疲劳

易疲劳是神经衰弱的核心症状。由于患者的非指向性思考长期处于活跃状态,或长期处于诸如上述的大量感觉刺激当中,大脑难以得到充分的松弛和修复,于是脑力容易出现疲劳。患者感到精神萎靡不振、困倦思睡、头脑整日昏昏忽忽、思维不清晰、工作效率下降。同时患者还可能感到疲乏、浑身无力等躯体疲劳症状,即使得到充分休息或消遣娱乐,仍难以驱走疲劳感。

神经衰弱患者的疲劳常伴有情绪症状,有学者称之为情绪性疲劳。它有这样几个特点:①疲劳常伴有不良心境:常感到烦恼、压抑、苦闷,当心情好转时,疲劳感随之减轻。②疲劳常有情境性:通常与其兴趣所在有关,在做某些事情时感到疲劳,而在做另一些事情时却能保持较好的精神状态。如一位学生在看自己的教科书时,持续不了多久就开始犯困,呵欠连天,脑子昏沉沉的,想东想西,思绪就是难以集中到书本上来。但看起自己感兴趣的武侠小说,却能津津有味、乐此不疲。③疲劳不伴欲望与动机的减退:与抑郁症患者的疲劳不同,神经衰弱患者感到疲劳的同时,想法不少、抱负不小,而且努力也不少,却苦于"力不从心"、"心有余而力不足",常诉"我要是没有这个病,肯定能做",并因未能实现自己的目标而感到苦恼。④以精神疲劳为主:神经衰弱以精神疲劳为核心症状,可不伴有躯体疲劳,如果只有躯体疲劳而没有精神疲劳,那肯定不是神经衰弱。

(二)情绪症状

1. 易烦恼

人人都可能经历过烦恼。与正常人不同的是,神经衰弱患者的烦恼常具有弥散性敌意,并非只对某一些无能应对的事情感到烦恼,而是"事事不顺心,人人不顺眼"。患者的烦恼症状明显并持久、扩散且延伸,稍有不顺,不仅怨天还要尤人。故而烦恼此起彼伏、绵绵不绝,大部分时间都处于烦躁与苦恼之中,并为难以走出这种烦恼感到痛苦。

2.易激惹

表现为负性情绪较易发动。患者可表现为易愤慨,好打抱不平,且心绪久久不能恢复平静;易伤感、易后悔、易委屈,患者的情绪容易激动,对家人发脾气,而事后又感到后悔,感到委屈。

3.易紧张

表现为不必要的、过分的担心和紧张状态,"脑子里像有一根常绷不懈的弦",这种紧张感让患者经常处于牵挂和匆忙之中。牵挂着未做完的事,很多事情都放不下,总有形势逼人之感,少有平和之心和平静之心。

(三)心理生理症状

神经衰弱患者常有大量的躯体不适感,通常是患者来就诊的主要原因之一。但经体格检查和实验室等辅助检查却很难有病理性的阳性发现。其实这是心理因素引起的某些生理"功能"障碍。最常见的心理生理症状是睡眠障碍和紧张性疼痛。

1.睡眠障碍

是神经衰弱最常见的主诉,以入睡困难和易醒为多。患者常诉本已感到非常疲倦困乏,可一躺到床上万千的思绪却蜂拥而至,过去的事、现在的事、将来的事;大事、小事、无关的事,均在脑海里飘忽,既想不清,又挥之不去。想办法以数数、深呼吸等方法来排解,却往往事倍功半;无济于事,甚至适得其反,倒让自己越发清醒,睡神总不肯来光顾。那么就干脆起床吧,可又感觉头脑昏沉沉的,没有精神。折腾半天,好不容易睡着,却又好景不长,不是夜间醒来数次,就是自觉整晚被梦打扰,次日醒后仍不能解乏。有些患者本来睡眠没有大的问题,却由于担心会失眠而导致难以入睡。不少患者将白天的精神和情绪不佳都归因于失眠,这样容易增加对失眠的担心而加重失眠,形成恶性循环。

2.紧张性疼痛

疼痛部位多表现在头颈部,其次为肩背部。常感觉头部胀痛、沉重等"像带了一个紧箍咒一样"、"两侧太阳穴钝痛"。觉得头脑不清晰,反应不敏捷。也有颈后部、肩背部不适感,常为绷紧酸胀、酸痛感。

3.其他

除上述外,患者还可出现耳鸣、心慌、胸闷、消化不良、汗多、尿频、性功能障碍、月经不调等症状。

四、诊断

由于它的症状缺乏特异性,几乎可以出现在大多数的躯体疾病和所有的精神疾病之中,曾经一度有诊断泛滥的倾向。所以在诊断时一定要遵照诊断标准,且严格遵循等级诊断的原则。首先,要排除可能出现神经衰弱症状群的躯体疾病和所有其他类型的精神障碍;其次,即使将诊断锁定在神经症的范围内,也应排除其他神经症亚型后,才诊断为神经衰弱,CCMD-3 的诊断标准如下。

1.符合神经症的共同特征。

2.以脑功能为主要临床相,至少有下述症状中的 2 项:

(1)衰弱症状:脑力易疲劳、感到没有精神、反应迟钝、注意力不集中或不能持久、记忆差、工作效率下降、体力亦下降。

(2)兴奋症状:容易精神兴奋、联想增多且控制不住,主要是指向性思维感到困难,而非指向性思维很活跃伴不快感,但没有言语动作增多,有时对声光刺激敏感。

(3)情绪症状:烦恼、易激惹、伴轻度抑郁或焦虑,但抑郁和焦虑在病程中只占很少一部分时间。

(4)紧张性疼痛:紧张性头痛,肢体肌肉酸痛。

(5)睡眠障碍:入睡困难,为"多梦"所苦,醒后感到不解乏、睡眠感丧失(实际已睡,自感未睡)、睡眠觉醒节律紊乱(夜间不眠,白天却无精打采或打瞌睡)。

3.对学习、工作和社会交往造成了不良影响。

4.病程至少持续3个月。

5.不符合其他任何一种神经症的诊断标准。

五、鉴别诊断

由于神经衰弱的症状缺乏特异性,可见于许多躯体疾病和精神疾病,可能是这些疾病早期症状及伴随症状之一,也可能见于这些疾病的恢复期。这时不能诊断为神经衰弱,只能诊断为神经衰弱综合征。

1.脑部疾病和躯体疾病

可能出现神经衰弱综合征的脑部疾病,如脑动脉硬化、脑外伤、颅内感染、颅脑肿瘤等。在各种慢性传染病的初发期或恢复期,如慢性铅汞中毒、高血压、消化性溃疡、慢性肝肾疾病、贫血、营养不良、内分泌疾病、耳鼻咽喉科疾病等,也常常出现若干类神经衰弱的表现。40岁以后首次出现神经衰弱症状者,应首先考虑是不是器质性原因所致。及早正确诊断有利于躯体疾病的及时治疗。鉴别诊断主要有赖于全面深入地了解病史、细致的体格检查、必要的实验室检查和相关疾病的特殊检查。

2.重性精神疾病

不少精神分裂症或情感性精神疾病患者早期以神经衰弱症状为突出表现,表现为失眠、头痛、容易疲劳、注意力不集中等。但这类患者往往不主动关心自己的健康,求治欲望不强,而且随时间的推移,患者渐渐显现出精神病性症状或病理优势情感,现实检验能力受损。抑郁症患者的疲劳伴有欲望动机的减退或丧失。

3.焦虑性神经症

焦虑性神经症也常见有紧张性头痛与失眠,易被误诊为神经衰弱。但神经衰弱的核心症状是脑力活动易兴奋、易疲劳,情绪症状多为易烦恼和紧张,虽然可有焦虑症状,但程度很轻,或持续时间不长。而焦虑症的突出症状是焦虑体验、有明显的自主神经功能失调和运动性不安。

4.躯体化障碍

躯体化障碍是以多种多样的躯体症状为主要表现,容易误诊为神经衰弱的心理生理症状。但躯体化障碍以躯体症状明显多变为主导症状,且患者有持续地担心或相信已患某病的优势观念,故常伴有明显的抑郁和焦虑情绪;患者常要求进行各种检查,但检查结果阴性,经医生多方的合理解释均不能消除患者的疑虑。而神经衰弱则是以脑功能的症状为主,躯体症状只是伴随症状。

六、病程及预后

神经衰弱一般是缓慢起病,但也有急性或亚急性起病的。通常在某重大的生活事件或持续一段时间的精神压力后,比如天灾人祸、高考失利或持续的紧张人际关系后,出现神经衰弱症状。也有少部分患者似乎"病因不明"。在明显的精神刺激后急性起病者,经过及时的治疗与心理疏导,症状逐渐消失。大多数患者的病程呈慢性波动性,症状的出现或加重与生活事件,特别是负性生活事件的多少呈正相关。一项追踪8年的研究发现,40例神经衰弱患者中有25例在3年内痊愈,5例症状迁延,另有5例出现精神分裂样症状,2例呈焦虑状态,3例呈抑郁状态,其中1例死亡。

神经衰弱的慢性波动病程,除了与生活事件有关外,还可能与某些生物学因素有关。如研究发现神经衰弱的症状波动与 Epstein-Barr 病毒感染有关。

七、治疗

(一)药物治疗

目前尚无治疗神经衰弱的特效药物。药物治疗应根据患者的不同症状特点而加以选择。如以衰弱症状即疲劳、白天头脑昏昏沉沉、精力不好为主者,则予以振奋剂和促脑代谢药为主,如适当剂量的咖啡因、哌甲酯(利他林),或喝浓茶、咖啡等。以兴奋症状为主者,如联想回忆增多,则予以安定剂或抗焦虑药物。如果表现为睡眠节律颠倒或症状混合时,如白天以衰弱症状为主,而晚上出现兴奋症状,则白天给予振奋剂,晚上给予安定剂,以改善这种生物节律的颠倒状态。如果有情绪症状或躯体不适症状,可短期使用抗焦虑剂或抗抑郁剂,以减轻情绪激惹症状、放松肌肉和情绪,消除躯体不适感。黛力新对该类症状有较好治疗效果,该药为复方制剂,内含氟哌噻吨及美利曲辛,每日1~2片,早餐及中午服。

除了给患者一个正确的诊断与及时有效的治疗方案之外,还应在患者服药前,耐心讲解药物的作用和可能出现的不良反应,以及服药的疗程等,让患者知情且信服。这样不仅能提高治疗的依从性,而且还可能有心理协同效应。

(二)心理治疗

神经衰弱通常与患者的个性特征、生活事件均有关联,往往会有某些心理冲突。在治疗中,一方面可帮助患者分析事件的主、客观因素;另一方面,可帮助患者调整目标观念。将一个大的目标化解成多个稍加努力就能达到的多个小目标,让自己经常能体验到成功的快乐,以增强其自信心,减轻精神压力,同时指导患者改善应付技巧。

由于神经衰弱病程大多迁延波动,不少患者即使此次症状已经消失,仍害怕哪天病情又会卷土重来,常问"这种病怎么能够根治"、"复发了怎么办",并为此出现预期性焦虑。虽然医生无法承诺,但可以告诉患者,神经衰弱就像感冒一样,这次好了,你会担心下一次感冒在什么时候出现吗?不会,因为你会认为再次感冒是很平常的事,经过治疗或者不治都会好。避免因担心症状复发所带来的心理顾虑,让患者能扔掉心理负荷,即使带着症状,也尽可能轻装上阵,保持自己最佳的工作与学习效率。

有患者问"我感头痛、紧张、烦躁、晚上睡不着,怎么办?"除了药物帮助恢复睡眠节律外,放松训练有助于肌肉与情绪的松弛,缓解紧张疼痛与焦虑,帮助睡眠。最简单的方法就是缓慢深呼吸。在幽静的环境中,让自己处于舒适的坐姿或睡态,闭上眼睛,缓慢地深吸一口气,然后慢慢地、轻轻地呼出来,反复做10~15分钟。生物反馈训练可帮助学会如何放松。还有气功、瑜伽术等均对放松有异曲同工之效。

治疗中可遵循认知治疗、行为治疗、人本治疗、森田疗法等多种心理治疗原理和方法。目前,心理治疗已趋向"通用原则",不应局限于哪一学派。

(方 伟)

第六节 常用的个体心理治疗方法

一、暗示——催眠技术

本条限于专业人员针对特定临床问题,诱导意识状态改变而系统使用的暗示及催眠技术。

(一)适应证

1. 直接暗示

用于对症处理各科临床上常见的焦虑、急性心因性反应,转换性癔症患者的急性躯体功能性障碍、睡眠障碍。

2. 系统的催眠治疗

(1)心身性障碍及躯体问题:慢性疼痛、偏头痛、紧张性头痛、急性疼痛;克罗恩病、消化性溃疡;哮喘、花粉热;原发性高血压;血管运动性疾病;性功能障碍;恶心、呕吐;继发性及医源性焦虑、恐惧、抑郁等情绪反应;外科术前准备、睡眠障碍。

(2)神经症性障碍:恐惧症、强迫症、抑郁反应、创伤后应激障碍、躯体形式障碍(如转换性障碍、躯体化障碍、疑病症、身体变形障碍及疼痛障碍)。

(3)行为障碍:咬指甲、遗尿症、吸烟、肥胖、学习困难及体育竞技压力。

(二)禁忌证

1. 对早期精神病、急性期精神病、边缘型及偏执性人格障碍、中重度抑郁症不做催眠治疗;对分离性障碍患者及癔症性人格障碍者慎用。

2. 在滥用的情况下,群体性催眠可使具有依赖、社会不成熟、暗示性过高等人格特征的参与者发生明显的退化、幼稚化。

(三)操作方法及程序

1. 前期准备

通过预备性会谈、暗示性实验或量表检验受试的个体性反应方式,评测接受暗示的程度及负性情绪或态度。

2. 直接暗示

利用医患关系及医师的权威角色,营造合适氛围,直接使用言语,或借助适当媒介,实施直接针对症状的暗示。

(1)告知诊断和解释。

(2)用坚定的口吻进行安慰、鼓励,做出有信心的承诺。

(3)针对突出症状或体征,将患者注意力集中于患部的运动、感觉,或某种心理体验,或治疗师声称能产生特殊躯体效应的媒介,并预示变化。

(4)让患者体验预期的躯体变化,用仪式性的操作强化变化体验,如:服用安慰剂;皮下注射能产生疼痛但对身体无害的注射用水(>1ml)、静脉推注能产生短暂热感但对身体无显著影响的20%葡萄糖酸钙10~20ml;进行某种器械或设备的操作等。操作过程中持续暗示变化,直至症状或体征消失或减轻。

3.催眠诱导

(1)关系:建立信任的关系,可以在坐位或卧位进行,多采用闭眼减少分心。

(2)注意集中:盯视墙面某点或距眼20～40cm的物体尖部;讲故事,诱导内向性注意集中。故意强调促进性的感知觉;预先整合一些不协调的感知觉。

(3)调整语音模式:同步——与患者呼吸达到节律性同步;重复——频繁重复词汇或整句话;标记——通过改变说话的方向、声音,强调、突出暗示内容;困惑——通过杂乱信息,使妨碍催眠的惯常思维模式失去效力;分离——将患者从一种意识状态引向另一种;批准——用肯定语式对显出个性特点的行为进行强化,或者可以把它们当作已经出现的催眠表现的标记加以肯定、默许,使之加深。

(4)判断催眠程度:催眠状态中经暗示出现的变化涉及感觉、认知、记忆、时间知觉、行为意志等方面,并伴有可观察、记录的生理现象。可以据此判断催眠深度。

4.治疗阶段

入静达到合适的深度后,接着进一步做催眠性治疗。

(1)催眠后暗示:把在治疗阶段已经由暗示而引起的变化与将来出现的诱发因素联系。

(2)遗忘:暗示患者对入静状态中加工过的内容发生遗忘。

(3)重新定向:重新收回所有使入静状态不同于日常意识状态的暗示,并将患者的注意力重新导向现实情境。最后让患者睁开眼,活动肢体。须与其交谈,休息20min,确保已完全解除催眠。

(四)注意事项

1.催眠术易被滥用

治疗师必须具相应资质,接受过规范、系统的催眠技术培训,且在督导师指导下治疗过患者。

2.不是对于器质性疾病的对因治疗方法

对于转换性癔症症状、体征,仅作为对症、缓解方法。

3.不推荐集体形式的催眠治疗

禁止非专业人员在医疗机构外以疗病健身术名义,使用群体性暗示技术有意或无意地诱导意识改变状态。

二、解释性心理治疗

对心理、行为及人际情境中的关系或意义提出假设,使患者用新的参照系来看待、描述心理和行为现象,澄清自己的思想和情感,以新观点理解病理性问题与各种内外因素的关系,获得领悟,学习自己解决问题。

(一)适应证

适用于各种疾病,用于增加患者对自身人格发展、当前临床病理问题及其处理策略的认识,改变功能不良的信念、态度和思维方式。

(二)禁忌证

1.无绝对禁忌证

对有意识障碍、明显精神病性症状和中重度精神发育迟滞、痴呆的患者不适用。

2.对有偏执倾向者慎用对质、阐释。

(三)操作方法及程序

1.直接解释

按引发感受、干预力度和发挥作用的时间不同,分为以下4个层次。

(1)反映:治疗师给患者的解释信息不超过公开表达出来的内容。

(2)澄清:稍微点明患者的表达中所暗含、暗示的,但自己未必意识到的内容,帮助患者将以往只是模糊感受到的心理体验言语化。

(3)对质:利用患者呈现出来的情感和思想作为材料,提醒患者注意暗含的,但没有意识到或不愿承认的情感和思想。

(4)主动阐释:直接导入全新的概念、意义联系或联想。

2.隐喻性阐释技术

通过类比语言、象征性思维进行的交流活动,利用比喻、象征的方法来促进患者形成自己对问题的理解。可用故事、阅读、看录像等传达治疗师自己的阐释,也可由此用间接的方式增加体验、促进领悟,促成患者产生自己的阐释。

(四)注意事项

1.掌握好时机和内容,访谈早期多做反映和澄清,访谈深入后增加对质和阐释。接近访谈结束时,让患者有机会做出自己的阐释。

2.在"因果关系"阐释中包含可控制的原因,尽量不用不可控制原因,提供积极的阐释。

三、精神分析及分析性心理治疗

以精神分析理论为基础的心理治疗,统称为分析性心理治疗。经典精神分析旨在对患者的人格结构进行改造、重建,已不太常用;而短程治疗重在通过处理无意识冲突来解决现实生活情境中的问题,尤其是当前的人际关系问题。

(一)适应证

1.神经症

有高度完美主义特征的抑郁症;部分性功能障碍及性心理障碍;部分人格障碍,如强迫性、癔症性、回避性、自恋性、自我挫败性人格障碍,以及经选择的边缘性人格障碍、混合性人格障碍。

2.其他心理卫生问题

如难以与别人建立亲密关系;缺乏决断;回避倾向;自我挫败行为;与权威、上司的关系问题;害羞;迁延持久的悲伤;与分离或被拒绝有关的问题。

(二)禁忌证

1.存在妨害建立稳定、有效的移情关系的因素。

2.病理性撒谎、罪犯,超我发展欠成熟者。

3.智力及言语能力不足以充分表达内心体验者。

(三)操作方法及程序

1.经典精神分析

(1)设置:每周3~4次、每次50~60min,历时3~4年;患者躺在沙发上,看不见治疗师,而治疗师可以观察到患者,让患者自由联想。

(2)建立治疗联盟:患者与治疗师之间构成非神经症性的、合理的、可以理解的和谐关系。

(3)治疗采取移情、反移情、阻抗处理、梦的解析、自由联想、解释和重建、修通等技术。

(4)修通:由领悟导致行为、态度和结构的改变。

2.分析性心理治疗

在不同程度上使用经典精神分析的基本概念和技术,但有以下特点:

(1)短程治疗每周1~2次,一般全程治疗不多于50次,每次45~50min。

(2)方法较为灵活。处理移情不再是中心任务;不太强调治疗师保持中立;治疗过程中更关心现在、现实,鼓励、赞扬患者,减少挫折、幻想和对过去的关注;少用或不用自由联想;对问题的解释少用引向"不可改变"结论的说法。

(四)注意事项

1.以追求领悟为主要目标的疗法,对患者智力、人格、动机要求高。要克服过度智力化在患者方面引起的失代偿,促进认知与情感、行为实践的整合。

2.防止治疗师过分操纵、以自我为中心。注意经典原则与现实性、灵活性的统一。

四、行为治疗

环境中反复出现的刺激,包括人自己行为的结果,通过奖赏或惩罚的体验,分别"强化"或"弱化"某一种行为。行为治疗的任务是设计新的学习情景,使合适的行为得到强化、塑型,使不合适的行为得到弱化、消退。

(一)适应证

1.各型神经症性障碍。

2.发育障碍。

3.康复治疗,慢性精神疾病患者的日常生活技能训练,社会行为的矫正。减少慢性疾病的消极影响。

(二)禁忌证

1.存在复杂内心冲突的神经症,以及明显的人格障碍,属于相对禁忌证。

2.冲击疗法引起强烈的心理不适,厌恶疗法的负性痛苦刺激可能有严重不良反应,部分患者不能耐受,须在征得患者、家属的知情同意后慎用;尤其对于有心血管疾病的患者和心理适应能力脆弱者,要避免使用。

(三)操作方法及程序

1.行为的观测与记录

定义目标行为:辨认并客观和明确地描述行为过度或行为不足的具体内容。

2.行为功能分析

对来自环境和行为者本身的,影响或控制问题行为的因素做系统分析。包括行为问题是否属于习得的;属于行为缺陷或不足,还是行为过剩;周围环境怎样影响问题行为,问题行为所导致的后果;与患者的动机及引起问题行为的先行刺激有何关系。

以分析为基础,确定靶行为——在整个治疗过程中或各个治疗阶段中需要加以改变的具体问题行为。

3.放松训练

(1)渐进性放松:采取舒适的坐位或卧位,从上到下,渐次对各部位的肌肉先收缩5~10s,同时深吸气和体验紧张的感觉;再迅速地完全松弛30~40s,同时深呼气和体验松弛的感觉,如此反复进行。练习时间从几分钟到30min。

(2)自主训练:自主训练有6种标准程式,即沉重感(伴随肌肉放松);温暖感(伴随血管扩张);缓慢的呼吸;心脏慢而有规律的跳动;腹部温暖感;额部清凉舒适感。在指导语的暗示下,缓慢地呼吸,由头到足的逐部位体验沉重、温暖的感觉,即可达到全身放松。

4.系统脱敏疗法

(1)评定主观不适单位(SUD)。通常以 5 分、10 分或 100 分制评定。让患者学会按标准衡量自己的主观感觉。

(2)松弛训练:按前述方法训练 6～8 次训练,并且布置家庭作业。要求能在日常生活环境中可以随意放松,达到运用自如的程度。

(3)设计不适层次表:让患者根据自己的实际感受,对每一种刺激因素引起的主观不适进行评分(SUD),然后按其分数高低将各种刺激因素排列成表。

(4)系统脱敏:由最低层次(或合适的较低层次)开始脱敏,进行针对该层次刺激的松弛训练,直至暴露于刺激因素时不再产生紧张焦虑,然后转入针对上一个层次的松弛训练。在脱敏之间或脱敏之后,将新建立的反应迁移到现实生活中,即现场脱敏,不断练习,巩固疗效。脱敏过程需要 8～10 次,1/d 或隔日 1 次,每次 30～40min。

5.冲击疗法

冲击疗法又称为满灌疗法。让患者直接面对大量引起焦虑、恐惧的情况,甚至过分地与惧怕的情况接触,使恐怖反应逐渐减轻、消失。治疗前应向患者介绍原理与过程,告诉患者在治疗中须付出痛苦的代价。

6.厌恶疗法

通过轻微的惩罚来消除适应不良行为。当某种适应不良行为即将出现或正在出现时,当即给予一定的痛苦刺激,如轻微的电击、针刺或催吐药,使其产生厌恶的主观体验。对酒依赖的患者的治疗可使用阿扑吗啡(去水吗啡)催吐药。

7.自信训练

运用人际关系的情景,帮助患者正确地和适当地与他人交往,表达自己的情绪、情感。

(1)情景分析:了解来访者对某类事情的态度和看法。

(2)寻找适当行为:治疗师与患者共同找出问题领域中的适宜行为,观察他人有效的行为,使患者认识到同一种问题还可能有另一种解决或应对方法。

(3)实际练习:采用角色扮演的方法,使患者在这一过程中通过主动模仿而学习新的行为方式。

(4)迁移巩固:每次自信训练进行完后,给对方反馈,布置家庭作业或鼓励来访者把学习到的新的行为运用到实际生活中去。

8.模仿与角色扮演

帮助患者确定和分析所需的反应,提供榜样行为和随时给予指导、强化。

9.塑造法

用于培养一个人目前尚未做出的目标行为。步骤:

(1)定义目标行为。

(2)确认初始行为。

(3)选择塑造步骤,循序渐进。

(4)提供强化刺激。

(5)对各个连续的趋近行为实施差别强化。

(四)注意事项

对于精神病理现象从条件化作用的角度做出过分简单化的理解和处理,可能对于存在复杂内心冲突的神经症患者产生"症状替代"的效应,在消除一些症状的同时导致出现新的症状。

五、认知治疗

认知技术旨在冲击患者的非理性信念,让患者意识到当前困难与抱持非理性观念有关;教会他们更有逻辑性和自助性的信念,而且鼓励他们身体力行,验证这些新信念的有效性。与行为治疗联系紧密,是应用得最多的心理治疗方式之一。

(一)适应证

用于治疗抑郁症、焦虑障碍(包括惊恐发作、恐惧症、广泛性焦虑症、创伤后应激障碍)、自杀及自杀企图、强迫症、成瘾行为、非急性期精神分裂症、睡眠障碍、心身疾病、进食障碍、人格障碍、婚姻冲突及家庭矛盾、儿童的品行及情绪障碍、性功能障碍及性变态等。

(二)禁忌证

无绝对禁忌证。对存在精神病性思维障碍、偏执人格特征的对象慎用。

(三)操作方法及程序

1.识别与临床问题相关的认知歪曲,如"全或无"认知模式;以偏概全,过度泛化;对积极事物视而不见;对事物做灾难性推想,或者过度缩小化;人格牵连,将事件往人(包括自己)的主观原因上联系;情绪化推理,宁可相信直觉,不愿接受事实。

2.识别各种心理障碍具有特征性的认知偏见或模式,为将要采用的特异性认知行为干预提供基本的努力方向。

3.建立求助动机。患者和治疗师对靶问题在认知解释上达成意见统一,对不良表现给予解释并且估计矫正所能达到的预期结果。

4.计划治疗步骤

(1)通过交谈和每天记录想法来确定其不恰当的思维方式。

(2)通过提问,使患者检查其不恰当思维的逻辑基础。

(3)让患者考虑换一种思考问题的方式。

(4)鼓励患者真实性检验,验证这些替代的新解释结果如何。

(5)指导自我监测思维、情感和行为,说明和示范替代性的认知内容和认知模式。

5.指导患者发展并应用新的认知和行为,代替适应不良性认知行为。

6.改变有关自我的认知。作为新认知和训练的结果,患者重新评价自我效能。治疗师通过指导性说明来强化患者自我处理问题的能力。

(四)注意事项

使认知和行为两者达到"知行统一"最关键。应避免说教或清谈。在真实性检验的实施阶段,患者易出现畏难情绪和抵抗,要注意在治疗初期奠定好医患关系的基础。

六、家庭治疗

家庭治疗是以家庭为干预单位,通过会谈、行为作业及其他非言语技术消除心理病理现象,促进个体和家庭系统功能的一类心理治疗方法。

(一) 适应证

适应证较广,适用于儿童、青少年期的各种心理障碍,各种心身障碍,夫妻与婚姻冲突,躯体疾病的调适,精神病性障碍恢复期等。

家庭治疗主要用于核心家庭中。符合下列方面的情况均可进行家庭治疗：

1. 家庭成员有冲突,经过其他治疗无效。
2. "症状"在某人身上,但反映家庭系统有问题。
3. 在个别治疗中不能处理的个人的冲突。
4. 家庭对于患病成员的忽视或过分焦虑。
5. 家庭对个体治疗起到了阻碍作用。
6. 家庭成员必须参与某个患者的治疗。
7. 个别心理治疗没有达到预期在家庭中应有的效果。
8. 家庭中某人与他人交往有问题。
9. 家庭中有一个反复复发、慢性化的精神疾病患者。

(二) 禁忌证

禁忌证是相对的,重性精神病发作期、偏执性人格障碍、性虐待等患者,不首选家庭治疗。

(三) 操作方法及程序

1. 一般治疗程序

(1) 澄清家庭背景

1) 观察、诊断家庭动力学特征,了解家庭的交互作用模式,如：相互交流的方式与倾向；等级结构及代际界限；子系统的结盟关系；与外部世界的关系。

2) 家庭的社会文化背景。

3) 家庭在其生活周期中的位置。

4) 家庭的代际结构：夫妻源家庭的结构,在各自原来家庭中的地位与体验；目前家庭的结构与交流受源家庭代际关系影响的程度及其对子女的影响。

5) 家庭对"问题"起到的作用。

6) 家庭解决当前问题的方法和技术：家庭成员针对问题或矛盾冲突时采用的方法、策略及其效能；是否存在不适当的防御机制或投射过程。

7) 绘制家谱图：常采用家庭中三代的关系系统的结构示意图,既可从生物、心理和社会几方面提供信息,也可用于建立治疗关系、规划治疗方法、评价效果等。

(2) 规划治疗目标与任务：引起家庭系统的变化,创造新的交互作用方式,促进个人与家庭的成长。

1) 打破不适当的、使问题或症状维持的动态平衡环路,建立适应良好的反馈联系,以使症状消除。

2) 重建家庭结构系统,消除家庭中回避冲突的惯常机制,引入良好的应付方式,改善代际关系与家庭成员间的相互交流。

3) 引发家庭中可见的行为变化,优先于对问题的领悟。

4) 提高解决问题、应付挑战的能力。给"问题"家庭提供新的思路和选择,发掘和扩展家庭的内在资源。

(3) 治疗的实施：治疗师每隔一段时间,与来诊家庭中的成员一起座谈。每次历时1~2h。两次座谈中间间隔时间开始较短,一般4~6天,以后可逐步延长至1个月或数月。总访谈次数一般在6~12次,亦有单次治疗后即好转而结束的情况。超过12次仍未见效时,应检查治疗计划并重新确定该家庭是否适合此种形式的治疗。

(4)终止治疗:通过一系列的家庭访谈和治疗性作业,如果家庭已经建立起合适的结构,成员间的交流已趋明晰而直接,发展了新的有效的应付机制或解决问题的技术,代际间的等级结构、家庭内的凝聚力、成员中独立自主的能力得到了完善和发展,或是维持问题(症状)的动态平衡已被打破,即可结束家庭治疗。

(5)疗程:家庭治疗的时间长度一般在6~8个月内。仅仅以解决症状为主,治疗需时较短;而希望重新塑造家庭系统,则需要加长疗程。

2.言语性干预技术

常取循环提问、差异性提问、前馈提问、假设提问和积极赋义和改释等。

3.非言语性干预技术

主要通过家庭作业如症状处方和角色互换练习等。

(四)注意事项

1.治疗师须同时处理多重的人际关系,保持中立位置或多边结盟。

2.干预对象和靶问题不一定是被认定为患者的家庭成员及其症状。首次访谈时要在澄清来诊背景基础上,合理使用关系技术中的"结构"和"引导"。

3.部分干预技术有较强的扰动作用,应在治疗关系良好的基础上使用,否则易于激起阻抗,甚至导致治疗关系中断。

七、危机干预

危机是个体面临严重、紧迫的处境时产生的伴随着强烈痛苦体验的应激反应状态。危机干预是对处于困境或遭受挫折的人予以关怀和短程帮助的一种治疗方式。

(一)适应证

当事人新近处于有特定原因的紧急情况之下,伴有严重的焦虑、恐慌、悲哀、抑郁反应,心理功能失衡或受抑制。常用于个人和群体性灾难的受害者、重大事件目击者,尤其是自杀患者和自杀企图者。

(二)禁忌证

精神病性障碍的兴奋躁动、激越,较显著的意识障碍。

(三)操作方法及程序

1.危机干预的一般目标

(1)疏泄被压抑的情感。

(2)帮助认识和理解危机发展的过程及与诱因的关系。

(3)教会问题解决技巧和应对方式。

(4)帮助患者建立新的社交网络,鼓励人际交往。

(5)强化患者新习得的应对技巧及问题解决技术,鼓励患者积极面对现实和注意社会支持系统的作用。

2.危机干预的步骤

(1)第一阶段——评估问题或危机:初期,全面了解和评价危机的诱因或事件、寻求心理帮助的动机,建立起良好的治疗关系,取得对方的信任。尤其须评价自杀或自伤的危险性,如有严重的自杀倾向时,可考虑转至精神科门诊、急诊，必要时住院治疗。

（2）第二阶段——制订治疗性干预计划：针对即刻的具体问题，考虑社会文化背景、家庭环境等因素，制定适合当事者功能水平和心理需要的干预计划。

（3）第三阶段——治疗性干预：按干预计划实施，因人制宜地采用下述心理治疗技术，对有自杀危险的当事者首要任务为避免自杀的实施。

（4）第四阶段——危机的解决和随访：4～6周后多数危机当事人会渡过危机，情绪症状得以缓和，此时应及时中断干预性治疗，以减少依赖性。在结束阶段，应该注意强化新习得的应对技巧，鼓励当事者在今后面临或遭遇类似应激或挫折时，应用解决问题的方式和原理来自己处理危机，自己调整心理失衡状态，提高自我的心理适应和承受能力。

3.特殊心理治疗技术

根据患者情况和治疗师特长，采用相应的治疗技术，包括综合性地运用关系技术、短程心理动力性治疗、认知治疗、行为治疗、家庭治疗、催眠、放松训练；对有严重症状，心理反应强烈者，应配合使用抗焦虑、抗抑郁甚至抗精神病药物，建议休养，等等。主要分为3类技术：

（1）沟通和建立良好关系的技术。

（2）支持技术：主要是给予精神支持，而不是支持当事者的错误观点或行为。可以应用暗示、保证、疏泄、环境改变、镇静药物等方法。如果有必要，可考虑短期的住院治疗。

（3）解决问题技术：①解释危机的发展过程，使当事者理解目前的境遇、理解他人的情感，树立自信，循序渐进地引导设计有建设性的问题解决方案，用以替代目前破坏性的、"钻牛角尖"式的信念与行为；②注意社会支持系统的作用，培养兴趣、鼓励积极参与有关的社交活动，多与家人、亲友、同事接触和联系，减少孤独和隔离。

（四）注意事项

在治疗初期注意保持较高的干预力度与频度，以保证干预效果逐步巩固。特别要防范已实施过自杀行为的人再次自杀；非精神科医师在处理自杀行为的躯体后果（如中毒、外伤、窒息）等情况后应酌情提供力所能及的心理性帮助，或申请精神科会诊。

八、团体心理治疗

团体心理治疗是在团体情境中提供心理帮助的一种心理治疗的形式。通过团体内人际交互作用，促使个体在互动中通过观察、学习、体验，认识自我、探讨自我、接纳自我，调整和改善与他人的关系，学习新的态度与行为方式，以发展良好的生活适应的过程。

（一）适应证

现代集体工作主要有3种：心理治疗、人际关系训练和成长小组。心理治疗的重点是补救性、康复性的，组员可以是患者，也可以是有心理问题的正常人。社交行为障碍明显者，以及治疗师担心个别治疗会加剧患者依恋的情况，比较适合集体治疗。后两种集体是成长和发展性的，参加者是普通人，目的是为了改善关系，发挥潜能，自我实现。

（二）禁忌证

有以下情况者不宜纳入：有精神病性症状；有攻击行为；社交退缩但本人缺乏改善动机；自我中心倾向过分明显、操纵欲强烈者。

(三)操作方法及程序

1.形式

由 1～2 名组长主持,通过共同商讨、训练、引导,解决组员共有的发展课题或相似的心理障碍。集体的规模 3～10 人,活动几次或十余次。间隔为每周 1～2 次,每次时间 1.5～2h。

2.治疗目标

(1)一般目标:减轻症状、培养与他人相处及合作的能力、加深自我了解、提高自信心、加强集体的归属感和凝聚力等。

(2)特定目标:每个治疗集体要达到的具体目标。

(3)每次会面目标:相识、增加信任、自我认识、价值探索、提供信息、问题解决等。

3.治疗过程

集体心理治疗经历起始、过渡、成熟、终结的发展过程。集体的互动过程会出现一些独特的治疗因素,产生积极的影响机制。

4.组长的职责

注意调动集体组员参与积极性;适度参与并引导;提供恰当的解释;创造融洽的气氛。

5.具体操作程序

(1)确定集体的性质。

(2)确定集体的规模。

(3)确定集体活动的时间、频率及场所。

(4)招募集体心理治疗的组员。

(5)协助组员投入集体。

(6)促进集体互动。

6.集体讨论的技术

集体讨论的技术:脑力激荡法,耳语聚会,菲力普六六讨论法,揭示法,其他常用技术,如媒体运用、身体表达、角色扮演、绘画运用。

(四)注意事项

团体心理治疗对于人际关系适应不佳的人有特殊用途。但其局限性在于:

1.个人深层次的问题不易暴露。

2.个体差异难以照顾周全。

3.有的组员可能会受到伤害。

4.在集体过程中获得的关于某个人的隐私事后可能无意中泄露,给当事人带来不便。

5.不称职的组长带领集体会给组员带来负面影响。因此,集体心理治疗不适合于所有的人。

(五)森田疗法

森田疗法是 20 世纪 20 年代日本的森田正马创立的一种心理治疗方法。主要适用于神经症患者。该理论认为,神经症的症状是患者因情绪的变化而将正常的心理、生理现象均视为病态所致。情绪难以自行控制,而行动可受个人的意志支配。森田疗法试图通过改变行为来促使情绪的恢复,并以"顺其自然","照健康人那样做,便成为健康人"等原则指导治疗。

此外,森田疗法也注重患者性格的修养,注重治疗者的身教或示范作用。森田疗法强调现实生活对人的影响,不追溯过去,启发患者"从现在开始",在现实生活中接受治疗,鼓励并指导患者像健康人一样生活,由此使患者从症状中解放出来。

1. 基本理论

(1) 神经质症:这是森田关于神经症的理论,简单地说是一种素质论,他认为神经质的倾向任何人都有,而这种倾向强烈者称为神经质。森田的神经质包括普遍神经质(神经衰弱)、强迫观念(恐怖症)、发作性神经症(焦虑症)。

(2) 疑病性素质:森田把神经质发生的基础称为疑病性素质,具有这种素质的人对自己的身心过分地担心,在某种情况下,把任何人都常有的感受、情绪、想法过分地认为是病态,并将注意力集中于此种感觉上,使之对此感觉更加敏感,进一步导致注意力的更加集中。

(3) 生的欲望和死的恐怖:森田认为神经质的人"生的欲望"过分强烈,他所指的生的欲望包括从自我保存、食欲等本能的,到想获得被人们承认、向上发展的那种社会心理的欲望。而死的恐怖中包含了在对欲望追求的同时,怕引起失败,对死及疾病的恐怖,怕种种具有心理价值的东西失去等。

(4) 精神交互作用和思想矛盾:森田认为神经质发病最重要的是疑病性素质,对症状发展起重要作用的是精神交互作用,所谓精神交互作用是指在疑病基础上所产生的某种感觉,由于注意力的集中使此种感觉更加敏感,过敏的感觉进一步使注意力更加集中并逐渐固定,从而形成症状,形成疾病。而人的主观、客观、情感与理智、理解与体验之间常有矛盾,森田称之为思想矛盾,如试图用理智去解决这些矛盾就会导致精神交互作用。

2. 森田疗法的主要技术

森田疗法可在住院条件下进行(住院式),也可在门诊中进行(门诊式)。治疗前要向患者说明治疗过程,告知患者要严格按要求去做。整个治疗过程以"接受症状、忍受痛苦、顺其自然、为所当为"十六字方针为指导原则。

(1) 住院治疗的4期

1) 卧床期:将患者独自隔离起来,绝对卧床,此期持续约1周,主要目的是解除患者的精神痛苦,消除烦恼和焦虑情绪,其次是使身心疲劳得到调整。

2) 轻作业期:持续1周,仍禁止患者与他人交往,卧床时间缩短为7~8h,白天可到户外呼吸新鲜空气,自本期开始要求患者写日记。此期目的是激发患者自发活动的欲望。当患者出现比较强的参加体力劳动的愿望时,可转入第3期——重作业期。

3) 重作业期:持续1~2周,患者可自行选择体力劳动,如庭院劳动、田间劳动等,同时让患者多读书。培养患者的毅力、自信,使患者体验到成功的喜悦,增加工作的兴趣。

4) 社会实践期:为返回现实生活做准备,进行一些适应外界环境变化的训练。

(2) 森田疗法的特点

1) 不问过去:即不追溯过去,而是重视现实生活。通过现实生活去获得体验性认识,启发患者"从现在开始","让现实生活充满活力","像健康人一样生活就会变得健康",回到现实中去追求健康人的生活态度。

2) 不问情绪只重视行动:森田理论认为人的情绪不可能由自己的力量所左右,而行为可由自己的意志所支配,强调通过改变患者的行动,促使情绪的恢复,用"顺其自然"、"事实唯真"以及"照健康人那样做,便成为健康人"等原则来指导治疗。

3) 在现实生活中接受治疗:森田疗法不用特殊设施,在现实环境中,一方面让患者作为正常人过普通人的生活,另一方面给他们以生活指导似的治疗,通过现实生活中的活动,使患者从症状的束缚中解放出来。

4)森田日记:在治疗中要求患者记日记,对日记内容进行要求,要做到"不问症状",只记录每天生活内容和体验,鼓励患者在生活中发现意义。医生会以森田疗法的原则对日记进行批改,作为指导治疗的一部分。

(方 伟)

第七节 支持性心理治疗

支持性心理治疗是遵循心理治疗一般原则而向患者提供的基础的心理治疗方法。其主要特点是提供支持,善用患者的潜在资源与能力,去减轻挫折、改变对挫折的感受与看法、指导适应的方法、供给所需的精神支持,协助患者去渡过危机、应付困境、以较有效的方式去处理所面对的困难或挫折。

【适应证】

所有能够进行交谈的患者。

【基本技术】

1.耐心倾听

首要技巧就是能细心去听取患者的倾诉,充分了解病情。治疗者让患者倾诉内心的痛苦与烦恼,起到情感"宣泄作用"。倾听也是一种艺术,其本身就具有治疗效应。

2.解释指导

治疗者可采用通俗易懂、深入浅出道理,讲清精神疾病的发生、性质及对患者具体的要求,切忌用复杂高深的术语使患者难以理解。指导意见亦要简易扼要,必要时可书写下来交给患者,让他们事后反复参照执行。

3.支持鼓励

鼓励是针对消极悲观、心理负担重、意志消沉、缺乏自信的患者,要适当给予患者支持,充分利用患者的潜力,调动患者的积极性,鼓励患者振作精神,鼓起勇气,提高应付危机的信心。

4.调整对应激的看法

协助患者对应激或挫折做重新的评估与了解,减轻对挫折的反应。协助患者端正对困难或挫折的看法,借此来调节并改善其心理问题。

5.善于利用各种"资源"

帮助患者对可利用的内在、外在资源进行分析,看是否最大限度运用了"资源",来对付面临的心理困难和挫折。所谓资源,其范围相当广泛,包括家人与亲友的关心与支持、家庭的财源与背景、周围的生活环境及社会环境等等,去获得所需的支持。

(王常红)

参考文献

1. 王拥军.神经内科学高级教程.北京:中华医学电子音像出版社,2016
2. 刘鸣,谢鹏.神经内科学(第2版/研究生).北京:人民卫生出版社,2014
3. 肖波,崔丽英.神经内科常见病用药(第2版).北京:人民卫生出版社,2016
4. 贾建平,陈生弟.神经病学(第7版).北京:人民卫生出版社,2013
5. 崔丽英.神经内科疾病临床诊疗思维.北京:人民卫生出版社,2011
6. 李德爱,吕良忠,魏筱华.神经内科治疗药物的安全应用.北京:人民卫生出版社,2015
7. 贾建平.神经内科疾病临床诊疗规范教程.北京:北京大学医学出版社,2010
8. 肖波.神经内科临床心得.北京:科学出版社,2017
9. 赵钢.西京神经内科临床工作手册.西安:第四军医大学出版社,2012
10. 冯东泽,袁民绍,孟宪良,刘振明.临床神经内科学.上海:第二军医大学出版社,2012
11. 陈晓锋,梁健,唐友明.神经内科医师手册.北京:化学工业出版社,2014
12. 周衡.北京天坛医院神经内科疑难病例(第2辑).北京:北京大学医学出版社,2016
13. 刘泰,吴林.神经内科中西医结合诊疗手册.北京:化学工业出版社,2015
14. 张凤霞,孙西庆,邱振刚.神经内科(中医临床实习手册).北京:中国医药科技出版社,2013
15. 赵振环.神经内科医师门诊决策.上海:上海科学技术文献出版社,2013
16. 冯连元.神经内科诊疗精要.北京:军事医学科学出版社,2010
17. 许志强.神经内科临床速查手册.北京:人民军医出版社,2012
18. 邵玉玺,杨仁旭.中西医结合神经内科手册.四川:四川科学技术出版社,2014
19. 王维治.神经病学(上下第2版).北京:人民卫生出版社,2013
20. 朱金生,王旭艺.神经内科危重症监护.上海:上海科学技术文献出版社,2010
21. 董为伟.神经系统疾病治疗学(第2版).北京:科学出版社,2013
22. 曾进胜.神经内科疾病临床诊断与治疗方案.上海:上海科学技术文献出版社,2010
23. 林永忠,冯加纯.神经内科处方分析与合理用药.北京:军事医学科学出版社,2014
24. 方燕南.神经内科疾病影像诊断思维(第2版).广东:广东科技出版社,2014
25. 张方祥.神经内科疾病基础与临床.上海:上海科学技术文献出版社,2012
26. 王伟.神经内科疾病诊疗指南(第3版).北京:科学出版社,2013
27. 李晓红,杜国英,马洪亮.脑卒中.北京:化学工业出版社,2012
28. 于逢春.脑血管病与睡眠障碍.北京:人民军医出版社,2012
29. 左绍祥,郝清华,孙志国,孟宪良.临床实用神经内科学.上海:第二军医大学出版社,2011
30. 胡维铭,王维治.神经内科主治医生1000问.北京:中国协和医科大学出版社,2011

31. 施瓦普(德).神经重症医学(第2版).湖北:湖北科学技术出版社,2014
32. 余永平,白彩琴,冯丙东.现代实用神经病学.天津:天津科学技术出版社,2011
33. 张晓霞.现代临床神经内科学.上海:上海科学技术文献出版社,2011
34. 张德华.新编临床神经内科学.上海:上海科学技术文献出版社,2013
35. 张聚斓,张爱梅,范烨,王鹏飞,薛文翠,李勇.神经内科常见病诊疗学.天津:天津科学技术出版社,2011
36. 蒋中平.新编临床神经内科学.上海:第二军医大学出版社,2011
37. 黄文.现代临床神经内科学.上海:第二军医大学出版社,2011
38. 董翔.新编临床神经内科学.上海:第二军医大学出版社,2013
39. 张继振.最新临床实用神经内科学.上海:第二军医大学出版社,2013
40. 张海学,张杰,方齐,马金玉.现代实用神经内科学.上海:第二军医大学出版社,2012